Ronald Feitosa Pinheiro, MD, PhD

SMD

Neoplasia Mielodisplásica

DA ETIOLOGIA AO TRATAMENTO

Ronald Feitosa Pinheiro, MD, PhD

SMD
Neoplasia Mielodisplásica
DA ETIOLOGIA AO TRATAMENTO

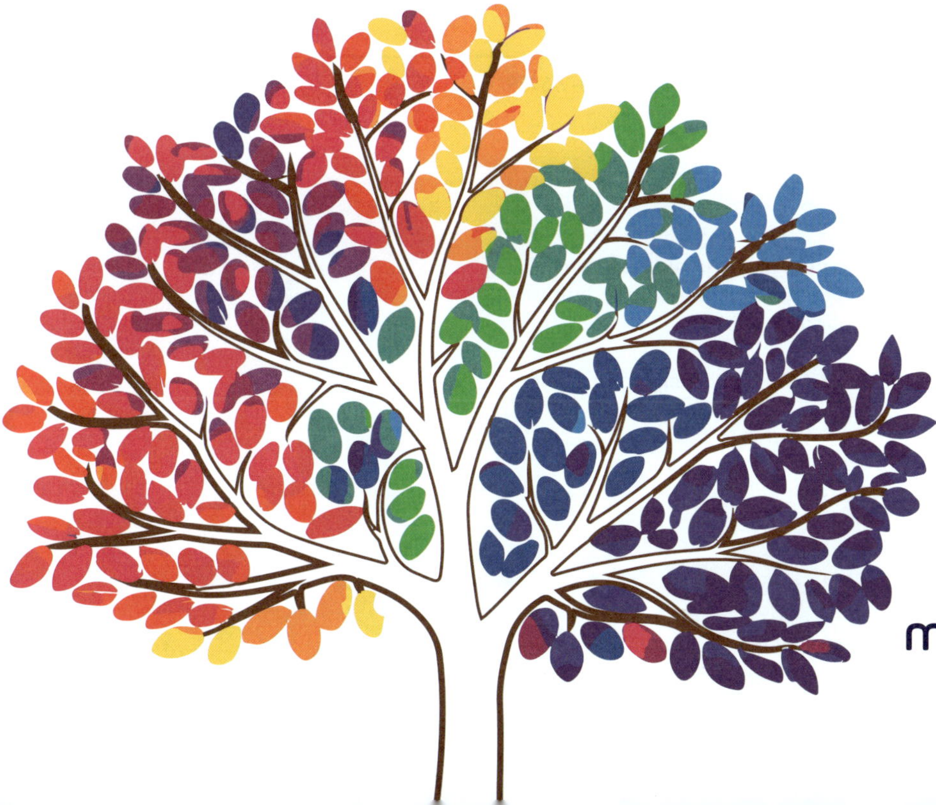

manole
editora

Produção editorial: Raquel Siqueira Ramos
Capa e projeto gráfico: Departamento Editorial da Editora Manole
Ilustração da capa: @freepik | Freepik
Diagramação: Formato Editoração
Ilustrações de abertura:
Unidade I: acervo do autor; Unidades II, III, IV e VIII: @kjpargeter | Freepik;
Unidades V e VII: @freepik | Freepik; Unidade VI: @rawpixel.com | Freepik
Fotos do miolo: acervo do autor

CIP-BRASIL. CATALOGAÇÃO NA PUBLICAÇÃO
SINDICATO NACIONAL DOS EDITORES DE LIVROS, RJ

P722s

Pinheiro, Ronald Feitosa
SMD : neoplasia mielodisplásica : da etiologia ao tratamento / Ronald Feitosa Pinheiro. - 1. ed. - Barueri [SP] : Manole, 2025.
544 p. ; 24 cm.

Inclui bibliografia e índice
ISBN 978-85-204-6683-4

1. Hematologia. 2. Leucemia mieloide crônica - Diagnóstico. 3. Leucemia mieloide crônica - Tratamento. I. Título.

CDD: 616.99419075
25-101100.0 CDU: 616.155.392

Meri Gleice Rodrigues de Souza - Bibliotecária - CRB-7/6439

Edição – 2025

Editora Manole Ltda.
Alameda Rio Negro, 967 – cj 717
Alphaville – Barueri – SP
CEP 06454-000
Fone: (11) 4196-6000
www.manole.com.br
https://atendimento.manole.com.br/
Impresso no Brasil | *Printed in Brazil*

Dedico esta obra aos grandes amores da minha vida: Luciana, Ronald Filho e Mateus. Tudo o que faço sempre foi para contar a vocês, porque vocês são a minha chama, a minha luz, o meu verdadeiro caminho.

Agradecimentos

Agradeço à professora **Sílvia Maria Meira Magalhães**, por ter desbravado a SMD no Ceará, no Brasil e no mundo. Ao chegar de volta do meu Doutorado, recebi seu apoio incondicional e, desde então, foram inúmeras conquistas com projetos, laboratórios de ponta e muitas publicações. Minha eterna gratidão!

Agradeço à minha ex-aluna de Iniciação Científica, de Mestrado e de Doutorado, **Daniela Borges**, por todas as diagramações, todas as figuras e todas as ideias para a criação desta obra. Você teve um papel fundamental neste projeto que hoje se viabiliza. O meu muito obrigado!

Agradeço aos meus pais, **Edilson** e **Irian**, pessoas sérias e trabalhadoras. Sempre tive tudo de que precisei para lutar e vencer. Aos meus irmãos, **Edilson** e **Leonardo**, por termos uma família séria e equilibrada.

Agradeço à Bristol Myers Squibb (BMS), por seu apoio à impressão de cópias do livro que serão distribuídas a profissionais da Hematologia das regiões menos favorecidas do Brasil. Esse apoio não representou qualquer intervenção em nenhuma informação deste livro, assim como a BMS não teve acesso a nenhum conteúdo. Isso prova a seriedade dessa empresa e demonstra que podemos trabalhar de maneira ética e séria com as farmacêuticas.

Finalmente, agradeço a todos **os pacientes** que muito me ensinaram a compreender a SMD. Como eu escutava nas visitas médicas à beira do leito, deveríamos denominar nossos pacientes de nossos professores!

Ronald Feitosa Pinheiro

Sobre o autor

RONALD FEITOSA PINHEIRO

Livre-docente em Hematologia pela Escola Paulista de Medicina (EPM)/Universidade Federal de São Paulo (Unifesp). Doutor em Ciências Médicas/Genética do Câncer pela EPM/Unifesp. Médico especialista em Clínica Médica e Hematologia pela EPM/Unifesp. Professor associado IV do Departamento de Medicina Clínica da Faculdade de Medicina da Universidade Federal do Ceará (UFC). Pesquisador de Produtividade em Pesquisa do Conselho Nacional de Desenvolvimento Científico e Tecnológico (CNPq). Membro do International Working Group (IWG) em Síndrome Mielodisplásica (SMD). Coautor do Índice de Prognóstico Internacional Molecular (IPSS-M) para SMD. Coordenador do Laboratório de Citogenômica do Câncer (LCC) da Faculdade de Medicina da UFC. Pesquisador visitante da Columbia University, em Nova York.

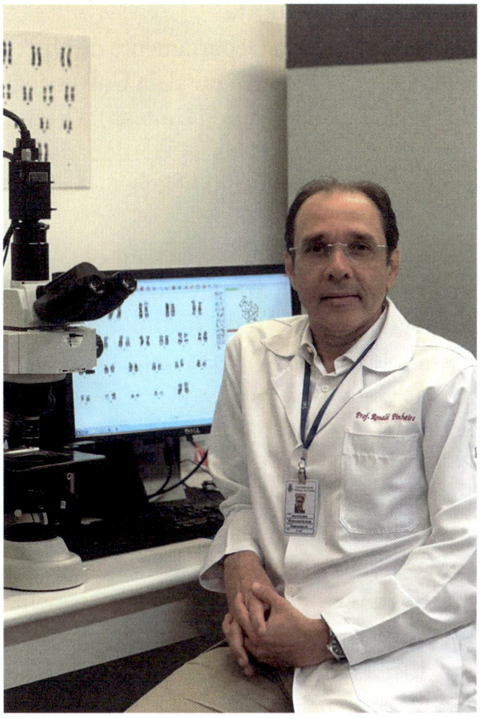

Colaboradores

PROFESSORES PESQUISADORES

Celso Arrais Rodrigues
Livre-docente pelo Departamento de Oncologia Clínica e Experimental da Universidade Federal de São Paulo (Unifesp). Diretor de Hematologia da Dasa. Coordenador da Hematologia do Hospital Nove de Julho.

Cristiana Libardi Miranda Furtado
Professora do Departamento de Genética, Ecologia e Evolução do Instituto de Ciências Biológicas da Universidade Federal de Minas Gerais (UFMG).

Elvira Deolinda Rodrigues Pereira Velloso
Professora associada da Faculdade de Medicina da Universidade de São Paulo (FMUSP). Coordenadora médica dos Laboratórios de Citogenética do Hospital Israelita Albert Einstein e do Serviço de Hematologia do Hospital das Clínicas (HC) da FMUSP.

Irene Gyongyver Heidemarie Lorand-Metze
Professora titular em Hematologia da Universidade Estadual de Campinas (Unicamp).

Jarbas de Sá Roriz Filho
Professor associado II da Faculdade de Medicina da Universidade Federal do Ceará (UFC). Presidente do Instituto de Geriatria e Gerontologia do Ceará (INGGÁ).

Lígia Niéro-Melo
Professora assistente doutora da Universidade Estadual Paulista "Júlio de Mesquita Filho" (Unesp). Professora do Hospital Amaral Carvalho.

Marcela Cavalcante de Andrade Silva
Professora da Faculdade de Medicina da Universidade Federal de Alagoas (Famed/Ufal). Doutora em Ciências pela Universidade de São Paulo (USP).

Maria de Lourdes Lopes Ferrari Chauffaille
Assessora médica da Hematologia do Grupo Fleury.

Sara Teresinha Olalla Saad
Professora titular da disciplina de Hematologia da Universidade Estadual de Campinas (Unicamp).

Silvia Maria Meira Magalhães
Professora titular de Hematologia da Faculdade de Medicina da Universidade Federal do Ceará (UFC).

MÉDICOS ESPECIALISTAS

Aline dos Santos Borgo Perazzio
Ana Clara Bonini Sibar
Danielle Pessoa Lima
Gabriel Góes Cunha
João Rafael Gomes de Luna
Juliana Bonfim de Souza
Melca Maria Oliveira Barros
Pedro Lucas de Souza Barroso
Thomas de Souza Patto Marcondes
Vinícius Campos de Molla
Wallena Cavalcante Brito

PARTICIPANTES COMPONENTES DO LABORATÓRIO DE CITOGENÔMICA DO CÂNCER DO NÚCLEO DE PESQUISA E DESENVOLVIMENTO DE MEDICAMENTOS DA UNIVERSIDADE FEDERAL DO CEARÁ (NPDM-UFC)

Alunos de iniciação científica

Abilio Alonso Colares Perez
Ana Carolina Giló Lavor
Beatriz Barsi Cunha
Breno Kelvin Dourado Lima
Clarissa Brenda Alves Cavalcante
Jamyle Victória Gonçalves Gama
Laura Pinheiro Correia
Luana Uiliane Paiva Cardoso
Pedro Henrique Viana de Moura
Pedro Robson Costa Passos
Régis Ponte Conrado
Renata Pinheiro Martins de Melo
Roberto Cavalcante Venâncio
Ronald Feitosa Pinheiro Filho
Sarah Cristina Costa Carneiro
Sônia Lavinia Angelo Maia
Suellen Matias Peixoto

Alunos com graduação concluída

Lucas Oliveira Laurindo
Renato Mendes Martins

Mestres

Gabrielle Melo Cavalcante
João Vitor Caetano Goes
Leticia Rodrigues Sampaio
Mayara Magna de Lima Melo
Nathália Gonçalves de Oliveira
Ricardo Dyllan Barbosa Dias

Doutores

Carlos Leonardo de Aragão Araújo
Daniela de Paula Borges
Howard Lopes Ribeiro Júnior
Jersey Heitor da Silva Maués
Marília Braga Costa
Priscila da Silva Mendonça
Roberta Taiane Germano de Oliveira

Sumário

Prefácio, XVII
Sara Teresinha Olalla Saad
Apresentação, XIX
Ronald Feitosa Pinheiro

UNIDADE I
Etiologia

1 Etiologia da SMD: doença primária, 2
Ronald Feitosa Pinheiro, Daniela de Paula Borges

2 Etiologia da SMD: exposição a agrotóxicos, 21
Marília Braga Costa, Ronald Feitosa Pinheiro

3 Etiologia da SMD associada a medicamentos, 32
Ronald Feitosa Pinheiro, Daniela de Paula Borges

4 Etiologia da SMD secundária à terapia, 38
Ronald Feitosa Pinheiro, Daniela de Paula Borges

UNIDADE II
Patogênese

5 Distúrbios da apoptose: o grande paradoxo da SMD, 48
Ronald Feitosa Pinheiro

6 A SMD dos distúrbios imunes, 59
Ronald Feitosa Pinheiro, Daniela de Paula Borges

7 A SMD dos distúrbios do fuso mitótico, 77
Daniela de Paula Borges, Ronald Feitosa Pinheiro

8 A SMD da maquinaria do *splicing*, 89
Ronald Feitosa Pinheiro

9 A SMD dos distúrbios dos mecanismos de reparo do DNA, 100
Howard Lopes Ribeiro Júnior, Daniela de Paula Borges, Ronald Feitosa Pinheiro

10 A SMD do bloqueio epigenético, 112
Cristiana Libardi Miranda Furtado, Gabrielle Melo Cavalcante, Daniela de Paula Borges, Ronald Feitosa Pinheiro

11 A SMD das mutações, 123
Roberta Taiane Germano de Oliveira, Ronald Feitosa Pinheiro

12 CHIP: a hematopoese clonal de significado possivelmente determinado, 138
Ronald Feitosa Pinheiro

13 Os passos da SMD que a transformam em leucemia mieloide aguda, 146
Ronald Feitosa Pinheiro, Daniela de Paula Borges

14 A SMD com predisposição germinativa, 164
Elvira DRP Velloso, Marcela Cavalcante de Andrade Silva

UNIDADE III
Diagnóstico

15 Diagnóstico diferencial da SMD, 182
Sílvia Maria Meira Magalhães

16 Hemograma na SMD, 188
Sara Teresinha Olalla Saad

17 Mielograma na SMD, 191
Lígia Niéro-Melo, Thomas de Souza Patto Marcondes, Ana Clara Bonini Sibar

18 Biópsia de medula óssea na SMD, 213
Irene Lorand-Metze

19 Citogenética clássica na SMD, 219
Mayara Magna de Lima Melo, Letícia Rodrigues Sampaio, Daniela de Paula Borges, Ronald Feitosa Pinheiro

20 Citogenética molecular (FISH) na SMD, 226
Aline dos Santos Borgo Perazzio, Maria de Lourdes Chauffaille

21 Interpretação de exames de NGS na SMD: conceitos essenciais para a prática médica, 235
Roberta Taiane Germano de Oliveira, Jersey Heitor da Silva Maués

UNIDADE IV
Classificação

22 Evolução das classificações da SMD: do grupo Franco-Americano-Britânico à Organização Mundial da Saúde atual, 242
Daniela de Paula Borges, Ronald Feitosa Pinheiro

23 Classificação prognóstica da SMD: IPSS-R, 247
Silvia Maria Meira Magalhães, Daniela de Paula Borges, Ronald Feitosa Pinheiro

24 Classificação prognóstica da SMD: IPSS-M, 253
Ronald Feitosa Pinheiro

25 *TP53 multi-hit*: um fenômeno singular, 266
Ronald Feitosa Pinheiro

UNIDADE V
Tratamento: baixo risco

26 Tratando a neutropenia na SMD, 274
Ronald Feitosa Pinheiro

27 Tratando a plaquetopenia na SMD, 283
Ronald Feitosa Pinheiro

28 Transfusão de concentrado de hemácias e quelação de ferro na SMD, 296
Ronald Feitosa Pinheiro

29 Eritropoetina na SMD: quando e como?, 305
Ronald Feitosa Pinheiro

30 Lenalidomida na SMD: quando e como?, 319
Ronald Feitosa Pinheiro

31 Inibidores de TGF-beta: luspatercepte, 334
Ronald Feitosa Pinheiro

32 Inibidor de telomerase: imetelstate, 341
Ronald Feitosa Pinheiro

33 Terapia imunossupressora na SMD: globulina antitimocítica, ciclosporina e anticorpos monoclonais, 346
Ronald Feitosa Pinheiro

UNIDADE VI
Tratamento: alto risco

34 Agentes hipometilantes: azacitidina, 362
Ronald Feitosa Pinheiro

35 Agentes hipometilantes: decitabina, 376
Ronald Feitosa Pinheiro

36 Tratamento da LMA evoluída de SMD: prolongando a sobrevida, 390
Ronald Feitosa Pinheiro

37 Transplante alogênico para SMD, 412
Vinicius Campos de Molla, Gabriel Góes Cunha, Celso Arrais Rodrigues

UNIDADE VII
Tratamento: suporte

38 Suporte nutricional na SMD, 424
Priscila da Silva Mendonça, Sílvia Maria Meira Magalhães

39 Sarcopenia na SMD, 431
João Rafael Gomes de Luna, Danielle Pessoa Lima, Jarbas de Sá Roriz Filho

40 Escalas de avaliação geriátrica, 442
Pedro Lucas de Souza Barroso, Juliana Bonfim de Souza, Wallena Cavalcante Brito

41 Cuidados de enfermagem na SMD, 453
Nathália Gonçalves

42 Anticorpos clinicamente significantes após transfusão, 469
Melca Maria Oliveira Barros

UNIDADE VIII
Casos clínicos

43 SMD com baixo percentual de blastos, 480
Clarissa Brenda Alves Cavalcante, Ricardo Dyllan Barbosa Dias , Carlos Leonardo Araújo, Daniela de Paula Borges, Ronald Feitosa Pinheiro

44 SMD com sideroblastos em anel e mutação do *SF3B1*, 482
Clarissa Brenda Alves Cavalcante, Lucas Oliveira Laurindo, Daniela de Paula Borges, Ronald Feitosa Pinheiro

45 SMD com del(5q), 484
Ana Carolina Giló Lavor, João Vitor Caetano Goes, Daniela de Paula Borges, Ronald Feitosa Pinheiro

46 SMD com inv(3)(q21q26.2): uma doença com trombocitose e prognóstico desfavorável, 486
Sarah Cristina Costa Carneiro, Mayara Magna de Lima Melo, Daniela de Paula Borges, Ronald Feitosa Pinheiro

47 SMD com isocromossomo 17q (i17q), 488
Jamyle Victória Gonçalves Gama, Mayara Magna de Lima Melo, Carlos Leonardo Araújo, Daniela de Paula Borges, Ronald Feitosa Pinheiro

48 SMD hipocelular, 490
Renata Pinheiro Martins de Melo, Letícia Rodrigues Sampaio, Daniela de Paula Borges, Ronald Feitosa Pinheiro

49 SMD relacionada à artrite reumatoide, 492
Renata Pinheiro Martins de Melo, João Vitor Caetano Goes, Daniela de Paula Borges, Ronald Feitosa Pinheiro

50 Hipertensão portal simulando SMD, 494
Breno Kelvin Dourado Lima, João Vitor Caetano Goes, Daniela de Paula Borges, Ronald Feitosa Pinheiro

51 SMD secundária à azatioprina, 496
Renata Pinheiro Martins de Melo, Letícia Rodrigues Sampaio, Daniela de Paula Borges, Ronald Feitosa Pinheiro

52 SMD com resposta à eritropoetina, 498
Laura Pinheiro Correia, Sônia Lavinia Angelo Maia, Abílio Alonso Colares Perez, João Vitor Caetano Goes, Ronald Feitosa Pinheiro

53 Luspatercepte em paciente com SMD de baixo risco e dependência transfusional, 500
Lucas Oliveira Laurindo, Régis Ponte Conrado, João Vitor Caetano Goes, Daniela de Paula Borges, Ronald Feitosa Pinheiro

54 Tratamento da SMD de alto risco secundária ao iodo com resposta à decitabina, 502
Sarah Cristina Costa Carneiro, Pedro Robson Costa Passos, João Vitor Caetano Goes, Mayara Magna de Lima Melo, Ronald Feitosa Pinheiro

55 Diagnóstico de SMD com excesso de blastos-1 e trissomia do cromossomo 8, 504
Roberta Taiane Germano de Oliveira, Carlos Leonardo Araújo, Daniela de Paula Borges, Ronald Feitosa Pinheiro

56 Azacitidina no tratamento da SMD com excesso de blastos-2, 506
Luana Uiliane Paiva Cardoso, Jamyle Victória Gonçalves Gama, João Vitor Caetano Goes, Daniela de Paula Borges, Ronald Feitosa Pinheiro

57 Tratamento da LMA evoluída de SMD com venetoclax + azacitidina, 507
Luana Uiliane Paiva Cardoso, Letícia Rodrigues Sampaio, Daniela de Paula Borges, Ronald Feitosa Pinheiro

58 SMD secundária à quimioterapia, 509
Clarissa Brenda Alves Cavalcante, Letícia Rodrigues Sampaio, Daniela de Paula Borges, Ronald Feitosa Pinheiro

59 SMD com *TP53 multi-hit*, 511
Renata Pinheiro Martins de Melo, Carlos Leonardo Araújo, Roberta Taiane Germano de Oliveira, Daniela de Paula Borges, Ronald Feitosa Pinheiro

60 CHIP associada à exposição ocupacional (pesticidas), 513
Renato Mendes Martins, Roberto Cavalcante Venâncio, Suellen Matias Peixoto, Daniela de Paula Borges, Ronald Feitosa Pinheiro

61 CHIP associada a bebidas alcoólicas destiladas, 514
Ronald Feitosa Pinheiro Filho, Beatriz Barsi Cunha, Pedro Henrique Viana de Moura, Daniela de Paula Borges, Ronald Feitosa Pinheiro

62 SMD: um diagnóstico de exclusão – Calazar mimetizando SMD, 516
Pedro Henrique Viana de Moura, Beatriz Barsi Cunha, Ronald Feitosa Pinheiro Filho, Daniela de Paula Borges, Ronald Feitosa Pinheiro

Índice remissivo, 519

Prefácio

É com grande satisfação que apresentamos esta obra brasileira sobre neoplasia (síndrome) mielodisplásica, resultado de um trabalho profundamente cuidadoso, construído com rigor científico e apuro editorial. O livro conta com capítulos de Etiologia, Patogênese, Diagnóstico, Prognóstico, Tratamento e Casos Clínicos, em mais de 500 páginas. Coordenado e revisado com esmero pelo Prof. Dr. Ronald Feitosa Pinheiro, o livro reúne os maiores especialistas nacionais no tema, reconhecidos por sua atuação clínica, acadêmica e em pesquisa. Trata-se de um livro fundamentado em literatura extensa e nos estudos mais relevantes da atualidade, incluindo os principais avanços diagnósticos, terapêuticos e prognósticos no campo das síndromes mielodisplásicas. Cada capítulo foi elaborado com precisão, refletindo o compromisso com a excelência científica e a prática médica baseada em evidências.

O formato da obra é muito didático, com ilustrações e enfoques que permitem melhor aprendizado e consultas. Mais do que um compêndio técnico, esta obra é um instrumento de referência indispensável para todos que se dedicam à investigação, ao acompanhamento e ao cuidado de pacientes com essas síndromes – sejam hematologistas, patologistas, clínicos, residentes, enfermeiros, farmacêuticos, biólogos, biomédicos, estudantes ou pesquisadores.

Com conteúdo abrangente e de altíssima qualidade, o livro responde às expectativas da comunidade médica e científica brasileira, preenchendo uma lacuna importante na literatura nacional e contribuindo significativamente para o aprimoramento da assistência e da pesquisa em hematologia.

Sara Teresinha Olalla Saad

Professora titular da disciplina de Hematologia da Universidade Estadual de Campinas (Unicamp).

Prefácio

Apresentação

Depois de completar 20 anos estudando a SMD, tendo publicado mais de cem artigos em periódicos renomados, como *Nature Medicine*, *New England Journal of Medicine Evidence*, *Blood*, *Hematologica*, *Blood Advances*, *American Journal of Hematology*, *Leukemia Research*, *Eur J Haematol*, *Mayo Clinic Proc*, *Front Oncol*, *Hematol Oncol*, *Cancer Genet Cytogenet*, *J Clinic Pathol*, *J Hematol Oncol*, *DNA Repair*, entre outros; após dezenas de orientações de mestrado e de doutorado em SMD; após um pós-doutorado na Columbia University, em Nova York; após *grants* que somam acima de 15 milhões de reais em pesquisas com SMD patrocinadas pelo CNPq, Capes, Ministério da Saúde, Anvisa e Funcap; e após uma livre-docência pela Escola Paulista de Medicina (EPM/Unifesp) com tese sobre passos da transformação da SMD em LMA, ficou claro que eu precisava colocar tudo no papel, ou melhor, nas nuvens! O conhecimento precisa ser apresentado às pessoas. Não podemos guardá-lo só para nós mesmos. Pensando nisso, produzimos um livro com todos os aspectos que envolvem essa doença tão complexa e multifatorial.

A SMD era, e continua sendo, a doença da medula óssea que os médicos menos conhecem, ou melhor, em que menos pensam no momento de realizar a abordagem de casos com citopenias. Ao pensar sobre a obra, decidi que seria uma abordagem completa, que dissecaria temas como etiologia, patogênese e critérios de diagnóstico, que pudessem, além de ajudar os profissionais de saúde, ajudar o aluno de mestrado e doutorado a se atualizar sobre a SMD nos seus conceitos fundamentais, os quais se encontram em plena evolução. A escrita sobre tratamento e prognóstico foi trabalhosa, porque decidi escrever sobre cada medicamento separadamente, contando a história da droga, o seu conceito de ação e toda a sua evolução dos estudos de fase 1, fase 2 e fase 3. Para escrever sobre o prognóstico, nossa participação na elaboração do IPSS Molecular pavimentou a experiência necessária para explicar, de maneira mais intuitiva, como vislumbrar a expectativa de vida dos pacientes e o risco de transformação em leucemia aguda. Nos últimos dois anos de escrita da obra, vislumbrei que os profissionais de saúde precisavam de exemplos da doença, então decidi criar a sessão de casos clínicos que exemplificam a etiologia, os critérios de diagnóstico, de prognóstico e de tratamento.

Esta obra conta com a participação de poucos e seletos pesquisadores e de meus alunos que trabalham com SMD no dia a dia. Fiz questão de suas participações porque são poucos os que enfrentam a SMD de frente, uma vez que a doença é difícil de diagnosticar, de definir prognóstico e de tratar. Após quatro anos de trabalho, nasce *SMD – Neoplasia Mielodisplásica.* Sim, trata-se de uma obra completa sobre essa doença que deverá dominar o cenário da hematologia nas próximas décadas. Não tenho dúvidas de que se trata da primeira obra completa sobre SMD no mundo ocidental. Espero que esta obra ajude os farmacêuticos, biólogos, biomédicos, biotecnólogos, enfermeiros e médicos que buscam por conhecimento sobre a neoplasia mielodisplásica.

Ronald Feitosa Pinheiro

UNIDADE I

Etiologia

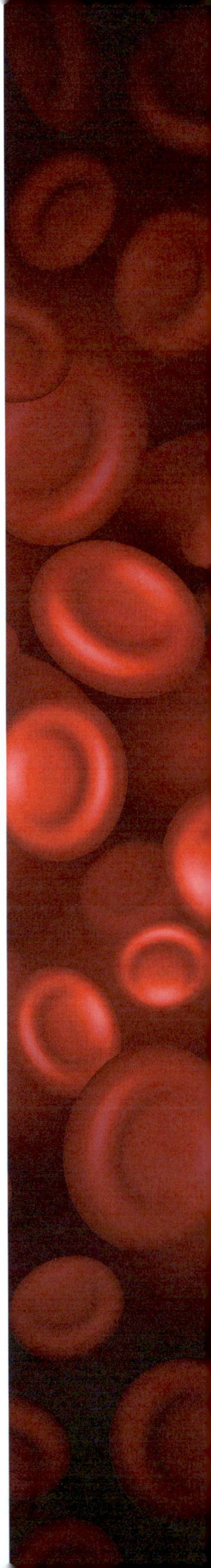

1

Etiologia da SMD: doença primária

Ronald Feitosa Pinheiro
Daniela de Paula Borges

OBJETIVOS DO CAPÍTULO

- Identificar os fatores etiológicos relacionados à neoplasia mielodisplásica, também chamada de SMD.
- Diferenciar os fatores etiológicos da SMD primária.
- Demonstrar os efeitos de fatores etiológicos, como idade, componentes hereditários, hábitos de vida e exposição ocupacional (benzeno e cosméticos).
- Introduzir a bomba atômica como fator etiológico da SMD.
- Apresentar a estimulação antigênica crônica como fator etiológico da SMD.

CONCEITOS GERAIS

Uma das perguntas mais frequentes do paciente com neoplasia mielodisplásica (também chamada de SMD, em referência à "síndrome mielodisplásica", como era conhecida antigamente) ao descobrir seu diagnóstico é: "O que causou essa doença?" Podemos inicialmente responder que, na grande maioria dos casos, não é possível determinar uma causa específica. Esses casos são denominados de SMD primária, ou seja, sem etiologia conhecida.

Uma das características mais importantes da SMD é a sua heterogeneidade e não poderia ser diferente em relação aos fatores etiológicos. Tamanha heterogeneidade pode ser detectada até no período de latência entre a exposição a determinado fator possivelmente etiológico e o aparecimento da doença em si. Existe uma importante divisão quando se fala de etiologia da SMD, dividida entre primária e secundária ao tratamento. A Organização Mundial da Saúde (OMS) define como SMD secundária à terapêutica quando ela ocorre após tratamento com quimioterapia e/ou radioterapia.

Sabe-se que nos casos de SMD secundária à terapêutica, o aparecimento da doença após exposição aos quimioterápicos e radioterapia pode ser de 1 até 10 anos. Nos casos de exposição aos derivados do benzeno, estudos epidemiológicos sugerem um período de latência de 30 a 40 anos. Alguns outros medicamentos também têm sido descritos como vinculados à terapêutica, como a azatioprina (bastante utilizada como agente imunossupressor nas doenças autoimunes) ou exposição ao iodo radioativo para tratamento de câncer de tireoide. Nesses casos, fica fácil responder ao questionamento inicial dos pacientes, pois a causa da doença é o tratamento que levou à instabilidade genômica com lesões no DNA e ao aparecimento da SMD secundária. Nos casos de SMD primária, procuramos por fatores hereditários, exposição ocupacional e hábitos de vida. Mas, indubitavelmente, o principal fator etiológico para o desenvolvimento da SMD é o envelhecimento, o processo de senescência.

IDADE: O PRINCIPAL FATOR ETIOLÓGICO PARA NEOPLASIA MIELODISPLÁSICA

A SMD é uma doença de idosos! Não seria incorreto afirmar que a idade avançada (acima de 60 anos) é, por si só, o fator etiológico mais comum para SMD. Durante o processo de senescência, adquirimos diversas mutações que podem ou não evoluir para processos neoplásicos, as famosas *passenger mutations*. Indiscutivelmente, essas mutações aumentam a predisposição/susceptibilidade ao desenvolvimento de uma *driver mutation*, a mutação definidora do câncer. Em um estudo bastante robusto realizado por Jaiswal et al., publicado no *New England Journal of Medicine*, foi demonstrado que, com o avançar da idade, adquirimos mutações em genes que são associados a neoplasias mieloides e linfoides. Nesse estudo, foram pesquisadas mutações em amostras de 17 mil indivíduos saudáveis (com mediana de idade de 58 anos), seguidos prospectivamente para o desenvolvimento de uma neoplasia hematológica. Foram sequenciados 160 genes comumente mutados em neoplasias hematológicas e encontradas mutações em cerca de 5, 10, 12 e 18% dos indivíduos com 60, 70, 80 e mais de 90 anos, respectivamente. Os genes mais mutados foram *DNMT3A, TET2, ASXL1, TP53, JAK-2 e SF3B1*, exatamente os mesmos genes comumente mutados na SMD.

A incidência de casos de SMD em indivíduos entre 60 e 70 anos é de 3 a 4 casos por 100 mil habitantes/ano, entre 71 e 80 anos é de 6 a 7 casos por 100 mil habitantes/ano e acima de 80 anos é de mais de 30 casos por 100 mil habitantes/ano. A mediana de idade dos 467 casos do primeiro levantamento brasileiro de SMD, coordenado pela Profa. Dra. Sílvia Magalhães et al., foi de 68 anos. Portanto, a SMD é uma doença de idoso!

A SMD em pacientes com idade inferior a 50 anos é detectada em menos de 10% dos casos na grande maioria das séries que avaliam aspectos epidemiológicos. Kuendgen et al. analisaram uma coorte de 2.728 casos, sendo apenas 232 pacientes com menos de 50 anos. Entre eles, a mediana de idade foi de 40,7 anos (intervalo de 14 a 49 anos). Como esperado, comparando os pacientes idosos em relação aos jovens, dentro da classificação dos diversos subgrupos do IPSS (escore de avaliação do prognóstico da SMD – *ver Capítulo 23*), a sobrevida foi superior para os mais jovens.

A IMPORTÂNCIA DA HISTÓRIA FAMILIAR NOS CASOS DE NEOPLASIA MIELODISPLÁSICA DE PACIENTES JOVENS, ISTO É, O COMPONENTE HEREDITÁRIO

A grande maioria dos casos de SMD não apresenta qualquer componente hereditário. A doença é, normalmente, fruto de mutações adquiridas durante a vida. No entanto, uma pequena parcela de pacientes apresenta fatores hereditários (herdados) e devemos pensar nessas causas quando atendemos indivíduos mais jovens.

A importância da história familiar deve ser enfatizada em pacientes com SMD, pois muitos dos que apresentam a doença quando jovens passam por uma forma "frusta" de insuficiência medular antes do aparecimento da SMD clássica. Sabe-se que a grande maioria dos canceres é decorrente de mutações adquiridas no DNA durante a vida, mas em 5 a 12% dos casos há um componente de hereditariedade, que sempre deve ser investigado, principalmente em pacientes de menor idade.

Um dos contrastes da SMD em idosos e a que ocorre na infância está no conhecimento ainda limitado acerca das alterações genéticas envolvidas na SMD infantil, no entanto, sabe-se que está relacionada com algumas síndromes hereditárias caracterizadas por instabilidade genômica. A incidência da SMD na infância é associada a síndrome de Down, neurofibromatose tipo I, anemia de Fanconi, síndrome da ataxia telangiectasia, síndrome de Bloom, entre outras.

Na pesquisa de causas hereditárias da SMD, a história familiar tem papel importante. A história familiar de câncer hematológico é considerada um dos fatores sugestivos de suscetibilidade genética a outro câncer hematológico. Deve-se investigar a saúde dos irmãos, pais e avós. Se algum deles apresentou câncer, em que idade? Pacientes devem ser questionados sobre consanguinidade, exposição a tóxicos durante seu período fetal, se algum dos parentes teve anemia, leucopenia ou trombocitopenia, retardo de crescimento, retardo de desenvolvimento ou anomalias congênitas.

Também na pesquisa das causas hereditárias, o exame físico tem papel importante. Os achados de manchas café com leite, eczemas, telangiectasias e angiofibromas faciais podem sugerir síndromes que apresentam fragilidade cromossômica. Estatura baixa e infecções de repetição podem sugerir síndrome de Bloom, que pode evoluir para SMD. A perda sensorial-neural pode ocorrer em famílias com história de SMD causada por mutação na linhagem germinativa dos genes *GATA2* ou *SRP72*. O achado de linfedema primário também pode ser visto em indivíduos com mutação do *GATA2*. Cerca de 7% das crianças e adultos jovens com SMD e até 72% dos casos de crianças com monossomia do cromossomo 7 têm mutação do gene *GATA2*, sendo essa a mutação germinativa mais comum na SMD pediátrica. Os achados de alopecia e displasia de leito ungueal podem ser vistos em casos de disceratose congênita (*ver Capítulo 14*).

Diante da possibilidade de SMD familiar, alguns genes podem ser pesquisados, a saber os mais comuns: *GATA2, RUNX-1, ETV6, ANKRD6* e *DDX41*. Esses genes podem ser estudados por tecnologia de sequenciamento de última geração (NGS).

FATORES GEOGRÁFICOS E ÉTNICOS: DIFERENTES CARACTERÍSTICAS, MAS NÃO FATORES ETIOLÓGICOS

Não há nenhum fator geográfico ou grupo étnico associado a uma maior chance de desenvolvimento da SMD. No entanto, no clássico estudo de Matsuda et al. foi claramente demonstrado que há diferença na apresentação clínica dos pacientes com SMD do mundo oriental em relação aos do mundo europeu. Os pacientes com SMD do oriente apresentam idade mais jovem, formas da doença mais iniciais (baixo risco) e menos alterações cromossômicas em relação aos pacientes da Europa.

Em 2015, em uma iniciativa única na América Latina, pesquisadores brasileiros – Carolina Belli, Elvira Veloso, Sílvia Magalhães, Ronald Pinheiro – e pesquisadores chilenos relataram interessantes achados de 1.080 casos de SMD na América Latina. Assim como detectadas diferenças entre alemães e japoneses, os casos do Chile apresentavam formas mais avançadas da doença com IPSS/IPSS-R de mais alto risco em relação aos casos argentinos e brasileiros. Um outro achado importante, segundo a OMS (2008), foi o de maior número de casos de anemia refratária com sideroblastos em anel (Arsa) no Brasil em relação ao Chile e à Argentina. É interessante notar também que, ao realizarmos histórias clínicas em pacientes com SMD, temos sempre a impressão de que há fortes indícios de exposição aos agrotóxicos e o aparecimento de subtipo com presença de Arsa na Região Nordeste do Brasil. Considerando que o Brasil é o país do agronegócio, essa impressão pode não ser falsa (*ver Capítulos 2 e 9*).

HÁBITOS

Ao realizarmos a história clínica de um paciente com possível diagnóstico de SMD, além da história familiar, é de extrema importância o questionamento sobre os hábitos, como ingestão de bebidas alcoólicas, fumo, uso de produtos de limpeza (querosene, solventes como o thinner paulista®, K-Othrine®, entre outros) e contato com pesticidas. Embora a etiologia da SMD primária englobe um arcabouço de possibilidades, existem alguns hábitos que podem estar mais associados à doença, levando ao desenvolvimento de alterações celulares e moleculares e contribuindo para um processo carcinogênico.

Há sempre uma grande dificuldade de se demonstrar a relação causa/efeito em relação aos fatores ambientais/ocupacionais e o desenvolvimento da SMD. Tentaremos pormenorizar cada um desses fatores de maneira didática, classificando-os em relação ao nível de evidência das publicações científicas como evidência de associação fraca/pequena, moderada ou forte (relatos de casos, estudos retrospectivos e coortes prospectivas).

Cigarro

O consumo de cigarro é considerado a maior causa isolada e evitável de doenças em todo o mundo. É reconhecido como uma substância epidêmica que causa dependência psicológica, física e comportamental semelhante a outras drogas, como álcool, cocaína e heroína. Isso ocorre em decorrência da substância-chave no tabaco, a nicotina. Além dela, os usuários inalam mais de 4.500 substâncias tóxicas, incluindo algumas consideradas cancerígenas, como o benzeno, o formaldeído e as nitrosaminas.

Dados da OMS demonstram que, em todo o mundo, ocorrem cinco milhões de mortes/ano relacionadas ao hábito de fumar, sendo responsável por 10 mil mortes por dia, caracterizando uma morte a cada seis segundos e levando à redução da expectativa de vida em até 15 anos. No Brasil, estima-se que morram 200 mil pessoas/ano por causa do tabagismo.

O consumo do cigarro é responsável por gerar quase 50 tipos de doenças diferentes, incluindo doenças cardiovasculares, respiratórias obstrutivas crônicas, como o enfisema e a bronquite, além de causar muitos tipos de cânceres, entre eles os de pulmão e de bexiga. Segundo a Agência Internacional para Pesquisa do Câncer (International Agency for Research on Cancer – Iarc), o hábito do tabagismo também está associado a câncer de laringe, faringe, estômago, colo uterino, fígado e neoplasias hematológicas.

Estudos também têm identificado associação desse hábito com o risco de desenvolvimento da SMD.

Tong et al., em uma análise epidemiológica, conseguiram demonstrar a associação entre fumantes de longo prazo e aumento da incidência de SMD. Foi demonstrado que fumantes apresentavam um risco 45% maior de desenvolver a doença em relação aos que jamais fumaram. Aqueles que deixaram de fumar por mais de 15 anos tiveram seus riscos reduzidos. O mesmo grupo de pesquisadores, em uma metanálise que avaliou mais de 14 anos de publicações, analisou o risco de desenvolvimento de doenças mieloides, entre elas a SMD, associado com o consumo de cigarro. Os pesquisadores observaram que o grupo de fumantes apresentava maior chance de desenvolvimento de doenças mieloides quando comparadas com o grupo de não fumantes. Ao dividir o grupo de tabagistas que fumavam menos de 20 cigarros/dia *versus* os que fumavam mais de 20 cigarros/dia, o segundo grupo mostrou estar mais associado com aumento de risco de desenvolvimento de diversas doenças da medula óssea. Da mesma forma, ao compararem grupos de fumantes que praticavam o hábito por menos de 20 anos e mais de 20 anos, aqueles que fumavam por maior tempo apresentaram maior chance de desenvolvimento da doença. Essa metanálise demonstra uma nítida associação entre tempo e quantidade de exposição ao fumo como fatores para o desenvolvimento da SMD.

Em um outro estudo, agora apenas com pacientes diagnosticados com SMD, foi identificado que entre os pacientes de baixo risco, a sobrevida global entre os que nunca fumaram, que eram ex-fumantes e que ainda fumavam foi de 69, 50 e 38 meses, respectivamente.

Essa associação entre o tabagismo e a SMD pode ser explicada pelos elevados níveis de benzeno e outros carcinógenos aliados a elementos radioativos presentes nos constituintes do cigarro. Inclusive, os produtos encontrados no tabaco podem induzir algumas alterações especificas, como deleções encontradas nos cromossomos 5 e 7.

Em um estudo com pacientes com SMD diagnosticados entre 1996 e 2016, pesquisadores avaliaram a relação da doença com a história de pacientes fumantes e não fumantes e associaram, com uso de sequenciamento de DNA de última geração, com as 60 mutações mais comumente detectadas em neoplasias mieloides. Os resultados mostraram que 75% dos pacientes apresentavam pelo menos uma mutação. Dentre os casos, 23% apresentaram uma única mutação; 19%, duas mutações; 15% apresentaram três mutações; e 18%, mais que três mutações. Entre os genes que foram mais mutados estavam: *TET2* (19%), *ASXL1* (16%), *SRSF2* (14%), *SF3B1* (12%), *DNMT3A* (10%), *RUNX1* (9%) e *TP53* (7%). Relações de maior tempo de tabagismo e maiores quantidades de consumo de cigarros foram associadas com as mutações e proporcionais ao aumento do número de mutações.

Todos esses estudos sugerem a forte associação entre o tabagismo e a SMD, sendo essa associação considerada como forte com base em metanálise. Dentre as mais de 4.500 substâncias tóxicas no cigarro, encontram-se várias consideradas cancerígenas. Na lista a seguir, estão as mais associadas aos diversos cânceres:

- Acetona
- Naftalina
- Benzopireno
- Butano
- Polônio

- Toluidina
- Metanol
- Tolueno
- Cádmio
- Monóxido de carbono
- Arsênico
- Amoníaco
- DDT

Bebidas destiladas – álcool

Outro hábito bastante comum à população brasileira e mundial é o consumo de bebidas alcoólicas destiladas em grandes quantidades. Segundo o Instituto Nacional do Câncer (Inca), estudos têm mostrado que o etanol, principal constituinte das bebidas alcoólicas, é relacionado ao desenvolvimento de câncer. Além disso, quando combinado ao tabagismo, esse risco pode ser agravado. Diversos estudos têm associado consumo de bebida alcoólica e câncer de orofaringe, laringe, esôfago, fígado, cólon, intestino e mama.

O etanol pode desencadear a supressão da hematopoese, resultando em leucopenia, anemia e trombocitopenia por toxicidade direta à medula óssea. Os mecanismos exatos sobre como o etanol afeta a hematopoese ainda não estão totalmente esclarecidos. No entanto, sabe-se que a família do gene do aldeído desidrogenase (*ALDH*) e suas isoformas desempenham importante papel no metabolismo de aldeídos reativos derivados do etanol, tanto no fígado como em outros órgãos. As isoformas desse gene, como a *ALHD1A1* e outras, estão expressas em altos níveis nas células-tronco hematopoéticas e alterações nesses genes, como polimorfismos ou perda do sistema de reparo responsável pelos aductos de DNA derivados do etanol podem estar associados às citopenias e o risco elevado de SMD e leucemia mieloide aguda (LMA) em usuários de álcool predominantemente destilado.

Estudos epidemiológicos que avaliam o risco de desenvolvimento de SMD associado ao consumo de álcool têm sido inconsistentes, alguns mostram associações positivas e outros não. Um estudo de caso-controle em hospitais japoneses mostrou que indivíduos que consumiam álcool de 100 a 299 mL/semana tiveram aumento significativo do risco de desenvolvimento de SMD. Em um outro estudo, também realizado com japoneses, foi investigada a associação do tabagismo e do consumo de álcool e o risco de desenvolver SMD em 95.510 japoneses durante 18 anos de acompanhamento. Os resultados mostraram que o tabagismo tem forte relação com o risco aumentado de SMD entre os homens, mas em contraste, o consumo de álcool mostrou associação fraca ao risco de desenvolver SMD.

Duas metanálises também indicaram não haver associação significativa entre o consumo de álcool e o risco de SMD. Ademais, pela escassez de dados pormenorizados, essas duas análises não conseguiram elucidar associações de quantidades de doses ou tipos de bebidas alcoólicas com o risco de desenvolvimento da doença. Em uma dessas metanálises, embora não tenha sido encontrada associação entre consumidores e não consumidores de álcool, encontrou-se associação mais forte de álcool com SMD em indivíduos que consumiam mais de 10 mL de etanol/dia *versus* aqueles que consumiam valores menores, sugerindo, assim, que a ingestão do álcool pode estar associada a SMD a depender da dose e do tipo de álcool ingerido.

Estudos maiores de coortes prospectivos bem planejados são necessários para melhor verificar achados que relacionem a associação da SMD com o consumo de álcool. Variáveis que relacionem quantidade, tipo de bebida e duração do consumo devem ser estudadas para caracterizar completamente os reais riscos e fatores que o consumo de álcool pode oferecer para o desenvolvimento da SMD.

Apesar de sabermos da toxicidade medular induzida por álcool com consequentes citopenias, a associação etiológica entre SMD e consumo de bebidas alcoólicas pode ser considerada como pouco provável ou fraca, baseando-se em publicações científicas. Porém, nossa experiência é de que o uso excessivo de álcool, principalmente os destilados cachaça e uísque, é um fator para o aumento de chance de desenvolver SMD.

EXPOSIÇÃO OCUPACIONAL E O RISCO À SAÚDE: BENZENO E COSMÉTICOS

Fatores de riscos são situações e/ou substâncias que podem aumentar a chance de contrair uma doença, como o câncer, por exemplo. É conhecido que várias atividades ocupacionais podem estar relacionadas com fatores que contribuem para o desenvolvimento de doenças e que, por vezes, não são fiscalizadas nem possuem orientação sobre seus riscos, principalmente, para os trabalhadores. Por outro lado, mesmo quando conhecidos os riscos, a necessidade do trabalho não se deixa levar pelas condições precárias.

A quantidade de casos de câncer relacionados à exposição ocupacional varia bastante, entre 4 e 40%, a depender do tipo de câncer e da atividade realizada. A exposição parece ser maior em países em desenvolvimento, por apresentarem condições de segurança mais deficientes e uso de tecnologias ultrapassadas. A legislação específica brasileira reconhece apenas cinco substâncias como agentes cancerígenos: benzeno, 4-aminodifenil, benzidina, beta-naftilamina e 4-nitrodifenil. E outros, como radiação ionizante, amianto e a sílica estão entre as substâncias que possuem exposição tolerada. No entanto, estudos sobre carcinogênese não limitam "níveis seguros" de exposição, mas sim a total abstinência do uso aos agentes carcinogênicos. Sabe-se, por exemplo, que trabalhadores de fábricas de telhas de amianto têm níveis elevados de incidência de câncer de pulmão.

Benzeno

Processos industriais e complexidade na produção, principalmente os relacionados à extração e derivados do petróleo, têm levado à utilização cada vez mais frequente de substâncias com potencial de danos à saúde. Muitos dos agentes químicos utilizados têm sido alvo de atenção e preocupação por causa de seus efeitos agudos e crônicos. Além disso, a exposição ocupacional a tais produtos, por vezes, é de difícil percepção, fazendo com que o uso e os cuidados sejam negligenciados. Os riscos da exposição ao benzeno são conhecidos e discutidos em todo o mundo, em decorrência de sua toxicidade e de sua vasta utilização na cadeia produtiva de extração e refino de petróleo, além de estar presente em vários processos industriais. O benzeno foi isolado em 1845 do carvão mineral, na segunda metade do século XIX começou a ser usado em grande escala e no final desse mesmo século surgiram os primeiros alertas sobre os danos à saúde causados relacionados ao seu uso. Daí por diante, sobretudo após a Primeira Guerra Mundial, a utilização do benzeno como solvente em várias indústrias teve um aumento exponencial.

O benzeno é um hidrocarboneto aromático, sendo a base para essa classe de hidrocarbonetos. Todos os compostos orgânicos aromáticos possuem um anel benzênico, o anel aromático que possui a fórmula C_6H_6. Veja a Figura 1, que identifica o benzeno e que está presente em todos os compostos aromáticos.

O benzeno é encontrado em vários solventes e se apresenta na forma líquida, incolor, com forte odor característico. Estudos passaram a ser desenvolvidos para avaliar e tentar minimizar os possíveis efeitos deletérios do seu uso. O ideal seria a proibição total do uso de substâncias cancerígenas, mas no Brasil, em 1982, houve atuações que buscaram apenas diminuir a exposição ao benzeno. A substância foi classificada pela Iarc no grupo A1, por ser reconhecido agente carcinogênico e estar relacionado com doenças do sistema hematopoético. A principal forma de absorção do benzeno ocorre pela inalação na forma de vapor e, secundariamente, por meio do contato com sua forma líquida. A inalação costuma ser bastante comum em postos de gasolina.

Estima-se que haja cerca de dois milhões de trabalhadores expostos ocupacionalmente ao benzeno por ano e, de fato, esse setor é o mais preocupante. Também há o aumento gradativo de benzeno que tem sido detectado na atmosfera urbana, indicando que a exposição não ocupacional não deve deixar de ser observada. Além disso, deve-se levar em consideração que o benzeno pode ter origem não industrial, podendo ser liberado por meio dos gases de escapamento de veículos e pela fumaça do cigarro, por exemplo. Recentemente, fomos surpreendidos com matérias veiculadas em jornais de alta circulação demonstrando que alguns refrigerantes de limão, de guaraná e de laranja possuem níveis altos de benzeno.

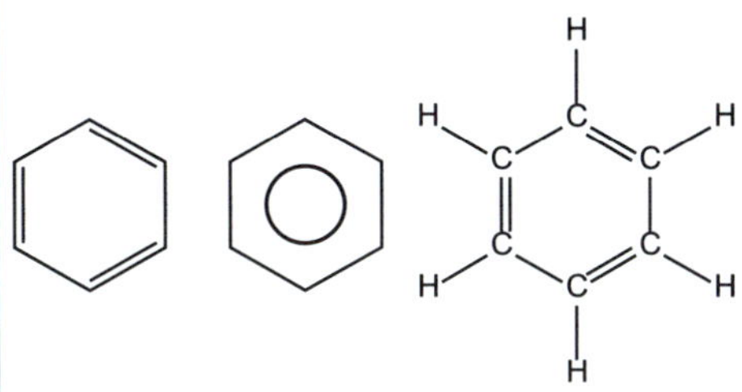

C_6H_6

FIGURA 1 Estrutura química do benzeno, um hidrocarboneto aromático que possui a fórmula C_6H_6, o famoso anel aromático. Sua fórmula deve ser reconhecida para evitar contaminações e exposições desnecessárias.

Esses refrigerantes continham ácido bórico, que ao reagir com a vitamina C se transforma em benzeno. Essa parece ser mais uma informação relevante para reduzirmos cada vez mais nosso consumo de refrigerantes.

Relatos de casos de trabalhadores expostos ao benzeno vêm sendo descritos em muitos estudos. O primeiro é de 1897, com quatro casos de púrpura hemorrágica na Suécia. Em 1928, foi relatado um caso de LMA em um trabalhador exposto ao benzeno por cinco anos seguidos.

Desde então, são inúmeros os casos de intoxicação levando a problemas hematológicos, que passaram a ter relação com a exposição a essa substância. Na Tabela 1 estão sintetizados estudos mais recentes que mostram evidente relação da exposição ao benzeno com a presença de doenças hematológicas.

Os órgãos principalmente afetados pela metabolização do benzeno são o fígado e a medula óssea, juntamente com alterações do sistema imune, alterações cromossômicas e proteicas decorrentes do seu efeito tóxico. O benzeno absorvido pelo corpo é oxidado no citocromo *P450* no fígado e com seus me-

TABELA 1 Estudos de doenças hematológicas associadas ao benzeno

Doença	Estudo
Avaliação de parâmetros hematológicos	Vermeulen et al., 2023; Ye et al., 2023; Sun et al., 2021; Chow et al., 2018; Abubakar et al., 2015
Leucemia mieloide aguda (LMA)	North et al., 2021; Zhao et al., 2021; Tian et al., 2020; Kerzic et al., 2017; Jiang et al., 2016
Leucemias linfoides	Linet et al., 2020; Lee et al., 2023
Linfomas	Spycher et al., 2017; Switchenko et al., 2016; Stenehjem et al., 2015; Collins et al., 2015
Mieloma múltiplo	Scarselli et al., 2023; Vigliani e Forni, 2018
Neoplasia mielodisplásica (SMD)	Anwar et al., 2021; Teras LR et al., 2019; Copley et al., 2017; Sorahan et al., 2016
SMD/LMA	Linet et al., 2019; Poynter et al., 2017; Kersik et al., 2016

tabólitos, como benzequinonas e benzeno-epóxido, que podem reagir com proteínas celulares e levar à alteração de suas conformações. Além disso, metabólitos fenólicos, como 1,4-benzoquinona, são levados para a medula óssea, onde podem causar graves danos, gerando espécies reativas de oxigênio que afetam o DNA e importantes enzimas envolvidas no processo de sua síntese. Alterações envolvendo a diferenciação celular e metabólitos capazes de induzir a morte celular programada nas células progenitoras também já foram demonstradas e ambos os processos levam a uma diminuição das células-tronco da medula óssea. Portanto, pode-se dizer que todos esses danos estão relacionadas e podem contribuir para a presença de alterações cromossômicas, desencadeando um efeito considerável para o processo neoplásico.

Alguns exemplos de contaminação podem ser relatados no Brasil, como o que ocorreu na Companhia Siderúrgica Paulista (Cosipa) na década de 1980, quando trabalhadores que tinham em comum a exposição crônica ao benzeno começaram a manifestar alterações hematológicas. Denúncias ocorridas anteriormente acerca de poluição ambiental em um parque industrial em Cubatão, São Paulo, levaram a estudos com os moradores em um bairro cercado por tais indústrias. Os resultados revelaram altas taxas de meta-hemoglobina e de sulfa-hemoglobina nos casos avaliados, além de 38% dos moradores apresentarem alterações no setor eritroide. Como resultado da desconfiança gerada pelas divulgações do ocorrido, centenas de trabalhadores, após alguns anos, foram afastados de suas atividades por apresentarem leucopenia, termo que passou a ser chamado de "benzenismo".

Em um trabalho de grande impacto, considerado o maior e mais completo estudo epidemiológico de indivíduos expostos ao benzeno, chamado de "Estudo de Saúde de Xangai (SHS)", pesquisadores relataram achados pertinentes em diversos aspectos sobre a exposição ao benzeno e seus efeitos à saúde, assim como ao risco de várias doenças, como anemia aplásica, neoplasia mielodisplásica e leucemia mieloide aguda. Na avaliação dos casos e controles de SMD foi identificado que a exposição ao benzeno apresentou maior risco para o subtipo citopenia refratária com displasia multilinhagem (CRDM) (OMS 2008). Além disso, foram detectadas alterações morfológicas na medula óssea, decorrente da exposição ao benzeno, mostrando maior associação com resposta inflamatória e intensa ativação imune.

Schnatter et al. mostraram, em um estudo de caso-controle, a relação de trabalhadores petrolíferos da Austrália, do Canadá e do Reino Unido (com exposição a baixos níveis de benzeno) com doenças da medula óssea. Os pesquisadores apresentaram associação significativa para o aumento de risco de SMD em relação a baixos níveis de exposição ao benzeno (média de exposição 3,4 ppm ao ano). Com base em históricos de monitoramento, Schnatter et al. atualizaram seus dados, de modo que a exposição quantitativa em ppm foi reconstruída. Assim, obteve-se uma classificação mais fidedigna de exposição, ordenada em nível alto, médio e baixo. As relações de resposta à exposição foram examinadas para cinco tipos de cânceres: leucemia mieloide crônica, leucemia linfoide aguda, leucemia linfoide crônica, neoplasia mielodisplásica e doença mieloproliferativa. Os resultados corroboraram com os achados anteriores e mostraram que níveis relativamente baixos de exposição (exposição cumulativa abaixo de 10 ppm por ano) ao benzeno estão mais associados a um risco aumentado de SMD.

Alguns estudos avaliaram as diferenças no impacto da exposição ao benzeno entre indivíduos do sexo masculino e feminino. Sabe-se que diferentes biotipos respondem de maneira distinta a interferências externas, principalmente diante de fatores como peso, quantidade de massa e gordura corporal, altura – que possuem padrões distintos entre os sexos biológicos. Um estudo de Wang et al. avaliou trabalhadores de uma cidade chinesa com exposição ocupacional ao benzeno e encontrou uma maior toxicidade em indivíduos do sexo feminino, que apresentaram maiores alterações nas taxas hematológicas avaliadas (contagem de neutrófilos e plaquetas), sugerindo uma maior susceptibilidade a toxicidade do benzeno em indivíduos do sexo feminino.

São vários os estudos que já apresentaram a associação da exposição ao benzeno com doenças hematopoéticas, demonstrados, principalmente, em estudos de caso-controle. Há também estudos com modelos murinos, demonstrando alterações no microambiente medular em fases iniciais de exposição ao benzeno, além de alterações relacionadas à expressão do receptor de moléculas de adesão e fatores de crescimento com aumento da morte celular programada por apoptose.

Cosméticos

O serviço de estética é uma tendência que tem crescido bastante nos últimos anos, tanto para a população feminina quanto para a masculina. Dessa forma, uma vasta e rentável indústria de produtos de beleza para o cuidado pessoal vem estendendo seu consumo para vários segmentos sociais, entre grandes multinacionais e empresas artesanais, que visam atender a esse público. Tais estabelecimentos, que prestam serviços na área de beleza e estética, tiveram sua expansão a partir da década de 1990 e são definidos de acordo com a Classificação Nacional de Atividades Econômicas do Instituto Brasileiro de Geografia e Estatística (CNAE-2.0-IBGE) como serviços de cabeleireiros e outras atividades de tratamento de beleza. Esses serviços geralmente são realizados com uma variedade de substâncias químicas presentes nos cosméticos, que por vezes, são caracterizados como nocivos à saúde, sobretudo para os profissionais que acabam sofrendo maior grau de exposição. As ocupações profissionais desse segmento compreendem cabeleireiros, manicures, barbeiros, esteticistas, pedicures, trabalhadores de clínicas de estética, institutos de beleza, tratamento capilar e depilação.

Em busca da estima corporal, são utilizados diariamente variados produtos cosméticos, como sabonetes, xampus, esmaltes, descolorantes, cremes, produtos de maquiagem, alisantes de cabelos, tintura e desodorantes. Apesar de se apresentarem como inofensivos, esses produtos são classificados em dois grupos de risco, de acordo com as Resoluções n. 79/2000 e n. 335/1999 da Anvisa (2000). O grupo de risco 1 se caracteriza por apresentar risco mínimo e se enquadram nesse grupo: maquiagens, perfumes, sabonetes, cremes de barbear, entre outros. No grupo de risco 2, estão os produtos com risco potencial decorrente de substâncias químicas empregadas e que necessitam de indicação específica. Além disso, exigem cuidados quanto ao uso e restrições de acordo com a Resolução n. 215/2005 da Anvisa (2000). Nesse grupo, estão inclusos: tinturas para cabelos, *sprays* para fixação, modeladores de penteados, clareadores de pelos, esmaltes, alisantes, dentre outros.

Segundo Macagna et al., vários desses produtos usados em salões de beleza e clínicas de estéticas podem causar efeitos danosos e doenças ocupacionais aos profissionais que passam grande parte da vida produtiva em ambientes expostos a essas substâncias químicas. Um dos compostos mais avaliados é o formaldeído (formol), presente em esmaltes e alisantes, que é considerado indutor de mutação em vários órgãos e tecidos. A exposição ao formol pode levar a intoxicações agudas, subagudas e crônicas. Quanto à exposição aguda, de curta duração, a absorção do agente tóxico é rápida e os sintomas também se desenvolvem rapidamente, podendo ocorrer irritação, coceira, queimadura, inchaço, descamação e vermelhidão do couro cabeludo, clareamento da pele, ardência e lacrimejamento dos olhos, dispneia, tosse e cefaleia. Na intoxicação subaguda, que ocorre a médio prazo, com exposições mais frequentes, os sintomas podem ser: queda do cabelo, forte sensação de anestesia, boca amarga, dores de estomago, vômitos, desmaios, feridas na boca, narina e olhos, dermatite e conjuntivite. Os sinais clínicos da exposição crônica se devem ao acúmulo de formaldeído no organismo e as manifestações estão relacionadas com o desenvolvimento de câncer nas vias aéreas superiores, como faringe, laringe, traqueia e brônquios. Segundo a OMS, o formol também está relacionado, além dos citados, com neoplasias hematológicas.

Um dos usos mais frequentes para o formol atualmente em salão de beleza ocorre com o alisamento de cabelos, a famosa escova progressiva. Nessa técnica, o formol é aplicado em todo o cabelo, depois ele é secado com calor seco (secador), com posterior alisamento com prancha de cerâmica. Tem se tornado muito comum o atendimento ambulatorial de pacientes com leucopenia secundária ao alisamento de cabelo. No que tange ao risco de SMD, não encontramos estudos que avaliassem a associação entre exposição ao formol e SMD nos últimos anos, mas diante da evidência para LMA, parece indiscutível a sua associação.

A Iarc classifica o formol como um agente químico carcinogênico. Além da Iarc, o programa nacional de toxicologia (NTP) e a proposição 65 da The California Environmental Protection Agency (Prop65 – CalEPA) também classificam o formaldeído como produto carcinogênico. No Japão, essa substância é proibida em cosméticos e a comissão europeia restringe o uso a não mais que 5% por concentração. No Brasil, segundo resolução da Anvisa, o uso do formol está permitido com concentrações máximas de 0,2% com a finalidade de conservante dos produtos para cabelo.

O alerta existe também para outras substâncias comumente utilizadas, como o tolueno (metilbenzeno) e o xileno (dimetilbenzeno), presentes no xampu e em esmaltes. Tais hidrocarbonetos monocíclicos são os mesmos encontrados no processamento, combustão e evaporação de gasolina, além de outros produtos comerciais, como limpeza de fluidos, tintas e colas. A exposição a esses hidrocarbonetos aromáticos não oxigenados é de grande preocupação por causa de sua toxicidade e carcinogenicidade, mesmo em baixas concentrações. O contato com essas substâncias vem da exposição ocupacional, bem como da inalação deliberada. Existem vários relatos de morte ou prolongados períodos de inconsciência após exposições acidentais a altas concentrações de solventes que contenham tolueno e xileno como principais constituintes, além do benzeno. Recebemos no ambulatório de SMD para investigação muitos profissionais que trabalham com tintas a óleo, pinturas de carro, pinturas de porcelana que estão constantemente expostos a tolueno (metilbenzeno) e o xileno (dimetilbenzeno) nas tintas e solventes e, ao realizarmos a história ocupacional, nos parece significativa a associação entre esses produtos e o desenvolvimento da SMD e LMA.

O alcatrão de carvão, outra substância também utilizada em cosméticos presente em corantes capilares, xampus, tratamentos para caspa, dentre outros, também é classificado como carcinógeno humano pela Iarc, NTP e CalEPA. Essas substâncias são complexas e podem conter outros compostos carcinogênicos conhecidos, como os hidrocarbonetos aromáticos policíclicos (PAH), como o próprio benzeno. Esses hidrocarbonetos danificam o DNA e a exposição pode estar relacionada com o desenvolvimento de cânceres de pulmão, bexiga, rins e trato digestivo.

O uso de óxido de etileno em cosméticos, também classificado como carcinógeno, foi proibido pela comissão europeia. Estudos têm mostrado que essa substância pode estar relacionada aos linfomas e neoplasias da medula óssea. Esses produtos e tantos outros, mesmo com características de carcinógenos, ainda são amplamente utilizadas em estabelecimentos de salão de beleza.

Singh et al. demonstraram a influência de hidrocarbonetos aromáticos monocíclicos, entre eles o tolueno e o xileno, como causadores de toxicidade celulares a organismos de *Drosophila melanogaster*, dados evidenciados por meio da expressão de genes relacionados ao estresse (*HSP70, HSP60, HSP83* e *HSP26*), em que ocorreu um aumento de expressão dos genes de espécies reativas de oxigênio (ROS), alterando tais níveis de marcadores moleculares e seus efeitos organizacionais ao material genético do organismo. Segundo os pesquisadores, a exposição a esses agentes genotóxicos favorece o envelhecimento precoce, instabilidade cromossômica, retardo no desenvolvimento, malformação e predisposição ao processo neoplásico.

Outros compostos que estudos também tem mostrado toxicidade e carcinogenicidade são as tinturas de cabelo, principalmente aquelas que pertencem à classe química das aminas aromáticas, pois possuem carcinógenos humanos, como benzidina, 4-aminobifenil e 2-naftilamina. Essas substâncias já foram alvo de estudos e mostraram estar relacionadas com câncer de bexiga em trabalhadores de fábricas de pneus e de tintas têxteis. Em um estudo de caso-controle, realizado no Japão, foi apresentada associação entre a utilização de tinturas capilares (compostas de cloreto de vinil) e aumento do risco de desenvolvimento da SMD, principalmente para as mulheres. Demais pesquisas também corroboraram com esse resultado e mostraram que principalmente as SMD do subtipo anemia refratária com excesso de blastos (AREB) (OMS, 2008) estão associadas com usuários de tinturas de cabelo. Em nosso ambulatório especializado em SMD – Laboratório de Citogenômica do Câncer da Universidade Federal do Ceará (LCC/UFC) –, orientamos as pacientes a utilizarem apenas dois tipos de tintura: Surya® ou Natucor®, extratos vegetais que não possuem chumbo, tolueno, formol, benzeno ou água oxigenada (H_2O_2).

Em relação aos profissionais dessa área de cosméticos, um estudo publicado no periódico *Occupational and Environmental Medicine* apresentou resultados com elevadas concentrações de aminas aromáticas cancerígenas em amostras de sangue de cabelereiros. Uma das substâncias que apresenta esse composto é a ortotoluidina, que já foi associada a câncer de bexiga, de mama e leucemia.

Em um estudo multicêntrico, realizado no Brasil, pesquisadores investigaram a possível associação entre a exposição materna a corantes capilares e alisamento capilar durante a gravidez com o risco de leucemia nos filhos com idade inferior a 2 anos. Foi demonstrada uma associação entre exposições aos cosméticos no primeiro trimestre da gravidez e LLA (leucemia linfocítica aguda), com razão de chances de 1,78 e intervalo de confiança de 1,13 a 2,81. Para LMA, foi demonstrada associação para exposição materna aos cosméticos durante a amamentação, com razão de chances de 2,43 e intervalo de confiança de 1,13 a 5,22. Embora a relação de dose-efeito não tenha sido avaliada nesse estudo, os resultados corroboram com a hipótese de que a exposição às tinturas e aos alisantes de cabelo durante a gravidez podem ter relação com o desenvolvimento de leucemias em crianças com idade inferior a dois anos.

As tinturas de cabelo (permanente e não permanente/temporário) também foram avaliadas em estudo de caso-controle realizado com 769 adultos diagnosticados com leucemia aguda e 623 controles dos EUA e do Canadá. Houve uma frequência de uso de 45% para mulheres e 6% para homens e foram encontradas associações positivas para o uso de corantes permanentes e para o maior tempo de uso (15 anos ou mais) dessas tinturas com desenvolvimento de leucemia aguda.

Uma prática bastante utilizada no Brasil é a descoloração de pelos corporais com a mistura de água oxigenada e amônia em diversas concentrações (popularmente conhecido como banho de lua). Realizamos um estudo no LCC/UFC com cerca de 70 camundongos expostos ao banho de lua (descoloração de pelos) e detectamos aumento de expressão de oncogenes da via Sting e achados de medula óssea bastante similares aos encontrados em doenças mieloproliferativas da medula óssea. Em inquéritos epidemiológicos realizados durantes as consultas no ambulatório também temos detectado associação de SMD hipoplásica com exposição frequente ao banho de lua. Motivo pelo qual, alertamos nossos pacientes que condenamos essa prática com bastante veemência.

Embora a exposição ocupacional a produtos de beleza já seja alvo de estudos, visto a toxicidade e o poder carcinogênico de alguns compostos, ainda são necessárias mais pesquisas que visem esclarecer e ratificar os riscos que esses produtos oferecem. Pesquisas envolvendo os riscos e os fatores contribuintes para a SMD necessitam de melhores esclarecimentos apesar de não termos dúvidas em relação ao benzeno e seus derivados como fatores definitivamente associados ao desenvolvimento da SMD.

Agrotóxicos

A associação entre câncer e exposição aos pesticidas (agrotóxicos) tem sido bastante enfatizada em diversas publicações científicas nacionais e internacionais. Desde a década de 1950, o uso de pesticidas no mundo tem aumentado mais que exponencialmente. Acredita-se que a exposição a pesticidas pode aumentar o risco de câncer por gerar estresse oxidativo, alterações cromossômicas, distúrbios de sinalização celular ou mutações gênicas. O LCC/UFC tem realizado diversas pesquisas sobre a toxicidade dos agrotóxicos à medula óssea de agricultores, com estudos de citogenética clássica, molecular e análise de expressão de genes relacionados aos danos do reparo do DNA e do controle e formação do fuso mitótico celular. Devido à extensão de nossas pesquisas, decidimos escrever um capítulo separado neste livro sobre os efeitos dos agrotóxicos como potenciais indutores de SMD (*ver Capítulo 2*).

Jei et al. publicaram a primeira metanálise sobre a possível associação com agrotóxicos baseada em 1.942 casos de SMD e 5.359 controles. Os autores realizaram uma pesquisa na Web of Science, Cochrane e PubMed utilizando-se dos unitermos mielodisplasia, SMD ou pré-leucemia e pesticidas ou inseticidas ou fungicidas ou herbicidas. Após análise final, foram incluídos na metanálise onze estudos: Kokouva (2011), estudo realizado na Grécia; Lv (2011), na China; Pekmezovic (2006), em Montenegro; Strom (2005), Brow (1990), Goldberg (1990), nos EUA; Nisse, (2001), na França; Rigolin (1998), Mele (1994) e Ciccone (1993) na Itália; West (1995) na Inglaterra. Todos esses trabalhos foram baseados em estudos de caso-controle. A pesquisa demonstrou associação significativa entre exposição aos pesticidas e incidência de SMD com uma razão de chances de 2,04 com intervalo de confiança de 1,57 a 2,66. O efeito dos pesticidas foi bastante significativo, principalmente para o desenvolvimento dos subtipos com Arsa (OMS, 2008) e anemia refratária (AR) (OMS, 2008) com aumento do risco de 63% quando há exposição. Um outro achado relevante dessa metanálise foi que o risco se apresentava aumentado apenas para os inseticidas (risco aumentado em 71%) e não para herbicidas e/ou fungicidas. Os pesticidas são fatores associados ao aumento de risco da SMD.

Bomba atômica

Muito do que sabemos dos efeitos da radiação como indutora de câncer é decorrente das exposições dos sobreviventes das bombas atômicas de Hiroshima e Nagasaki, cidades do Japão. Os sobreviventes da bomba atômica de Nagasaki, lançada às 11:02 h de uma manhã límpida e ensolarada de 9 de agosto de 1945, são enfáticos em afirmar: "*We must never forget what happened on that day*" (Nunca devemos esquecer o que aconteceu naquele dia). Além das mortes decorrentes da própria explosão blástica, muitos indivíduos morreram esquartejados por pedaços de estátuas da catedral de Urakami. No museu da cidade de Nagasaki, encontramos capacetes com restos de crânio de soldados, garrafas fundidas sobre as pedras e até rádios e ulnas fixados em escombros. Todos esses são efeitos da própria explosão. O Instituto da Doença da Bomba Atômica, da Escola de Medicina da Universidade de Nagasaki, tem estudado os efeitos agudos e tardios da bomba. A característica mais forte causada pela bomba foi a destruição instantânea de praticamente todos os prédios no raio de até 3 km do hipocentro da bomba. A força da explosão foi equivalente a 21 kilotons de TNT e após a onda blástica vieram o fogo e a radiação. Acredita-se que 50, 35 e 15% da energia total da bomba foi de explosão, calor e radiação, respectivamente. A letalidade da bomba atômica de Nagasaki para quem se encontrava no raio de 1 km do hipocentro da bomba foi de 96,7%.

Os efeitos da bomba atômica de Nagasaki foram divididos nas seguintes fases:

- **Fase I:** fase aguda inicial – até 14 dias após a explosão. Estado clínico: febre, diarreia, vômitos, púrpura, estomatite, estado confusional agudo, queda de cabelos, destruição de vilosidade da mucosa intestinal, aplasia medular, entre outros.
- **Fase IIa:** fase subaguda – 15 até 35 dias após a explosão.
- **Fase IIb**: fase subcrônica – 36 a 60 dias após a explosão.
- **Fase III:** fase crônica – 61 a 120 dias após a explosão. Estado clínico: queloides, catarata, alterações cromossômicas, nascimento de crianças com microcefalia, leucemia mieloide aguda, leucemia linfoide aguda, leucemia mieloide crônica, neoplasia de tireoide, câncer de mama, câncer de estômago.
- **Fase IV:** efeitos tardios – de 1946 até os dias de hoje.

Uma análise precisa dos casos de SMD decorrentes da bomba atômica de Nagasaki foi apresentada no Congresso Internacional de SMD patrocinado pela MDS Foundation, em 2005, em Nagasaki, Japão. Os pesquisadores estudaram 151 pacientes com SMD sobreviventes da bomba, catalogados de 1985 até 2004, e uma informação bastante relevante para todos esses casos foi a exata distância (em km) em que eles se encontravam em relação ao hipocentro da bomba. Os pacientes foram divididos em 3 grupos em relação ao hipocentro da bomba: < 1,5 km; 1,5 a 2,99 km; 3 a 10 km. A distância de até 1,5 km do hipocentro correspondia a exposição de 1 Gy e 3 km correspondia a 0,005 Gy. A mediana do período de latência para o desenvolvimento da SMD decorrente da exposição à bomba atômica foi de 55,6 anos (intervalo de 39 a 67 anos) após a exposição. Entre os 117 casos que foram classificados pelo IPSS, 44% apresentavam alto risco. Um dos achados mais importantes do estudo foi a demonstração de que os indivíduos expostos a uma distância inferior a 1,5 km do hipocentro (< 1,5 km) possuíam nitidamente maiores chances de desenvolver SMD. Esses indivíduos tinham mais alterações cromossômicas de prognóstico bastante desfavorável em relação àqueles que se encontravam à distância superior a 1,5 km (Figura 2). Esses resultados mostram a relação entre dose de radiação e alterações citogenéticas de uma maneira inquestionável. Indivíduos expostos à radiação à uma distância < 1,5 km também apresentavam uma maior tendência a transformação em leucemia mieloide aguda.

Atualmente, os efeitos da radiação da bomba atômica ainda são sentidos na cidade de Nagasaki. Podemos afirmar que a

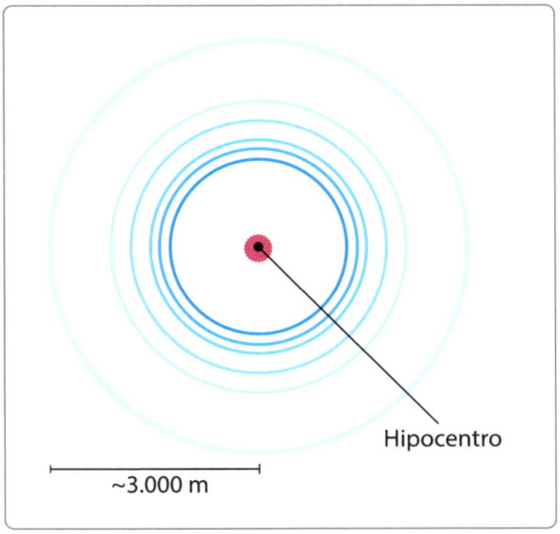

FIGURA 2 A figura demonstra o raio de distância do alcance da radiação da bomba atômica, partindo do hipocentro. Os círculos mais escuros representam maiores níveis de radiação.

bomba atômica é, indiscutivelmente, fator fortemente associado ao desenvolvimento da SMD.

Estimulação antigênica crônica

Há anos uma série de relatos de casos associavam os processos inflamatórios crônicos decorrentes de infecções ou de doenças autoimunes com o desenvolvimento da SMD. Um dos estudos mais robustos e com número significativo de casos da Suécia foi apresentado por Kristinsson et al., publicado no importante *Journal of Clinical Oncology*. A Suécia possui um sistema de saúde que disponibiliza atendimento público de qualidade para todos os seus cidadãos, gerando um banco de dados em relação a doenças como LMA e SMD. Os pesquisadores avaliaram cerca de 9 mil casos de LMA e 1.600 casos de SMD pareados para 42 mil controles. Com uso de regressão logística, encontraram que qualquer processo infeccioso ou autoimune aumentaria a razão de chances de SMD de 1,3 e 2 vezes, respectivamente. Porém, ao analisar as diversas doenças imunes, foi encontrado que algumas como miastenia gravis e púrpura trombocitopênica imune (PTI) aumentavam a razão de chances em 7 a 23 vezes, respectivamente.

Corroborando os dados epidemiológicos, nos últimos anos uma série de estudos demonstraram aumento da expressão de genes relacionados à atividade do sistema imune na célula-tronco progenitora de pacientes com SMD. Dentre esses, os receptores *Toll-like* (TLR) são comumente mutados ou hiperexpressos na célula progenitora dos pacientes com SMD em comparação a indivíduos saudáveis. Esses receptores (*Tool-like receptors*) são normalmente encontrados em macrófagos, células dendríticas, neutrófilos, monócitos, e possuem uma função crítica nas respostas imunes contra patógenos invasores, funcionando como receptores de reconhecimento de padrão (PRR), sendo responsáveis por detecção de patógenos fora do ambiente celular, nos endossomos e lisossomos intracelulares. Esses receptores também reconhecem moléculas liberadas no processo de morte celular programada (apoptose), necrose celular, lipopolissacarídeos presentes na membrana de bactérias Gram-negativas bastante patogênicas (LPS), DNA bacteriano, RNA viral, flagelina e peptideoglicanos. Há vários receptores, como TLR6, TLR2, TLLR3, TLR4, TLR5, TLR9 que, uma vez ativados, levam ao aumento de atividade de adaptadores, como MyD88 (proteína 88 da resposta primária de diferenciação mieloide) ou TRIF (adaptadores do domínio TIR que ativam INF), que desencadeiam resposta por meio de quinases como IRAK1/IRAK4. A hiperativação desses receptores em SMD leva a um bloqueio da hematopoese normal com um ambiente de inflamação continuamente ativo.

Em um estudo realizado no LCC/UFC, demonstrou-se aumento de expressão do receptor *Tool-like 3* em pacientes com SMD e esse achado estava nitidamente associado a presença de displasia no setor eritróide dos pacientes que também apresentavam aumento da expressão de retrovírus endógenos (ERV). Em um segundo estudo, realizado em uma coorte de mais de 100 pacientes com SMD, detectamos níveis de expressão dos efetores finais das vias dos receptores *Tool*, como NFKb, com aumento de expressão para os casos com excesso de blastos. Esses fenômenos parecem explicar a associação entre SMD, inflamação e doenças autoimunes.

RESUMO

- A SMD é uma doença de pessoas idosas. A idade avançada (acima de 60 anos) é, por si só, o fator etiológico mais comum para SMD.
- Em 5% a 12% dos casos há um componente de hereditariedade, que deve ser sempre investigado, principalmente em pacientes jovens com SMD.
- A associação etiológica entre SMD e cigarro pode ser considerada forte ante análise baseada em metanálise.
- Há forte associação entre a exposição ao benzeno e o aumento do risco de desenvolvimento da SMD.
- Há importantes estudos demonstrando a associação entre o uso de formol, tolueno (metilbenzeno) e o xileno (dimetilbenzeno) com doenças da medula óssea.
- Os pesticidas são fatores associados ao aumento de risco da SMD.
- Podemos afirmar que a bomba atômica é, indiscutivelmente, fator fortemente associado ao desenvolvimento da SMD.
- Estimulação antigênica crônica decorrente de processos infecciosos e doenças autoimunes são associados ao desenvolvimento de SMD.

REFERÊNCIAS

1. Abdel-Gawad M, Elsobky E, Shalaby MM, Abd-Elhameed M, Abdel-Rahim M, Ali-El-Dein Bet al. Quantitative evaluation of heavy metals and trace elements in the urinary bladder: comparison between cancerous, adjacent non-cancerous and normal cadaveric tissue. Biol Trace Elem Res. 2016 Dec;174(2):280-286.
2. Abubakar MB, Abdullah WZ, Sulaiman SA, Ang BS. The effects of exposure to petrol vapours on growth, haematological parameters and oxidative markers in sprague-dawley male rats. Malays J Med Sci. 2015;22(1):23-31.
3. Arain SS, Kazi TG, Afridi HI, Talpur FN, Kazi AG, Brahman KD, et al. Estimation of nickel in different smokeless tobacco products and their impact on human health of oral cancer patients. Nutr Cancer. 2015;67(7):1063-74.
4. Belli CB, Pinheiro RF, Bestach Y, Larripa IB, Tanizawa RSS, Alfonso G, et al. Myelodysplastic syndromes in South America: a multinational study of 1080 patients. Am J Hematol. 2015;90(10):851-8.
5. Brasil. Agência nacional de vigilância sanitária – Anvisa. Resolução RDC n. 79, de 28 de agosto de 2000. Diário Oficial da União, 31 de agosto de 2000. Brasília: Ministério da Saúde, 2000.
6. Brasil. Agência nacional de vigilância sanitária – Anvisa. Resolução RDC n. 36, de 17 de junho de 2009. Diário Oficial da União, 26 de junho de 2009. Brasília: Ministério da Saúde, 2009.
7. Brasil. Ministério da Saúde. Secretaria de Atenção à Saúde. Departamento de Ações Programáticas Estratégicas. Câncer relacionado ao trabalho: leucemia mielóide aguda/síndrome mielodisplásica decorrente da exposição ao benzeno. Saúde do Trabalhador Protocolos de Alta Complexidade Série A. Normas e Manuais Técnicos. Brasília: Ministério da Saúde; 2006.
8. Brown LM, Blair A, Gibson R, Everett GD, Cantor KP, Schuman LM, et al. Pesticide exposures and other agricultural risk factors for leukemia among men in Iowa and Minnesota. Cancer Res. 1990;50(20):6585-91.

9. Ciccone G, Mirabelli D, Levis A, Gavarotti P, Rege--Cambrin G, Davico L, et al. Myeloid leukemias and myelodysplastic syndromes: chemical exposure, histologic subtype and cytogenetics in a case-control study. Cancer Genet Cytogenet. 1993;68(2):135-9.
10. Couto AC, Ferreira JD, Rosa AC, Oliveira MSP, Koifman S, Brazilian Collaborative Study Group of Infant Acute Leukemia. Pregnancy, maternal exposure to hair dyes and hair straightening cosmetics, and early age leukemia. Chem Biol Interact. 2013;205(1):46-52.
11. De Roos AJ, Spinelli J, Brown EB, Atanackovic D, Baris D, Bernstein L, et al. Pooled study of occupational exposure to aromatic hydrocarbon solvents and risk of multiple myeloma. Occup Environ Med. 2018;75(11):798-806.
12. Fallahian NA, Brey RR, Tivis RD, Piland NF, Simpson DR. Cancer deaths and occupational exposure in a group of plutonium workers. Health Phys. 2012;102(4):443-52.
13. Goldberg H, Lusk E, Moore J, Nowell PC, Besa EC. Survey of exposure to genotoxic agents in primary myelodysplastic syndrome: correlation with chromosome patterns and data on patients without hematological disease. Cancer Res. 1990;50(21):6876-81.
14. Gross SA, Paustenbach DJ. Shanghai Health Study (2001-2009): what was learned about benzene health effects? Crit Rev Toxicol. 2018;48(3):217-51.
15. Jaiswal S, Fontanillas P, Flannick J, Manning A, Grauman PV, Mar BG, et al. Age-related clonal hematopoiesis associated with adverse outcomes. N Engl J Med. 2014;371(26):2488-98.
16. Jin J, Yu M, Hu C, Ye L, Xie L, Jin J, et al. Pesticide exposure as a risk factor for myelodysplastic syndromes: a meta-analysis based on 1.942 cases and 5.359 controls. PLoS One. 2014;9(10):e110850.
17. Johansson GM, Jönsson BA, Axmon A, Lindh CH, Lind ML, Gustavsson M, et al. Exposure of hairdressers to ortho – and meta-toluidine in hair dyes. Occup Environ Med. 2015;72(1):57-63.
18. Kerzic PJ, Irons RD. Distribution of chromosome breakpoints in benzene-exposed and unexposed AML patients. Environ Toxicol Pharmacol. 2017;55:212-6.
19. Kokouva M, Bitsolas N, Hadjigeorgiou GM, Rachiotis G, Papadoulis N, Hadjichristodoulou C. Pesticide exposure and lymphohaematopoietic cancers: a case-control study in an agricultural region (Larissa, Thessaly, Greece). BMC Public Health. 2011;11:5.
20. Kristinsson SY, Björkholm M, Hultcrantz M, Derolf ÅR, Landgren O, Goldin LR. Chronic immune stimulation might act as a trigger for the development of acute myeloid leukemia or myelodysplastic syndromes. J Clin Oncol. 2011;29(21):2897-903.
21. Kuendgen A, Matsuda A, Germing U. Differences in epidemiology of MDS between Western and Eastern countries: ethnic differences or environmental influence? Leuk Res. 2007;31(1):103-4.
22. Kuendgen A, Strupp C, Aivado M, Hildebrandt B, Haas R, Gattermann N, Germing U. Myelodysplastic syndromes in patients younger than age 50. J Clin Oncol. 2006;24(34):5358-65.
23. Lv L, Lin G, Gao X, Wu C, Dai J, Yang Y, et al. Case-control study of risk factors of myelodysplastic syndromes according to World Health Organization classification in a Chinese population. Am J Hematol. 2011;86(2):163-9.
24. Macagnan KK, Sartori MMR, Castro FG. Signs and symptoms of formaldehyde toxicity in users of hair straighteners products. Cadernos da Escola de Saúde, Curitiba. 2017;1(4):46-63.
25. Magalhães SM, Madeira TS, Bittencourt R, Velloso E, Chauffaille ML, Azevedo AA, et al. Epidemiological and clinicopathological data from the brazilian registry of patients with myelodysplastic syndromes and comparative analysis between different geographic areas. Blood. 2010;116(21):785-6.
26. Matsuda A, Germing U, Jinnai I, Misumi M, Kuendgen A, Knipp S, et al. Difference in clinical features between Japanese and German patients with refractory anemia in myelodysplastic syndromes. Blood. 2005;106(8):2633-40.
27. Matsuo M, Iwanaga M, Kondo H, Soda M, Jo T, Horio K, et al. Clinical features and prognosis of patients with myelodysplastic syndromes who were exposed to atomic bomb radiation in Nagasaki. Cancer Sci. 2016;107(10):1484-91.
28. McGee RB, Nichols KE. Introduction to cancer genetic susceptibility syndromes. Hematology Am Soc Hematol Educ Program. 2016;2016(1):293-301.
29. Mele A, Szklo M, Visani G, Stazi MA, Castelli G, Pasquini P, Mandelli F. Hair dye use and other risk factors for leukemia and pre-leukemia: a case-control study. Italian Leukemia Study Group. Am J Epidemiol. 1994;139(6):609-19.
30. Mundt KA, Dell LD, Boffetta P, Beckett EM, Lynch HN, Desai VJ, et al. The importance of evaluating specific myeloid malignancies in epidemiological studies of environmental carcinogens. BMC Cancer. 2021;21(1):227.
31. Nisse C, Haguenoer JM, Grandbastien B, Preudhomme C, Fontaine B, Brillet JM, et al. Occupational and environmental risk factors of the myelodysplastic syndromes in the North of France. Br J Haematol. 2001;112(4):927-35.
32. Organização Mundial da Saúde. WHO Classification of Tumours of Haematopoietic and Lymphoid Tissues. 4th ed. Lyon: International Agency for Research on Cancer; 2008.
33. Pekmezovic T, Suvajdzic Vukovic N, Kisic D, Grgurevic A, Bogdanovic A, Gotic M, et al. A case-control study of myelodysplastic syndromes in Belgrade (Serbia Montenegro). Ann Hematol. 2006;85(8):514-9.

34. Porter CC. Germ line mutations associated with leukemias. Hematology Am Soc Hematol Educ Program. 2016;2016(1):302-8.
35. Poynter JN, Richardson M, Roesler M, Blair CK, Hirsch B, Nguyen P, et al. Chemical exposures and risk of acute myeloid leukemia and myelodysplastic syndromes in a population-based study. Int J Cancer. 2017;140(1):23-33.
36. Rigolin GM, Cuneo A, Roberti MG, Bardi A, Bigoni R, Piva N, et al. Exposure to myelotoxic agents and myelodysplasia: case-control study and correlation with clinicobiological findings. Br J Haematol. 1998;103(1):189-97.
37. Ruiz MA, Vassallo J, de Souza CA. Alterações hematológicas em pacientes expostos cronicamente ao benzeno [Hematologic changes in patients chronically exposed to benzene]. Rev Saude Publica. 1993;27(2):145-51.
38. Sampaio LR. Avaliação da expressão gênica da via STING em camundongos C57BL/6 submetidos a um modelo de clareamento de pelos com peróxido de hidrogênio (H2O2) e amônia (NH3) (banho de lua) e em pacientes com neoplasia mielodisplásica. [Dissertação]. Fortaleza: Faculdade de Medicina da Universidade Federal do Ceará; 2023.
39. Schnatter AR, Glass DC, Tang G, Irons RD, Rushton L. Myelodysplastic syndrome and benzene exposure among petroleum workers: an international pooled analysis. J Natl Cancer Inst. 2012;104(22):1724-37.
40. Singh MP, Ram KR, Mishra M, Saxena DK, Chowdhuri DK. Effects of co-exposure of benzene, toluene and xylene to Drosophila melanogaster: alteration in hsp70, hsp60, hsp83, hsp26, ROS generation and oxidative stress markers. Chemosphere. 2010;79(5):577-87.
41. Sorahan T, Mohammed N. Incidence of myelodysplastic syndrome in uk petroleum distribution and oil refinery workers, 1995-2011. Int J Environ Res Public Health. 2016;13(5):474.
42. Spycher BD, Lupatsch JE, Huss A, Rischewski J, Schindera C, Spoerri A, et al. Parental occupational exposure to benzene and the risk of childhood cancer: a census--based cohort study. Environ Int. 2017;108:84-91.
43. Strom SS, Gu Y, Gruschkus SK, Pierce SA, Estey EH. Risk factors of myelodysplastic syndromes: a case-control study. Leukemia. 2005;19(11):1912-8.
44. Tomiazzi JS, Judai MA, Nai GA, Pereira DR, Antunes PA, Favareto APA. Evaluation of genotoxic effects in Brazilian agricultural workers exposed to pesticides and cigarette smoke using machine-learning algorithms. Environ Sci Pollut Res Int. 2018;25(2):1259-69.
45. Tong H, Hu C, Yin X, Yu M, Yang J, Jin J. A meta-analysis of the relationship between cigarette smoking and incidence of myelodysplastic syndromes. PLoS One. 2013;8(6):e67537.
46. Uzma N, Salar BM, Kumar BS, Aziz N, David MA, Reddy VD. Impact of organic solvents and environmental pollutants on the physiological function in petrol filling workers. Int J Environ Res Public Health. 2008;5(3):139-46.
47. van Osch FHM, Pauwels CGGM, Jochems SHJ, Fayokun R, James ND, Wallace DMA, et al. Tar, nicotine and carbon monoxide yield of UK cigarettes and the risk of non-muscle-invasive and muscle-invasive bladder cancer. Eur J Cancer Prev. 2019;28(1):40-4.
48. Wang B, Han L, Wang K, Zhou Y, Pu Y, Zhang J, et al. Gender differences in hematotoxicity of benzene-exposed workers, three cross-sectional studies on 218,061 subjects. Environ Sci Pollut Res Int. 2021;28:57297-57307. doi:10.1007/s11356-021-14657-0.
49. West RR, Stafford DA, Farrow A, Jacobs A. Occupational and environmental exposures and myelodysplasia: a case-control study. Leuk Res. 1995;19(2):127-39.
50. Whiteford L. Nicotine, CO and HCN: the detrimental effects of smoking on wound healing. Br J Community Nurs. 2003;8(12):S22-6.

2

Etiologia da SMD: exposição a agrotóxicos

Marília Braga Costa
Ronald Feitosa Pinheiro

OBJETIVOS DO CAPÍTULO

- Discorrer sobre a associação entre o desenvolvimento de neoplasia mielodisplásica (SMD) e a exposição aos agrotóxicos.
- Demonstrar a relação entre alterações nos genes de reparo de lesão de fita simples em indivíduos expostos aos agrotóxicos.
- Demonstrar a relação entre alterações nos genes de reparo de lesão de fita dupla em indivíduos expostos aos agrotóxicos.
- Apresentar a significativa associação entre alterações de expressão nos genes de reparo do DNA e o desenvolvimento da SMD.

CONCEITOS GERAIS

Diante de tantos fatores etiológicos possivelmente associados ao desenvolvimento da neoplasia mielodisplásica (SMD), não poderíamos deixar de avaliar se a exposição aos agrotóxicos tem alguma relação com essa doença. Uma série de estudos epidemiológicos afirma que sim, há associação entre exposição aos agrotóxicos e a SMD, enquanto outros estudos não conseguem demonstrar a associação. Em situações como essa, precisamos procurar por informações com bom nível de evidência, que demonstrem nexo de causalidade em estudos funcionais, elementos nem sempre fáceis de se encontrar.

Na metanálise de Jin et al., os pesquisadores avaliaram 11 trabalhos publicados sobre o tema, em um período de 21 anos. Avaliaram informações de 1.942 casos de SMD com 5.359 controles. Dos 1.942 casos, nove eram provenientes de trabalhos realizados por entrevistas/questionários em população de pacientes de ambiente hospitalar; e foi detectado um total de 1.456 participantes com exposição aos pesticidas, dos quais 323 desenvolveram SMD. Após uma análise minuciosa da heterogeneidade entre os estudos, os pesquisadores encontraram uma razão de chances de 2,04 para o desenvolvimento de SMD, quando da exposição aos agrotóxicos, com um intervalo de confiança de 1,57 a 2,66. Ao avaliar a estratificação da razão de chances em relação ao subtipo de SMD, os pesquisadores encontraram um valor de 1,63 com intervalo de confiança de 1,06 a 2,51 para chance de desenvolver uma SMD de baixo risco (tradicionalmente AR [anemia refratária] e Arsa [anemia refratária com sideroblastos em anel] – Classificação Organização Mundial da Saúde, 2008). O aumento de chances para o desenvolvimento parece ser bem maior para as formas iniciais da SMD, com 63% de maior risco para AR e Arsa; e 49% para as anemias refratárias com excesso de blastos (Areb/Areb-t) (Classificação OMS, 2008). O efeito dos agrotóxicos parecia ser mais evidente quando os pacientes analisados eram da Europa ou da Ásia, com uma razão de chances de 2,13 (95% intervalo de confiança 1,35 a 3,36) e 2,0 (95% intervalo de confiança 1,17 a 3,41), respectivamente.

Os possíveis mecanismos biológicos ligados ao desenvolvimento da SMD em relação aos pesticidas estão sendo lentamente esclarecidos. Acredita-se que os pesticidas possam levar ao aumento das espécies reativas de oxigênio, causando extensas lesões no DNA, o que poderia, em segundo momento, gerar as quebras cromossômicas, achado presente em 50% dos casos de SMD.

A utilização de pesticidas na agricultura, visando uma produção em larga escala, cresce mundialmente desde a década de 1950 e pesquisas associando a exposição a esses produtos com risco de desenvolvimento de câncer também têm sido frequentes nas últimas décadas. Sabe-se que a maioria das células, quando regularmente danificadas por agentes mutagênicos, principalmente de origem ambiental, buscam reconhecer e corrigir os danos do DNA a fim de manter a sua integridade genômica. Porém, em razão da grande exposição e/ou do manuseio de maneira não adequada de fatores carcinogênicos externos, os danos ao DNA podem não ser reparados, culminando com o processo neoplásico.

Com a finalidade de solucionar danos à molécula do DNA, a célula apresenta duas estratégias evolutivas para lidar com esses possíveis erros: primeiramente, as lesões que acometem o DNA serão rigorosamente corrigidas por meio de mecanismos de reparo específico para cada tipo de modificação, com o objetivo de reestabelecer a sequência original; a outra estratégia é a capacidade celular de abrigar tais erros no material genético e induzir a célula à morte, pois dessa forma evitariam os efeitos da multiplicação de uma célula inviável no organismo. Tais mecanismos de reparo do DNA são denominados mecanismos vigilantes essenciais, pois suas vias reguladoras são responsáveis por realizar a verificação de danos ao longo da molécula de DNA e, após a identificação, atuam no controle dos pontos de parada no ciclo celular, controle das proteínas de reparação e, quando o reparo não é "bem-sucedido", induz a célula para a morte por apoptose (morte celular programada).

Temos realizado, no Laboratório de Citogenômica do Câncer da Universidade Federal do Ceará (LCC/UFC), estudos em pacientes com SMD e em agricultores expostos aos agrotóxicos. Demonstramos resultados inéditos de alteração de expressão de genes do reparo do DNA, seja por lesão de fita simples ou por lesão de fita dupla em agricultores expostos aos agrotóxicos. Inicialmente, abordaremos alguns aspectos da exposição ocupacional aos pesticidas, sobretudo no Brasil.

PROBLEMÁTICA DA EXPOSIÇÃO OCUPACIONAL AOS AGROTÓXICOS

O Brasil, desde 2008, lidera o *ranking* mundial como o país que mais importa agrotóxicos. Além disso, sabe-se que, atualmente, existem centenas de ingredientes ativos, e mais de duas mil formulações de agrotóxicos registrados no Brasil. E esses números só aumentam, pois produtos como Andrek, Endrin e similares (organoclorados – ciclodienos), que não são regulamentados, continuam sendo utilizados pelos agricultores, tornando-se fator indiscutível para o desenvolvimento de SMD e LMA (leucemia mieloide aguda. Esses produtos (Aldrin, Endrin) são organoclorados com capacidade comprovada de lesionar o DNA, tendo sido banidos de países como os Estados Unidos após estudo de nítida associação com LMA. Ao realizar os inquéritos epidemiológicos em nosso ambulatório de SMD/LCC/UFC, detectamos muitos pacientes que ainda fazem uso desse produto para combater formigueiros.

O Ministério da Saúde (MS) estima que, no Brasil, anualmente, existam mais de 400 mil pessoas contaminadas por agrotóxicos, com cerca de quatro mil mortes por ano relacionadas a essa exposição. Estima-se que cerca de 70% dos alimentos consumidos no Brasil são contaminados com agrotóxicos, o que nos torna o país com maior consumo de agrotóxicos *per capita* no mundo. Assim, o trabalho agrícola vem sendo classificado como uma das ocupações mais perigosas da atualidade, correlacionado com a crescente incidência de casos de cânceres em agricultores.

As consequências decorrentes do uso de agrotóxicos podem ser perigosas, na maioria das vezes condicionadas pelo contexto e o modo de produção dos produtos químicos. Em um levantamento que fizemos sobre atividade de agricultores na cidade de Limoeiro do Norte-CE, encontramos apenas 13% dos trabalhadores fazendo uso correto de equipamentos de proteção individual (EPI). Tal situação ainda pode contar com as precárias condições socioeconômicas e culturais da grande maioria dos trabalhadores rurais, ampliando sua vulnerabilidade à toxicidade dos agrotóxicos.

CLASSIFICAÇÃO, RISCOS TOXICOLÓGICOS E GENOTÓXICOS DOS AGROTÓXICOS

Uma das formas de classificação dos agrotóxicos é quanto a sua toxicidade. A Organização Mundial da Saúde (OMS) classifica em quatro graus os níveis de toxicidade dos agrotóxicos, com estabelecimento de cores para orientar os trabalhadores quanto ao grau de cada um (Figura 1). É importante frisar que a toxicidade e a grande variação de ação de uma substância têm correlação direta com frequência, duração da exposição, via de administração e estrutura química do pesticida.

A exposição a agrotóxicos pode ocorrer pelas vias dérmica, digestiva, respiratória e por contato ocular. Essas exposições predispõem a dois tipos distintos de intoxicações: as agudas e as crônicas. As intoxicações agudas são as mais conhecidas e afetam, principalmente, pessoas expostas em seu ambiente de trabalho. As intoxicações crônicas podem afetar toda a população, pois são decorrentes da exposição múltipla aos agrotóxicos, isto é, da presença de resíduos de agrotóxicos em alimentos e no ambiente, geralmente em doses baixas e a longo prazo. Esse tipo de contaminação tem sido verificado em cidades do Brasil que já estão com seus lençóis freáticos contaminados por agrotóxicos, como Limoeiro do Norte-CE, contaminado por glifosato. O grande problema, nessa situação, é a dificuldade de demonstração científica entre causa e

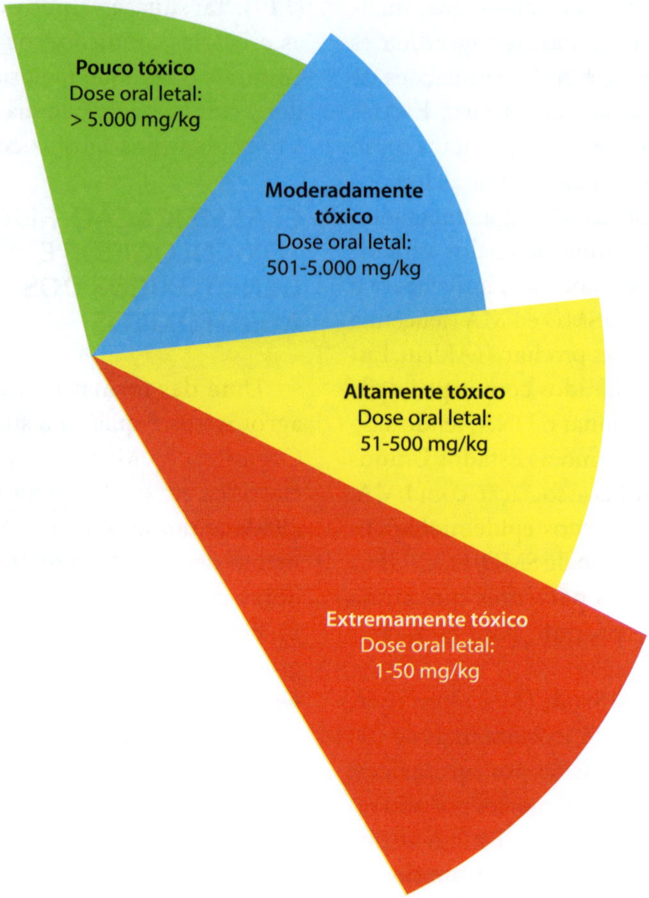

FIGURA 1 Classificação dos agrotóxicos pela Organização Mundial da Saúde, de acordo com o grau de toxicidade, apresentando as cores indicativas de cada grau.

efeito. Os efeitos adversos decorrentes da exposição crônica aos agrotóxicos podem aparecer muito tempo após a exposição.

A Agência Internacional de Pesquisa em Câncer (Iarc) também tem classificado substâncias químicas relacionadas aos agrotóxicos. Os pesticidas se enquadram no grupo 2A, caracterizado por ser provável carcinógeno humano. De acordo com essa associação carcinogênica da substância, estudos recentes têm mostrado relação entre a exposição ao glifosato e danos ao DNA. É o caso do estudo realizado por Keller et al., que buscou investigar a ação citotóxica e genotóxica da substância em uma linhagem de células epiteliais de trabalhadores expostos via inalação do glifosato. Os pesquisadores demonstraram que as células epiteliais são mais propensas às propriedades citotóxicas e danos no DNA causados pelo herbicida. Além disso, mostraram que danos no DNA podem ser causados em curta exposição e por concentrações que correspondem a uma diluição de 450 vezes do produto utilizado na pulverização, na agricultura.

Outras pesquisas também têm revelado riscos de doenças da medula óssea, como mostrado nos resultados de um estudo de coorte canadense com trabalhadores agrícolas. O trabalho reuniu informações acerca dos trabalhadores a partir de um censo de registro nacional do câncer. Foi observado um total de 9.515 casos de câncer com razão de chance de 1,79 para melanoma (95% de intervalo de confiança (IC) entre 1,17 e 2,73), razão de chance de 2,01 para diversos subtipos de leucemia (95% de IC entre 1,24 e 3,25) razão de chance de 2,25 para mieloma múltiplo (95% de IC entre 1,16 e 4,37).

A maior parte dos agentes mutagênicos presentes nos agrotóxicos exibem um espectro de mutações características, que dependem de vários fatores, incluindo a natureza das alterações primárias no DNA, como as modificações de base, mudanças nos resíduos de açúcar ou fosfato, quebras de filamentos, incorporações de bases modificadas, e os subsequentes efeitos secundários, causados pela resposta do organismo a essas modificações. Esses efeitos secundários podem incluir a ação de várias formas de reparo do material genético e a duplicação de fitas do DNA sobre moldes modificados.

Portanto, a relação entre a exposição aos agrotóxicos e sua potencialidade ao desenvolvimento do câncer está intimamente relacionado com a capacidade de agentes genotóxicos interagirem quimicamente com o material genético, formando adutos, gerando alterações oxidativas e ocasionando lesões na molécula de DNA, com consequências danosas em genes cruciais para manutenção da estabilidade genômica.

Recentes estudos desenvolvidos por nosso grupo do LCC/UFC têm mostrado que genes de reparo do DNA de lesões de fita simples e fita dupla estão alterados na SMD (*ver Capítulo 9*). Na busca de averiguar se tais genes também poderiam ter seus mecanismos afetados pela exposição aos agrotóxicos, nosso grupo tem estudado, com resultados bastante significativos, esses genes em agricultores que aplicam os agrotóxicos.

LESÕES NO DNA, SISTEMA DE REPARO E O DESENVOLVIMENTO DE CÂNCER

O genoma de todos os organismos estão constantemente sofrendo modificações, cerca de 10 mil lesões de fita simples do DNA ocorrem diariamente seja por moléculas reativas endógenas resultantes do metabolismo celular, da replicação e recombinação do DNA, ou por fatores exógenos, como agentes físicos, químicos e biológicos. Pesticidas são agentes químicos que demonstram potencial genotóxico com capacidade mutagênica, que podem acarretar danos ao DNA. Esses danos quando não são corretamente reparados podem ocasionar acúmulo de mutações em genes fundamentais para o metabolismo e crescimento celular normal.

As respostas aos danos no DNA podem ser definidas como uma rede de vias de sinalização, na qual as lesões no DNA atuam como um sinal inicial que é detectado por proteínas sensores e transmitido aos efetores por transdutores de sinais. Portanto, fenótipos celulares causados por estresse genotóxico são reconhecidos por essa cascata de sinalização controlada por um conjunto de proteínas.

Existem várias linhas de defesa contra a indução e persistência de dano ao DNA de uma célula. Primariamente, existem os agentes que previnem a formação do dano, como peptídeos detoxificantes e os antioxidantes – como vitamina C e E. Secundariamente, há vias de resposta ao dano no DNA que removem um erro já existente por meio de vias de reparo de DNA, reduzindo assim, a possibilidade de indução de mutações. E, por fim, existe a célula já lesionada que pode ser eliminada por morte espontânea ou apoptose.

Portanto, uma célula que acumulou uma porção de danos em seu DNA e que não possui suas linhas de defesa contra a persistência de tais erros pode entrar em três possíveis situações: senescência, apoptose ou desenvolvimento de uma neoplasia.

MECANISMO DE REPARO DE FITA SIMPLES DO DNA

Uma vez ocorrida a lesão em uma única fita do DNA (*single strand breaks* – SSB), o processo de correção pode ocorrer por meio de três mecanismos, a depender do erro. Dividem-se, principalmente, em reparo de excisão de base (*base excision repair* – BER), reparo de erros de emparelhamento de bases (*mismatch repair – MMR*) e reparo por excisão de nucleotídeos (*nucleotide excision repair* – NER). Há outras vias de reparo mais simples, por exemplo, a via da O_6-metilguanina DNA metiltransferase (MGMT), composta de apenas um passo, em que há a transferência de um grupo metil (CH_3) do DNA lesionado para a DNA metiltransferase, com consequente inativação e degradação.

Em relação à via de reparo por BER, sabe-se que esse mecanismo reconhece bases danificadas que, na maioria das vezes, não causam distorção significativa à hélice do DNA e atuam na remoção do nucleotídeo danificado. O MMR atua na remoção de bases mal pareadas formadas por agentes exógenos e endógenos que causam deaminação, oxidação e metilação de bases, além de erros de pareamento decorrentes de inserções, deleções e erros de replicação.

O mecanismo de reparo por excisão de nucleotídeo (NER) é um processo de reparo multiproteico capaz de corrigir danos no DNA que causam distorção em sua hélice, compreendendo lesões que abrangem segmentos de 24 a 30 nucleotídeos na fita simples do DNA. O NER atua principalmente em danos induzidos por radiação ultravioleta (UV), dímeros de pirimidina de ciclobutano (*cyclobutane pyrimidine dimmers* – CPD) e fotoprodutos de pirimidina (6-4 *pyrimidine pyrimidone photoproducts* – 6-4PP), mas também por muitos agentes químicos exógenos (benzenos e outros solventes orgânicos), quimioterápicos (como a cisplatina), ciclopurinas geradas por espécies reativas de oxigênio e exposições aos agrotóxicos. Devido à importância e aos danos mais associados a fatores exógenos que esse mecanismo engloba, nossos estudos realizados no LCC/UFC tem sido focados predominantemente, nas lesões de fita simples do DNA, para os genes do NER.

A gênese do NER é dividida em duas subvias, que posteriormente se confluem: NER do genoma global (*global genome ner* – GG-NER) e NER acoplado à transcrição (*transcription coupled NER – TC-NER*). O GG-NER efetua a remoção de lesões em qualquer parte do genoma, sendo iniciado por distorções da dupla hélice, e o TC-NER faz reparo de erro em fita molde para transcrição, sendo iniciado quando ocorre a parada da elongação da enzima RNA polimerase II (RNA Pol II), quando efetua o processo de transcrição. O mecanismo NER possui cerca de 30 proteínas atuantes, configurando três grandes processos internos: a detecção do erro, a verificação do dano causado e a remoção do erro, seguido da ressíntese de um novo segmento. Dentro desse mecanismo, atuam proteínas com atividades principais na via, as proteínas do *xeroderma complementation group*, de XPA a XPG; a proteína *Excision Repair Complementation group 1* (*ERCC1*), homólogo B da proteína de reparo RAD23 (RAD23B), a *replication protein A* (RPA), as subunidades *transcription factor* (TFIIH) e as proteínas *cockayne syndrome A* (CSA) e *cockayne syndrome B* (CSB). Na via TC-NER estão envolvidas as proteínas CSA (ERCC8) e CSB (ERCC6i), que estão localizadas nos cromossomos 5q12.1 e 10q11.23, respectivamente, atuam com *UV-stimulated scaffold protein A* (UVSSA) e *Ubiquitin-specific-processing protease 7* (USP7), afastando a RNA polimerase II que é bloqueada na presença de lesões que alteram a fita de DNA. CSA e CSB são consideradas as sinalizadoras da lesão para o início de todo o processo. Os processos GG-NER e TC-NER continuam numa mesma via comum onde um complexo multiproteico, que inclui o TFIIH, é recrutado para ambos os processos. Demais proteínas que compõem o *xeroderma complementation group*, como as proteínas XPB (ERCC3), XPD (ERCC2), XPA, XPF (ERCC4) e XPG (ERCC5) que estão localizadas nas regiões cromossômicas 2q21, 19q13.3, 9q22.3, 16p13.13 e 13q33, respectivamente, continuam o processo com outros complexos importantes para o término do reparo da lesão de fita simples do sistema de reparo do DNA por lesão de fita simples – NER.

MECANISMO DE REPARO DE FITA DUPLA DO DNA

Quando os danos acometem as duas fitas do DNA (*double strands breaks* – DSB), os mecanismos de reparo podem ser, predominantemente, de dois tipos: recombinação homóloga (*homologous recombinational repair* – HRR) e a junção de extremidades não homólogas (*non-homologous end joining* – NHEJ).

As lesões de dupla fita do DNA são as mais letais e com maiores efeitos biológicos para gerar doenças humanas, como defeitos no desenvolvimento imunológico e neurológico, fenótipos de envelhecimento precoce e propensão ao câncer. Diante de uma lesão, as células ativam uma complexa rede de vias que conduzem para a reparação dos danos e a retomada do ciclo celular normal. Porém, falhas no reparo teriam como principais consequências a formação de rearranjos cromossômicos, incluindo deleções e translocações que, por sua vez, atuam promovendo a transformação neoplásica.

A via de reparo da recombinação homóloga envolve o processo de rearranjo físico entre as extremidades da molécula de DNA e pode ser dividido em três etapas: pré-sináptica, sinapse e pós-sinapse. Inicialmente, na fase de pré-sinapse, as pontas de quebra são reconhecidas e há ressecção da hélice na ponta 5' terminal por ação de nucleases, posteriormente ocorre o processo de invasão da fita molde de DNA homólogo, formando uma estrutura conhecida como junção de Holliday. Por fim, a síntese é realizada prosseguindo com a migração da cadeia seguida pela construção do *heteroduplex*. No início do processo de recombinação, ocorre a ressecção das regiões de quebra, sendo o processo feito pelo complexo MRN, formado pelas proteínas RAD50-Mre11-NBS1, atuando um pouco antes da associação da proteína RAD51. A RAD51, membro da família RAD (*radiation-sensitive yeast mutants*), atua se associando às regiões de fita simples e é responsável pela sobreposição dessa fita no DNA homólogo, garantindo a fidelidade das cópias entre as fitas. Uma importante família de genes para a recombinação homóloga é a *BRCA* (*breast cancer susceptibility gene*), a qual pertencem os genes *BRCA1* e *BRCA2*, localizados nas regiões cromossômicas 17p21.3 e 13q12, respectivamente, e cuja função é associar-se ao complexo de proteínas RAD e atuar nas extremidades das DSB.

O reparo por junção das extremidades não homólogas (NHEJ) é a principal via de reparo em mamíferos e ocorre por meio da junção das extremidades de fitas quebradas mesmo não sendo reparadas com o auxílio de uma fita homologa como molde, por isso é considerada como uma via não livre de erros. Nesse caso, em razão das duas extremidades da fita de DNA serem simplesmente reconectadas, a probabilidade de haver inserções e deleções é grande, prejudicando, assim, a estabilidade do genoma, dando oportunidade para que apareçam alterações cromossômicas. Os principais complexos proteicos atuantes no mecanismo NHEJ são: o KU 70, que é codificado pelo gene *XRCC6*, e o KU80, codificado pelo gene *XRCC5*, que se ligam às extremidades danificadas juntamente à DNA ligase IV, codificada pelo gene *LIG4*, unindo-a por meio de uma reação dependente de ATP, a fim de reparar a lesão.

Atualmente, muitos estudos vêm demonstrando que a expressão dos genes e as proteínas de reparo do DNA podem afetar a capacidade celular de reagir às lesões no seu material gênico. Em estudo realizado no LCC/UFC, demonstramos que muitos desses genes de reparo do DNA possuem alterações em seus níveis de expressão em agricultores expostos aos agrotóxicos.

GENES DE REPARO DO DNA ESTÃO MENOS EXPRESSOS EM AGRICULTORES EXPOSTOS AOS AGROTÓXICOS: RELAÇÃO ENTRE A EXPOSIÇÃO AOS AGROTÓXICOS E A NEOPLASIA MIELODISPLÁSICA

Temos realizado no LCC/UFC análises de expressão gênica e sequenciamento de genes de reparo do DNA em pacientes com SMD, identificando importantes associações entre esses genes de reparo e a susceptibilidade, patogênese e prognóstico para a SMD.

Ao observamos que a exposição aos agrotóxicos pode ser um fator etiológico relevante para o desenvolvimento da SMD (com base em estudos clínicos), decidimos avaliar se esses mesmos genes alterados na doença também estariam alterados em agricultores expostos aos agrotóxicos. Em nossa pesquisa, reunimos grupos de trabalhadores rurais da região de Limoeiro do Norte, no Ceará, região bastante conhecida por grande produção de bananas. Coletamos amostras de medula óssea dos trabalhadores do agronegócio, que faziam parte do grupo grande produtor, caracterizado pelo trabalho em indústrias localizadas na região. Também foram realizadas coletas de trabalhadores do setor da agricultura familiar – grupo que plantava para subsistência e em menor produção, mas que apresentava maior risco de exposição aos agrotóxicos em consequência ao menor uso de EPI. Avaliamos, ainda, um terceiro grupo, chamado de agricultura ecológica, que foi composto por trabalhadores que, há pelo menos 5 anos, não utilizam agroquímicos em suas plantações.

Com esses três grupos bem definidos, realizamos estudos com genes atuantes no reparo de DNA de fita simples e fita dupla; e demonstramos que eles estavam menos expressos (portanto, menos proteção) nos grupos expostos aos agrotóxicos, compreendidos pelos agricultores do agronegócio e da agricultura familiar. Detectamos que os genes *XPG* e *CSA* estavam com a expressão diminuída nos grupos de trabalhadores expostos comparados com o grupo não exposto. O gene *CSA* atua como sensor inicial em lesões de fita simples de DNA enquanto o gene *XPG* é um efetor que atua diretamente na excisão do dano.

Outro achado relevante em agricultores expostos aos agrotóxicos foi que a redução de expressão de alguns genes de reparo do DNA dependia do tempo de exposição. Os trabalhadores expostos por mais de 12 anos apresentaram expressão diminuída dos genes *XPG*, *XPC* e *CSB*. Os genes XPC e CSB atuam como sensores de danos, porém de vias diferentes.

Diante desses resultados, tornaram-se evidente problemas de sinalização em caso de lesões de uma única fita no DNA de agricultores expostos aos agrotóxicos. Mas e em relação aos genes responsáveis pelas lesões nas duplas fitas do DNA? O que ocorria com eles? Também havia redução de expressão nos genes sinalizadores? E a resposta é sim! Ao analisarmos os genes do mecanismo de reparo de fita dupla do DNA, os genes *ATM* (o grande sinalizador das lesões de dupla fita) e *LIG4* apresentaram níveis de expressão reduzidos para os trabalhadores expostos a agrotóxicos em relação ao grupo que realiza a agricultura ecológica. O mesmo resultado também foi encontrado em relação ao tempo de exposição, como demonstrado para os genes de fita simples.

Desse modo, podemos pensar: se os sinalizadores de lesão em uma fita única do DNA de um agricultor exposto ao agrotóxico estão com sua atividade reduzida (menos expressos, *down regulated*), podemos imaginar que a lesão não será corrigida. Então, podemos concluir: se o grande sinalizador de lesão das duas fitas do DNA de um agricultor exposto ao agrotóxico também está com sua atividade reduzida (menos expresso, *down regulated*), podemos imaginar que a lesão também não será corrigida. Esses achados já seriam suficientes para explicar a grande associação entre exposição aos agrotóxicos e o de desenvolvimento da SMD. No entanto, encontramos resultados ainda mais robustos quando detectamos que havia redução da expressão do gene *BRCA2* (executor do reparo da lesão da dupla fita de DNA) em agricultores expostos aos agrotóxicos que apresentavam alterações cromossômicas. Sabendo que as alterações cromossômicas são encontradas em até 40% dos pacientes com SMD, fica ainda mais robusta a associação entre exposição aos agrotóxicos e o desenvolvimento de neoplasias da medula óssea.

RESUMO

- Há estudos de metanálise demonstrando associação entre exposição aos pesticidas e o desenvolvimento de SMD.
- Os genes de reparo do DNA (sentinelas, guardiões do genoma) têm com suas expressões alteradas em pacientes com SMD.
- Há alterações nos genes de reparo do DNA de lesões de fita simples e de fita dupla em agricultores expostos aos pesticidas.

- **As alterações detectadas nos genes de reparo do DNA em agricultores expostos aos pesticidas parecem ser tempo dependente e são associadas a alterações cromossômicas.**
- **Consideramos que há indícios epidemiológicos e laboratoriais de associação entre pesticidas e desenvolvimento de SMD.**

REFERÊNCIAS

1. Adad LM, de Andrade HH, Kvitko K, Lehmann M, Cavalcante AA, Dihl RR. Occupational exposure of workers to pesticides: Toxicogenetics and susceptibility gene polymorphisms. Genet Mol Biol. 2015;38(3):308-15.
2. Alekseev S, Coin F. Orchestral maneuvers at the damaged sites in nucleotide excision repair. Cell Mol Life Sci. 2015;72(11):2177-86.
3. Almeida FV, Centeno AJ, Bisinoti MC, Jardim WF. Substâncias tóxicas persistentes (STP) no Brasil. Química Nova. 2007;30(8):1.976-85.
4. Aparicio S, Caldas C. The implications of clonal genome evolution for cancer medicine. N Engl J Med. 2013;368(9):842-51.
5. Barakat K, Gajewski M, Tuszynski JA. DNA repair inhibitors: the next major step to improve cancer therapy. Curr Top Med Chem. 2012;12(12):1376-90.
6. Bolognesi C. Genotoxicity of pesticides: a review of human biomonitoring studies. Mutat Res. 2003;543(3):251-72.
7. Brasil. Instituto Nacional de Câncer. Coordenação de Prevenção e Vigilância. Vigilância do câncer relacionado ao trabalho e ao ambiente. 2. ed. rev. atual. Rio de Janeiro: Inca; 2010.
8. Burma S, Chen BP, Chen DJ. Role of non-homologous end joining (NHEJ) in maintaining genomic integrity. DNA Repair (Amst). 2006;5(9-10):1042-8.
9. Carneiro FF, Rigotto RM, Augusto LGS, Friedrich K, Burigo AC. Dossiê ABRASCO – Um alerta sobre os impactos dos agrotóxicos na saúde. Parte 1 - Agrotóxicos, Segurança Alimentar e Nutricional e Saúde. Rio de Janeiro: Abrasco; 2015.
10. Conceição MH. Riscos dos agroquímicos para saúde humana. Ciências da Saúde, Brasília. 2003;10(1):97.
11. Costa MB, Farias IR, da Silva Monte C, Ferreira Filho LIP, Borges DP, Oliveira RTG, et al. Chromosomal abnormalities and dysregulated DNA repair gene expression in farmers exposed to pesticides. Environ Toxicol Pharmacol. 2021;82:103564.
12. Dizdaroglu M. Oxidatively induced DNA damage and its repair in cancer. Mutat Res Rev Mutat Res. 2015;763:212-45.
13. Economopoulou P, Pappa V, Kontsioti F, Papageorgiou S, Foukas P, Liakata E, et al. Expression analysis of proteins involved in the non-homologous end joining DNA repair mechanism, in the bone marrow of adult de novo myelodysplastic syndromes. Ann Hematol. 2010;89(3):233-9.
14. Faria NM, Fassa AG, Facchini LA. Intoxicação por agrotóxicos no Brasil: os sistemas oficiais de informação e desafios para realização de estudos epidemiológicos. Cien Saude Colet. 2007;12(1):25-38.
15. Ferreira MJM, Viana Júnior MM. The expansion of agribusiness in Ceará semiarid region and their implications for health, work and enviroment. Interface. 2016;20(58):649-60.
16. Foucault A, Ravalet N, Besombes J, Picou F, Gallay N, Babin L, et al. Low-dose pesticides alter primary human bone marrow mesenchymal stem/stromal cells through ALDH2 inhibition. Cancers (Basel). 2021;13(22):5699.
17. Fousteri M, Mullenders LH. Transcription-coupled nucleotide excision repair in mammalian cells: molecular mechanisms and biological effects. Cell Res. 2008;18(1):73-84.
18. Hoeijmakers JH. DNA damage, aging, and cancer. N Engl J Med. 2009;361(15):1475-85.
19. Iyama T, Wilson DM. DNA repair mechanisms in dividing and non-dividing cells. DNA Repair (Amst). 2013;12(8):620-36.
20. Jin J, Yu M, Hu C, Ye L, Xie L, Jin J. Pesticide exposure as a risk factor for myelodysplastic syndromes: a meta-analysis based on 1,942 cases and 5,359 controls. PLoS One. 2014;9(10):e110850.
21. Jobim PFC, Nunes LN, Giugliane R, Cruz IBM. Existe uma associação entre mortalidade por câncer e uso de agrotóxicos? Uma contribuição ao debate. Ciência e Saúde Coletiva, 2010;15(1):277-88.
22. Kachuri L, Harris MA, MacLeod JS, Tjepkema M, Peters PA, Demers PA. Cancer risks in a population-based study of 70,570 agricultural workers: results from the Canadian census health and Environment cohort (CanCHEC). BMC Cancer. 2017;17(1):343.
23. Koifman S, Hatagima A. Exposição aos agrotóxicos e câncer ambiental. In: Peres F, Moreira JC (Orgs.). É veneno ou é remédio? Agrotóxicos, saúde e ambiente. Rio de Janeiro: Fiocruz; 2003. p. 75-99.
24. Koller VJ, Fürhacker M, Nersesyan A, Mišík M, Eisenbauer M, Knasmueller S. Cytotoxic and DNA-damaging properties of glyphosate and Roundup in human-derived buccal epithelial cells. Arch Toxicol. 2012;86(5):805-13.
25. Lin Z, Xu SH, Wang HQ, Cai YJ, Ying L, Song M, et al. Prognostic value of DNA repair based stratification of hepatocellular carcinoma. Sci Rep. 2016;6:25999.

26. Lopes-Ferreira M, Maleski ALA, Balan-Lima L, Bernardo JTG, Hipolito LM, Seni-Silva AC, Batista-Filho J, Falcao MAP, Lima C. Impact of Pesticides on Human Health in the Last Six Years in Brazil. Int J Environ Res Public Health. 2022 Mar 9;19(6):3198.
27. Marteijn JA, Lans H, Vermeulen W, Hoeijmakers JH. Understanding nucleotide excision repair and its roles in cancer and ageing. Nat Rev Mol Cell Biol. 2014;15(7):465-81.
28. Moreira JC, Jacob SC, Peres F, Lima JS, Meyer A, Silva JJO. Avaliação integrada do impacto do uso de agrotóxicos sobre a saúde humana em uma comunidade agrícola de Nova Friburgo, RJ. Ciência & Saúde Coletiva. 2002;7(2):299-311.
29. Organização Mundial da Saúde. WHO Classification of Tumours of Haematopoietic and Lymphoid Tissues. 4th ed. Lyon: International Agency for Research on Cancer; 2008.
30. Ozturk S, Demir N. DNA repair mechanisms in mammalian germ cells. Histol Histopathol. 2011;26(4):505-17.
31. Ribeiro HL Junior, Maia ARS, Costa MB, Farias IR, Borges DP, Oliveira RTG, et al. Influence of functional polymorphisms in DNA repair genes of myelodysplastic syndrome. Leuk Res. 2016;48:62-72.
32. Ribeiro Jr HL, Oliveira RTG, Maia ARS, Ferreira Filho LIP, Sousa JC, Heredia FF, et al. Polymorphisms of DNA repair genes are related to the pathogenesis of myelodysplastic syndrome. Hematol Oncol. 2015;33(4):220-8.
33. Ribeiro Jr HL, Maia ARS, Oliveira RTG, Costa MB, Farias IR, Borges DP, et al. DNA repair gene expressions are related to bone marrow cellularity in myelodysplastic syndrome. J Clin Pathol. 2017;70(11):970-80.
34. Ribeiro Jr HL, Oliveira RTG, Maia ARS, Sousa JC, Heredia FF, Magalhães SMM, et al. ATM polymorphism is associated with low risk myelodysplastic syndrome. DNA Repair. 2013;12(2):87-9.
35. Rodvall Y, Dich J, Wiklund K. Cancer risk in offspring of male pesticide applicators in agriculture in Sweden. Occup Environ Med. 200;60(10):798-801.
36. Santiago SP, Ribeiro Jr HL, Sousa JC, Borges DP, Oliveira RTG, Farias IR, et al. New polymorphisms of Xeroderma Pigmentosum DNA repair genes in myelodysplastic syndrome. Leuk Res. 2017;58:73-82.
37. Silva JM, Novato-Silva E, Faria HP, Pinheiro TMN. Agrotóxicos e trabalho: uma combinação perigosa para a saúde do trabalhador rural. Ciências e Saúde Coletiva. 2004;10(4):891-903.

3

Etiologia da SMD associada a medicamentos

Ronald Feitosa Pinheiro
Daniela de Paula Borges

OBJETIVOS DO CAPÍTULO

- Apresentar a azatioprina como fator etiológico da neoplasia mielodisplásica (SMD).
- Apresentar o iodo radioativo como fator etiológico da SMD.
- Apresentar o acetominofen em altas doses e de uso crônico como fator etiológico da SMD.

CONCEITOS GERAIS

A neoplasia mielodisplásica (SMD) secundária ao tratamento é uma doença de prognóstico desfavorável com grande chance de transformação em leucemia mieloide aguda (LMA), mas normalmente definida pela Organização Mundial da Saúde como uma complicação tardia após terapia citotóxica predominantemente do tipo quimioterapia ou radioterapia. Esse conceito (após quimioterapia ou radioterapia) nos faz ignorar que alguns medicamentos e outros tratamentos também podem induzir uma SMD tão agressiva como a secundária aos quimioterápicos clássicos e a radioterapia. Temos visto em nossa prática ambulatorial, nas duas últimas décadas, casos de SMD após uso de azatioprina para tratamento de doenças autoimunes, após iodoterapia para tratamento de neoplasia da tireoide e após uso de acetominofeno em altas doses para tratamento de dores crônicas. Diante do pouco conhecimento da comunidade médica em relação aos efeitos tóxicos desses três agentes como indutores de neoplasias mieloides, decidimos escrever um capítulo em separata.

AZATIOPRINA

A azatioprina (AZA) é um antimetabólito bastante utilizado em pacientes com várias doenças autoimunes, como o lúpus eritematoso sistêmico, anemia hemolítica autoimune ou como agente imunossupressor após transplante de órgãos sólidos (aloenxerto). A incorporação de desoxi-6-tioguanosina 5-trifosfato (dGS) no DNA parece gerar a citotoxicidade e o efeito terapêutico da azatioprina, desencadeando a parada do ciclo celular e a apoptose por um processo que envolve a via de reparo de incompatibilidade, também conhecida como MMR (do inglês *mismatch repair*) (*ver Capítulo 9*).

Um dos primeiros relatos de que AZA poderia induzir SMD foi apresentado por Knipp et al. no Congresso Internacional de SMD, na cidade de Nagasaki, Japão, em meados de 2005. Os pesquisadores apresentaram 14 casos de t-MDS após o tratamento com AZA e a grande maioria dos pacientes demonstrava anormalidades cromossômicas como -7 (monossomia) ou del(7q). Entre esses pacientes, sete pacientes evoluíram para leucemia mieloide aguda, demonstrando prognóstico bastante desfavorável. A perda total ou parcial do cromossomo 7 tem sido relatada em SMD secundárias aos agentes alquilantes. As tiopurinas (classe da azatioprina) e os agentes alquilantes diferem nas suas estruturas e mecanismos de ação, mas compartilham a capacidade de produzir dano ao DNA. A azatioprina é também capaz de gerar lesão de dupla fita do DNA em extremidades não homólogas, a forma mais propícia ao desenvolvimento de alterações cromossômicas (Figura 1).

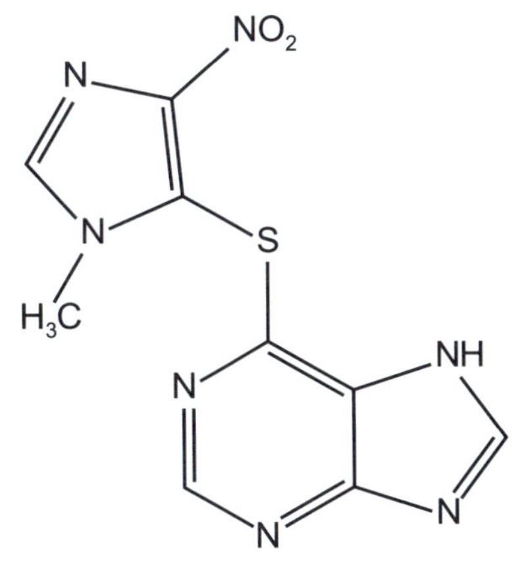

FIGURA 1 Estrutura molecular da AZA. A azatioprina é um tiopurina, classe de medicamentos definidos como antimetabólitos de purina. Na mesma categoria, existem também a 6-mercaptopurina e a 6-tioguanina.

Um dos levantamentos mais importantes sobre uso de imunossupressores em doenças auto-imunes e o desenvolvimento de SMD foi apresentado por Archambault et al., em 2017. Os pesquisadores avaliaram pacientes com doenças autoimunes que desenvolveram SMD ou LMA após um dado período de início de seus tratamentos. Apesar de ter sido uma análise retrospectiva, o estudo apresentava controles pareados por idade (2 para cada caso), realizou um modelo de investigação multivariado com regressão logística para cada agente e categoria de medicação, totalizando a avaliação de mais de 40 mil pacientes, em um período de dez anos, com as mais diversas doenças autoimunes e que se utilizaram dos mais diversos medicamentos imunossupressores para tratamento. Foram detectados 86 casos de SMD ou LMA secundários aos tratamentos, sendo 55 (64%) SMD, 21 (24,4%) LMA, e 10 (11,6%) com LMA com história prévia de SMD. A grande maioria dos pacientes diagnosticados com neoplasias mieloides após tratamento com imunossupressores possuía diagnóstico de artrite reumatoide (26%), psoríase (20%), lúpus (14%), doença de Crohn (9%) e retocolite ulcerativa (7%). O tempo médio de diagnóstico da doença autoimune até o desenvolvimento da neoplasia mieloide foi de 8 anos (95% de IC, entre 4 e 15 anos) e a sobrevida média após desenvolvimento da SMD foi de 86,8 meses (95% de IC, entre 38 e 156 meses). Dentre as características dos casos de SMD após uso de imunossupressores, a grande maioria apresentava cariótipo alterado com monossomia e deleção do cromossomo 7, delação do 11, deleção do cromossomo 5 e cariótipos complexos. A azatioprina foi o único agente imunossupressor estatisticamente associado ao desenvolvimento das neoplasias mieloides quando comparado aos controles com uma razão de chances de 7,05 (95% de IC, entre 2,35 e 21,13; p < 0,001). Também nesse estudo foi detectada a ciclofosfamida como o segundo medicamento mais associado, com uma razão de chances de 3,58, mas em análise multivariada apenas a azatioprina permaneceu como fator para desenvolvimento da SMD. A maioria dos pacientes tinha utilizado a azatioprina para tratamento de artrite reumatoide (1/3 dos casos) com período de latência para desenvolvimento da SMD de 8 anos (95% de IC, entre 3 e 25 anos).

Azatioprina já foi bastante utilizada como tratamento imunossupressor para pacientes que realizavam transplante de órgão sólido. Inclusive no Brasil, até recentemente, ainda era uma das drogas imunossupressoras mais utilizadas nesse sentido. Um dos levantamentos com número de casos mais significativos foi realizado com mais de 207 mil pacientes transplantados de órgãos sólidos avaliados em um período de 22 anos. O rim foi o órgão mais transplantado (58% casos) seguido do fígado (22%), coração (10%) e pulmão (4%). Após comparação com a população geral, foi nitidamente demonstrado que o transplante de órgão sólido aumenta significativamente o risco de neoplasias mieloides, principalmente a SMD e a LMA. O risco chega a ser de 4,6 vezes (95% de IC, entre 3,8 e 5,6) para SMD e de 2,7 vezes (95% de IC, entre 2,2 e 3,2) para LMA. A incidência desses casos parece subir com o aumento da idade, quando os pacientes realizaram seus transplantes, chegando a 25 casos/100 mil pessoas/ano para pacientes acima de 65 anos. O risco parece ser significativamente maior para transplantados de pulmão, podendo atingir até 14,3. Após uma análise minuciosa de que fatores poderiam estar associados ao significativo aumento de neoplasias mieloides, foi detectado que a terapia imunossupressora com azatioprina proporcionava risco de 8,4 vezes para o desenvolvimento de SMD. Após uma análise multivaridada com regressão, os pesquisadores concluíram que apenas AZA foi o único imunossupressor associado ao desenvolvimento de SMD e LMA. Nenhum outro imunossupressor (alemtuzumabe, tacrolimus, micofenolato mofetil, inibidores de receptor de IL2, inibidores de mTOR) foi associado ao desenvolvimento de SMD.

Com base nos mais diversos estudos, podemos afirmar que há forte associação entre o uso de azatioprina para tratamento das doenças autoimunes e imunossupressão para transplantes de órgãos sólidos com o desenvolvimento de SMD.

IODO RADIOATIVO

O uso de iodo radioativo tem sido frequentemente utilizado como tratamento da neoplasia de tireoide. Muitos dos que trabalham com esse tipo de câncer advogam que o uso do iodo deveria ser restrito apenas para casos de câncer de tireoide de prognóstico desfavorável (devido ao risco de complicações a longo prazo). Alguns pesquisadores sugerem que em casos de neoplasia de tireoide com boa diferenciação celular, o iodo deveria ser evitado. Há, basicamente, dois tipos de câncer de tireoide bem diferenciados: o papilar e o folicular, ambos responsáveis por cerca de 90% de todos os casos e de prognóstico bastante favorável.

Molenaar et al. avaliaram o risco de SMD secundária ao iodo radioativo em pacientes com neoplasia de tireoide com diferenciação. Os pesquisadores analisaram dados de cerca de 148 mil casos tratados com cirurgia e/ou iodo radioativo em um período de 41 anos. O uso de iodo esteve presente no tratamento de 46% desses casos (cerca de 68 mil pacientes) e 77 pacientes desenvolveram SMD. Comparando essa incidência com os dados normalmente esperados para a população americana ajustada para a idade, foi encontrado um risco relativo de SMD secundária ao iodo de cerca de 3,85 (95% de IC, entre 1.7 e 7.6), principalmente após o 2º e 3º ano do seu uso. Os pacientes que desenvolveram a SMD apresentaram sobrevida global bem inferior aos portadores de neoplasia de tireoide tratada apenas com cirurgia (10,3 anos *versus* 22 anos).

Alguns outros levantamentos de casos de SMD secundária ao iodo radioativo reforçam essa associação como o registro de SMD de Düsseldorf. Os pesquisadores relataram 21 casos com período de latência de 79 meses após o uso do iodo para o aparecimento da SMD. As evidências são bastante significativas para determinarmos o iodo radioativo como fator causal para SMD.

PARACETAMOL (ACETOMINOFENO)

O paracetamol, também conhecido como acetominofeno, é um medicamento mundialmente utilizado para tratamento de dor e febre. O medicamento tem sido, geralmente, considerado seguro nas doses recomendadas. No entanto, muitos pacientes usam elevadíssimas doses (de 2 a 4 gramas/dia) de paracetamol para tratamento de artrites, bursites e artrite reumatoide.

Sabe-se que muitos estudos experimentais demonstram ligações entre inflamação e câncer e essa noção é reforçada por estudos epidemiológicos que também enfatizam essas associações. Alguns estudos têm sugerido a possível associação entre o uso crônico de anti-inflamatórios não esteroidais (Aine) e desenvolvimento de linfoma não Hodgkin (LNH), assim como paracetamol e neoplasias da medula óssea.

Um importante estudo publicado no *Journal of Clinical Oncology* (JCO) avaliou os efeitos do uso de longo prazo de medicamentos que poderiam desencadear o risco para neoplasias hematológicas, entre elas a SMD. O estudo conhecido como Vital (*vitamine and lifestile*) foi uma análise prospectiva de uma coorte composta por 64.839 homens e mulheres com idade de 50 a 76 anos seguidos por mais de oito anos. Walter et al. avaliaram no Vital a associação entre uso de ácido acetilsalicílico (AAS), Aine e acetominofeno com a incidência de neoplasias hematológicas. O Vital foi o primeiro trabalho prospectivo realizado para responder tais questionamentos. Os pesquisadores avaliaram mais de 60 mil indivíduos, em sua maioria idosos, que viviam em uma determinada área de Washington (EUA). A busca por informações abrangeu uso de medicações e suplementos, história familiar, hábitos, fatores de risco e dieta. Os participantes deveriam responder sobre o uso de AAS, ibuprofeno, naproxeno, celecoxib, rofecoxib, acetominofeno ou outros analgésicos (piroxicam ou indometacina) e foram divididos em três categorias: não uso; uso de baixa quantidade (< 4 dias por semana ou < 4 anos); uso de elevada quantidade (> 4 dias por semana e > 4 anos). Todas as análises estatísticas foram baseadas em modelos ajustados pela idade, sexo, etnia, nível de escolaridade, fumo, história de doença reumática e história familiar de neoplasias hematológicas, sendo todos os parâmetros ajustados para análise multivariada com modelo de regressão de Cox. Após uma média de seguimento de 6,5 anos ± 1,8 ano, 577 (0,89%) desenvolveram neoplasia hematológica. Esses indivíduos eram mais idosos (65,6 anos ± 7,2 *vs* 61,4 anos ±

7,3 anos; $p < 0,001$), maioria homens ($p < 0,001$), apresentavam pelo menos dois parentes de primeiro grau com leucemia ou linfoma ($p < 0,001$) e tinham mais história de artrite reumatoide ($p < 0,001$). Após ajustes, foi detectada uma nítida associação de neoplasia hematológica com o uso de elevada quantidade (> 4 dias/semana e > 4 anos) de acetominofeno/paracetamol (HR, 1,84; IC de 95%, entre -1,35 e 2,5). Quando a análise foi pormenorizada para o risco de SMD, os dados apresentaram HR = 2,3; IC de 95%, entre 1,12 e 4,73) para casos com uso de elevada quantidade (> 4 dias/semana e > 4 anos) de acetominofeno/paracetamol. Não foram encontradas associações com o uso de AAS ou qualquer Aine em relação ao risco de SMD.

Por se tratar de um estudo prospectivo, com número expressivo de indivíduos acompanhados por um período significativo, sugere-se uma associação entre o uso de acetominofeno/paracetamol em altas doses por prolongados períodos e o risco aumentado de SMD. Os efeitos genotóxicos do acetominofeno parecem ser decorrentes de seu metabólito, fenacetina, que tem sido associado ao desenvolvimento de câncer do trato urinário. Estudos em linhagens celulares e de modelos animais demonstram que acetominofeno inibe a ação dos genes de reparo do DNA e aumenta a frequência de alterações cromossômicas. O *N-acetyl-p*-benzoquinona, outro metabólito do acetominofeno, também já foi demonstrado como indutor de lesão de fitas simples do DNA.

No entanto, há que se enfatizar que o Vital foi o único estudo publicado – com número de casos significativos e seguimento prolongado – sobre o uso crônico de acetominofeno/paracetamol com o risco aumentado de SMD. Assim, a associação deve ser vista como plausível, mas não definitiva.

RESUMO

- Há forte associação entre o uso de azatioprina (para tratamento das doenças autoimunes e imunossupressão para transplantes de órgãos sólidos) com o desenvolvimento de SMD.
- Apesar do número pequeno de estudos que associem o uso do iodo radioativo com SMD, as evidências são bastante significativas para determinarmos o iodo radioativo como fator causal para SMD.
- Há uma possível associação entre o uso de acetominofeno/paracetamol em altas doses (> 4 dias por semana) por prolongados períodos (> 4 anos) e aumento de risco de SMD.

REFERÊNCIAS

1. Bornstein G, Furie N, Perel N, Ben-Zvi I, Grossman C. Hematological malignancies mimicking rheumatic syndromes: case series and review of the literature. Rheumatol Int. 2018;38(9):1743-9.
2. El Ouali Z, Nassar K, Janani S. Rheumatoid arthritis and myelodysplastic syndrome: a fortuitous association? Clin Rheumatol. 2020;39(9):2829-31.
3. Ertz-Archambault N, Kosiorek H, Taylor GE, Kelemen K, Dueck A, Castro J, et al. Association of therapy for autoimmune disease with myelodysplastic syndromes and acute myeloid leukemia. JAMA Oncol. 2017;3(7):936-43.
4. Knipp S, Hildebrandt B, Richter J, Haas R, Germing U, Gattermann N. Secondary myelodysplastic syndromes following treatment with azathioprine are associated with aberrations of chromosome 7. Haematologica. 2005;90(5):691-3.
5. Molenaar RJ, Pleyer C, Radivoyevitch T, Sidana S, Godley A, Advani AS, et al. Risk of developing chronic myeloid neoplasms in well-differentiated thyroid cancer patients treated with radioactive iodine. Leukemia. 2018;32(4):952-9.
6. Morton LM, Gibson TM, Clarke CA, Lynch CF, Anderson LA, Pfeiffer R, et al. Risk of myeloid neoplasms after solid organ transplantation. Leukemia. 2014;28(12):2317-23.
7. Schroeder T, Kuendgen A, Kayser S, Kröger N, Braulke F, Platzbecker U, et al. Therapy-related myeloid

neoplasms following treatment with radioiodine. Haematologica. 2012;97(2):206-12.
8. Walter RB, Milano F, Brasky TM, White E. Long-term use of acetaminophen, aspirin, and other nonsteroidal anti-inflammatory drugs and risk of hematologic malignancies: results from the prospective Vitamins and Lifestyle (VITAL) study. J Clin Oncol. 2011;29(17):2424-31.
9. Weiss NS. Use of acetaminophen in relation to the occurrence of cancer: a review of epidemiologic studies. Cancer Causes Control. 2016;27(12):1411-8.

4

Etiologia da SMD secundária à terapia

Ronald Feitosa Pinheiro
Daniela de Paula Borges

> **OBJETIVOS DO CAPÍTULO**
>
> - Definir os conceitos gerais da neoplasia mielodisplásica (SMD) secundária ao tratamento.
> - Apresentar os diversos quimioterápicos associados ao desenvolvimento da SMD secundária ao tratamento.
> - Demonstrar a importância das alterações cromossômicas e mutações gênicas na etiologia da SMD secundária ao tratamento.

CONCEITOS GERAIS

Em 2001, a Organização Mundial da Saúde (OMS) utilizou, pela primeira vez, o termo síndrome mielodisplásica secundária à terapia (t-SMD) para caracterizar a SMD decorrente de um procedimento com quimioterapia citotóxica e/ou radioterapia utilizadas para o tratamento de uma doença neoplásica ou não neoplásica. Em 2008, a definição da OMS permaneceu exatamente a mesma e, na revisão da classificação de 2016, foram reforçados dois conceitos: 1) A importância do prognóstico ser atrelado à presença e ao tipo de alteração citogenética; 2) A importância de análise de mutações em linhagens germinativas (hereditariedade), o que parece estar presente em um número significativo de casos. Na classificação da OMS, em 2022, não foram adicionadas novas definições além das já conhecidas de 2001, 2008 e 2016.

A t-SMD é encontrada em até 10% de todos os casos de SMD e o risco parece ser maior principalmente em indivíduos com mutações germinativas (hereditariedade) e que fizeram uso de antracíclicos ou radioterapia. O tempo médio para desenvolvimento da t-SMD é de 3 a 5 anos após o tratamento. Até 20% dos casos ocorrem em pacientes que fizeram uso de quimioterapia para doenças não neoplásicas, por exemplo, o uso de ciclofosfamida para tratamento do lúpus eritematoso sistêmico (LES). No entanto, a grande maioria dos casos ocorre após tratamento de neoplasias hematológicas (linfoma Hodgkin, não Hodgkin e leucemia linfoide aguda), transplante de medula óssea autólogo ou alogênico, câncer de mama, sarcomas, neoplasia de ovário, seminomas, cânceres cujo tratamento se utiliza de quimioterápicos indutores de lesão no DNA. A t-SMD é atualmente a principal causa de mortalidade nos transplantes de medula não relacionada à recidiva da doença de base, apresentando incidência de 1,1 até 24% no período de cinco anos após transplante autólogo.

A t-SMD é uma doença com prognóstico geralmente desfavorável, sendo totalmente influenciado pela presença de alteração citogenética, presença de *TP53 multi-hit*, idade do paciente e suas comorbidades. A sobrevida média em cinco anos ocorre em mais de 10% dos casos.

MUTAÇÕES GERMINATIVAS E POLIMORFISMOS

A t-SMD é decorrente de uma mutação no DNA causada por lesão induzida pela quimioterapia ou radioterapia. O risco de desenvolver uma t-SMD resulta de uma complexa interação entre a natureza e a dose do agente quimioterápico, a intensidade da radiação, fatores genéticos, ambiente, comorbidades e idade do paciente. Além disso, qualquer agente citotóxico pode aumentar a chance, e os classicamente reconhecidos são os agentes alquilantes e os inibidores de topoisomerase. As neoplasias primárias cujos tratamentos com esses quimioterápicos mais proporcionam o desenvolvimento de uma SMD secundária ou uma leucemia mieloide aguda (LMA) são os tumores ósseos, linfoma de Hodgkin, neoplasias de partes moles e mieloma múltiplo.

Em alguns casos, pode haver uma certa predisposição genética por variantes polimórficas que podem afetar a metabolização das drogas, por deficiência de genes que estão envolvidos no reparo do DNA ou por mutações que envolvem linhagem germinativa, isto é, predisposição hereditária. De uma maneira geral, sabe-se que de 5% a 12% de todas as neoplasias possuem um componente hereditário e esse número parece ser ainda maior nos casos de t-SMD. Alguns pesquisadores sugerem que a radioterapia ou a quimioterapia simplesmente promovem a seleção clonal de uma mutação preexistente na célula-tronco dos pacientes. Há estudos que já detectaram a presença de hematopoese clonal em indivíduos com tumores sólidos após uso de platinas (carboplatina, cisplatina e oxaliplatina), antimetabólicos, alquilantes, antracíclicos, terapia imunossupressora, entre outros. O que mais chama à atenção é que até 18% dos indivíduos tratados para essas doenças já possuíam hematopoese clonal antes do tratamento com quimioterápicos, o que sugere que após a quimioterapia essa hematopoese clonal passaria a dominar a hematopoese medular. Bolton et al. avaliaram mutações germinativas em cerca de 7 mil casos de pacientes com tumores sólidos e detectaram que os genes relacionados à recombinação homóloga do DNA após lesão de dupla fita (típico efeito dos quimioterápicos) estavam mutados, principalmente *BRCA2, ATM* e *BRCA1*. Esses resultados reforçam o conceito de que radioterapia ou quimioterapia promovem a seleção clonal de uma mutação já preexistente na célula-tronco dos pacientes.

Polimorfismo pode ser definido como a forma variante ou alternativa de um gene que ocupa um local específico em um cromossomo, denominado geneticamente de *locus*, e essa forma variante é chamada de alelo. Então, quando diferentes alelos de um determinado gene coexistem na população humana, tal evento é denominado de polimorfismo genético. Variantes polimórficas de genes relacionados ao metabolismo e/ou excreção de drogas como o *GSTT1* (rs1048943), *NQO1*2* (rs1800566), *CYP1A1*2A*, da glicoproteina P (*MDR1*) e de genes de reparo do DNA têm sido constantemente associadas à maior razão de chance de desenvolvimento de t-SMD. Em estudos realizados no Laboratório de Citogenômica do Câncer da Universidade Federal do Ceará (LCC/UFC), temos demonstrado diversos polimorfismos gênicos funcionais associados ao desenvolvimento de SMD (*ver Capítulo 9*).

MECANISMO DE LESÃO DOS QUIMIOTERÁPICOS

O uso de quimioterapia eleva a incidência de t-SMD em até 4,7 vezes e o uso em pacientes mais jovens pode aumentar esse risco em até 21 vezes. Atualmente, sabe-se que a incidência é bem superior para pacientes que recebem tratamento para câncer de mama com idade entre 20 e 40 anos em comparação com pacientes de 60 anos. Aqui já notamos uma nítida diferença entre a doença SMD primária em relação a t-SMD. Na primária, a idade mais avançada é condição comum, sendo considerado o fator mais importante. Na t-SMD, quanto mais jovem o paciente recebe a quimioterapia, maior o risco de desenvolver a doença.

Dentre os quimioterápicos associados à t-SMD, podemos citar:

1. Inibidores de topoisomerase (mitoxantrona, daunorubicina, doxorrubicina, etoposide, actinomicina, entre outros).
2. Agentes alquilantes (dacarbazina, procarbazina, carmustina, cisplatina, carboplatina, busulfan, clorambucil, ciclofosfamida, melfalan, bendamustina, azatioprina, fludarabina, entre outros).

Os inibidores de topoisomerase induzem diretamente lesões de dupla fita do DNA por evitar a junção das extremidades lesionadas por meio do bloqueio da topoisomerase II, gerando translocações geralmente balanceadas (principalmente nos casos de LMA secundária à terapia).

Os agentes alquilantes fazem ligações covalentes com o DNA, causando DNA *crosslinking*, lesões de dupla fita, mutações e citotoxicidade. Há nítida correlação entre a dose acumulada e o aumento da chance de t-SMD.

Os agentes antimetabólitos, como azatioprina e fludarabina, têm sido associados à t-SMD. Como azatioprina é um medicamento comumente utilizado no tratamento do LES, nas glomerulonefrites, na hepatite autoimune, na síndrome de Sjogren, na esclerodermia e nas vasculites – todas doenças autoimunes –, escrevemos um capítulo separado na etiologia da SMD.

Mais recentemente há relatos de casos decorrentes do uso de novos medicamentos como, olaparib, inibidor de *PARP1*, em pacientes com mutação germinativa de *BRCA1* ou *BRCA2*.

No que tange à radioterapia, há associação direta entre a dose da radiação e o aumento do risco. Tratamentos como irradiação corpórea total, utilizados no transplante, são fortemente associados com t-SMD. Ainda não se sabe se as técnicas mais modernas de tratamento como radioterapia de intensidade modulada (IMRT) são capazes de diminuir o risco.

IMPORTÂNCIA DAS ALTERAÇÕES CROMOSSÔMICAS E MUTAÇÕES GÊNICAS

A grande maioria dos pacientes com t-SMD apresenta alterações cromossômicas não balanceadas, como deleções de parte do cromossomo ou perda total (monossomia), principalmente dos cromossomos 5 ou 7, que frequentemente são associadas à outras alterações como del(20q), del(13q), del(3p), del(11q), monossomia dos cromossomos 17, 18, 21 ou trissomia do 8. A presença da alteração citogenética é um dos fatores mais importante na determinação da patogênese e no prognóstico da t-SMD. Casos que apresentam alterações nos cromossomos 5 ou 7 e cariótipo complexo (pelo menos três alterações na mesma célula) possuem, em média, uma sobrevida inferior a 1 ano.

Na Figura 1, observa-se o caso de um paciente com t-SMD, do LCC/UFC, com cariótipo muito complexo, com a presença de diversas alterações cromossômicas na mesma célula.

A OMS divide as neoplasias mieloides (t-LMA e t-SMD) relacionadas à terapêutica a depender do agente causador, conforme apresentado na Figura 2.

Um gene comumente alterado na t-SMD é o *TP53*, o famoso guardião do genoma. Mutações do *TP53* têm sido descritas em 27 a 50% dos casos e estão constantemente associadas ao uso prévio de agentes alquilantes e a presença de del(5q) ou del(7q). Diante do novo conceito do *TP53 multi-hit*, devemos lembrar que a sua presença agrava ainda mais o prognóstico dos pacientes com SMD secundária, conforme demonstramos em estudo multicêntrico.

Diante da expansão da tecnologia de sequenciamento de última geração, atualmente se sabe que cerca de 16 a 21% de todos os casos de t-LMA ou t-SMD possuem uma mutação em linhagem germinativa, sendo que as mais relatadas ocorrem nos genes *BRCA1*, *BRCA2*, *TP53*, *CHEK2* e *ATM*. É sempre muito importante avaliar a presença dessas mutações em casos de pacientes

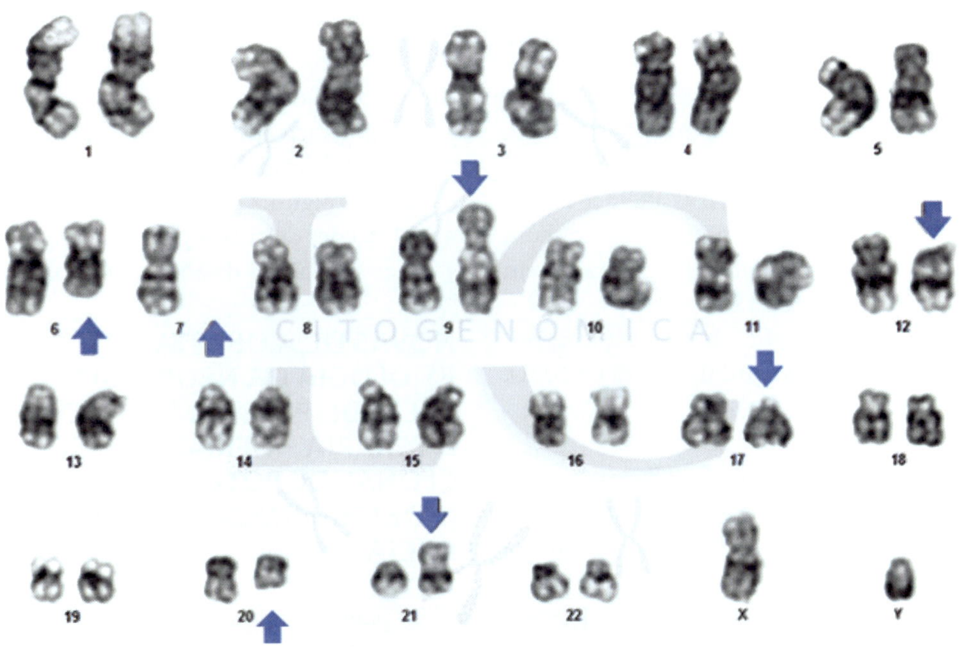

FIGURA 1 Cariótipo complexo de paciente com síndrome mielodisplásica secundária à terapia. As setas apontam para diversas alterações cromossômicas.

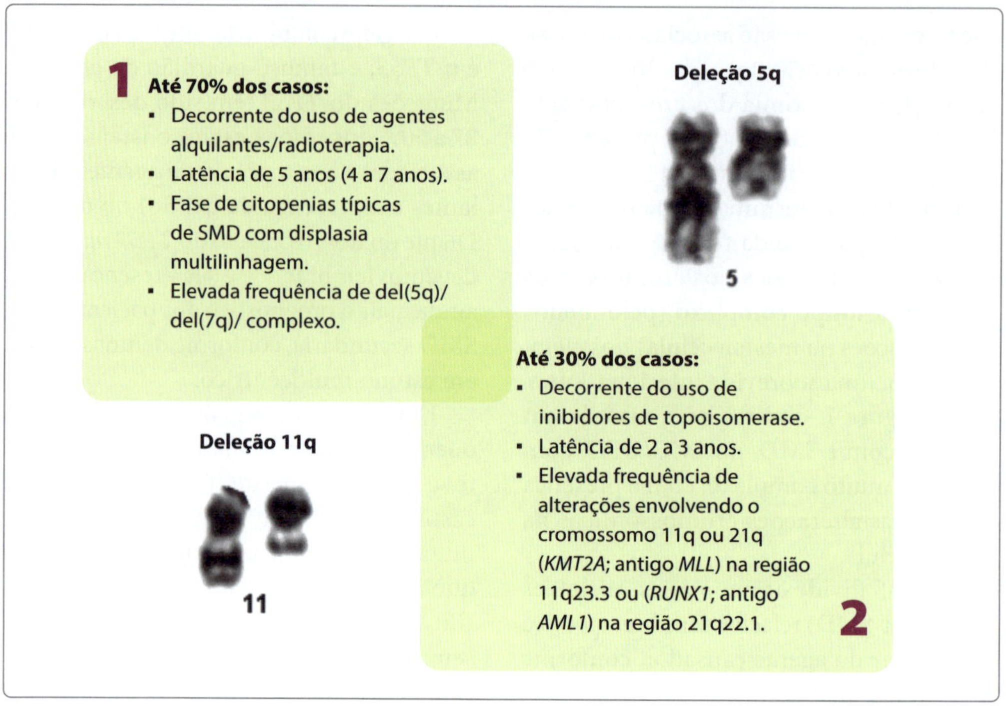

FIGURA 2 Divisão das neoplasias mieloides secundárias à terapia, segundo a Organização Mundial da Saúde.

que relatem outros familiares com os mais diversos tipos de cânceres antes do início de um tratamento para tumores sólidos. As Tabelas 1 e 2 apresentam as alterações cromossômicas e os genes mais mutados com os respectivos percentuais encontrados em casos de t-SMD e t-LMA.

Do ponto de vista de vias gênicas, podemos traçar três caminhos para a t-SMD, a saber:

1. Mutação da via do gene *TP53* como passo inicial presente em 37% dos casos → Associação com del(5q) e/ou cariótipo complexo em 80% desses casos → Refratariedade ao tratamento → Sobrevida reduzida.
2. Mutação da via do gene *RAS* presente em 49% dos casos.
3. Associação com -7/del(7q) → Apesar do prognóstico desfavorável, o desenvolvimento de inibidores da via do *RAS* tem gerado alguma expectativa terapêutica.
4. Mutações de outros genes e respectivas vias similares à da SMD primária.

NOVAS DESCOBERTAS NA ETIOLOGIA DA NEOPLASIA MIELODISPLÁSICA SECUNDÁRIA À TERAPIA – HEMATOPOESE CLONAL DE POTENCIAL INDETERMINADO: UM PASSO INICIAL?

O papel da hematopoese clonal de potencial indeterminado (CHIP) no desenvolvimento da t-SMD tem sido bastante aventado recentemente. CHIP é a presença de

TABELA 1 Alterações citogenéticas em neoplasias mieloides secundárias

Alteração citogenética	Frequência t-SMD (%)	Frequência LMA primária (%)	Estratificação de risco
del(5q)	42	5-16	Desfavorável
-7/del(7q)	49	4-14	Desfavorável
Cariótipo complexo	48	5-17	Desfavorável
del(17p)/t(17p)-17	20	4	Desfavorável
+8	3	10-13	Desfavorável
Cariótipo normal	8	41-48	Intermediário
t(11q23.3)	3	3-4	Intermediário
inv(16)/t(16;16)	2	1-7	Favorável
t(15;17)	2	3-13	Favorável
t(21q22.1)	3	2-7	Favorável

TABELA 2 Mutações gênicas em neoplasias mieloides secundárias

Gene	Frequência t-SMD (%)	Gene	Frequência t-SMD (%)
ASXL1	3-17	*IDH2*	0-5
BCOR	1-3	*KRAS*	11
CBL	2-4	*NRAS*	10-13
CEBPA	0-5	*RUNX1*	11-16
CUX1	2	*SF3B1*	0-3
DNMT3A	8-27	*SRSF28*	8-11
ETV6	1-3	*STAG2*	5-6
EZH2	3-4	*TET2*	6-14
FLT3	8-16	*TP53*	23-37
IDH1	3-5	*U2AF1*	5-8

células hematopoéticas com uma mutação somática (adquirida) típica de uma neoplasia hematológica, porém sem sinais de uma doença hematológica. Alguns estudos têm demonstrado que 1% dos indivíduos sadios apresenta uma mutação clonal somática seja ela numérica ou estrutural (cromossômica) no sangue. Esse percentual aumenta para 2 a 3% em pessoas acima de 60 anos de idade com expansão desses clones. Também são descritos casos com del(20q), del(13q), del(11q), trissomia do 8 e até com del(5q) ou del(7q).

Estudos de sequenciamento de última geração em linfócitos de sangue periférico têm identificado mutações típicas de CHIP, que aumentam com idade e tem sido associadas ao desenvolvimento subsequente de cânceres hematológicos. Young et al. utilizaram em um estudo uma técnica de sequenciamento com ultrassensibilidade, detectando CHIP em 19/20 indivíduos saudáveis com idade entre 50 e 60 anos. E os genes mutados no CHIP foram os típicos detectados nas neoplasias mieloides como *DNMT3A*, *ASXL1*, *TET2* e *TP53*.

Portanto, a teoria da CHIP associada à t-SMD apresenta a seguinte ideia (modelo proposto):

1 O indivíduo adquire uma mutação clonal hematopoética que se mantém durante anos (CHIP) (genes candidatos: *DNMT3A, ASXL1, TET2* e *TP53* e outros).

2 O indivíduo realiza tratamento para uma neoplasia de mama, ovário, linfoma, transplante com uso de agentes antracíclicos/inibidores de topoisomerase e/ou radioterapia ou outros agentes.

3 Como efeito do tratamento, deve haver um repovoamento da medula óssea com predomínio da hematopoese CLONAL, pois ela apresenta vantagem seletiva oriunda das mutações da Chip.

4 O clone selecionado da CHIP adquire mutações adicionais e em média, 5 anos após, há o desenvolvimento de uma neoplasia mieloide no sangue como a SMD secundária à quimioterapia/radioterapia ou a LMA secundária à quimioterapia/radioterapia.

Os dados atuais demonstram que a presença de CHIP no sangue de um indivíduo saudável que realizará tratamento para uma dada neoplasia possui um valor preditivo negativo de 93% e valor preditivo positivo de 31%. Talvez, em um futuro breve, a pesquisa de CHIP no sangue de pacientes candidatos à quimioterapia possa responder à seguinte pergunta com bastante precisão: "trato meu paciente com 4 ou oito 8 de quimioterapia?". No entanto, ainda há a necessidade de estudos mais robustos com número de casos mais significativos antes de termos a resposta definitiva. Também cumpre lembrar a possibilidade de que algumas dessas mutações estejam presentes na linhagem germinativa, isto é, hereditária. Assim, os indivíduos já nasceriam com a mutação e, após a quimioterapia, o repovoamento da medula óssea poderia ser às custas da mutação germinativa.

Além de todas essas alterações cromossômicas e gênicas, há estudos que apontam para alterações do estroma medular com consequentes alterações de secreção de citocinas que podem contribuir para a gênese da t-SMD. Portanto, na etiologia da t-SMD com quimioterapia ou radioterapia, podemos afirmar que há casos de indivíduos que apresentam predisposição hereditária (mutação em células de linhagem germinativa) e/ou predisposição adquirida (mutação em células de linhagem somática) e/ou alterações no estroma medular.

RESUMO

- A t-SMD é decorrente de uma mutação no DNA causada pela lesão induzida pela quimioterapia ou radioterapia. O risco de desenvolver uma t-SMD é decorrente de uma complexa interação entre a natureza e a dose do agente quimioterápico, a intensidade da radiação, fatores genéticos, interação com o ambiente, comorbidades e idade do paciente.
- São quimioterápicos classicamente associados à t-SMD: dacarbazina, procarbazina, carmustina, cisplatina, carboplatina, busulfan, clorambucil, ciclofosfamida, melfalan, bendamustina, azatioprina, fludarabina, mitoxantrona, daunorrubicina, doxorrubicina, etoposídeo, actinomicina, entre outros.

- A presença da alteração citogenética é um dos fatores mais importantes na determinação da patogênese e no prognóstico da t-SMD. Casos que apresentam alterações nos cromossomos 5 ou 7 e cariótipo complexo (pelo menos 3 alterações na mesma célula) possuem, em média, uma sobrevida inferior a 1 ano.
- Mutação da via do gene *TP53* como passo inicial está presente em 37% dos casos, enquanto mutação da via do gene *RAS* está presente em 49% dos casos; sendo ambas associadas a prognóstico desfavorável.

REFERÊNCIAS

1. Arber DA, Orazi A, Hasserjian R, Thiele J, Borowitz MJ, Le Beau MM, et al. The 2016 revision to the World Health Organization classification of myeloid neoplasms and acute leukemia. Blood. 2016;127(20):2391-405.
2. Bhatia S. Therapy-related myelodysplasia and acute myeloid leukemia. Semin Oncol. 2013;40(6):666-75.
3. Finke J, Schmoor C, Bertz H, Marks R, Wäsch R, Zeiser R, et al. Long-term follow-up of therapy-related myelodysplasia and AML patients treated with allogeneic hematopoietic cell transplantation. Bone Marrow Transplant. 2016;51(6):771-7.
4. Ma J, Wang Y. Myeloid neoplasms post cytotoxic therapy: epidemiology, pathogenesis outcomes, prognostic factors, and treatment options. Ann Med. 2024;56(1):2329132.
5. McNerney ME, Godley LA, Le Beau MM. Therapy--related myeloid neoplasms: when genetics and environment collide. Nat Rev Cancer. 2017;17(9):513-27.
6. Murthy GS, Hamadani M, Dhakal B, Hari P, Atallah E. Incidence and survival of therapy related myeloid neoplasm in United States. Leuk Res. 2018;71:95-99.
7. Pinheiro RF, Chauffaille MLLF.. Síndrome mielodisplásica secundária à quimio ou radioterapia – SMD relacionada a tratamento. Rev Bras Hematol Hemoter. 2006;28(3).
8. Young AL, Challen GA, Birmann BM, Druley TE. Clonal haematopoiesis harbouring AML-associated mutations is ubiquitous in healthy adults. Nat Commun. 2016;7:12484.

UNIDADE II

Patogênese

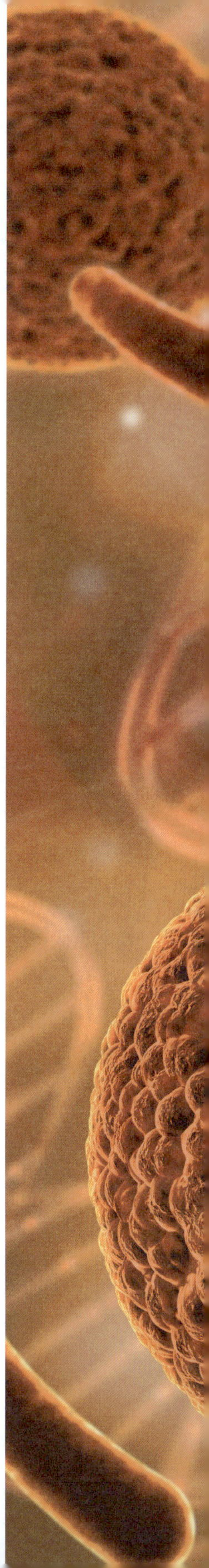

5

Distúrbios da apoptose: o grande paradoxo da SMD

Ronald Feitosa Pinheiro

OBJETIVOS DO CAPÍTULO

- Apresentar o conceito de apoptose e suas vias de ativação.
- Definir os *players* importantes para apoptose na neoplasia mielodisplásica (SMD): *BCL-2*, NFKβ, *TP53* e caspases.
- Discorrer sobre as implicações da apoptose na patogênese da SMD.
- Discorrer sobre as implicações da apoptose para a terapêutica da SMD.

CONCEITOS GERAIS

A característica mais marcante da grande maioria dos casos de neoplasia mielodisplásica (SMD) é a presença de citopenias (anemia, neutropenia, plaquetopenia) com medula óssea hipercelular, isto é, medula com hiperplasia das linhagens desproporcional para a idade. Mas como explicar esse paradoxo? Em meados de 1995, começamos a entender o que estava por trás desse fenômeno com a famosa publicação, no periódico *Blood*, da professora paquistanesa Azra Raza. Raza descreveu o fenômeno da apoptose como significativamente aumentado na medula óssea de pacientes com SMD. Se as células da medula óssea entravam em apoptose, a consequência era sua morte antes de chegar ao sangue periférico, gerando as citopenias (anemia, neutropenia, plaquetopenia). Mas o que é apoptose?

Apoptose é um fenômeno adaptativo, evolutivo, importante para formação do contorno dos órgãos, formação de cavidades no corpo e eliminação de células senescentes ou indesejadas. Como exemplo, podemos citar os bilhões de eritrócitos (glóbulos vermelhos) que são liberados da medula óssea a cada dia e um número correspondente precisa ser eliminado para a renovação. Milhões de neutrófilos também são substituídos diariamente, assim como células da pele e do intestino são trocadas e renovadas constantemente. E tudo isso ocorre pelo fenômeno da apoptose, também denominada morte celular programada.

O termo derivado de origem grega com apo (de) *ptosis* (queda) é utilizado para descrever a morte celular. Esse fenômeno tem sido identificado nos seres eucariontes mais primitivos como o nematódo *Caenhorhabditis elegans*. Nesses vermes cilíndricos, foram descritas proteínas homólogas a *BCL-2* e as caspases, elementos essenciais ao fenômeno da apoptose. A identificação dessas proteínas em eucariontes tão primitivos sugere que o aparecimento do fenômeno da apoptose não seja apenas uma maneira do corpo prevenir o surgimento do câncer, mas sim um fenômeno fundamental para manutenção da homeostase. Na verdade, a apoptose já está presente no processo de embriogênese, por exemplo, durante a formação das cavidades do corpo e no desaparecimento da prega entre os dedos dos seres humanos.

A apoptose é caracterizada por uma série de alterações morfológicas e bioquímicas, como fragmentação do DNA, condensação da cromatina, encolhimento celular e formação de corpos apoptóticos (restos celulares). As alterações fenotípicas que ocorrem durante a apoptose são bastante similares a dos vermes, demonstrando que a engrenagem responsável por esse processo se manteve, de certa forma, preservada durante a evolução desses organismos até os seres humanos. Esse dispositivo da morte celular programada pode ser ativado por diversos estímulos e tem como seu componente central um grupo de enzimas proteolíticas, as caspases (proteases específicas para cisteinil-aspartato).

Talvez o exemplo mais claro da importância da apoptose na área da hematologia venha da leucemia mieloide crônica (LMC). Essa neoplasia é fruto da translocação entre os cromossomos 9 e 22, gerando um gene quimérico *BCR-ABL* que possui uma atividade de tirosina-quinase com ativação contínua e vantagem proliferativa. Em meados dos anos 2000, foi desenvolvido pela farmacêutica Novartis o medicamento mesilato de imatinibe, inibidor da enzima tirosina quinase BCR-ABL, capaz de induzir remissões hematológica, citogenética e molecular por indução de apoptose das células da LMC.

Um segundo grande exemplo de indução de apoptose na hematologia ocorre com o tratamento dos linfomas não Hodgkin CD20+.

Parte do tratamento desses linfomas é realizado com rituximab, um anticorpo monoclonal quimérico contra o CD20+, que tem aumentado significativamente a cura dos pacientes com esse tipo de linfoma. A atuação do rituximab ocorre por ligação específica ao antígeno CD20+ com indução de apoptose da célula do linfoma.

A ativação do processo de apoptose pode ser dividida em via extrínseca e via intrínseca. Na via extrínseca, a ativação ocorre por sinalização extracelular pelos *TRAIL* que ativam os receptores da morte, pela ativação do fator de necrose tumoral alfa (TNF-alfa) ou pela via do Fas ligante (CD95). Uma vez que os receptores são ativados (fosforilados), ocorre recrutamento de proteínas adaptadoras como FADD/TRAD com ligação à pró-caspase-8 que se transforma em caspase 8 ativada. Uma vez ativada, levará à ativação final de caspase-3, a grande executora do processo final da apoptose com a condensação da cromatina, desintegração nuclear e fragmentação do DNA que culminam com a formação final dos corpos apoptóticos. Na via intrínseca, não há necessidade de um sinal extracelular. O problema é dentro da célula, o desencadeamento da apoptose ocorre por lesão, por exemplo, do DNA. O processo passa por criação de poros na membrana da mitocôndria com liberação de citocromo-C.

Podemos assim resumir: ocorre uma lesão dentro da célula que ativa o gene *TP53*. Há bloqueio do ciclo celular por ativação de *P21*. A proteína *P53* inibe a proteína antiapoptótica *BCL-2* e ativa a proteína apoptótica *BAX* que gerará poros na membrana interna da mitocôndria com liberação de citocromo-C. Uma vez esse liberado, é formado o complexo apoptossoma com pró-caspase-9, citocromo-C e Apaf-1. Esse complexo ativa caspase-9 que ativará pró--caspase-3 a se transformar em caspase-3 executora, forma ativa que fará a condensação da cromatina, desintegração nuclear e fragmentação do DNA que culminarão com a formação final dos corpos apoptóticos (Figura 1).

VIAS DE ATIVAÇÃO DA APOPTOSE (O QUE DESENCADEIA A APOPTOSE?)

Didaticamente, podemos dividir a ativação da apoptose em:

1. Via mitocondrial.
2. Via dos receptores da morte.
3. Via da granzima.

A via mitocondrial para ativação da apoptose

A mitocôndria, organela responsável pela respiração aeróbica, funciona como um sensor para apoptose. Várias formas de estressores celulares, como lesão no DNA, choque térmico, estresse oxidativo, dentre outros, resultam em aumento da permeabilidade da membrana externa da mitocôndria. Esse fenômeno libera uma proteína denominada citocromo-C que se liga à molécula Apaf-1 que sofrerá alteração conformacional

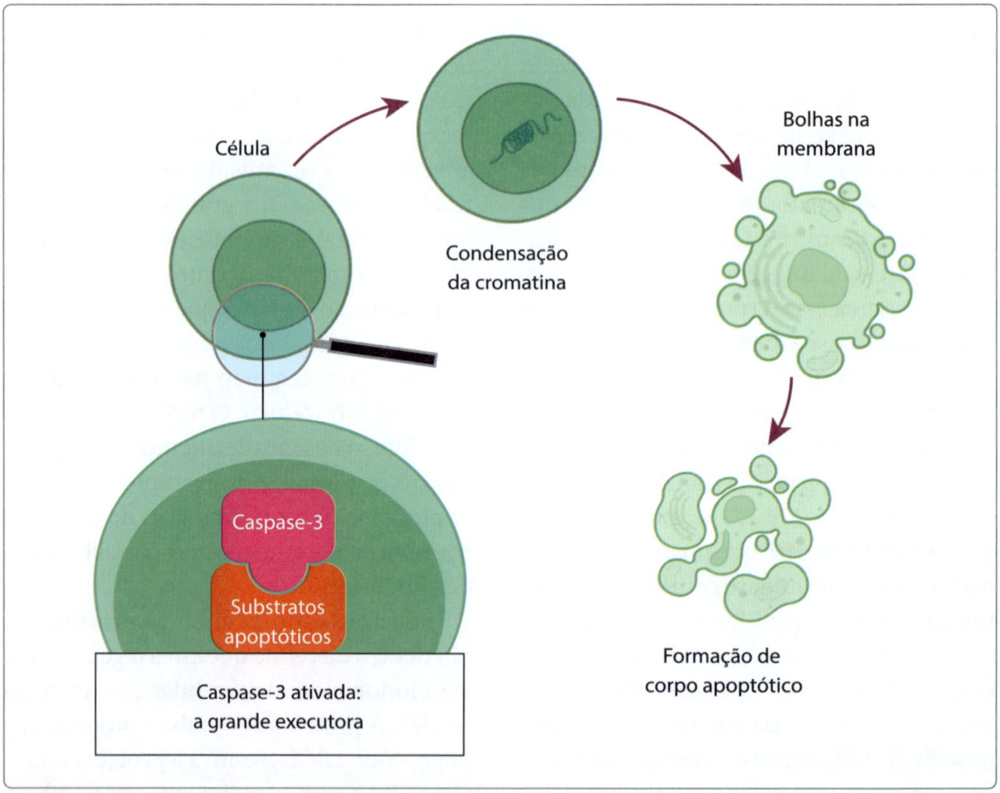

FIGURA 1 Fenômeno da apoptose, demonstrando a formação de corpos apoptóticos. A caspase-3 ativada é a grande efetora da apoptose.

para se acoplar à pró-caspase-9, gerando um complexo denominado apoptossoma. Uma vez ativada a caspase-9, ela se liga à pró-caspase-3 (zimogêneo), tornando-a ativa e efetora. A caspase-3, com sua atividade proteolítica, levará à destruição celular com formação de corpos apoptóticos. Essa via é considerada por muitos pesquisadores como a principal via de indução de apoptose (Figura 2).

A ligação dos receptores da morte

Os membros da família dos receptores da morte incluem Fas/Apo-1/CD95, TNF-alfa, DR4 (*TRAIL -R1*), DR5 (*TRAIL-R2*) e DR6. A família TNF (TNF-alfa, Fas e *TRAIL* [TNF *related* ligante indutor de apoptose]) é composta de citocinas com múltiplas funções fisiológicas. Os membros dessa família são reconhecidos indutores de inflamação e resposta imune. Os respectivos receptores se encontram na membrana plasmática e uma vez ativados recrutam a caspase iniciadora 8. Assim, quando Fas ligante se liga ao receptor Fas, há o recrutamento da molécula adaptadora FADD. Esse complexo ativa a caspase-8 que levará à ativação de caspase-3. A caspase-3, com sua atividade proteolítica, causará destruição celular com formação de corpos apoptóticos.

Ativação de caspase por liberação de granzima B

Uma vez que uma célula é infectada por um vírus ou há no organismo uma célula

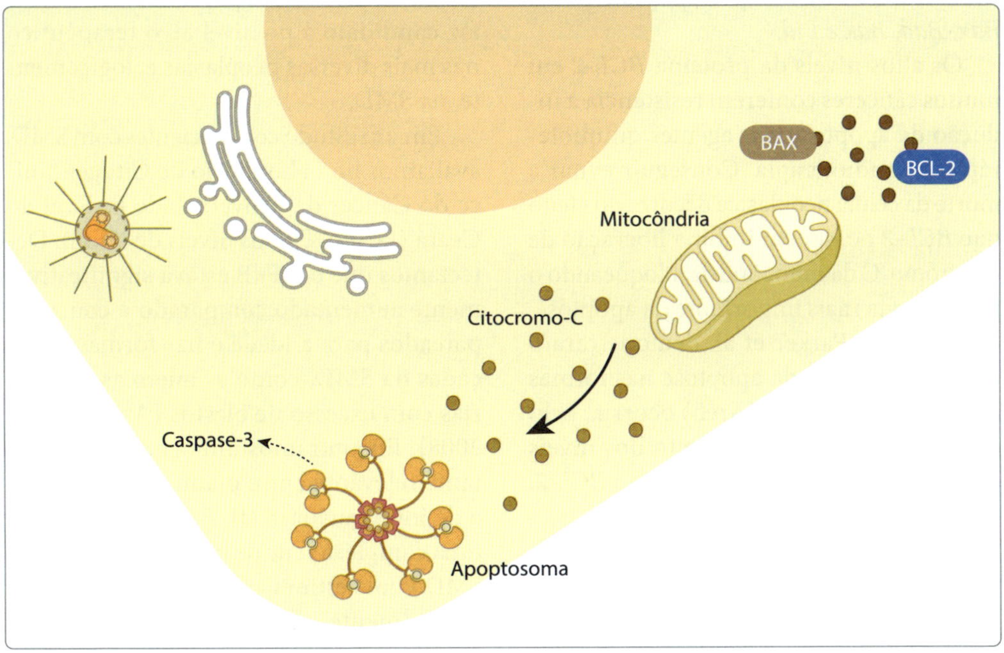

FIGURA 2 Ativação da via mitocondrial que leva à liberação de citocromo-C/BAX. *BCL-2* tem efeito antiapoptótico (antagonista de BAX). Há ativação do apoptosoma, que ativará a caspase-3, a grande efetora.

neoplásica, elas são reconhecidas por linfócitos T citotóxicos ou células *natural killers,* os quais liberarão grânulos com enzimas citotóxicas, principalmente granzima B e perforinas. Haverá a formação de poros nas membranas das células infectadas ou neoplásicas. A granzima B se liga à caspase-3 e tem a capacidade de provocar a liberação de citocromo-C na mitocôndria.

PLAYERS IMPORTANTES PARA APOPTOSE: *BCL-2, NFKB, TP53,* CASPASE-3

A família *BCL-2*

A família do gene *BCL-2* consiste em proteínas antiapoptóticas e pró-apoptóticas com função biológica de inibir a morte celular ou induzi-la, respectivamente. Os membros antiapoptóticos são *BCL-2, BCL-*X_L, *Mcl-1, e BCl-w* e os pró-apoptóticos são *Bax, Bad, Bak e Bid.*

Os altos níveis da proteína *BCL-2* em muitos cânceres conferem resistência à indução da apoptose por agentes quimioterápicos e radioterapia. Conseguir evitar a morte da célula neoplásica decorre do efeito que *BCL-2* possui em inibir a liberação de citocromo-C da mitocôndria, bloqueando o início da via mais importante da apoptose.

Na SMD, Parker et al. demonstraram que a diminuição da apoptose nas formas avançadas da doença (Areb) ocorria, pelo menos em parte, por aumento dos níveis de proteínas antiapoptóticas como a *BCL-2.*

NFκB

NFκB é um fator de transcrição nuclear envolvido na regulação de diversas funções celulares, como resposta imune, resposta inflamatória, proliferação, apoptose e sobrevivência celular. Entre os ativadores de NFκB, podemos citar citocinas, fatores de crescimento, agentes infecciosos, estresse oxidativo e estimulação antigênica crônica pelos receptores *Tool-like*/Myd88. Uma vez ativado, NFκB transloca para o núcleo celular para promover a ativação de genes-alvo. Nos mais diversos cânceres, há alterações em NFκB com ativação, amplificação e translocação contínua para o núcleo celular. NFκB pode promover oncogênese de diversas maneiras, sendo uma delas a inibição da apoptose induzida por TNF-alfa, por drogas citotóxicas, por radiação ionizante e por estressores oxidativos, além de induzir também o aumento de expressão de proteínas antiapoptóticas como *BCL-2.*

Outras atividades oncogênicas de NFκB são a indução de genes com grande potencial neoplásico como *C-MYC* e *Ciclina D1,* importantes indutores de proliferação celular. O efeito antiapoptótico de NFκB o faz candidato a possível alvo terapêutico nas mais diversas neoplasias e, logicamente, na SMD.

Em um estudo com pacientes com SMD, avaliamos no Laboratório de Citogenômica do Câncer da Universidade Federal do Ceará (LCC/UFC) os níveis de NFκB. Detectamos que o NFκB estava significativamente aumentado comparado a controles pareados para a idade e nas formas avançadas da SMD, como as anemias refratárias com excesso de blastos (Areb – OMS 2008). Encontramos uma correlação bastante relevante entre o aumento de NFκB e de interleucina-8 (IL-8), demonstrando uma complexa rede de funções de NFκB na SMD, como estimulação imune, inflamação e, finalmente, efeito antiapoptótico. IL-8 também tem sido associada à proliferação e inibição de apoptose via ativação de STAT-3 em processos neoplásicos.

TP53

Acredita-se que a grande função da apoptose para as células humanas é nos proteger de um processo neoplásico, um câncer. Todos os dias, temos cerca de 10 mil lesões no nosso DNA e essas lesões seriam o passo inicial para desenvolvermos mutações e cânceres. E não desenvolvemos câncer todos os dias porque temos um gene descrito como o grande guardião do genoma, o *TP53*. Esse gene tem papel fundamental em induzir a apoptose toda vez que algo errado é detectado entre nossas células e não pôde ser corrigido. E como era de se esperar, esse gene é o mais mutado, danificado e lesionado nos diversos tipos de cânceres da humanidade. Consequência? As alterações celulares não corrigidas por falta de bom funcionamento do *TP53* se perpetuam e se desenvolve o câncer. É estimado que mais de 50% de todos os cânceres da humanidade possuem mutação no *TP53*.

O gene *TP53* é composto de 11 éxons que geram uma proteína de 53kDa com 393 aminoácidos e, em condições normais, a proteína p53 é presente em baixas concentrações citoplasmáticas e se encontra inativa. Uma vez ocorrido o processo de estresse celular, *TP53* se acumula no núcleo e sua concentração aumenta em relação ao seu inibidor (*MDM2*). A proteína *TP53* se liga ao gene *P21*, potente inibidor do ciclo celular. A célula tenta corrigir o processo danificado. Caso não seja possível, *TP53* ativa a morte celular programa pela via mitocondrial com liberação de citocromo-C com ativação de caspase-9 e, finalmente, caspase-3. Todo o processo de liberação de citocromo-C pode ocorrer por aumento de BAX, gerando poros na membrana interna da mitocôndria ou por ativação de receptores da morte como DR5 por *TRAIL*.

Na SMD, as mutações no gene *TP53* estão presentes em cerca de 5 a 10% dos casos de SMD *de novo* e 25 a 30% dos casos de SMD secundária à terapia (t-SMD). Pacientes com deleção 5q21 (deleção do cromossomo 5) apresentam a mutação em uma frequência de 18 a 19%. As mutações são mais comumente do tipo *frameshift* (deleções e inserções), *nonsense* e *missense*. As mutações do tipo *missense* correspondem a aproximadamente 70% de todas as alterações que ocorrem em *TP53*, entre os códons 125-300, que correspondem principalmente ao DBD, domínio de ligação ao DNA (do inglês, *DNA binding domain*). Cerca de 25% das mutações são *missense* do tipo transições C > T que acontecem nas ilhas CpG.

A presença dessas mutações no gene *TP53* em pacientes com SMD representa um biomarcador de prognóstico desfavorável. Os pacientes que apresentam mutação possuem diminuição da sobrevida global e maior probabilidade de transformação para LMA. Elas são mais frequentemente observadas em pacientes que apresentam cariótipo complexo, alterações no cromossomo 17, deleções no cromossomo 5 ou 7. Mesmo após o transplante de células-tronco hematopoéticas, as mutações nesse gene foram descritas como preditoras de menor sobrevida global e elevada taxa de recidiva.

Em nossa análise do novo Índice de Escore Prognóstico – IPSS molecular –, avaliamos mais de 3 mil casos de pacientes com SMD com as mais diversas mutações em seus DNA. Encontramos perda de heterozigose (LOH) como fenômeno comum em regiões 7q, 17p, 11q, 4q, 1p, 21q, 14q, *EZH2*, *CUX1*, *CBL*, *TET2* e no *TP53*. Esse achado ficou bastante evidente quando avaliamos o *status* alélico do gene *TP53*. As mutações no *TP53* associadas com perda de heterozigose, mutações no

TP53 associadas com deleção ou mais de uma mutação no *TP53* foram encontradas em 17, 22 e 24% dos casos, respectivamente (do total de 2,7% dos casos com ambas as alterações). O que isso significa? As implicações clínicas são bastante significativas, pois casos com alteração em apenas um alelo do *TP53* possuem sobrevida bastante similar a casos sem mutação (selvagem), ao passo que casos com duas alterações (bialélica) possuíam sobrevida bastante reduzida. Assim, criamos o conceito do *TP53 multi-hit,* em que a presença de alterações nos dois alelos do gene ou mais de uma mutação geravam um cenário bastante sombrio para a doença. Esses resultados contaram com a participação de mais de 20 centros do mundo com colaboração do LCC/UFC, sendo publicados no periódico *Nature,* em 2020 (Figura 3).

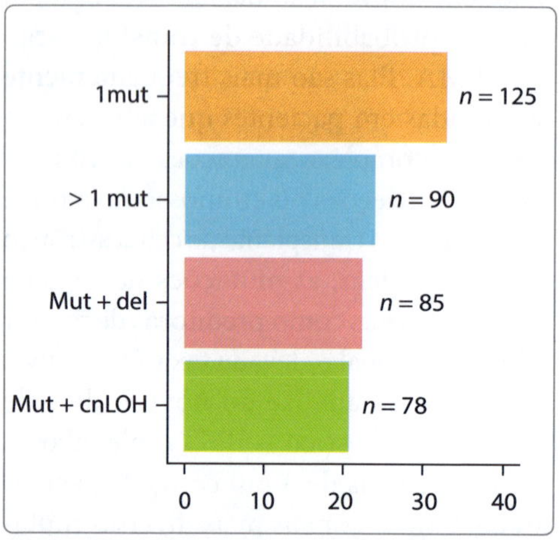

FIGURA 3 Distribuição dos casos com alteração no *TP53*. Casos com duas alterações (bialélica = *multi-hit*) possuíam sobrevida bastante reduzida. Laranja (casos com apenas uma mutação = 125). Os demais casos (barra azul-clara, rosa e verde = 90 + 85 + 78 = 253) foram considerados neoplasia mielodisplásica de *multi-hit*.

cnLOH: perda de heterozigose; del: deleção; Mut: mutação.

Nos últimos anos surgiram estudos que demonstram fortes associações entre mutações bialélicas (*multi-hit*) no *TP53* com a presença de cariótipo complexo e cariótipo monossomal em SMD, evidenciando o prognóstico extremamente desfavorável desses achados (*ver Capítulos 24 e 25*). Também deve ser enfatizada a presença de mutação patogênica do *TP53* em casos de pacientes com deleção 5q. A presença dessas mutações também confere prognóstico desfavorável aos pacientes com deleção 5q.

Caspases

As caspases são proteases vitais para o processo da apoptose. Pelo menos 11 diferentes caspases já foram descritas nos humanos e são divididas em caspases efetoras e executoras. As caspases efetoras são ativadas por diversas vias, como a via mitocondrial e por ativação dos receptores da morte DR4 e DR5. Uma vez que as caspases efetoras se tornam ativas, elas clivam e ativam as caspases executoras finais. As caspases executoras fazem o processo final da apoptose com suas atividades de protease levando à condensação da cromatina, desintegração nuclear e fragmentação do DNA, que culminam com a formação final dos corpos apoptóticos.

Assim como existe o sistema complemento e a cascata da coagulação, as caspases são em número de 11 como um sistema de atividade proteolítica definido como agentes de demolição celular. Acredita-se que todos os estímulos que desencadeiam a apoptose levam ao evento final de ativação das caspases.

De uma maneira bastante simplificada, podemos dividir as caspases em iniciadoras (caspase-2, 8, 9 e 10) que podem ser recrutadas por moléculas ativadoras como

FADD/Apaf e efetoras (caspase-3, 6 e 7) que realizam os processos finais de atividade proteolítica.

O processo da apoptose passa pela ativação das caspases e a mais referida como executora final que uma vez ativada leva à formação de corpos apoptóticos de uma maneira irreversível é a caspase-3. Assim, a caspase-3 ativada é o marcador mais estudado e citado na literatura como marca irreversível de apoptose da célula (Figuras 1 e 2).

QUAL É A IMPORTÂNCIA DA APOPTOSE PARA A NEOPLASIA MIELODISPLÁSICA?

Em 1995, a pesquisadora paquistanesa Azra Raza publicou no periódico *Blood* que pacientes com SMD apresentavam aumento de apoptose. Em uma análise de 50 pacientes com SMD, com uso da técnica Isel em amostras de biópsia de medula óssea, a apoptose foi detectada em 26/50 (52%) dos pacientes e em mais de 75% das células da medula óssea nas três linhagens (eritroide, mieloide e megacariocítica). As células do estroma da medula óssea também se apresentavam frequentemente Isel+ (técnica utilizada na época para detectar apoptose). Raza et al. concluíram que esse achado poderia ajudar na explicação do paradoxo de que pacientes com SMD têm medula com elevada celularidade (hipercelular), mas o sangue periférico se apresenta com citopenias, isto é, anemia, leucopenia e plaquetopenia. Estava explicado o primeiro fenômeno patogênico da SMD!

Em 2002, Sloand et al. avaliaram o fenômeno da apoptose em amostras de medula óssea e de sangue periférico de 25 pacientes com SMD com trissomia do cromossomo 8, monossomia do cromossomo 7 e deleção do cromossomo 5q. As análises foram feitas em células CD34+ e, inicialmente, os pesquisadores relataram aumento de expressão da via do Fas (receptor da morte para apoptose) predominantemente em casos com trissomia do cromossomo 8. As células com trissomia do cromossomo 8 apresentavam intensa ativação de caspase-3 (a efetora final da apoptose) quando incubadas com agonistas de Fas, o que não ocorria com os outros casos com monossomia do 7 ou deleção do 5q. Esses resultados reforçaram o conceito da importância do fenômeno da apoptose em SMD e ainda criaram possibilidades terapêuticas em casos com trissomia do 8, pois se demonstravam relatos de SMD com trissomia 8 com resposta aos imunossupressores (Atgam e ciclosporina), possivelmente ligando à resposta a via de Fas.

Quase uma década após a publicação inicial de Raza, os pesquisadores Parker e Mufti demonstraram que o fenômeno da apoptose, desta vez estudado com técnica mais robusta com anexina V por citometria de fluxo, era maior nas formas iniciais da SMD (anemias refratárias e anemias refratárias com sideroblastos em anel – OMS 2008) e havia uma redução dos níveis de apoptose nas formas mais avançadas, isto é, nas Areb. Esse achado foi muito importante no raciocínio da transformação da SMD em leucemia mieloide aguda (LMA), pois estabeleceu o conceito de que durante a evolução da doença (SMD → LMA), há aumento de proliferação celular com diminuição da apoptose, desencadeando o aumento do número de células imaturas, os blastos. Parker et al. também demonstraram que a diminuição da apoptose nas formas avançadas da doença ocorria, pelo menos em parte, por aumento dos níveis de proteínas antiapoptóticas como a *BCL-2* (Figura 4).

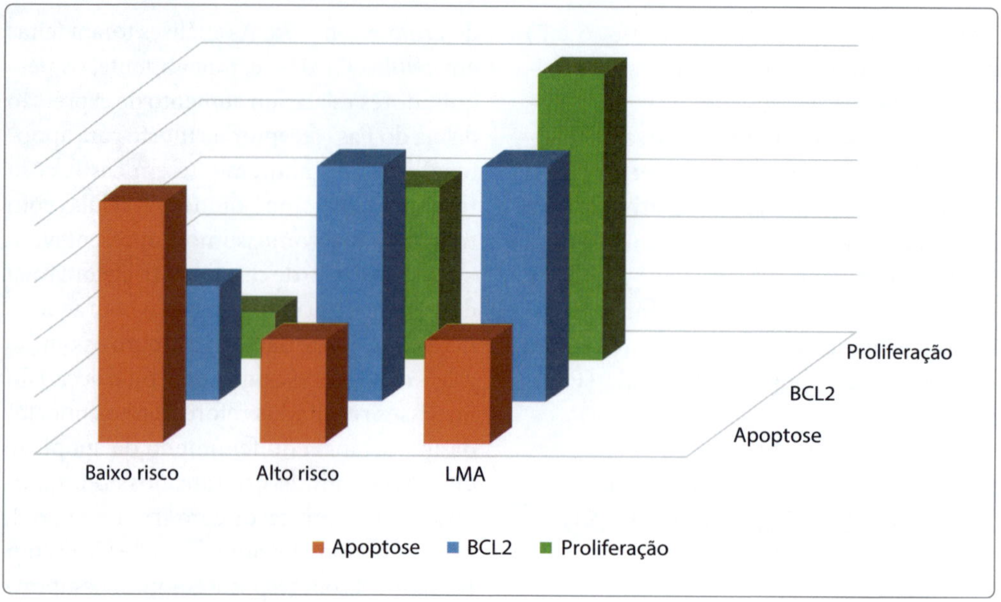

FIGURA 4 Nas fases iniciais da neoplasia mielodisplásica (baixo risco) há aumento de apoptose, diminuição de *BCL-2* (antiapoptótico) e menor proliferação. Nas fases avançadas (alto risco), há diminuição de apoptose, aumento de *BCL-2* (antiapoptótico) e maior proliferação, o que ocorre ainda com mais intensidade na transformação em leucemia mieloide aguda (LMA).

As pesquisas na última década confirmam a importância da apoptose como fenômeno patogênico a explicar parte das citopenias encontradas nos pacientes com SMD, assim como o aumento de *BCL-2* (proteína antiapoptótica) no avançar das fases iniciais da SMD para a fases mais avançadas e durante a transformação em leucemia mieloide aguda. Uma série de estudos também pormenorizaram as mais diversas vias de ativação da apoptose. Zeng et al. demonstraram que maiores níveis de expressão de receptores *Tool-like* tipo 2 são diretamente associados a maiores níveis de apoptose em células CD34+ de pacientes com SMD de baixo risco, demonstrando a ligação entre ativação imune crônica e apoptose na SMD.

Pesquisadores têm confirmado que a proporção entre as expressões de *BAX/BAD:BCL-2/BCL-xL* se correlacionam inversamente com o escores do IPSS (*International Prostate Symptom Score*) e os subgrupos da citogenética na SMD, criando perspectivas de novas terapêuticas.

IMPLICAÇÕES DA APOPTOSE NA PATOGÊNESE DA NEOPLASIA MIELODISPLÁSICA E SUAS POSSÍVEIS APLICAÇÕES TERAPÊUTICAS

Diante do conhecimento de que a apoptose era fenômeno responsável pelo paradoxo de medula hipercelular com citopenias no sangue periférico, gerou-se automaticamente a ideia de que se interferíssemos nesse fenômeno, poderíamos melhorar a anemia, a neutropenia e a plaquetopenia dos pacientes com SMD. Porém, apesar de todo o conhecimento desenvolvido acerca da patogênese da apoptose na SMD, pouco se tem evoluído nas duas últimas décadas como perspectiva terapêutica. Podemos citar pragmaticamente duas opções terapêuticas (esquema PCD e Atgam®/ciclosporina) e uma perspectiva com inibidor de *BCL-2* (venetoclax) para as formas avançadas.

O esquema PCD era baseado na combinação de pentoxifilina, ciprofloxacina e dexametasona com objetivo de suprimir citocinas indutoras de apoptose. No estudo original de Raza et al., alguns pacientes apresentaram algum tipo de resposta hematológica, como aumento de neutrófilos e resposta em outras linhagens por um período médio de seis semanas. Outros estudos com número sempre muito pequeno de casos também demonstraram alguma resposta ao esquema PCD em pacientes com SMD, porém nada muito robusto foi apresentado na última década.

Diante do conhecimento de que a via do Fas ligante é a mais ativa em casos de SMD com trissomia do cromossomo 8, pacientes com essa alteração cromossômica podem ser tratados com globulina antitimocítica (Atgam®), seguida de ciclosporina, com objetivo de diminuir a produção de TNF-alfa (importante indutor de apoptose) pelo linfócito T (CD8+). Ainda temos utilizado essa terapêutica (Atgam® e ciclosporina) para casos com medula hipocelular e trissomia do cromossomo 8.

Recentemente, drogas com efeito de inibição de *BCL-2* (antiapoptótico) como venetoclax se encontram em estudos para as mais diversas neoplasias hematológicas. Esses medicamentos têm se mostrado efetivos em amostras de medula de pacientes com SMD de alto risco, reduzindo *BCL-2*. Atualmente, há disponibilização no Brasil de um desses medicamentos capazes de inibir proteínas antiapoptóticas, como o inibidor de *BCL-2* (venetoclax). A Agência Nacional de Vigilância Sanitária (Anvisa) autoriza o uso de Venclexta® (venetoclax), em combinação com um agente hipometilante ou em combinação com citarabina em baixa dose, para pacientes recém-diagnosticados com LMA inelegíveis para quimioterapia intensiva, tornando-se uma opção para tratamento de pacientes idosos com SMD que evoluem para LMA.

O Venclexta® (venetoclax) se liga diretamente à *BCL-2*, ativando a apoptose e, consequentemente, destruindo blastos. O estudo Verona, fase 3 randomizado, avaliou o uso de venetoclax com azacitidina para casos de SMD com excesso de blastos. Não foi detectada diferença de sobrevida entre os grupos tratados com venetoclax + azacitidina (253 pacientes) *versus* placebo + azacitidina (256 pacientes). A incidência de efeitos colaterais entre os grupos foi bastante similar, 10,5 *versus* 11,5%.

RESUMO

- A apoptose foi o primeiro fenômeno patogênico a ser descrito na SMD, explicando o paradoxo de medula óssea hipercelular com citopenias no sangue periférico.
- Nas fases iniciais da SMD (baixo risco) há aumento de apoptose, diminuição de *BCL-2* (antiapoptótico) e menor proliferação. Nas fases avançadas, há diminuição de apoptose, aumento de *BCL-2* (antiapoptótico) e maior proliferação.
- Ao ocorrer a transformação da SMD em LMA, a apoptose diminui e há aumento bastante significativo da proteína antiapoptótica *BCL-2*, gerando a possibilidade de tratamento com venetoclax.

- **Pacientes com trissomia do cromossomo 8 possuem mais apoptose por ativação da via do Fas, gerando a possibilidade de tratamento com Atgam®/ciclosporina.**
- **Apesar de todo o conhecimento desenvolvido acerca da patogênese da apoptose na SMD, pouco se evoluiu nas duas últimas décadas com perspectiva terapêutica.**

REFERÊNCIAS

1. Bernard E, Nannya Y, Hasserjian RP, Devlin SM, Tuechler H, Medina-Martinez JS, et al. Implications of TP53 allelic state for genome stability, clinical presentation and outcomes in myelodysplastic syndromes. Nat Med. 2020;26(10):1549-56.
2. Matos AG, Ribeiro Junior HL, Borges DP, Okubo BM, Sousa JC, Barbosa MC, et al. Interleukin-8 and nuclear factor kappa B are increased and positively correlated in myelodysplastic syndrome. Med Oncol. 2017;34(10):168.
3. Parker JE, Mufti GJ, Rasool F, Mijovic A, Devereux S, Pagliuca A. The role of apoptosis, proliferation, and the Bcl-2-related proteins in the myelodysplastic syndromes and acute myeloid leukemia secondary to MDS. Blood. 2000;96(12):3932-8.
4. Raza A, Gezer S, Mundle S, Gao XZ, Alvi S, Borok R, et al. Apoptosis in bone marrow biopsy samples involving stromal and hematopoietic cells in 50 patients with myelodysplastic syndromes. Blood. 1995;86(1):268-76.
5. Raza A, Qawi H, Andric T, Dar S, Lisak L, Huang RW, et al. Pentoxifylline, ciprofloxacin and dexamethasone improve the ineffective hematopoiesis in myelodysplastic syndrome patients; malignancy. Hematology. 2000;5(4):275-84.
6. Sloand EM, Kim S, Fuhrer M, Risitano AM, Nakamura R, Maciejewski JP, et al. Fas-mediated apoptosis is important in regulating cell replication and death in trisomy 8 hematopoietic cells but not in cells with other cytogenetic abnormalities. Blood. 2002;100(13):4427-32.
7. Zeidan AM, Garcia JS, Fenaux P, Uwe P, Miyazaki Y, Zhi-Jian X, et al. Phase 3 VERONA study of venetoclax with azacitidine to assess change in complete remission and overall survival in treatment-naïve higher-risk myelodysplastic syndromes. J Clin Pathol. 2021;39(15).
8. Zeng Q, Shu J, Hu Q, Zhou SH, Qian YM, Hu MH, et al. Apoptosis in human myelodysplastic syndrome CD34+ cells is modulated by the upregulation of TLRs and histone H4 acetylation via a β-arrestin 1 dependent mechanism. Exp Cell Res. 2016;340(1):22-31.

6
A SMD dos distúrbios imunes

Ronald Feitosa Pinheiro
Daniela de Paula Borges

OBJETIVOS DO CAPÍTULO

- Demonstrar a presença de fenômenos autoimunes na patogênese de pacientes com neoplasia mielodisplásica (SMD) hipocelular.
- Introduzir o conceito de linfócitos autorreativos na patogênese da SMD imune (ligando os linfócitos T).
- Apresentar os conceitos do ponto de checagem imunológico na patogênese da SMD imune (desligando os linfócitos T).
- Definir o conceito de desregulação imune crônica na patogênese da SMD imune (receptores *Toll-like* – resposta imune inata).
- Apresentar o gene *IRF-1* na patogênese da SMD imune (ligando a resposta imune inata à resposta imune adaptativa).
- Discorrer sobre a importância da fagocitose pelos macrófagos e seu *checkpoint* CD47+ na patogênese da SMD imune (desligando os macrófagos).
- Apresentar a síndrome VEXAS: a comprovação da autoimunidade na SMD.

CONCEITOS GERAIS

O componente imune na patogênese da neoplasia mielodisplásica (SMD) vem sendo relatado há mais de três décadas, quando foram descritos casos com: vasculite, pioderma gangrenoso, alterações autoimunes sorológicas (fator reumatoide (> 1/80), fator antinúcleo (< 1/160), hipogamoglobulinemia, artrite, polineuropatias e até com colite. Muitas dessas apresentações clínicas estavam presentes em 13% a 30% dos casos a depender da série relatada.

Ainda nos anos 1980, muitos pacientes com SMD foram tratados com imunossupressores com algum grau de resposta, geralmente com remissão parcial das citopenias. Em 1997, apareceram os primeiros estudos prospectivos com o uso de globulina antitimocítica (Atgam®) e, em 1998, com o uso de ciclosporina. Ainda em 1998, Molldrem et al. apresentaram resultados robustos de resposta hematológica em pacientes com pancitopenia após tratamento com Atgam®, o que gerou a hipótese de que a pancitopenia em SMD poderia, pelo menos em alguns casos, ser um fenômeno mediado por linfócitos, pois o efeito primário da Atgam® é ser linfodepletor. Pacientes que respondiam ao tratamento com Atgam® apresentavam linfócitos "autorreativos" (CD8+/ CD28-/ CD57+), os quais, após remoção (em estudos *in vitro),* favoreciam ao desenvolvimento de unidades formadoras de colônias de granulócitos-macrófagos.

Além do fenômeno dos linfócitos CD8+/ CD28-/CD57+ na patogênese da SMD imune, a maioria dos guias de tratamento, com o passar dos anos, passaram a sugerir que pacientes que apresentavam a trissomia do cromossomo 8 também respondiam ao tratamento com Atgam®. Portanto, a trissomia do 8 também parecia estar ligada aos fenômenos de autoimunidade.

Mais recentemente, uma série de citocinas inflamatórias também têm sido descritas em pacientes com SMD em possíveis associações com fenômenos imunes. Entre elas, destaca-se o fator de necrose tumoral alfa (TNF-α). Os pacientes com doenças autoimunes clássicas, como artrite reumatoide, espondilite anquilosante e artrite psoriática possuem elevados níveis séricos de TNF e essa citocina também se encontra em níveis elevados em alguns pacientes com SMD. Esse conhecimento levou ao uso de inibidores de TNF como etanercepte e aos esquemas com pentoxifilina, ciprofloxacina e decadron (CPD) como tratamento desses casos, porém com resultados pouco significantivos.

Muito da patogênese da SMD imune apresenta similaridade com a anemia aplásica. Geralmente, esses pacientes possuem medula óssea hipocelular, são adultos jovens, têm doença de curta duração, assim como apresentam o haplótipo HLA-DR15 e trissomia do cromossomo 8. Esses são os critérios atualmente aceitos para tratamento de pacientes com SMD com terapia imunossupressora (*ver Capítulo 33*).

Na classificação da Organização Mundial da Saúde (OMS) de 2022, finalmente foi aceita a definição do subtipo específico de SMD – a SMD hipocelular –, a qual deve sempre ser diagnosticada mediante a realização de biópsia de medula óssea, que apresentará reduzida celularidade em relação à idade do paciente, geralmente < 30%.

ATIVANDO LINFÓCITOS: A SUPRESSÃO MEDULAR POR LINFÓCITOS T CD8+ QUE GERA A NEOPLASIA MIELODISPLÁSICA HIPOCELULAR

Pacientes com SMD com medula hipocelular, trissomia do cromossomo 8, presença de haplótipo HLA-DR15 ou clone HPN apresentam maior chance de resposta à terapia imunossupressora, em decorrência do efeito imunossupressor desses medicamentos contra linfócitos T autorreativos. Nesses casos, linfócitos T autólogos suprimem as colônias de progenitores eritroides (CFU-E) e as colônias de progenitores granulocítico-macrofágico (CFU-GM). Essa inibição da hematopoese é mediada por linfócitos CD8+ por meio dos antígenos de histocompatibilidade (MHC) classe I nas células-alvo da medula óssea. Uma vez ativados, os linfócitos CD8+ produzem citocinas, como interferon gama (INF-γ) e fator de necrose tumoral alfa (TNF-α), que suprimem a hematopoese (via INF-γ) e desencadeiam apoptose da célula-tronco hematopoética (via TNF-α), sendo a pancitopenia a principal consequência desse fenômeno (Figura 1).

Em estudos de citometria de fluxo, alguns pesquisadores já demonstraram que há uma nítida expansão de linfócitos T oligoclonais em alguns casos de SMD.

Esses clones são decorrentes de subfamílias Vβ que suprimem a medula dos pacientes com SMD.

Um dos questionamentos mais importantes nessa situação é: qual antígeno seria o grande responsável por desencadear todo esse processo? Como a marca característica da SMD é a presença de displasia celular, o que é expresso na célula displásica que faz com que o linfócito T ataque a célula-tronco? (ver Figura 1). Qual antígeno é responsável por desencadear esse fenômeno de quebra de tolerância imunológica?

Em células com trissomia do cromossomo 8, uma série de antígenos já foram pesquisados, como C-myc, ciclina D1, PR1 e WT1. Desses, o mais estudado e, provavelmente, associado é a proteína do tumor de Wilms (WT1), que está presente e com expressão aumentada em células mononucleadas de medula óssea de pacientes com SMD e trissomia do 8. Em estudos de análises funcionais, foi demonstrado que pacientes que respondem à terapia imunossupressora exibem resposta significativa de linfócitos CD4 e CD8 contra o antígeno WT1.

DESATIVANDO LINFÓCITOS T: A INIBIÇÃO DOS LINFÓCITOS T PELOS ANTÍGENOS CTLA4 E PD-1

Os mecanismos regulatórios dos linfócitos T são iniciados pela ativação mediada por antígenos, envolvendo o sistema antígeno-MHC-receptor de células T (TCR) e os sinais positivos coestimulatórios, como CD28+ no linfócito T e CD80 (também denominado B7.1) e/ou CD86 (também denominado B7.2) na célula apresentadora de antígeno. Em uma fase bem inicial desse processo, reguladores negativos atuam para contrabalancear os processos de ativação. O antígeno 4 do linfócito T citotóxico, CTLA4 (também conhecido como CD152),

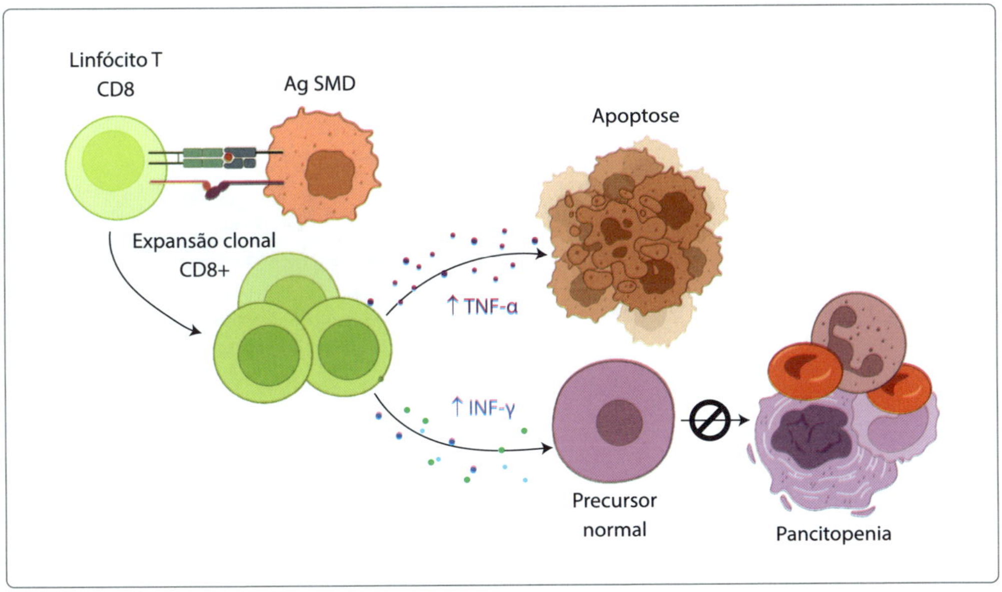

FIGURA 1 Após identificação de antígeno não *self* (não próprio do corpo), o linfócito T de subfamílias Vβ se expande e ocorre produção de TNF-α e INF-γ que geram apoptose e bloqueio da hematopoese.

é o primeiro regulador negativo induzido, agindo por competição com CD28+ na ligação com CD80 (B7.1) ou CD86 (B7.2). A proteína 1 da morte celular programada, PD-1 (também conhecida como PDCD1 ou CD279), também participa desse processo regulatório se expressando durante a ativação de TCR e CD28+ por meio de seus ligantes PD-L1 (também conhecido como CD274 ou B7-H1) e/ou PD-L2 (também conhecido como CD273 e B7-DC). Esses receptores inibitórios funcionam como freios para a resposta imune adaptativa, sendo conhecido como pontos de checagem para que o linfócito T efetor possa ter sua plena função ativada (Figuras 2 e 3).

Alterações na via do PD-1 podem gerar sérios problemas. Modelos murinos geneticamente deficientes de Pdcd1 (que gera PD-1) desenvolvem um quadro de autoimunidade intenso. Por outro lado, a expressão aumentada e sustentada de PD-1 e seus ligantes são comuns durante as infecções crônicas e no câncer, induzindo a supressão da atividade do linfócito, facilitando as infecções e as células cancerígenas. Assim, essa via pode ser utilizada de duas maneiras:

1. **Via PD-1 bloqueada – leva à ativação imune:** importante para combate de infecções crônicas ou células cancerígenas.

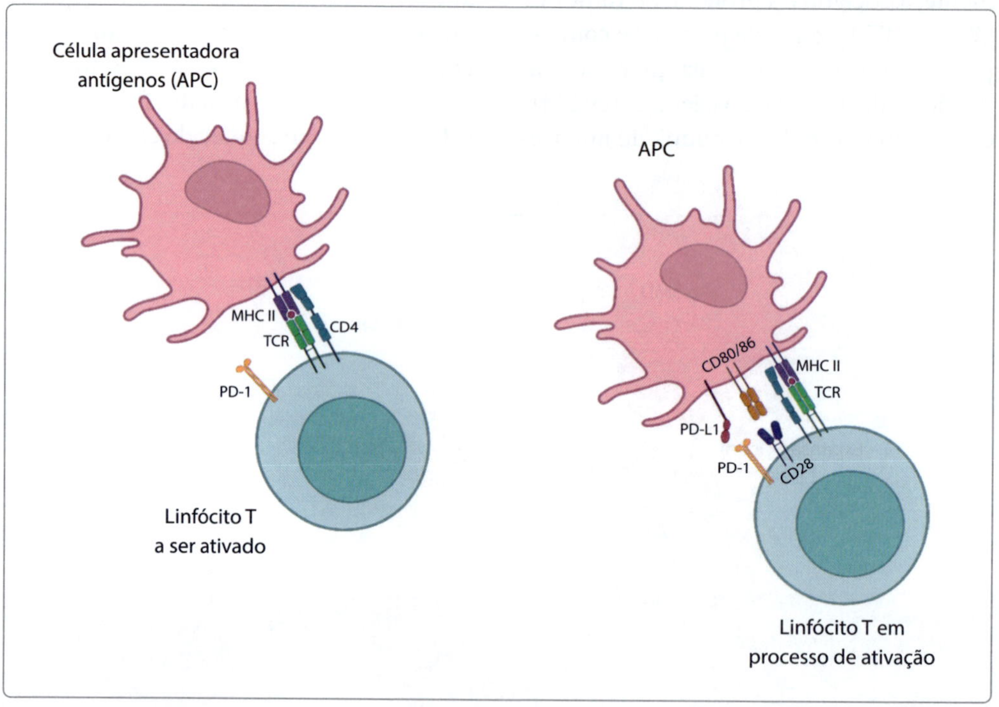

FIGURA 2 O processo de ativação inicial do linfócito T passa pela interação de seu receptor TCR com o antígeno de histocompatibilidade tipo II (MHC-2) na presença de antígeno (representado pela esfera vermelha) não próprio (*no-self* ou não *self*). Há também receptores coestimulatórios, como CD28 do linfócito T e CD80 e CD86 da célula apresentadora de antígeno (APC). A sinalização TCR--CD28 gera plena ativação do linfócito T com aumento de proliferação, aumento de suas funções efetoras e maior sobrevida.

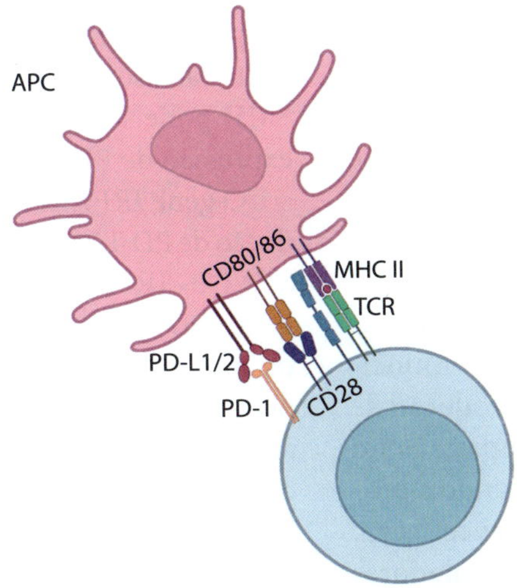

FIGURA 3 O processo de estimulação antigênica crônica, como ocorre nas neoplasias (SMD é um exemplo) e nas inflamações crônicas, leva ao aumento da expressão de ligantes de PD-1, por exemplo, PD-L1, que ativam a via do PD-1 com consequente imunossupressão da atividade do linfócito T, gerando o escape imune. Nessas situações, há também aumento da expressão de receptores PD-1 no linfócito T. A sinalização da via de PD-1 gera diminuição da sinalização do receptor TCR e de CD28, reduz proliferação de linfócito T, reduz produção de citocinas e menor sobrevida do linfócito T.

2. **Via PD-1 ativada – restaurar a tolerância imune:** importante para controlar as situações de autoimunidade e nos transplantes.

O receptor PD-1 não é expresso por linfócitos T *naive*. Em situações em que os antígenos são agudamente diminuídos (infecções agudas, por exemplo), a expressão de PD-1 diminui nos linfócitos T; mas em situações em que os antígenos não são eliminados agudamente (como nas infecções crônicas e no câncer) a expressão de PD-1 é elevada e sustentada. Já o ligante do receptor de PD-1, PD-L1, é expresso em muitos tipos de diferentes células, como linfócitos T, linfócitos B, células dendríticas, macrófagos, células endoteliais, células das ilhotas pancreáticas e em diversas células neoplásicas. Em estudo realizado em nosso Laboratório de Citogenômica do Câncer da Universidade Federal do Ceará (LCC/UFC), demonstramos aumento de expressão de PDL1 em pacientes com SMD que apresentavam > 5% de blastos na medula óssea.

A sinalização pró-inflamatória tem sido demonstrada como indutora de altos níveis de expressão de PD-L1. Tanto PD-L1 como PD-L2 são expressos em células neoplásicas, mas PD-L1 tem sido mais consistentemente encontrada nessas células. A expressão de PD-L1 é constantemente associada a processo inflamatório em evolução, apesar de que em algumas células cancerígenas com determinadas mutações parecem causar aumento de PD-L1 na ausência de processo inflamatório. Nesse sentido, citocinas possuem papel fundamental na regulação da expressão de PD-L1 e PD-L2, destacando-se as vias dos interferons tipos I e II. A capacidade dos interferons regularem a expressão de PD-L1 sustenta a base da teoria da resposta adaptativa tumoral, em que citocinas pró-inflamatórias produzidas por linfócitos T *infiltrating* aumentam a produção de PD-L1 e promovem imunossupressão no microambiente tumoral, facilitando a progressão e a sobrevida da célula cancerígena.

A importância dos genes reguladores de interferon vem sendo demonstrada em nossas pesquisas na SMD há mais de uma década. Inicialmente, demonstramos que a perda de heterozigose do gene *IRF1* (fator regulador de interferon 1) levava a instabilidade genômica relevante. Há alguns anos, também demonstramos que o aumento da expressão de *IRF1* era associado com maior incidência de fenômenos de autoimunidade em pacientes com SMD.

A família dos reguladores de interferon é composta de nove genes: *IRF1, IRF2, IRF3, IRF4, IRF5, IRF6, IRF7, IRF8* e *IRF9*. Entre as várias funções desse grupo de genes, podemos citar as respostas das vias de interferon tipos I e II que têm sido muito estudadas em virtude da crescente importância dessas vias nas ativações de PD-L1 e PD-L2. A regulação dos ligantes de PD-1 (PD-L1) ocorre principalmente por meio do eixo JAK1/JAK2-STAT1/STAT-3-IRF1 em alguns tumores, como no caso do melanoma. Uma vez que há reconhecimento do antígeno tumoral pelos linfócitos T, há uma liberação de interferons que induzem a expressão de PD-L1 pelas células cancerígenas no microambiente tumoral, levando à forte inibição da resposta imune antitumoral, conhecida como resistência tumoral adaptativa. Acredita-se que a resistência que ocorre ao uso de agentes hipometilantes em SMD pode ser decorrente do aumento da expressão de PD-L1.

O gene *IRF1* tem função-chave na produção de PD-L1. O eixo JAK1/JAK2-STAT1/STAT-3- IRF1 controla a produção do ligante PD-1 (PD-L1) e toda a maquinaria da apresentação de antígeno via exposição principalmente de interferon gama em alguns tumores. No entanto, há também casos de ativação de outras vias de interferon, como interferon beta. De uma maneira bastante sintética, podemos inferir que:

- INF-γ (via IRF1): ↑↑↑ PD-L1 e ↑ PD-L2
- INF-β (via IRF3, IRF9): ↑↑↑ PD-L2

Um exemplo prático já bastante utilizado na Medicina na modulação dos pontos de checagem imune dos linfócitos T é o uso de inibidor de PD-L1. Em pacientes com linfoma de Hodgkin, o uso de nivolumabe tem apresentado resultados bastante significativos. O linfoma de Hodgkin é um tipo de linfoma que se apresenta mais comumente em pacientes jovens com linfadenopatia cervical e mediastinal, sendo histologicamente caracterizado pela presença de células grandes denominadas células de Reed Stenberg (RS) em um ambiente de células inflamatórias. Nessa neoplasia, há amplificação da região do braço curto do cromossomo 9p24.1, exatamente onde está localizado o gene *JAK2*. A amplificação de *JAK2* leva a ativação da via do *JAK-STAT* com consequente hiperexpressão de PD-L1 e PD-L2. Essa neoplasia confirma a importância da via JAK-STAT-IRF-PD-L1 em tumores, assim como a relevância do componente inflamatório na perpetuação da produção de PD-L1, gerando o ambiente de imunossupressão, isto é, propiciando a fuga da célula cancerígena do ataque do sistema imune. Recentemente, nossas pesquisas demonstraram que alguns pacientes com SMD com excesso de blastos (Areb – OMS 2008) apresentavam aumento da expressão de PD-L1, o que pode conferir uma vantagem para essas células neoplásicas (ver Figuras 2 e 3).

Assim, podemos resumir que:

- A via do PD-1 é usurpada pelas infecções crônicas e pelos tumores com objetivo de evasão do sistema imune.
- Em modelos murinos, *knockout* gênico de PD-1 acelera autoimunidade, assim como inflamação decorrente de destruição tecidual aumenta a expressão de ligantes de PD-1, gerando efeito de imunossupressão.
- O regulador mais importante da expressão de PD-1 em linfócito T é o engajamento com o receptor TCR.
- Todos os linfócitos T expressam PD-1 durante ativação e o contexto é essencial para a ativação de PD-1, como níveis de inflamação, carga antigênica, nível de diferenciação dos linfócitos, estado metabólico, dentre outros.
- A via do PD-1 é uma regulador essencial da fisiologia normal do hospedeiro, sendo acionada durante ativação de linfócito T nos órgãos linfoides secundários e agindo como um freio natural para bloquear a superativação de resposta do linfócito T.
- Diferentes tipos de tumores expressam ligantes do receptor PD-1, os PD-L1 e as mutações das células cancerígenas podem causar aumento da expressão de PD-L1, gerando a fuga das células tumorais do ataque do sistema imune.

E QUAIS AS POSSÍVEIS IMPLICAÇÕES TERAPÊUTICAS PARA A NEOPLASIA MIELODISPLÁSICA?

O câncer se utiliza do bloqueio do sistema imune para se desenvolver. Em neoplasias diversas, há um processo de desligamento da atividade do linfócito T por ativação da via do PD-1. Dada a substancial heterogeneidade entre os microambientes tumorais e os mecanismos de tolerância específicos de cada tecido, a contribuição da via do PD-1 no escape imune tumoral é bastante variável. A grande jogada está exatamente entre o reconhecimento do que é *self* (próprio) e o que é *não self* (não é do seu corpo), levando consequentemente à ativação do sistema imune ou não, respectivamente. Acredita-se que as mutações tumorais aumentam o nível de antígenos *não self* (neoantígenos), causando, consequentemente, uma maior ativação do sistema imune. A ativação de linfócitos T específicos para esses neoantígenos decorrentes das mutações os transformaria em células efetoras. O processo neoplásico gera uma estimulação crônica antigênica que, com o processo inflamatório decorrente de citocinas por linfócitos T infiltrativos do tumor, aumentariam ainda mais a expressão de ligantes de PD-1 (PD-L1), com consequente efeito final de evasão imune. A grande descoberta é que mesmo esses linfócitos T exauridos pela estimulação antigênica crônica dos tumores (com hiperexpressão de PD-L1) podem ser restaurados como linfócitos T efetores contra o tumor após inibição da via do PD-1!

A descoberta de que há receptores ligantes que fazem a interação entre os tumores e as células do sistema imune pavimentou a estrada da moderna imunoterapia na Medicina. Os imunologistas James P Allison, dos Estados Unidos, e Tasuku Honjo, do Japão, ganharam o Prêmio Nobel de Medicina em 2018 com a descoberta das proteínas CTLA-4 e PD-L1, respectivamente. Muito desse conhecimento parece estar associado à patogênese da SMD, pelo menos em alguns pacientes. Basicamente, descobriu-se que há ligantes nas células tumorais (CTLA-4 e PD-L1) que uma vez conectados aos receptores dos linfócitos T ativados podem fazer com que essas células do sistema imune, que deveriam atacar a células neoplásica, entrem em um estado de inércia ou tolerância, tendo a evasão imune como resultado. Aprovados em 2015 pela Food and Drug Administration (FDA) americano para uso em melanoma e neoplasia de pulmão não pequenas células, os inibidores do *checkpoint* imune são hodiernamente uma revolução no tratamento de alguns tumores agressivos e metastáticos. Um dos relatos mais importantes sobre o efeito da imunoterapia como realmente efetiva para tratamento dos canceres é a história, de 2015, do ex-presidente americano Jimmy Carter. Naquele ano, Carter foi diagnosticado com melanoma metastático no cérebro, doença com expectativa de vida de poucas semanas. Após alguns meses de tratamento com inibidores de *checkpoint*, o ex-presidente americano apresentou exames de ressonância do cérebro sem qualquer sinal da doença – Jimmy Carter faleceu apenas em fevereiro de 2023.

Muitas dessas drogas modernas utilizadas como imunoterapia não são efetivas para a grande maioria dos tumores. Em se tratando da SMD, há uma série de pesquisas que demonstram os potenciais de combinação entre a imunoterapia e a terapia epigenética. Infelizmente, até o presente momento, os estudos clínicos para tratamento da SMD com agentes únicos como nivolumabe, ipilimumabe e ipilimumabe associado a nivolumabe não demonstraram resposta significativa.

Acredita-se que esses inibidores da via do PD-1 não são totalmente efetivos quando usados isoladamente, necessitando do uso combinado com outras medicamentos. Poderia a associação com os hipometilantes se demonstrar efetiva? A ideia por trás da associação entre inibidor de PD-L1 com agentes hipometilantes baseia-se no bloqueio epigenético desfeito por agentes hipometilantes capaz de ativar as vias de interferons com consequente aumento de PD-L1. Nesse contexto, Chiapinelly et al. demonstraram que os agentes hipometilantes induzem a expressão de diversos antígenos com significativa ativação de vias sinalizadoras de interferons.

Os hipometilantes, por meio da inibição da DNMT, ativam retrovírus endógenos presentes nas heterocromatinas que levam à ativação de vias de interferon com consequente aumento de PD-L1 e PD-L2. A elevada expressão de genes associados com a resposta antiviral também parece potencializar a resposta da terapia do *checkpoint* imune. Há também relatos de que a resistência à terapia hipometilante possa ocorrer por meio de ativação da via do PD-1, o que faz a combinação de hipometilantes com inibidores do ponto de checagem uma abordagem bastante plausível.

Tivemos a oportunidade de estudar, em nosso ambulatório do LCC/UFC, a expressão gênica de *PD-L1* e retrovírus endógenos (*ERVW1*, *ERVK6* e *ERVK3*- ativados após uso de hipometilantes) em 77 pacientes brasileiros com os mais diversos subtipos de SMD. Detectamos hiperexpressão de *PD-L1* em pacientes que apresentavam alterações displásicas em dois setores da medula óssea e que apresentavam cariótipo normal, além de um aumento da média de expressão dos retrovírus endógenos *ERVK6* e *ERVK3* após terapia com hipometilantes. Esses dados reforçam os achados *in vitro* do famoso estudo de Chiapinelly et al., gerando implicações terapêuticas para a SMD, corroboram o conhecimento da patogênese da SMD, ratificando a importância de se avaliar a associação entre agentes hipometilantes e a terapia do *checkpoint* imune.

Estudos clínicos com essas associações foram apresentados em uma análise com número pequeno de casos pelo grupo SWOG S1612 – Estudo randomizado fase II/III do uso de nivolumabe com azacitidina (24 casos) comparado a azacitidina isoladamente (25 casos) em pacientes com SMD de alto risco, leucemia mieloide aguda (LMA) e leucemia mielomonocítica crônica (LMMC) acima de 60 anos. No estudo, não houve diferença de sobrevida entre os casos randomizados para nivolumabe com azacitidina (24 casos) comparado a azacitidina isoladamente (25 casos); e o estudo foi suspenso ainda em fases iniciais (primeiros 28 dias de terapia) por uma detecção de maior mortalidade precoce no grupo nivolumabe e azacitidina. Os resultados também foram frustrantes para o uso de ipilimumabe (NTC 0230463).

DESREGULAÇÃO DA RESPOSTA IMUNE CRÔNICA NA NEOPLASIA MIELODISPLÁSICA

Nos últimos anos, uma série de estudos demonstraram aumento da expressão de genes relacionados à atividade do sistema imune na célula-tronco progenitora de pacientes com SMD. Dentre esses, os receptores *Toll-like* (TLR) são comumente mutados ou hiperexpressos na célula progenitora dos pacientes com SMD em comparação a indivíduos saudáveis. Os TLR são normalmente encontrados em macrófagos, células dendríticas, neutrófilos, monócitos, e possuem uma função crítica nas respostas imunes contra patógenos invasores, funcionando como receptores de reconhecimento de padrão (PRR), sendo responsáveis por detecção de patógenos fora do ambiente celular, nos endossomos e lisossomos intracelulares. Esses receptores também reconhecem moléculas liberadas no processo de morte celular programada (apoptose), necrose celular, lipopolissacarídeos presentes na membrana de bactérias Gram-negativas bastante patogênicas (LPS), DNA bacteriano, RNA viral, flagelina e peptideoglicanos.

Há vários receptores, como TLR6, TLR2, TLR3, TLR4, TLR5, TLR9, que, uma vez ativados, levam ao aumento de atividade de adaptadores como MyD88 (proteína 88 da resposta primária de diferenciação mieloide) ou TRIF (adaptadores do domínio TIR que ativam INF), que desencadeiam resposta por meio de quinases como IRAK1/IRAK4. A hiperativação desses receptores em SMD leva a um bloqueio da hematopoese normal com um ambiente de inflamação continuamente ativo. Um dos efetores mais importantes desses receptores TLR é uma ligase com atividade de ubiquitinação, a TRAF6, que possui significativo aumento de expressão em células CD34+ em cerca de 40% dos pacientes com SMD. TRAF6 tem papel central na desregulação da resposta imune inata na SMD e sua sinalização leva à hematopoese aberrante com falência medular e displasia. Modelos murinos com *knockout* de TET2$^{-/-}$ exibem aumento de expressão de TRAF6 com aumento da ativação da via não canônica de NFκB após estimulação com LPS. A TRAF6 é associada com estado inflamatório na célula-tronco hematopoética. Em casos com deleção 5q, uma das alterações citogenéticas mais comuns em SMD, há diminuição de miR-146a e TIFAB, elementos que possuem efeito inibitório sobre TRAF6.

Estudos em modelos murinos demonstram que a deleção de miR-146a resulta em anemia, eritropoiese ineficaz e consequente aumento de TNF-α e IL6 ligando, definitivamente, a SMD a um processo de inflamação crônica. Também em casos com deleção 5q, há deleção do gene *RPS14* com consequente aumento dos ligantes S100A8/A9 que levam à ativação contínua dos receptores TLR. Ademais, o aumento da expressão de efetores dos receptores *Toll* também ocorre independentemente de deleção do braço longo do cromossomo 5q. A hiperexpressão de TRAF6 é encontrada em outros casos com ativação inflamatório crônica por ativação ou não da via de NFκB com consequente alterações no processo de diferenciação mieloide (ver Figura 4).

Entre os receptores *Tool-like* mais estudados em SMD, destaca-se o receptor

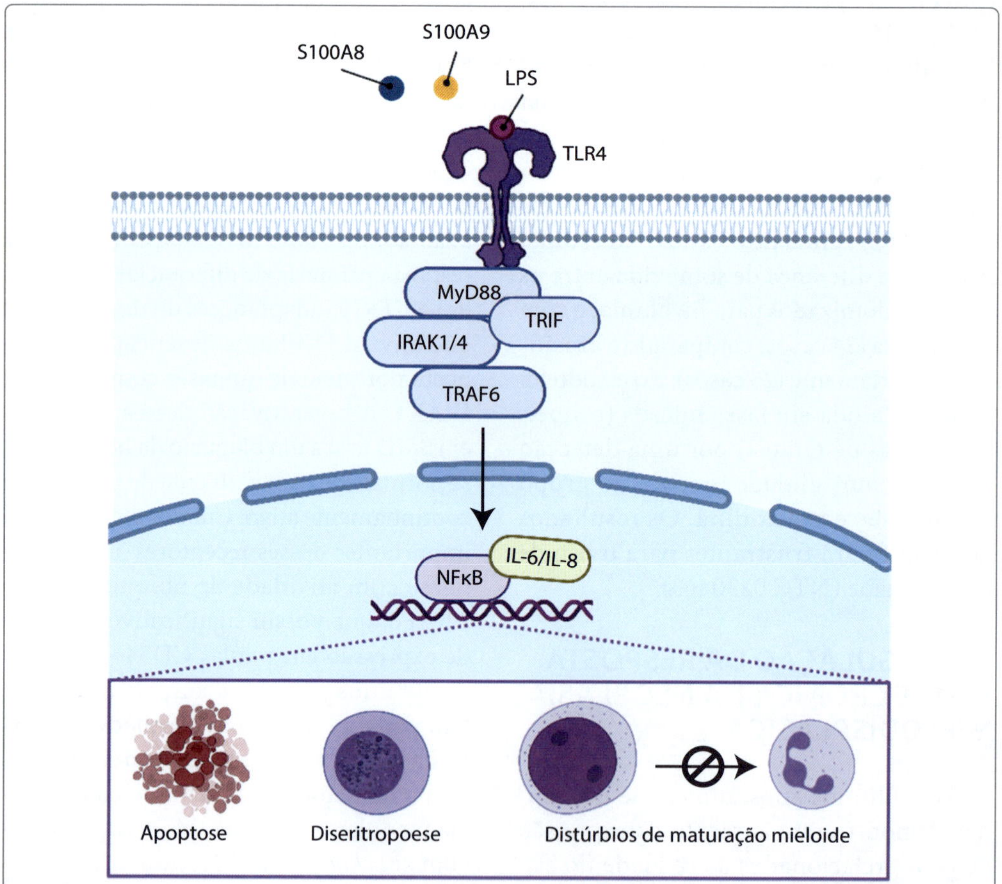

FIGURA 4 Ativação crônica do receptor *Toll-like 4* (TLR4) por seus ligantes, como S100A8, S100A9 e LPS, gera um processo inflamatório contínuo com ativação de IRAK/TRAF6 – NF-Kb e citocinas inflamatórias como IL6, IL8, entre outras.

TLR4 e seus ligantes LPS e S100A8/A9. A ativação sustentada, contínua de TLR4 se correlaciona com lesão no DNA mediada por espécies reativas de oxigênio, sugerindo que a sinalização crônica de TLR4 pode resultar em acúmulo de genotoxicidade, contribuindo para a transformação maligna. Um outro importante receptor *Tool-like* também estudado é o TLR2, cuja ativação desencadeia o aumento de apoptose, bloqueio de diferenciação eritroide em CD34+ de pacientes com SMD.

Em estudo realizado pelo LCC/UFC, avaliamos a expressão gênica do receptor *Tool-like* 3 (TLR3) em uma coorte de quase 80 pacientes com SMD e encontramos uma associação significativa entre aumento de expressão de TLR3 e displasia no setor eritroide, sugerindo que outros receptores além de TLR4 podem estar envolvidos na patogênese da SMD (Figura 5).

A desregulação imune crônica da SMD também é decorrente da elevada expressão de citocinas, quimiocinas e fatores de crescimento. As células mieloides de pacientes com SMD secretam elevadas concentrações de TNF-α, TGF-β, INF-γ, IL6, IL8, IL1B e GM-CSF.

Todos esses elementos levam a um processo de inflamação crônica com aumento da expressão de hepcidina hepática, a qual bloqueia o uso de ferro pelo eritroblasto. Recentemente, pesquisadores desenvolveram um inibidor da IL-1, denominado canakinumabe. Estudos de fase 1 e fase 2 se encontram em pleno desenvolvimento com objetivo primário de redução da necessidade transfusional. Aguardamos resultados de estudos de fase 3 para melhor avaliação de eficácia e segurança desse inibidor.

O ambiente de ativação imune crônica em SMD também parece ser influenciado

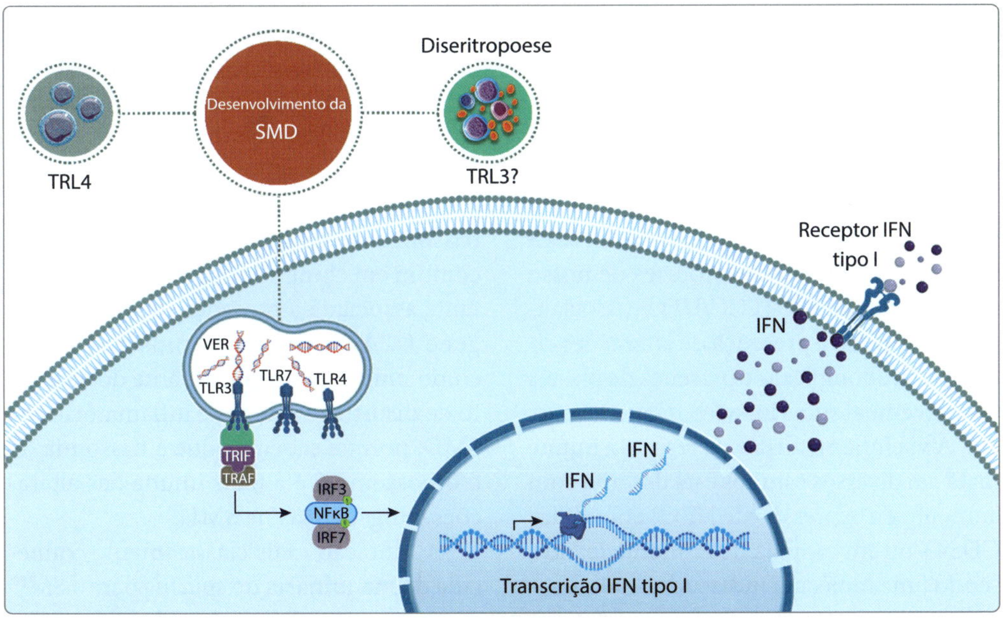

FIGURA 5 Aumento de expressão de TLR3 foi associada a displasia no setor eritroide em pacientes com neoplasia mielodisplásica por ativação de retrovírus endógenos.

pelas mutações comumente encontradas nos pacientes, como *TET2, DNMT3A* e *ASXL1*. O gene *TET2* regula negativamente a ativação imune e a deficiência de *TET2* parece levar a um aumento da atividade inflamatória com aumento da expressão de IL6.

Os genes do sistema de *splicing* do RNA passaram a ser bastante associados à desregulação do sistema imune inato. O *splicing* é um processo em que uma molécula de pré-RNA perde regiões não codificantes de proteínas para gerar um RNA apenas com regiões codificantes, isto é, um RNA que gera proteínas. Diversos genes participam desses processos de *splicing,* mas alguns são mais estudados em SMD devido a importância de suas mutações, como os genes *SF3B1, SRSF2, U2AF1,* entre outros.

As mutações da maquinaria do sistema de *splicing* do RNA parecem levar a alterações significativas na via do Mydossoma com ativação de *IRAK4,* que leva a ativação de *TRAF6,* com consequente aumento de NFκB. Esse aumento de NFκB gera sinalizações proliferativas e inibição da morte celular programada (apoptose), criando ambiente de perpetuação para a célula neoplásica.

Temos demonstrado alterações dos níveis de expressão de MyD88, IRAK e NFκB em estudos de diferentes coortes de nosso ambulatório de SMD (LCC/UFC), associando tais achados à presença de alterações citogenéticas complexas e presença de blastos em percentual superior a 5% na medula óssea. A via inflamatória e da resposta imune inata em diversos estudos está descrita com aumento da expressão de NFκB em células CD34+ ou em camada de mononucleados, sendo uma molécula indiscutivelmente associada ao prognóstico desfavorável para a SMD. NFκB pode estar ativada pelas vias canônicas ou não canônicas e podemos avaliar a ativação dessas vias pelas subunidades p50 e p65. Em um recente estudo realizado no LCC/UFC, Alcântara demonstrou aumento da expressão de p65- NFκB em pacientes com SMD de alto risco. Esse aumento de expressão estava correlacionado ao aumento da expressão de *IRAK4,* confirmando a desregulação da via do MYD88 em casos de SMD. De extrema importância, o aumento da expressão de NFκB leva ao bloqueio da apoptose por inibição de *BCL-2,* perpetuando a célula neoplásica e consequentemente a evolução da doença.

A mutação do gene de *splicing U2AF1* induz isoformas oncogênicas de *IRAK4* (isoforma longa de 460 kda), ativando a resposta imune inata nas neoplasias mieloides, como demonstrado por Smith et al., em 2019, no periódico *Nature Cell Biology*. Essa isoforma de comprimento grande de 460 kda gera hiperativação máxima de NFκB com aumento de proliferação celular e bloqueio da apoptose. Nesse mesmo sentido de raciocínio, Huang Hung apresentou, durante o Simpósio Internacional de SMD em Toronto, em 2021, a casuística de alterações cromossômicas e mutações gênicas de centenas de pacientes chineses com SMD. Os pesquisadores chineses encontraram a trissomia do cromossomo 8 como a mais comum em chineses com SMD, sendo bastante associada à presença de mutação do gene *U2AF1*. Consideramos esse relato como muito importante diante do contexto de distúrbios imunes e inflamatórios na SMD, porque sabemos que a trissomia do cromossomo 8 é a mais imune das alterações citogenéticas na SMD.

A mutação mais classicamente conhecida da maquinaria do *splicing* para a SMD é a do gene *SF3B1*, conhecida por gerar o subtipo SMD com sideroblastos em anel, um subtipo de SMD com menor risco de transformação em LMA e que apresenta morfologicamente precursores eritroides maduros com grânulos de ferro em pelo menos 1/3 da circunferência nuclear. A mutação mais comum do *SF3B1* é a K700E que também proporciona aumento dos níveis de NFκB. A mutação *SF3B1*, assim como a *U2AF1*, gera uma isoforma longa de IRAK4 que hiperativa TRAF6/NFκB, bloqueando a diferenciação de progenitores mieloides e eritroides. Assim, as mutações de maquinaria de *splicing* parecem convergir para uma via final de ativação de NFκB.

Em um estudo realizado no LCC/UFC, encontramos níveis elevados de NFκB em pacientes com SMD comparado a controles, e ainda mais significativamente aumentados em indivíduos mais idosos (acima de 75 anos) e nos subtipos com excesso de blastos (as Areb – OMS 2008). Também detectamos uma significativa correlação entre os aumentos de NFκB e os de interleucina 8, uma citocina bastante associada a distúrbios imunes. Todos esses estudos de genes de maquinaria de *splicing* com ativação de vias de sinalização imune e aumento de níveis de NFκB reforçam o conceito de que as alterações imunológicas são parte significativa da patogênese da SMD.

E qual é a consequência desse conhecimento para o tratamento da SMD? Uma série de estudos clínicos e pré-clínicos têm sido desenvolvidos com alvo no bloqueio dos receptores *Toll-like* e suas vias efetoras, como inibidores dos eixos IL1/ TLR-IRAK-TRAF6, inibidores de S100A9-CD33-TLR4 e anticorpos monoclonais para TLR2. Em um futuro breve, algumas dessas moléculas deverão participar do tratamento multialvo de pacientes com SMD. Um possível exemplo a ser conferido no futuro é o estudo de inibidores de IRAK4 (emavusertibe), que se encontra em fase 1/2a (CA-4849) (NCT 04278768) com resultados promissores. O estudo segue em recrutamento de pacientes como monoterapia do inibidor de IRAK4 isoladamente ou em combinação com azacitidina ou venetoclax. Outro exemplo são os inibidores de IL1 como canakinumabe, anticorpo monoclonal com elevada afinidade por IL1b, aprovado pelo FDA americano para tratamento de condições inflamatórias e doenças oncológicas associadas ao aumento de seus níveis. O alvo final da sua inibição é o bloqueio das vias de ativação de NFκB.

OS GENES REGULADORES DE INTERFERON NA PATOGÊNESE DA NEOPLASIA MIELODISPLÁSICA IMUNE

A família dos genes reguladores de interferon é composta por nove genes: *IRF1, IRF2, IRF3, IRF4, IRF5, IRF6, IRF7, IRF8* e *IRF9* que possuem as mais diversas funções de regulação do sistema imune, de diferenciação celular e até indução de morte celular programada. Alguns genes dessa família são classicamente considerados como supressores tumorais, por exemplo, o fator regulador de interferon 1 (*IRF1*), enquanto outros são tradicionalmente considerados oncogenes como o fator regulador de interferon 2 (*IRF2*).

A família dos IRF foi inicialmente descrita como reguladores da transcrição dos interferons tipo 1 e de outros genes induzidos por interferons, mas atualmente sabemos da grande importância na regulação da resposta imune inata e adaptativa. Cada IRF contém um domínio de ligação ao DNA na porção N-terminal de cerca de 120 aminoácidos, com cinco repetições de triptofano que os leva ao reconhecimento e interação de interferons com suas consequentes ativações. A região carboxi-terminal dos IRF, exceto IRF1 e IRF2, possui importante capacidade de interação com uma série de conhecidos fatores de transcrição da célula-tronco hematopoética como PU.1 e STAT com capacidade de ativá-los. São exemplos os complexos: PU.1-IRF4 e PU.1-IRF8. Assim, a composição dos IRF os caracteriza como genes capazes de influenciar o sistema imune e a diferenciação hematopoética.

Nosso grupo de pesquisa estudou a importância do gene *IRF1* em pacientes com SMD de uma maneira prospectiva e encontramos importantes associações entre o aumento da expressão desse gene com a presença dos mais diversos tipos de manifestação autoimune. Em um estudo prospectivo de 19 meses, avaliamos a expressão do gene *IRF1* em precursores mieloides (blastos + promielócitos + mielócitos + metamielócitos) de 50 pacientes com SMD ao diagnóstico, por 6 e 12 meses de acompanhamento. Os pacientes foram divididos entre os que apresentavam ou não manifestações autoimunes.

Um achado significativo foi que a presença de manifestação autoimune era fortemente associada ao aumento da expressão do *IRF1* nos precursores mieloides. Também de extrema importância, o aumento da expressão do IRF1 (em análise multivariada) foi associado a maior sobrevida de pacientes, mas paradoxalmente o aumento da expressão do *IRF1* parece predispor a autoimunidade em SMD. Esses resultados são bastante interessantes se pensarmos que enzimas inflamatórias, como a óxido nítrico sintetase (iNOs), produzida pelas células NK (resposta imune inata) é induzida pelo *IRF1* e esse mesmo gene é de suma importância para a diferenciação de precursores mieloides em granulócitos. Mais recentemente, o gene *IRF1* tem sido, quando hiperexpresso, associado a um aumento da expressão de *PD-L1*.

Os IRF também são conhecidos efetores da sinalização dos receptores *Tool-like*. Uma vez ativado o receptor *Toll-like*, podem-se acoplar dois adaptadores: MyD88 (proteína 88 da diferenciação mieloide) ou TRIF (adaptador com domínio TIR de INF) que levam em última instância a: 1) aumento de NFκB; 2) aumento de MAPK; 3) aumento de IRF. Sabe-se que a expressão de IRF3 e IRF7 pode ocorrer por meio de ativação do receptor *Tool-like 4* e sua molécula adaptadora MyD88, assim como a ativação de IRF5 pelo *Tool-like* 9. Uma vez ativado, IRF5 transloca para o núcleo e ativa citocinas inflamatórias, como IL12, TNF-α e IL6, marcadores constantemente associados à patogênese da SMD pelo fenômeno de ativação imune crônica. IRF1 também interage diretamente com MyD88 com ativação de óxido nítrico sintetase (enzima associada a vasculites), IL12 e INF-β.

Em pesquisa realizada no LCC/UFC, avaliamos a expressão e metilação da família dos IRF em 111 pacientes com SMD e detectamos um nítido aumento da expressão de *IRF3 e IRF7* em pacientes ao comparar com controles saudáveis. Podemos inferir que esse aumento de expressão é decorrente do processo de estimulação imune inata que ocorre cronicamente nas SMD. Também nessa mesma coorte de pacientes, detectamos que, após análise multivariada, a expressão aumentada do gene *IRF5* foi associada a maior chance de transformação em LMA e menor sobrevida global. O gene *IRF5* é conhecidamente indutor de citocinas pró-inflamatórias como IL12, TNF-α e IL6, gerando um componente inflamatório na SMD e ligando, definitivamente, a resposta imune crônica desregulada com o processo de inflamação na patogênese da SMD.

ATIVANDO A FAGOCITOSE DE MACRÓFAGOS: BLOQUEIO DO ANTÍGENO CD47

A fagocitose realizada pelos macrófagos teciduais é um dos fenômenos de proteção contra bactérias bastante conhecido, mas esse fenômeno realizado pelos macrófagos também ocorre contra as células neoplásicas durante o processo de apresentação de antígeno. Uma importante descoberta no campo da imunologia foi a de que um antígeno de superfície de células neoplásicas, o antígeno CD47, é capaz de bloquear a fagocitose que deveria ser realizada pelo macrófago quando entra em contato com a célula cancerígena.

Os macrófagos são células fundamentais para a resposta imune inata e o antígeno de superfície CD47 é o ponto de checagem (*checkpoint*) de início ou não da ativação, isto é, o sinal para disparar a sua atividade macrofágica. Recentemente, foi descoberto que as neoplasias mieloides, assim como diversos tumores sólidos, possuem aumento de expressão de CD47, levando essas células neoplásicas à evasão, isto é, à fuga da fagocitose dos macrófagos. Logicamente, o bloqueio de CD47 leva à ativação da fagocitose pelos macrófagos com engolfamento das células neoplásicas.

A primeira vez que CD47 foi descrito como antígeno tumoral ocorreu em meados dos anos 1980 e estudos posteriores com linhagens celulares modificadas com hiperexpressão de CD47, como as células MOLM13, geravam leucemias com intensa proliferação *in vivo* e evasão da fagocitose dos macrófagos. Não tardou para o desenvolvimento de anticorpos anti-CD47 (clone B6H12) capazes de induzir intensa fagocitose de células de leucemia aguda derivadas de pacientes, sendo eliminadas tanto do sangue periférico como da medula óssea de modelos murinos em até 14 dias após o início do tratamento.

Com a evolução dos modelos murinos de LMA, foi desenvolvido um anticorpo anti-CD47, previamente conhecido como 5F9, agora denominado magrolimabe, com resultados iniciais que pareciam encorajadores para tratamento da LMA e da SMD. Magrolimabe foi combinado com azacitidina com resultados significativos principalmente em casos com mutações do *TP53*, sendo a base para estudos randomizados como magrolimabe + AZA *versus* placebo + AZA (Estudo Enhance), magrolimabe + AZA *versus* venetoclax + AZA ou quimioterapia (Estudo Enhance 2) para LMA com mutação do *TP53* e magrolimabe *versus* placebo em combinação com venetoclax e AZA em LMA (Estudo Enhance 3). Infelizmente, o Enhance 3 foi descontinuado pela Gilead no final do ano de 2023. Apesar de todo o conhecimento dessa patogênese, isso não se refletiu em novas terapêuticas até o momento.

Um dos problemas iniciais encontrados para o desenvolvimento de anticorpos anti-CD47 foi a possibilidade de que células normais que também expressam CD47, por exemplo, as hemácias, também fossem fagocitadas pelos macrófagos quando CD47 fosse bloqueado. Porém, a fagocitose ocorre predominantemente contra as células neoplásicas porque elas liberam outros fatores ativadores da fagocitose, por exemplo, a proteína calreticulina.

Mais recentemente, estudos demonstraram que azacitidina, um agente hipometilante bastante utilizado para tratamento da SMD (*ver Capítulos 36 e 37*), leva ao aumento da expressão de calreticulina, gerando a base para os estudos que associam anti-CD47 (magrolimabe) com azacitidina.

A empolgação com esse novo conceito do desbloqueio da fagocitose pelo desenvolvimento de anticorpos anti-CD47 tem levado ao aumento do número de diversos anticorpos testados em estudos clínicos (em fases iniciais) e ao desenvolvimento de bloqueadores da interação de CD47 da célula neoplásica com receptores dos macrófagos como SIRPα. Estamos apenas começando a entender a estreita relação entre a resposta imune inata e o câncer (Figura 6).

SÍNDROME VEXAS: A COMPROVAÇÃO DA AUTOIMUNIDADE NA NEOPLASIA MIELODISPLÁSICA

David Beck et al. relataram recentemente uma nova doença autoimune mais comum em homens com SMD, a síndrome VEXAS. A síndrome é associada à mutação adquirida do gene *UBA1*, restrita ao componente dos precursores mieloides e eritroides megas da medula óssea. Essa mutação leva a uma nova isoforma de UBA1 citoplasmática (UBA1c) que gera as manifestações clássicas da doença assim caracterizada: **V** de vacúolos, **E** de enzima, **X** de ligada ao cromossomo X, **A** de autoinflamatória (esteroide dependente) e **S** de somática.

Há uma nítida predisposição para o desenvolvimento de SMD em 40% dos casos, neoplasias mieloproliferativas, neoplasias de plasmócitos e trombose. As manifestações clínicas da síndrome VEXAS são as mais variáveis como: policondrite recorrente, vasculites como poliartrite nodosa, artrite reumatoide, serosites, vacúolos em precursores da medula óssea, alveolite neutrofílica, hepatoesplenomegalia, perda de audição sensorial-neural, condrite do nariz, derrame pleural, miocardite, orquite, vasculite leucocitoclástica e outras.

A mediana de idade dos pacientes das manifestações clínicas é de 62 anos e o aparecimento da doença da medula óssea costuma ocorrer aos 67 anos com a presença da mutação *UBA1* em seu domínio de *splicing*. A falência medular como citopenia severa não é comum nas fases iniciais, mas

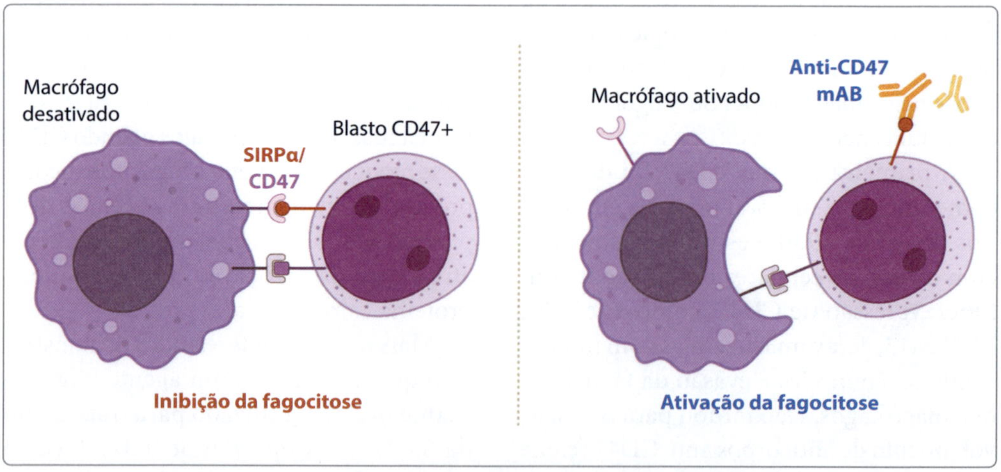

FIGURA 6 O antígeno CD47 da célula neoplásica inibe a fagocitose do macrófago, levando a evasão da célula leucêmica. Na presença de anti-CD47, ativadores de fagocitose são liberados pelas células neoplásicas (p. ex., calreticulina), ativando a fagocitose contra a célula do câncer (blasto CD47+).

vai progredindo. Algumas análises sugerem efeitos terapêuticos de inibidores de IL6, IL1 e azacitidina. Nossos dados do IWG corroboraram os achados da síndrome VEXAS com diversas manifestações autoimunes já na apresentação da doença com mutações do gene *UBA1*. Dentre as mutações associadas, podemos citar: *TET2*, *DNMT3A*, *ASXL1* e *SF3B1*.

RESUMO

- Há supressão medular por linfócitos T CD8+ em pacientes com SMD com medula hipocelular, trissomia do cromossomo 8, haplótipo HLA-DR15 ou com presença de clone HPN.
- Processo de estimulação antigênica crônica, como ocorre nas neoplasias (SMD é um exemplo) e nas inflamações crônicas, leva ao aumento da expressão de ligantes de PD1, por exemplo, PDL1, que acabam por ativar a via do PD1, com consequente imunossupressão da atividade do linfócito T, gerando o escape imune do clone neoplásico.
- Há uma desregulação da resposta imune crônica na SMD com aumento da expressão de genes relacionados à atividade do sistema imune na célula-tronco progenitora de pacientes com SMD. Dentre esses, os receptores *Toll-like* são comumente mutados ou hiperexpressos na célula progenitora dos pacientes com SMD em comparação a indivíduos saudáveis. Isso gera ativação de vias de interferon e aumento de inflamação, com consequentes apoptose, diseritropoese e bloqueio de diferenciação mieloide.
- A ativação de genes reguladores de interferon como *IRF3* e *IRF7* pode ocorrer por meio do receptor *Tool-like* 4 e sua molécula adaptadora MyD88, assim como a ativação de *IRF5* pelo receptor *Tool-like* 9. *IRF5* transloca para o núcleo e ativa citocinas inflamatórias como IL12, TNF-alfa e IL6, marcadores constantemente associados à patogênese da SMD pelo fenômeno da inflamação.
- Uma importante descoberta no campo da imunologia foi a de que um antígeno de superfície de células neoplásicas, o antígeno CD47, é capaz de bloquear a fagocitose realizada pelo macrófago contra a célula leucêmica CD47+. Esse conhecimento tem levado à intensa procura de anticorpos anti-CD47+ para tratamento das SMD e LMA.
- Até o momento, nenhum monoclonal se demonstrou efetivo para SMD.
- A síndrome VEXAS com mutação do gene *UBA1* comprovou o componente de autoimunidade em alguns pacientes com SMD.

REFERÊNCIAS

1. Abaza Y, Zeidan AM. Immune checkpoint inhibition in acute myeloid leukemia and myelodysplastic syndromes. Cells. 2022;11(14):2249.
2. Barreyro L, Chlon TM, Starczynowski DT. Chronic immune response dysregulation in MDS pathogenesis. Blood. 2018;132(15):1553-60.
3. Chao MP, Takimoto CH, Feng DD, McKenna K, Gip P, Liu J, et al. Therapeutic targeting of the macrophage immune checkpoint CD47 in myeloid malignancies. Front Oncol. 2020;9:1380.
4. Chiappinelli KB, Strissel PL, Desrichard A, Li H, Henke C, Akman B, et al. Inhibiting DNA methylation causes an interferon response in cancer via dsRNA including endogenous retroviruses. Cell. 2015;162(5):974-86.
5. Fang J, Bolanos LC, Choi K, Liu X, Christie S, Akunuru S, et al. Ubiquitination of hnRNPA1 by TRAF6 links chronic innate immune signaling with myelodysplasia. Nat Immunol. 2017;18(2):236-45.
6. Kochenderfer JN, Kobayashi S, Wieder ED, Su C, Molldrem JJ. Loss of T-lymphocyte clonal dominance in

patients with myelodysplastic syndrome responsive to immunosuppression. Blood. 2002;100(10):3639-45.

7. Matos AG, Ribeiro Junior HL, Borges DP, Okubo BM, Sousa JC, Barbosa MC, et al. Interleukin-8 and nuclear factor kappa B are increased and positively correlated in myelodysplastic syndrome. Med Oncol. 2017;34(10):168.
8. Organização Mundial da Saúde. WHO Classification of Tumours of Haematopoietic and Lymphoid Tissues. 4th ed. Lyon: International Agency for Research on Cancer; 2008.
9. Pinheiro RF, Metze K, Silva MR, Chauffaille MLLF. The ambiguous role of interferon regulatory factor-1 (IRF1) immunoexpression in myelodysplastic syndrome. Leuk Res. 2009;33(10):1308-12.
10. Sharpe AH, Pauken KE. The diverse functions of the PD1 inhibitory pathway. Nat Rev Immunol. 2018;18(3):153-67.
11. Sirenko M, Bernard E, Creignou M, Domenico D, Farina A, Ossa JEA, et al. Molecular and clinical presentation of UBA1-mutated myelodysplastic syndromes. Blood. 2024;144(11):1221-9.
12. Tamura T, Yanai H, Savitsky D, Taniguchi T. The IRF family transcription factors in immunity and oncogenesis. Annu Rev Immunol. 2008;26:535-84.
13. Xu Y, Jiang P, Xu Z, Ye H. Opportunities and challenges for anti-CD47 antibodies in hematological malignancies. Front Immunol. 2024;15:1348852.

7

A SMD dos distúrbios do fuso mitótico

Daniela de Paula Borges
Ronald Feitosa Pinheiro

OBJETIVOS DO CAPÍTULO

- Demonstrar a importância da regulação da mitose no desenvolvimento de neoplasias.
- Associar a desregulação da expressão gênica e proteica de componentes do fuso mitótico com a instabilidade cromossômica.
- Diferenciar os mecanismos de ação das proteínas envolvidas no controle do ponto de checagem mitótico e fuso mitótico.
- Apresentar os principais genes envolvidos no controle do ponto de checagem mitótico e fuso mitótico e discutir como sua desregulação influencia a patogênese da neoplasia mielodisplásica (SMD).
- Explorar o conceito de *mitotic slippage* e possíveis marcadores/alvos na SMD para esse fenômeno.
- Discorrer sobre a importância da expressão das telomerases como alvo terapêutico.

CONCEITOS GERAIS

A heterogeneidade da neoplasia mielodisplásica (SMD) é um reflexo da diversidade de mecanismos moleculares envolvidos na sua patogênese. As transformações neoplásicas ocorrem em várias etapas com alterações cromossômicas e moleculares, culminando com bloqueio de diferenciação e, em uma última etapa, na transformação em leucemia mieloide aguda (LMA).

Estudos sobre a influência das alterações citogenéticas na SMD têm se restringido às alterações mais frequentes (-5/5q-, -7/7q-, +8 e 20q), porém ainda não se sabe, ao certo, se essas alterações são responsáveis por iniciar eventos que levam ao desenvolvimento da SMD, com exceção da del(5q), que representa a base fisiopatológica da síndrome do 5q-.

A presença de alterações citogenéticas está relacionada ao mau funcionamento do processo de divisão celular, que é estritamente regulado para garantir a separação correta dos cromossomos entre duas células-filhas. A correta segregação cromossômica ocorre quando as cromátides-irmãs são ligadas após a replicação e depois são segregadas para polos opostos antes do processo de citocinese (divisão das células).

Essa segregação é mediada por microtúbulos do fuso que estabelecem uma conexão estável com cada cromossomo por meio dos cinetócoros, grandes complexos proteicos que se reúnem no centrômero dos cromossomos, permitindo seu alinhamento (Figura 1).

O processo de divisão celular é monitorado por um mecanismo de vigilância, o ponto de checagem mitótico (PCM), que assegura que os cromossomos sejam corretamente segregados, evitando que células com cromossomos desalinhados finalizem a mitose. Essa verificação consiste em três componentes: um sensor que detecta a presença de cromossomos desalinhados; um transdutor que amplifica o sinal gerado pelo sensor e um inibidor que é capaz de parar o ciclo celular até que todos os cinetócoros estejam ligados ao fuso mitótico.

Vários genes e proteínas estão envolvidos na regulação dos pontos de checagem mitóticos. Os genes que codificam proteínas do PCM raramente se apresentam mutados em neoplasias humanas, mas geralmente apresentam desregulação da expressão de mRNA e proteica, sendo que tanto o aumento quanto a diminuição da expressão podem levar a danos no sistema de checagem e ao desenvolvimento de neoplasias.

CONTROLE DO PONTO DE CHECAGEM MITÓTICO NO DESENVOLVIMENTO DE ALTERAÇÕES CROMOSSÔMICAS DA NEOPLASIA MIELODISPLÁSICA

O PCM pode ser definido como um conjunto sensorial de monitoramento do fuso mitótico. As proteínas do PCM atuam como catalizadores e a fosforilação reversível dessas proteínas é responsável pela regulação da sinalização do PCM. As proteínas do PCM impedem a transição da metáfase para anáfase quando algum cinetócoro não está ligado corretamente, liberando o complexo de controle mitótico (MCC) para inibir o complexo promotor da anáfase/ciclossomo (APC/C), uma proteína ubiquitina ligase, que parece ser um alvo-chave na intervenção do PCM, sendo sua atividade finamente controlada no ciclo celular.

O MCC ocorre a partir da interação entre as proteínas do PCM: MAD2, BUBR1/MAD3 e BUB3 com CDC20, um cofator

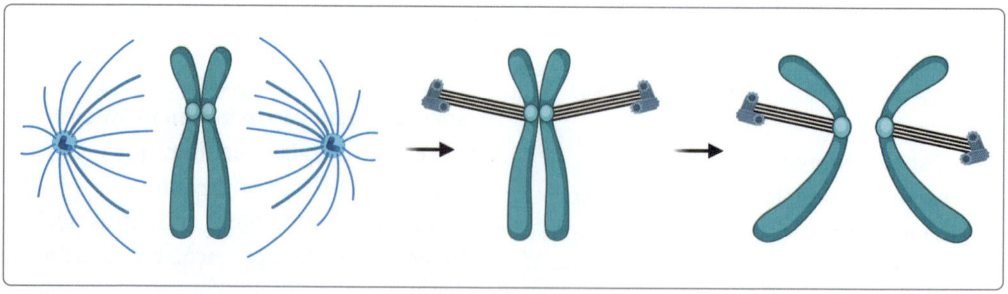

FIGURA 1 Processo de separação correta dos cromossomos após ligação dos cinetócoros aos microtúbulos do fuso mitótico. Os centrossomos migram para as extremidades da célula para a formação do fuso mitótico que se ligará aos cinetócoros para a correta segregação dos cromossomos.

de reconhecimento proteico. A ativação do APC/C na mitose é iniciada por meio de sua fosforilação pelos substratos CDK1/ciclina B1 e securina, o que aumenta sua afinidade pela CDC20. Mediante adição de subunidades de ubiquitina, o complexo APC/C^{CDC20} indica quais proteínas serão degradadas. Quando o PCM é satisfatório, a ativação do APC/C^{CDC20} promove a ubiquitinação e proteólise da securina e ciclina B1, desencadeando a separação das cromátides-irmãs. Quando o processo não é satisfatório, o ciclo celular é interrompido.

O PCM inibe as funções do APC/C via inativação da CDC20 causada pela ligação da MAD2 em sua forma livre (aberta). Durante a mitose, moléculas de MAD2 são recrutadas por MAD1, receptores localizados nos cinetócoros, formando um complexo estável (MAD2-MAD1), que será responsável pela modificação de outras moléculas de MAD2 livres no citoplasma. MAD2 assume duas formas conformacionais distintas, denominadas aberta (O-MAD2) e fechada (C-MAD2). Os cinetócoros não conectados aos microtúbulos ou incorretamente alinhados, recrutam por meio de MAD1 moléculas de MAD2 abertas. Ao interagir com MAD1, O-MAD2 modifica sua conformação para C-MAD2, formando o complexo MAD1:C-MAD2.

Como as moléculas com conformação O-MAD2 não interagem com CDC20, o complexo MAD1:C-MAD2 funciona como uma plataforma de conversão. Depois de ligar-se à CDC20, o complexo formado (C-MAD2:CDC20) adquire propriedades catalíticas e atua como uma plataforma conversora de moléculas MAD2, amplificando o sinal inibitório à CDC20.

A ligação entre MAD2 e CDC20 é um dos processos mais importantes para o funcionamento do ponto de verificação da montagem do fuso (SAC, do inglês *spindle assembly checkpoint*), pois impede a ativação da APC/C até que todos os cromossomos estejam alinhados corretamente. Quando MAD2 se dissocia de CDC20, a securina é degradada, levando à liberação da separase. Livre e ativa, a separase degrada as moléculas de coesina, as quais, até o momento, mantinham as cromátides-irmãs unidas, permitindo a migração das cromátides para os polos e a transição de metáfase para anáfase. A anáfase inicia apenas quando a securina e CDK1/ciclina B1 estão quase totalmente degradadas e se dissociam da separase, proteína responsável pela separação das cromátides-irmãs. Em algumas situações, como nas neoplasias, o APC/C apresenta uma atividade residual mesmo após a completa ativação do SAC, levando a uma degradação lenta da ciclina B1, o que faz com que a célula tenha uma saída prematura do ciclo celular (Figura 2). Mesmo quando o PCM é insatisfatório, a célula pode sair da mitose e entrar na próxima fase G1 na forma tetraploide. Esse fenômeno de saída prematura da mitose é conhecido como *mitotic slippage* e faz com que a célula saia da mitose sem a segregação correta dos cromossomos.

Muitos pesquisadores têm avaliado a expressão dessas proteínas em variadas neoplasias, tentando associar os mais diversos tumores com o fenômeno da aneuploidia e consequente instabilidade genômica. Em relação a SMD, as informações são bastante escassas. Nosso grupo de pesquisa do Laboratório de Citogenômica do Câncer da Universidade Federal do Ceará (LCC/UFC) realizou o primeiro estudo dessas proteínas do SAC por imuno-histoquímica em 40 pacientes com diversos subtipos da SMD. Detectamos aumento da expressão proteica de MAD2 associado à presença

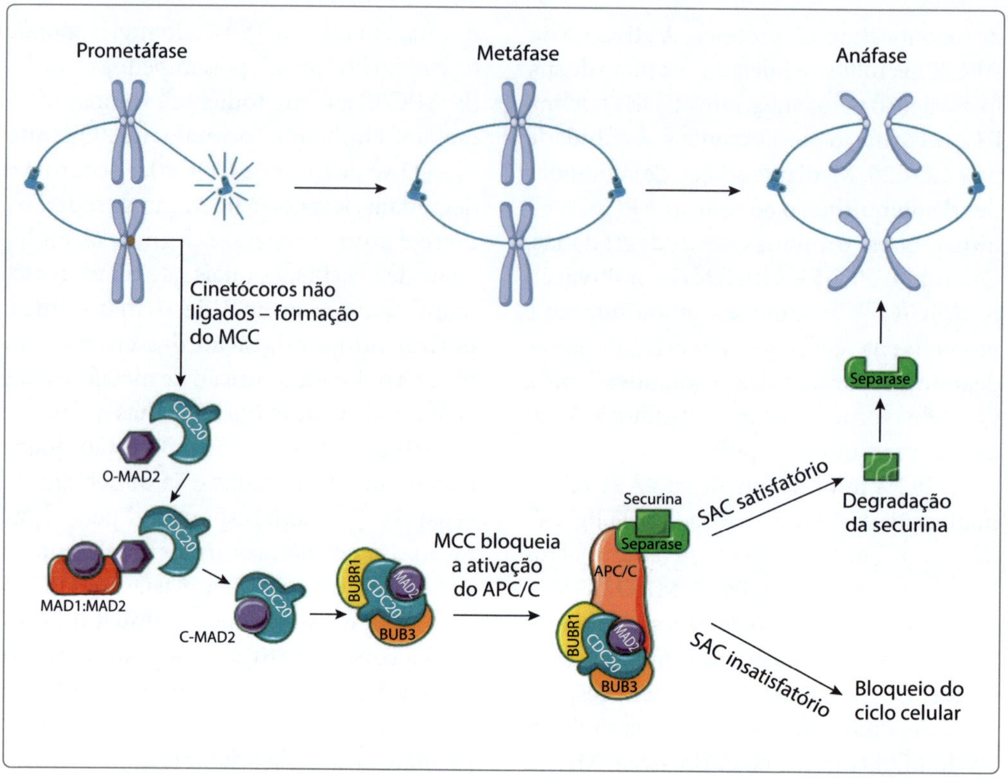

FIGURA 2 Controle da divisão celular pelas proteínas do PCM. Durante a prometáfase, os cinetócoros não alinhados levam à formação do MCC. Para a formação do MCC, *MAD2* muda sua conformação para C-*MAD2* pelo complexo MAD1:*MAD2* e se liga a CDC20, levando a formação do MCC juntamente ao BUBR1 e BUB3, inibindo o APC/C. Quando todos os cromossomos estão alinhados corretamente, o MCC para de agir, permitindo que a CDC20 ative o APC/C, levando à ubiquitinação e degradação de securina e ciclina B1. A degradação da securina libera a separase, permitindo que a célula entre na anáfase.

APC/C: complexo promotor da anáfase/ciclossomo; MCC: complexo de controle mitótico; PCM: ponto de checagem mitótico; SAC: ponto de verificação da montagem do fuso.

de significativas citopenias. Alterações na expressão de MAD2 estavam associadas com o aparecimento de instabilidade cromossômica devido ao comprometimento do funcionamento do PCM. O aumento da expressão de MAD2 adia a proteólise da ciclina B pelo APC/C, retardando a progressão da mitose temporariamente, enquanto a diminuição da expressão de MAD2 pode reduzir a capacidade de sinalização do ponto de checagem, levando a falhas na segregação cromossômica. Diversos estudos em modelos murinos têm apresentado resultados controversos com relação ao MAD2, mas o que parece evidente é que tanto o aumento quanto a diminuição dos níveis de expressão têm sido associados à aneuploidia e ao desenvolvimento de neoplasias.

Em nossos estudos, também detectamos alterações de expressão gênica de CDC20 relacionadas à presença de alterações cromossômicas na SMD. Em um estudo de mais de centena de pacientes com SMD, detectamos o aumento da expressão proteica em pacientes com alterações citogenéticas, incluindo presença de aneuploidias.

A expressão do CDC20 é rigorosamente controlada, o aumento da sua expressão está associado à presença de aneuploidias e é preditor de prognóstico desfavorável em várias neoplasias humanas, pois sua elevação pode desencadear ativação inadequada e prematura do APC/C e, consequentemente, à presença de alterações cromossômicas. Possivelmente, o aumento da expressão de CDC20 nas células neoplásicas também pode predispor ao fenômeno de *mitotic slippage*.

Também estudamos outras associações entre a expressão de CDC20 com outros achados em SMD, detectando uma significativa relação entre o aumento de sua expressão com casos de trombocitopenia severa mediante uso da tecnologia de expressão gênica por sondas *Taqman/RT-qPCR*. Esses resultados chamaram bastante a atenção, pois eles já foram encontrados em estudo anterior de nosso grupo quando da análise de uma outra coorte de SMD em que avaliamos a expressão proteica de CDC20 por imunoexpressão. Uma possível explicação para o achado dessa associação pode passar pelo processo de poliploidização dos megacariócitos. Durante o processo de poliploidização dos megacariócitos, eles vão adquirindo segmentação de seu núcleo que fica polilobulado (maturação para se tornar polilobular), mediante um fino controle da saída da metáfase para anáfase. Acreditamos que possivelmente o aumento da expressão de CDC20 acelera de maneira desorganizada o processo de poliploidização dos megacariócitos, levando à uma maturação incompleta de seu núcleo proporcionando menor capacidade de geração de plaquetas. Estudos funcionais são esperados para corroborar esses achados.

CONTROLE DO FUSO MITÓTICO NO DESENVOLVIMENTO DE ALTERAÇÕES CROMOSSÔMICAS DA NEOPLASIA MIELODISPLÁSICA

Durante o processo de regulação do PCM, algumas quinases atuam na geração de locais para o recrutamento das proteínas do PCM nos cinetócoros, por exemplo, Aurora B que pertence à família das Auroras quinases (AURK). As AURK (Auroras A, B e C) são uma família de serinas/treoninas que participam ativamente da regulação do alinhamento e segregação cromossômica durante a mitose. As Auroras A e B apresentam propriedades oncogênicas e o aumento de suas expressões tem sido relacionado ao desenvolvimento de diferentes tipos de neoplasias.

A Aurora A (*AURKA*) está localizada nos centrossomos e nos polos do fuso mitótico e atua, durante a mitose, na maturação e separação dos centrossomos, formação do fuso mitótico e na dinâmica dos microtúbulos. A Aurora B (*AURKB*) está localizada nos centrômeros na prometáfase e metáfase e durante a anáfase no fuso mitótico, alinhando os cromossomos, monitorando o ponto de checagem mitótico e na condensação dos cromossomos e a citocinese (Figura 3).

O gene que codifica a proteína *AURKA* está localizado no 20q13.20-q13.3, uma região frequentemente amplificada em neoplasias humanas e alvo de deleções na SMD. O aumento da expressão da *AURKA* interfere na formação do MCC, por meio da supressão de MAD2 e consequente estimulação de CDC20, levando a segregação incorreta das cromátides-irmãs. Além de MAD2 e

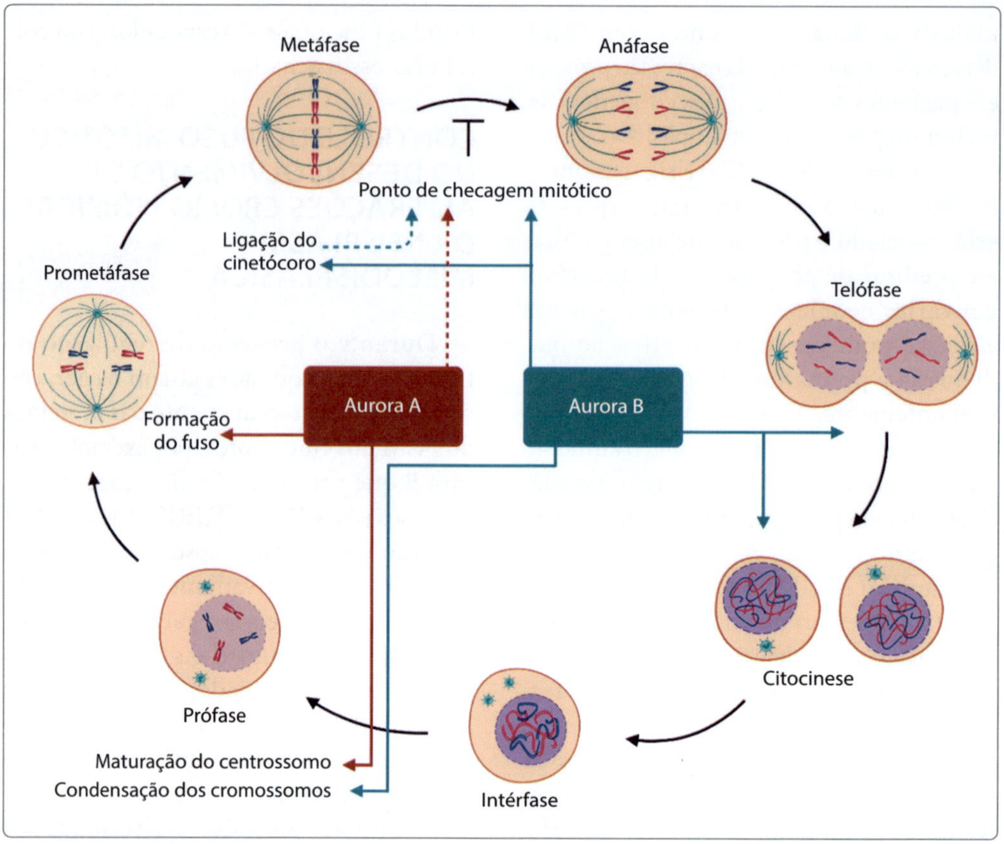

FIGURA 3 Locais de atuação das Auroras A e B durante a progressão mitótica. As funções da Aurora A estão relacionadas à maturação do cromossomo e formação do fuso mitótico, além de auxiliarem indiretamente no ponto de checagem mitótico. A Aurora B atua na condensação dos cromossomos, na ligação do cinetócoro e no processo de citocinese, além de auxiliarem no ponto de checagem mitótico.

CDC20, a *AURKA* interage com diversas outras proteínas, como a P53, que pode ser inibida ou degradada durante essa interação. Alterações na expressão da *AURKA* pode ser o resultado da amplificação de genes, indução de transcrição gênica ou modificações pós-translacionais, e interfere em processos celulares que resultam em falhas no processo mitótico e instabilidade genômica. Nosso grupo de pesquisa do LCC/UFC detectou amplificação de *AURKA* em pacientes com SMD, utilizando a técnica de hibridização *in situ* por fluorescência (FISH), o que corrobora a associação entre alterações de *AURKA* e instabilidade genômica nos processos neoplásicos. Esse resultado foi citado em artigo na revista *Nature*, em 2017, com sugestão de que *AURKA* deve ser um alvo terapêutico para tratamento tanto de tumores sólidos como de neoplasias hematológicas.

A *AURKA* é essencial para a execução de diversos eventos mitóticos, como maturação dos centrossomos, entrada da célula na mitose, formação do fuso mitótico e citocinese, sendo a principal proteína reguladora do processo de maturação dos centrossomos, que ocorre no final da fase G2 e durante a prófase. A perda na regulação da duplicação e maturação dos centrossomos resulta em células com número anormal desses elementos (multipolares) e falhas na dinâmica do aparelho mitótico. A sobreposição ao CCM juntamente à amplificação dos centrossomos, ambos decorrentes do aumento da expressão de *AURKA*, podem levar ao aparecimento de aneuploidias e desenvolvimento de tumores. A *AURKA* promove a carcinogênese por intermédio de mecanismos distintos, uma vez que ela desempenha múltiplas funções na regulação do ciclo celular e seu papel oncogênico pode variar de acordo com o tipo de neoplasia.

Diversos fatores moduladores têm sido estudados como ativadores da Aurora A com relação à atividade, localização e estabilidade. O regulador mais bem caracterizado é o TPX2, uma proteína associada aos microtúbulos que desempenha um papel importante na formação do fuso mitótico e atua como um dos substratos do APC/C. As funções e localização do TPX2 estão relacionadas à sua ação como regulador da *AURKA*, além de permitir a atuação da Aurora A, TPX2 também a protege contra a degradação prematura. A associação da TPX2 com a *AURKA* resulta em uma unidade funcional que, quando hiperexpressa, tem propriedades cancerígenas provavelmente decorrente da ativação oncogênica da Aurora A pelo TPX2. O aumento da expressão de TPX2 tem sido associada à amplificação anormal dos centrossomos e presença de aneuploidias em diversos cânceres.

Assim como detectamos para CDC20, encontramos que pacientes portadores de SMD com displasia megacariocítica (dismegacariopoiese) também apresentaram um aumento na expressão gênica do TPX2 corroborando a ideia de que esses dois genes podem trabalhar de maneira dependente em cascata. A expressão de TPX2 também é rigorosamente regulada durante o ciclo celular e seus níveis de variação da expressão são idênticos aos do CDC20. O aumento da expressão de CDC20 proporciona ativação inadequada da APC/C e instabilidade cromossômica; e o mau funcionamento da APC/C diminui a estabilidade de TPX2, levando a defeitos na formação do fuso mitótico e ao bloqueio do ciclo celular.

Outro membro relevante da família das quinases associado a neoplasias é a Aurora B (*AURKB*). *AURKB* faz parte de um complexo cromossômico com outros três reguladores: Incep, survivina e borealina. O papel principal da *AURKB* como catalizadora é controlar a orientação bipolar das cromátides-irmãs. Durante a prófase, o complexo cromossômico localiza-se ao longo do cromossomo, concentra-se nos centrômeros durante a prometáfase e metáfase e migram para o fuso mitótico durante a anáfase para participar da citocinese. A atividade enzimática e estabilidade da *AURKB* é regulada por essas três subunidades não enzimáticas do complexo.

AURKB é requisitada na liberação de cinetócoros que não estão ligados aos microtúbulos corretamente até que uma orientação bipolar seja alcançada. A *AURKB* promove o rompimento contínuo dos microtúbulos ligados ao cinetócoro até que a tensão exercida pela orientação bipolar afaste os cinetócoros da camada interna do centrômero e da zona de influência de *AURKB*. A ligação incorreta de microtúbulos do fuso aos cinetócoros é um evento relativamente comum no início da mitose e as células dispõem de mecanismos para corrigir esse tipo de erro, como o MCC que atrasa o início da anáfase até que todos os cromossomos estejam biorientados.

Aurora B também induz modificações na cromatina (fosforilação das histonas H3) necessárias para adequada condensação e segregação cromossômica. Sem a sua ação, as células-filhas permanecem ligadas por pontes citoplasmáticas, gerando defeitos de formação cromossômica. Assim, o ponto de checagem mitótico é comprometido pela falta de atividade de Aurora B. O aumento dos níveis de expressão da *AURKB* tem sido observado em diversos tipos de tumores e está correlacionado com múltiplos defeitos na maquinaria mitótica, como perda da conexão entre cinetócoro e microtúbulos e finalização da mitose sem os eventos característicos da anáfase, levando ao surgimento de aneuploidias e outras alterações citogenéticas.

Alguns estudos têm avaliado a expressão das Auroras A e B em diversas neoplasias humanas, incluindo neoplasias hematológicas, como a LMA. Porém, são poucos os que avaliam o comportamento das Auroras em pacientes com SMD.

Nosso grupo de pesquisa do LCC/UFC avaliou a expressão proteica de *AURKB* em pacientes com SMD e detectou um significativo aumento de expressão nos casos de pacientes com alterações cromossômicas, corroborando a importância dessa proteína na maquinaria mitótica e finalização da mitose. Nesse mesmo estudo, também detectamos o fenômeno de amplificação de *AURKA* que se associava com prognóstico desfavorável, alterações citogenéticas, dependência transfusional e maior número de citopenias na SMD. Esses estudos ratificam que alterações na expressão/amplificação desses genes relacionados ao fuso mitótico são fenômenos comuns nas neoplasias de uma maneira geral, assim como na SMD.

OS GENES DO CONTROLE DO PONTO DE CHECAGEM MITÓTICO E FUSO MITÓTICO NA PATOGÊNESE DA NEOPLASIA MIELODISPLÁSICA HIPOCELULAR

Os achados morfológicos da SMD geralmente incluem medula óssea hipercelular ou normocelular. Cerca de 10% dos pacientes apresentam medula hipocelular, que corresponde a uma entidade distinta da SMD. A etiologia da SMD hipocelular ou hipoplásica (h-SMD) ainda não é bem definida, mas está relacionada a processos autoimunes e à supressão de precursores hematopoéticos por células T citotóxicas, além disso, os pacientes com h-SMD geralmente possuem resposta significativa às terapias imunossupressoras. O prognóstico dos pacientes com h-SMD ainda é, de uma maneira geral, mais favorável.

Em dois estudos distintos de nosso grupo de pesquisa do LCC/UFC, observamos a diminuição dos níveis de expressão dos genes *AURKA*, *AURKB*, *MAD2* e *CDC20* em pacientes portadores de SMD com medula hipocelular em relação aos pacientes com medula normocelular e hipercelular. No primeiro estudo, avaliamos 61 pacientes e detectamos a expressão dos genes *AURKA*, *AURKB*, *MAD2* e *CDC20* diminuída nos pacientes com medula hipocelular. Em um segundo momento, em uma nova coorte de mais de uma centena de pacientes, novamente observamos diminuição da expressão de *AURKA*, *AURKB* e *MAD2* nos pacientes com medula hipocelular. Em ambos os estudos, os pacientes com medula hipocelular correspondiam a indivíduos mais jovens, com idade inferior a 60 anos. A importância desses dois estudos corrobora a ideia de uma diferente patogênese da SMD com medula hipocelular em relação aos demais subtipos.

INSTABILIDADE GENÔMICA E AS ALTERAÇÕES CROMOSSÔMICAS EM NEOPLASIA MIELODISPLÁSICA: FRUTO DA *MITOTIC SLIPPAGE*?

A instabilidade genômica é uma das características das neoplasias, sendo esse processo um facilitador para as células neoplásicas adquirirem mais mutações com consequente maior plasticidade e heterogeneidade. E se existe uma doença que é heterogênea, essa doença é a SMD!

O fenômeno da instabilidade genômica é decorrente do acúmulo de alterações genéticas que levam à segregação cromossômica inadequada, falha de controle do ponto de checagem mitótico, defeitos na manutenção dos telômeros e falha do sistema de reparo do DNA. Exatamente por todos esses fenômenos, ocorre a instabilidade cromossômica que pode ser apresentada por ganho ou perda cromossômica durante a metáfase, uma característica marcante da SMD. A SMD tem como alterações citogenéticas mais comuns as monossomias (p. ex., cromossomo 7), as trissomias (p. ex., cromossomo 8) e as deleções cromossômicas (p. ex., deleção 5q). Já as translocações não são eventos comuns nas SMD, exceto no momento da transformação em LMA. Tanto a instabilidade genômica quanto a cromossômica são associadas às variações fenotípicas que levam ao processo de evolução clonal, gerando maior resistência aos tratamentos e maior recidiva. Assim, a maior manifestação de instabilidade cromossômica em SMD são as aneuploidias (qualquer alteração no número de cromossomos diferente de 46).

A aneuploidia em SMD é decorrente de uma série de erros nos mecanismos celulares durante a segregação dos cromossomos na metáfase. O pré-requisito básico para uma célula aneuploide neoplásica garantir sua sobrevivência é o fenômeno da *mitotic slippage*. Normalmente, uma célula aneuploide deveria entrar em apoptose (morte celular programada), mas principalmente nas formas avançadas da SMD há uma nítida redução da apoptose. Muitos mecanismos podem ocorrer para explicar essa fuga da apoptose, entre eles, há a clássica descrição de aumento da expressão de reguladores da apoptose como BCL-2, uma proteína tipicamente antiapoptótica. Esse conhecimento passou a ser usado na prática da hematologia, pois já se encontra no mercado brasileiro um inibidor de BCL-2 liberado pela Agência Nacional de Vigilância Sanitária (Anvisa) para casos de LMA não candidatos a quimioterapia convencional.

Outro mecanismo em que a aneuploidia pode se perpetuar e fugir do controle celular é o aumento de CEP55, uma proteína do centrossomo que parece exercer um papel pivô no fenômeno da aneuploidia. CEP55 teria a função fundamental de equalizar a divisão dos cromossomos entre as células-filhas da metáfase para anáfase e sua disfunção tem sido descrita em diversas neoplasias com prognóstico desfavorável, metástase e comportamento agressivo. CEP55 tem sido descrita como uma das 70 proteínas responsáveis pela instabilidade cromossômica entre 12 diferentes tipos de neoplasias. Sua elevada expressão também tem sido descrita entre os 10 genes hiperexpressos associados à resistência ao tratamento, instabilidade cromossômica e proliferação celular.

Estudos de células com *knockout* de *CEP55* apresentam típica parada da mitose e entrada na apoptose. O LCC/UFC analisou proteínas de pacientes com SMD do subtipo com sideroblastos em anel (SMD-SA – OMS 2016) e encontramos um grande aumento da expressão de CEP55 no plasma de medula desses pacientes com o uso da técnica de espectrometria de massas. No entanto, não detectamos alterações relacionadas a alterações cromossômicas nas SMD.

Estratégias combinadas que eliminassem as células aneuploides e suas proteínas da mitose desreguladas em SMD poderiam evitar o fenômeno da *mitotic slippage*? Está criada mais uma oportunidade para o conceito da letalidade sintética em SMD.

TELÔMEROS: A PORÇÃO FINAL DOS CROMOSSOMOS QUE VIROU REALIDADE TERAPÊUTICA PARA A NEOPLASIA MIELODISPLÁSICA

A maioria das células do corpo humano se encontra em contínua divisão celular e, para que esse fenômeno ocorra, os cromossomos também devem se replicar com todas as etapas clássicas que conhecemos dos processos de mitose/meiose. Durante o processo de replicação dos cromossomos, há intensa atividade de enzimas como a telomerase – responsável por adicionar nucleotídeos à porção final dos cromossomos, os conhecidos telômeros.

Os telômeros são a porção final dos cromossomos que os protegem de degradação, mas que normalmente vão se encurtando com o processo de senescência do ser humano. Assim, conforme envelhecemos, os telômeros vão reduzindo de tamanho (Figura 4).

Pesquisadores demonstraram que pacientes com SMD apresentavam significativa redução do tamanho de seus telômeros.

O processo de manutenção dos telômeros dos cromossomos é realizado pela enzina telomerase, uma DNA polimerase RNA dependente (produz DNA usando RNA como molde). Nos últimos anos, uma série de estudos demonstrou o aumento da atividade das telomerases em diversos tipos de células neoplásicas, transformando a enzima telomerase em um possível alvo terapêutico. O aumento da atividade da telomerase tem sido relatado em mais de 95% dos cânceres: mama, tireoide, próstata, esôfago, pâncreas, pulmão e em neoplasias mieloides, como mielofibrose e SMD. Para as SMD, recentemente, após estudos de fase 1 e 2, o inibidor de telomerase denominado imetelstate foi aprovado como tratamento de pacientes com SMD de baixo risco dependentes de suporte transfusional. O estudo de fase-3 placebo controlado de imetelstate (IMerge) demonstrou que 45% dos pacientes com sideroblastos em anel e 32% dos pacientes sem sideroblastos em anel atingiram independência transfusional em oito semanas de tratamento. A mediana de aumento da hemoglobina para esses casos foi de 3,5g/dL, colocando os telômeros como um alvo terapêutico para pacientes com SMD (*ver Capítulo 34*).

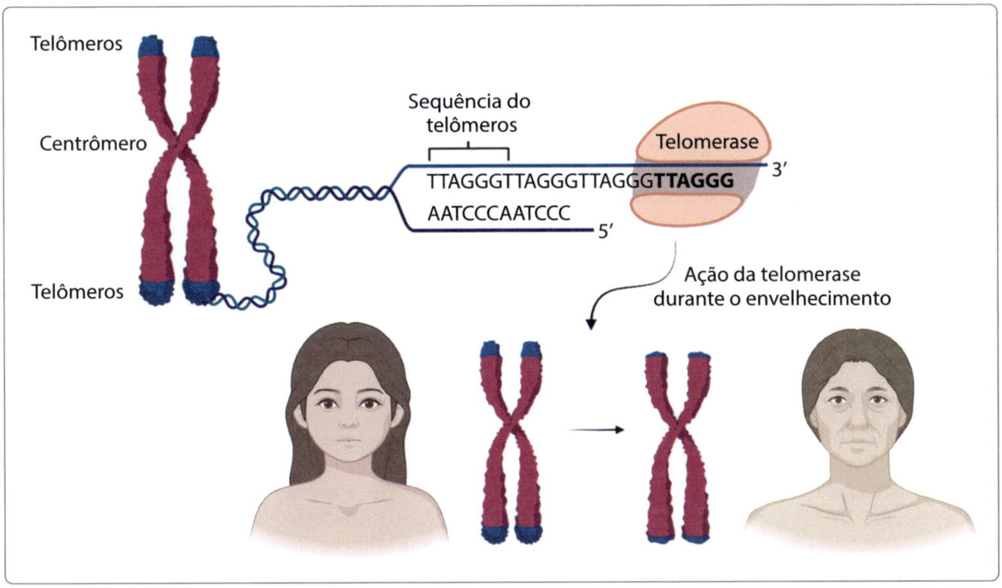

FIGURA 4 Estrutura do cromossomo mostrando a localização dos telômeros e ação da enzima telomerase, que leva ao encurtamento dos telômeros durante o envelhecimento.

RESUMO

- O processo de divisão celular é estritamente regulado para garantir a separação correta dos cromossomos entre duas células-filhas. Essa regulação é feita por um conjunto de proteínas que atuam principalmente no controle do fuso celular e ponto de checagem mitótico.
- Um dos componentes-chave do ponto de checagem mitótico é a CDC20 que, por meio da formação do MCC com a MAD2, controlam a ativação do APC/C. Tanto MAD2 quanto CDC20 apresentam alterações na expressão gênica e proteica em pacientes com SMD.
- As Auroras A e B atuam, principalmente, no processo de formação do fuso mitótico. Alterações nas suas expressões podem levar a defeitos na segregação cromossômica em SMD.
- Células aneuploides neoplásicas fogem da morte celular programada (*mitotic slippage*) por uma série de fenômenos, entre eles, a hiperexpressão de CEP55. Esse pode ser um fenômeno a explicar, pelo menos em alguns casos, a aneuploidia na SMD.
- A atividade aumentada das telomerases na SMD gerou uma nova opção terapêutica.

REFERÊNCIAS

1. Borges DP, Santos AWA, Paier CRK, Ribeiro Júnior HL, Costa MB, Farias IR, et al. Prognostic importance of Aurora kinases and mitotic spindle genes transcript levels in myelodysplastic syndrome. Leuk Res. 2018;64:61-70.
2. Bruno S, Rorà AGL, Napolitano R, Soverini S, Martinelli G, Simonetti G. CDC20 in and out of mitosis: a prog-

nostic factor and therapeutic target in hematological malignancies. J Exp Clin Cancer Res. 2022;41(1):159.

3. Chen J, Liu J. Spindle size scaling contributes to robust silencing of mitotic spindle assembly checkpoint. Biophys J. 2016;111(5):1064-77.
4. Genga KR, Filho FD, Ferreira FV, Sousa JC, Studart FS, Magalhães SM, et al. Proteins of the mitotic checkpoint and spindle are related to chromosomal instability and unfavourable prognosis in patients with myelodysplastic syndrome. J Clin Pathol. 2015;68(5):381-7.
5. Goldenson B, Crispino JD. The aurora kinases in cell cycle and leukemia. Oncogene. 2015;34(5):537-45.
6. Heredia FF, Sousa JC, Ribeiro Junior HL, Carvalho AF, Magalhaes SM, Pinheiro RF. Proteins related to the spindle and checkpoint mitotic emphasize the different pathogenesis of hypoplastic MDS. Leuk Res. 2014;38(2):218-24.
7. Jeong SM, Bui QT, Kwak M, Lee JY, Lee PC. Targeting Cdc20 for cancer therapy. Biochim Biophys Acta Rev Cancer. 2022;1877(6):188824.
8. Lucena-Araujo AR, Oliveira FM, Leite-Cueva SD, Santos GA, Falcao RP, Rego EM. High expression of AURKA and AURKB is associated with unfavorable cytogenetic abnormalities and high white blood cell count in patients with acute myeloid leukemia. Leuk Res. 2011;35(2):260-4.
9. Moura AA, Bezerra MJB, Martins AMA, Borges DP, Oliveira RTG, Oliveira RM, et al. Global proteomics analysis of bone marrow: establishing talin-1 and centrosomal protein of 55 kDa as potential molecular signatures for myelodysplastic syndromes. Front Oncol. 2022;12:833068.
10. Otto T, Sicinski P. Cell cycle proteins as promising targets in cancer therapy. Nat Rev Cancer. 2017;17(2):93-115.
11. Platzbecker U, Santini V, Fenaux P, Sekeres MA, Savona MR, Madanat YF, et al. Imetelstate in patients with lower-risk myelodysplastic syndromes who have relapsed or are refractory to erythropoiesis-stimulating agents (IMerge): a multinational, randomised, double-blind, placebo-controlled, phase 3 trial. Lancet. 2024;403(10423):249-60.
12. Rorà AGL, Martinelli G, Simonetti G. The balance between mitotic death and mitotic slippage in acute leukemia: a new therapeutic window? J Hematol Oncol. 2019;12(1):123.
13. Tsang MJ, Cheeseman IM. Alternative CDC20 translational isoforms tune mitotic arrest duration. Nature. 2023;617(7959):154-61.
14. Xian F, Yang X, Xu G. Prognostic significance of CDC20 expression in malignancy patients: A meta-analysis. Front Oncol. 2022;12:1017864.

A SMD da maquinaria do *splicing*

Ronald Feitosa Pinheiro

OBJETIVOS DO CAPÍTULO

- Definir o que é o processo de *splicing*.
- Apresentar a importância do *splicing* para a neoplasia mielodisplásica (SMD).
- Discorrer sobre quais genes estão envolvidos nos problemas do sistema de *splicing* do RNA na SMD (*SF3B1*, *SRSF2*, *U2AF1*).
- Associar o gene *SF3B1* mutado com a presença de sideroblastos em anel.
- Discorrer sobre os sideroblastos em anel sem a mutação do gene *SF3B1*.
- Discorrer sobre possíveis novos alvos terapêuticos decorrentes desse conhecimento.

CONCEITOS GERAIS

Todos os dias, nosso DNA é transcrito em um RNA mensageiro que poderá ser codificado em uma proteína, mas nem todo DNA é transcrito como um bloco de maneira contínua. No fim dos anos 1970, pesquisadores descobriram que as proteínas dos animais não eram codificadas de sequências contínuas dos DNA, isto é, para se gerar uma proteína seriam lidos pedaços do DNA intercalados, módulos de DNA. Portanto, haveria pedaços de DNA intercalados que não seriam utilizados para que fosse criado um RNA mensageiro de uma proteína. Mas qual seria a lógica evolutiva por trás de se dispensar pedaços de DNA para a síntese de proteínas? Uma das explicações encontradas foi a do escritor e pesquisador médico Siddhartha Mukherjee com a analogia das sílabas que se juntam para formar uma palavra. Siddhartha escreveu: "Veja as reticências entre as sílabas que compõe a palavra formatação: for-ma-ta-ção." Em seu livro *O Gene*, Siddhartha nos explica com maestria toda a lógica evolutiva do que chamamos atualmente de mecanismo de *splicing*:

"De início, essa estrutura gênica dividida causou estranheza: por que um genoma animal desperdiçaria trechos tão longos de DNA dividindo genes em pedacinhos só para costurá-los de novo em uma mensagem contínua? Mas a lógica interna dos genes divididos logo se tornou evidente: dividindo genes em módulos, uma célula podia gerar assombrosas combinações de mensagens a partir de um único gene: a palavra 'formatação' pode ser dividida e emendada para se obter 'forma', 'mata', 'ação', criando assim grande número de mensagens variantes, chamadas isoformas, a partir de um único gene."

Portanto, o mecanismo do *splicing* é o corta e cola para se gerar as mais diversas proteínas que terão as mais variadas funções na célula dos animais. A porção do DNA que é transcrita é chamada de éxon e a porção de fragmentos intervenientes, isto é, as reticências na palavra formatação (da explicação de Siddhartha) é chamada de íntron. O mais interessante é que os íntrons são a grande maioria da porção do DNA. Esse sistema de *splicing* que gera as mais diversas isoformas de proteínas foi associado com a patogênese da neoplasia mielodisplásica (SMD) em um passado não muito distante, após três importantes pesquisas realizadas por Seishi Ogawa, Elli Papaemmanuil e Luca Malcovati.

A marca morfológica mais característica da SMD com alterações no mecanismo de *splicing* é a presença do sideroblasto em anel, um precursor eritroide ortocromático-policromático com a presença de grânulos de ferro em torno do seu núcleo, que pode ser facilmente identificado pela coloração do ferro medular. Nos últimos anos, a detecção de mutações de alguns genes envolvidos nos mecanismos de *splicing* em pacientes com SMD, como *SF3B1, SRSF2* e *U2AF1*, têm definido parte da patogênese da doença com associações interessantes como a presença da mutação do *SFB31* ter valor preditivo positivo de 98% para a presença de sideroblastos em anel. Esse conhecimento da patogênese cria ambiente propício para o desenvolvimento de terapia-alvo para a SMD.

A importância dos mecanismos de *splicing* no desenvolvimento dos processos neoplásicos está presente tanto para tumores sólidos como para neoplasias hematológicas. Entre os cânceres hematológicos, a SMD é a doença com maior número de mutações em genes envolvidos no processo. Estudos em modelos murinos confirmam de maneira inequívoca os achados encontrados em alterações da medula óssea vistas em pacientes com SMD. Os murinos com mutação Sf3b1K700E/+ apresentam anemia macrocítica e displasia eritroide, enquanto os transgênicos com U2af1S34F exibem citopenias, anemia macrocítica e displasia de baixo grau, e os Srsf2P95H/+ exibem displasia eritroide e mieloide.

MUTAÇÕES NA MAQUINARIA DO *SPLICING* DO RNA – *SF3B1, SRSF2, ZRSR2, U2AF1*

As mutações somáticas nos genes envolvidos no sistema de maquinaria do *splicing* são relatadas em até 30% dos pacientes com SMD. O primeiro artigo associando alterações em genes da maquinaria de *splicing* e patogênese da SMD, dos autores Kenichi Yoshida e Seishi Ogawa, foi publicado na revista *Nature*, em 2011. No mesmo ano, o consórcio do Working Group of the International Cancer Genome publicou no *New England Journal Medicine* a detecção de mutações no gene *SF3B1* em pacientes com SMD. Diversos estudos posteriores demonstraram que outros genes codificantes de proteínas do sistema de *splicing* também exibiam mutações em SMD: *SRSF2, U2AF1* e *ZRSR2* (Figura 1).

Com o passar dos anos, ficou muito evidente que a maior parte das mutações nessa via de *splicing* do RNA eram mutualmente excludentes, sugerindo uma relevante desregulação da maturação do mRNA em pacientes com SMD. Assim, os diferentes transcritos dão origem a diferentes isoformas de proteínas que podem garantir o

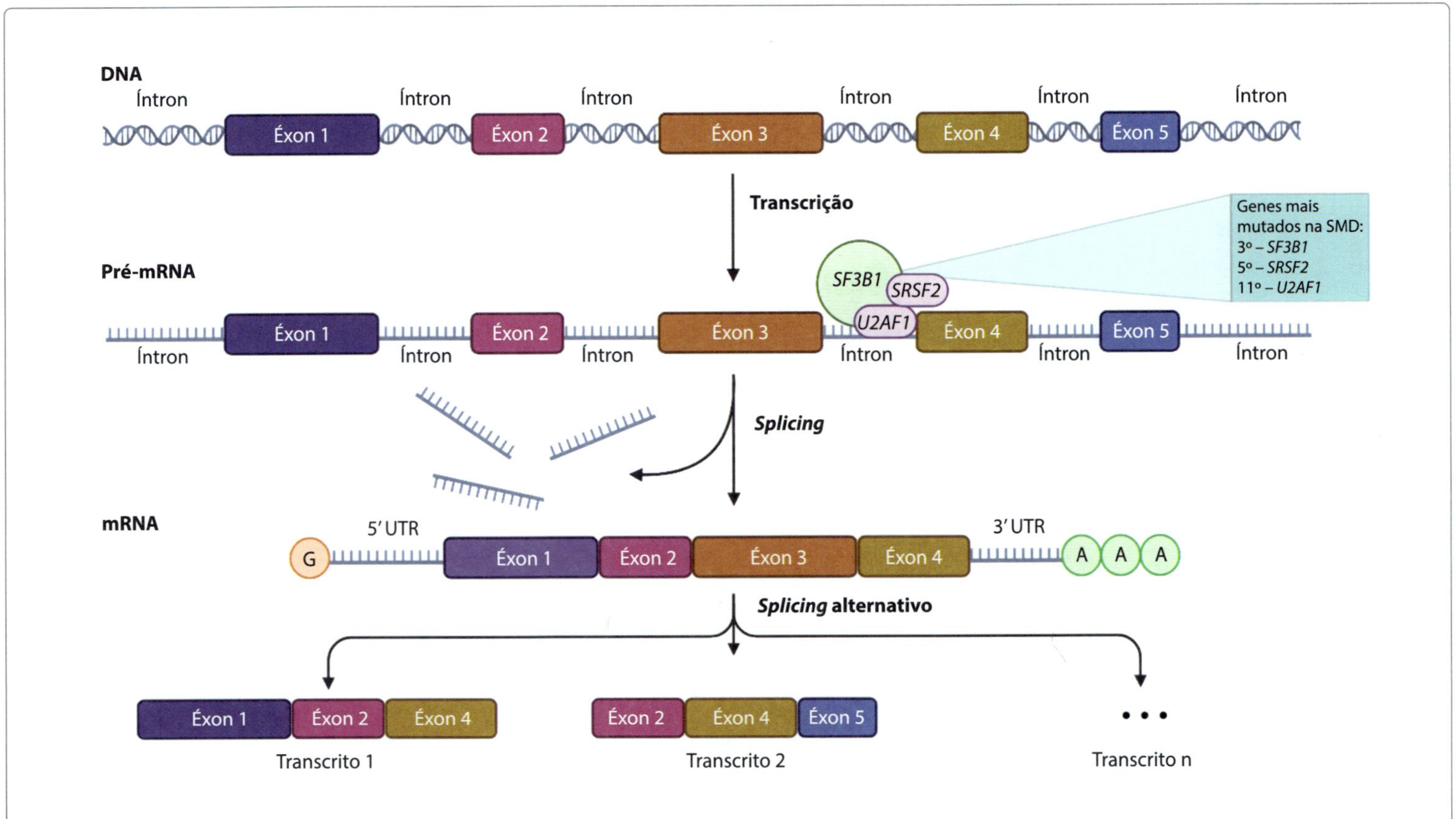

FIGURA 1 O mecanismo de *splicing* do mRNA é mediado por genes que estão entre os mais mutados na neoplasia mielodisplásica.

"ganho de função" ou proteínas que causem efeitos deletérios à célula. O processamento normal dos íntrons pode não ocorrer eficientemente, levando à retenção do íntron e à introdução de códons de terminação, resultando na perda de função de alguns transcritos.

MUTAÇÃO NO GENE *SF3B1* E O SIDEROBLASTO EM ANEL

Em 2011, Papaemmanuil et al. publicaram no *The New England Journal of Medicine* os resultados de uma pesquisa em doenças mieloproliferativas e SMD por meio de sequenciamento paralelo maciço do exoma completo dos pacientes. Entre os casos com SMD, foram coletadas amostras de DNA genômico da camada de mononucleados (e de granulócitos de sangue periférico) de nove pacientes classificados como de baixo risco pelo Sistema Internacional de Pontuação Prognóstica (IPSS). Dos nove casos avaliados, oito eram pacientes SMD com sideroblastos em anel e um era de paciente com síndrome do 5q-. Como resultados, foram detectadas 64 mutações em regiões codificadoras de proteína (regiões CDS dos genes) e, a depender do caso, foram detectadas entre 0 e 20 mutações por paciente. Dessas mutações, duas eram do tipo *frameshift* e 62 eram substituições do tipo predominante de transições C→T e G→A. Dessas 64 mutações, 46 eram, após análise *in silico*, preditoras de alteração na sequência codificadora da proteína, sendo 44 substituições não sinônimas.

Entre esses resultados, Papaemmanuil et al. detectaram mutações recorrentes em um gene até então não muito valorizado, o *SF3B1*. A mutação do *SF3B1*, um dos genes componentes dos processos de *splicing* do RNA mensageiro, foi detectada em seis de nove (6/9) pacientes com SMD. Quatro pacientes apresentavam mutação do tipo transição A→G, que gerava a mesma mutação denominada K700E na proteína predita e dois apresentavam transição C→A e transversão C→G com a mesma consequência na proteína mutante H662Q. Todas as mutações, baseado na cobertura das leituras das fitas de DNA, eram heterozigóticas e presentes nas células dos clones dominantes.

Diante dos importantes achados no gene *SF3B1*, o próximo passo dos pesquisadores foi caracterizar o espectro e a frequência dessas mutações em pacientes com neoplasias mieloides e as outras mais diversas neoplasias, sendo detectadas 72 mutações em 254 (20%) pacientes com SMD. Entre esses pacientes, 53, de 82, (65%) possuíam sideroblastos em anel; 9, de 91, (10%) anemia refratária; 6, de 110, (5%) anemia refratária com excesso de blastos (Areb [OMS 2008]); 3, de 57, (5%) leucemia mieloide aguda (LMA); 6, de 136, (4%) mielofibrose; 6, de 189, (2%) trombocitemia essencial; e 5, de 106, (5%) leucemia mielomonocítica crônica (LMMC). Em relação aos tumores sólidos, a mutação do *SF3B1* foi detectada em 1 a 5% dos casos: câncer de mama, câncer de rim, leucemia linfocítica crônica, mieloma múltiplo, leucemia mieloide crônica, câncer de endométrio, entre outros.

Papaemmanuil et al. detectaram que a distribuição das mutações no *SF3B1* ocorria como substituições heterozigóticas predominantemente entre os éxons 12 a 15 e a variante que levava à p.K700E estava presente em 59 de 108 (65%) pacientes, sendo a mais comum! Muitos outros pontos frequentes de mutação (*hot spots*) foram detectados, levando às seguintes alterações nas proteínas: p.E622, p.R625, p.H662, p.K666 e p.I704 (ver Figura 2, que mostra a mutação heterozigótica com consequência na

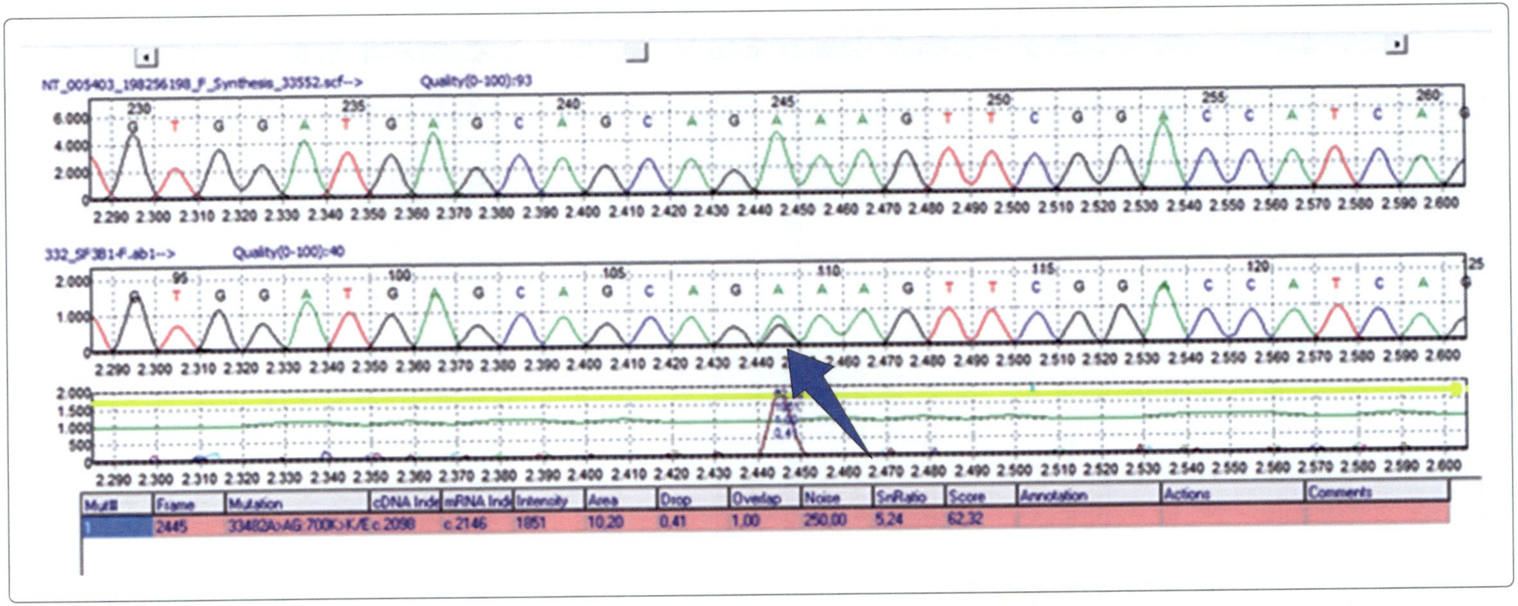

FIGURA 2 A seta demonstra o padrão heterozigótico da mutação SF3B1 c.2098A→G (p.K700E), sendo detectado por sequenciamento Sanger uma guanina (pico preto).

p.K700E). Outro achado interessante foi o da ausência de mutações do tipo *nonsense* e *frameshift*, sendo demonstrado com estudo de análise *in silico* que a proteína mutada do *SF3B1* mantinha a sua integridade estrutural apesar de alterar sua função.

Os pesquisadores também avaliaram o perfil de expressão gênica de células CD34+ de pacientes com mutação do *SF3B1* e ficou evidente a menor expressão de genes envolvidos com a função da mitocôndria, a organela responsável pela respiração aeróbica dos eucariontes, dos genes envolvidos na cadeia transportadora de elétrons e da síntese de ribossomos.

Ao se avaliar o possível efeito prognóstico da presença da mutação no gene *SF3B1*, os pesquisadores detectaram uma forte associação com casos que apresentavam sideroblastos em anel na coloração do ferro medular – esses pacientes apresentavam maior sobrevida global com menor chance de transformação em leucemia mieloide aguda em análise multivariada em comparação aos outros casos de SMD.

Cerca de quatro anos após a publicação inicial de Papaemmanuil et al. demonstrando a presença da mutação do gene *SF3B1* em pacientes com SMD, Malcovati et al. realizaram uma análise para avaliar a relação genótipo-fenótipo em uma coorte de casos de neoplasias mieloides que apresentavam pelo menos 1% de sideroblastos em anel. A coorte foi composta de 293 pacientes com 243 casos de SMD com sideroblastos em anel e 50 casos definidos como SMD-doenças mieloproliferativas. Os pesquisadores utilizaram um painel de 42 genes-alvo da patogênese de neoplasias mieloides em toda a coorte e, para 183 casos, foi utilizado um painel mais estendido com 111 genes (exatamente o mesmo do IPSS molecular).

Entre toda a coorte de casos com sideroblastos em anel (243 casos), a mediana de mutações por paciente foi de 1 com intervalo de 1 a 7 e as principais categorias de mutações foram, em ordem de frequência: 1) maquinária do *splicing* (75%); 2) metilação do DNA (33%); 3) modificadores da cromatina (14%); 4) fatores de transcrição (11%).

Em relação aos achados dos genes mais mutados entre os casos com sideroblastos em anel, um número significativo de mutações no gene *SF3B1* foram identificados (81%) em comparação com os casos classificados como anemia refratária (AR [OMS 2008]) (12%), citopenia refratária com displasia multilinhagem (CRDM [OMS 2008]) (12%) e Areb (OMS 2008) (30%). Por outro lado, esses mesmos subtipos sem a presença de sideroblastos em anel (AR+CRDM+Areb) (OMS 2008) apresentaram maior número de mutações em outros genes envolvidos na maquinaria do *splicing* (que não *SF3B1*) em comparação aos casos com sideroblastos em anel. As mutações de outros genes envolvidos na maquinaria do *splicing SRSF2, U2AF1, ZRSR2* foram detectadas em 23% dos casos de AR e CRDM, em 25% das Areb e apenas 7% dos casos com sideroblastos em anel. No estudo de Malcovati et al., a existência da mutação *SF3B1* tem o valor preditivo positivo para a presença de sideroblastos em anel de 98%, isto é, a presença da mutação no gene *SF3B1* é praticamente igual a de sideroblastos em anel.

Durante a análise, ao serem avaliados os casos de toda a coorte, a incidência de mutações em genes envolvidos no processo de metilação do DNA foi maior em casos de SMD com sideroblastos em anel em comparação com as Areb (33 *vs* 11%). Esse resultado pode explicar, pelo menos parcialmente, os resultados que costumamos obter quando utilizamos azacitidina (agente hipometilante) para alguns pacientes com baixo risco dependentes de suporte transfusional. No atendimento de pacientes com SMD de baixo risco, principalmente após a perda de resposta do tratamento com eritropoetina, utilizávamos azacitidina para dependentes de suporte transfusional com alguns casos apresentando resposta significativa. Atualmente, temos o medicamento luspatercepte, específico para pacientes de baixo risco dependentes de transfusão com ou sem mutação do gene *SF3B1* (*ver Capítulo 33*).

Ainda durante a análise de toda a coorte, os casos com a presença da mutação do gene *SF3B1* apresentavam menor incidência de alterações cromossômicas em comparação aos que não possuíam mutação do *SF3B1* (selvagens) (43 de 151 *vs* 43 de 92).

Outro resultado também bastante interessante no estudo de Malcovati et al. foi a detecção de que a mutação do gene *TP53*, um marcador de prognóstico extremamente desfavorável em SMD, era fenômeno raro nos casos de SMD com sideroblastos em anel. A mutação do *TP53* foi detectada em apenas 1% dos casos (2 de 159) e a presença da mutação do *SF3B1* praticamente excluía a ocorrência de mutação no *TP53*.

Em relação à presença da mutação do gene *SF3B1* como fator de prognóstico para a SMD, foi associada, em análise univariada e multivariada, a maior sobrevida em relação a todos os casos sem a presença da mutação. A única exceção a esse achado de maior sobrevida em casos com a mutação do *SF3B1* foi para pacientes com os subtipos de SMD com Areb (OMS 2008), em que a presença de mutação do SF3B1, em um cenário de aumento de blastos, foi incapaz de reter seu prognóstico favorável.

Diante dos trabalhos de Papaemmauil et al. e Malcavoti et al., torna-se indiscutível a importância da mutação do gene *SF3B1* para o aparecimento dos sideroblastos em anel. Mas como isso ocorre? A explicação veio por meio de estudos funcionais em que pesquisadores demonstraram que a mutação K700E desencadeava uma redução da expressão do gene *ABCB7* (conhecido gene da anemia sideroblástica ligada ao cromossomo X) com consequente menor transporte do ferro para a síntese do componente heme da hemoglobina. Assim, estava definitivamente explicado o *link* entre mutação do *SF3B1* com diminuição de *ABCB7* e aumento de sideroblastos em anel.

SF3B1: "DIGA-ME COM QUEM ANDAS E EU TE DIREI QUEM TU ÉS"

Essa frase de origem bíblica (apesar de não ser encontrada na escrita literal como aqui foi colocada, mas sua essência está na Bíblia dos cristãos – *Provérbios 13:20* ou *Salmos 1:1* ou *1 Coríntios 15:33*) resume exatamente como o gene *SF3B1* pode se comportar em relação ao prognóstico para a SMD. A primeira prova de que esse provérbio é verdadeiro para a SMD veio com o estudo de Malcovati et al., quando analisaram o padrão de ocorrência de mutações do *SF3B1* com outros genes e detectaram que havia um padrão mutualmente exclusivo entre os genes envolvidos no mecanismo do *splicing*, isto é, a mutação no *SF3B1* praticamente excluiu a mutação dos genes *SRSF2* e *U2AF1*. Os pesquisadores também detectaram que a presença da mutação do gene *RUNX1* concomitante para a do gene *SF3B1* gerava um prognóstico bastante desfavorável para esses pacientes com menor sobrevida e maior progressão da doença.

Essa questão do valor prognóstico do gene *SF3B1* em relação às mutações concomitantes foram plenamente respondidas pela análise do IPSS Molecular quando avaliamos cerca de três mil pacientes com SMD e sequenciamos mais de 100 genes em suas regiões codificadoras de proteínas. Detectamos que o único gene associado a desfechos favoráveis de sobrevida global e sobrevida livre de transformação em LMA foi o *SF3B1*. No entanto, a depender das mutações associadas, o comportamento da doença poderia se modificar completamente. A Figura 3 apresenta os grupos de divisão em relação à presença de mutação do *SF3B1* associado a mutações em outros genes, evidenciando que, a depender dos genes mutados, o prognóstico de um paciente com mutação do *SF3B1* pode ser totalmente modificado.

A NEOPLASIA MIELODISPLÁSICA COM SIDEROBLASTOS EM ANEL SEM A MUTAÇÃO DO *SF3B1*: UMA DOENÇA DIFERENTE E DE PROGNÓSTICO DESFAVORÁVEL

Quem trabalhou com SMD no dia a dia sempre definiu casos com sideroblastos em anel como de baixo risco para transformação leucêmica. No entanto, de vez em quando, nos deparávamos com paciente que evoluía subitamente para leucemia aguda e não sabíamos a explicação para esse fenômeno.

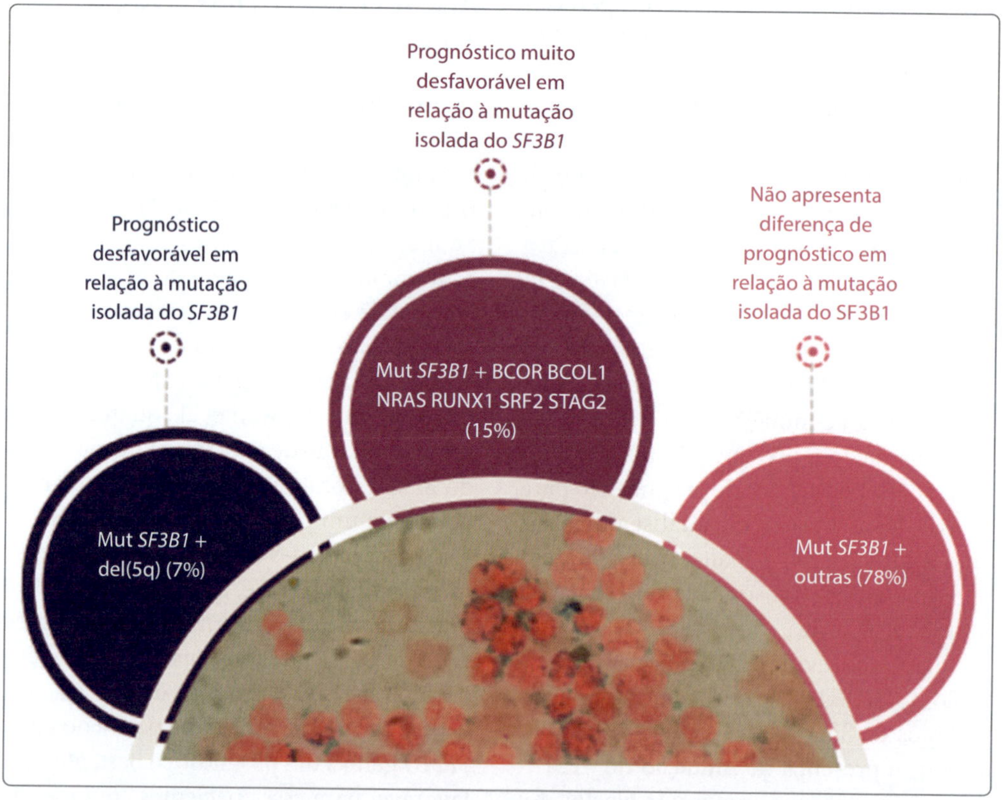

FIGURA 3 Prognóstico do paciente com neoplasia mielodisplásica a depender da mutação associada ao gene *SF3B1*.

Com o clássico estudo de Malcavoti et al., entendemos o porquê de alguns pacientes com sideroblastos em anel apresentarem evolução desfavorável.

Definitivamente, casos com a presença de sideroblastos em anel, mas ausentes de mutação do gene *SF3B1* não se comportam de maneira favorável como os casos com a presença de sideroblastos em anel que possuem a mutação *SF3B1*. Interessante notar que esse dado, por si, justifica a necessidade de sempre se pesquisar a mutação do *SF3B1* em pacientes com sideroblastos em anel, pois há nítida mudança de prognóstico.

Malcovati et al. demonstraram que casos com sideroblastos em anel e ausência de mutação do *SF3B1* possuíam significativamente mais mutações em outros genes do *splicing*, como *SRSF2, U2AF1 e ZRSR2*. Esses casos também tinham maior número de mutações no gene *TP53*, o que ratifica o prognóstico desfavorável desses pacientes.

Atualmente sabemos, com base em análise de transcriptoma completo, que pacientes com SMD com sideroblastos em anel e mutação do *SF3B1* em comparação a SMD com sideroblastos em anel sem a mutação do *SF3B1* possuem sobrevidas bastante diferentes de quase 6 anos (5,7 anos) *versus* 2,5 anos, respectivamente.

OUTROS GENES DE *SPLICING* MUTADOS EM NEOPLASIA MIELODISPLÁSICA: *SRSF2, ZRSR2* E *U2AF1*

Entre 11 e 15% dos pacientes com SMD apresentam mutações no gene *SRSF2* (*serine/arginine-rich splicing factor 2*) a depender da coorte. Em casos de LMMC, com monocitose acima de 1.000/mm^3 e esplenomegalia, entidade classificada pela Organização Mundial da Saúde como intermediária entre SMD e doença mieloproliferativa crônica, esse gene se encontra mutado em aproximadamente 50% dos pacientes. As mutações que acometem esse gene são geralmente heterozigóticas e ocorrem quase exclusivamente na posição P95, região essencial para a ligação do *SRSF2* ao seu RNA-alvo.

Atualmente, o gene *SRSF2* faz parte do rol dos 16 principais genes cujas mutações são de grande impacto prognóstico para a SMD, de acordo com o IPSS molecular (*ver Capítulo 24*).

Para as mutações do gene *ZRSR2* (*zinc finger* – CCCH type – RNA-*binding motif and serine/ arginine-rich* 2), apesar de participar da maquinaria do *splicing* do RNAm, estão presentes em apenas 3% dos pacientes, sendo identificadas como predominantemente de perda de função.

Até cerca de 9% dos pacientes com SMD podem apresentar mutações no gene *U2AF1* (U2 *small nuclear* RNA *auxiliary factor* 1) a depender da coorte. As mutações no gene *U2AF1* geram alterações globais no processamento do RNA, resultando no aumento de transcritos com presença de sequências intrônicas. Algumas pesquisas sugerem que a mutação do gene *U2AF1* predispõe a alto risco de progressão para LMA, baixa sobrevida global e evolução clínica desfavorável. Em um estudo de pacientes chineses apresentado por Huang Hung, em Toronto (CA), em 2021, foi demonstrada uma interessante associação entre mutação de *U2AF1* (a mutação mais comum da coorte chinesa) e a presença de trissomia do cromossomo 8, sendo essa a alteração citogenética mais comum entre os pacientes chineses. Atualmente, faz parte do rol dos 16 principais genes cujas mutações são de grande impacto prognóstico para a SMD, de acordo com o IPSS Molecular (*ver Capítulo 24*).

O QUE OS GENES DE *SPLICING* PODEM NOS TRAZER DE OPÇÕES TERAPÊUTICAS?

Pacientes com SMD de baixo risco dependentes de transfusão e que possuem mutação do gene *SF3B1* têm grande chance de se tornarem independentes de transfusão quando são tratados com o inibidor de TGF-beta – Luspatercepte. Estudos randomizados demonstram a efetividade dessa terapêutica (*ver Capítulo 34*). Há uma série de outros estudo de fase 1 e 2 com diversos medicamentos testados, como o composto CA4948 – Inibidor de IRAK4.

O conceito de que muitos pacientes com SMD possuem ativação do sistema imune e de vias inflamatórias levou muitos pesquisadores a estudarem a via do MYD88, que possui como um de seus componentes o gene *IRAK4*.

Os trabalhos de Lee et al. e de Smith et al. demonstraram que as mutações dos genes *SF3B1*, *SRSF2* e *U2AF1* convergiam para gerar diversas isoformas oncológicas de *IRAK4* com consequente hiperativação de TRAF6, culminando com ativação de NFκB. O aumento dos níveis de NFκB impedem a apoptose e levam ao bloqueio de diferenciação de progenitores mieloides e eritroides. Esses dois estudos demonstram que as mutações nos diversos genes do *splicing* também contribuem para a instabilidade genômica da SMD por ativação de vias inflamatórias.

Estudos de fase 1 e 2 em andamento demonstram alguma efetividade do composto emavusertib, inibidor oral de *IRAK4*, que também inibe *FLT3*. As mutações em genes de *splicing* como *SF3B1* e *U2AF1* geram isoformas longas de *IRAK4* que levam à ativação constitutiva do complexo do MYD88 com consequente hiperexpressão de NFκB.

RESUMO

- A marca morfológica mais característica da SMD com alterações no mecanismo de *splicing* é a presença do sideroblasto em anel, um precursor eritroide ortocromático-policromático com a presença de grânulos de ferro em torno de 1/3 do seu núcleo, que pode ser facilmente identificado pela coloração do ferro medular.
- As mutações somáticas nos genes envolvidos no sistema de maquinaria do *splicing* são relatadas em até 30% dos pacientes com SMD.
- A presença da mutação *SF3B1* tem o valor preditivo positivo para a presença de sideroblastos em anel de 98%, isto é, a mutação no gene *SF3B1* é praticamente igual à presença de sideroblastos em anel.
- A mutação K700E reduz a expressão do gene *ABC7* (conhecido gene da anemia sideroblástica ligada ao cromossomo X), com consequente menor transporte de ferro para a síntese do componente heme da hemoglobina. Assim, se explica a relação entre a mutação do *SF3B1-ABC7* e sideroblastos em anel.
- A SMD com sideroblastos em anel sem a mutação do *SF3B1* é uma doença de prognóstico desfavorável.
- Pacientes com mutação do gene *SF3B1* apresentam resposta terapêutica ao medicamento luspatercepte.

REFERÊNCIAS

1. Abdulbaki R, Pullarkat ST. A brief overview of the molecular landscape of myelodysplastic neoplasms. Curr Oncol. 2024;31(5):2353-63.

2. Bernard E, Tuechler H, Greenberg PL, Hasserjian RP, Ossa JEA, Nannya Y, et al. Molecular International Prognostic Scoring System for myelodysplastic syndromes. NEJM Evid. 2022;1(7):EVIDoa2200008.
3. Bradley RK, Anczuków O. RNA splicing dysregulation and the hallmarks of cancer. Nat Rev Cancer. 2023;23(3):135-55.
4. Foy A, McMullin MF. Somatic SF3B1 mutations in myelodysplastic syndrome with ring sideroblasts and chronic lymphocytic leukaemia. J Clin Pathol. 2019;72(11):778-82.
5. Malcovati L, Karimi M, Papaemmanuil E, Ambaglio I, Jädersten M, Jansson M, et al. SF3B1 mutation identifies a distinct subset of myelodysplastic syndrome with ring sideroblasts. Blood. 2015;126(2):233-41.
6. Ochi T, Fujiwara T, Ono K, Suzuki C, Nikaido M, Inoue D, et al. Exploring the mechanistic link between SF3B1 mutation and ring sideroblast formation in myelodysplastic syndrome. Sci Rep. 2022;12(1):14562.
7. Organização Mundial da Saúde. WHO Classification of Tumours of Haematopoietic and Lymphoid Tissues. 4th ed. Lyon: International Agency for Research on Cancer; 2008.
8. Ogawa S. Genetics of MDS. Blood. 2019;133(10):1049-59.
9. Sperling AS, Gibson CJ, Ebert BL. The genetics of myelodysplastic syndrome: from clonal haematopoiesis to secondary leukaemia. Nat Rev Cancer. 2017;17(1):5-19.
10. Szelest M, Giannopoulos K. Biological relevance of alternative splicing in hematologic malignancies. Mol Med. 2024;30(1):62.

9

A SMD dos distúrbios dos mecanismos de reparo do DNA

Howard Lopes Ribeiro Júnior
Daniela de Paula Borges
Ronald Feitosa Pinheiro

OBJETIVOS DO CAPÍTULO

- Introduzir as bases moleculares de reconhecimento e reparo de lesões no DNA.
- Apresentar os polimorfismos gênicos funcionais nos mecanismos de reparo do DNA na neoplasia mielodisplásica (SMD).
- Discorrer sobre as alterações de expressão de genes do reparo do DNA na SMD.
- Discorrer sobre as mutações dos genes do reparo do DNA na SMD.
- Discorrer sobre as alterações de metilação de genes do reparo do DNA na SMD.
- Apresentar o gene *ATM* como marcador de evolução da SMD.

CONCEITOS GERAIS

O processo de hematopoese ineficaz na neoplasia mielodisplásica (SMD) tem sido atribuído ao excesso de apoptose nos precursores da medula óssea durante as fases iniciais da doença. Durante a evolução para as fases mais avançadas, uma série de outros fenômenos têm sido relatados, como mutações em vias de transcrição, em genes associados aos processos de proliferação celular e aos fenômenos de bloqueio epigenético. Mais recentemente, os defeitos nos sistemas de reparo do DNA têm sido associados à patogênese da SMD. Alguns genes importantes como os sinalizadores das lesões do DNA possuem nítidas alterações de expressão e metilação durante a evolução da doença.

Todos os dias, nosso DNA está exposto a diversos fatores que podem gerar uma lesão em uma única fita ou nas duas fitas do DNA. Esses fatores podem ser simples, como a água que predispõe à hidrólise do DNA dentro das células, ou mais complexos como as espécies reativas de oxigênio decorrentes da respiração celular, ou efeitos de radiações, ou excesso de temperatura ou exposição a produtos químicos. Todos esses fatores predispõem às lesões no DNA. Essas lesões podem ser corrigidas por um sistema de reparo de lesões de fitas simples ou pelo sistema de reparo de lesões de fita dupla.

Alguns estudos sugerem que a patogênese da SMD é estabelecida, pelo menos para alguns casos, a partir de um evento genotóxico nas células-tronco hematopoéticas, favorecendo a aquisição de sucessivas alterações genéticas que levam à transformação maligna e expansão clonal. Os danos gerados por essas lesões, especialmente as não reparadas, podem desencadear várias modificações biológicas que incluem alterações na transcrição de alguns genes, falhas reprodutivas, mutações herdáveis ou formação de anormalidade cromossômica, um dos principais marcadores de prognóstico da SMD. Como a SMD é caracterizada pela presença de alterações cromossômicas em até 50% dos casos, podemos definir a SMD como uma doença de instabilidade genômica associada a falhas no sistema de reparação do DNA.

Os mecanismos pelos quais as células hematopoéticas de pacientes com SMD adquirem alterações genéticas, levando ao quadro de instabilidade genômica ainda é pouco compreendido. A presença de anormalidades cromossômicas na SMD aponta para defeitos na maquinaria de reparo de DNA, especialmente quando associada às lesões que acometem a dupla hélice do material genético. Existem várias linhas de defesa contra a indução e persistência de dano ao DNA de uma célula. Uma célula com seu DNA afetado por lesões/quebras pode ser eliminada a partir da ativação de cascatas metabólicas por meio de morte espontânea ou apoptose. Independentemente do mecanismo usado, o reparo da lesão ao DNA é indispensável para a manutenção da integridade do genoma que, por sua vez, é essencial para a viabilidade e longevidade de um organismo saudável.

Todos os dias, apresentamos cerca de 10 mil lesões de fitas simples no nosso DNA que, caso não sejam corrigidas, podem evoluir para lesão de fita dupla que podem levar às alterações cromossômicas, achado comum em diversos cânceres. Assim, somos dependentes de um bom sistema de funcionamento do reparo do DNA. E quais são os mecanismos que nos protegem?

Resumidamente, os mecanismos de reparo são geralmente divididos de acordo com o tipo de lesão que foi acometida a fita do DNA. Caso o dano ocorra em somente uma fita, têm-se os mecanismos de reparação de erros de emparelhamento de bases (MMR), reparação por excisão de bases (BER) e reparação por excisão de nucleotídeos (NER). No sistema de reparo por MMR, há correções de bases e alças desemparelhadas no DNA. No sistema BER, apenas a base nitrogenada será removida; e no sistema NER, várias proteínas irão em conjunto reconhecer e excisar a área da fita simples lesionada e um novo segmento livre de erro será sintetizado novamente (Figura 1). No entanto, caso o dano acometa a dupla fita de DNA, tem-se como mecanismos para reparação dessas lesões a recombinação homóloga (HR), a junção de extremidades não homólogas (NHEJ) e o anelamento de fita única (SSA). As lesões de fita dupla são as mais deletérias formas de dano ao DNA e ativam o processo de morte celular (Figura 2). Caso a lesão não seja reparada, desencadeia-se instabilidade do genoma, podendo surgir as alterações cromossômicas.

Mais recentemente, um novo sistema de reparo de DNA, denominado de sistema de translesão tem sido relatado como o processo final de tentativa de correção de uma lesão do DNA, caso não tenha sido realizada pelos sistemas de reparo de lesão de fita simples e de fita dupla. Esse mecanismo envolve a atividade de DNA polimerases especializadas capazes de sintetizá-lo através da lesão. Esse sistema é composto de polimerases não replicativas com atividade translesão (TLS) com baixa processabilidade

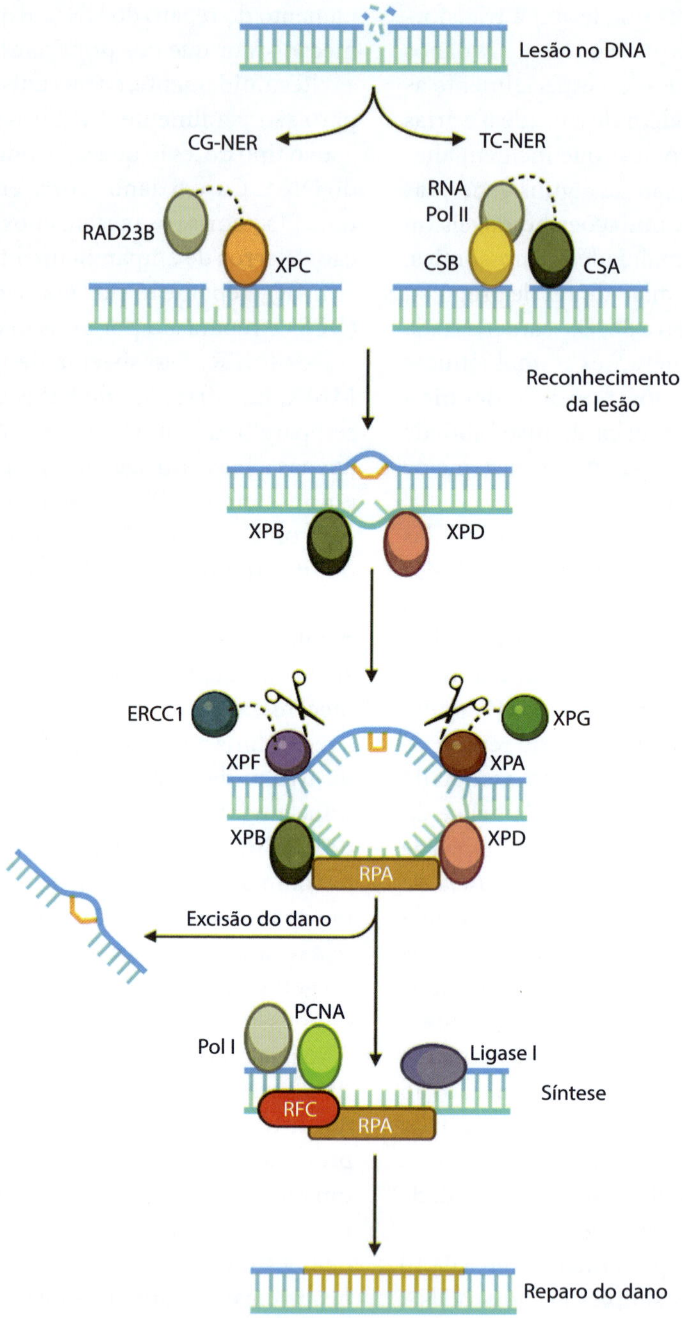

FIGURA 1 Mecanismo de reparo do DNA por lesão de fita simples – Sistema de reparo por excisão de nucleotídeos (NER).

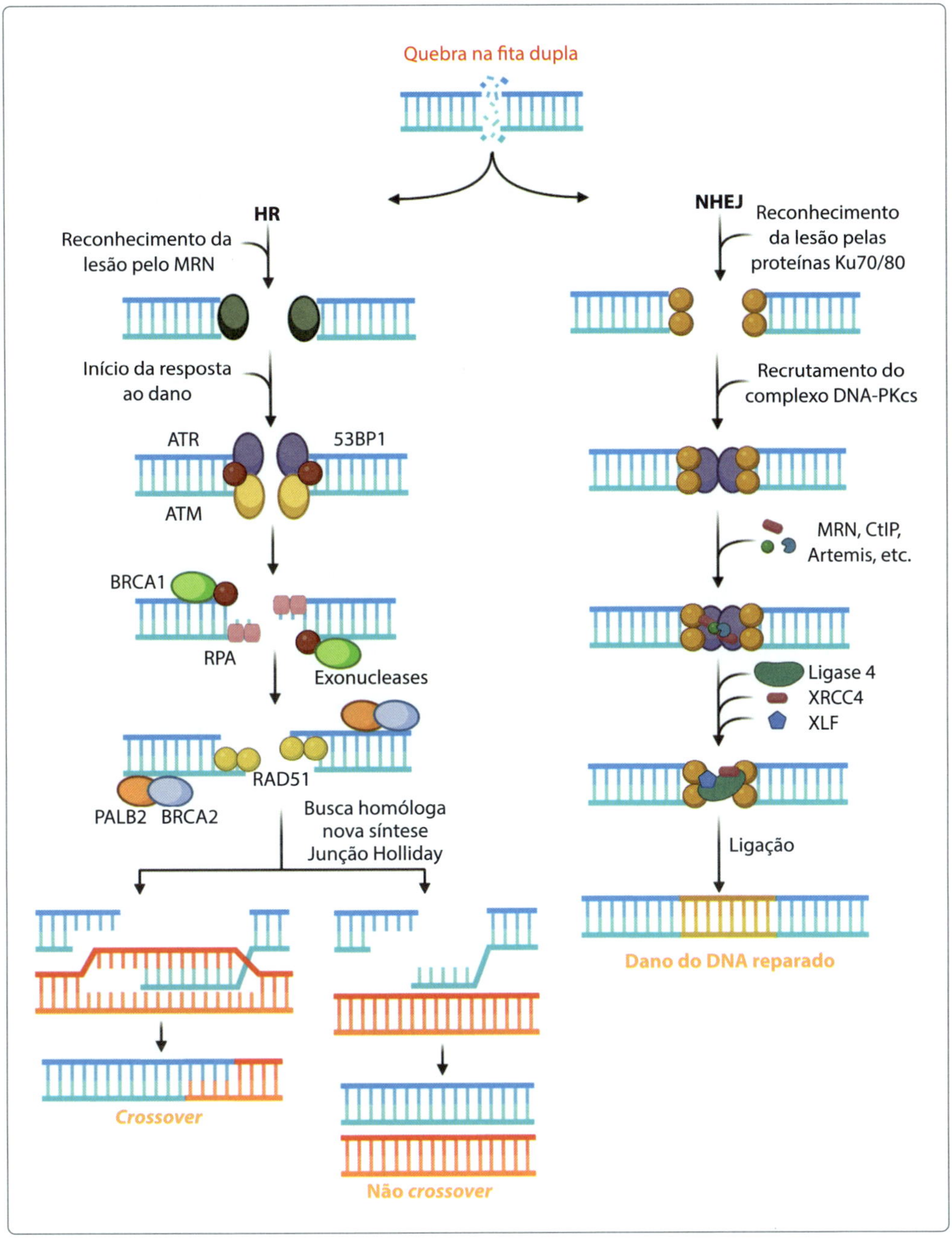

FIGURA 2 Mecanismo de reparo do DNA por lesão de fita dupla – Sistemas HR (recombinação homóloga) e NHEJ (não homóloga).

e baixa fidelidade, mas com grande flexibilidade conformacional que as permitem moldar-se sobre distorções no DNA. Essas enzimas replicam o DNA danificado de uma maneira livre de erros (quando fazem o pareamento correto de bases), de uma maneira propensa a erros (pareamento incorreto de bases) ou transpassam a lesão sem removê-la e continuam a replicar um curto trecho do DNA, evitando o colapso da forquilha de replicação, isto é, evitando a quebra cromossômica (Figura 3).

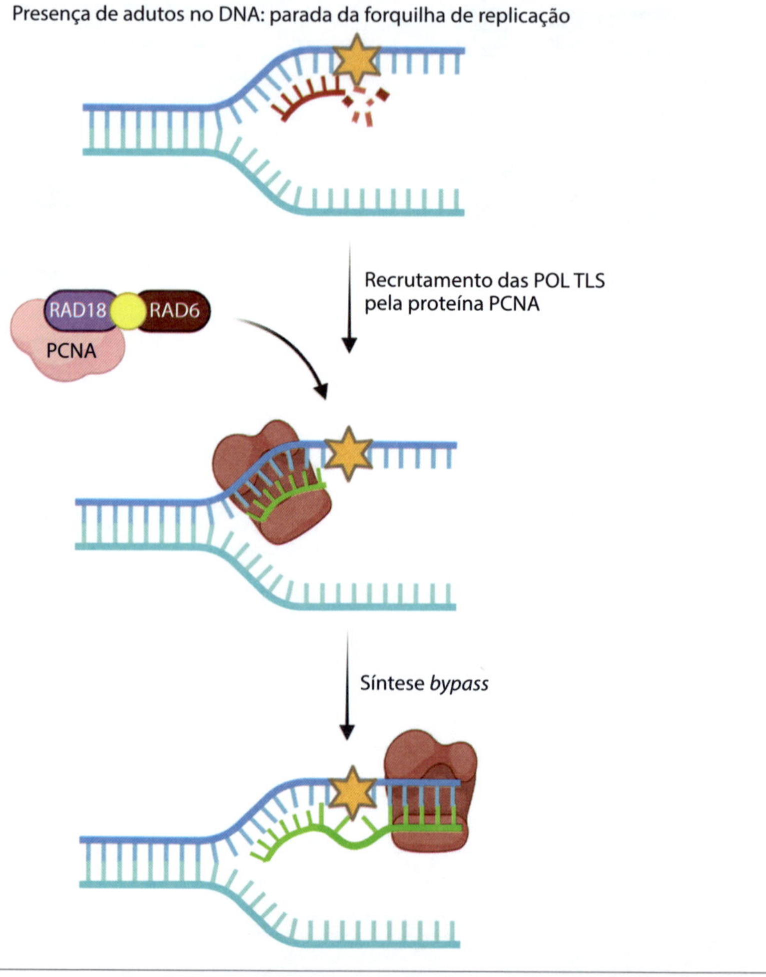

FIGURA 3 Representação esquemática da ativação do mecanismo translesão. Ao se deparar com lesões no DNA que causam o bloqueio da forquilha de replicação, a DNA polimerase replicativa não consegue dar continuidade à replicação por não conseguir acomodar lesões volumosas em seu sítio ativo. Dessa forma, ocorre a ativação dos mecanismos de síntese de translesão. A ubiquitinação da proteína PCNA pelo complexo RAD18-RAD6 na lisina 164 proporciona a troca da polimerase replicativa pela DNA polimerase TLS cognata da lesão presente na fita de DNA. A POL TLS realiza a síntese translesão por meio de um mecanismo que pode ser livre de erros (*error-free*) ou propenso a erros (*error-prone*).

POLIMORFISMOS DE GENES DE REPARO E O PROCESSO DE INSTABILIDADE GENÔMICA NA NEOPLASIA MIELODISPLÁSICA

Na última década, diversos estudos de epidemiologia molecular avaliaram o impacto dos genes de reparo do DNA na etiologia e patogênese da SMD. Foram demonstradas inúmeras associações sobre o impacto de variantes polimórficas de único nucleotídeo, também denominadas de SNP (*single nucleotide polymorphisms*), em diferentes vias de reparo de fitas simples e de fita dupla do DNA na SMD.

Realizamos diversos estudos em nosso Laboratório de Citogenômica do Câncer da Universidade Federal do Ceará (LCC/UFC) para avaliar o impacto de variantes de polimorfismo de nucleotídeo único em genes de reparo na SMD em pacientes brasileiros e latinos. Entre os diferentes tipos de danos ao DNA e suas proteínas de reparo associadas, o gene *ataxia telangiectasia mutated* (*ATM*) desempenha um papel crítico no reconhecimento, sinalização e reparo de lesões de fita dupla. O gene *ATM* é o grande sinalizador da célula de que houve uma lesão de dupla fita no DNA.

Identificamos uma importante associação entre as frequências genotípicas do polimorfismo rs228593 do gene *ATM* em amostras de pacientes com SMD e de indivíduos saudáveis. A variante heterozigótica A/G do polimorfismo rs228593 foi associada a uma diminuição de razão de chances de desenvolvimento de SMD quando comparado ao grupo controle, assim como, uma vez desencadeada a SMD, os pacientes apresentavam uma doença de baixo risco.

Detectamos seis polimorfismos dos genes de reparo de DNA atuantes na correção do processo de lesão de dupla fita (*BRCA1* rs4793191, *BRCA2* rs9567623, *RAD51* rs1801320, *XRCC5* rs3835, *XRCC6* rs2267437 e *LIG4* rs1805388) como alvos de instabilidade genômica na SMD, identificando que o genótipo heterozigótico G/C do polimorfismo *RAD51* rs1801320 era associado a uma menor razão de chances de um indivíduo desenvolver a SMD. A proteína codificada por esse gene atua na reparação das quebras de dupla fita do DNA, sendo bastante conservada nos eucariontes. Assim, pequenas modificações como um simples polimorfismo poderiam gerar alterações no genoma, protegendo ou aumentando a chance do desenvolvimento da SMD.

Em uma análise de polimorfismo de outra coorte de pacientes brasileiros, avaliamos se os polimorfismos dos genes *ATM* rs228593, *BRCA1* rs4793191, *BRCA2* rs9567623, *RAD51* rs1801320, *XRCC5* rs3835, *XRCC6* rs2267437 e *LIG4* rs1805388 eram funcionais, isto é, se alteravam o perfil de expressão dos seus respectivos genes. Baseando-se no perfil diferencial de expressão dos genes de reparo do DNA dentre as variáveis clínico laboratoriais desses indivíduos, identificamos que os polimorfismos funcionais rs228593, rs2267437 e rs1805388 alteravam os níveis de expressão dos genes *ATM*, *XRCC6* e *LIG4*, respectivamente. O gene *ATM* desempenha um papel crítico no reconhecimento e sinalização das lesões de fita dupla do DNA. É como se ele chamasse os outros genes para realizarem as correções. O gene *LIG4* tem importante função de DNA ligase, isto é, juntar as extremidades do DNA lesionado após a correção inicial. Assim, identificamos que alterações polimórficas em genes de reparo do DNA que alteravam suas expressões estavam também associadas à patogênese da SMD.

Também avaliamos os genes da doença xeroderma pigmentoso em SMD. O xeroderma pigmentoso é caracterizado por extrema sensibilidade à luz solar com desenvolvimento de vários cânceres de pele e foi a base para a descoberta de diversos genes relacionados ao reparo não eficiente do DNA lesionado. Esses genes estão predominantemente envolvidos no reparo do DNA de lesão de fita simples por excisão de nucleotídeos, o sistema NER (ver Figura 1). Em uma pesquisa realizada no LCC/UFC, avaliamos as possíveis associações entre polimorfismos de genes de reparo do sistema NER (do grupo *Xeroderma Pigmentosum* - *XPA* rs1800975, *XPC* rs2228000, *XPD* rs1799793 e *XPF* rs1800067) na SMD. Com ensaios de genotipagem e de expressão gênica, identificamos que o polimorfismo *XPD* rs1799793 com genótipo homozigoto selvagem GG foi associado a uma menor chance de indivíduos desenvolverem SMD enquanto o SNP rs1800975 com genótipos polimórficos AG ou AA para o gene *XPA* foi a associado a diminuição da sua expressão em pacientes jovens, com SMD do tipo hipoplásica e com cariótipo alterado.

Após avaliarmos alguns desses genótipos em pacientes com SMD no Brasil, realizamos um estudo na América Latina, analisando uma coorte de 273 pacientes brasileiros e argentinos em relação aos genes do xeroderma pigmentoso. Na população brasileira, obtivemos resultados principalmente nas associações entre genótipos do polimorfismo rs1799793 do gene *XPD* e as variáveis relacionadas a classificação da Organização Mundial da Saúde (OMS), ao cariótipo e a evolução para leucemia mieloide aguda (LMA). A combinação AG + AA (heterozigoto e homozigoto polimórfico), do modelo de dominância, associou-se com maior razão de chances da presença de sideroblastos em anel. O genótipo homozigoto mutante AA de *XPD* se associou a uma maior razão de chances de evolução para LMA para a população brasileira. Na população da Argentina, foi observado que a presença das variantes polimórficas do gene *XPA* se associaram com maior razão de chances a níveis de Hb < 8 g/dL, assim como o genótipo homozigoto selvagem GG se associou com maior razão de chances a pacientes de prognóstico favorável. Esses resultados, apresentados pela primeira vez na literatura mundial, demonstraram a importância de polimorfismos funcionais de genes de reparo de DNA do grupo do *Xeroderma Pigmentosum* em SMD, assim como importantes diferenças em duas populações na América Latina.

ALTERAÇÕES DE EXPRESSÃO DE GENES DE REPARO DO DNA E O PROCESSO DE INSTABILIDADE GENÔMICA NA NEOPLASIA MIELODISPLÁSICA

As principais e mais importantes lesões no DNA que podem estar associadas ao quadro de instabilidade genômica na SMD correspondem às lesões de fita dupla, reparadas principalmente pelos NHEJ, HR ou anelamento de fitas simples. Diversos estudos têm demonstrado o papel de genes dos mecanismos de HR e NHEJ na patogênese e prognóstico de pacientes com SMD.

Economopoulou et al. realizaram um dos primeiros estudos de expressão gênica para avaliação das proteínas atuantes no NHEJ: Ku70, Ku80, DNA-PKcs, XRCC4 e DNA ligase IV. Os pesquisadores identificaram redução da expressão da proteína DNA ligase IV em pacientes com SMD em relação aos controles. Subsequentemente, Pellagatti et al., analisando expressão gênica em células CD34+, detectaram redução significativa de *RAD51* e *BRCA2*, atuantes no mecanismo de reparação HR em pacientes com SMD do subtipo excesso de blastos II, o subtipo com maiores níveis de instabilidade genômica.

Com o passar dos anos, diversas pesquisas começaram a sugerir que os mecanismos de reparo do DNA eram totalmente ativos nas fases iniciais da SMD (as anemias refratárias - OMS 2008), compensando os danos ocorridos na sequência de DNA desses pacientes. Por outro lado, conforme a doença avançava para as fases com excesso de blastos (as anemias refratárias com excesso de blastos [Areb] - OMS 2008) havia um desequilíbrio tendendo para a desregulação do sistema de reparo com consequente maior instabilidade genômica, maiores níveis de quebras cromossômicas, maiores níveis de mutações e maiores chances de transformação em LMA.

Um exemplo desses estudos foi o de Valka et al., que a partir de um painel de 84 genes identificaram uma importante redução da expressão de *BRCA2*, *RAD51* e *XRCC2* em pacientes de alto risco e a expressão de *RAD51* e *XRCC2* diminuía gradualmente durante a progressão clínica dos pacientes. Em estudo realizado em no LCC/UFC, analisamos a expressão em células-tronco CD34+ de 14 genes de reparo do DNA (*ATM*, *BRCA1*, *BRCA2*, *RAD51*, *XRCC5*, *XRCC6*, *LIG4*, *XPA*, *XPC*, *XPD/ ERCC2*, *XPF/ERCC4*, *XPG/ ERCC5*, *CSA/ ERCC8 e CSB/ERCC6*), detectando que alguns desses genes se encontravam com expressão reduzida em pacientes com SMD quando comparados às amostras de indivíduos saudáveis. Todos esses estudos reforçam a importância dos genes de reparo de lesão de fitas simples e de lesão de fita dupla na patogênese da SMD.

MUTAÇÕES DOS GENES DO REPARO DO DNA E O PROCESSO DE INSTABILIDADE GENÔMICA NA NEOPLASIA MIELODISPLÁSICA

Há anos têm ocorrido relatos de mutações em diversos genes de reparo do DNA nas mais diversas neoplasias. Talvez os exemplos mais emblemáticos sejam os dos genes *BRCA1* e *BRCA2* comumente relatados como genes mutados em pacientes com câncer de mama e câncer de ovário. Apesar de serem sempre referidos como os genes do câncer de mama, *BRCA1* e *BRCA2* são, em sua essência, responsáveis pelo processo de reparação do DNA após lesão das duas fitas, participando do processo de recombinação homóloga após identificação da lesão pelo gene *ATM*, o grande sinalizador.

Durante o estudo do IPSS Molecular (IPSS-M), pesquisamos mutações-alvo de cerca de 120 genes em quase 3 mil pacientes com SMD, detectando que 94% dos casos apresentavam pelo menos uma mutação em região codificadora de proteínas, as regiões CDS. As mutações mais detectadas ocorreram em genes envolvidos nos seguintes processos: maquinaria de *splicing* do RNA (64%); metilação do DNA (45%); modificações na cromatina (27%); fatores de transcrição (15%); vias de transdução de sinal (15%); complexos de coesinas (13%) e mecanismos de reparo do DNA (10%). Em relação aos genes de reparo do DNA, os mais mutados foram: *ATM, BRCC3, DLRE1C e FANCL.*

A lesão no DNA pode ocorrer em uma única fita ou nas duas fitas e, para cada tipo de lesão, há um tipo de sistema de correção de genes que funcionam em cascata para correção dessas lesões. Uma vez reparada a lesão do DNA, a célula volta a entrar no ciclo celular, o genoma é duplicado de uma maneira livre de erros por DNA polimerases de alta fidelidade, sendo transmitido para as células-filhas. Durante a fase S, quando o DNA está sendo replicado, se as DNA polimerases de alta fidelidade encontram lesões volumosas ou distorções na estrutura secundária da molécula de DNA, elas param a replicação, uma vez que seus sítios ativos são incapazes de acomodar esse tipo de lesão. Isso resulta na imobilização da forquilha de replicação e desacoplamento das polimerases replicativas. Essa prolongada estagnação pode levar ao colapso da forquilha de replicação e, em última análise, à instabilidade do genoma com consequentes quebras cromossômicas.

As nossas células possuem uma resposta final de correção ao DNA lesionado quando não foi corrigido pelos sistemas específicos de lesão de fita simples ou de fitas duplas: o sistema translesão (TLS) de tolerância ao dano do DNA. Esse sistema promove a replicação do DNA, deixando que o dano seja reparado em um momento posterior, reduzindo assim o risco geral de colapso da forquilha de replicação (ver Figura 3). Essa tolerância ao dano é realizada por diversas DNA polimerases, as DNA Pol com atividade de translesão, isto é, atividade TLS. Há oito enzimas atuantes no mecanismo de síntese TLS em mamíferos: POLH, POLI, POLK, REV1, POLZ (subunidade catalítica REV3L), POLQ, POLN e POLL. Cada uma das polimerases TLS tem diferentes especificidades de substrato para diferentes tipos de danos no DNA.

Em um estudo realizado no LCC/UFC, pesquisamos por sequenciamento de última geração (NGS) as mutações em regiões CDS de todos esses genes com atividade TLS (*REV3L, POLQ, REV1, POLI, POLH, POLK, POLL e POLN*) em 50 pacientes portadores de SMD. Detectamos que pacientes com excesso de blastos apresentavam alta incidência de variantes com perda de função nos genes *POLQ* e *REV3L*, comparado a pacientes com SMD com sideroblastos em anel. Pacientes com sideroblastos em anel com cariótipo normal apresentaram menor frequência de variantes com perda de função e maior frequência de variantes *missense* para os genes *REV1* e *POLI*.

Esse estudo pioneiro demonstrou que o sistema de reparo do DNA do tipo TLS (translesão) também possui genes mutados em SMD, fazendo parte do processo de patogênese da instabilidade genômica. Acreditamos que as mutações com perda de função detectadas em *POLQ* e *REV3L* nos casos de SMD com excesso de blastos são sérias candidatas a fatores causais das alterações cromossômicas na SMD.

METILAÇÃO NOS GENES DE REPARO DO DNA E O PROCESSO DE INSTABILIDADE GENÔMICA NA NEOPLASIA MIELODISPLÁSICA

A hipermetilação do DNA é fenômeno comum nas mais variadas neoplasias humanas e em especial em doenças hematológicas. Em diversos estudos, o aumento da metilação do DNA é postulado como o fator inicial para o desenvolvimento de um processo cancerígeno. Na SMD, a hipermetilação da região promotora dos genes (região rica em citosina e guanina CG) é uma característica comum da doença nas fases avançadas, estando associada à inativação de vários genes envolvidos no reparo do DNA, apoptose, angiogênese, ciclo celular e transcrição.

O processo de metilação do DNA pode ser avaliado de uma maneira global para um órgão ou tecido ou de maneira específica para cada gene. Podemos avaliar, por exemplo, o percentual de metilação global de um tecido pela dosagem dos níveis de 5-metilcitosina (metilação) ou desmetilação (5-hidroximetilcitosina). Para cada gene específico, podemos avaliar sua metilação por técnicas de sequenciamento de última geração após tratamento com bissulfito ou por técnicas sem tratamento com bissulfito como a MS-MLPA (*Multiplex Ligation--dependent Pro-be Amplification).*

Em um estudo realizado no LCC/UFC, avaliamos o *status* de metilação dos genes de reparo do DNA da lesão de dupla fita tipo recombinação homóloga (*ATM, RAD51, BRCAI, BRCA2 e LIG4)* por pirosequenciamento de 56 pacientes. Detectamos um resultado bastante importante em relação ao gene *ATM,* sendo demonstrado maiores níveis de metilação nos casos que transformaram em LMA. Como sabemos, a metilação gênica leva ao silenciamento de um gene, isto é, a não expressão do gene. O *ATM* é o sinalizador de que houve lesão no DNA e então são convocados os outros genes para a correção do processo. Se a lesão não é devidamente detectada (sinalizada) devido ao silenciamento do *ATM*, há grande chance de que essa lesão progrida gerando ainda mais aumento da instabilidade genômica.

Em um outro estudo realizado no LCC/UFC, para analisar o *status* de metilação dos genes de reparo de fita simples do DNA (sistema NER – *CSA, CSB, XPA, XPC e XPG),* não detectamos alterações relevantes em relação aos níveis de metilação desses genes, sugerindo que a metilação não é um fenômeno comum em genes relacionados ao processo de correção dos danos do DNA quando ocorrem em apenas uma única fita em pacientes com SMD.

Em uma outra análise de 70 pacientes com SMD, avaliamos a possível associação entre a metilação global da medula óssea (5-metilcitosina) com os níveis de expressão dos genes do sistema translesão do reparo do DNA (sistema TLS de DNA Pol). Detectamos que pacientes com alterações cromossômicas apresentavam maiores níveis de metilação do DNA (5-metilcitosina) e conforme havia aumento de 5-metilcitosina ocorria diminuição da expressão dos genes *POLH, POLQ, PCNA, POLK* e *REV1*, confirmando que há perda de atividade dos genes de reparo do tipo TLS na SMD e que a metilação é responsável por parte desse fenômeno.

ATM: O GENE MAIS AFETADO NO REPARO DE DNA NA NEOPLASIA MIELODISPLÁSICA

Em uma análise de expressão proteica de três diferentes coortes de mais de 200 pacientes com SMD do ambulatório da Universidade Federal do Ceará (UFC), identificamos uma nítida redução da expressão do gene *ATM* entres os grupos de alto risco *versus* os de baixo risco. Conforme os pacientes avançavam de baixo risco para alto risco, a expressão de ATM reduzia, assim como a metilação aumentava para os casos que transformavam em LMA.

Isso nos levou a pesquisar todos os estudos publicados na literatura que analisaram as mutações em genes do reparo do DNA em SMD e identificamos que o gene mais mutado era sempre o *ATM* e as mutações mais importante com perda de função também eram mais comuns com o *ATM*. Esses resultados nos levam a acreditar que o gene *ATM*, o grande sinalizador de lesões de dupla fita do DNA, é possivelmente o gene mais importante para a estabilidade genômica na SMD no que tange à progressão de alterações cromossômicas. O gene *ATM* parece ser de fundamental importância para o reparo do DNA na SMD.

O maior estudo já realizado para análise de mutações germinativas que predispunham a neoplasias primárias da medula óssea foi realizado com 479 mil britânicos, sendo apresentado no encontro da American Society of Hematology (ASH) em 2023. Os pesquisadores detectaram como genes mais mutados *CHEK2*, *ATM*, *BRCA2* e *DDX41*. Não nos causa surpresa identificar que dois dos genes de reparo do DNA estão entre os principais associados aos cânceres de medula óssea. Se o gene *TP53* era considerado o guardião do genoma para todos os cânceres, talvez o *ATM* seja o guardião dos cromossomos de um paciente com SMD.

RESUMO

- O sistema de reparo do DNA não funciona corretamente na SMD por alterações de expressão em genes responsáveis pelo reparo das lesões de fita simples e de fita dupla.
- O mau funcionamento dos genes de reparo do DNA ocorre, em parte, por alterações do *status* de metilação de diversos genes desse sistema.
- O mau funcionamento dos genes de reparo do DNA ocorre, em parte, por presença de mutações de diversos genes desse sistema.
- O principal dano ao DNA na SMD parece ser o da lesão de fita dupla. Caso essa lesão não seja corrigida pelos sistemas de junção por extremidades não homólogas ou recombinação homóloga ou sistema translesão, ocorrerá a quebra cromossômica, marcador de instabilidade genômica na SMD e de prognóstico desfavorável.
- O gene *ATM* parece ser de fundamental importância para o reparo do DNA na SMD.

REFERÊNCIAS

1. Borges DP, Santos RMAR, Velloso ERP, Ribeiro Junior HL, Larripa IB, Camacho MF, et al. Functional polymorphisms of DNA repair genes in Latin America reinforces the heterogeneity of myelodysplastic syndrome. Hematol Transfus Cell Ther. 2023;45(2):147-53.
2. Cavalcante GM, Borges DP, de Oliveira RTG, Furtado CLM, Alves APNN, Sousa AM, et al. Tissue methylation and demethylation influence translesion synthesis DNA polymerases (TLS) contributing to the genesis of chromosomal abnormalities in myelodysplastic syndrome. J Clin Pathol. 2022;75(2):85-93.
3. Economopoulou P, Pappa V, Kontsioti F, Papageorgiou S, Foukas P, Liakata E, et al. Expression analysis of proteins involved in the non homologous end joining DNA repair mechanism, in the bone marrow of adult de novo myelodysplastic syndromes. Ann Hematol. 2010;89(3):233-9.
4. Hoeijmakers JH. DNA damage, aging, and cancer. N Engl J Med. 2009;361(15):1475-85.
5. Liu J, Tran D, Chan ICC, Wiley B, Watson C, Batchi-Bouyou AL, et al. Genetic determinants of clonal hematopoiesis and progression to hematologic malignancies in 479,117 individuals. Blood. 2023;142(Suppl 1):811.
6. Oliveira RTG. Rastreamento de variantes genéticas em DNA polimerases com atividade translesão na neoplasia mielodisplásica. [Tese]. Fortaleza: Universidade Federal do Ceará; 2023.
7. Pellagatti A, Cazzola M, Giagounidis A, Perry J, Malcovati L, Della Porta MG, et al. Deregulated gene expression pathways in myelodysplastic syndrome hematopoietic stem cells. Leukemia. 2010;24(4):756-64.
8. Pinheiro RF, Goes JVC, Sampaio LR, Oliveira RTG, Lima SCS, Furtado CLM, et al. The ataxia-telangiectasia mutated (ATM) is the most important gene for repairing the DNA in myelodysplastic neoplasm. DNA Repair (Amst). 2025;146:103803.
9. Ribeiro HL Jr, de Oliveira RT, Maia AR, Ferreira Filho LIP, Sousa JC, Heredia FF, et al. Polymorphisms of DNA repair genes are related to the pathogenesis of myelodysplastic syndrome. Hematol Oncol. 2015;33(4):220-8.
10. Ribeiro HL Jr, Maia ARS, de Oliveira RTG, Costa MB, Farias IR, Borges DP, et al. DNA repair gene expressions

are related to bone marrow cellularity in myelodysplastic syndrome. J Clin Pathol. 2017;70(11):970-80.
11. Ribeiro Jr HL, Maia ARS, Oliveira RTG, Santos AWA, Costa MB, Farias IR, et al. Expression of DNA repair genes is important molecular findings in CD34 + stem cells of myelodysplastic syndrome. Eur J Haematol. 2018;100(1):108-9.
12. Ribeiro HL Jr, Oliveira RT, Maia AR, Sousa JC, Heredia FF, Magalhães SMM, et al. ATM polymorphism is associated with low-risk myelodysplastic syndrome. DNA Repair. 2013;12(2):87-9.
13. Ribeiro HL Junior, Soares Maia AR, Costa MB, Farias IR, Borges DP, Oliveira RTG, et al. Influence of functional polymorphisms in DNA repair genes of myelodysplastic syndrome. Leuk Res. 2016;48:62-72.
14. Ribeiro Junior HL, Gonçalves PG, Moreno DA, Goes JVC, Oliveira RTG, Montefusco-Pereira CV, et al. Discrepancy in transcriptomic profiling between CD34 + stem cells and primary bone marrow cells in myelodysplastic neoplasm. Leuk Res. 2023;129:107071.
15. Santiago SP, Junior HLR, de Sousa JC, Borges DP, Oliveira RTG, Farias IR, et al. New polymorphisms of xeroderma pigmentosum DNA repair genes in myelodysplastic syndrome. Leuk Res. 2017;58:73-82.
16. Valka J, Vesela J, Votavova H, Dostalova-Merkerova M, Horakova Z, Campr V, et al. Differential expression of homologous recombination DNA repair genes in the early and advanced stages of myelodysplastic syndrome. Eur J Haematol. 2017;99(4):323-31.

10

A SMD do bloqueio epigenético

Cristiana Libardi Miranda Furtado
Gabrielle Melo Cavalcante
Daniela de Paula Borges
Ronald Feitosa Pinheiro

OBJETIVOS DO CAPÍTULO

- Introduzir o conceito de epigenética.
- Definir a metilação do DNA e sua importância.
- Apresentar a metilação do DNA como processo neoplásico durante a patogênese da SMD.
- Definir o processo de modificação das histonas e sua importância.
- Apresentar a modificação das histonas como processo neoplásico na SMD.

CONCEITOS GERAIS: O QUE É EPIGENÉTICA?

Na neoplasia mielodisplásica (SMD) ocorre aumento da metilação do DNA, dessa forma, as drogas hipometilantes (azacitidina e decitabina) – que diminuem os níveis de metilação global do DNA –, são importantes opções de tratamento. De extrema importância, o agente hipometilante é capaz de prolongar a sobrevida de pacientes com SMD assim como postergar o tempo de uma possível transformação de um caso de SMD em leucemia mieloide aguda (LMA). Mas o que é a metilação do DNA?

Um organismo complexo é formado por uma grande diversidade de órgãos, tecidos e células. No entanto, nossas células são originadas de uma única célula-ovo ou zigoto geneticamente semelhante as células diferenciadas. O que caracterizará a função específica de cada célula serão os padrões distintos de expressão gênica que serão regulados pelos mecanismos epigenéticos (Figura 1).

Os mecanismos epigenéticos modulam a cromatina alterando a expressão gênica de acordo com a necessidade de cada célula e linhagens progenitoras. É por meio dos mecanismos epigenéticos que, por exemplo, determinadas proteínas das células endócrinas, apesar de derivarem de um mesmo código genético, não estão presentes (expressas) em células como os neurônios (ver Figura 1).

De uma maneira mais simplificada:

> "Temos o mesmo DNA em todas as células do nosso corpo, porém apenas alguns genes se expressam em determinado tecido. Isso ocorre porque há bloqueio epigenético de genes que não devem se

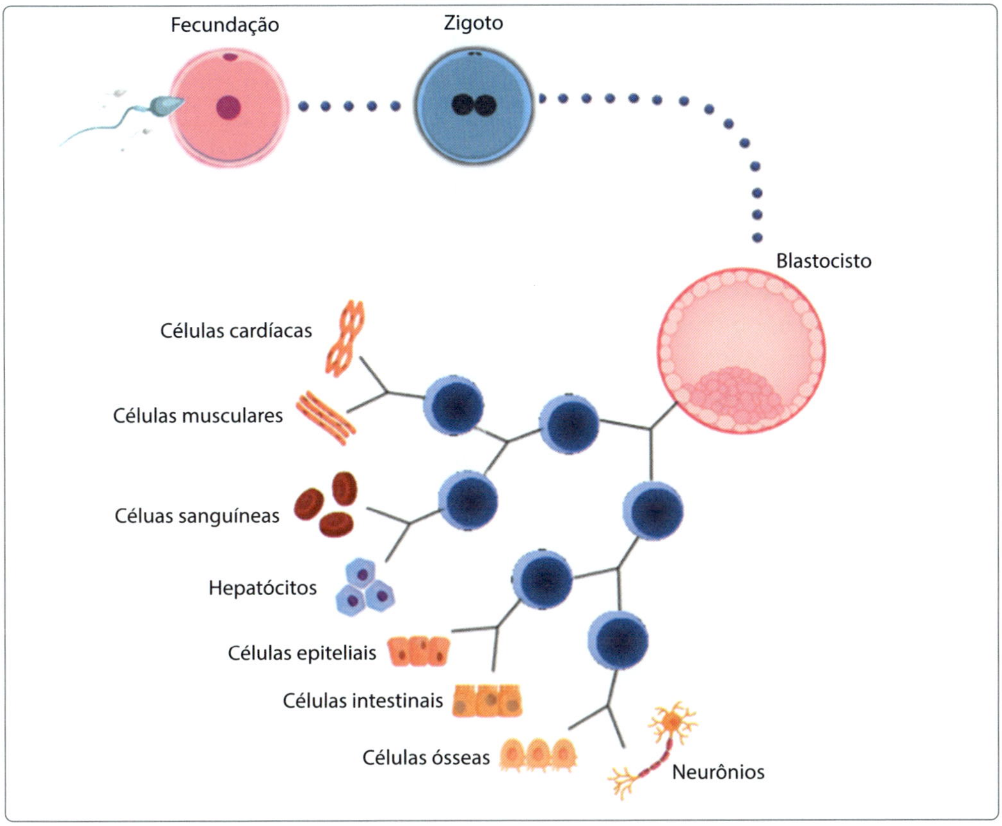

FIGURA 1 A partir da célula primordial, zigoto, temos o processo de desenvolvimento do organismo, desencadeado por eventos de citodiferenciação e consequente morfogênese. Todas as informações estão contidas no genoma, porém a forma como essas informações são utilizadas (quando, como e quanto) são controladas de maneira diferencial ao longo da ontogenia do organismo.

expressar em determinado tecido. E esse bloqueio ocorre, por exemplo, por metilação do DNA."

Pela primeira vez descrita por Conrad Waddington em 1942, a "Epigenética" refere-se a toda alteração na função gênica (permanentes ou temporárias), mas que não causam mudanças na sequência do DNA. Os mecanismos epigenéticos atuam modificando a estrutura da cromatina e/ou de um determinado domínio cromossômico, permitindo a ativação de alguns genes e o silenciamento de outros. Assim, essa modulação atua regulando a informação, que por sua vez, regula a transcrição gênica codificada da sequência do DNA.

Os mecanismos epigenéticos podem modificar o DNA e as proteínas que compõem o nucleossomo, as histonas. As modificações nas histonas podem ser do tipo fosforilação, ubiquitinação e, principalmente, metilação e acetilação, sendo que essas últimas ocorrem geralmente próximas às regiões promotoras e *enhancers*. Essas modificações geram um "código de histonas" que possui importante papel na modulação da transcrição, bem como no crescimento e diferenciação celular.

Durante as últimas décadas, muitas pesquisas têm investigado como o mecanismo epigenético está relacionado na reorganização da cromatina, regulando importantes processos como a diferenciação celular. Como uma das características principais da SMD e da LMA é o bloqueio de diferenciação da célula-tronco hematopoética, concluímos que as mutações genéticas e a epigenética funcionam em conjunto nas várias etapas do desenvolvimento dessas neoplasias.

METILAÇÃO DO DNA

A metilação do DNA é o evento epigenético mais estudado até o momento, essencialmente devido ao papel que desempenha na regulação da expressão de genes essenciais ao organismo e em fenômenos como o *impriting* genômico, inativação do cromossomo X e no silenciamento de retrotransposons e retrovírus endógenos.

Por definição, a metilação consiste na adição de um radical metil na posição 5' de uma molécula de citosina na sequência do DNA, geralmente seguida por uma guanina (dinucleotídeos CpG). A regulação da expressão gênica por metilação do DNA ocorre devido à inibição direta da ligação dos fatores de transcrição em sequências específicas do DNA, em que se encontram os sítios de ligação e reconhecimento desses mecanismos de metilação. Essas regiões específicas são as ilhas CpG, elementos curtos de DNA com uma elevada densidade de citosinas e guaninas, regiões onde se encontram cerca de 60 a 70% dos promotores dos genes e ocorrem cerca de 35% das mutações. A reação resulta na formação da 5-metilcitosina (5mC), uma base que altera a ligação de fatores de transcrição ao DNA. A adição do grupo metil é catalisada pelas DNA metiltransferases (DNMT), família de enzimas responsáveis por estabelecer e manter o padrão de metilação. Nas células de mamíferos, podemos citar três DNMT diferentes: DNMT1, DNMT3a e DNMT3b.

As DNMT mantêm e reestabelecem a metilação do DNA, porém a DNMT1 é a responsável pela manutenção do padrão de metilação na replicação e em sua ausência ocorre a desmetilação passiva. A metilação *de novo* é realizada, principalmente, pelas enzimas DNMT 3a e 3b. Outra via alternativa de metilação do DNA aparece pela proteína EZH2 que, nesse caso, interage e modula as enzimas DNA metiltransferases DNMT1, DNMT3a e DNMT3b, regulando a ligação dessas à promotores gênicos e reprimindo a transcrição (Figura 2).

Um dos achados comuns em pacientes com SMD é a mutação do gene *DMMT3A*, codificador da enzima DNMT3a. Essa mutação, a depender da região gênica envolvida, pode levar a sérias alterações de metilação em diversos genes.

O processo de desmetilação ativa é necessário para ativar genes específicos ou apagar a marca epigenética durante o desenvolvimento ou em respostas a exposições ambientais. Essa desmetilação pode ser passiva quando não há envolvimento de desmetilases e ocorre quando a manutenção pelas metiltransferases é inativada durante o ciclo celular. Assim, o nível e o padrão de 5mC são determinados por ambos os processos de metilação e desmetilação e as enzimas envolvidas nesses processos devem estar altamente reguladas.

Um dos componentes mais importantes durante o processo de desmetilação do DNA é a família das proteínas TET (*ten-*

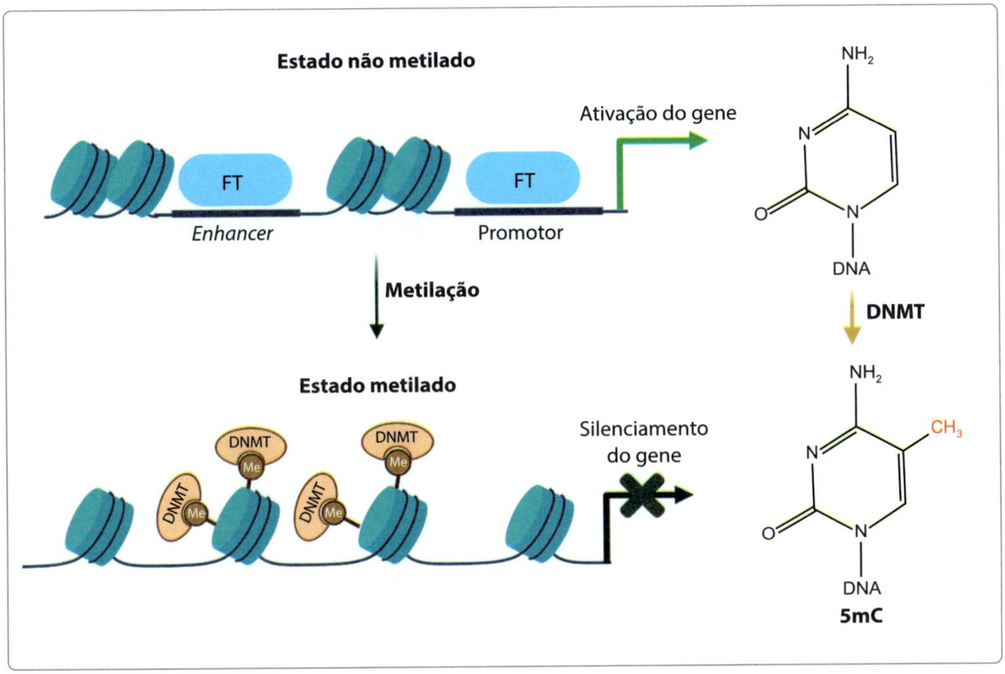

FIGURA 2 Demonstração de um gene no estado não metilado, com atuação dos fatores de transcrição (FT) e expressão do gene, seguido de silenciamento causado pela adição do grupo metil CH_3 (ME) pela ação das DNMT, formando a 5mC.

-eleven translocation), que atuam catalisando a conversão de 5mC em 5-formilcitosina (5fC), 5-hidroxmetilcitosina (5hmC) e em 5-carboxicitosina (5caC). Essa família de proteínas são oxigenases dependentes de alfa-cetoglutarato (alfa-KG), sendo necessário esse metabólito para que a reação ocorra com eficiência, além de ferro (Fe^{+2}), oxigênio e CO_2 como substratos da reação. Nos últimos anos, pesquisadores também identificaram que a vitamina C tem grande importância durante o processo de desmetilação mediado por *TET-2*. A vitamina C em concentrações fisiológicas é importante para a plena função enzimática de *TET-2* com função na conversão de Fe^{+3} em Fe^{+2}, assim como parece ser essencial a presença de alfa-KG para a plena função enzimática de *TET-2*. Pesquisadores demonstraram que em até 70% dos pacientes com neoplasias da medula óssea há significativa deficiência de vitamina C, o que tem gerado estudos clínicos de sua reposição em situações específicas. Já para a obtenção do alfa-KG, há a necessidade de participação de um grupo composto de cinco proteínas enzimáticas: as isocitrato desidrogenases (IDH), das quais fazem parte a IDH1 e a IDH2. Ambas participam do metabolismo oxidativo do organismo, na produção de NADPH (fosfato de dinucleótido de nicotinamida e adenina reduzido) no ciclo de Krebs a partir da descarboxilação oxidativa do isocitrato ao alfa-KG. Ou seja, o alfa-KG é obtido de um isocitrato num processo de catalização pela proteína desidrogenase do isocitrato 1 (IDH1) no citoplasma e pela IDH2 na mitocôndria (Figura 3). Mutações nos genes

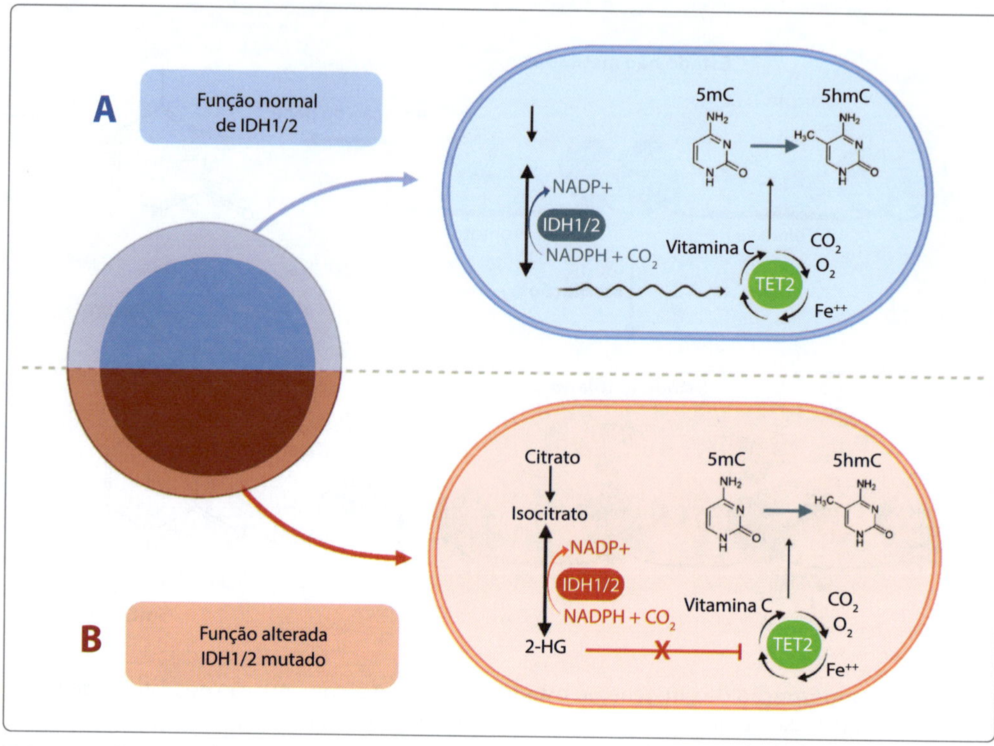

FIGURA 3 Processo de desmetilação do DNA. Para que ocorra a reação de desmetilação da ilha CpG metilada, ocorre oxidação de uma 5-metilcitosina para 5-hidroxmetilcitosina, que é mediada pela proteína TET2 – alfa-cetoglutarato dependente –, que, por sua vez, serão catalisadas pelas proteínas IDH1/2. Vitamina C também possui função importante ao participar da conversão de Fe^{+3} em Fe^{+2}.

IDH1 e *IDH2* são detectadas em pacientes com SMD e LMA, gerando distúrbios no processo de desmetilação.

A METILAÇÃO DO DNA COMO PROCESSO NEOPLÁSICO NA NEOPLASIA MIELODISPLÁSICA

Os padrões de hipermetilação são mecanismos extremamente comuns nas mais variadas neoplasias humanas e, em especial, em doenças hematológicas. Em diversos estudos, o aumento da metilação do DNA é postulado como o fator inicial para o desenvolvimento de um processo neoplásico. Na SMD, a hipermetilação é uma característica comum da doença nas fases avançadas, estando associada à inativação de vários genes envolvidos no reparo do DNA, apoptose, angiogênese, ciclo celular e transcrição.

O silenciamento de genes induzido por hipermetilação já foi descrito em muitos genes que possuem as mais diversas funções, como apoptose, diferenciação celular, proliferação, reparo do DNA, ciclo celular e outros na SMD. Uns dos primeiros relatos de hipermetilação em pacientes com SMD ocorreu no final dos anos 1990, quando se demonstrou aumento de metilação das ilhas CpG do gene *p15* em pacientes com SMD do subtipo Areb (anemias refratarias com excesso de blastos). Esse conhecimento proporcionou a possibilidade de se reverter essas alterações epigenéticas farmacologicamente, trazendo perspectivas eficazes para o tratamento.

Depois dos relatos do gene *p15*, foram publicados relatos de *p16* ainda em meados dos anos 1990. A hipermetilação do *p15* e *p16* é aumentada durante as fases avançadas da SMD e esses genes, uma vez hipermetilados, perdem a função de controle de ciclina quinase dependente, levando à ativação do ciclo celular com consequente aumento de proliferação celular, fenômeno típico das formas avançadas de SMD. A importância da metilação do *p15* foi ainda mais enfatizada quando uma metanálise que incluiu 1.205 casos (38 estudos avaliados) comprovou a presença de sua hipermetilação em associação com prognóstico desfavorável em formas avançadas da SMD, assim como sua associação com menor sobrevida global.

Um dos estudos mais clássicos a corroborar a importância da metilação do DNA em SMD foi a pesquisa de Shen et al. publicada no *Journal of Clinical Oncology*. Os pesquisadores avaliaram amostras de 317 pacientes com SMD divididos em uma coorte tipo piloto e duas coortes de confirmação. A coorte piloto era composta de 89 pacientes, dentre os quais 40 foram tratados com decitabina (agente hipometilante) e 49 foram tratados com suporte transfusional.

A primeira coorte de validação foi composta de 75 pacientes, sendo todos tratados com diferentes doses de decitabina; e a segunda coorte de validação foi composta de 153 pacientes, dos quais 40 casos receberam tratamento com decitabina ou azacitidina e os demais foram tratados com terapia de suporte. Os pesquisadores avaliaram os efeitos dos agentes hipometilantes mediante a análise da metilação do DNA de maneira quantitativa com bissulfito/pirosequenciamento. Os pesquisadores selecionaram um painel de genes e, após um *screening* inicial, detectaram que os genes E-caderina (*CDH1*), N-caderina (*CDH13*), receptor alfa-estrogênico (*ER£*), nucleoplasmina 2 (*NPM2*), fator 2 de transcrição de oligodendrócitos (*OLIG2*), inibidor 2b de quinase dependente de ciclina ($p15^{INK4B}$), receptor A da progesterona (*PGRA*), receptor B da progesterona (*PGRB*), domínio 4 PDZ e LIM (*RIL*) apresentavam metilação aberrante em mais de 10% dos pacientes. Entre os 89 pacientes do coorte piloto, os pesquisadores encontraram metilação da região promotora em 7% *ER£*, 15% *CDH1*, 20% *NPM2*, 21% *CDH13*, 23% *p15*, 41% *OLIG2*, 45% *PGRB*, 45% *PGRA* e 70% *RIL* e, de extrema importância, foi detectada uma forte correlação positiva entre as metilações dos diferentes genes no mesmo paciente, gerando grande acurácia na previsão de sobrevida global e sobrevida livre de transformação em LMA.

Após análise multivariada com regressão de Cox para avaliação de sobrevida global e sobrevida livre de progressão, sendo analisadas as mais diversas variáveis – como idade, sexo, tratamento, tipo de SMD, categoria citogenética, grupo IPSS e o escore Z de metilação –, apenas a metilação permaneceu como preditor independente de sobrevida global e sobrevida livre de transformação em LMA. A mediana de sobrevida global foi de 12,3 meses para quem apresentava elevado escore de metilação e 17,5 meses para quem apresentava baixo escore de metilação. Já a análise de sobrevida livre de transformação em LMA foi de 6,4 meses para aqueles com elevado escore de metilação e 14,9 meses para aqueles com baixo escore de metilação. Ao serem avaliados todos os três grupos (piloto e duas coortes de confirmação), os pesquisadores também encontraram que a metilação elevada foi associada a menor sobrevida global dos pacientes e menor tempo de sobrevida livre de transformação. Em relação ao *status* de metilação associado ao tratamento nesse estudo, a quantidade de metilação não foi preditora de resposta aos agentes hipometilantes, porém a redução da quantidade de metilação após os agentes hipometilantes (decitabina e azacitidina) foi associada à resposta clínica. Esse importante estudo comprovou a relevância da metilação como fenômeno patogênico na SMD.

Em nosso Laboratório de Citogenômica da Câncer da Universidade Federal do Ceará (LCC/UFC), temos estudado e demonstrado a importância da família de genes reguladores de interferon, os IRF, durante o diagnóstico e a progressão da SMD. Em um de nossos estudos sobre a família dos IRF, avaliamos o *status* de metilação dos genes *IRF1, IRF2, IRF3, IRF4, IRF5, IRF6, IRF7, IRF8* e *IRF9* em 111 pacientes com SMD de baixo risco (fases iniciais da SMD – OMS 2008) e SMD de alto risco (formas avançadas da SMD, as Areb – OMS 2008). Com uso de técnica de bissulfito seguida de QMSP (*quantitative methilation specific* – PCR), demonstramos que os genes *IRF3* e *IRF5* encontravam-se hipermetilados em comparação a controles saudáveis; e *IRF1, IRF3, IRF5, IRF6* e *IRF8* se encontravam hipermetilados nas fases avançadas da SMD (Areb – OMS 2008) em comparação às fases iniciais. Esse estudo demonstrou que os genes reguladores de IRF também se encontram com alterações em seus níveis de metilação, assim como outros grupos de genes com diversas funções de maturação, célula-tronco, ativação da resposta imune inata, resposta imune adaptativa, entre outros.

Recentemente, demonstramos que o fenômeno da metilação do DNA em SMD também ocorre em RNA longos não codificantes (lncRNA), como o *H19*. Com uso de técnica de bissulfito seguida de sequenciamento de última geração (NGS), avaliamos o *status* de metilação da região diferencialmente metilada H19DMR em 70 pacientes com SMD, divididos classicamente como de baixo risco (SMD com sideroblasto em anel – OMS 2016), de alto risco (SMD com excesso de blastos – SMD-EB, OMS 2016) e 9 pacientes com LMA secundária a SMD.

Detectamos que pacientes com LMA evoluída de SMD e pacientes com idade acima de 60 anos apresentavam maiores níveis de metilação da região H19DMR (região diferencialmente metilada H19), um lncRNA expresso somente pelo alelo materno, que possui diversas funções regulatórias no organismo humano. Mais uma vez é demonstrada associação da metilação com a senescência (indivíduos mais idosos) e formas avançadas da doença (casos transformados em LMA), ficando evidente que a metilação em SMD é um fenômeno patogênico que envolve DNA e RNA.

Além disso, fica bastante evidente que, conforme a progressão da doença, a metilação vai aumentando nos mais variados genes que possuem as mais diversas funções no organismo humano. Em outro estudo, com o uso da técnica de imuno-histoquímica em amostras de biópsia de medula óssea de 77 pacientes com SMD, avaliamos o *status* de metilação global e desmetilação global da medula, com análise dos níveis de expressão de 5mC/5hmC. Os níveis de expressão de 5mC representavam a metilação global da medula óssea e foi detectada em precursores eritroides e eritroblastos maduros, precursores mieloides e neutrófilos e megacariócitos. Os níveis de expressão de 5hmC representavam a desmetilação global da medula óssea e foi detectada em precursores eritroides e eritroblastos maduros, precursores mieloides e neutrófilos e megacariócitos. Detectamos que os níveis de 5mC eram significativamente aumentados em pacientes com alterações cromossômicas, assim como a relação 5mC/5hmC era maior em pacientes classificados como de alto risco em relação aos casos de baixo risco (Figura 4).

Na Tabela 1 há uma lista de diversos genes hipermetilados em SMD.

A MODIFICAÇÃO DAS HISTONAS

A cromatina é o estado em que o DNA está empacotado dentro da célula, onde o nucleossomo é a unidade fundamental, sendo composto por um octâmero de quatro histonas centrais (H3, H4, H2A e H2B) envolvidas com aproximadamente 147 pares de bases do DNA. A remodelação da cromatina também é uma forma de regulação da expressão gênica e da função proteica. Nos terminais das histonas podem ocorre as modificações pós-traducionais de aminoácidos (principalmente nos resíduos de lisinas), como metilação, acetilação, fosforilação e ubiquitinação, gerando interação com outras proteínas de modo a promover a abertura ou fechamento da estrutura dos nucleossomas, caso seja necessário promover ou bloquear a transcrição de genes, respectivamente.

As duas modificações mais bem descritas são a acetilação e a metilação de histonas. A acetilação de histonas é catalisada pela enzima histona acetiltransferase que leva à adição de grupo acetil aos resíduos de amina terminais da lisina em todas as quatro histonas, desencadeando a conformação aberta da cromatina, facilitando o acesso aos fatores de transcrição gênica. O fenômeno de desacetilação das histonas é realizado pela histona deacetilases (HDAC), levando à cromatina condensada com repressão transcricional. A metilação de lisinas é catalisada pela metiltransferase de lisinas de histonas (HKMT) e a remoção dessa marcação é realizada pelas histonas demetilases. A trimetilação da lisina 4 da histona 3 (H3me3K4) está associada com a região promotora de genes ativos e a monometilação com regiões potenciadoras (*enhancers*) dos genes.

A modificação epigenética das histonas também está implicada na oncogênese de

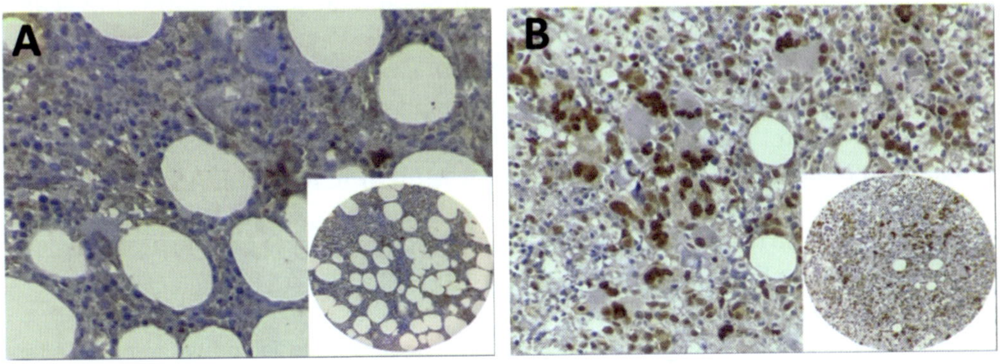

FIGURA 4 Pacientes com SMD com alterações cromossômicas apresentam maiores níveis de imunoexpressão de 5-metilcitosina (B) em comparação com casos sem alterações cromossômicas (A). Aumento dos níveis de 5mC comprovam elevação da metilação global na medula óssea de pacientes com síndrome mielodisplásica.

TABELA 1 Frequeência de metilação de genes relacionados à SMD

Gene	Frequência de metilação (%)	Função
Calcitonina	50	Diferenciação celular
p15	23-80	Inibidor de quinases dependentes de ciclina/ciclo celular/proliferação
DAPK	50	Serina pró-apoptótica/treonina sérica
RASSF1	9	Regulador negativo da sinalização RAS
FHIT	50	Metabolismo das purinas
CDH1	15-27	Aderência e motilidade
CTNNA1	10	Catenina alfa
NOR1	15	Proteína com domínio nitro-oxidoreduto
OLIG2	41	Fator de transcrição básico hélice-loop-hélice
PGRA e PGRB	45	Receptor de progesterona
RIL	36-70	Supressor tumoral, pró-apoptótico

diversas neoplasias. Padrões globais particulares de acetilação e metilação das histonas H3 e H4 são associados a múltiplos tipos de cânceres e mutações em genes responsáveis pelo comportamento e manutenção do remodelamento da cromatina das histonas. Esses padrões de modificação distinguem os subtipos de doença e podem prever a evolução do paciente, assim como contribuir significativamente para a progressão da doença. Uma família importante no processo de modificação de histonas são as proteínas do Grupo Polycomb (ou PcG, *de Polycomb Group*), modificadoras da cromatina evolutivamente conservadas. As proteínas PcG estão organizadas em dois complexos principais: o complexo repressivo Poly-comb 1 (PRC1), que catalisa a monoubiquitinação da lisina 119 da histona H2A (H2A-K119-ub1), uma modificação relacionada ao bloqueio da atividade da RNA polimerase II em promotores; e o complexo repressivo Polycomb 2 (PRC2), que catalisa a di e trimetilação da lisina 27 da histona H3 (H3-K27-me2/3).

As marcas epigenéticas de metilação do DNA e modificações de histona atuam simultaneamente para regular a transcrição gênica em um processo complexo. É descrito, por exemplo, que histona metiltransferases (HMT) pode direcionar a metilação de DNA a sítios específicos, por meio do recrutamento de DNMT; já foi observado o recrutamento de HDAC e proteínas ligantes de metilação pela DNA metiltransferase, induzindo ao silenciamento gênico e condensação da cromatina. A sincronia dos dois processos é importante para a manutenção da fisiologia celular normal, porém muito ainda precisa ser esclarecido acerca dessas interações com outras moléculas que têm sido evidenciadas na associação com cromatina, adicionando ainda mais complexidade ao sistema.

A MODIFICAÇÃO DAS HISTONAS COMO PROCESSO NEOPLÁSICO NA NEOPLASIA MIELODISPLÁSICA

Alguns estudos demonstraram que ocorrem modificações de histonas em pacientes com SMD, sendo essas relacionadas a perfis mutacionais de alguns genes, como o *ASXL1* e *EZH2*. O gene *Additional sex combs-like 1 (ASXL1)*, homólogo humano da proteína ASX de drosophila, é membro do grupo *polycomb* de proteínas repressivas associadas à manutenção da repressão transcricional *loci* específico. A desregulação da *ASXL1* é normalmente relacionada a mutações dos tipos *frameshift* e *nonsense*, ou seja, causando perda de função. Mutações do gene *ASXL1* associadas ao *polycomb* – que regula as modificações de histonas – são descritas na SMD e na leucemia mielomonocítica crônica (LMMC) e esse estado mutacional na doença é capaz de predizer um prognóstico desfavorável.

Saika et al. demonstraram que mutações em *ASXL1* e *SETBP1* (frequentemente detectadas em conjunto na SMD) promovem leucemogênese reprimindo a via de TGF-beta, gerando desacetilação de histonas dos genes envolvidos nessa via. Em um modelo murino, os pesquisadores demonstraram que a ativação da via de TGF-beta inibia a proliferação leucêmica de células com fenótipo de SMD mutadas para *ASXL1* e *SETBP1*. Os pesquisadores detectaram aumento bastante significativo de desacetilação dos resíduos de lisinas das histonas 3 e 4 (H3 e H4) de diversos genes da via de TGF-beta quando mutações em *ASXL1* e *SETBP1* estão presentes. Quando utilizaram vorinostat (Zolinza®), um inibidor de histona deacetilase (HDAC), houve elevação da acetilação das histonas com consequente aumento da transcrição de genes da via do TGF-beta. Esse estudo demonstrou a grande importância do fenômeno de desacetilação das histonas com repressor da transcrição gênica em SMD e que esse fenômeno (desacetilação das histonas) pode ser revertido por inibição da enzima histona deacetilase (HDAC).

A proteína EZH2 possui atividade de histona metiltransferase, codificando a unidade catalítica do complexo repressivo 2 (PRC2). Esse complexo inicia a dimetilação e trimetilação da lisina 27 da histona H3 (H3K27), uma modificação epigenética que silencia genes. O gene *EZH2* apresenta-se mutado em 5 a 7% dos casos de SMD e pela sua relação no processo de remodelagem da cromatina fica clara sua participação na patogênese de alguns casos na SMD.

RESUMO

- Os mecanismos epigenéticos mais comumente descritos são a metilação do DNA nas ilhas CpG e as modificações das quatro histonas (H3, H4, H2A e H2B). A metilação do DNA, assim como a desacetilação das histonas, leva à repressão da transcrição, fenômeno comum em diversas neoplasias e bastante comum na SMD.
- A progressão da SMD está associada a eventos epigenéticos que são muito comuns em fases mais avançadas da doença.
- Os pacientes com SMD apresentam hipermetilação de vários genes simultaneamente, o que contribui para a heterogeneidade da doença.
- O silenciamento induzido por hipermetilação está descrito em muitos genes, incluindo os envolvidos na regulação do ciclo celular (*p15*, *p16*), na apoptose (*DAPK*) e na transcrição gênica (IRF).
- A modificação das histonas é um fenômeno epigenético comum na SMD, sendo muitas vezes decorrente de mutação do gene *ASXL1*.

REFERÊNCIAS

1. Aggerholm A, Holm MS, Guldberg P, Olesen LH, Hokland P. Promoter hypermethylation of p15INK4B, HIC1, CDH1, and ER is frequent in myelodysplastic syndrome and predicts poor prognosis in early-stage patients. Eur J Haematol. 2006;76(1):23-32.
2. Borges DP. O papel do RNA longo não codificante H19 no desenvolvimento da Síndrome Mielodisplásica. [Tese]. Fortaleza: Universidade Federal do Ceará; 2022.
3. Cao R, Wang L, Wang H, Xia L, Erdjument-Bromage H, Tempst P, et al. Role of histone H3 lysine 27 methylation in Polycomb-group silencing. Science. 2002;298(5595):1039-43.
4. Cavalcante GM, Borges DP, de Oliveira RTG, Furtado CLM, Alves APNN, Sousa AM, et al. Tissue methylation and demethylation influence translesion synthesis DNA polymerases (TLS) contributing to the genesis of chromosomal abnormalities in myelodysplastic syndrome. J Clin Pathol. 2022;75(2):85-93.
5. Esteller M, Fraga MF, Paz MF, Campo E, Colomer D, Novo FJ, et al. Cancer epigenetics and methylation. Science. 2002;297(5588):1807-8; discussion 1807-8.
6. Esteller M. Epigenetics in cancer. N Engl J Med. 2008;358(11):1148-59.
7. Issa JP. Epigenetic changes in the myelodysplastic syndrome. Hematol Oncol Clin North Am. 2010;24(2):317-30.
8. Saika M, Inoue D, Nagase R, Sato N, Tsuchiya A, Yabushita T, et al. ASXL1 and SETBP1 mutations promote leukaemogenesis by repressing TGFβ pathway genes through histone deacetylation. Sci Rep. 2018;8(1):15873.
9. Shen L, Kantarjian H, Guo Y, Lin E, Shan J, Huang X, et al. DNA methylation predicts survival and response to therapy in patients with myelodysplastic syndromes. J Clin Oncol. 2010;28(4):605-13.
10. Sousa JC, da Nóbrega Ito M, Costa MB, Borges DP, Oliveira RT, et al. Dysregulation of interferon regulatory genes reinforces the concept of chronic immune response in myelodysplastic syndrome pathogenesis. Hematol Oncol. 2019;37(4):523-6.
11. Stintzing S, Kemmerling R, Kiesslich T, Alinger B, Ocker M, Neureiter D. Myelodysplastic syndrome and histone deacetylase inhibitors: "to be or not to be acetylated"? J Biomed Biotechnol. 2011;2011:214143.

11

A SMD das mutações

Roberta Taiane Germano de Oliveira
Ronald Feitosa Pinheiro

OBJETIVOS DO CAPÍTULO

- Apresentar os conceitos gerais sobre as mutações nos diversos genes relacionados à patogênese da neoplasia mielodisplásica (SMD).
- Discorrer sobre as mutações na maquinaria do *splicing* do RNA na patogênese da SMD.
- Discorrer sobre as mutações dos reguladores epigenéticos na SMD.
- Discorrer sobre as mutações dos fatores de transcrição na SMD.
- Discorrer sobre as mutações das vias de transdução de sinal e tirosina quinase na SMD.

CONCEITOS GERAIS

Em 1914 foram relatadas as primeiras associações entre mutações e desenvolvimento de neoplasias a partir da observação de anormalidades cromossômicas em células cancerígenas, sendo as anormalidades cromossômicas consideradas mutações de larga escala. A relação causa-efeito das mutações somáticas no desenvolvimento do câncer foi posteriormente apoiada pela descoberta de que muitos produtos químicos carcinogênicos induziam mutações cromossômicas. Após a demonstração do elo entre as mutações somáticas e as neoplasias, passou-se a descrever o câncer utilizando-se o modelo de evolução darwiniana, no qual as células adquirem marcas por meio das mutações somáticas que ganham vantagem por seleção natural.

O câncer é resultado do acúmulo de mutações no DNA. Anteriormente designada uma doença pré-neoplásica, a neoplasia mielodisplásica (SMD) atualmente é caracterizada como uma doença clonal que surge da expansão de células-tronco hematopoéticas que sofreram aquisição sequencial de mutações. Mais de 50 genes com mutações recorrentes estão envolvidos na patogênese da SMD, incluindo genes que codificam proteínas envolvidas no processamento de pré-mRNA, regulação epigenética e transcrição, com 95% dos pacientes, apresentando, pelo menos, uma *driver mutation*. A alteração de par de base mais frequentemente relatada na SMD é a transição C → T, que é uma característica da desaminação da metilcitidina, processo marcante na senescência (envelhecimento).

O primeiro relato de mutação em pacientes com SMD foi apresentado no final dos anos 1980, publicado por Hirai et al. no periódico *Nature*. Os pesquisadores detectaram uma mutação pontual no códon 13 responsável pela ativação do oncogene *NRAS* em três pacientes com SMD. Partindo da observação de que os três pacientes evoluíram para leucemia mieloide aguda (LMA) após um ano de seguimento, os pesquisadores sugeriram a participação do gene *NRAS* na progressão e evolução da doença. Ainda no mesmo período, outro grupo de pesquisadores identificou uma mutação na família RAS: o Kirsten-RAS, mais conhecido como *KRAS*. Daí em diante, diversos outros estudos passaram a realizar pesquisas envolvendo mutações nos oncogenes da família RAS em pacientes com SMD.

Essas pesquisas deram o pontapé inicial nos estudos envolvendo mutações na SMD como fator primordial na patogênese da doença. A descoberta de mutações nos genes da família RAS foram seguidas, nos 10 anos subsequentes, por evidências de mutações nos genes *FMS* e *TP53* e foram detectadas associações dessas mutações com a sobrevida dos pacientes. Iniciavam-se, assim, as associações entre mutações no DNA de pacientes com SMD com sua etiologia, patogênese, diagnóstico e prognóstico.

O advento do sequenciamento de última geração (do inglês, *Next Generation Sequencing* – NGS) revolucionou o manejo dos pacientes com SMD e proporcionou novos conhecimentos acerca das bases genéticas e moleculares de sua patogênese, permitindo a descoberta das principais mutações que estariam envolvidas com o desenvolvimento e progressão da doença. Na última década, cerca de 40 mutações em diferentes genes foram identificadas de forma recorrente para a SMD.

Na primeira década do ano 2000, três importantes pesquisadores e seus grupos publicaram três estudos com o maior número de pacientes com SMD avaliados até então. Rafael Bejar, Elli Papaemmanuil e Torsten Haferlach realizaram análises de mutações em diversos genes-alvo em amostras de sangue periférico e medula óssea de pacientes com SMD. A pesquisa de Rafael Bejar avaliou um painel de 111 genes em 439 pacientes e teve como resultado a detecção de mutações em 18 genes, com 51% dos pacientes apresentando pelo menos uma mutação pontual. O estudo de Papaemmanuil avaliou um painel de 111 genes em 738 pacientes e o de Haferlach avaliou um painel de 104 genes em 944 pacientes. Haferlach e seu grupo de pesquisa identificaram 2.764 variações de nucleotídeos (SNV) e inserções e deleções (indels) em 96 genes (indels) e o de Papaemmanuill identificou 2.260 SNV em 43 genes. Essas pesquisas permitiram a identificação de mutações em genes candidatos que possuíam relevância clínica e impacto de prognóstico (Tabela 1).

Durante o congresso internacional de SMD realizado na cidade de Copenhagen (Dinamarca) em 2019, patrocinado pela MDS Foundation, foram apresentados os resultados iniciais do projeto do IPSS Molecular (atualização molecular do IPSS – Índice de Prognóstico da SMD) sob coordenação da pesquisadora Elli Papauemanuill (*ver Capítulo 24*). As análises foram baseadas em 1.682 casos retrospectivos e 4.270 casos prospectivos de 25 centros do mundo distribuídos em 13 países (Figura 1), sendo traçado o perfil mutacional da SMD. Entre eles, havia apenas dois centros participantes abaixo da linha do Equador: a Universidade Federal do Ceará (Laboratório de Citogenômica do Câncer – LCC/UFC) e o Hospital Albert Einsten.

TABELA 1 Perfil mutacional da neoplasia mielodisplásica – principais mutações encontradas no estudo do IPSS-M

Gene	Mutação missense	Proteína truncada	Múltiplas alterações	Mutação inframe indel	Mutação ITD/ PTD
TET2	■	■	■		
ASXL1	■	■	■		
SF3B1	■		■		
DNMT3A	■	■	■		
SRSF2	■		■	■	
RUNX1	■	■	■		
TP53	■	■	■		
STAG2	■	■	■		
U2AF1	■	■	■		
EZH2	■	■	■		
ZRSR2	■	■	■		
BCOR	■	■	■		
CBL	■	■	■		
IDH2	■		■		
NRAS	■		■		
CUX1	■	■	■		
SETBP1	■		■		
NF1	■	■	■		
DDX41	■	■	■		
KRAS	■		■		
MLL-PTD					■
IDH1	■				
JAK2	■		■		
ETNK1	■				
MPL	■	■			
ETV6	■	■	■		
CEBPA	■	■	■		

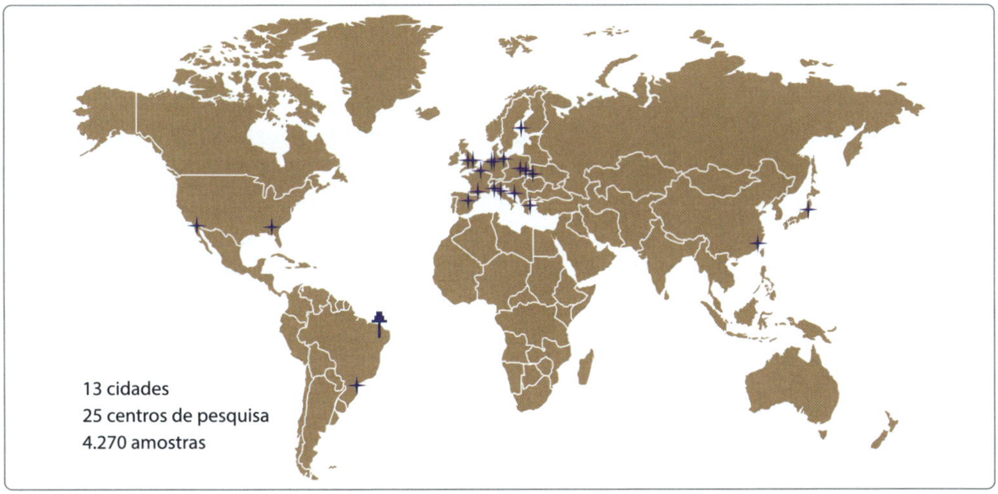

FIGURA 1 Instituições participantes do IPSS Molecular – Índice Internacional de Prognóstico da SMD. Dois centros brasileiros participaram do estudo: Hospital Albert Einstein e o Laboratório de Citogenômica do Câncer/Núcleo de Pesquisa e Desenvolvimento de Medicamentos da Universidade Federal do Ceará – o centro com maior número de casos no Brasil.

Podemos assim resumir os achados mais importantes do IPSS Molecular:

- Em 94% dos casos havia pelo menos um *driver mutation*.
- Cada paciente apresentava, em média, quatro mutações de impacto.
- 125 genes se encontravam recorrentemente mutados.
- Existiam 10.621 mutações únicas na SMD.
- Indivíduos do sexo masculino apresentavam uma doença mais grave.
- A presença de mutação *em tandem* do gene *MLL* possuía prognóstico bastante desfavorável.
- A severidade da SMD se relacionava proporcionalmente com o número de mutações; a perda de heterozigose (LOH) era um fenômeno frequente no genoma de pacientes com SMD.
- A tecnologia NGS não conseguia substituir a citogenética, os métodos se complementavam.
- A SMD é, do ponto de vista genético, uma doença EXTREMAMENTE heterogênea.

As mutações mais comumente detectadas em SMD podem ser dividas de acordo com sua frequência e participação nos processos celulares em:

- Mutações na maquinaria de *splicing* do RNA (64%): *SF3B1* no 2q33, *SRSF2* no 17q25, *ZRSR2* no Xp22, *U2AF1* no 21q22, *U2AF2*.
- Metilação do DNA (45%): *TET2* no 4q24, *DNMT3A* no 2p23, *IDH1* no 2q34 e *IDH2* no 15q26.
- Modificações na cromatina (27%): *ASXL1* em 20q11, *EZH2*.
- Fatores de transcrição (15%): *TP53* no 17p13, *RUNX1* no 21q22.
- Vias de transdução de sinal (15%): *FLT3-ITD* e no 13q12, *JAK2* no 9p24.
- Vias do gene RAS (12%): *KRAS, NRAS* no 1p13, *CBL, NF1, PTPN11.*
- Complexos de coesinas (13%): *STAG2, CTCF, SMC1A, RAD21.*
- Mecanismos de reparo do DNA (10%): *ATM, BRCC3, DLRE1C, FANCL.*

Toda essa diversidade de mutações reforça o conceito de que SMD é uma doença extremamente heterogênea.

MUTAÇÕES NA MAQUINARIA DO *SPLICING* DO RNA – *SF3B1, SRSF2, ZRSR2, U2AF1*

As mutações somáticas nos genes envolvidos nessa via são relatadas em até 30% dos casos. A primeira associação entre alterações em genes da maquinaria de *splicing* e patogênese da SMD foi publicada na *Nature*, em 2011, no artigo *Frequent pathway mutations of splicing machinery in myelodysplasia*, de autoria de Kenichi Yoshida e Seishi Ogawa. No mesmo ano, o *Working Group of the International Cancer Genome Consortium* publicou no *New England Journal Medicine* a detecção de mutações no gene *SF3B1* em, aproximadamente, 70% dos pacientes do subtipo Arsa (anemia refratária com sideroblastos em anel – antiga classificação Organização Mundial da Saúde 2001), de autoria principal da pesquisadora Elli Papaemmanuil. Dessa forma, o gene *SF3B1* foi associado a uma característica clínica e específica da SMD: a presença de sideroblastos em anel, formações de grânulos de ferro ao redor de pelo menos 1/3 do núcleo dos precursores eritroides ortocromáticos e policromáticos.

Analisando de forma global, as mutações no *SF3B1* podem ser encontradas em até 28% dos pacientes com SMD a depender da coorte. A descoberta da prevalência das mutações no gene *SF3B1* abriu portas para a procura de outros genes do processo de *splicing* do RNA. Assim, estudos posteriores revelaram que outros genes codificantes de proteínas do spliceossoma também exibiam mutações em SMD, como *SRSF2, U2AF1* e *ZRSR2*. A maior parte das mutações nessa via são mutualmente excludentes e do tipo *missense*, em que ocorre a alteração em uma ou mais bases nitrogenadas do DNA, que tem como consequência a alteração no aminoácido, o que pode modificar a função da proteína. Elas são, em sua maior parte, classificadas como "ganho de função", com exceção das mutações nos gene *ZRSR2* e *U2AF1*, que são classificadas como "perda de função". Ademais, por serem mutualmente exclusivas entre si, as mutações no *spliceossoma* podem coexistir com mutações em reguladores epigenéticos. Esse fato sugere que, possivelmente, essas vias contribuam em conjunto para a patogênese da doença.

A alta frequência de mutações nos genes da maquinaria de *splicing* sugere um papel patogênico na desregulação da maturação do mRNA. A hipótese é de que essas mutações produziriam diferentes transcritos de RNA e, a partir disso, alterariam a expressão gênica de forma ampla, causado impacto no *splicing* de genes importantes para a fisiopatologia da doença. Os diferentes transcritos dão origem a diferentes isoformas de proteínas que podem garantir o "ganho de função" ou proteínas que causem efeitos deletérios à célula. Adicionalmente, o processamento normal dos íntrons pode não ocorrer eficientemente, levando à retenção do íntron e à introdução de códons de terminação, causamdo a perda de função de alguns transcritos. Muitos dos genes-alvo do *splicing* anormal incluem supressores de tumor e genes do metabolismo do ferro mitocondrial ou biossíntese do grupo heme.

As pesquisas demonstram que as mutações em genes da maquinaria de *splicing* levam à diferentes desfechos clínicos e determinam trajetórias divergentes da doença, dependendo do gene afetado ou do tipo de mutação. Essas observações levaram pesquisadores como Elli Papaemmanuil a levantar a hipótese de que mutações nessa via seriam "mutações fundadoras, norteadoras", pois aconteceriam precocemente no desenvolvimento da doença e que dariam origem a clones com diferentes "predestinações genéticas". Essa predestinação determinaria, pelo menos em parte, como se desencadearia a evolução clonal durante a progressão da doença.

O gene *SF3B1*

O gene protótipo mais mutado e mais conhecido da maquinaria do *splicing* é o *SF3B1*. As mutações nesse gene (*splicing factor* 3B *subunit* 1) ocorrem nos éxons 12-15, com a maioria resultando na alteração do aminoácido K700E. A presença dessas mutações ocorre quase exclusivamente em pacientes do subtipo SMD com sideroblastos em anel (subtipo Arsa na classificação da OMS de 2001). Isso sugere que existe uma relação causal entre a mutação e a formação dos sideroblastos em anel. De fato, as mutações nesse gene podem levar a uma seleção alterada de sítios de *splicing* aberrantes em genes importantes envolvidos na homeostase do ferro que medeiam o fenótipo dos sideroblastos em anel.

Mesmo sabendo da intrínseca relação entre mutações do gene *SF3B1* e o subtipo de SMD com sideroblastos em anel, cumpre lembrar que em 20% dos casos de SMD com sideroblastos em anel não há a mutação do *SF3B1* e há uma nítida diferença no perfil de expressão gênica, assim como de sobrevida global, entre os casos de sideroblastos em anel com mutação do gene *SF3B1* (sobrevida de 5,7 anos, expressão ↓ABCB7) em comparação aos casos de sideroblastos em anel sem mutação do gene *SF3B1* (selvagem – sobrevida 2,5 anos).

Outro importante aspecto que pode interferir no prognóstico favorável da mutação do gene *SF3B1* é a presença de mutações adicionais. Se o paciente apresenta apenas mutação no *SF3B1*, ele pode viver 15 anos, mas se tem quatro mutações adicionais, há elevada chance de transformação em LMA.

Atualmente, esse gene faz parte do rol dos 16 principais genes cujas mutações são de grande impacto prognóstico para a SMD, de acordo com o IPSS Molecular (IPSS-M) (*ver Capítulo 24*).

Os genes *SRSF2* e *ZRSR2*

Cerca de 11 a 15% dos pacientes com SMD apresentam mutações no gene *SRSF2* (*serine/arginine-rich splicing factor* 2) a depender da coorte. Em casos de leucemia mielomonocítica crônica (LMMC) (monocitose acima de 1.000/mm^3 + esplenomegalia), esse gene se encontra mutado em aproximadamente 40 a 50% dos pacientes, sendo um importante alvo para esse subtipo de doença mieloproliferativa/SMD de acordo com OMS. As mutações que acometem esse gene são geralmente heterozigóticas e ocorrem quase exclusivamente na posição P95, região essencial para a ligação do *SRSF2* ao seu RNA-alvo. Essas mutações podem coexistir com outras em outros genes, como já demonstrado a presença de comutações entre *SRSF2* e *RUNX1*, *IDH1/2* e *ASXL1*. Adicionalmente, comutações entre *SRSF2* e *TET2* já foram associadas a neoplasias mieloides.

Atualmente, o gene *SRSF2* faz parte do rol dos 16 principais genes cujas mutações são de grande impacto prognóstico para a SMD, de acordo com o IPSS-M (*ver Capítulo 24*).

Aproximadamente 3% dos pacientes apresentam mutações no gene *ZRSR2* (*zinc finger* (CCCH *type*) RNA-*binding motif and serine/arginine-rich* 2). Foram identificadas mutações do tipo *missense*, *nonsense* e *frameshift*. A maioria das mutações nesse gene são classificadas como "perda de função".

O gene *U2AF1*

Até cerca de 9% dos pacientes com SMD podem apresentar mutações no gene *U2AF1* (U2 *small nuclear* RNA *auxiliary factor* 1) a depender da coorte. As mutações no gene *U2AF1* geram alterações globais no processamento do RNA, resultando no aumento de transcritos com sequências intrônicas e supressão da proliferação celular. Essa característica nos leva a acreditar que as mutações nesse gene são caracterizadas como do tipo perda-de-função.

As mutações em *U2AF1* são específicas dos domínios dedo de zinco 1 (ZF1) e dedo de zinco (ZF2), alterando recorrentemente dois resíduos de aminoácidos: Ser34 e Gln157. Clinicamente, as mutações nos genes *U2AF1* e *SRSF2* estão relacionadas com alto risco de progressão para LMA, baixa sobrevida global e evolução clínica desfavorável após o transplante de medula óssea. Já foi relatada a coexistência de mutações entre os genes *U2AF1* e *ASXL1*.

Atualmente, esse gene faz parte do rol dos 16 principais genes cujas mutações são de grande impacto prognóstico para a SMD, de acordo com o IPSS-M (*ver Capítulo 24*).

MUTAÇÕES NOS REGULADORES EPIGENÉTICOS

São bastante frequentes na SMD as mutações em genes codificantes de reguladores epigenéticos. Na verdade, são as mutações mais comuns. As modificações epigenéticas estão envolvidas em processos fisiológicos que ocorrem normalmente no organismo, como o *imprinting*, a inativação do cromossomo X, a diferenciação celular, a proliferação e a apoptose, além de contribuírem para a manutenção de padrões normais de expressão gênica. Assim como na maquinaria de *splicing*, modificações em reguladores epigenéticos tem como consequência o funcionamento anormal e podem ocasionar alterações generalizadas no processo de transcrição, gerando padrões aberrantes de expressão gênica que geralmente são exibidos pelas neoplasias mieloides.

O gene *TET2*

Há mais de uma década, foram descritas mutações somáticas no gene *TET2* (*tet methylcytosine dioxygenase 2*) em pacientes com neoplasias mieloides. O *TET2* é o gene mais mutado na SMD, sendo a mutação encontrada em até 32% dos casos de SMD a depender da coorte avaliada; o significado prognóstico dessas mutações não tem sido associado a evolução desfavorável. Bejar et al. relataram que mutações somáticas monoalélicas ou bialélicas em *TET2* não estavam associadas a menor sobrevida global dos pacientes. Em nosso estudo do IPSS-M, mutações no *TET2* não apresentaram impacto prognóstico, sendo esse o estudo de maior número de casos até então publicado (cerca de 3 mil casos). Portanto, nesse momento, mutações no *TET2* não devem ser utilizadas na prática clínica como de impacto prognóstico para casos de SMD.

Alterações somáticas no gene *TET2* também são observadas em vários graus em uma ampla gama de doenças hematológicas. Em LMMC estão presentes em 20 a 58% dos casos, são frequentemente observadas em LMA primária e secundária (12 a 32%), neoplasia de células indo linfoma difuso de grandes células B (LDGCB), linfoma folicular (LF) e linfoma de células T angioimunoblástico. Assim, as mutações de *TET2* não estão limitadas a um subtipo específico de doença e seu perfil mutacional sugere que essas alterações podem estar envolvidas em processos patogênicos de doenças muito diferentes (Figura 2).

Em situações fisiológicas, a proteína TET2 catalisa a hidroxilação de resíduos de citosina metilados, convertendo a molécula de 5-metilcitosina (5mC) em 5-hidroxi-metilcitosina, a 5hmC. Essa conversão leva à desmetilação do DNA. Com TET2 mutada, ocorre a diminuição da atuação dessa proteína levando a algumas regiões genômicas a permanecerem metiladas, o que poderia causar o silenciamento de genes supressores tumorais, contribuindo para a progressão da doença. Portanto, as mutações *TET2* podem desempenhar importantes e diferentes funções na patogênese e transformação da SMD.

Em algumas situações, mutações no *TET2* podem contribuir para transformação em LMA em pacientes que possuem o gene de fusão *AML-ETO*, como demonstrado por Rasmussen et al. Consideram-se que as mutações em *TET2* promovam perda da função porque são, em sua maioria, mutações do

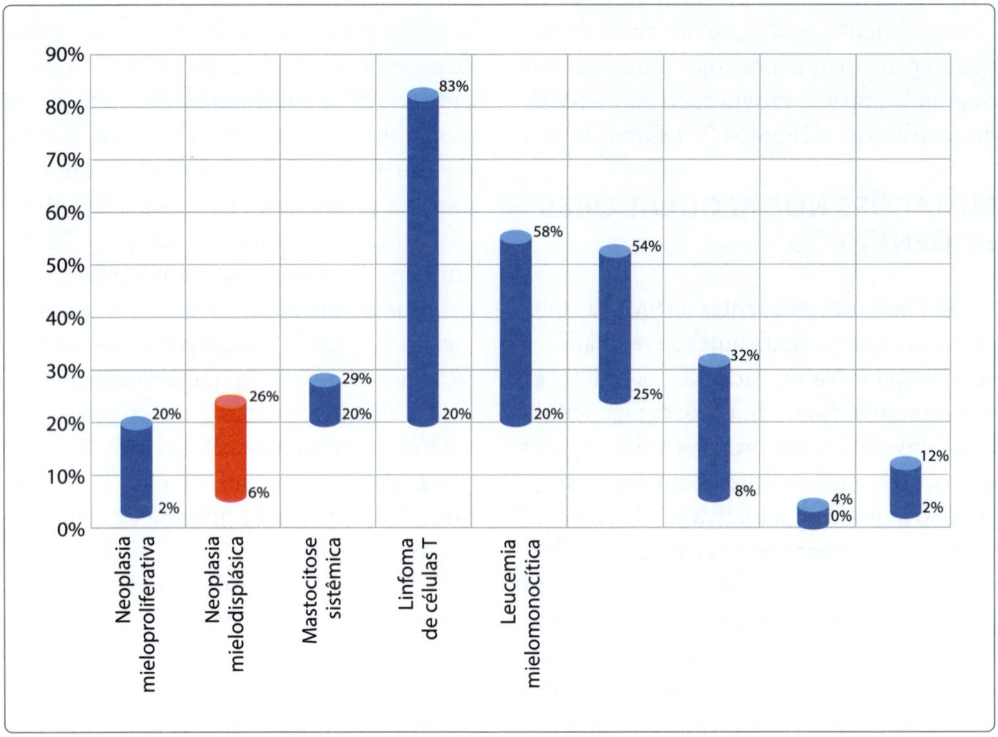

FIGURA 2 Perfil de mutações no gene *TET2* em doenças hematológicas clonais, destacando o intervalo do percentual de mutações nas diversas coortes de neoplasias mielodisplásicas (laranja).

tipo *missense* que acontecem no domínio catalítico C-terminal ou mutações do tipo *nonsense* e *frameshift* que acontecem no domínio N-terminal. Mutações desse tipo produzem uma proteína truncada. Partindo dessas informações, as pesquisas sugerem que a ruptura de processos de desmetilação do DNA devido a mutações no gene *TET2* constitui uma base crítica para o desenvolvimento de neoplasias hematológicas. Corroborando essa ideia, Jaiswal et al. demonstraram que com o avançar da idade adquirimos mutações em genes que são associados a neoplasias mieloides e linfoides. Em análise de amostras de 17 mil indivíduos saudáveis que foram seguidos prospectivamente para o desenvolvimento de uma neoplasia hematológica, os pesquisadores encontraram mutações em cerca de 5, 10, 12 e 18% dos indivíduos com 60, 70, 80 e > 90 anos, respectivamente, e os genes mais mutados foram *DNMT3A, TET2 e ASXL1*, todos genes relacionados à epigenética.

Os genes *IDH1* e *IDH2*

As enzimas *IDH1 (isocitrate dehydrogenase NADP(+) 1)* e *IDH2* (*isocitrate dehydrogenase* NADP(+) 2, *mitochondrial*) catalisam a conversão de isocitrato em alfa-cetoglutarato (alfa-KG), o cofator enzimático essencial para o funcionamento de *TET2.* As mutações nesses genes conferem um ganho de função que faz com que as enzimas catalisem a produção de um oncometabólito, o 2-hidroxiglutarato, em vez de produzirem o alfa-KG. O 2-hidroxiglutarato (produto das mutações) leva à inibição da função de *TET2* por competir com seu cofator enzimático, o alfa-KG (Figura 3).

As mutações em *TET2* e *IDH1/2* são mutuamente exclusivas, isto é, a presença da mutação em um gene não ocorre em concomitância com a de outro. As mutações de *IDH1* e *IDH2* são detectadas em 3 e 5% dos pacientes com SMD, respectivamente, de acordo com nosso estudo do IPSS-M.

A importância das mutações dos genes *IDH1* e *IDH2* se impõem diante das novas opções terapêuticas dos inibidores ivosidenibe e enasidenib recentemente lançados no mercado mundial para tratamento de neoplasias mieloides com essas respectivas mutações.

Atualmente, o gene *IDH2* faz parte do rol dos 16 principais genes cujas mutações são consideradas de impacto prognóstico para a SMD, de acordo com o IPSS-M (*ver Capítulo 24*).

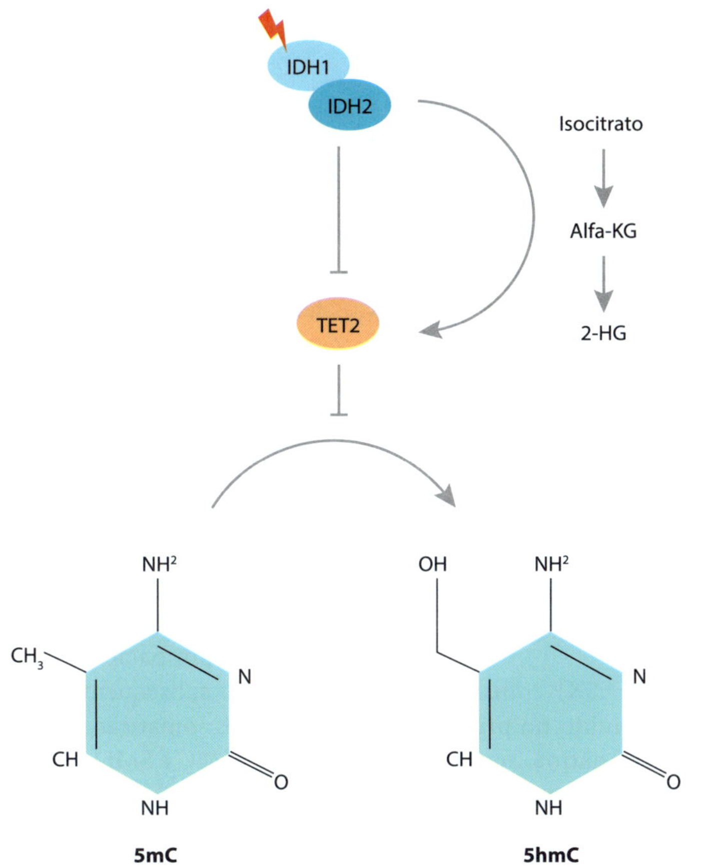

FIGURA 3 Relação entre as mutações nos genes *IDH1/2* e *TET2* na neoplasia mielodisplásica.

=: mutação; 2HG=: 2-hidroxiglutarato (oncometabólito); 5mC=: 5-metilcitosina (desliga o gene): 5hmC=: 5-hidroximetilcitosina (liga o gene).

O gene *DNMT3A*

Outro importante gene relacionado a epigenética para a SMD é o *DNMT3A* (*DNA methyltransferase 3 alpha*), inicialmente descrito com uma mutação do tipo *frameshift* em um paciente diagnosticado com LMA. A partir daí diversos estudos encontram mutações recorrentes nesse gene em neoplasias mieloides e, posteriormente, na SMD. A frequência de mutações desse gene na SMD é de cerca de 15%, sendo mais comum a mutação do tipo heterozigótica que se localiza no domínio MTase, no aminoácido R882. As mutações no *DNMT3A* são frequentemente classificadas como mutações R882 *versus* mutações não R882. As consequências biológicas das mutações no *DNMT3A* ainda não foram completamente elucidadas e isso é ratificado pela divergência nas associações dessas mutações com o comportamento clínico dos pacientes. A hipótese mais aceita é a de que as mutações em *DNMT3A* estão associadas à evolução para LMA.

Atualmente, esse gene faz parte do rol dos 16 principais genes cujas mutações são consideradas de impacto prognóstico para a SMD, de acordo com o IPSS-M (*ver Capítulo 24*).

O gene *ASXL1*

O gene *ASXL1* (ASXL *transcriptional regulator* 1) é envolvido no processo de remodelação da cromatina, sendo mutado em até 25% dos pacientes com SMD, a depender da coorte. A presença de mutações é associada à redução da sobrevida global desde os estudos iniciais de Bejar et al. em meados dos anos 2000, assim como transformação em LMA e baixas contagens de plaquetas. Pesquisadores sugerem que presença de mutações no *ASXL1* levam à desregulação de vários genes importantes durante a diferenciação das linhagens hematopoéticas, incluindo o *cluster homeobox* A (Hoxa).

Atualmente, esse gene faz parte do rol dos 16 principais genes cujas mutações são de grande impacto prognóstico para a SMD, de acordo com o IPSS-M (*ver Capítulo 24*).

MUTAÇÕES NOS FATORES DE TRANSCRIÇÃO

As mutações nos fatores de transcrição contribuem para alterações no processo de diferenciação celular e são comumente detectadas na SMD e em outras neoplasias mieloides. Essa classe de mutações induz a falha ou ao bloqueio da diferenciação da célula hematopoética, o que pode levar ao fenótipo da hematopoese ineficaz, achado característico da patogênese da SMD.

O gene *RUNX1*

Também conhecido como *CBFA2* ou *AML*, o *RUNX1* (*runt related transcription factor 1*) também se encontra na lista dos genes mais mutados da SMD. A primeira mutação do *RUNX1* foi identificada em 1999 em um paciente com leucemia. As pesquisas subsequentes passaram a relatar mutações somáticas nesse gene em LMA, LLA, LMMC e SMD. Mutações nesse gene são detectadas em 13% dos pacientes com SMD e são mais frequentes na fase de alto risco da doença, sendo associadas com trombocitopenia severa.

A primeira mutação identificada do *RUNX1* em SMD foi relatada pelo grupo de pesquisa de Song et al. Posteriormente, Imai et al. demonstraram a natureza somática da mutação no *RUNX1* em 2 de 37 pacientes com SMD. Outro grupo de pesquisa de Hironori Harada realizou o rastreamento de mutações do *RUNX1* em indivíduos que sobreviveram à bomba atômica em Hiroshima e que desenvolveram SMD, revelando o aumento na incidência de mutações nesse gene associada à radiação.

Atualmente, esse gene faz parte do rol dos 16 principais genes cujas mutações são de grande impacto prognóstico para a SMD, de acordo com o IPSS-M (*ver Capítulo 24*).

Gene *ETV6*

O gene *ETV6* (*ETS variant 6*) atua reprimindo a família de fatores de transcrição ETS e as mutações nesse gene causam perda de função, sendo comumente fruto da translocação entre ele e o gene *PDGFRB*, originando o gene de fusão *ETV6-PDGFRB*. Ao contrário da proteína PDGFRβ normal, a proteína originada do gene de fusão está sempre ativa, o que significa que vias de sinalização celular reguladas estão constantemente ativadas. Outra consequência de suas mutações é a sua tradução em uma proteína truncada ou alterada que se torna incapaz de reprimir a transcrição.

As mutações no *ETV6* ocorrem em uma frequência de 3% dos casos de SMD e estão geralmente associadas à monossomia do cromossomo 7, conferindo um prognóstico desfavorável.

Atualmente, esse gene faz parte do rol dos 16 principais genes cujas mutações são de grande impacto prognóstico para a SMD, de acordo com o IPSS-M (*ver Capítulo 24*).

MUTAÇÕES NO GENE *TP53*: UM GENE, MÚLTIPLAS FACES

A proteína p53 foi identificada pela primeira vez em 1979 por seis grupos de pesquisadores que trabalhavam independentemente. Eles relataram a descoberta de uma proteína de 53kDa que estava presente em células humanas e células de camundongos. Inicialmente, a comunidade científica considerou o *TP53* (gene codificador na proteína p53) um oncogene, sendo definida sua característica como um gene supressor de tumor apenas em 1989, quando ganhou o título de "Guardião do Genoma".

O gene que codifica essa proteína, o *tumor protein 53* (*TP53*), possui aproximadamente 20Kb de tamanho e localiza-se na região cromossômica 17p13.1. É constituído por 11 éxons, que codificam 393 aminoácidos que formam a proteína p53, de 53 kilodáltons. Essa fosfoproteína possui quatro domínios: domínio responsável pela ativação de fatores de transcrição; domínio que reconhece sequências específicas de DNA; domínio responsável pela tetramerização da proteína e domínio que reconhece danos no DNA.

A função da p53 como um fator de transcrição supressor tumoral é regular a atividade de genes envolvidos no controle do ciclo celular, encaminhando as células à proliferação e divisão ou apoptose. Quando o DNA celular sofre algum estresse genotóxico, a proteína p53 é fosforilada e ativada, induzindo a parada do ciclo celular para reparação de danos, evitando assim o surgimento de mutações oncogênicas. A proteína p53 sinaliza o caminho que a célula deverá seguir: reparação dos danos ou apoptose.

O *TP53* é o gene mais frequentemente mutado no câncer humano, com mutações presentes em até 50% das neoplasias de tumores sólidos. Na SMD, as mutações no gene *TP53* estão presentes em cerca de 11% nos casos do IPSS-M de SMD *de novo* e 25 a 30% dos casos de SMD secundária à terapia (t-SMD). Pacientes com deleção 5q apresentam a mutação em uma frequência de até 20% dos casos.

As mutações no *TP53* são do tipo *frameshift* (deleções e inserções), *nonsense* e *missense*. As mutações do tipo *missense* correspondem a aproximadamente 70% de todas as alterações, entre os códons 125-300, que correspondem principalmente ao DBD, domínio de ligação ao DNA (do inglês, *DNA binding domain*). Cerca de 25% das mutações são *missense*, do tipo transições C > T que acontecem nas ilhas CpG. As citosinas das ilhas CpG se encontram frequentemente metiladas e a adição metil confere instabilidade à citosina, que por sua vez sofre deaminação para timina quando exposta a situações de estresse oxidativo e inflamação.

A presença dessas mutações no gene *TP53* em pacientes com SMD representa um biomarcador de prognóstico extremamente desfavorável. Os pacientes apresentam diminuição da sobrevida global e maior probabilidade de transformação para LMA. Elas são mais frequentemente observadas em pacientes que apresentam cariótipo complexo, alterações no cromossomo 17, deleções no cromossomo 5 ou deleções no cromossomo 7. Mesmo após o transplante de células-tronco hematopoéticas, as mutações nesse gene foram descritas como preditoras de menor sobrevida global.

Durante a análise dos mais de 3 mil casos do IPSS-M, detectamos que o fenômeno de perda de heterozigose (LOH) é comum em regiões como 7q,17p, 11q, 4q, 1p, 21q, 14q, *EZH2, CUX1, CBL, TET2* e para o *TP53* na SMD. Entre os eventos, podemos afirmar que alterações nos números de cópias, perda de heterozigose e duplicações em *tandem* eram encontradas em 41, 10 e 2,7% de mais de 15 mil alterações moleculares detectadas. Esse achado ficou ainda mais evidente quando avaliamos o *status* alélico do gene *TP53*.

A presença de mutação no *TP53* mais perda de heterozigose, mutação no *TP53* mais deleção ou mais de uma mutação no *TP53* foram encontradas em 17, 22 e 24% dos casos do IPSS-M, respectivamente. O que isso significa? As implicações clínicas são bastante significativas, pois casos com alteração em apenas um alelo do *TP53* possuem sobrevida bastante similar a casos sem mutação, ao passo que casos com duas alterações (bialélica – *multi-hit*) possuem sobrevida bastante reduzida (*ver Capítulo 25*). Do ponto de vista prático, a presença de mutação do *TP53* por NGS (sequenciamento de última geração) com a frequência alélica > 40% são definidores de fenômeno *multi-hit* do *TP53*, assim, esse paciente deve ser considerado de prognóstico bastante desfavorável e encaminhado para o TMO (transplante de medula óssea) alogênico o mais rápido possível, caso possua doador e idade.

No IPSS-M, a presença de mutações do gene *TP53* devem ser indicadas se associadas à sua perda de heterozigose e separadamente, devido ao seu grande efeito negativo para a sobrevida, dos 16 genes de efeito principal para o cálculo do prognóstico e sobrevida global dos pacientes.

MUTAÇÕES NAS VIAS DE TRANSDUÇÃO DE SINAL E VIAS DE TIROSINA QUINASE – *FLT3* E RAS

O gene *FLT3*

O *FLT3* (*fms related tyrosine kinase 3*) é um membro da família de tirosinas quinase do receptor de classe 3 que medeia a proliferação e a diferenciação das células-tronco hematopoéticas. A presença de mutação no *FLT3* é de extrema importância para as neoplasias mieloides porque seu prognóstico é extremamente desfavorável. As mutações do *FLT3* são as alterações genéticas mais comuns nos pacientes com LMA que possuem cariótipo normal (em até 40% dos casos). Já para as SMD, as mutações do *FLT3* são detectadas em até 2% dos pacientes com SMD e podem ser de dois tipos: duplicações internas *in tandem* (ITD), as quais correspondem a duplicações de 3 a 400 pares de bases (pb) que afetam o domínio próximo da membrana e/ou mutações pontuais D835 (*FLT3/TKD*), no sítio Asp835. O gene selvagem produz uma proteína com um domínio de formato helicoidal que é responsável por bloquear o segmento de ativação, o que mantém o receptor inativo caso não haja ligante. O gene mutante faz com que o domínio perca sua conformação helicoidal e cesse sua capacidade autoinibitória. Assim, os receptores mutantes de ambos *FLT3/ITD* e *FLT3/ TKD* induzem proliferação independente de ligante pela fosforilação constitutiva e pela ativação das vias STAT5 e RAS/MAPK.

Tivemos a oportunidade de pesquisar em uma coorte prospectiva de paciente brasileiros com SMD provenientes da Escola Paulista de Medicina da Universidade Federal de São Paulo (EPM/Unifesp) a presença da mutação em *tandem* do *FLT3*. A incidência de mutações em *tandem* foi de 4%, detectadas apenas durante o seguimento, mas não no momento do diagnóstico. Ao final de 6 meses de seguimento, um dos casos exibiu a mutação em aproximadamente 8% das células da medula óssea. Após 8 meses de seguimento, esse mesmo paciente evoluiu para LMA e apresentou a mutação em, aproximadamente, 85% das células. Detectamos a mutação em um segundo caso em 68% das células da medula óssea durante o sétimo mês de acompanhamento, momento em que o paciente evoluiu para LMA. Em nossa pesquisa, ficou evidente que, apesar de rara, a presença da mutação em *tandem* do *FLT3* era um marcador preditivo de transformação da SMD em LMA. O resultado foi corroborado, 16 anos após, pela análise do IPSS-M(análise de 3 mil casos) que demonstrou ser a mutação do gene *FLT3* um dos maiores preditores de transformação de um paciente com SMD em LMA.

No novo IPSS-M, a presença de mutação em *tandem* ou ASP835 do gene *FLT3* deve ser indicada à parte, além dos 16 genes de efeito principal, devido ao seu grande efeito negativo para a sobrevida, para o cálculo global do prognóstico e sobrevida dos pacientes.

Família RAS

As mutações na família RAS (*N-RAS, K-RAS, H-RAS, R-RAS*) promovem o aumento da proliferação celular e estão geralmente associadas a prognóstico desfavorável e evolução para LMA. A maioria dessas mutações ocorre nos códons 12, 13 e 61, está presente em 5% dos pacientes (*NRAS*) e em 3% dos pacientes (*KRAS*), ocorrendo tipicamente durante a transformação para LMA. Mutações em outros membros dessa via de sinalização são incomuns e incluem *BRAF, PTPN11* e *CBL* (ver Figura 4). Essas mutações ocorrem, geralmente, de forma mutuamente exclusiva nos pacientes com SMD.

Atualmente, as mutações no *KRAS* e *NRAS* fazem parte do rol dos 16 principais genes cujas mutações são de grande impacto prognóstico para a SMD, de acordo com o IPSS-M (*ver Capítulo 24*).

RESUMO

- As vias de sinalização mais frequentemente mutadas na SMD são: regulação epigenética, *splicing* do RNA, fatores de transcrição, transdução de sinal, via de sinalização RAS.
- Existe uma relação causal entre as mutações no gene *SF3B1* e a formação

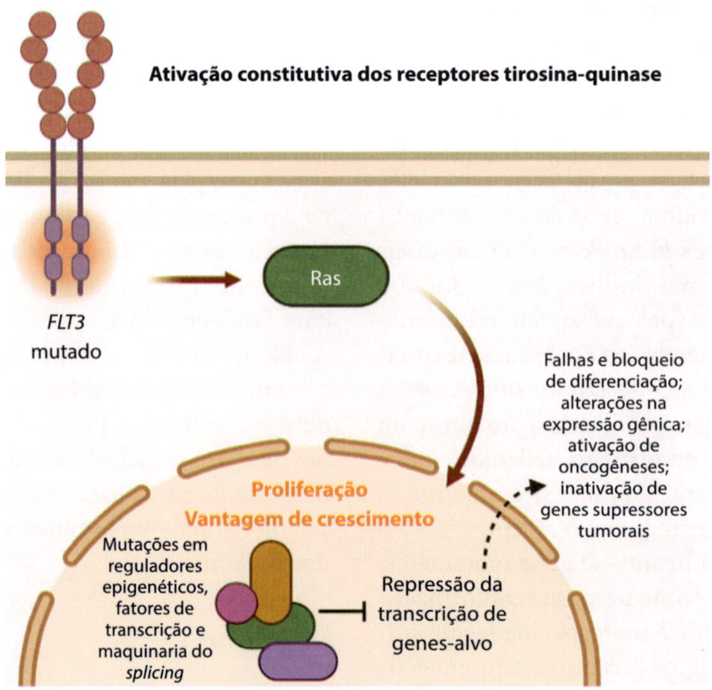

FIGURA 4 As principais vias de sinalização que estão envolvidas na patogênese da neoplasia mielodisplásica: as vias de transdução de sinal, FLT3 e via RAS levam ao aumento da proliferação celular e vantagem de crescimento do clone neoplásico; as mutações nos reguladores epigenéticos, fatores de transcrição e maquinaria de *splicing* interferem na diferenciação hematopoética e levam a falhas e bloqueio de diferenciação celular, alterações na expressão gênica global, ativação de oncogenes e inativação de genes supressores de tumor.

dos sideroblastos em anel, o que levou à incorporação das mutações nesse gene ao diagnóstico dos pacientes do subtipo sideroblastos em anel.

- Mutações no *TET2* levam à desregulação dos fenômenos de metilação do DNA. Em relação ao impacto prognóstico, tais mutações não parecem conferir evolução desfavorável.
- A presença de mutações no gene *TP53* (bialélicas) representa um biomarcador de prognóstico desfavorável e são frequentemente observadas em pacientes com cariótipo complexo. Os pacientes apresentam diminuição da sobrevida global e grande probabilidade de transformação para LMA.
- A sobrevida global, assim como a sobrevida livre de transformação em LMA, é relacionada ao número de mutações. Pacientes com maior número de mutações possuem menor sobrevida e maior chance de transformação em LMA.

REFERÊNCIAS

1. Abdulbaki R, Pullarkat ST. A brief overview of the molecular landscape of myelodysplastic neoplasms. Curr Oncol. 2024;31(5):2353-63.
2. Bejar R, Stevenson K, Abdel-Wahab O, Galili N, Nilsson B, Garcia-Manero G, et al. Clinical effect of point mutations in myelodysplastic syndromes. N Engl J Med. 2011;364(26):2496-506.
3. Bernard E, Nannya Y, Hasserjian RP, Devlin SM, Tuechler H, Medina-Martinez JS, et al. Implications of TP53 allelic state for genome stability, clinical presentation and outcomes in myelodysplastic syndromes. Nat Med. 2020;26(10):1549-56. Erratum in: Nat Med. 2021;27(3):562. Erratum in: Nat Med. 2021;27(5):927.
4. Bernard E, Tuechler H, Greenberg PL, Hasserjian RP, Ossa JEA, Nannya Y, et al. Molecular International Prognostic Scoring System for Myelodysplastic Syndromes. NEJM Evid. 2022;1(7):EVIDoa2200008.
5. Graubert TA, Shen D, Ding L, Okeyo-Owuor T, Lunn CL, Shao J, et al. Recurrent mutations in the U2AF1 splicing factor in myelodysplastic syndromes. Nat Genet. 2011;44(1):53-7.
6. Haferlach T, Nagata Y, Grossmann V, Okuno Y, Bacher U, Nagae G, et al. Landscape of genetic lesions in 944 patients with myelodysplastic syndromes. Leukemia. 2014;28(2):241-7.
7. Issa JP. The myelodysplastic syndrome as a prototypical epigenetic disease. Blood. 2013;121(19):3811-7.
8. Papaemmanuil E, Cazzola M, Boultwood J, Malcovati L, Vyas P, Bowen D, Chronic Myeloid Disorders Working Group of the International Cancer Genome Consortium, et al. Somatic SF3B1 mutation in myelodysplasia with ring sideroblasts. N Engl J Med. 2011;365(15):1384-95.
9. Papaemmanuil E, Gerstung M, Malcovati L, Tauro S, Gundem G, Van Loo P, Chronic Myeloid Disorders Working Group of the International Cancer Genome Consortium, et al. Clinical and biological implications of driver mutations in myelodysplastic syndromes. Blood. 2013;122(22):3616-27; quiz 3699.
10. Pinheiro RF, de Sá Moreira E, Silva MR, Alberto FL, Chauffaille Mde L. FLT3 internal tandem duplication during myelodysplastic syndrome follow-up: a marker of transformation to acute myeloid leukemia. Cancer Genet Cytogenet. 2008;183(2):89-93.
11. Sperling AS, Gibson CJ, Ebert BL. The genetics of myelodysplastic syndrome: from clonal haematopoiesis to secondary leukaemia. Nat Rev Cancer. 2017;17(1):5-19.
12. Walter MJ, Ding L, Shen D, Shao J, Grillot M, McLellan M, et al. Recurrent DNMT3A mutations in patients with myelodysplastic syndromes. Leukemia. 2011;25(7):1153-8.
13. Zheng X, Zhan Z, Naren D, Li J, Yan T, Gong Y. Prognostic value of SRSF2 mutations in patients with de novo myelodysplastic syndromes: A meta-analysis. PLoS One. 2017;12(9):e0185053.

12

CHIP: a hematopoese clonal de significado possivelmente determinado

Ronald Feitosa Pinheiro

OBJETIVOS DO CAPÍTULO

- Definir o conceito de CHIP.
- Demonstrar os preditores de transformação de uma CHIP em neoplasia mielodisplásica (SMD).
- Demonstrar o efeito espelho do RDW e VCM como preditores de CHIP.
- Definir os conceitos de outros estados de pré-SMD: IDUS, ICUS e CCUS.
- Apresentar a possível aplicabilidade desse conhecimento para a patogênese de CHIP-SMD.

CONCEITOS GERAIS

Em 1982, o professor John Bennet et al. publicaram na *British Journal of Hematology* os critérios FAB (French-American-British) para classificação da síndrome mielodisplásica (SMD), sendo determinado que a presença de displasia da medula óssea fosse condição *sine qua non* para o diagnóstico de SMD em um paciente com citopenia inexplicada. Então, naquele momento, o diagnóstico de SMD passava a ser definido por citopenia(s) refratária(s) + displasia na medula óssea após exclusão de outras doenças que também predispunham à displasia. Com o passar dos anos, os mais diversos pesquisadores detectaram a presença de alterações cromossômicas em pacientes com SMD, sendo publicado, em 1997, a importância das alterações cromossômicas para o diagnóstico e o prognóstico da SMD. Então, naquele momento, o diagnóstico de SMD passava a ser definido por citopenia(s) refratária(s) + displasia na medula óssea + alterações cromossômicas (presentes em 40 a 50% dos casos). Com o passar dos anos, foram detectadas presença de diversas mutações gênicas ao diagnóstico e prognóstico em pacientes com SMD. Em 2022, o consórcio internacional IWG (*International Working Group* em SMD) demonstrou que praticamente todos os pacientes com SMD possuíam pelo menos uma mutação clonal. Ainda no mesmo ano (2022), a Organização Mundial da Saúde passou a definir a SMD como neoplasia mielodisplásica, reforçando o seu caráter de clonalidade. Todo esse processo evolutivo de formação do conhecimento da neoplasia mielodisplásica vem da nossa própria evolução no desenvolver dos microscópios (critério displasia), no desenvolver da citogenética (critério mutações de larga escala) e no desenvolver do sequenciamento de última geração (NGS) (critério mutações). Com o advento do NGS, passamos a detectar a presença de mutações somáticas e germinativas que precedem as citopenias, as displasias e as alterações cromossômicas. Com técnicas cada vez mais robustas de NGS, como o sequenciamento *pair-end* e com o advento de grandes coberturas e profundidades (*Depth e Coverage*), atualmente somos capazes de detectar mutações em até 0,1% do DNA de cada indivíduo, tendo essas informações gerado importantes consequências.

A hematopoese clonal de significado indeterminado, do inglês *Clonal Hematopoiesis of Indeterminated Significance* (CHIP), é um conhecimento decorrente de nossa evolução no processo do sequenciamento genético, ou mais precisamente, da evolução tecnológica do NGS. Com o advento do NGS, passamos a ler o DNA em milhares de cópias e, inesperadamente, passamos a detectar mutações gênicas em indivíduos que não apresentavam alterações no seu hemograma, não apresentavam alterações na medula óssea, mas que no seguimento de alguns anos ou décadas evoluíam para uma SMD, LMA ou para uma doença mieloproliferativa crônica. Estava descoberto um novo momento na patogênese das neoplasias da medula óssea. Portanto, a CHIP é definida pela presença de uma mutação somática (adquirida) em pelo menos 2% do DNA (amostras de sangue periférico ou medula óssea) sem qualquer citopenia ou alteração na medula óssea de um indivíduo. A CHIP possui, na grande maioria dos casos, chance de 1% ao ano de evoluir para uma neoplasia da medula óssea, e esse percentual de transformação vai aumentando progressivamente após os 70 anos de idade, com chances significativamente elevadas após os 80 anos.

CHIP: HISTÓRIA, ESPELHO DO RDW/VCM E PREDITORES DE UMA POSSÍVEL TRANSFORMAÇÃO PARA NEOPLASIA MIELODISPLÁSICA

O primeiro relato científico robusto sobre CHIP foi publicado no *The New England Journal of Medicine* em 2014. Jaiswal et al. sequenciaram o exoma completo (todos os genes que geram proteínas de um indivíduo) de 17 mil indivíduos sem doença hematológica (amostras de sangue periférico) e procuraram por mutações nos 160 genes (sequenciamento-alvo) já previamente associados às doenças da medula óssea. A presença das mutações foi pesquisada em relação ao desenvolvimento de neoplasias hematológicas, sobrevida e risco de fenômenos cardiovasculares. A detecção das mutações foi bastante relacionada à idade dos indivíduos pesquisados, sendo detectada em 1% dos indivíduos com 40 anos de idade, com aumentos progressivos a cada década. A maioria das variantes detectadas foram em três genes: *DNMT3A, TET2* e *ASXL1* (Figura 1).

A presença da mutação somática foi associada a um risco aumentado de uma neoplasia hematológica de 11 vezes (IC 95% – 4 a 32), a aumento da mortalidade de 1,4 vez (IC 95% – 1,1 a 1,8), a um risco de doença coronariana de 2 vezes (IC 95% – 1,2 a 3,4) e de acidente vascular encefálico (AVE) de 2,6 vezes (IC 95% – 1,4 a 4,8).

Com o passar dos anos, uma série de estudos confirmaram os achados de CHIP de Jaiswal et al. como a coorte do *Atlas de Genoma do Câncer* e outras coortes. O grupo

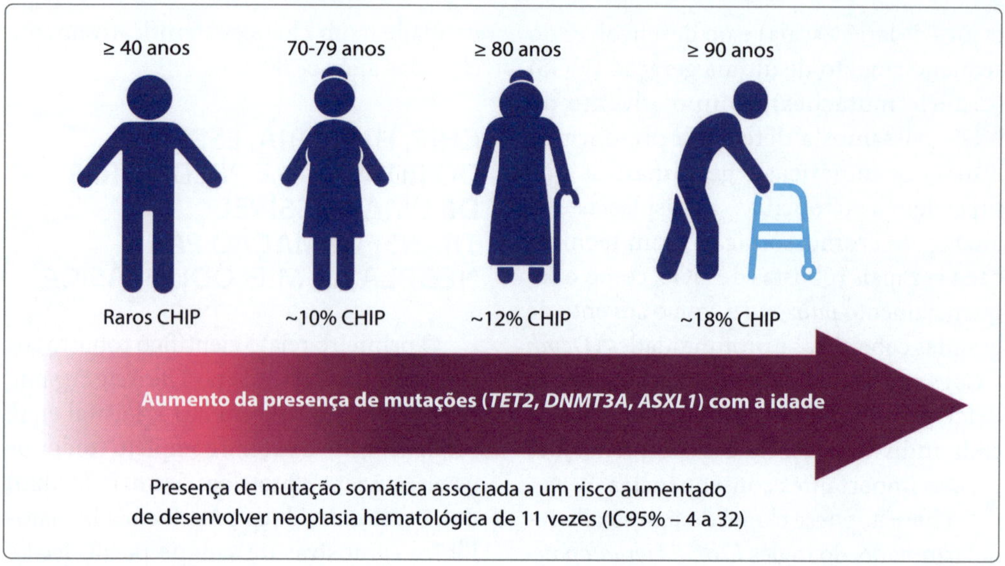

FIGURA 1 Representação do aumento de mutações CHIP com a idade e maior risco de desenvolvimento de neoplasias hematológicas.

de genômica da Universidade de Washington analisou dados de mutações em 2.728 pacientes sem neoplasias hematológicas e encontraram mutações gênicas específicas de cânceres hematológicos em 2% de todas as amostras e em 6% dos indivíduos acima de 70 anos de idade. A maioria das mutações eram restritas a 19 genes previamente associados a leucemias e linfomas como *ASXL1*, *TP53*, *BCORL1*, *GNAS*, *SF3B1*, *DNMT3A*, *TET2* e *JAK2*.

Em um outro estudo de exoma, com cerca de 12 mil pacientes da Suécia com seguimento de até 7 anos, os pesquisadores demonstraram CHIP em 10% dos indivíduos acima de 65 anos de idade, com os seguintes genes mais mutados: *DNMT3A*, *ASXL1*, *TET2* e *PPM1D*.

Diante do conhecimento de que uma CHIP poderia evoluir para uma SMD, faltava uma análise que demonstrasse quais os possíveis preditores de uma transformação. Dois estudos que usaram uma mesma coorte responderam a essa importante pergunta. O primeiro foi o estudo de Weeks et al. que avaliaram mais de 400 mil britânicos que tiveram todo o seu exoma sequenciado, sendo acompanhados por mais de 15 anos. Os pesquisadores demonstraram, em análise multivariada, que os maiores preditores de transformação de uma CHIP em SMD ou LMA eram: idade > 65 anos, presença de uma citopenia, RDW > 15%, VCM > 100fl, número de mutações e presença de clássicas mutações definidas como de função patogênica com uma VAF ≥ 2%. Nessa coorte, cerca de 5 mil indivíduos desenvolveram neoplasia hematológica. Os pesquisadores também avaliaram as possíveis mutações germinativas nesses indivíduos e encontraram 9% dos casos com mutações germinativas nos genes: *CHEK2*, *ATM*, *BRCA2*, *DDX41* entre outros. Um outro importante achado desse estudo foi o de que essas mutações germinativas atuavam sinergicamente para aumentar a chance de uma neoplasia hematológica em conjunto com as tradicionais mutações definidas como CHIP.

Trabalhando com uma coorte bastante similar, Max Gu et al., *Nature Genetics* 2023, analisaram os dados de DNA de 454 mil britânicos, dos quais 1.907 casos desenvolveram neoplasias mieloides (372 LMA, 517 SMD, 892 mieloproliferativas e 27 LMMC) após uma mediana de seguimento de quase 8 anos. Os pesquisadores aprofundaram suas análises em 38 genes recorrentemente mutados em neoplasias mieloides, como LMC, LMA, SMD e mielofibrose, sendo identificadas 23.951 mutações *drivers em* cerca de 22 mil indivíduos. Os dados preditores de transformação de uma CHIP em uma SMD foram bastante similares aos encontrados por Week et al. (Figura 2). Um dos resultados mais significativos da transformação de uma CHIP em SMD foi a detecção de mutação nos genes *SF3B1* (relacionado ao *splicing* do DNA) e *SRSF2* (relacionado ao *splicing* do DNA) quando há mutação em 20% do DNA, isto é, frequência alélica da variante – VAF > 20%.

As mutações somáticas de CHIP estão fortemente associadas à presença de alterações no RDW e no VCM das hemácias. O RDW, do inglês *red cell distribution width*, é definido como a amplitude de distribuição dos glóbulos vermelhos, sendo assim um marcador de que as hemácias estão de tamanhos diferentes, porque algumas estão de tamanho maior ou menor em relação ao padrão clássico. A sua alteração, principalmente acima de 14,5%, é definida como anisocitose.

O VCM é definido como o volume corpuscular médio das hemácias, indicando macrocitose quando se encontra em valores acima de 100 fL. Em todos os estudos com número significativo de pacientes avaliados para CHIP com seguimento para a transformação em uma SMD ou LMA, sempre foram demonstrados valores aumentados de RDW e VCM como preditores de uma CHIP

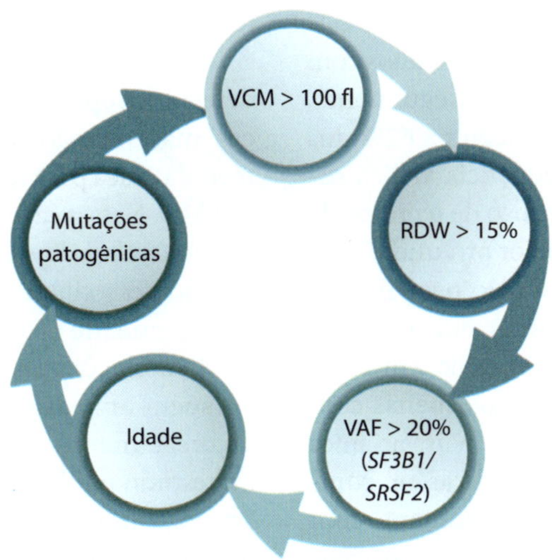

FIGURA 2 Preditores de transformação da CHIP em neoplasia mielodisplásica.

que se transformaria em SMD, principalmente quando se encontravam com valores acima de 15% e 100 fl, respectivamente.

> **Nota:**
>
> Todo paciente com VCM > 100 fl e RDW > 15% deve ser avaliado para CHIP após análise clínica criteriosa!

Alguns pesquisadores sugerem que a CHIP é praticamente universal depois dos 70 anos de idade, se levarmos em conta a presença ou não das *drivers mutations* e a metodologia de sequenciamento utilizada. Conforme aumentamos os números de genes pesquisados e a técnica molecular é aprofundada (o *depth of coverage*), podemos detectar mutações em até 85% dos indivíduos acima de 80 anos, e acreditamos que esse achado explica o porquê de a idade ser o principal fator etiológico para doenças da medula óssea, como a SMD e a LMA.

Uma CHIP pode permanecer após o paciente com LMA entrar em remissão completa e correr em paralelo a outros clones. Em uma análise de 373 indivíduos com LMA com mais de 5 anos de seguimento, a prevalência de CHIP chegou a 62% dos pacientes com uma frequência alélica superior a 0,5% (mediante uso de técnicas de sequenciamento com maior profundidade), conforme demonstrado pelo pesquisador Klaus Metzler no Simpósio Internacional de SMD, realizado em Marseille, em 2023. Pacientes com LMA tratados apenas com quimioterapia apresentavam mais variantes com maiores frequências alélicas em comparação aos que realizaram tratamento com transplante de medula óssea. Nesses pacientes tratados com quimioterapia, a frequência de CHIP aumentava com a idade, o que não ocorria com os casos tratados com transplante. As mutações mais comuns foram as já conhecidas nos genes *TET2* e *DNMT3A*, sendo *TP53* mais comum para os casos que foram tratados apenas com quimioterapia. Metzler também demonstrou que a presença de CHIP era mais associada a pacientes diabéticos pós-TMO, assim como foi mais associada a pacientes que evoluíram com neoplasias secundárias ao tratamento.

Outros estados pré-neoplasia mielodisplásica: IDUS, ICUS e CCUS

Em algumas situações do dia a dia, podemos detectar alterações displásicas na medula óssea de indivíduos (em mais de 10% das linhagens) sem quaisquer outros achados associados. Essa situação é definida como IDUS, do inglês *idiopathic dysplasia of undetermined significance* – displasia idiopática de significado indeterminado.

Em situações do dia a dia, também podemos detectar indivíduos com citopenias sem explicação e sem quaisquer outros achados associados. Essa situação é definida como ICUS, do inglês *idiopathic cytopenia of undetermined significance* – citopenia idiopática de significado indeterminado.

Há também situações em que podemos detectar citopenias com mutações somáticas, mas que não apresentam displasia na medula óssea para fecharmos o diagnóstico de SMD. Nesses casos, chamamos de CCUS, do inglês *clonal cytopenia of undetermined significance* – citopenia clonal de significado indeterminado (Figura 3).

As mutações pré-SMD/LMA na CCUS possuem uma dinâmica bastante variável de crescimento com o passar dos anos. Em estudo publicado por Watson et al. na *Science*, em 2020, os pesquisadores demonstraram o padrão de evolução dos clones de diversas mutações com os passar de 5, 10, 15 anos. As mutações com maiores chan-

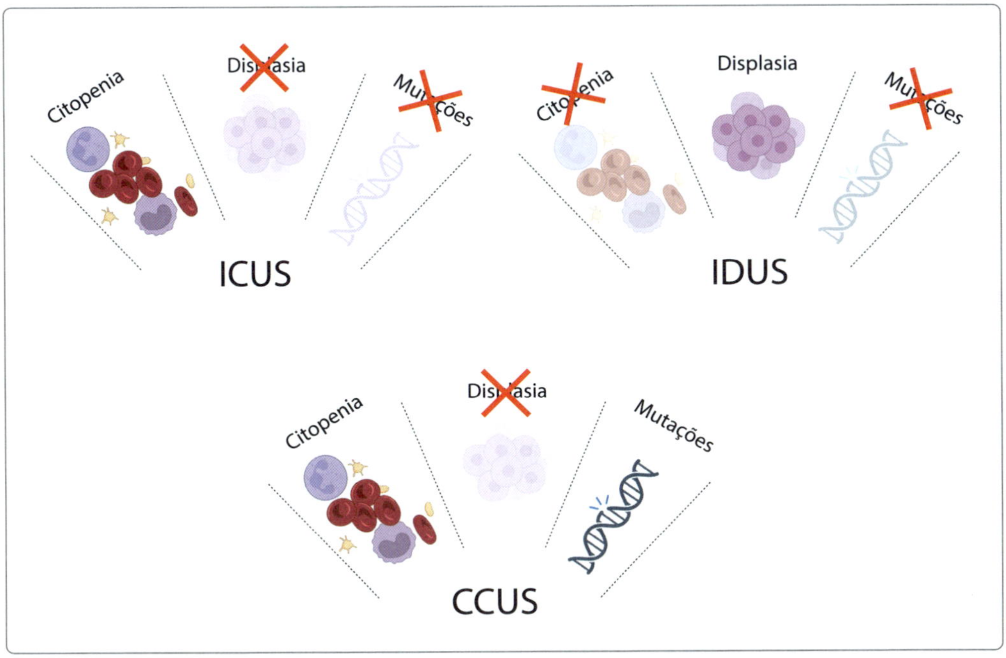

FIGURA 3 Diferença entre ICUS, IDUS e CCUS, com base na presença de citopenias, displasias e mutações no DNA.

ces de evolução foram claramente *SRSF2 P95R, SF3B1 K700E* e *DNMT3A R882C*. Os valores preditivos positivos para pesquisa de mutações somáticas em análise de citopenias do sangue periférico de pacientes que apresentavam ≥ 1 mutação, ≥ 2 mutações, ≥ 3 mutações eram de 81, 88 e 96% para clonalidade. Casos com VAF de 5, 10 e 20% possuem valores preditivos positivos de 84, 86 e 87%, respectivamente, com valores preditivos negativos de 75, 77 e 68%, respectivamente. Fica evidente como uma VAF acima de 5%, diante de um quadro de citopenias refratária, parece nos ajudar bastante em garantir a clonalidade do achado. Esses achados de VAF > 5% em paciente com citopenias estão presentes antes da displasia típica que define a SMD, sendo assim indicadores (sinalizadores) importantes de uma fase bastante inicial de uma possível SMD, isto é, antes da expressividade clínica da doença: a displasia.

QUAL É A POSSÍVEL APLICABILIDADE DESSE CONHECIMENTO DA PATOGÊNESE DE CHIP-SMD? A JANELA DE OPORTUNIDADE DA PREVENÇÃO

O conhecimento de que o fenômeno CHIP pode evoluir para uma SMD ou LMA ou uma doença mieloproliferativa crônica leva a uma janela de oportunidade de intervenção médica preventiva de muito possível impacto. Nesse sentido, já existem pesquisas clínicas com uso de ivosidenid e enasidenib para portadores de mutação *IDH1* e *IDH2*, respectivamente, além do uso de vitamina C em altas doses para indivíduos que possuem alterações no gene *TET2* – em estudos clínicos em andamento (NCT 03418038/ NCT 03682029). Outro exemplo são casos de pacientes com mutação da *DNMT3A* em que parece bastante importante a perda de peso para manter IMC < 25. Pesquisadores demonstraram uma nítida vantagem de pega medular das células-tronco mutadas para *DNMT3A* R882C em murinos com excesso de gordura em suas medulas ósseas em comparação aos murinos com menos gorduras em suas medulas. Podemos imaginar que o excesso de peso seria capaz de facilitar a perpetuação de um clone *DNMT3A* em um indivíduo obeso.

Também não podemos esquecer da janela de oportunidades em relação à história ocupacional dos indivíduos. Por exemplo, caso um trabalhador exposto a produto tóxico (pintor, carpinteiro, frentista, agricultor, profissional de salão de beleza) passe a evoluir em hemograma de rotina com aumento do RDW acima de 15% e VCM acima de 100 fl, esse indivíduo deve ser rigorosamente avaliado para pesquisa de CHIP e, caso seja detectada uma CHIP, a sua atividade ocupacional deve ser readequada com objetivo de prevenção.

Em 2023, Wong Emdin et al. publicaram em estudo na *Nature* que a presença de CHIP aumentava em duas vezes o risco de doença incidência/prevalência de doença hepática crônica. Sugerimos que pacientes com CHIP também sejam seguidos preventivamente em relação aos riscos cardiovasculares e de lesão hepática.

RESUMO

- CHIP é definida pela presença de uma mutação somática (adquirida) em pelo menos 2% do DNA (amostras de sangue periférico ou medula óssea) sem qualquer citopenia ou alteração na medula óssea de um indivíduo.
- Os pesquisadores demonstraram, em análise multivariada, que os maiores preditores de transformação de uma CHIP em SMD ou LMA são: idade > 65 anos, presença de uma citopenia, RDW > 15%, VCM > 100 fl, VAF ≥ 20%; número de mutações e presença de clássicas mutações definidas como de função patogênica.
- As mutações somáticas de CHIP estão fortemente associadas à presença de alterações no RDW e no VCM das hemácias quando eles se encontram com valores > 15% e 100 fl, respectivamente.
- O conhecimento de que o fenômeno CHIP pode evoluir para uma SMD ou LMA ou uma doença mieloproliferativa crônica proporciona uma janela de oportunidade de intervenção médica preventiva.

REFERÊNCIAS

1. Gu M, Kovilakam SC, Dunn WG, Marando L, Barcena C, Mohorianu I, et al. Multiparameter prediction of myeloid neoplasia risk. Nat Genet. 2023;55(9):1523-30.
2. Huber S, Baer C, Hutter S, Wossidlo N, Hoermann G, Pohlkamp C, et al. Genomic landscape of CCUS compared to MDS and its implications on risk prediction. Leukemia. 2024;38(7):1634-7.
3. Jaiswal S, Fontanillas P, Flannick J, Manning A, Grauman PV, Mar BG, et al. Age-related clonal hematopoiesis associated with adverse outcomes. N Engl J Med. 2014;371(26):2488-98.
4. Khoury JD, Solary E, Abla O, Akkari Y, Alaggio R, Apperley JF, et al. The 5th edition of the World Health Organization classification of haematolymphoid tumours: myeloid and histiocytic/dendritic neoplasms. Leukemia. 2022;36:1703-19.
5. Steensma DP, Bejar R, Jaiswal S, Lindsley RC, Sekeres MA, Hasserjian RP, et al. Clonal hematopoiesis of indeterminate potential and its distinction from myelodysplastic syndromes. Blood. 2015;126(1):9-16.

6. Weeks LD, Niroula A, Neuberg D, Wong W, Lindsley RC, Luskin M, et al. Prediction of risk for myeloid malignancy in clonal hematopoiesis. NEJM Evid. 2023;2(5):10.1056/evidoa2200310.
7. Wong, Waihay J.; Emdin, Connor; Bick, Alexander G.; Zekavat, Seyedeh M.; Niroula, Abhishek; Pirruccello, James P.; Dichtel, Laura; Griffin, Gabriel; Uddin, Md Mesbah; Sabino, Ester Cerdeira; et al. Clonal haematopoiesis and risk of chronic liver disease. Nature. 2023; 616(7958):747-754.

13

Os passos da SMD que a transformam em leucemia mieloide aguda

Ronald Feitosa Pinheiro
Daniela de Paula Borges

OBJETIVOS DO CAPÍTULO

- Introduzir o modelo dos dois passos de Gilliland para a transformação em leucemia mieloide aguda (LMA).
- Apresentar as principais alterações cromossômicas durante a transformação da neoplasia mielodisplásica (SMD) em LMA e seus efeitos na patogênese.
- Apresentar as principais mutações somáticas e germinativas durante a transformação da SMD em LMA e seus efeitos na patogênese.
- Demonstrar o papel da apoptose na transformação da SMD em LMA.
- Apresentar o papel do bloqueio epigenético na transformação da SMD em LMA.
- Identificar o papel da diferenciação eritroide terminal na transformação da SMD em LMA.
- Apresentar o papel da evolução clonal na transformação da SMD em LMA.

CONCEITOS GERAIS

Cerca de 30 a 40% dos casos de neoplasia mielodisplásica (SMD) evoluem para leucemia mieloide aguda (LMA) durante o curso da doença. Quais fenômenos ocorrem durante essa transformação? Há alguma janela de oportunidade para evitarmos essa transformação?

Em um estudo de uma coorte retrospectiva de 1.080 casos de SMD do Brasil, Argentina e Chile, detectamos transformação de SMD para LMA em 53/345 (15%), 119/635 (18%) e 15/100 (15%) dos pacientes desses países, respectivamente.

A maior parte dos pacientes com SMD apresenta evolução clínica relativamente favorável com óbito após alguns anos de seguimento, óbito esse que ocorrerá, em sua grande maioria, por componente cardíaco, isto é, por falência do miocárdio (infarto) ou edema agudo de pulmão (congestão). Uma outra parte dos casos evoluirá ao óbito por infecções e/ou sangramentos decorrentes da neutropenia e plaquetopenia, respectivamente.

Desde meados dos anos 2000, uma série de estudos têm apresentado fenômenos associados ao processo de transformação de SMD em LMA. O pesquisador Gilliland demonstrou que haveria necessidade de mutações em genes relacionados à proliferação celular e ao bloqueio da diferenciação celular para o desenvolvimento de LMA. Em 2004, o pesquisador Ghulam Mufti demonstrou que durante a evolução das formas iniciais da SMD (anemia refratária com sideroblastos em anel [Arsa]) para as formas mais avançadas (anemia refratária com excesso de blastos [Areb]), havia um nítido aumento de proliferação da medula óssea com importante redução da apoptose (a morte celular programada). Em 2006, em uma análise prospectiva de pacientes com SMD, demonstramos que a mutação em *tandem* do gene *FLT3* – mutação responsável por induzir proliferação celular intensa –, apesar de ser fenômeno raro, era preditor bastante significativo da transformação de SMD em LMA. Ainda no mesmo ano, o fenômeno do bloqueio epigenético (metilação do DNA e desacetilação das histonas) passou a ser relatado nas formas mais avançadas da SMD, como as anemias refratárias com excesso de blastos (Areb – OMS 2001) sendo mais um passo na transformação, porque "desligaria" genes supressores de tumor. Após o desenvolvimento da técnica de sequenciamento de última geração (*next generation sequencing* – NGS), uma série de estudos com análise de mutação gênica publicados por pesquisadores como Rafael Bejar em 2011, Matthew J. Walter em 2012, Elli Papaemmanuil em 2013 e Torsten Haferlach em 2014, nos ajudaram ainda mais a entender os fenômenos patogênicos da evolução da SMD.

Todos esses estudos corroboram o conhecimento inicial proposto por Knudson, em 1971, após reformulação da proposta inicial de Nording, em 1953, em que o processo de transformação neoplásica ocorre após perda ou inativação de um alelo de um dado gene seguido de perda ou inativação do alelo correspondente ou alterações adicionais. Esse seria o conceito de instabilidade genômica em que uma alteração desencadeia uma segunda alteração, e assim sucessivamente por quebra da estabilidade do DNA.

O MODELO DOS DOIS PASSOS DE GILLILAND: IMPORTANTE, MAS PODEM OCORRER PASSOS ADICIONAIS

O famoso modelo de leucemogênese de dois passos preconizado por Gilliland descreve que há a necessidade de pelo menos duas mutações em classes distintas para a transformação leucêmica. As mutações de classe I seriam as relacionadas à vantagem proliferativa, isto é, mutações que geram maior tendência à proliferação para aquela célula que a adquiriu. As mutações de classe II são aquelas que geram bloqueio de diferenciação para a célula que a adquiriu. Assim, seriam exemplos de genes cujas mutações são consideradas de classe I: *FLT3, KIT, N-RAS, K-RAS, PTPN11, NPM1, JAK2, BCR-ABL*, entre outros. São exemplos de genes cujas mutações são consideradas de classe II: *MLL, AML-ETO (RUNX-1), CBFB/SMMHC, PML-RARA, MOX, TIF2*, entre outros.

Um estudo clássico sobre o processo de transformação da SMD em LMA foi realizado por Walter et al., em 2012, em que analisaram com sequenciamento de última geração todo o genoma de sete casos de SMD que evoluíram para LMA. Desse modo, conseguiram avaliar a proporção de células clonais e a arquitetura genética à época do diagnóstico da SMD e durante a progressão para LMA secundária. Durante a fase de transformação, os pacientes apresentaram cerca de 24 mutações pontuais ou inserções/deleções (*indels*) e a maioria dessas alterações eram adquiridas aleatoriamente e não apresentavam qualquer relação causal com a fase patogênica da SMD. Em todos os sete casos analisados, a maioria das células da medula óssea (até 92,7%) eram clonais e até indistinguíveis de células da medula óssea na fase de LMA secundária, mesmo em casos de SMD com menos de 5% de blastos. Portanto, a hematopoese de um paciente com SMD é quase que totalmente clonal até nas fases iniciais da doença, mesmo quando a contagem de blastos é reduzida. Essa informação também foi corroborada por nossos resultados do IPSS Molecular, em que demonstramos mutações em cerca de 94% dos quase 3 mil casos analisados.

Durante o processo de transformação da SMD em LMA, Walter et al. também demonstraram que há clones que adquirem mutações adicionais apenas no momento da transformação em LMA e há clones que adquirem novas mutações pré-transformação e as carreiam para a fase de LMA, podendo ser mutações patogênicas ou não. A grande maioria das mutações presentes na fase de LMA também está presente na fase de SMD nas amostras pareadas e há também alterações que podem simplesmente desaparecer com seus clones durante o processo de evolução (p. ex., desaparecimento de clone com a deleção 5q).

A velocidade da progressão de SMD para LMA também parece gerar mutações específicas. Nos casos de pacientes que evoluíram mais rapidamente para LMA (< 6 meses de diagnóstico de SMD), apenas 7% das mutações eram específicas da LMA secundária, ao passo que nos casos de SMD de lenta evolução (> 20 meses), 38% das mutações eram específicas da LMA secundária. O que se pode concluir é que a grande maioria das mutações presentes nos sete casos na fase de SMD (que apresentavam de 182 a 660 mutações) persistiu durante a transformação em LMA nos sete pacientes e o clone predominante na transformação adquiriu pelo menos uma nova mutação com conhecido efeito patogênico. Outro importante achado é a oligoclonalidade, tanto na fase de SMD como de LMA transformada. Havia uma média de 2,4 clones na fase de SMD e 3,1 clones na fase de LMA. A LMA secundária é um mosaico de alguns genomas e isso explica a não resposta dessa entidade aos tratamentos normalmente utilizados para LMA primária ou *de novo*.

Desde a criação desse modelo dos dois passos de Gilliland, uma série de outros fenômenos passaram a ser descritos como bastante prevalentes em SMD e em outras neoplasias. O bloqueio epigenético com metilação do carbono 5' do anel de citosina e a desacetilação das histonas levam à supressão da atividade de uma série de genes sem que haja, necessariamente, uma mutação. Portanto, apesar de bastante didático, o modelo de dois passos de Gilliland não descreve todos os fenômenos associados à transformação de uma SMD em LMA.

O PAPEL DA CITOGENÉTICA (ALTERAÇÕES CROMOSSÔMICAS) NA TRANSFORMAÇÃO DA NEOPLASIA MIELODISPLÁSICA EM LEUCEMIA MIELOIDE AGUDA

A alteração genética e/ou citogenética mais comumente detectada em um paciente com LMA evoluída de SMD é a presença de cariótipo complexo ou muito complexo (três ou mais alterações em uma mesma metáfase), seguidos da del(7q)/-7, del(5q), mutação do *TP53*, mutação do *RUNX1*, mutação do *ASXL1* e mutação do *TET2*.

As alterações cromossômicas passaram a ser relatadas como de importância prognóstica para transformação em LMA em 1997, quando Greenberg et al. apresentaram os resultados do índice de Escore de Prognóstico Internacional, o IPSS (*ver Capítulo 23*). Eram, naquele momento, consideradas alterações de baixo risco para transformação em LMA: cariótipo normal, deleção 20q, deleção 5q e nulissomia do cromossomo Y. Eram consideradas alterações de elevado risco para transformação em LMA: alterações do cromossomo 7 (deleções ou monossomias) e cariótipo complexo. Eram consideradas alterações de risco intermediário todas as não categorizadas no baixo ou alto risco. Em 2001, a classificação da Organização Mundial da Saúde (OMS) reforçou o conceito das alterações cromossômicas como preditoras de transformação em LMA e descreveu, pela primeira vez, um subtipo associado à alteração cromossômica, a síndrome do 5q-, entidade de bom prognóstico que possuía baixa chance de evolução para LMA. Em 2008, uma nova classificação da OMS reforçou a importância das alterações citogenéticas como marcadores de transformação em LMA e a classificação ainda se baseava nos três grupos de prognóstico descritos inicialmente pelo IPSS de 1997. Em 2012, o IPSS foi revisado e uma série de novas alterações cromossômicas foram incorporadas ao diagnóstico e prognóstico da SMD, principalmente no que se refere ao tempo de evolução em LMA, conforme apresentado pelo IPSS-R:

1 del(11q) e nulissomia do Y (–Y): Tempo indeterminado para evolução para LMA

2 Cariótipo normal, del(5q) isolada ou dupla, del(12p), del(20q): Evolução para LMA em 9,4 anos

3 del(7q), +8, +19, i(17q), outras isoladas ou duplas: Evolução para LMA em 2,5 anos

4 –7, inv(3)/t(3q)/del(3q), duplas com –7/del(7q), complexo com 3 alterações: Evolução para LMA em 1,7 anos

5 Complexo com mais de 3 alterações: Evolução para LMA em 8 meses

Aqui, cabe uma importante explicação da definição de cariótipo complexo, causa comum de confusão entre muitos especialistas, mas de grande relevância porque é a alteração cromossômica com maior efeito de prever a transformação da SMD em LMA. É considerado cariótipo complexo quando há a presença de três ou mais alterações cromossômicas na mesma metáfase, incluindo sempre, pelo menos uma alteração estrutural. Essas alterações devem estar presentes na mesma célula e há a necessidade de que essas alterações caracterizem um clone, isto é, que se repitam em duas células (em se tratando de deleções ou translocações) ou se repitam em três células (em se tratando de alterações numéricas). Observe que na classificação citogenética de 2012 do IPSS-R há o cariótipo complexo com três alterações e o muito complexo com mais de três alterações na mesma célula. Portanto, na definição de cariótipo complexo, há a necessidade da presença de, pelos menos, uma alteração estrutural como deleção 17p, deleção 5q, deleção 12p, alterações envolvendo 3q ou outras adicionadas de duas ou mais alterações na mesma metáfase e que se repetem em mais de duas células.

Durante o ano de 2016, a OMS apresentou uma atualização à classificação das SMD. No que se refere às alterações citogenéticas, a análise do cariótipo da medula óssea permaneceu como exame fundamental para o diagnóstico da SMD e, assim como na Classificação da OMS de 2008, as alterações cromossômicas deveriam ser agrupadas de acordo com os subgrupos do IPSS-R de 2012, que possuem elevado valor preditivo para a transformação em LMA.

Durante o ano de 2022, foi publicada a quinta edição da classificação das neoplasias hematológicas pela OMS com diversas novidades nos subtipos das SMD e até nomenclaturas. No que tange às alterações citogenéticas, permaneceu o subtipo SMD com baixo percentual de blastos com deleção 5q isolada (SMD-5q) e as alterações cromossômicas deveriam ser agrupadas de acordo com os subgrupos do IPSS-R de 2012, por causa de seu elevado valor preditivo para a transformação em LMA.

É importante frisar que o exame do cariótipo para a SMD deve ser sempre realizado em amostra da medula óssea. Ademais, o resultado não é estático. Muitas vezes, a pesquisa da citogenética é realizada apenas ao diagnóstico da SMD e o paciente passa um tempo sendo considerado de baixo risco para transformação em LMA, o que pode não ser verdade. O paciente pode apresentar uma evolução clonal que só será detectada pela análise de alterações cromossômicas de uma maneira sequencial, isto é, prospectiva.

Realizamos um estudo com uma coorte de 50 pacientes com SMD seguidos prospectivamente durante 24 meses. Nesse período, coletamos o cariótipo de medula óssea pela banda-G e a citogenética molecular com hibridização *in situ* por fluorescência (FISH) (sondas para +8,-7/del(7q), -5/del(5q)). Ao diagnóstico, após 6 e 12 meses de seguimento dos pacientes, encontramos alterações cromossômicas em 20% dos casos: 25% após 6 meses; e 31% após um ano de seguimento. Em alguns casos, encontramos alterações definidoras de LMA, como t(8;21). Também relatamos caso com rara translocação entre os cromossomos 1 e 19 t(1;19) em paciente ao final de primeiro ano de seguimento em análise de exame de rotina (*ver Unidade VIII*). Achados como esses enfatizam a importância da análise do cariótipo sequencial como preditor de transformação em LMA. Em relação ao uso da FISH, não detectamos nenhum clone que pudesse determinar a transformação de SMD em LMA. Assim, orientamos:

- Todo paciente com SMD deve realizar o exame de cariótipo ao diagnóstico da SMD.
- Todo paciente com SMD deve realizar novamente o exame de cariótipo, se houver nova citopenia ou piora da citopenia (anemia, neutropenia ou plaquetopenia) durante seguimento.
- Todo paciente com SMD deve realizar novamente o exame de cariótipo após 12 meses do diagnóstico.

O papel das mutações na transformação da neoplasia mielodisplásica em leucemia mieloide aguda

A transformação de um caso de SMD em LMA ocorre com a progressão dos meses ou anos acompanhada por aumento do número de blastos, piora das citopenias e emergência de novos clones que adquirem novas mutações ou mutações adicionais. O aparecimento de mutações, como *FLT3, NPM1, NRAS, PTPN11, WT1, IDH1* e *IDH2* são associadas à rápida evolução da SMD (independentemente do subtipo) para LMA ao passo que mutações, como *GATA2, RUNX1, TET2, ZRSR2, TP53, STAG2 e ASXL1* são mais associadas às fases avançadas da SMD, isto é, as SMD com excesso de blastos.

Muitas dessas mutações são consideradas *driver mutations* (definitivas, norteadoras, patogênicas), enquanto outras são mutações meramente *passengers mutations* (passageiras, não definitivas, sem qualquer significado).

De acordo com os dados do IPSS Molecular (IPSS-M) de 2022, em que analisamos por sequenciamento de última geração cerca de 3 mil casos de SMD com participação de pacientes brasileiros (casos do nosso Laboratório de Citogenômica do Câncer da Universidade Federal do Ceará [LCC/UFC] e do Hospital Albert Einstein-SP), detectamos que a média de mutações por caso de SMD é de 4 mutações. Há a presença de pelo menos 1 *driver mutation* (definitivas, norteadora) em 94% de todos os casos. E o que realmente importa são as *drivers mutations* que norteiam os processos patogênicos como o *splicing* do RNA, metilação do DNA, transcrição, modificação da cromatina, reparo do DNA e outras vias.

O gene *FLT3* e a transformação em leucemia mieloide aguda

FMS-*like* tirosina quinase 3 (*FLT3*) é um membro dos receptores de classe 3 da família das tirosinas quinases que é comumente expresso em células progenitoras hematopoéticas, tendo a função predominante de induzir proliferação. Há dois tipos clássicos de mutação descritas para esse gene em neoplasias hematológicas. A primeira e mais comum é uma duplicação de repetição em *tandem* nos éxons 14 e 15, sendo detectada em até 30% dos casos de LMA com cariótipo normal. A presença dessa mutação gera prognóstico bastante desfavorável em LMA e necessidade de tratamento com medicamentos específicos como a midostaurina (Rydapt® – Novartis) e gilteritinib (Xospata® – Altellas). Essa mutação gera uma ativação contínua da atividade de quinase do *FLT3* com ativação de seu domínio JM independente do ligante de seu receptor. A consequência dessa mutação, que leva à ativação contínua do receptor, é gerar uma grande vantagem proliferativa para a célula que a adquire. O segundo tipo de mutação do *FLT3* é Asp835, pontual, com efeito patogênico também reconhecido.

Em um estudo prospectivo, pesquisamos a presença da mutação em *tandem* do gene *FLT3* em 50 pacientes com SMD ao diagnóstico, após 180 dias (6 meses) de seguimento e após 365 dias (primeiro ano) do diagnóstico ou a qualquer momento de transformação em LMA. Detectamos que a incidência da mutação em *tandem* dos éxons 14 e 15 foi de 4%. O primeiro caso a apresentar a mutação a exibiu no sexto mês de seguimento em 8% das células da medula óssea, evoluindo para LMA no oitavo mês de seguimento com a presença da mutação em 85% das células da medula óssea. O paciente apresentava subtipo Arsa (OMS-2008), cariótipo normal, índice de escore de prognóstico intermediário (IPSS-R) ao diagnóstico e, mesmo com esses marcadores de boa evolução, transformou para LMA em 60 dias após a detecção da mutação em tandem do *FLT3*. O segundo caso foi um paciente que possuía inicialmente a translocação t(8;21) (*RUNX1-ETO*) ao sexto mês de seguimento com 3% de blastos na medula óssea e ausência de mutação do *FLT3*. Ao sétimo mês de seguimento, evoluiu com 60% de blastos na medula óssea e, nesse momento, nova pesquisa da mutação foi positiva em 68% das células da medula óssea, demonstrando a nítida associação entre proliferação e aumento da contagem de blastos e presença da mutação em *tandem* do gene *FLT3*. Entre os casos com mutação do *FLT3*, nenhum apresentou remissão ao tratamento e a sobrevida foi bastante reduzida. Portanto, a mutação do gene *FLT3* é um forte preditor de transformação de SMD em LMA, mas é um fenômeno raro. Esses achados (preditor de transformação em LMA, prognóstico desfavorável em SMD, fenômeno raro) que detectamos em pacientes brasileiros com SMD também foram detectados em outras coortes publicadas de pacientes americanos e europeus e no novo IPSS-M. O achado de mutação do *FLT3* para SMD, entre os 3 mil casos avaliados, foi de menos de 2% dos pacientes com extrema predição de transformação em LMA.

Os achados da mutação em *tandem* do *FLT3* passaram a ter grande importância nos últimos anos na hematologia devido ao medicamento denominado midostaurina, um inibidor de *FLT3*. A medicação é comercializada em forma de cápsula e deve ser utilizada em casos de LMA com mutação do *FLT3*, juntamente com o esquema tradicional de indução das LMA. Para casos de LMA recidivada, o medicamento gilteritinib também está disponível no Brasil e possui efeito comprovado baseado em estudo randomizado.

Portanto, podemos afirmar que:

- A mutação do *FLT3* é rara em SMD, mas uma vez presente, é certa a transformação em LMA em curto espaço de tempo.
- Há dois tipos de mutação do *FLT3*: em *tandem* e a pontual Asp835, ambas são desfavoráveis para SMD.

O GENE *TP53* E A TRANSFORMAÇÃO EM LEUCEMIA MIELOIDE AGUDA

O gene *TP53*, localizado no braço curto do cromossomo 17, região 17p13.1, é o mais mutado nas mais diversas neoplasias da humanidade. Esse gene possui diversas funções, mas talvez a mais importante seja a indução da apoptose. Quando uma célula normal encontra algo defeituoso em sua maquinaria e esse defeito não pode ser corrigido, o gene *TP53* entra em ação, ativando uma série de enzimas por meio de uma cascata de eventos que culminam com ativação de caspases ativadoras seguido de caspases efetoras, como a caspase-3 ativada, que levam à autodestruição celular com formação dos corpos apoptóticos. Esse fenômeno da apoptose protege diariamente células que não funcionam corretamente, evitando que sigam em nosso corpo de uma maneira ineficiente e que possam se transformar em uma neoplasia.

O gene *TP53* possui papel importante na manutenção da estabilidade genômica dos pacientes com SMD. Em 1995, a pesquisadora Azra Raza demonstrou que havia um nítido aumento de apoptose em pacientes com SMD, justificando a presença de medula hipercelular com citopenias no sangue periférico. No ano de 2004, o pesquisador Ghulam Mufti demonstrou que nas formas Areb (OMS 2001) havia uma nítida diminuição da apoptose com aumento de proliferação, sendo esse um fenômeno associado à transformação da SMD em LMA em um número significativo de casos. Em 2011, Rafael Bejar demonstrou que a presença de mutação no *TP53* em pacientes com SMD era associada a menores tempo de sobrevida, aumento do percentual de blastos na medula óssea e plaquetopenia severa. Todas essas pesquisas se completaram no sentido de demonstrar a importância do gene *TP53* como marcador de prognóstico da SMD.

Um dos maiores preditores de transformação de uma SMD em LMA é a presença das alterações cromossômicas. Paciente com cariótipo complexo ou muito complexo, isto é, com 3 ou mais alterações cromossômicas na mesma metáfase possuem grande chance de transformação em LMA. Há alguns anos, uma série de pesquisadores têm demonstrado uma associação bastante significativa entre mutações no gene *TP53* e cariótipo complexo. Na verdade, pacientes com cariótipo complexo com mutação do *TP53* possuem prognóstico bastante inferior aos pacientes com cariótipo complexo sem mutação do *TP53*, definindo assim a grande importância do famoso "guardião do genoma" na sobrevida e transformação em LMA.

Em uma análise de 359 pacientes com cariótipo complexo avaliados pelo IPSS-M, detectamos a presença da mutação do *TP53* em 55% dos casos. E casos que apresentavam o fenômeno do *TP53 multi-hit* possuíam sobrevida bastante reduzida e transformação em LMA em curto período de seguimento (*ver Capítulo 25*).

Na classificação da Organização Mundial da Saúde (OMS) das SMD, em 2016, foi enfatizado que pacientes com deleção do braço longo do cromossomo 5, conhecido marcador de prognóstico favorável para SMD, deviam ser testados para a presença concomitante de mutação do gene *TP53*. Essa pesquisa deve ser feita, pois a presença de del(5q) com mutação do *TP53* tem sido associada a aumento de chance de transformação em LMA, eliminado assim o prognóstico favorável da del(5q) na SMD.

Na mais recente edição da classificação das neoplasias hematológicas pela OMS, de 2022, o fenômeno da mutação bialélica do *TP53* (*multi-hit*) foi bastante valorizado, sendo criado um subtipo específico: a SMD com inativação bialélica do *TP53*, entidade que guarda associação com prognóstico bastante desfavorável.

Portanto, podemos afirmar que:

- A simples presença de uma mutação isoladamente de um único alelo do *TP53* em SMD não é marcador de alto risco para transformação em LMA. Há a necessidade de se avaliar a oncogenicidade da mutação e os outros marcadores em conjunto.
- A combinação de cariótipo complexo, mutação do *TP53*, com casos que apresentam excesso de blastos e plaquetopenia gera grande chance de transformação de uma SMD em LMA.
- Casos com duas alterações (bialélica) do *TP53* possuem prognóstico bastante desfavorável com sobrevida reduzida.

O GENE *MLL* E A TRANSFORMAÇÃO EM LEUCEMIA MIELOIDE AGUDA

O gene *MLL* se localiza no cromossomo 11q23, região comumente deletada em SMD. Esse gene pode se encontrar em rearranjos diversos, gerando a sua duplicação parcial em *tandem* (DPT), o que ocorre entre 5 e 10% dos casos de LMA. Detectamos a mutação PTD (*Partial Tandem Duplication*) do *MLL* em 2,5% dos 3 mil casos de SMD que avaliamos no IPSS-M e a presença da mutação com duplicação parcial em *tandem* foi extremo preditor de transformação de SMD em LMA.

Portanto, podemos afirmar que a mutação parcial em *tandem* do *MLL* é extrema preditora de transformação de uma SMD em LMA.

O CONCEITO DE MUTAÇÕES NORTEADORAS, AS *DRIVER MUTATIONS*

Bejar et al. foram os primeiros a demonstrar a importância de mutações em genes envolvidos nos mais diversos fenômenos patogênicos da SMD. Em uma análise de 439 amostras de medula óssea de pacientes com SMD, os pesquisadores analisaram 111 genes por iplex/sequenom/espectrometria de massa e encontraram que mutações nos genes *TP53, EZH2, ETV6, RUNX1* e *ASXL1* eram fatores prognósticos associados a menor sobrevida. Apesar dos pesquisadores não terem apresentado quais genes foram associados à transformação de SMD em LMA, foi detectado que mutações no *TP53, RUNX1* e *NRAS* eram presentes em casos com aumento do número de blastos, isto é, as Areb, o subtipo de SMD que mais transforma em LMA.

Cerca de dois anos após a apresentação dos resultados de Bejar et al., Elli Papaemmanuil et al. também analisaram um painel de 111 genes de um total de 738 casos (431 amostras de sangue periférico e 307 amostras de medula óssea) por amplificação completa do genoma/captura/Hiseq Illumina) e detectaram mutações definitivamente oncogênicas em 43 genes, sendo os mais frequentemente mutados: *SF3B1, TET2* e *SRSF2.* Um importante achado dessa pesquisa foi que nas fases iniciais de SMD há predomínio de mutações de genes envolvidos nos processos de *splicing* do RNA e metilação do DNA, enquanto nas formas avançadas são mais comuns mutações em genes dos processos de modificação da cromatina e vias de sinalização. A incidência de transformação em LMA foi diretamente proporcional ao número de mutações. A sobrevida esperada livre de transformação em LMA foi de 49 meses para os casos com apenas 1 mutação, caindo para 42 meses, 27 meses, 18 meses e 4 meses para casos com 2, 3, 4 a 5 ou ≥ 6 mutações, respectivamente. Esses resultados são bastante significativos por confirmarem o conceito de instabilidade genômica em que uma alteração leva a uma segunda alteração e assim sucessivamente por quebra da estabilidade do DNA. Também foi detectado que as mutações no *WT1, IDH2, STAG2* e *NRAS* eram presentes em casos com aumento do número de blastos, o subtipo de SMD que mais transforma em LMA.

No ano subsequente à apresentação dos resultados de Papaemmanuil et al., uma coorte ainda mais significativa com análise de 944 pacientes com SMD avaliou 104 genes por sequenciamento paralelo/alvo/Illumina, sendo os genes mais frequentemente mutados: *TET2, SF3B1, ASXL1, SRSF2, DNMT3A* e *RUNX1.* Assim como encontrado por Papaemmanuill, mutações de genes envolvidos nos processos de *splicing* do RNA e metilação do DNA parecem mais comuns em fases iniciais da SMD.

Diante de importantes estudos, há algumas conclusões fundamentais na pesquisa de mutações em SMD e seu papel na transformação em LMA: 1) O número de mutações definitivas (*drivers*) possui impacto na sobrevida e, logicamente, na chance de transformação em LMA; 2) Pacientes com LMA evoluída de SMD apresentam frequentes mutações nos genes *FLT3, NPM1, NRAS, PTPN1, WT1, IDH1* e *IDH2, TP53* e *MLL* sendo considerados os genes mutados críticos dos passos de transformação da SMD em LMA (Figura 1).

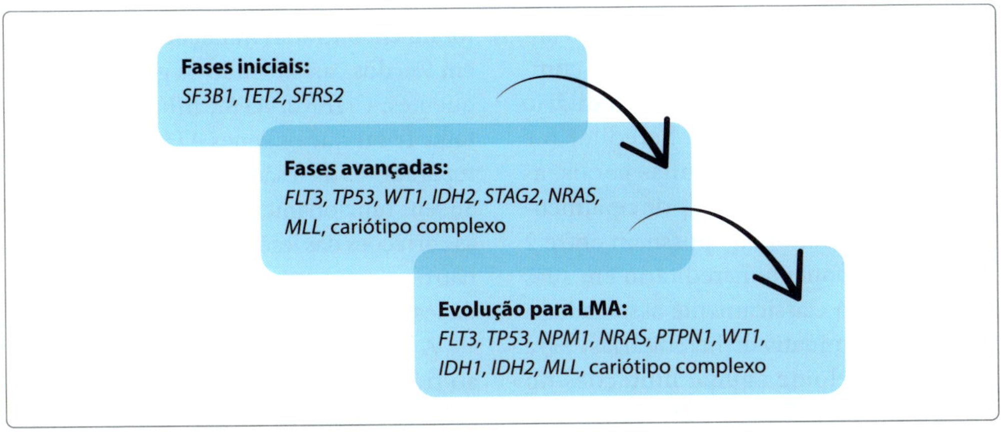

FIGURA 1 Principais mutações na transformação da neoplasia mielodisplásica em leucemia mieloide aguda e na evolução das fases iniciais e avançadas da neoplasia mielodisplásica.

OS PRINCIPAIS GENES DA TRANSFORMAÇÃO EM LEUCEMIA MIELOIDE AGUDA: *FLT3*, *MLL*-PTD E *TP53 MULTI-HIT*

Em 2022, publicamos os resultados da análise de 3 mil pacientes avaliados pelo consórcio internacional de SMD–IWG-MDS Foundation do qual o LCC/UFC faz parte. Em nossa análise multivariada, detectamos que a presença da mutação de qualquer um dos genes *FLT3*, *MLL*-PTD e *TP53 multi-hit* eram os maiores preditores de transformação de uma SMD em LMA.

AS MUTAÇÕES DE LINHAGEM GERMINATIVA E A TRANSFORMAÇÃO EM LEUCEMIA MIELOIDE AGUDA

Nas últimas décadas, a susceptibilidade genética hereditária tem sido desvendada pelas técnicas de sequenciamento de DNA mais robustas com a história familiar, achados do exame físico de cada paciente e o conhecimento de mutações apresentadas em diversos estudos com sua respectiva patogênese.

A explicação da hereditariedade no câncer foi apresentada inicialmente em 1971 por Knudson quando propôs que indivíduos com retinoblastoma hereditário (familiar) nasciam já com uma mutação em uma das cópias de um gene regulatório de proliferação em suas células germinativas (hereditárias e não cancerosas). Essa seria a primeira mutação. Knudson propôs que a segunda cópia remanescente deveria sofrer uma inativação (segunda mutação) que levaria ao processo de transformação neoplásica. Isso foi comprovado em 1986 com a identificação do gene do retinoblastoma (*RB1*) como o primeiro gene associado à susceptibilidade familiar para o desenvolvimento de um câncer. Nos anos subsequentes, as descobertas de mutações nos genes *NF1*, *APC*, *TP53*, *BRCA1* e *BRCA2* foram associadas aos processos de neoplasias familiares em neurofibromatose, polipose adenomatosa familiar, síndrome de Li-Fraumeni e cânceres de mama/ovário, respectivamente.

Atualmente, 5 a 12% de todos os cânceres da humanidade possuem um componente germinativo, isto é, hereditário (familiar). O componente hereditário é incomum na SMD. Em linhas gerais, as neoplasias hematológicas (principalmente leucemias e linfomas) possuem entre 2 e 4% de componente hereditário em suas mutações. São classicamente associadas a mutações germinativas (hereditárias) para leucemia mieloide aguda: mutações no *RUNX1, CEBPA, GATA2* e *DDX41.*

Mutações germinativas do *RUNX1* são descritas em casos familiares de plaquetopenia com SMD com significativa propensão à transformação em LMA. Mutações germinativas no gene *CEBPA* são mais associadas à LMA primária (sem uma fase de SMD prévia). Essas mutações costumam ser germinativas em 7 a 11% das LMA primárias. Cerca de 7% das crianças e até 2/3 dos adolescentes com SMD que apresentam monossomia do cromossomo 7 possuem mutação germinativa do gene *GATA2*, aumentando sensivelmente uma maior chance de transformação em LMA. Crianças e adultos jovens com mutações germinativas do *GATA2* apresentam imunodeficiência, perda auditiva sensorial-neural, edema linfático, manifestações dermatológicas e pulmonares. A imunodeficiência costuma se apresentar com infecções com micobactérias (não tuberculose) e papilomavírus.

Um dos estudos com maior número de indivíduos já avaliados para o risco de neoplasias mieloides foi apresentado por Jie Liu et al. no ano de 2023 (*ASH-Abstract 811*). Utilizando-se de um biobanco com amostras de 479 mil britânicos seguidos por 10 a 15 anos, os pesquisadores detectaram que cerca de 5 mil indivíduos desenvolveram neoplasias hematológicas. Nessa coorte, foram encontradas mutações germinativas em 9% dos casos, sendo os genes mais frequentes: *CHEK2, ATM, BRCA2.* É importante frisar que os genes *ATM e BRCA2* são reparadores da lesão de dupla fita do DNA. Se seus funcionamentos estão prejudicados, as correções das lesões de dupla fita do DNA não ocorrerão com consequente progressão da lesão para quebras cromossômicas.

A leucemia mieloide aguda secundária ao tratamento pode apresentar uma fase prévia de SMD. As mutações germinativas mais comuns nessas situações são as dos genes de reparo das lesões de dupla fita do DNA, como *BRCA1, BRCA2* e *TP53.*

Recentemente, muito se tem sido relatado sobre casos de plaquetopenia familiar hereditária ligadas as mutações germinativas dos genes *RUNX1, ETV6* e *ANKRD26.* Muitos desses casos podem se apresentar como plaquetopenia isolado, sendo o quadro inicial de uma SMD que pode ou não transformar para LMA. Os casos de mutação germinativa da *ANKRD26* se apresentam com leve risco de sangramento, sem qualquer defeito de agregação plaquetária, enquanto os casos de mutação germinativa do *ETV6* apresentam uma trombocitopenia leve a moderada com tendência de sangramento, macrocitose de hemácias, displasia multilinhagens e megacariócitos hipolobulados.

Alterações cromossômicas e gênicas são de suma importância na transformação da SMD em LMA por modificarem os mais diversos processos celulares. Muitas dessas mutações e alterações cromossômicas levam às alterações nos processos de apoptose, controle epigenético e diferenciação celular que acabam predispondo à evolução de clones muitas vezes silenciosos no ambiente medular.

O PAPEL DA APOPTOSE NA TRANSFORMAÇÃO DA NEOPLASIA MIELODISPLÁSICA EM LEUCEMIA MIELOIDE AGUDA

Em 1995, a pesquisadora paquistanesa Azra Raza publicou no periódico *Blood* que pacientes com SMD apresentavam aumento de apoptose. Em uma análise de 50 pacientes com SMD, com uso da técnica ISEL em amostras de biópsia de medula óssea, a apoptose foi detectada em 50% dos casos de anemia refratária (classificação FAB).

Quase uma década após a publicação inicial de Raza, o pesquisador Ghulam Mufti demonstrou que o fenômeno da apoptose, estudado com técnica mais robusta com anexina V por citometria de fluxo, era maior nas formas iniciais da SMD (anemias refratárias e anemias refratárias com sideroblastos em anel) e havia uma redução dos níveis de apoptose nas formas mais avançadas, isto é, nas Areb (OMS 2001). Esse achado foi muito importante no raciocínio da transformação da SMD em LMA, pois se estabeleceu o conceito de que durante a evolução da doença havia aumento de proliferação celular com diminuição da apoptose, levando ao aumento do número de células imaturas, os blastos. Ghulam Mufti et al. também demonstraram que a diminuição da apoptose nas formas avançadas da doença ocorria, pelo menos em parte, por aumento dos níveis de proteínas anti-apoptóticas como a BCL-2.

Esse cenário levou ao uso de esquemas de tratamento como o CPD (ciprofloxacina, pentoxifilina e dexametasona) que seriam capazes de reduzir os níveis de citocinas pró-apoptóticas nas fases iniciais de SMD. Atualmente, há no mercado mundial e brasileiro um medicamento capaz de inibir proteínas anti-apoptóticas, como o inibidor de BCL-2 (venetoclax), que podem ser utilizadas nas formas avançadas da SMD, assim como na transformação em LMA. A Agência Nacional de Vigilância Sanitária (Anvisa) autoriza o uso de Venclexta® (venetoclax), em combinação com um agente hipometilante ou em combinação com citarabina em baixa dose, para pacientes recém-diagnosticados com LMA inelegíveis para quimioterapia intensiva. Essa se torna uma excelente opção para tratamento de pacientes idosos com SMD que evoluem para LMA. Venetoclax se liga diretamente à Bcl-2, ativando a apoptose (*ver Capítulo 5*).

O PAPEL DO BLOQUEIO EPIGENÉTICO NA TRANSFORMAÇÃO DA NEOPLASIA MIELODISPLÁSICA EM LEUCEMIA MIELOIDE AGUDA

Metilação do DNA

Regulação epigenética é um processo de modulação da transcrição genética e expressão sem alterar o código genético. Os dois principais mecanismos de regulação epigenética são metilação do DNA e modificação das histonas (pós-translacionais).

A metilação do DNA é o fator fundamental para controle da expressão gênica nas células eucariontes. O processo de metilação ocorre nos anéis de citosina nas ilhas CpG, regiões onde o conteúdo de citosina do DNA, junto de guaninas, está em grande quantidade, geralmente próximo ao sítio de controle da expressão do gene (regiões promotoras) em 50% dos genes humanos.

O processo de leucemogênese tem sido associado a hipermetilação e hipometilação dos mais diversos genes com as mais variadas funções biológicas. É sabido que a hipermetilação possui um papel importante em alterar a expressão de genes fundamentais no processo de maturação da célula-tronco hematopoética. Os genes que costumam sofrer alterações na metilação exercem as mais diversas funções, como supressores tumorais, genes envolvidos na apoptose, reguladores de citocinas, fatores de transcrição, entre outros.

Tivemos a oportunidade de estudar o fenômeno da metilação das ilhas CpG de uma família completa de genes com atividade de fator de transcrição da célula-tronco hematopoética, a família dos genes reguladores de interferon (IRF) em mais de uma centena de pacientes com SMD. A análise foi realizada no LCC/UFC, após tratamento do DNA de medula óssea dos pacientes com bissulfito, por RT-PCR com posterior confirmação por sequenciamento. A família dos genes reguladores de IRF é composta de nove genes: *IRF1*, *IRF2*, *IRF3*, *IRF4*, *IRF5*, *IRF6*, *IRF7*, *IRF8* e *IRF9* – que possuem as mais diversas funções, porém alguns genes são especificamente associados à diferenciação celular. Entre os resultados mais significativos, detectamos que nos casos avançados de SMD há um nítido aumento de metilação de *IRF2*, *IRF3*, *IRF5*, *IRF6* e *IRF8* em relação aos casos de baixo risco. Esses achados sugerem que o processo de metilação do DNA é um dos passos a ocorrer durante a transformação da SMD em LMA.

Se a metilação é um dos passos envolvidos durante a transformação da SMD em LMA, fica claro que a mutação de genes que desfazem o bloqueio epigenético deve ser um fenômeno comum na SMD. E isso é uma grande verdade! A mutação de genes como *TET2*, *DNMT3A*, *IDH1* e *IDH2* são fenômenos da SMD e são encontrados em LMA secundária à SMD.

O gene mais mutado em SMD é o *TET2* que tem como função reverter a metilação – ligar o gene, isto é, hidroxilar o carbono 5' do anel de citosina, fazendo com um determinado gene passe a ser expresso novamente. Mutações do *TET2* têm sido encontradas em 7 a 23% das LMA e em 10 a 20% das SMD, além disso, parecem ser mutuamente exclusivas em relação às mutações de *IDH1/IDH2*. Geralmente são encontradas em LMA com cariótipo normal e em indivíduos de idade mais avançada, típico dos casos clássicos de SMD. A mutação do *TET2* tem sido associada à perda de função do gene com consequente perda de controle da autorrenovação da célula-tronco hematopoética em diferentes estágios da sua diferenciação. A mutação do *TET2* parece ser um dos passos iniciais no processo de transformação leucêmica. Apesar de presente e importante, a mutação do *TET2* não parece ser uma *driver mutation* e não é por si só suficiente para a transformação de uma SMD em LMA.

O *DNMT3A* (DNA metiltransferase 3A), gene com importante atividade de metilação das ilhas CpG se encontra mutado em 15 a 20% das LMA e nas SMD. Essa mutação é mais encontrada em indivíduos mais idosos e parece ser um passo inicial no processo de leucemogênese, levando à instabilidade genômica, pois tem sido associada a casos com mutação do *FLT3, NPM1, IDH1 e IDH2*. Apesar de presente e importante, a mutação do *DNMT3A* não parece ser uma *driver mutation* e não é suficiente para a transformação de uma SMD em LMA. A mutação mais descrita é a R882, mas há mutações não R882 e o impacto prognóstico de ambas ainda não está estabelecido. O que nos chama bastante a atenção em relação à mutação desse gene é a ausência de associação com alterações cromossômicas ditas de bom prognóstico, como a t(8;21), t(15;17) e inv(16) em LMA.

Os genes *IDH1/IDH2* possuem atividade enzimática dependente de NADP+ com importante papel na conversão de isocitrato em £-cetoglutarato, substrato fundamental para função do *TET2* na desmetilação do DNA, isto é, na conversão da metilcitosina em hidroximetilcitosina. A mutação no *IDH1*ou *IDH2* leva a um ganho de função gênica com aumento da produção de hidroxiglutarato, biomarcador frequentemente aumentado em LMA com mutação de *IDH1/IDH2*. As mutações de IDH1/IDH2 são, definitivamente, fenômenos associados ao processo de transformação de uma SMD em LMA.

Modificações das histonas

As histonas são proteínas presentes no DNA, gerando parte de toda a sua estrutura conformacional. As modificações das caudas das histonas, fenômenos decorrentes de acetilação, fosforilação, ubiquitinação e metilação podem alterar a expressão de um gene. As modificações aberrantes das histonas são fenômenos descritos durante a transformação da SMD em LMA, assim como nas LMA primárias. Esses fenômenos aberrantes são decorrentes de mutações em genes como *ASXL1* e *EZH2*, elementos de prognóstico desfavorável para a sobrevida global de um paciente com SMD.

O gene *ASXL-1* encontra-se mutado em 10 a 25% das SMD, assim como nas LMA secundárias, isto é, parece que a mutação permanece durante a evolução clonal. A sua mutação também é detectada em até 45% dos casos de leucemia mielomonocítica crônica (LMMC) e ainda não está claro se há perda ou ganho de função (apesar de a maioria dos relatos apresentarem redução de sua expressão). A mutação do tipo *frameshift* é associada a menor sobrevida de pacientes com SMD, assim como rápida progressão para leucemia mieloide aguda.

O gene *EZH2*, localizado no cromossomo 7, faz parte dos complexos *polycomb*, grupos que fazem uma ponte entre a metilação do DNA e modificação das histonas. A sua mutação tem sido descrita em até 7% das SMD e são encontradas nos casos que transformam em LMA. A mutação do *EZH2* é incomum nas LMA primárias. *EZH2* interage com as histonas deacetilases, influenciando a condensação da cromatina e a consequente inativação de genes envolvidos na capacidade de proliferação da célula-tronco pluripotente.

O PAPEL DO PROCESSO DE DIFERENCIAÇÃO ERITROIDE TERMINAL NA TRANSFORMAÇÃO DA NEOPLASIA MIELODISPLÁSICA EM LEUCEMIA MIELOIDE AGUDA

A diferenciação eritroide é um processo celular complexo que inclui estágios iniciais e tardios de diferenciação. O estágio inicial se refere a um processo pelo qual as células hematopoéticas pluripotentes proliferam e se diferenciam em progenitores eritroides formadores de colônias eritroides que finalmente geram os proeritroblastos. Os proeritroblastos entram em 4 a 5 mitoses para produzir reticulócitos por um processo denominado diferenciação eritroide terminal (TED), composta de cinco fases distintas: proeritroblastos, eritroblastos basofílicos precoces, eritroblastos basofílicos tardios, eritroblastos policromáticos e, finalmente, eritroblastos ortocromáticos que, após a enucleação, geram reticulócitos. Cada célula durante a respectiva fase no TED é caracterizada por mudanças na expressão de proteínas de membrana. Examinando a dinâmica das alterações na expressão de três proteínas presentes nas membranas dos precursores eritroides (glicoforina A – GPA, banda 3 e integrina alfa-4), quantificamos eritroblastos em fases distintas da sua diferenciação terminal na medula óssea de 113 pacientes com SMD e detectamos defeitos específicos em estágios específicos nos subgrupos morfologicamente e geneticamente bem definidos de SMD, em um estudo realizado na Universidade de Columbia (Nova York – Laboratório da pesquisadora Azra Raza).

No processo de análise do TED, detectamos que a ausência de TED na superfície da membrana de precursores eritroides foi associada a menor sobrevida dos pacientes e, em alguns casos, ao processo de transformação em LMA. Como a anemia é a característica principal na maioria dos pacientes com SMD, a ausência de TED acaba relacionado com maior gravidade da anemia, com maior dependência transfusional e, consequentemente, maior sobrecarga de ferro, o que leva a aumento do estresse oxidativo e maior chance de transformação em LMA. A ausência de TED quantificável foi associada a uma sobrevida global significativamente inferior (56 *vs* 103 meses, p = 0.0001) e mutações *SRSF2* independe da categoria do IPSS-R. Assim, o bloqueio na diferenciação terminal eritroide (TED) é também um fenômeno comum na transformação da SMD em LMA (Figura 2).

O PAPEL DA EVOLUÇÃO CLONAL NA TRANSFORMAÇÃO DA NEOPLASIA MIELODISPLÁSICA EM LEUCEMIA MIELOIDE AGUDA

Assim como para as outras neoplasias, na SMD também há um nítido processo de acúmulo sucessivo de mutações que resultam em evoluções da doença, refratariedade ao tratamento e, consequentemente, menor sobrevida. Os pacientes com SMD apresentam, em média, quatro mutações por caso. Muitas dessas mutações encontradas não possuem significado clínico, levando ao surgimento de clones sem grandes repercussões. Essas são as mutações passageiras, chamadas *passengers*.

O processo de evolução clonal na SMD pode ser linear ou paralelo. O processo linear é caracterizado por clones sucessivos que vão aparecendo em cima de uma base de mutações do clone ancestral. A evolução paralela é caracterizada por subclones diferentes a partir do clone principal, levando ao aparecimento de diversos subclones relacionados que apresentam uma sobreposição de mutações. Essa diversidade genética acaba gerando grandes dificuldades terapêuticas, assim como resistências aos tratamentos com drogas modificadoras de doença. O que parece indiscutível em relação ao processo de evolução clonal na SMD é que há uma nítida correlação entre o número de mutações ao diagnóstico e o processo de senescência, isto é, quanto mais idosos, maior o número de mutações. E, consequentemente, maior chance de transformação em LMA.

Em um estudo prospectivo de sequenciamento completo do DNA com confirmação por sequenciamento-alvo de pacientes com SMD em diferentes momentos da doença, Silva-Coelho et al. demonstraram que clones predominantes com mutação do *TET2* (gene envolvido no bloqueio epigenético), mesmo com sinais de evolução clonal, não repercutiam na evolução da doença com pacientes apresentando comportamento clínico inalterado em um período de seguimento de até 8 anos. No entanto, pacientes que apresentavam evolução clonal linear com aparecimento de nova mutação do

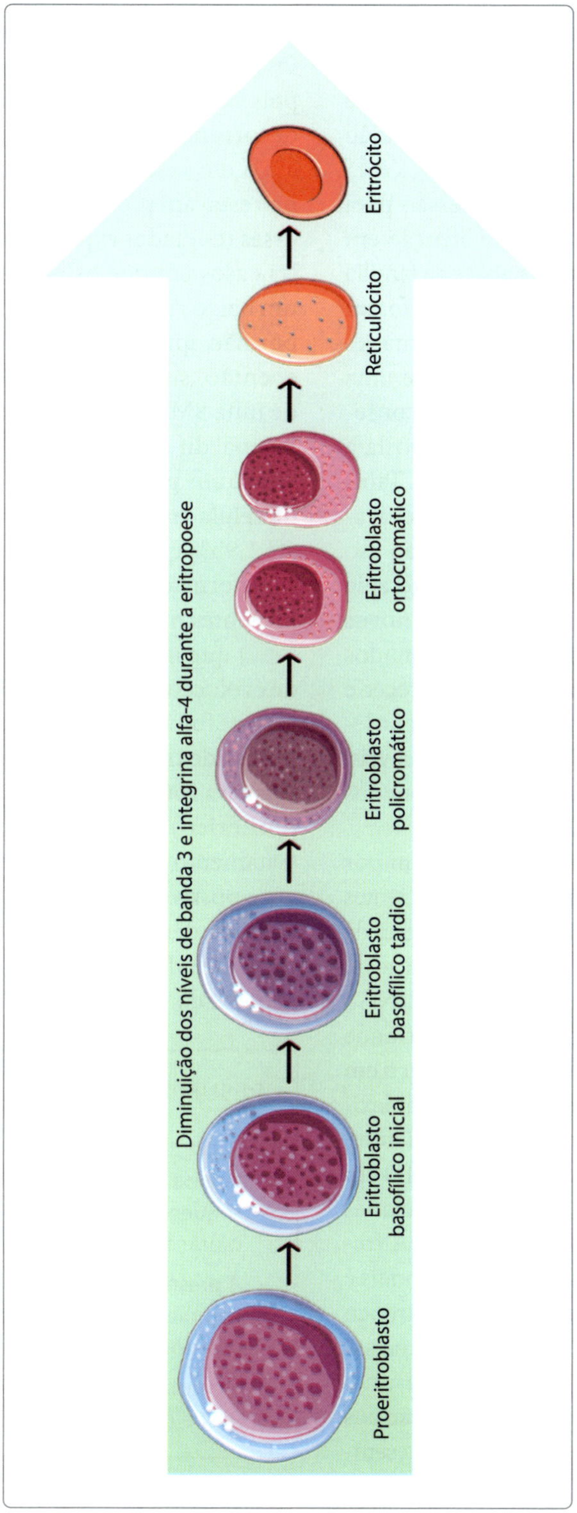

FIGURA 2 Em casos mais graves de neoplasia mielodisplásica (SMD), há redução de banda 3 e integrina alfa-4 na superfície dos precursores eritroides durante o processo de diferenciação eritroide terminal (TED).

NRAS evoluíram de subtipos de baixo risco para subtipos de alto risco (Arsa para Areb e CRDM para Areb). Alem disso, casos que apresentaram evolução clonal em ramificação com mutação da também via do RAS (*KRAS* ou *NRAS*) evoluíram com progressão para LMA. O que chama bastante a atenção em relação a detecção dessas mutações na família do *RAS* é que muitas dessas alterações foram encontradas meses antes da transformação em LMA, gerando a possibilidade de uma detecção precoce da evolução com consequente possibilidade de melhor resposta a uma possível intervenção terapêutica. Também na mesma análise, os pesquisadores avaliaram a evolução clonal em relação ao uso de lenalidomida e detectaram que a terapia influencia na evolução clonal e que novos clones, não necessariamente relacionados ao diagnóstico da SMD, podem aparecer e até dominar toda a hematopoese. Talvez a lenalidomida elimine os clones a ela sensíveis, levando à emergência de novos pequenos clones até então silenciosos.

Chen et al. também demonstraram por meio de amostras longitudinais de pacientes em fase de pré-SMD, SMD e ao momento de transformação em LMA, pelas técnicas de *cell sorting* (por citometria de fluxo)/NGS *targeted,* que há uma grande complexidade de clones e subclones nas células-tronco em comparação aos blastos e que essa complexidade era relacionada à idade dos pacientes. Muitas vezes, a transformação da SMD em LMA é decorrente de pequenos subclones que não estão presentes nos blastos. A frequência de mutações subclonais e clonais é significativamente superior na célula-tronco em comparação com os blastos, demonstrando que a célula-tronco possui uma maior diversidade subclonal em relação aos blastos. Esse resultado confirma a ideia sempre defendida de quão heterogênea é a SMD. Os achados são ainda mais surpreendentes, pois houve casos de transformação em LMA decorrente de subclones (presentes em 2 a 3% das células-tronco) e suas mutações não estavam presentes nas células blásticas. Esses resultados explicam exatamente aqueles casos em que os pacientes apresentam um baixo risco de transformação em LMA por não apresentarem aumento de blastos e, então, subitamente, há transformação de uma SMD de baixo risco com cariótipo normal diretamente para LMA. Chen et al. relataram pequenos subclones detectados na célula-tronco com frequência alélica de até 1,95% que se tornaram dominantes na transformação em LMA e que não estavam presentes nos blastos.

O que muito se espera com o conceito de evolução clonal na SMD é que possamos em um futuro breve detectar mutações preditivas de transformação em LMA de uma maneira rotineira e de fácil acesso (sangue periférico) para que possamos iniciar o tratamento para esses pacientes o mais precoce possível e de maneira individualizada (a depender da mutação de cada paciente), fortalecendo o conceito de medicina personalizada.

RESUMO

- Pacientes com SMD devem realizar análise citogenética de maneira sequencial, assim como pesquisa de mutações.
- A presença de um cariótipo muito complexo é um extremo preditor de transformação em LMA.
- As mutações nos genes FLT3, MLL-PTD e *TP53 multi-hit* são os principais

preditores de transformação de uma SMD em LMA.

- Alterações na apoptose, no processo de TED, epigenéticas e no processo de evolução clonal são fenômenos da transformação da SMD em LMA.
- Pequenos subclones não presentes nas células-tronco hematopoéticas de baixa frequência alélica podem se tornar dominantes na transformação em LMA.

REFERÊNCIAS

1. Ali AM, Huang Y, Pinheiro RF, Xue F, Hu J, Iverson N, et al. Severely impaired terminal erythroid differentiation as an independent prognostic marker in myelodysplastic syndromes. Blood Adv. 2018;2(12):1393-402.
2. Bejar R, Stevenson K, Abdel-Wahab O, Galili N, Nilsson B, Garcia-Manero G, et al. Clinical effect of point mutations in myelodysplastic syndromes. N Engl J Med. 2011;364(26):2496-506.
3. Bejar R. What biologic factors predict for transformation to AML? Best Pract Res Clin Haematol. 2018;31(4):341-5.
4. Chen J, Kao YR, Sun D, Todorova TI, Reynolds D, Narayanagari SR, et al. Myelodysplastic syndrome progression to acute myeloid leukemia at the stem cell level. Nat Med. 2019;25(1):103-10. Erratum in: Nat Med. 2019;25(3):529.
5. Conway O'Brien E, Prideaux S, Chevassut T. The epigenetic landscape of acute myeloid leukemia. Adv Hematol. 2014;2014:103175.
6. Gilliland DG. Hematologic malignancies. Curr Opin Hematol. 2001;8(4):189-91.
7. Guess T, Potts CR, Bhat P, Cartailler JA, Brooks A, Holt C, et al. Distinct patterns of clonal evolution drive myelodysplastic syndrome progression to secondary acute myeloid leukemia. Blood Cancer Discov. 2022;3(4):316-29.
8. Haferlach T, Nagata Y, Grossmann V, Okuno Y, Bacher U, Nagae G, et al. Landscape of genetic lesions in 944 patients with myelodysplastic syndromes. Leukemia. 2014;28(2):241-7.
9. Hu J, Liu J, Xue F, Halverson G, Reid M, Guo A, et al. Isolation and functional characterization of human erythroblasts at distinct stages: implications for understanding of normal and disordered erythropoiesis in vivo. Blood. 2013;121(16):3246-53.
10. Joudinaud R, Boyer T. Stem cells in myelodysplastic syndromes and acute myeloid leukemia: first cousins or unrelated entities? Front Oncol. 2021;11:730899.
11. Ogawa S. Genetics of MDS. Blood. 2019;133(10):1049-59.
12. Papaemmanuil E, Gerstung M, Malcovati L, Tauro S, Gundem G, Van Loo P, Chronic Myeloid Disorders Working Group of the International Cancer Genome Consortium, et al. Clinical and biological implications of driver mutations in myelodysplastic syndromes. Blood. 2013;122(22):3616-27; quiz 3699.
13. Pinheiro RF, Moreira ES, Silva MR, Alberto FL, Chauffaille ML. FLT3 internal tandem duplication during myelodysplastic syndrome follow-up: a marker of transformation to acute myeloid leukemia. Cancer Genet Cytogenet. 2008;183(2):89-93.
14. Silva-Coelho P, Kroeze LI, Yoshida K, Koorenhof-Scheele TN, Knops R, van de Locht LT, et al. Clonal evolution in myelodysplastic syndromes. Nat Commun. 2017;8:15099.
15. Song M, Zhang T, Yang D, Xiao H, Wang H, Ye Q, et al. Chromosomal aberrations and prognostic analysis of secondary acute myeloid leukemia-a retrospective study. PeerJ. 2023;11:e15333.
16. Sousa JC, Ito MN, Costa MB, Farias IR, Borges DP, Oliveira RT, et al. Dysregulation of interferon regulatory genes reinforces the concept of chronic immune response in myelodysplastic syndrome pathogenesis. Hematol Oncol. 2019;37(4):523-6.
17. Walter MJ, Shen D, Ding L, Shao J, Koboldt DC, Chen K, et al. Clonal architecture of secondary acute myeloid leukemia. N Engl J Med. 2012;366(12):1090-8.
18. Wang W, Routbort MJ, Tang Z, Ok CY, Patel CP, Daver N, et al. Characterization of TP53 mutations in low-grade myelodysplastic syndromes and myelodysplastic syndromes with a non-complex karyotype. Eur J Haematol. 2017;99(6):536-43.
19. Weinberg OK, Siddon A, Madanat YF, Gagan J, Arber DA, Cin P, et al. TP53 mutation defines a unique subgroup within complex karyotype de novo and therapy-related MDS/AML. Blood Adv. 2022;6(9):2847-53.
20. Wong TN, Ramsingh G, Young AL, Miller CA, Touma W, Welch JS, et al. Role of TP53 mutations in the origin and evolution of therapy-related acute myeloid leukaemia. Nature. 2015;518(7540):552-5.

14

A SMD com predisposição germinativa

Elvira DRP Velloso
Marcela Cavalcante de Andrade Silva

OBJETIVOS DO CAPÍTULO

- Introduzir o conhecimento da alta frequência de predisposição germinativa na neoplasia mielodisplásica (SMD) e na leucemia mieloide aguda (LMA) em qualquer faixa etária.
- Conhecer as principais entidades de neoplasias mieloides com predisposição germinativa (NMPG) definidas nas classificações da Organização Mundial da Saúde (OMS) e de Consenso Internacional (ICC) e suas particularidades.
- Entender as principais situações em que o diagnóstico de NMPG se faz obrigatório.
- Entender os testes para estudo genético da NMPG e utilização de tecido não afetado pela neoplasia.
- Entender o desenvolvimento da neoplasia mieloide, com aquisição de anormalidades cromossômicas e mutações somáticas.
- Entender a importância do aconselhamento genético e monitorização de doentes e familiares.

CONCEITOS GERAIS

O primeiro relato de neoplasias hematológicas de fundo hereditário na literatura médica apareceu em 1861 por Biermer, que descreveu uma mulher com filhos de dois diferentes casamentos com esplenomegalia e morte precoce, com confirmação de leucemia aguda por autópsia em um deles. Em 1947, Videbaek mostrou que 8% dos pacientes com leucemias tinham história familiar; achado semelhante ao descrito em 1975 por Gunz. Na metade do século 19 e início dos anos 2000, Li, Fraumeni, Lynch e King foram responsáveis pelo estudo em predisposição germinativa a neoplasias sólidas por mutações em genes em *TP53* (síndrome de Li-Fraumeni), genes de reparo associados a câncer colorretal hereditário não polipoide (síndrome de Lynch) e genes *BRCA1* e *BRAC2* associados a câncer de mama e ovário hereditário. Em várias dessas famílias descrevia-se, além de neoplasias sólidas, a presença de familiares com linfomas e leucemias.

A primeira descrição molecular de uma mutação genética herdada foi publicada em 1999 por Song, a mutação do gene *RUNX1* associado a plaquetopenia familiar com predisposição a neoplasias mieloides. Posteriormente, se reconheceram mutações nos genes *CEBPA* (2004), *CHECK2* (2006), *ANKRD26*, GATA2 (2011), *TERT/TERC*, *ERCC6L2* (2014), *DDX41* e *ETV6* (2015). Em 2016, a Organização Mundial da Saúde (OMS) reconheceu em sua 4ª edição revisada da classificação das neoplasias hematológicas, a presença das neoplasias mieloides com predisposição germinativa, dividindo-as em três subtipos; houve discreta modificação realizada na classificação da 5ª edição da OMS de 2022 e na classificação do Consenso Internacional (ICC) de 2022 (Figura 1). As mutações em *SAMD9/SAMD9L* (2017), *CSF3R* (2019) e *ERG* (2024) são exemplos de algumas mutações relevantes descritas recentemente. Isso reflete o avanço na aplicação do sequenciamento de nova geração (NGS) a pacientes e familiares com suspeita de predisposição germinativa a neoplasias hematológicas e insuficiências medulares herdadas, dado que muitas vezes é difícil diferenciar quadros de citopenias de sua evolução clonal. No European Leukemia Net, a predisposição germinativa é um qualificador diagnóstico a ser associado à classificação morfológica-genética das LMA.

INCIDÊNCIA E EPIDEMIOLOGIA

A incidência de mutações germinativas presumivelmente patogênicas em crianças e adultos com câncer é estimada em torno de 8 a 8,5% e muitos desses pacientes não possuem história familiar consistente com uma síndrome de predisposição ao câncer.

As mutações germinativas são responsáveis por quase 10% das SMD e LMA em adultos e crianças, atingindo 18 a 35% dos casos na presença de história familiar. A frequência de variantes de linhagem germinativa patogênicas/provavelmente patogênicas (P/LP) em pacientes com SMD diagnosticada antes dos 40 anos de idade é estimada em 15 a 20%, em SMD da infância (18 anos ou menos) é 25% e associada a mutação *SAMD9/SAMD9L* e *GATA2*. Estima-se que 72% dos adolescentes com SMD com monossomia 7, tenham a mutação germinativa em *GATA2*. Estudos indicam também que 48% de crianças e adultos jovens com dismorfismos e citopenias tenham mutações germinativas em genes associados a falência medular herdada (genes associados a reparo ao dano do DNA e biologia dos telômeros).

Estudo recente com sequenciamento do exoma completo (WES) de 404 pacientes com SMD e seus doadores relacionados antes do transplante alogênico, identificou variantes germinativas P/LP em 28 dos 404 pacientes com SMD (7%), presentes em todas as idades. Identificou-se genes da síndrome de insuficiência da medula óssea (cinco pacientes com menos de 40 anos), enquanto variantes em *DDX41* (n = 4), genes de distúrbios da biologia dos telômeros (n = 2) e genes gerais de predisposição tumoral (n = 17) foram encontrados em pacientes com idade superior a 40 anos. Sugere-se que testes genéticos abrangentes para pesquisa de variantes germinativas devam ser realizados para todos os pacientes com SMD, particularmente em candidatos a transplante de células-tronco hematopoéticas (TCTH), independentemente da idade no momento do diagnóstico. O estudo Beat AML utilizando ferramentas de sequenciamento de variantes paralelas em fibroblastos e tecido hematopoético, identificou 13,6% dos pacientes com LMA com variantes germinativas P/LP, particularmente nos genes *CHEK2* e *DDX41*. Importante notar que uma parcela de mutações identificadas nesse estudo apresentava padrão de herança

Neoplasias mieloides com predisposição germinativa e desordens plaquetárias preexistentes

- Neoplasias mieloides com mutação ***RUNX1***
- Neoplasias mieloides com mutação ***ANKRD26***
- Neoplasias mieloides com mutação ***ETV6***

Neoplasias mieloides com predisposição germinativa sem desordens plaquetárias preexistentes e sem disfunção de outros órgãos

- LMA com mutação ***CEBPA***
- Neoplasias mieloides com mutação germinativa ***DDX41***
- Mutação germinativa *TP53* (síndrome de Li-Fraumeni)

Neoplasias mieloides com predisposição germinativa e com disfunção de outros órgãos

- Neoplasias mieloides com mutação germinativa ***GATA2***
- Neoplasias mieloides associadas à Síndrome de falência medular
- Neoplasias mieloides associadas a telomeropatias
- LMMJ associada à neurofibromatose, síndrome de Noonan ou Noonan síndrome-*like*
- Neoplasias mieloides associadas à síndrome de Down
- Mutação germinativa ***SAMD9*** P/LP (síndrome de Mirage)
- Mutação germinativa ***SAMD9L*** P/LP (SAMD9L-síndrome pancitopenia-ataxia)
- Mutação bialélica ***BLM*** P/LP (síndrome de Bloom)

FIGURA 1 Classificação das neoplasias mieloides/hematológicas com predisposição germinativa. Em preto as entidades definidas pela classificação da OMS 2016 (Arber, 2016) e mantida na OMS 2022 (Koury, 2022) e ICC 2022 (Arber, 2022); em verde as novas entidades definidas pelas duas classificações de 2022 e em vermelho entidade acrescentada apenas na classificação da OMS 2022.

autossômico recessivo para predisposição a neoplasia mieloide, fazendo com que a presença da variante não estivesse obrigatoriamente relacionada ao desenvolvimento de LMA. Assim, deve-se ter atenção ao padrão de herança das síndromes de predisposição germinativa.

Em uma coorte grande e não selecionada de pacientes com SMD/LMA, identificou-se 2,4% de portadores de mutação germinativa em *DDX41*, sendo assim, o gene de predisposição mais comum para malignidades mieloides em adultos. A faixa etária de acometimento da LMA/SMD com mutação germinativa em *DDX41* é semelhante à da neoplasia mieloide esporádica, mostrando a necessidade de estudos genéticos abrangentes. A Figura 2 esquematiza os genes mais frequentemente mutados em SMD/LMA de predisposição germinativa em relação à faixa etária do diagnóstico da neoplasia mieloide.

QUANDO SUSPEITAR E QUEM DEVE SER INVESTIGADO

O reconhecimento das síndromes de predisposição a neoplasias hematológicas é muito relevante para tratamento e *screening* familiar.

Com o uso disseminado da técnica de NGS incluindo painéis genéticos, sequenciamento completo de éxons (WES) e sequenciamento completo do genoma (WGS), o número crescente de famílias afetadas e a descoberta de novos genes vem modificando a prática clínica. Consensos sobre quem deve ser testado e como, estão disponíveis, como o nórdico (Baliakas, 2019), os norte-americanos (NCCN, 2024; Döhner, 2022) e o britânico (Speight, 2024). Particularmente importante é a situação quando o tratamento do portador de neoplasia mieloide inclui um transplante de célula-tronco com doador aparentado, que segundo alguns especialistas, por si só indicaria o estudo de predisposição germinativa.

A suspeita de predisposição germinativa a neoplasias mieloides e estudos genéticos devem ser sempre realizados na presença de:

1. SMD ou aplasia medular em pacientes jovens (idade menor de 40 anos).
2. História pessoal ou familiar de múltiplas neoplasias, sendo uma delas neoplasia hematológica.
3. História pessoal ou familiar de citopenias de longa data ou dismorfismos consistentes com doenças de predisposição germinativa já conhecidas, como linfedema, verrugas, alteração de fâneros, leucoplasia, distrofia ungueal, canície precoce, cirrose hepática idiopática, fibrose pulmonar, entre outros.
4. Identificação de uma variante genética deletéria no perfil do tumor (medula óssea/sangue periférico) que pode ser um alelo da linha germinativa (particularmente nos genes *CEBPA*, *RUNX1*, *TP53*, *GATA2*, *ETV6*, *CHEK2 I200T*, variantes truncantes de *DDX41*), especialmente se essa variante estiver presente em alta frequência alélica (VAF: 30-60%) ou presente durante a remissão da neoplasia mieloide.
5. Investigação de um doador familiar para transplante de células-tronco hematopoéticas que apresente citopenias inexplicadas ou alguma manifestação orgânica ou que apresente má mobilização de células-tronco.

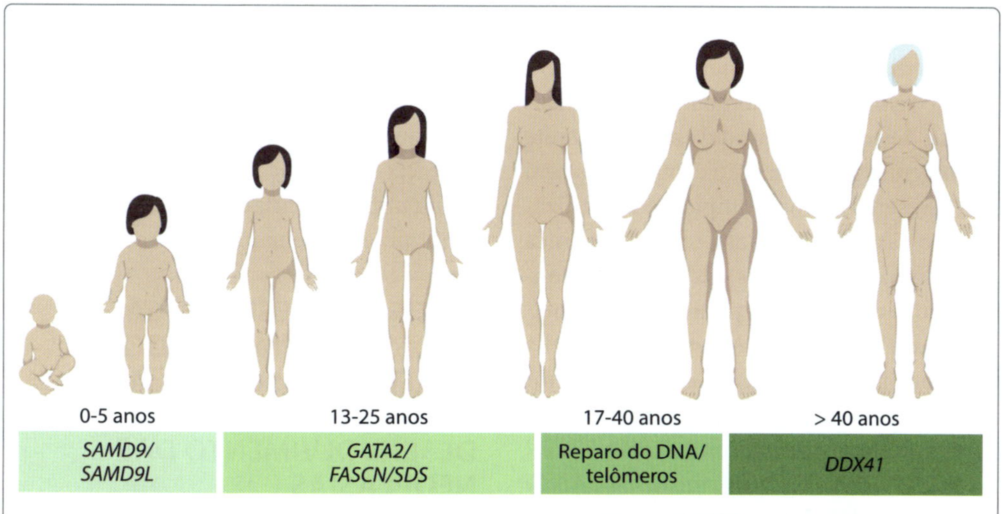

FIGURA 2 Genes mais frequentemente mutados em neoplasia mielodisplásica/leucemia mieloide aguda de predisposição germinativa em relação à faixa etária.

COMO TESTAR

O *status* da linhagem germinativa de uma mutação pode ser confirmado idealmente pela sua detecção em uma fonte de tecido não contaminado pelas células neoplásicas; por exemplo, fibroblastos da pele cultivados, folículos capilares ou unhas, e com frequência alta do alelo variante (entre 30 e 60%). Estudos de segregação familiar também podem auxiliar, com a detecção da variante em alta frequência alélica em pelo menos dois familiares. A cultura de fibroblastos é considerada o padrão-ouro, apesar de suas dificuldades técnicas (poucos laboratórios disponibilizam e com pelo menos 5% de falha de cultura) e elevado tempo (em média 15 a 30 dias) para obtenção de DNA suficiente para o estudo.

Temos na nossa experiência no Hospital das Clínicas da Faculdade de Medicina da Universidade de São Paulo (HC-FMUSP) realizado inicialmente testes de *screening* em todos os casos suspeitos com teste de quebras cromossômicas com agente clastogênico diepoxibutano (DEB) e teste para comprimento telomérico, de grande utilidade para diagnóstico de anemia de Fanconi e para *screening* de telomeropatias, respectivamente. Testes genéticos devem ser bastante abrangentes para detecção de variantes com o NGS, sendo o mais amplamente utilizado. No caso de haver alta suspeita clínica para uma determinada síndrome, sequenciamento direcionado para o gene suspeito ou um painel com quantidade restrita de genes pode ser adequado e ter menor custo, com atenção a regiões não codificantes de alguns genes, como região 5'UTR *ANKRD26*, 5'UTR *DKC1*, íntron 31 *FANCI* e íntron 4 *GATA2*. Em muitas situações, há necessidade de um painel maior de genes ou estudo de todos os éxons ou mesmo de todo o genoma. Detecção de alteração no número de cópias gênicas (CNV) é obrigatória, dado que haploinsuficiência gênica é um mecanismo presente em frequência não desprezível, nesses casos, outras técnicas podem ser necessárias como CGHarray e MLPA. Os cinco critérios de patogenicidade – variante patogênica; provavelmente patogênica; de significado incerto; provavelmente benigna; e benigna – devem seguir as definições clássicas como o do American College of Medical Genetics and Genomics (ACMG). As variantes de significado incerto são, muitas vezes, reportadas em laudos e seu significado clínico pode necessitar de estudos funcionais dentro de projetos de pesquisa. Algumas variantes como o *RUNX1* já tem uma melhor curagem, com atualização frequente na literatura. Entretanto, mesmo com testes amplos, a detecção de variante pode não ser encontrada, e os pacientes altamente suspeitos por diagnóstico clínico, devem ser conduzidos como tal. No ambulatório de citopenias do HC-FMUSP, por exemplo, foram estudados 17 pacientes de 14 famílias distintas, além de 24 familiares de primeiro e segundo grau. Mesmo com amostra altamente selecionada em estudo retrospectivo, utilizando técnica de sequenciamento de exoma e técnicas de detecção de alteração de número de cópias, foi identificada variante gênica associada ao fenótipo em apenas 50% dos casos.

SÍNDROMES ESPECÍFICAS, GENES MAIS IMPLICADOS E MUTAÇÕES SOMÁTICAS CONTRIBUINDO PARA O DESENVOLVIMENTO DAS NEOPLASIAS

As síndromes de predisposição a SMD/LMA e outras neoplasias mieloides

(Tabela 1) apresentam grande heterogeneidade inter e intrafamiliar, com latência variável para aparecimento da neoplasia geralmente mieloide, e para aplasia medular e leucemia linfoide aguda, também presentes em algumas dessas síndromes de predisposição. Também variável é a penetrância, algumas dessas síndromes levam ao aparecimento das neoplasias em quase 90 a 100% dos afetados, como é o caso da mutação do *CEBPA*; outras têm expressividade moderada como o caso da plaquetopenia familiar com propensão a neoplasia mieloide do *RUNX1*; e outras com baixa expressividade, como na trombocitopenia tipo 5 da mutação *ANKRD26*.

Uma parte desses genes são fatores transcricionais, importantes na hematopoese. A evolução para a neoplasia hematológica pode ocorrer com a mutação do outro alelo (caso R*UNX1*, *CEBPA*), aquisição de mutação em outros genes e anormalidades cromossômicas, além de reversão somática, como no caso da monossomia 7, que ocorre na evolução da mutação germinativa de *SAMD9* e *SAMD9L*. Esses dois últimos genes se situam no braço longo do cromossomo 7 e o ganho de função presente em suas variantes patogênicas é muito deletéria para a célula, ocorrendo a deleção do cromossomo 7 com o alelo mutado nas células neoplásicas.

AVALIAÇÃO CLÍNICA, SEGUIMENTO E ACONSELHAMENTO GENÉTICO

Todo paciente com diagnóstico ou alta suspeita clínica de neoplasia hematológica com predisposição germinativa deve ser encaminhado, preferencialmente, para um centro especializado.

Atenção especial deve ser dada aos itens descritos a seguir.

História pessoal e familiar e exame físico detalhado

Todo paciente deve ter uma anamnese detalhada para doenças prévias, internações, uso de medicações e transfusões sanguíneas, além de exames laboratoriais prévios. Atenção na avaliação do exame físico para dismorfismos, linfedema, verrugas, alteração de fâneros (atrofia ungueal, manchas café com leite, atrofia de pele, verrugas etc.) (Figura 3) e à história familiar de pelo menos três gerações com realização de heredograma (Figura 4).

Contagem de células sanguíneas e revisão de esfregaços

A análise do hemograma é muito importante e pode mostrar tanto alterações relacionadas ao estado basal, como alterações sugestivas de evolução para a neoplasia mieloide. Portadores de plaquetopenias como na predisposição germinativa por mutação *RUNX1*, *ANKRD26* ou *ETV6* têm plaquetas de tamanho normal, o que as diferencia de outras plaquetopenias hereditárias. Na evolução clonal, pode ser observado anemia macrocítica com reticulocitopenia e alterações displásicas de neutrófilos e monócitos e presença de blastos.

Estudo medular

Sugere-se que todo portador ou suspeito de predisposição germinativa a neoplasias mieloides tenha um estudo basal de medula óssea, pelo menos na vida adulta, particularmente se há dados sugestivos de evolução clonal. O estudo medular deve ser realizado com aspirado medular, incluindo coloração para ferro medular; biópsia medular com estudo para fibrose

TABELA 1 Principais síndromes de predisposição a neoplasias mieloides

Doença	Gene	Localização	Padrão de herança	Fisiopatologia	Neoplasia/ manifestação hematológica	Fenótipo	Alteração citogenética/ molecular adicional
Plaquetopenia familiar com propensão a neoplasia mieloide	*RUNX1*	21q	AD	Fator de transcrição	Plaquetopenia/ disfunção plaquetária SMD LMA LLA-T Linfoproliferações	Outras anormalidades em geral associadas à deleção de outros genes adjacentes	Mutação somática do *RUNX1, DNMT3A TET2, BCOR, PHF6, SRSF2, KRAS*
Trombocitopenia 2	*ANKRD26*	10p12.1	AD	Fator de transcrição	Plaquetopenia Disfunção plaquetária LMA SMD	Não apresenta	-
Trombocitopenia 5	*ETV6*	12p13.2	AD	Fator de transcrição	Plaquetopenia LLA-B SMD/LMA	Não apresenta	-
Mutação do *CEBPA*	*CEBPA*	19q13.1	AD	Regulação de transcrição	LMA	Não apresenta	Normal Mutação adquirida em alelo selvagem
SMD/LMA associada à mutação *DDX41*	*DDX41*	5q35	AD	DEADH-BOX helicase "Slicing" RNAm	SMD Diseritropoiese Eritroleucemia Plaquetopenia	Não apresenta	Mutação adquirida em alelo selvagem
Variante germinativa P/PP *TP53* (síndrome de Li-Fraumeni)	*TP53*	17p13.1	AD	Supressor tumoral	LMA, SMD LLA	Não apresenta Histórico de neoplasia prévia pode ocorrer	Hipodiploidia na LLA
Mutação germinativa *GATA2*	*GATA2*	3q21.3	AD	Fator de transcrição	SMD SMD hipocelular LMA	Linfedema Surdez neurossensorial Micobacteriose atípica Proteinose alveolar Verrugas	Monossomia 7

(continua)

TABELA 1 Principais síndromes de predisposição a neoplasias mieloides (*continuação*)

Doença	Gene	Localização	Padrão de herança	Fisiopatologia	Neoplasia/ manifestação hematológica	Fenótipo	Alteração citogenética/ molecular adicional
Anemia de Fanconi	*FANCA,FANCB, FANCC, FANCD1, FANCD2, FANCDE, FANCF, FANCG, FANCI, FANCJ, FANCM, FANCN, FANCO, FANCP, FANCQ, FANCR, FANCS, FANCT, FANCU, FANCV*	16q24.3, Xp22.2, 9q22.32, 13q13.1, 3p25.3, 6p21.31, 11p14.3, 9p13.3, 15q26.1, 17q23.2, 14q21.2, 16p12.2, 17q22, 16p13.3, 16p13.12, 15q15.1, 17q21.31, 1q32.1, 7q36.1, 1p36.22	AR Exceto FANCB (LX) e FANCR (AD)	Reparo de DNA	Insuficiência medular SMD LMA	Baixa estatura, alterações de pigmentação de pele, alterações renais, microcefalia, alterações ósseas	Trissomia 1q, trissomia 3q, trissomia 8, monossomia 7
Neutropenia congênita grave	*ELANE, GFI1 HAX1, G6PC3 WAS*	19p13.3, 1p22.1 1q21.3, 17q21.31 Xp11.23	AD (ELANE, GFI1), AR (HAX1, G6PC3) LX (WAS)	Aumento de apoptose (ELANE), modificador de histonas e repressor de transcrição(GFI1),	SMD LMA	Neutropenia grave desde a infância	-
Schwachman--Diamond	*SBDS, DNAJC21*	7q11.21, 5p13.2	AR	Biologia dos ribossomos	Neutropenia, trombocitopenia, anemia aplástica	Baixa estatura, disostose metafásica, insuficiência pancreática exócrina	i(7q), monossomia 7 ou der(7)

(continua)

TABELA 1 Principais síndromes de predisposição a neoplasias mieloides (*continuação*)

Doença	Gene	Localização	Padrão de herança	Fisiopatologia	Neoplasia/ manifestação hematológica	Fenótipo	Alteração citogenética/ molecular adicional
Diamond Blackfan	*RPS19, RPS17, RPS24, RPL35A, RPL5, RPL11, RPS7, RPS26, RPS10, RPL15, RPL23, RPL27, RPL31, RPL36, RPS15, RPS27, RPS27A, RPS28, RPS29 GATA1, TSR2*	19q13.3, 15q25, 10q22-23, 3q29-qter, 1p22.11, p26.1-35, 2p25.3, 12q13.2, 6p21.31, 3p24.2, 17q12,17q21.31, 2q11.2, 19p13.3, 1q21.3, 2p16.1, 19p13.2, 14q21.3, Xp11.23, Xp11.22	AD exceto GATA1 e TSR2 (LX)	Biologia dos ribossomos, fator de transcrição (GATA 1), via de apoptose NFKB(TSR2)	aplasia pura de série vermelha	Fácies típica, alteração e polegar, cardiopatia, alterações do trato geniturinário	-
Insuficiência medular associada à biologia dos telômeros	*TERC, TERT, TINF2, RTEL1, NOP10, NHP2, WRAP53, CTC1, DKC1, ACD, PARN, NAF1, STN1*	3q26.3, 5p15.53, 14q11.2, 20q13.33, 15q14-q15, 5q35.5, 5q35.3; 17p13.1, 17p13.1, Xq28, 16q22.1, 16p13.12, 4q32.2, 10q24.33	AD (TERT, TERC, TINF2, RTEL1) AR (NOP10, NHP2, WRAP5, RTEL1, TERT, CTC1) DKC1 (LX)	Biologia dos telômeros	SMD, LMA, insuficiência medular, telômero curto	Distrofia ungueal, fibrose pulmonar e/ou hepática, leucoplasia	-
LMMJ associada a neurofibromatose ou síndrome de Noonan	*NF1, PTPN11, CBL*	17q11.2, 12q24.13, 11q23.3	AD	Alteração da via RAS	LMMJ, síndrome mieloproliferativa da síndrome de Noonan (na maioria das vezes transitória)	NF1: neurofibromas, manchas café com leite, tumores do nervo óptico Noonan: cardiopatia congênita	Monossomia 7 iso (11q) (CBL)

(continua)

TABELA 1 Principais síndromes de predisposição a neoplasias mieloides (*continuação*)

Doença	Gene	Localização	Padrão de herança	Fisiopatologia	Neoplasia/ manifestação hematológica	Fenótipo	Alteração citogenética/ molecular adicional
Neoplasia mieloide associada à síndrome de Down	Trissomia cromossomo 21	Trissomia 21	-	Aquisição somática de mutação GATA1, aumento da proliferação de progenitores de megacariócitos e eritroides no fígado fetal	Doença mieloproliferativa transitória SMD/LMA	Fácies típica, hipotonia muscular na infância, déficit cognitivo, cardiopatia congênita	Trissomia 8/ GATA 1
SAMD9	*SAMD9*	7q	AD	Controle de proliferação celular. Endossomos	SMD	MIRAGE (infecções, restrição de crescimento, hipoplasia adrenal malformações genitais, enteropatia)	Monossomia 7
SAMD9L	*SAMD9L*	7q	AD	Controle de proliferação celular. Endossomos	SMD	Síndrome de ataxia e pancitopenia com ataxia cerebelar	Monossomia 7
Aplasia e mielodisplasia familiar associada à mutação SRP72	*SRP72*	4q12	AD	Processamento proteico	Anemia aplástica SMD	Surdez congênita	-
MECOM	*MECOM*	3q26.2	AD	Fator de transcrição, regulação da renovação de células-tronco hematopoéticas	Trombocitopenia amegacariocítica, insuficiência medular	SINOSTOSE radioulnar, surdez neurossensorial, malformação óssea em mãos, cardiopatia	-

(*continua*)

TABELA 1 Principais síndromes de predisposição a neoplasias mieloides (*continuação*)

Doença	Gene	Localização	Padrão de herança	Fisiopatologia	Neoplasia/ manifestação hematológica	Fenótipo	Alteração citogenética/ molecular adicional
CSF3R	*CSF3*	17q21.1	AD	Receptor de citocina que se liga ao fator de crescimento de colônia de granulócito	Neutropenia congênita severa, SMD, mieloma múltiplo, LLA		Cariótipo complexo (19% docasso -cleveland)
Síndrome de falência medular 2	*ERCC6L2*	9q22.32	AR	Reparo de DNA	Citopenias habitualmente leves. MO hipocelular Evolução para SMD/LMA em 1/3 dos casos	Microcefalia, atraso de desenvolvimento/ dificuldade aprendizado (variável)	-
JAK2	*JAK2*	9p24.1	AD	Sinalizador celular TPO/MPL	Trombocitopenia, trombocitose, neoplasia mieloproliferativa crônica, LMA, neoplasias linfoides descritas	Não descrito	-
Síndrome de neoplasias associadas a *MBD4*	*MBD4*	3q21.3	AR	Reparo de DNA	LMA	Polipose colorretal, melanoma uveal	-
TET2	*TET2*	4q24	AR e AD	Metilação de DNA	Neoplasia mieloide e linfoide, imunodeficiência	AR: retardo de desenvolvimento moderado, imunodeficiência AD: neoplasia mieloide	-

Adaptado de Silva MCA (tese 2019) e Arber DA (Blood, 2022). Outros genes com variantes que causam múltiplos cânceres CHEK2, MPL, RECQL4, BRCA1, BRCA2, Síndrome de Lynch (MLH1, MSH2, MSH6, PMS2) também predispõem a neoplasia mieloide. AD: autossômico dominante, LX: Ligado ao X, AR: autossômico recessivo: NMPC: neoplasia mieloproliferativa crônica, (-): sem alterações adicionais recorrentes definidas.

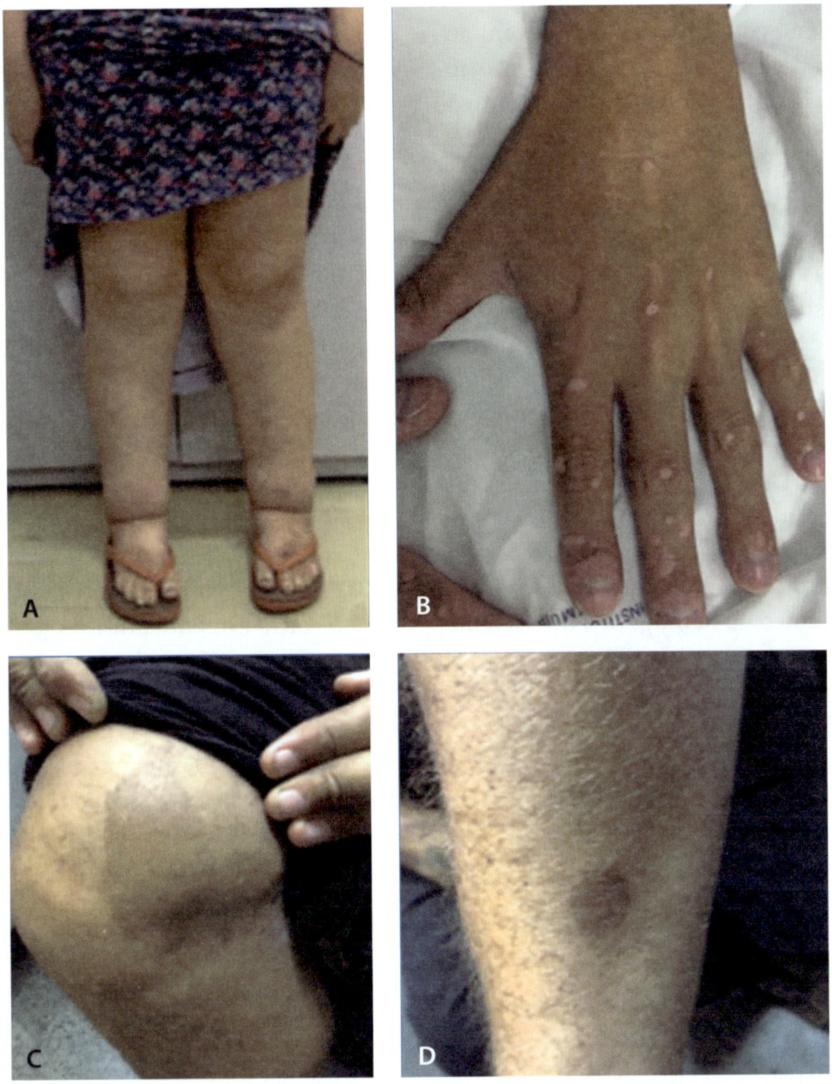

FIGURA 3 A e B: linfedema bilateral e verrugas por HPV (papilomavírus humano) em portadora de neoplasia mieloide com mutação germinativa GATA2; C e D: manchas café com leite.

e imuno-histoquímicas para células precursoras, componente eritroide, megacariocítico, granulocítico, monocítico e linfoide B e T; estudo por citometria de fluxo, cariótipo para estudo de alterações clonais e painéis (NGS, *next-generation sequencing*, ou sequenciamento de nova geração) somáticos para neoplasias mieloides. Importante salientar que, em algumas dessas entidades, a medula óssea se apresenta hipocelular e com alterações morfológicas em megacariócitos, como megacariócitos pequenos e monolobados que são encontrados na doença germinativa e não conferem critérios para evolução clonal. Anormalidades morfológicas que sugerem a evolução clonal envolvem aumento da celularidade, alterações morfológicas em outras linhagens e aumento de células blásticas. A presença de alterações cromossômicas no cariótipo da medula também mostra evolução clonal e podem sugerir síndrome subjacente, como no caso do isocromossomo 7q, duplicação do cromossomo 3q que ocorre na evolução clonal de Shwachman-Diamond e anemia de Fanconi, respectivamente. Monossomia 7 não é específica e ocorre com frequência na evolução clonal de *GATA2* e *SAMD9/SAMD9L*. De grande importância é também o estudo das mutações somáticas de forma seriada; em alguns casos é detectada a evolução clonal sem mudança no estado clínico ou hemograma do paciente.

Tipagem de antígenos leucocitários humanos e consulta e avaliação em um centro de transplante (especialmente se citopenias ou evidências de neoplasias mielodisplásica ou leucemia mieloide aguda ao diagnóstico)

Estudos quanto à evolução clonal e história natural das NMPG que estão em curso poderão auxiliar na definição de melhor momento para TCTH. Penetrância variável dificulta a escolha do melhor momento para TCTH para uma proporção significativa dessas síndromes. No momento ainda não há evidência clínica quanto à indicação de TCTH na vigência de evolução clonal molecular.

Aconselhamento genético

O aconselhamento genético é muito importante. Sugere-se que seja realizado por médico experiente, hematologista ou geneticista. A detecção do tipo de herança genética e do tipo de síndrome de predisposição genética auxilia na condução clínica do paciente e familiares, incluindo no aconselhamento reprodutivo. No grupo de plaquetopenias familiares e predisposição germinativa, por exemplo, não é possível distinção entre as entidades apenas pelo fenótipo hematológico, mas enquanto a penetrância de neoplasia hematológica é de aproximadamente 40% na NMPG associada a mutação do RUNX1, nos pacientes com mutação de ANKRD26, o risco de neoplasia hematológica é de 7% (Figuras 4A e 4C exemplificam essa diferença). Sempre que possível, e em concordância com o indivíduo em avaliação, deve ser realizado o chamado consentimento pré-teste genético e o pós-teste. Questões relevantes que devem ser abordadas no aconselhamento são: a possibilidade de variante gênica causal não ser identificada mesmo na presença de história clínica e familiar altamente sugestivas, a possibilidade de ser identificada variante de significado incerto e o possível impacto dos achados de investigação em familiares.

Seguimento e tratamento

Os pacientes e familiares devem ser informados sobre as limitações do acompanhamento (casos de evolução sem citopenias prodrômicas, por exemplo) e para sinais e sintomas de alarme para citopenias e evolução para leucemia aguda.

Não há consenso sobre a repetição de avaliação clínica ou medular; na ausência de evolução clonal, alguns autores sugerem exame clínico com hemograma completo a cada 6 a 12 meses, estudo medular e para detecção de mutações clonais (pode ser realizado em sangue periférico) de vigilância em casos individuais. Portadores de síndro-

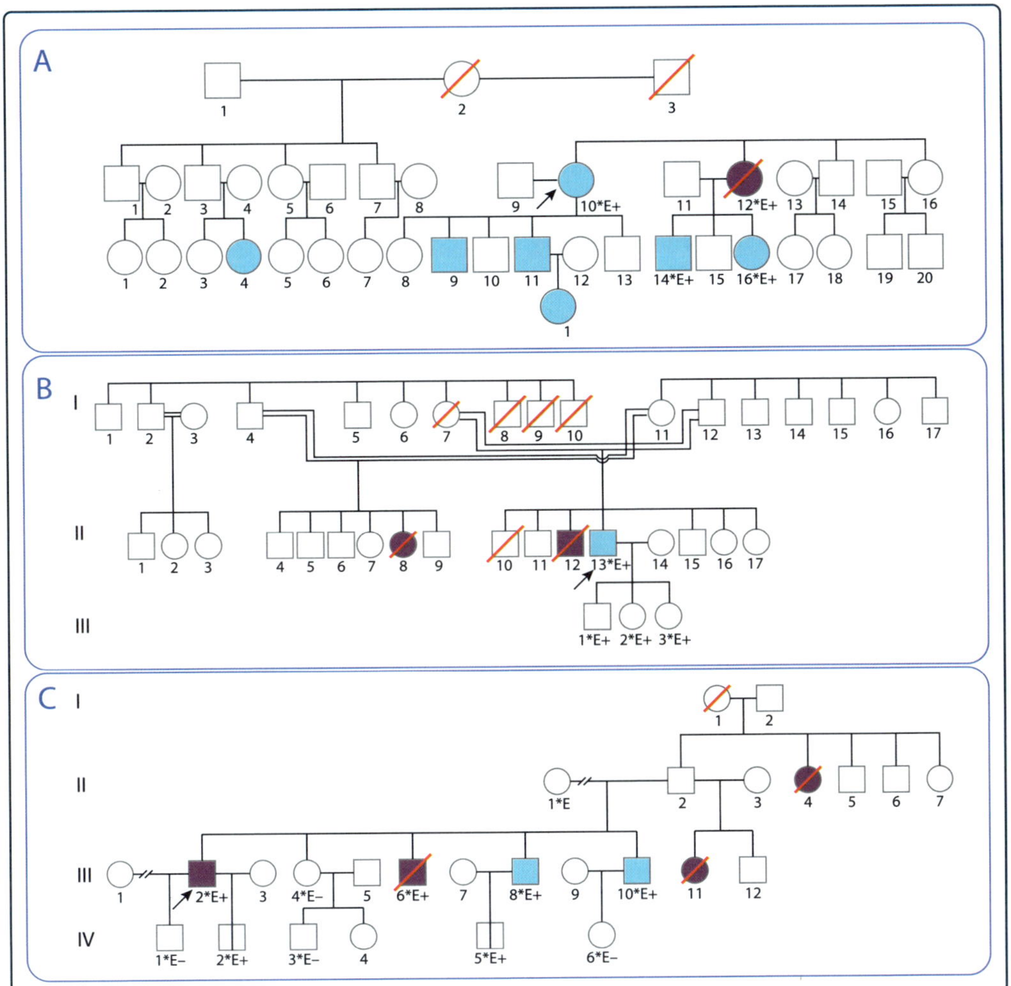

FIGURA 4 A: Heredograma de paciente portador de SMD com mutação *ANKRD26*: c.-128G>A. Símbolos brancos representam familiares não afetados, símbolos azuis representam familiares com relato de plaquetopenia, símbolo roco representa paciente com diagnóstico de neoplasia hematológica. (*) representa indivíduos avaliados diretamente pelos pesquisadores. E+ indivíduos positivos para a mutação *ANKRD26*. B: Heredograma de paciente portador de SMD com mutação *TERT:c1610G*> A. Símbolos brancos representam familiares não afetados, símbolos azuis representam familiares com relato de citopenias, símbolo roxo representa paciente com diagnóstico de neoplasia hematológica. (*) representa indivíduos avaliados diretamente pelos pesquisadores. E+ indivíduos positivos para a mutação *TERT:c1610G* > A. C: Heredograma de paciente com plaquetopenia familiar e predisposição a neoplasia hematológica associada a microdeleção de éxons 1 e 2 do gene *RUNX1*. Símbolos brancos representam parentes não afetados; símbolos cheios (roxos) representam indivíduos com neoplasias hematológicas; símbolos azuis representam indivíduos com trombocitopenia, (*) representa indivíduos avaliados diretamente; E representa a avaliação das microdeleções dos éxons 1 e 2 do *RUNX1*. E+: microdeleção de éxons 1 e 2 do *RUNX1* detectados; E–: microdeleção de éxons 1 e 2 do *RUNX1* não detectados. Símbolos cruzados por uma linha vertical representam indivíduos assintomáticos que testaram positivo para microdeleção dos éxons 1 e 2 do gene *RUNX1*.

Fonte: Tese de doutorado de Marcela Cavalcante de Andrade Silva, disponível em: https://www.teses.usp.br/teses/disponiveis/5/5144/tde-05072020-152816/publico/MarcelaCavalcantedeAndradeSilva.pdf.

mes com predisposição a tumores sólidos, devem ser acompanhados com exames adequados e por especialistas.

Evitar uso de imunossupressores e corticosteroides em portadores de plaquetopenia e em medulas hipocelulares. Algumas situações particulares incluem a predisposição germinativa com mutação *GATA2*, em que o uso de imunoglobulina humana pode ser recomendado na presença de infecções recorrentes e baixos níveis séricos de imunoglobulina. Existem relatos de boa resposta na neoplasia mieloide com mutação germinativa DDX41 ao uso de lenalidomida.

O transplante alogênico de células-tronco deve ser considerado se houver critérios de progressão morfológica (displasia, aumento de celularidade, aumento de blastos) e/ou evolução genética clonal em centros especializados e guiado pelas melhores práticas clínicas disponíveis. Atenção ao uso de doadores aparentados que devem ser idealmente testados para o gene detectado no paciente.

RESUMO

- O número das neoplasias mieloides com predisposição germinativa é crescente e decorrente da disseminação dos testes moleculares.
- As mutações germinativas são responsáveis por 10% das SMD e LMA em adultos e crianças, atingindo 18 a 35% dos casos na presença de história familiar.
- Devem ser investigados por alta suspeita clínica: pacientes com SMD com menos de 40 anos; com história pessoal ou familiar de múltiplas neoplasias ou com citopenias de longa data ou dismorfismos consistentes com doenças de predisposição germinativa; ou que tenham uma variante genética deletéria identificada na medula óssea que pode ser um alelo da linhagem germinativa (*CEBPA, RUNX1, TP53, GATA2, ETV6, CHEK2, I200T*, variantes truncantes de *DDX41*), em alta frequência alélica (VAF 30 a 60%).
- Realizar anamnese pessoal e familiar (heredograma) e exame físico detalhados. Testes moleculares compreendem teste de NGS realizados preferencialmente em DNA germinativo (DNA de fibroblastos submetidos a cultivo), e outros testes capazes de detectar mutações e alteração de número de cópias em genes patogênicos associados à predisposição germinativa (CGHarray e MLPA). Pacientes que têm teste molecular negativo, mas alta suspeita clínica, devem ser conduzidos como portadores de neoplasia mieloide com predisposição germinativa.

REFERÊNCIAS

1. Arber DA, Orazi A, Hasserjian R, Thiele J, Borowitz MJ, Beau MM, et al. The 2016 revision to the World Health Organization classification of myeloid neoplasms and acute leukemia. Blood. 2016;127(20):2391-405.
2. Arber DA, Orazi A, Hasserjian RP, Borowitz MJ, Calvo KR, Kvasnicka RM, et al. International Consensus Classification of Myeloid Neoplasms and Acute Leukemias: integrating morphologic, clinical, and genomic data. Blood. 2022;140(11):1200-28.
3. Babushok DV, Bessler M. Genetic predisposition syndromes: when should they be considered in the work-up of MDS? Best Pract Res Clin Haematol. 2015;28(1):55-68.
4. Baliakas P, Tesi B, Wartiovaara-Kautto U, Stray-Pedersen A, Friis LS, Dybedal I, et al. Nordic Guidelines for germline predisposition to myeloid neoplasms in adults: recommendations for genetic diagnosis, clinical management and follow-up. Hemasphere. 2019;3(6):e321.
5. Bluteau O, Sebert M, Leblanc T, Latour RP, Quentin S, Lainey E, et al. A landscape of germ line mutations in

a cohort of inherited bone marrow failure patients. Blood. 2018;131(7):717-32.

6. Cavalcante de Andrade Silva M, Krepischi ACV, Kulikowski LD, Zanardo EA, Nardinelli L, Leal AM, et al. Deletion of RUNX1 exons 1 and 2 associated with familial platelet disorder with propensity to acute myeloid leukemia. Cancer Genet. 2018;222-223:32-7.
7. Cobaleda C, Godley LA, Nichols KE, Wlodarski MW, Sanchez-Garcia I. Insights into the molecular mechanisms of genetic predisposition to hematopoietic malignancies: the importance of gene-environment interactions. Cancer Discov. 2024;14(3):396-405.
8. DeRoin L, Cavalcante de Andrade Silva M, Petras K, Arndt K, Phillips N, Wanjari P, et al. Feasibility and limitations of cultured skin fibroblasts for germline genetic testing in hematologic disorders. Hum Mutat. 2022;43(7):950-62.
9. DiNardo CD, Routbort MJ, Bannon SA, Benton CB, Takahashi K, Kornblau SM, et al. Improving the detection of patients with inherited predispositions to hematologic malignancies using next-generation sequencing-based leukemia prognostication panels. Cancer. 2018;124(13):2704-13.
10. Döhner H, Wei AH, Appelbaum FR, Craddock C, DiNardo CD, Dombret H, et al. Diagnosis and management of AML in adults: 2022 recommendations from an international expert panel on behalf of the ELN. Blood. 2022;140(12):1345-77.
11. Feurstein S, Drazer M, Godley LA. Germline predisposition to hematopoietic malignancies. Hum Mol Genet. 2021;30(20):R225-R235.
12. Feurstein S, Trottier AM, Estrada-Merly N, Pozsgai M, McNeely K, Drazer MW, et al. Germ line predisposition variants occur in myelodysplastic syndrome patients of all ages. Blood. 2022;140(24):2533-48.
13. Gachard N, Lafage-Pochitaloff M, Quessada J, Auger N, Collonge-Rame MA. Cytogenetics in the management of hematologic neoplasms with germline predisposition: guidelines from the Groupe Francophone de Cytogénétique Hématologique (GFCH). Curr Res Transl Med. 2023;71(4):103416.
14. Godley LA. Germline mutations in MDS/AML predisposition disorders. Curr Opin Hematol. 2021;28(2):86-93.
15. Gurnari C, Robin M, Godley LA. Germline predisposition traits in allogeneic hematopoietic stem-cell transplantation for myelodysplastic syndromes: a survey-based study and position paper on behalf of the Chronic Malignancies Working Party of the EBMT. Lancet Haematol. 2023;10(12):e994-e1005.
16. Homan CC, King-Smith SL, Lawrence DM, Arts P, Feng J, Andrews J, et al. The RUNX1 database (RUNX1db): establishment of an expert curated RUNX1 registry and genomics database as a public resource for familial platelet disorder with myeloid malignancy. Haematologica. 2021;106(11):3004-7.
17. Khoury JD, Solary E, Abla O, Attygalle AD, Araujo IBO, Berti E, et al. The 5th edition of the World Health Organization classification of haematolymphoid tumours: myeloid and histiocytic/dendritic neoplasms. Leukemia. 2022;36(7):1703-19.
18. Richards S, Aziz N, Bale S, Bick D, Das S, Gastier-Foster J, et al. Standards and guidelines for the interpretation of sequence variants: a joint consensus recommendation of the American College of Medical Genetics and Genomics and the Association for Molecular Pathology. Genet Med. 2015;17(5):405-24.
19. Sébert M, Passet M, Raimbault A, Raimbault A, Rahmé R, Raffoux E, Fontbrune FS, et al. Germline DDX41 mutations define a significant entity within adult MDS/AML patients. Blood. 2019;134(17):1441-4.
20. Silva MCA, Katsumura KR, Mehta C, Velloso EDRP, Bresnick EH, Godley LA. Breaking the spatial constraint between neighboring zinc fingers: a new germline mutation in GATA2 deficiency syndrome. Leukemia. 2021;35(1):264-8.
21. Speight B, Hanson H, Turnbull C, Hardy S, Drummond J, Khorashad J, et al. Germline predisposition to haematological malignancies: Best practice consensus guidelines from the UK Cancer Genetics Group (UKCGG), CanGene-CanVar and the NHS England Haematological Oncology Working Group. Br J Haematol. 2023;201(1):25-34.
22. Tawana K, Brown AL, Churpek JE. Integrating germline variant assessment into routine clinical practice for myelodysplastic syndrome and acute myeloid leukaemia: current strategies and challenges. Br J Haematol. 2022;196(6):1293-310.
23. University of Chicago Hematopoietic Malignancies Cancer Risk Team. How I diagnose and manage individuals at risk for inherited myeloid malignancies. Blood. 2016;128(14):1800-13.
24. Wojcik MH, Lemire G, Berger E, Zaki MS, Wissmann M, Win W, et al. Genome sequencing for diagnosing rare diseases. N Engl J Med. 2024;390(21):1985-97.
25. Yang F, Long N, Anekpuritanang T, Bottomly D, Savage JC, Lee T, et al. Identification and prioritization of myeloid malignancy germline variants in a large cohort of adult patients with AML. Blood. 2022;139(8):1208-21.

UNIDADE III

Diagnóstico

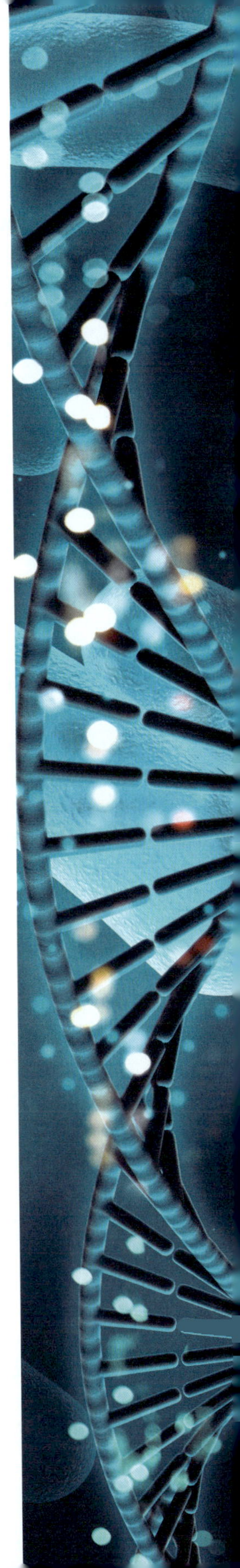

15

Diagnóstico diferencial da SMD

Sílvia Maria Meira Magalhães

OBJETIVOS DO CAPÍTULO

- Pontuar as principais diferenças entre a anemia do idoso e a neoplasia mielodisplásica (SMD).
- Apresentar o protocolo de investigação de anemia no idoso e o diagnóstico de exclusão para SMD.

CONCEITOS GERAIS

A neoplasia mielodisplásica (SMD) acomete indivíduos com idade média entre 65 e 70 anos e se apresenta, sobretudo, com citopenias periféricas que devem ser, por definição, persistentes (duração de 3 a 4 meses ou mais), inexplicadas e refratárias. Clinicamente se manifestam como adinamia e palidez, sangramento de pele e mucosas e risco aumentado de infecção. Entre 7.012 pacientes de 11 países com SMD recém-diagnosticados 40% apresentaram plaquetas < 100 × 10^9/L; 52%, níveis de hemoglobina < 10 g/dL; e apenas 18%, contagem de neutrófilos inferior a 800 × 10^9/L. Mesmo quando associadas a alterações medulares displásicas, essa apresentação não constitui evidência inequívoca de doença clonal, o que torna necessário um diagnóstico de exclusão de causas reversíveis e não clonais, além de diagnóstico diferencial com outras doenças da célula-tronco hematopoética, como anemia aplástica e hemoglobinúria paroxística noturna. Pacientes com macrocitose e duas ou mais citopenias são mais prováveis de ter diagnóstico de SMD.

Em manifestação recente, a Organização Mundial da Saúde (OMS) diz que o número de novos casos de câncer detectados em 2050 aumentará 77% em comparação com 2022: "O rápido crescimento da carga mundial de câncer reflete tanto o envelhecimento populacional pela acelerada transição demográfica quanto o crescimento populacional, assim como mudanças na exposição das pessoas aos fatores de risco". Fatores-chave no aumento da incidência: tabaco, álcool, obesidade, poluição do ar, entre outros.

A SMD é uma condição de incidência crescente com a idade, e a maioria dos pacientes apresenta ou desenvolve anemia em algum momento no curso da doença, portanto a anemia isolada é a apresentação mais comumente observada na SMD.

ANEMIA NO IDOSO

A anemia no idoso é considerada um problema de saúde pública pela sua elevada prevalência, pela possibilidade de prevenção e controle, pelo aumento de mortalidade e morbidade e pelo impacto nos custos do tratamento para a sociedade. Já em 2005, a anemia em idosos foi considerada pela American Society of Hematology como um problema de saúde pública em hematologia. A frequência é crescente com a idade, é mais acentuada em mulheres jovens e em idade fértil, mas passa a ser mais frequente e com incidência crescente em homens a partir de 60 anos. Nos grandes levantamentos populacionais observa-se maior frequência em pacientes hospitalizados quando comparados àqueles domiciliares e, pelo seu caráter multifatorial e menor uso de procedimentos invasivos diagnósticos, tem provavelmente uma frequência subestimada. Portanto, fatores de risco associados a SMD incluem idade avançada e exposição prévia a toxinas, como quimio ou radioterapia e substâncias com potencial mielotóxico, que devem ser amplamente investigadas na anamnese.

Em indivíduos com idade superior a 60 anos, a anemia é um problema clínico comum, tem uma etiologia identificada na maioria dos casos e, portanto, não deve ser atribuída ao processo fisiológico de senescência.

A hematopoese é um processo contínuo de proliferação e diferenciação celulares que ocorre na medula óssea. Na senescência, alterações ocorrem no decorrer do tempo, oriundas do processo fisiológico do envelhecimento e que não configuram doença. Tanto na medula óssea de modelos animais como em humanos acontecem alterações que envolvem a **celularidade** medular, a **imunossenescência**, a **inflamação crônica de baixo grau**, e a **aquisição de mutações**, com possíveis consequências para a saúde e longevidade.

Ocorre diminuição da celularidade e da capacidade da reserva medular especialmente para situações de maior demanda. Há diminuição da produção de linfócitos B (imunossenescência), desvio para diferenciação mieloide (*myeloid skewing*) com maior frequência de neoplasias mieloides nessa faixa etária e maior produção de citocinas pró-inflamatórias (*inflammaging*). Apesar das alterações observadas com a senescência, o hemograma no idoso é, em geral, normal.

Ao declínio da competência do sistema imune relacionado à senescência, a assim denominada imunossenescência, segue-se o aumento de suscetibilidade para infecção e o aumento na incidência de doenças onco-hematológicas. Com a idade, as células do sistema imune inato exibem piora de função, por exemplo, macrófagos e neutrófilos apresentam reduções relevantes na resposta fagocítica e no potencial de estresse oxidativo. Com a atrofia tímica, ocorre redução da produção de células T *naive* e predomínio de células T senescentes. Com relação à população de células B, há redução de produção de células B *naive*, diminuição da produção de anticorpos e aumento de células B memória. O resultado é disfunção na habilidade de responder a novos patógenos e vacinas, aumento na incidência do câncer. Em resumo, o prejuízo progressivo da imunocompetência, é diretamente proporcional à diminuição da proliferação das células-tronco hematopoéticas e à diminuição do *status* de saúde.

Um outro aspecto universal da senescência é o aumento dos níveis circulantes de citocina pró-inflamatórias (IL-1β, IL-6, IL-8, TNF-α, TNF-γ entre outras), que induzem um estado crônico e subagudo de inflamação denominado *inflammaging*, que tem forte associação com maior mortalidade, fragilidade, doenças crônicas relacionadas à idade e prejuízo da capacidade cognitiva.

A vulnerabilidade é também uma característica para aquisição de mutações em genes sabidamente associados a neoplasias mieloides, em idosos sem evidência de doença hematológica. Essa condição foi definida como hematopoese clonal de potencial indeterminado (CHIP). Em 2014, dois grupos internacionais independentes publicaram a incidência crescente de mutações em genes recorrentes em neoplasias hematológicas (*DNMT3A*, *TET2*, *ASXL1*) em indivíduos idosos sadios. Essa aquisição é crescente com a idade e está associada ao desenvolvimento de risco aumentado de câncer, doença cardiovascular e aumento global de mortalidade. Revisões sistemáticas e metanálises têm se dedicado à investigação da presença dessas mutações e às suas possíveis evoluções. Assim, CHIP, inflamação crônica de baixo grau (*inflammaging)* e a imunossenescência cooperam para o desenvolvimento da anemia da doença crônica ou anemia da inflamação (AI), para desenvolvimento de doenças cardiovasculares e neoplasias hematológicas no idoso, aumentando a mortalidade global.

Os valores que definem a anemia no idoso são os mesmos utilizados para adultos jovens: Hb < 12,0 g/dL para mulheres e Hb < 13,0 g/dL para homens. Esses valores foram estabelecidos pela OMS em 1968 e sucessivamente validados em estudos de grandes bancos de dados internacionais. A prevalência da anemia é crescente com a idade e, mesmo discreta, tem impacto negativo no prognóstico e taxa global de mortalidade, seja *per si* ou como marcador de doença mais severa, ou indicador de menor resposta ao tratamento. Potencialmente resulta em diminuição da função cognitiva, da capacidade funcional, da mobilidade, em aumento de quedas e do número de hospitalizações, é fator de risco para doença cardiovascular, acarreta maior fragilidade e resulta em alto impacto na qualidade de vida. Não deve, portanto, ser considerada como parte da senescência e a causa deve ser sempre investigada e adequadamente tratada.

DIAGNÓSTICO DIFERENCIAL/ PROTOCOLO DE EXCLUSÃO

Nos grandes estudos populacionais, são três as principais causas de anemia no idoso. Nos países em desenvolvimento, as anemias nutricionais representam um terço dos casos e são as mais prevalentes, em geral, secundárias à deficiência de ferro, folato e vitamina B12. Em especial, a anemia ferropriva merece atenção, não fosse apenas sua alta prevalência, mas a necessidade de investigação de uma causa, muitas vezes por perda crônica de sangue. O uso empírico do ferro oral, frequentemente utilizado, acaba por negligenciar uma avaliação endoscópica do trato gastrointestinal em que frequentemente se diagnostica a causa da perda em idosos. O tratamento padrão é o uso de um sal ferroso, na dose de 150 a 200 mg de ferro elementar. O uso de ferro parenteral é restrito a indicações muito precisas. A macrocitose isolada pode ser a apresentação inicial da SMD. Nos indivíduos com idade superior a 60 anos que se apresentam com macrocitose, mais de uma causa pode ser identificada, sendo mais comum sua ocorrência em resposta a drogas (zidovudina, quimioterápicos, azatioprina, anticonvulsivantes etc.) e etilismo. Os casos de anemia megaloblástica apresentam, em geral, volume corpuscular médio (VCM) superior a 120 fL. Níveis séricos de vitamina B12 têm pouca especificidade para o intervalo entre 100 pg/mL e 400 pg/mL e, portanto, limitações para o diagnóstico, sobretudo na apresentação subclínica. Nesses casos, o diagnóstico requer a evidência da deficiência funcional, por meio dos níveis elevados de ácido metilmalônico (AMM) e homocisteína. A não disponibilidade desses testes complementares, mesmo na vigência de níveis séricos normais de vitamina B12, torna necessário o teste terapêutico.

Em países mais desenvolvidos, a anemia da doença crônica (ADC) ou AI é mais prevalente, respondendo por cerca de 30% dos casos. Deve-se a um estado inflamatório crônico, seja por doenças inflamatórias ou infecciosas crônicas, imunológicas, metabólicas ou neoplásicas que aumenta a produção hepática de hepcidina, principal agente regulador do metabolismo do ferro. Pelas dificuldades na clínica prática em avaliar e mensurar essas citocinas inflamatórias o diagnóstico é feito indiretamente pelas alterações induzidas no metabolismo do ferro. É multifatorial e de difícil manuseio na ausência do tratamento da causa de base.

Nos grandes estudos populacionais, o último terço de pacientes é denominado, em conjunto, como anemias inexplicadas no idoso. São aqueles cuja avaliação resultou negativa após um protocolo inicial para causas mais prevalentes (Figura 1). Para esses pacientes estão indicados os exames da medula óssea: análise citológica (mielo-

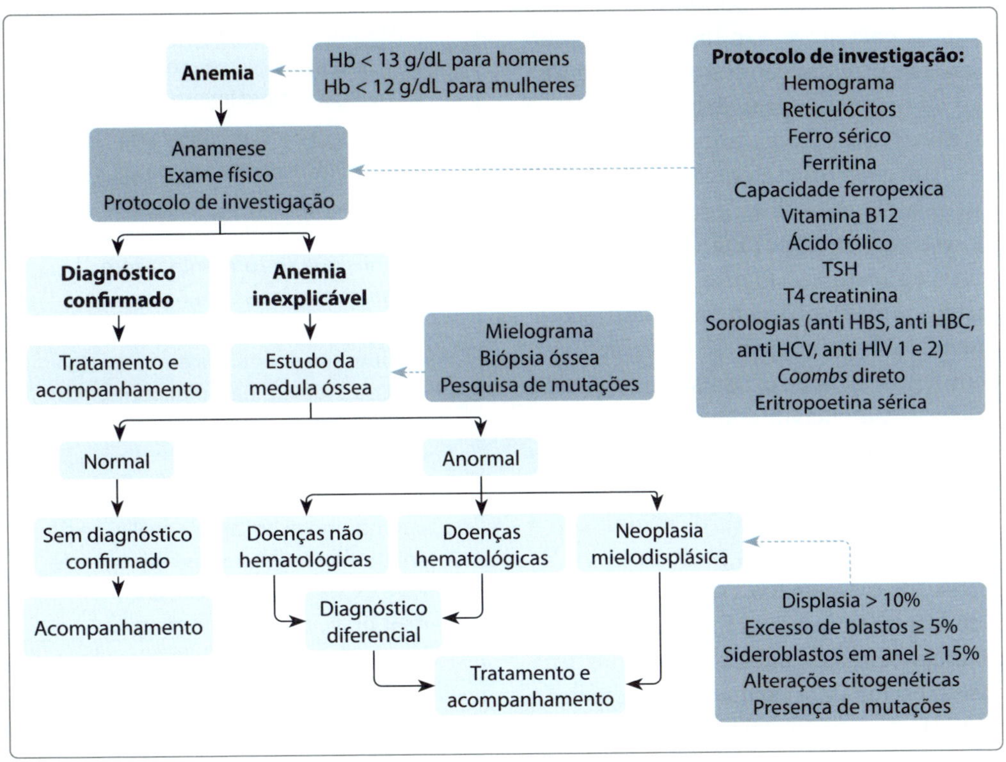

FIGURA 1 Protocolo de investigação de anemia no idoso e diagnóstico de exclusão para neoplasia mielodisplásica.

grama), histológica (biópsia óssea), cromossômica (cariótipo) e análise molecular por sequenciamento de última geração (NGS).

O Hospital Universitário Walter Cantídio (HUWC/UFC) tem um Ambulatório de Anemia no Idoso, atualmente com 339 pacientes atendidos. Foi elaborado um protocolo de avaliação sistemática para esses pacientes. Nesse grupo, a anemia está presente sobretudo em mulheres (65,5%) e é, em geral, leve a moderada. Na maioria dos casos (46,3%), três ou mais comorbidades foram relatadas. Os níveis de Hb variam com média de 9,3 g/dL. A anemia observada era leve a moderada na maioria dos casos (76,7%). Em 76,4% dos casos, um diagnóstico foi confirmado e o paciente adequadamente tratado. Nos 23,6% remanescentes, encontram-se pacientes denominados como anemia inexplicada no idoso, além dos que ainda se encontram em investigação. Um número expressivo de casos com diagnóstico de neoplasia mielodisplásica (33,9%) foi observado, talvez por ser o HUWC/UFC um centro de referência para a SMD, a neoplasia hematológica mais comum no idoso e cuja principal manifestação nesse grupo é a anemia. A Figura 1 mostra o protocolo de avaliação sistemática utilizado, que inclui uma anamnese e exame físico bem-feitos, além de pesquisa de exposição a agentes potencialmente mielotóxicos e/ou drogas citotóxicas, assim como exames para as causas mais prevalentes de anemia e, eventualmente, o estudo da medula óssea para abordagem desses pacientes e esclarecimento diagnóstico. A pesquisa de mutações somáticas tem valor complementar ao diagnóstico de pacientes em que uma causa reacional foi excluída e há suspeição de SMD. Um maior número de mutações identificadas e uma frequência de alelo variante superior a 20% têm valor preditivo para o diagnóstico de SMD ou outra neoplasia mieloide, enquanto a sua ausência tem elevado valor preditivo negativo.

Em conclusão, as citopenias, notadamente a anemia, merecem ampla avaliação de anamnese e parâmetros laboratoriais para exclusão de suas causas mais prevalentes e reacionais e, eventualmente, estudo da medula óssea para a confirmação da doença clonal SMD.

RESUMO

- Em indivíduos com idade superior a 60 anos, a anemia é um problema clínico comum, tem uma etiologia identificada na maioria dos casos e, portanto, não deve ser atribuída ao processo fisiológico de senescência, e deve ser sempre investigada e adequadamente tratada.
- A macrocitose isolada pode ser a apresentação inicial da SMD. Nos indivíduos com idade superior a 60 anos que se apresentam com macrocitose, mais de uma causa pode ser identificada, sendo mais comum sua ocorrência em resposta a drogas (zidovudina, quimioterápicos, azatioprina, anticonvulsivantes etc.) e etilismo.
- As citopenias, notadamente a anemia, merecem ampla avaliação de anamnese e parâmetros laboratoriais para exclusão de suas causas mais prevalentes e reacionais e, eventualmente, estudo da medula óssea para a confirmação da doença clonal SMD.

REFERÊNCIAS

1. Andrès E, Serraj K, Federici L, Vogel T, Kaltenbach G. Anemia in elderly patients: new insight into an old disorder. Geriatr Gerontol Int. 2013;13(3):519-27.
2. Cappellini MD, Motta I. Anemia in clinical practice--definition and classification: does hemoglobin change with aging? Semin Hematol. 2015;52(4):261-9.
3. de Haan G, Lazare SS. Aging of hematopoietic stem cells. Blood. 2018;131(5):479-87.
4. Ershler WB. Unexplained Anemia in the Elderly. Clin Geriatr Med. 2019;35(3):295-305.
5. Girelli D, Marchi G, Camaschella C. Anemia in the Elderly. Hemasphere. 2018;2(3):e40.
6. Gómez Ramírez S, Remacha Sevilla ÁF, Muñoz Gómez M. Anaemia in the elderly. Med Clin (Barc). 2017;149(11):496-503.
7. Guralnik JM, Ershler WB, Schrier SL, Picozzi VJ. Anemia in the elderly: a public health crisis in hematology. Hematology Am Soc Hematol Educ Program. 2005:528-32.
8. Katsumi A, Abe A, Tamura S, Matsushita T. Anemia in older adults as a geriatric syndrome: A review. Geriatr Gerontol Int. 2021;21(7):549-554.
9. Lanier JB, Park JJ, Callahan RC. Anemia in Older Adults. Am Fam Physician. 2018;98(7):437-442.
10. Magalhães SMM. Myelodysplastic syndromes – Diagnosis by exclusion. Rev Bras Hematol Hemoter. 2006;28:175.
11. Stauder R, Valent P, Theurl I. Anemia at older age: etiologies, clinical implications, and management. Blood. 2018;131(5):505-14.

16

Hemograma na SMD

Sara Teresinha Olalla Saad

> **OBJETIVOS DO CAPÍTULO**
>
> - Apresentar as alterações mais comuns no sangue periférico do paciente com neoplasia mielodisplásica (SMD).

CONCEITOS GERAIS

O hemograma na neoplasia mielodisplásica (SMD) é muito informativo e permite a presunção de diagnóstico se feita análise acurada e detalhada. Em uma análise de mais de mil casos da América Latina, foi demonstrado que pacientes do Brasil com SMD apresentavam concentração de hemoglobina de 8,5g/dL, neutrófilos de 1.447/mm^3 e plaquetas de 83 mil/mm^3. As alterações mais comuns que levaram à suspeição de SMD foram predominantemente a macrocitose com volume corpuscular médio (VCM) acima de 100 fl e o percentual do RDW > 14% (anisocitose).

Portanto, o esfregaço de sangue periférico mostra anisocitose com predomínio de macrocitose, poiquilocitose moderada com formas variadas e inespecíficas das hemácias, resultado de deformações durante a circulação, como dacriócitos, ovalócitos, estomatócitos e acantócitos. Também é possível observar a hipo ou disgranulação dos neutrófilos, e hipossegmentação – neutrófilos em rosca ou fragmentação da cromatina –, resultado da apoptose acelerada das células displásicas, e que facilmente diferencia o quadro de anemia megaloblástica em que a hipersegmentação está sempre presente. O esfregaço de sangue pode também mostrar células mieloides imaturas, vacuolizadas, promonócitos, formas bizarras de monócitos. As plaquetas variam em tamanho, porém este é um achado nem sempre presente e é inespecífico. Algumas vezes, podem ser detectadas macroplaquetas.

Interessante observar nas SMD com sideroblastos em anel a presença de hemácias hipocrômicas e dupla população de hemácias, macrocíticas e microcíticas, resultado dos eritroblastos com menor conteúdo de hemoglobina por má utilização do ferro que se acumula nas mitocôndrias. Corpos de Papenheimer também são frequentemente observados nas SMD com sideroblastos em anel, consequência do acúmulo de hemossiderina devido à sobrecarga do ferro, indisponível para formação de hemoglobina.

Quanto às contagens celulares, as SMD cursam sempre com pelo menos uma citopenia mieloide no hemograma, seja redução de hemoglobina, de neutrófilos ou plaquetas.

Também chama a atenção no hemograma desses pacientes a anisocitose e macrocitose das hemácias. Mesmo nos pacientes que apresentam sideroblastos em anel, predomina a macrocitose e há alguma população hipocrômica microcítica, que induz ao maior aumento de RDW. Essa heterogeneidade das hemácias pode ser facilmente identificada nos gráficos emitidos por contadores eletrônicos.

Em relação aos monócitos, a contagem superior a $1.000/mm^3$ indica diagnóstico de leucemia mielomonocítica crônica, que é classificada num subgrupo de doenças que exibe algumas características de SMD/mieloproliferativas.

Na fase de transformação das SMD de baixo risco para alto risco ou leucemia, nota-se aumento de células mieloides imaturas.

As Figuras 1 a 8, a seguir, apresentam alterações encontradas no hemograma de pacientes diagnosticados com SMD.

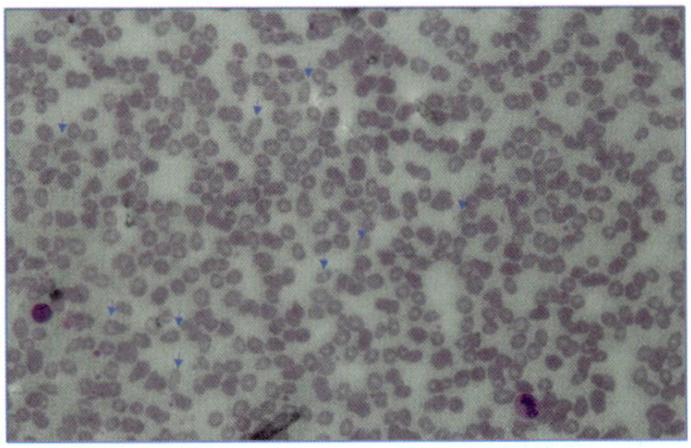

FIGURA 1 Esfregaço de sangue periférico de paciente com neoplasia mielodisplásica com excesso de blastos tipo 2. A: note a poiquilocitose, anisocitose na série vermelha. Destacam-se eliptócitos, poiquilócitos, dacriócitos (setas). Note também à esquerda um mieloblasto e à direita um neutrófilo hipogranular.

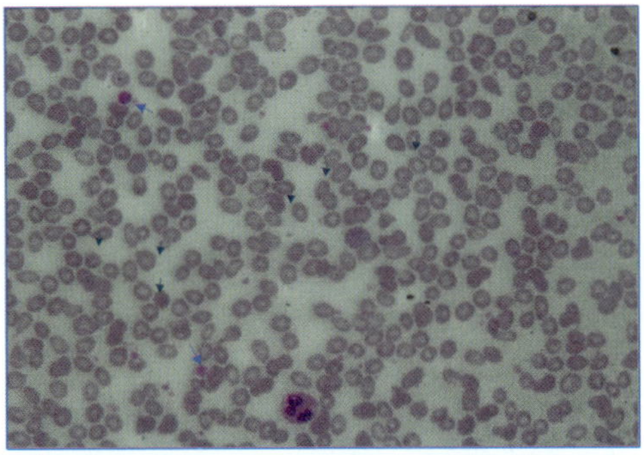

FIGURA 2 Note a presença de macroplaquetas e neutrófilo hipogranulado.

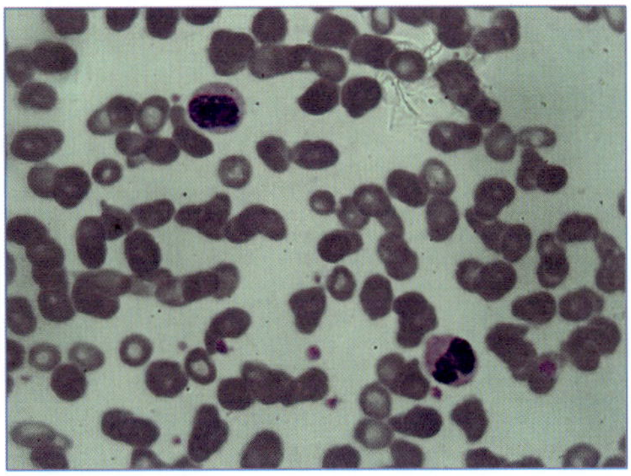

FIGURA 3 Note neutrófilos hipossegmentados e hipogranulares.

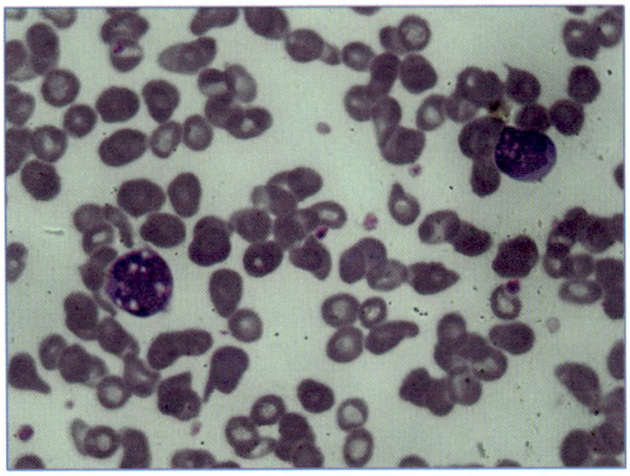

FIGURA 4 Note monócitos vacuolizados.

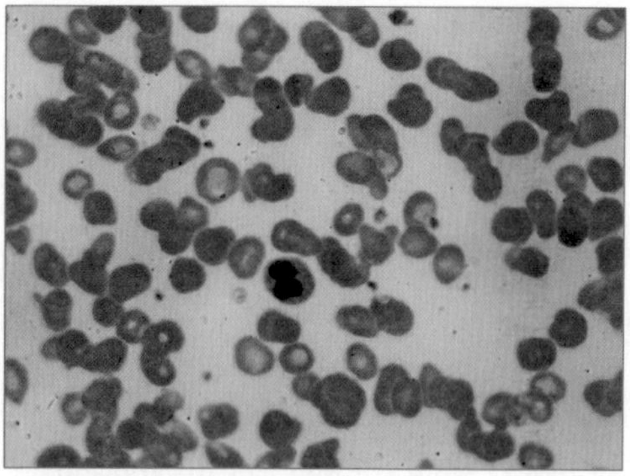

FIGURA 5 Note neutrófilo hipossegmentado (pseudo Pelger).

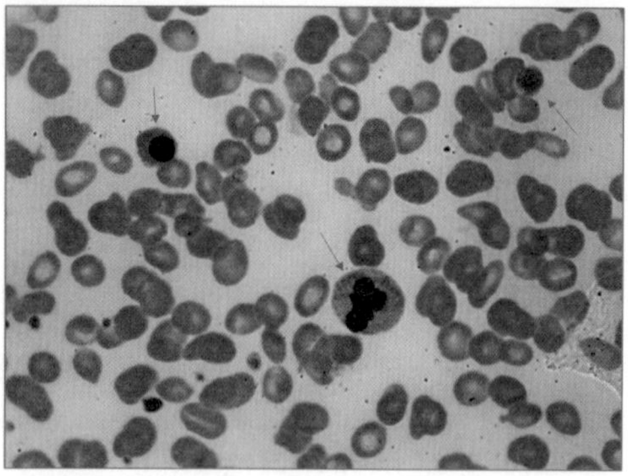

FIGURA 6 Note eritroblasto circulante, neutrófilo hipossegmentado, hipogranular e macroplaqueta.

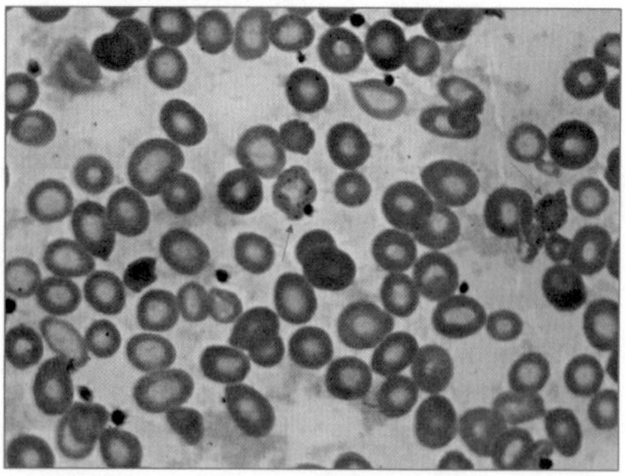

FIGURA 7 Corpos de Papenheimer.

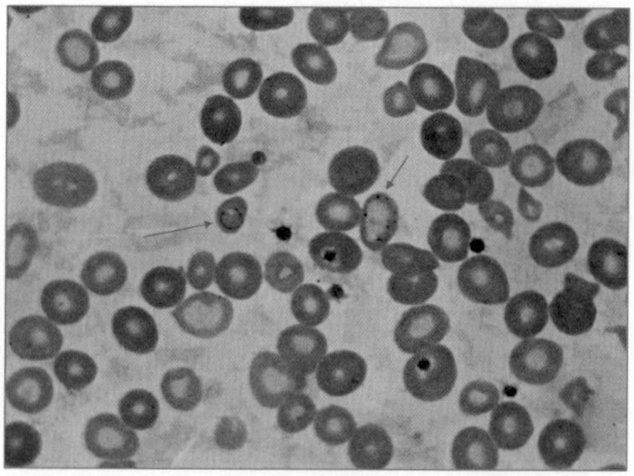

FIGURA 8 Anel de Cabot (à esquerda) e corpos de Papenheimer (à direita).

RESUMO

- O achado mais comum no hemograma de um paciente com SMD é a macrocitose (VCM ≥ 100 fl) e a anisocitose (RDW > 14%).
- Na análise do esfregaço de sangue periférico, costumamos detectar: anisocitose com predomínio de macrocitose, poiquilocitose moderada com formas variadas e inespecíficas das hemácias (dacriócitos, ovalócitos, estomatócitos, acantócitos), hipo ou disgranulação dos neutrófilos e hipossegmentação.
- No esfregaço de sangue periférico, também devemos procurar por células imaturas (blastos) e alguns pacientes podem apresentar macroplaquetas.

REFERÊNCIAS

1. Bejar R, Steens DP. Myelodysplastic syndromes. In. Kaushansky K, Lichtman M, Prchal J, Levi M, Press O, Burns L, et al. (Eds.). Williams hematology. 9 ed. New York: McGraw-Hill Education; 2015.
2. Melo LN, Resende LSR, Gaiolla RF, Oliveria CT, Domingues MAC, Moraes Neto FA. Diretrizes para diagnóstico morfológico em síndromes mielodisplásicas. Revista Brasileira de Hematologia e Hemoterapia. 2006;28:167-74.

17

Mielograma na SMD

Lígia Niéro-Melo
Thomas de Souza Patto Marcondes
Ana Clara Bonini Sibar

OBJETIVOS DO CAPÍTULO

- "Sistematizar o olhar" para avaliação criteriosa da citologia (mielograma e *imprint*).
- Descrever as alterações das sublinhagens eritroide, granulocítica, megacariocítica e estromal, nos seus diversos componentes e constituintes.
- Conceituar, para distinguir, as alterações reacionais *versus* clonais, através da caracterização entre: dispoese *vs*. displasia *vs*. atipia.
- Reforçar o reconhecimento de blastos tipos I, II, III como parâmetro para classificação morfológica, que antecede avaliações de histologia, citometria de fluxo, genética convencional e molecular.
- Mostrar imagens que caracterizem os achados mais expressivos.
- Construir *checklist* para auxílio e monitoramento da "sistematização do olhar citológico" para neoplasia mielodisplásica (SMD).

CONSIDERAÇÕES INICIAIS

Neste capítulo será abordada a análise do mielograma do paciente com neoplasia mielodisplásica (SMD). Muitas das informações aqui descritas são produto da prática observacional em 48 anos de citologia e histologia de sangue periférico (SP) e medula óssea (MO), com somatório de mais de 40 mil amostras de medula óssea laudadas e arquivadas ao longo desse período.

Assim, procederemos ao roteiro usado nesses anos de experiência como *sugestão de avaliação citológica* neste capítulo, respeitadas as diferenças entre rotinas consagradas pelos diferentes serviços e profissionais.

Todas as imagens de citologia pertencem ao arquivo do Hospital das Clínicas da Universidade Estadual Paulista "Júlio de Mesquita Filho" (HC/Unesp), exceto a maturação da linhagem monocítica (Goasguen et al., 2009).

ASPECTOS GERAIS

Material medular

O material medular é obtido por punção (esternal ou ilíaca) e *imprint* de fragmento de biópsia (por trepanação ilíaca) e deve:

- Ser representativo com: mínimo de 3 espículas grandes ou 5 espículas pequenas, com trilhas (arrasto da espícula).

- Utilizar coloração tipo Romanowsky (Leishman, Giemsa, Wright).
- Começar a avaliação sempre em menor aumento (obrigatório), iniciando pelas bordas laterais – franjas do esfregaço (células jovens são menos densas e correm para a periferia); "passear" pelo esfregaço todo buscando uma visão global inicial ("sobrevoo de avaliação").
- Passar para aumento médio (com lamínula **sobre** a gota de óleo), "passeando" pelo esfregaço todo, buscando visão mais aproximada; começar a avaliar celularidade de megacariócitos, blocos estromais, adipócitos etc.
- Colocar em imersão, **mas só após visualizar** o todo; avaliar e contar RGE em trilhas mais celulares, evitando-se locais hemodiluídos.
- Sistematizar a sequência conforme a rotina do seu laboratório, sempre seguindo os mesmos passos. Sistematizar evita erros e esquecimentos.
- Contagem mínima de 500 células nucleadas (não hemácias), avaliando-se a **qualidade** das células (vide conceituação a seguir).
- Ao observar uma alteração em uma linhagem, procurar mais alterações que reforcem a possibilidade diagnóstica do primeiro achado; registrar os achados de forma sistematizada.

Conceituação sobre qualidade das células e tecidos nas diversas sublinhagens

Os conceitos a serem usados neste capítulo dependem do conhecimento do que é normal em citologia de medula óssea para reconhecer o que é anormal.

1. **Dispoese**: significa fazer malfeito; formação anormal de células sanguíneas. Frequentemente acontece em situações reacionais, raramente clonais.
2. **Displasia**: significa anormalidade patológica do desenvolvimento, tamanho, forma e organização do tecido medular ósseo. **Frequentemente clonal**, raramente reacional.
3. **Atipia em citologia**: perda das características **celulares** em relação à sua contraparte normal. **Sempre indica clonalidade**.
4. **Atipia em histologia**: perda do arranjo **arquitetural tecidual** normal em relação à organização da MO (ectopia de nichos).

CONCEITOS BÁSICOS

As neoplasias mielodisplásicas (SMD) são reconhecidas como doenças que se originam nas células-tronco da medula óssea e que requerem avaliação sistemática e criteriosa de sangue periférico e medula óssea para seu correto diagnóstico. O objetivo deste capítulo é sistematizar os critérios citológicos de MO (mielograma e *imprint*), como parâmetros para o diagnóstico inicial de SMD em material medular ósseo, com especial direcionamento a quem exerce a hematologia laboratorial na sua rotina de trabalho. Os principais achados morfológicos serão discutidos e listados no final deste capítulo, na forma de *checklist*, objetivando a sistematização deles.

As SMD representam um conjunto de doenças clonais que se originam a partir da célula-tronco hematopoética (HCS – *hematopoietic stem cell*), associado à célula-tronco mesenquimal – MSC (*mesenchymal stem cell*) da medula óssea, pertencente às doenças clonais mieloides, cujos achados clínicos e de sangue periférico (hemograma-SP) demandarão avaliação de MO por meio de citologia (mielograma e/ou *imprint*) e histologia (citoinclusão e/ou biópsia por trepanação).

Esses achados citológicos podem apresentar, com relativa frequência, interfaces e sobreposições com doenças inflamatórias, não clonais ou mesmo outras doenças mieloides clonais, pela ocorrência de displasia.

Deve-se sempre considerar a ocorrência clínico-laboratorial de citopenia(s) sustentada por mais de seis meses, não explicada por:

- Uso de medicações, drogas, toxinas, químicos
- Estado inflamatório
- Síndrome metabólica
- Neoplasias não hematológicas

Em SMD, como as alterações morfológicas podem ser sutis e, muitas vezes, aparentemente subjetivas, há que se considerar que nada substitui a prática insistente e constante de avaliação citológica. É fundamental avaliar e reavaliar o(s) material(is) e manter rigor nessa avaliação. Deve-se considerar, como pontos fundamentais:

- Prática em analisar lâmina de sangue periférico (hemograma); esfregaço (mielograma e/ou *imprint*), e biópsia de MO, em colorações de rotina.
- Material para avaliação morfológica deve ser representativo e de coloração razoável, ou seja, de qualidade técnica mínima que possa sustentar um diagnóstico baseado em critérios que, em última instância, apoiam-se e dependem da qualidade e representatividade do material.
- Reconhecer atipia em citologia igual à perda da uniformidade das células, individualmente, em relação à sua contraparte normal.
- Reconhecer atipia em histologia igual à perda da orientação arquitetural do setor hematopoético em relação à sua contrapartida normal.
- Atipia presente (igual ou maior) em 10% das células da linhagem considerada.
- Nenhum achado morfológico único é diagnóstico de SMD, exceto a observação de microformas de megacariócitos (micromegacariócito), que são fortemente consistentes com SMD.
- Semanas ou meses de acompanhamento clínico-laboratorial podem ser necessários para se firmar o diagnóstico definitivo de SMD, o que pode demandar avaliações sequenciais e comparativas, para se firmar o diagnóstico definitivo, junto a outros exames complementares e pertinentes.

Atenção: Algumas vezes, a citopenia em SP não vai ter a correspondente displasia de mesma linhagem na MO. Por exemplo, pode-se observar anemia como citopenia em SP e displasia expressiva do setor granulocítico em MO, sem a esperada correspondência de displasia eritroide etc.

LEITURA DO MIELOGRAMA

Celularidade global do mielograma

1. Considerar a celularidade observada em espículas/trilhas por excluir componente dilucional por hemodiluição aspirativa.
2. Avaliar quantidade de adipócitos em relação à idade, com a regra básica para adultos:

parênquima + adipócitos = 100%,
sendo idade (anos) = quantidade esperada de adipócitos em **MO NORMAL.**

Exemplo: em paciente com 50 anos de idade, espera-se 50% de parênquima e 50% de gordura, como atribuição normal. Em paciente com 70 anos, espera-se 30% de parênquima e 70% de gordura etc.

A partir desse critério, avaliar e registrar a celularidade global estimada, em:

- Hipocelular (hipoplasia em relação à idade).
- Normocelular (normocelularidade em relação à idade).
- Hipercelular (hipercelularidade em relação à idade).
- Densamente celular (espículas/trilhas com raros adipócitos em relação à idade).

Nessa fase de avaliação, com o **menor aumento da objetiva**, buscar blocos estromais ou megacariócitos (reconhecidos como tal), ou células maiores, bem como a ocorrência de osteoclastos, osteoblastos e mastócitos, facilmente reconhecíveis em aumentos menores.

Buscar sempre a franja final do esfregaço e as bordas laterais da lâmina, pois células imaturas têm tendência a correr para a periferia por serem de maior volume e, portanto, menos densas.

Passar para a objetiva de **aumento médio** e refazer o percurso anterior, buscando reconhecimento das linhagens e estimativa da celularidade de cada uma delas (p. ex., hipercelularidade eritroide, hipoplasia megacariocítica etc.).

Reconhecer o que é quantidade de células do parênquima *versus* o que é quantidade de células do estroma.

Proceder à contagem da relação granulócitos/eritroblastos (RGE). Esse procedimento requer que a contagem seja feita em trilha representativa, para que não sejam computados eventuais granulócitos, linfócitos, monócitos etc., trazidos por hemodiluição em sangue, como sendo material medular, o que falsearia a RGE. Esse critério é **fundamental** quando existe fibrose medular associada, e que finda não revelando a MO mas, sim, o próprio SP.

Setor eritroide e diseritropoese

Para a avaliação do setor eritroide, procurar (buscar/encontrar/observar criteriosamente) por:

- Mitoses.
- Número.
- Aspecto (fuso organizado *vs* desorganizado).
- Pontes intercitoplasmáticas.
- Pontes internucleares.
- Núcleos foliares (em "trevo").

- Maturação – conservada (preservada) *versus* retardo maturativo: a maturação eritroide é dada pela correspondência entre o nível de hemoglobinização citoplasmática (se: eritroblastos basofílicos, policromáticos, ortocromáticos) em relação à cromatina (se: frouxa, aberta, picnótica ou em apoptose).
- Multinuclearidade (formas bizarras com ≥ 3 núcleos, mitoses assíncronas).
- Dupla população de eritroblastos (dismorfismo), com subpopulação megaloblastoide *vs.* microeritroblastose.
- Assincronismo maturativo entre núcleo *vs.* citoplasma; considerar diferenças entre megaloblastose verdadeira (núcleo em "fatia de salame") *vs.* transformação megaloblastoide (eritroblasto grande, mas sem assincronismo maturativo entre cromatina/citoplasma).
- Falhas de hemoglobinização.
- Organelas citoplasmáticas: pontilhado basófilo, micronúcleo etc.
- Atipias que revelem proeritroblastos ou eritroblastos basofílicos que se assemelhem a eritroblastos leucêmicos tipo M6 (eritroleucemia).

Esse achado revela-se, em geral, pelo encontro de grandes nichos eritroides (*hot spots*) com mitoses incompletas, às vezes com mais de 30 a 50 células eritroides "grudadas" umas nas outras, dando um aspecto sincicial. São inconfundíveis ao menor aumento, e devem alertar para a possibilidade de transformação para leucemia com componente eritroide.

- Observar em esfregaço a anisocitose, reveladora do *stress* eritropoético, principalmente se confirmada por **RDW ≥ 14,5%,** com significado fisiopatológico expressivo.
- Observar policromasia, **mesmo sem a correspondente resposta reticulocitária em SP**, também decorrente do *stress* eritropoético, embora pareça paradoxal.
- Registrar os achados mais óbvios, mas procurar particularidades do setor eritroide. Isso é de grande auxílio na prática diária.
- **Coloração de Perls (azul da Prússia):** para pesquisa de sideroblastos em anel, correspondendo a eritroblastos reconhecidamente como tal (não confundir com histiócitos com grânulos de hemossiderina – siderófagos), que contenham ≥ 5 grânulos de hemossiderina (corada em azul), ou arco que ocupe 1/3 da circunferência citoplasmática.

A Organização Mundial da Saúde (OMS) definiu que a presença de ≥ 15% de sideroblastos em anel é suficiente para o diagnóstico de SMD-sideroblastos em anel, podendo ocorrer com displasia uni ou multilinhagem.

As Figuras 1, 2, 3, 4 e 5 apresentam achados no setor eritroide.

Setor granulocítico e disgranulocitopoese

No setor granulocítico devemos considerar a presença de atipias para ≥ 10% das células, buscando e registrando os achados listados:

- Celularidade absoluta e relativa (ao setor eritroide), em geral apresentando-se hiperplásico, mas considerar a condição de SMD hipoplásica, sempre importante a ser diferenciada de SMD hiperfibrótica.
- Retardo maturativo nuclear, visto pela cromatina frouxa. Atentar para nucléolo presente em fase de metamielócito,

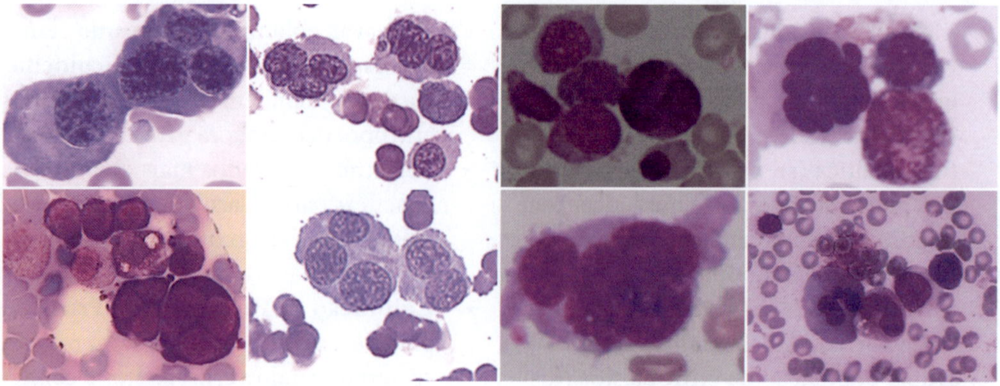

FIGURA 1 Diseritropoese com formas multinucleadas e mitoses anômalas. Notar as formas nucleares e mitoses bizarras em eritroblastos.

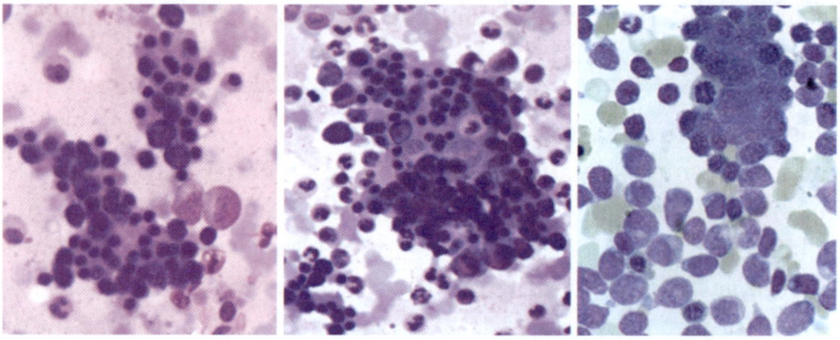

FIGURA 2 Diseritropoese com eritroblastos agregados em grandes ninhos (n > 20), dando "aspecto sincicial".

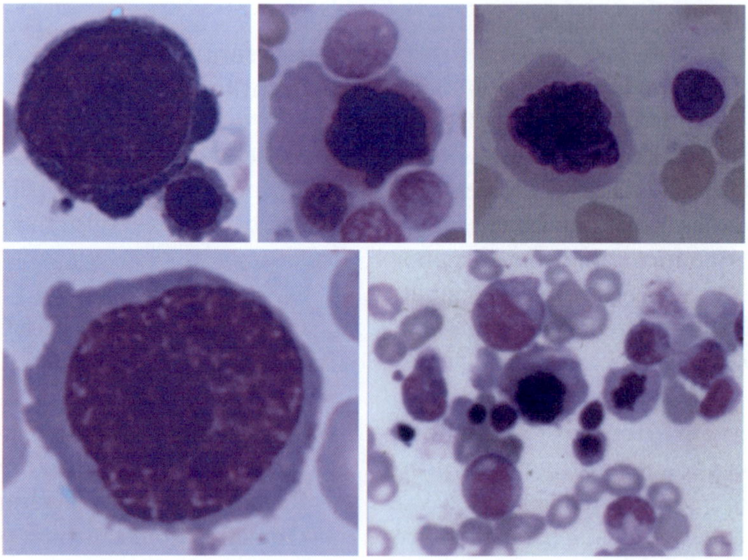

FIGURA 3 Diseritropoese com anormalidades de cromatina em eritroblastos.

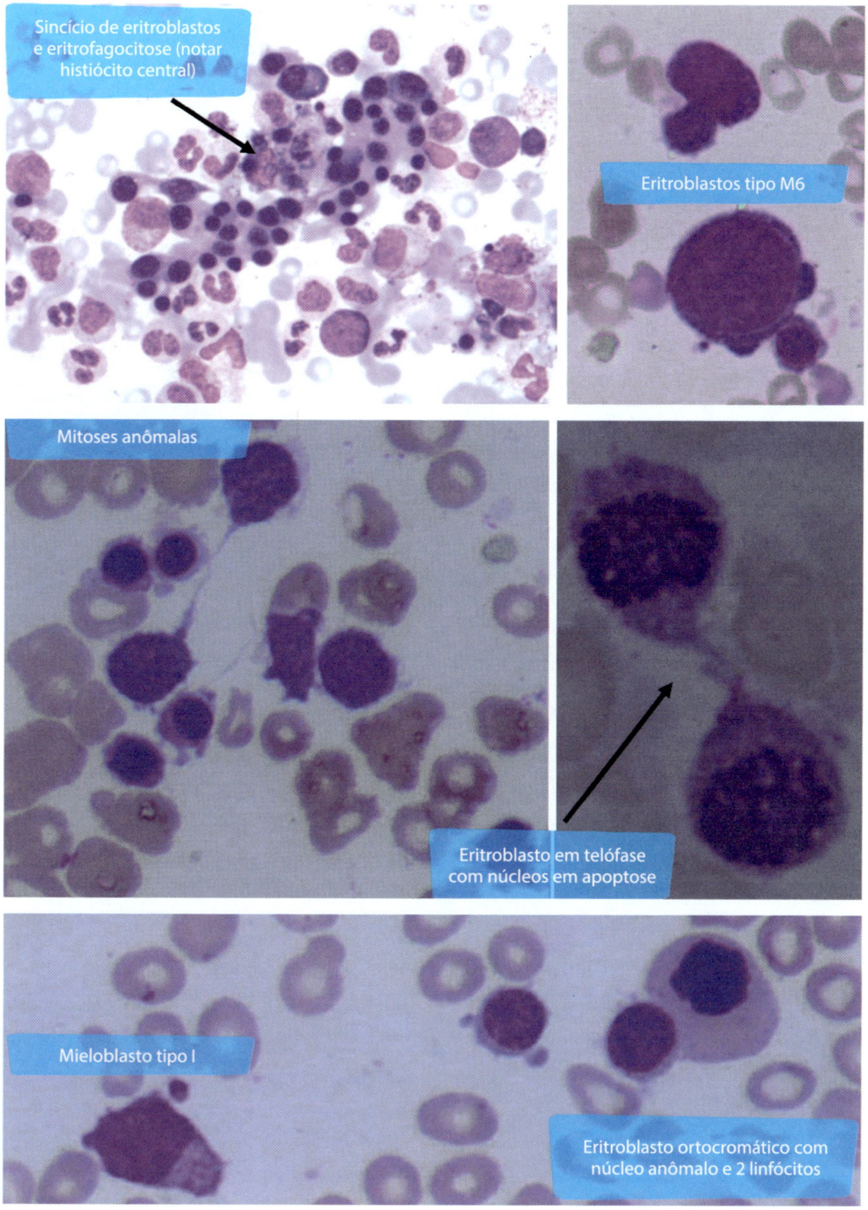

FIGURA 4 Diseritropoese com sincício eritroide e eritrofagocitose; mitoses anômalas e em apoptose. Notar a co-ocorrência de eritroblasto anômalo e mieloblasto tipo I.

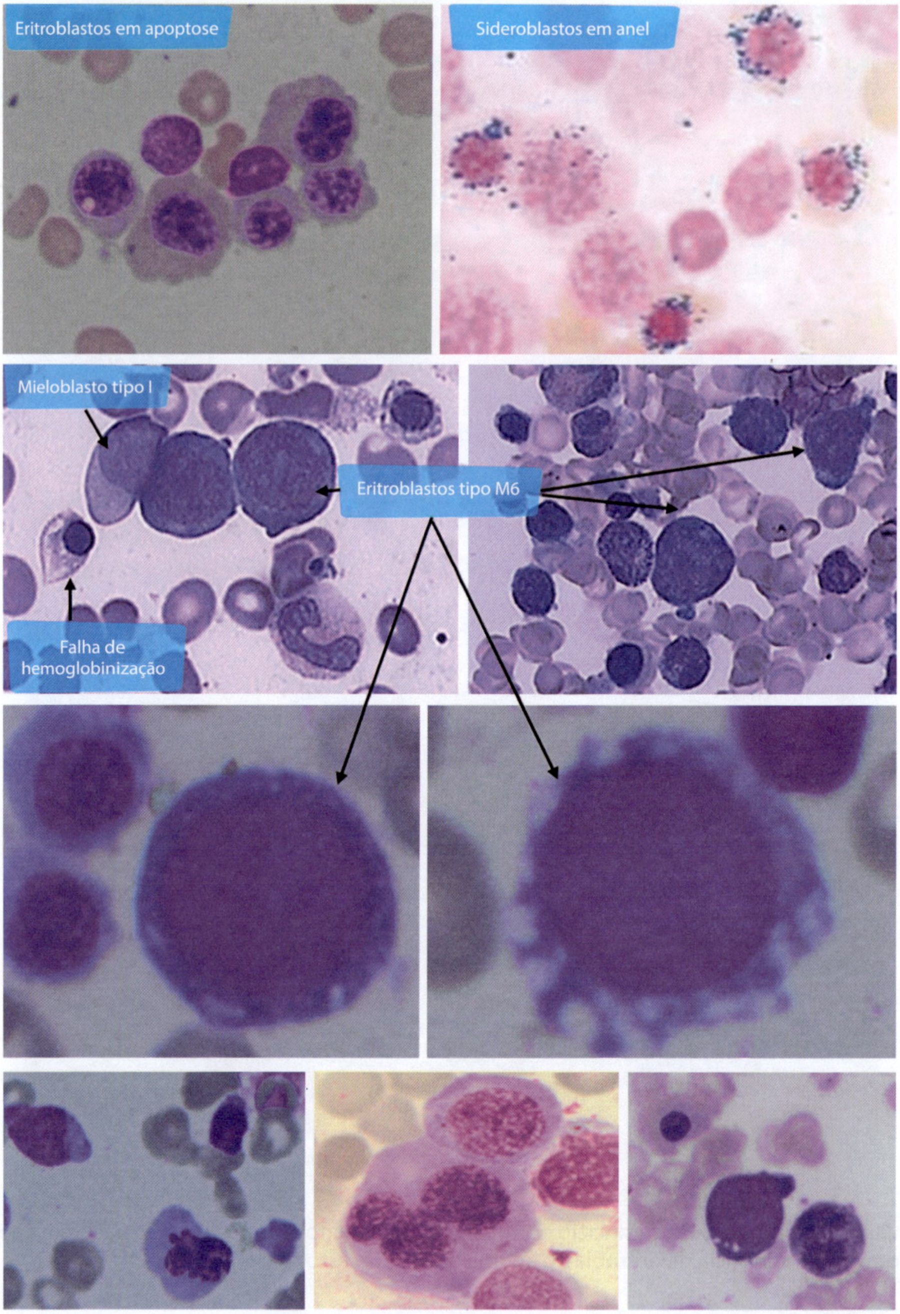

FIGURA 5 Diseritropoese com eritroblastos em apoptose, sideroblastos em anel, formas eritroides imaturas tipo M6 (eritroleucemia-símile).

configurando assincronismo maturativo núcleo-citoplasmático, o que não é fisiológico.

- Assincronismo maturativo entre núcleo-citoplasma descrito anteriormente.
- Alterações megaloblastoides (alteração em TempkaBraün), que é a aparência de gigantismo em fase de mielócitos e metamielócitos.
- Disgranulações (hipogranularidade e/ou distribuição heterogênea). Atentar para granulações grosseiras ou ausência delas, com distribuição apenas em um polo do citoplasma, dificultando a visualização da zona de Golgi.
- Formas pelgeroides – *Pelger-Huët* (hipossegmentação, hipogranulação). Esse achado reveste-se de importância pelo que sinaliza de displasia. Há três formas pelgeroides, a saber:
  - Neutrófilos segmentados hipogranulares, dando a impressão de parecer uma "hemácia rosada", causada pela ausência de granulação neutrofílica.
  - Hipossegmentação, embora com cromatina condensada de neutrófilo maduro, às vezes ficando em forma de *pince-nez* (óculos de uso na ponta de nariz).
  - O núcleo não consegue dar a forma segmentada do neutrófilo (não parece segmentado nem bastonete), mas fica em forma esférica (enrolado sobre si, parecendo "pelger-bolinha").
- *Donut cells* (células em rosca), quando as pontas dos neutrófilos se encontram e se fecham num círculo.
- Fragmentos nucleares, simulando corpos apoptóticos.
- Formas imaturas bizarras, atípicas, aberrantes, gigantes, passíveis de caracterização como granulócitos (pela granulação), mas que traz dificuldade para avaliar seu estágio maturativo.
- Com ou sem eosinofilia, mas com granulações grosseiras e displásicas tipo grânulos "baso-eosinofílicos"; observar eosinófilos trilobados.

As Figuras 6 e 7 apresentam achados no setor granulocítico.

Descrição das células blásticas granulocíticas

Esse passo é de fundamental importância, haja vista a classificação e estratificação diagnósticas dadas pela contagem de blastos em SMD. Atentar para:

- São consideradas células blásticas os mieloblastos propriamente ditos + promielócitos (precursores com granulações primárias).
- Considerar tamanho dos blastos de acordo com a "medida citológica em relação ao núcleo do pequeno linfócito"; ou seja:
  - o Célula pequena: até um núcleo do pequeno linfócito.
  - o Célula intermediária: até dois núcleos do pequeno linfócito.
  - o Célula grande: maior que dois núcleos do pequeno linfócito.
- Buscar os blastos em trilhas próximas a espículas, porque são áreas de maior densidade celular; ou seja, não avaliar só em áreas de possível componente dilucional, para não falsear as contagens e a estratificação diagnóstica.
- São quatro os tipos de mieloblastos: tipos I, II e III e mielomonocíticos (Figura 8), a saber:
  1. Blastos tipo I: são menores, alta relação núcleo-citoplasmática (RNC),

cromatina delicada, fina, não condensada, 1 a 3 nucléolos, citoplasma diáfano, basofilia discreta, sem grânulos, sem Golgi aparente, sem bastonete de Auer. Com frequência, apresenta núcleo excêntrico, bem polarizado, com citoplasma semelhante a um "gorrinho de duende", com aspecto triangular.

2. Blastos tipo II: maiores que o I, mas com RNC pouco menor, discreta granulação primária (azurófila), cromatina mais condensada, 1 a 3 nucléolos notórios, Golgi proeminente dado pelo contraste da granulação mais exuberante.
3. Blastos tipo III: são semelhantes aos do tipo II, mas com granulação azurófila muito mais abundante (≥ 20 grânulos) e grosseira, sem granulação secundária (metacromática) e sem zona de Golgi (esta característica os difere de promielócitos normais).
4. Blastos tipo mielomonocíticos: células grandes, alta RNC, pode ser mais granular ou menos granular, cromatina frouxa ou finamente reticulada, nucléolos mais proeminentes, enve-

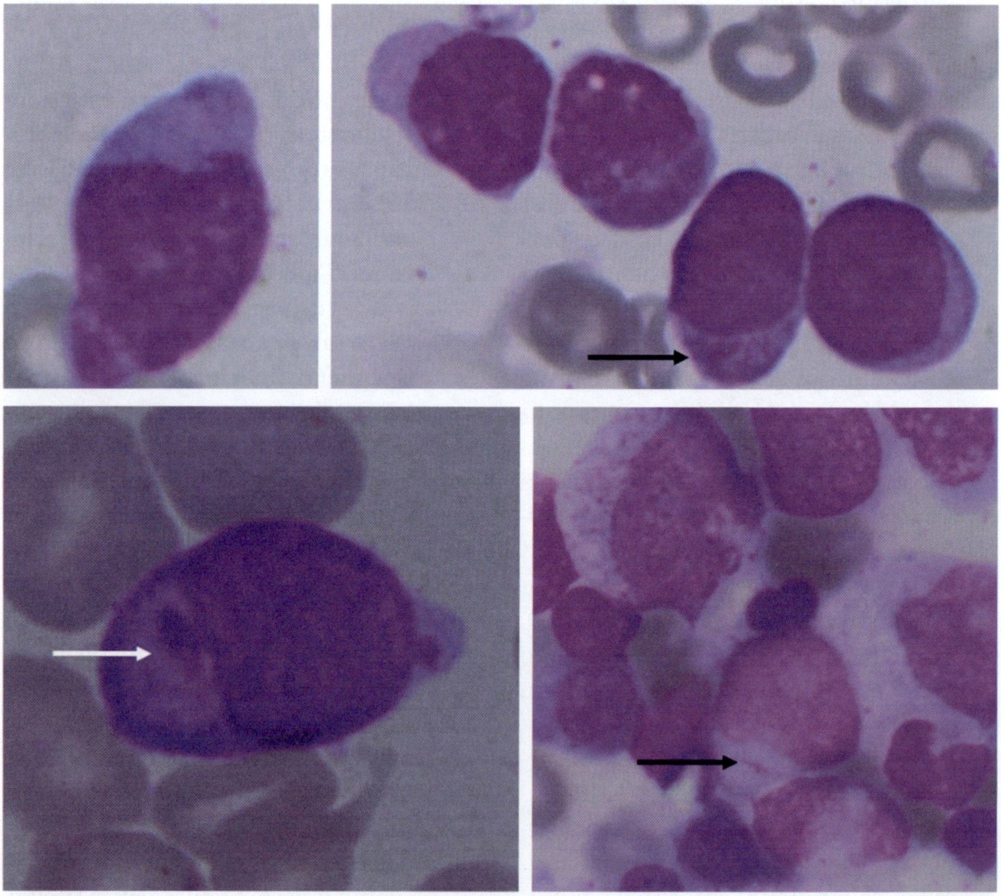

FIGURA 6 Disgranulocitopoese, formas imaturas (blásticas), alguns com bastonete de Auer (setas pretas) e corpo de Auer (seta branca).

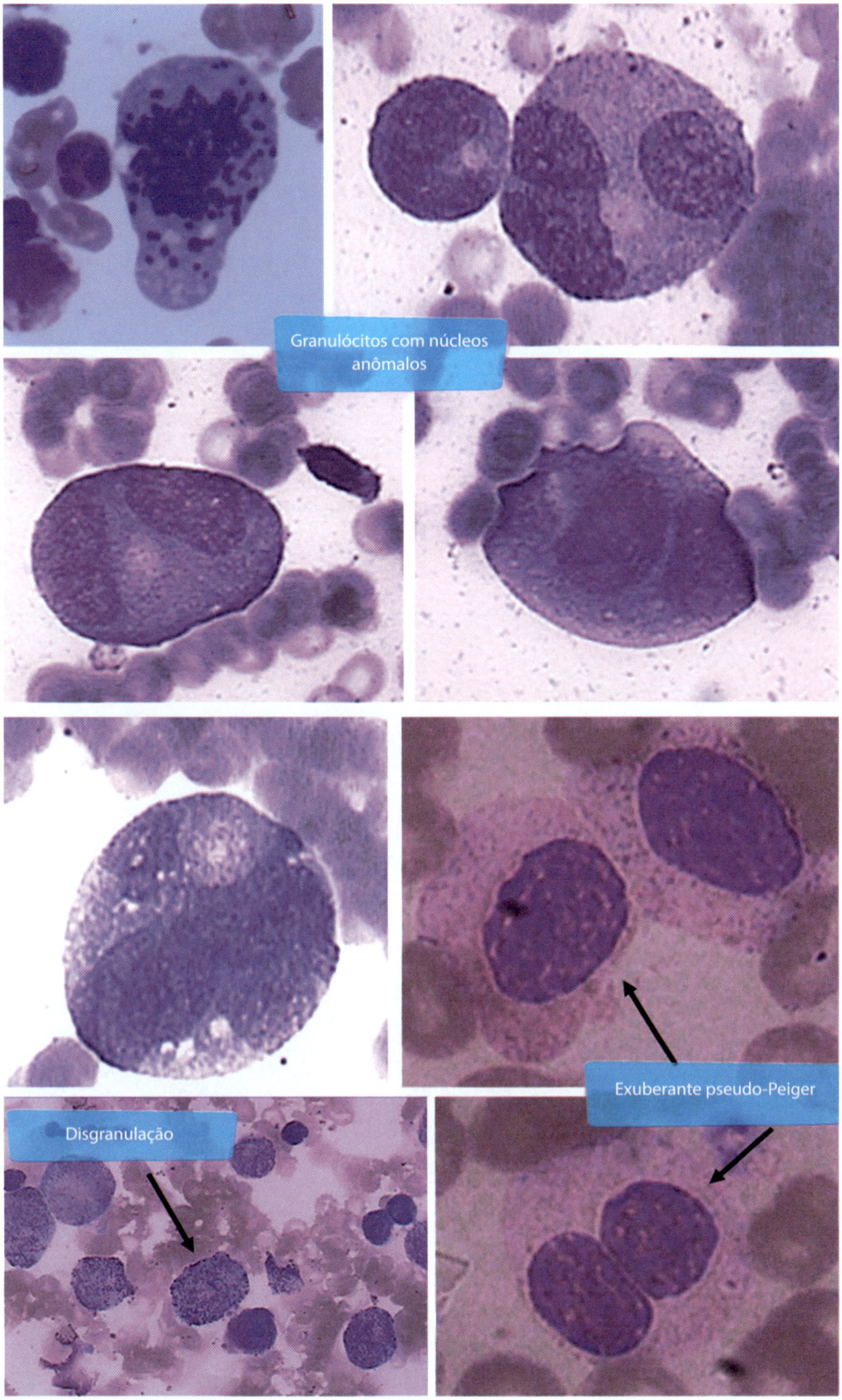

FIGURA 7 Disgranulocitopoese, mitoses anômalas e formas pelgueroides. Notar a hipersegmentação nuclear; disgranulações e anomalias nucleares. (*continua*)

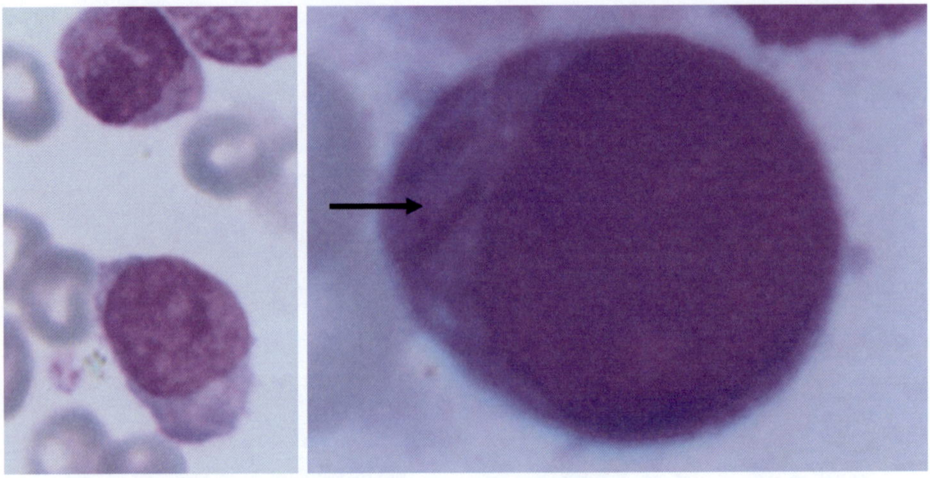

FIGURA 7 (*Continuação*) Disgranulocitopoese, mitoses anômalas e formas pelgueroides. Notar a hipersegmentação nuclear; disgranulações e anomalias nucleares.

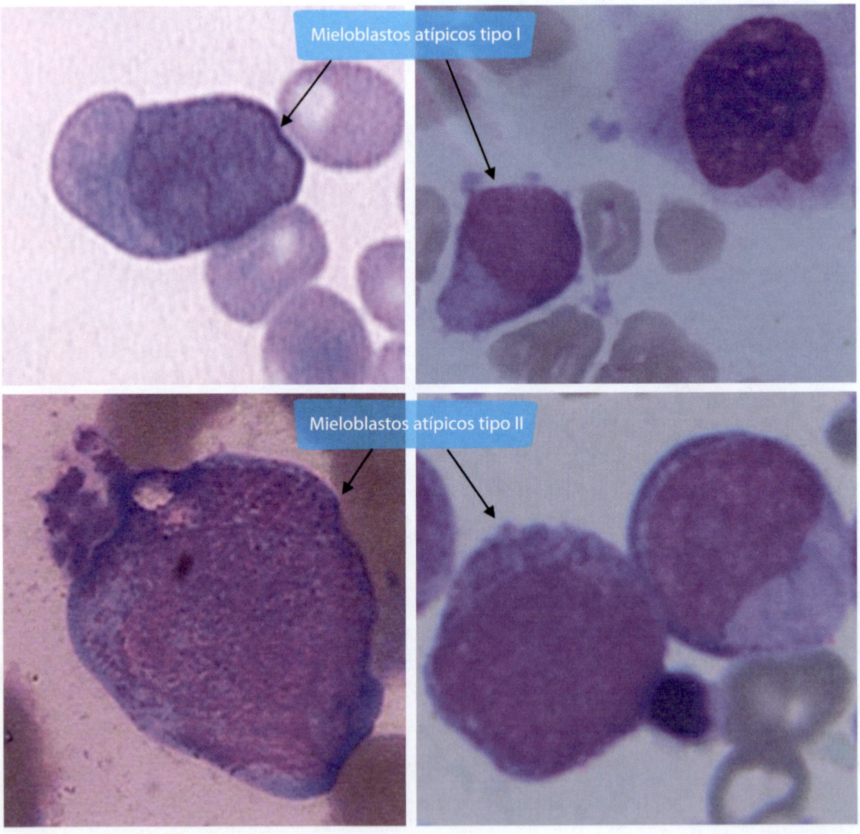

FIGURA 8 Disgranulocitopoese, formas imaturas (blásticas), conjunto de blastos tipos I, II e III; micromegacariócito (seta branca). (*continua*)

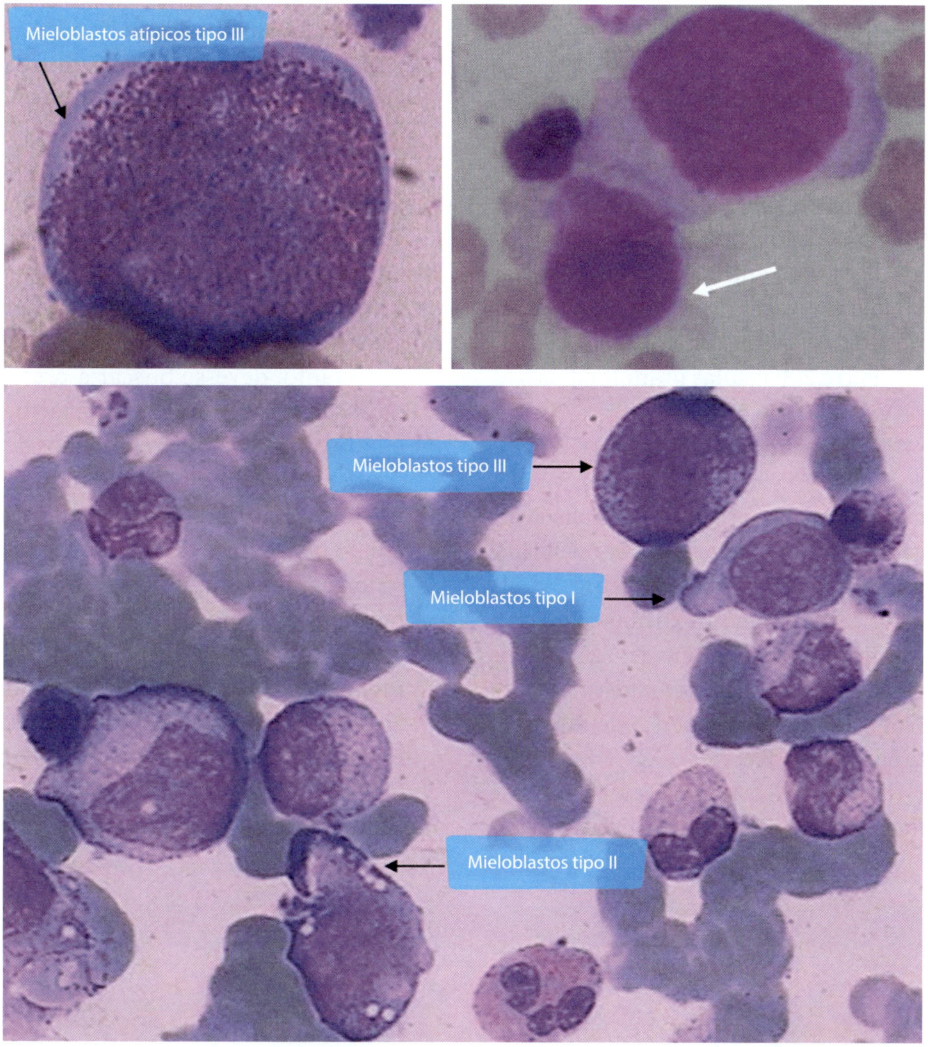

FIGURA 8 (*Continuação*) Disgranulocitopoese, formas imaturas (blásticas), conjunto de blastos tipos I, II e III; micromegacariócito (seta branca).

lope nuclear com indentações (*clefts* nucleares), o que lhes confere aparência monocitoide. Muitas vezes são blastos com citoplasma granulocítico e núcleo monocitoide.

- Podem ou não ter bastonete ou corpo de Auer.
- Mieloblastos tipos I, II ou III podem coexistir no mesmo paciente e na mesma amostra, ou ter mudança de padrão em amostras sucessivas para o mesmo paciente.
- Colorações citoquímicas auxiliares (Sudan-Black, mieloperoxidase – MPOx).

Contagem de blastos

Esse passo demanda observação criteriosa, uma vez que a estratificação e classificação diagnósticas e prognósticas podem depender dessa contagem.

Se eritroblastos < 50%, contar a porcentagem de blastos entre 500 células viáveis totais; se eritroblastos acima de 50%, contar a porcentagem de blastos entre 500 células totais e entre 200 células granulocíticas.

> "Avalio sempre a contagem na celularidade global, a partir de 500 células viáveis, mas esta contagem pode ser ampliada até que se assegure maior grau de fidelidade. Quando há predomínio eritroide (≥ 50% da celularidade da amostra), sempre faço uma contagem em um mínimo de ≥ 200 células viáveis *apenas do setor granulocítico*, para acompanhamento numérico de subpopulação blástica.
>
> Isto se deve à ocorrência relativamente frequente, em avaliações medulares sucessivas, da modificação da RGE, o que pode alterar a contagem de células blásticas na celularidade global, perdendo-se o parâmetro para comparação; mas com essa contagem apenas do setor granulocítico, consegue-se ter uma avaliação mais fidedigna da evolução blástica da própria sublinhagem em questão."

- Monócitos devem ser avaliados com o setor granulocítico, quantitativamente. Entretanto, deve-se buscar a presença de atipias para ≥ 10% da linhagem, segundo os critérios de três estágios de reconhecimento citológico: a) monócitos maduros (são raros em MO, pois têm tempo muito curto de trânsito medular); b) formas imaturas de promonócitos; c) monoblastos (Figuras 9 e 10).
- Assim, também as formas imaturas de monócitos devem ser computadas junto à contagem de granulócitos imaturos.
- Em geral, formas monocitoides são mais facilmente observadas em SP do que na MO, no mesmo momento evolutivo, pela

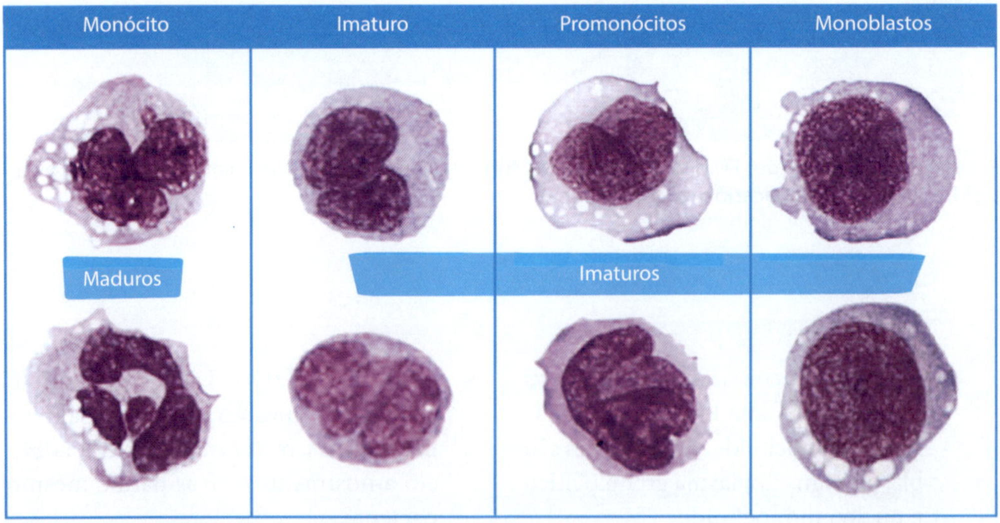

FIGURA 9 Morfologia de monócitos e seus precursores.
Fonte: adaptada de Goasguen et al., 2009.

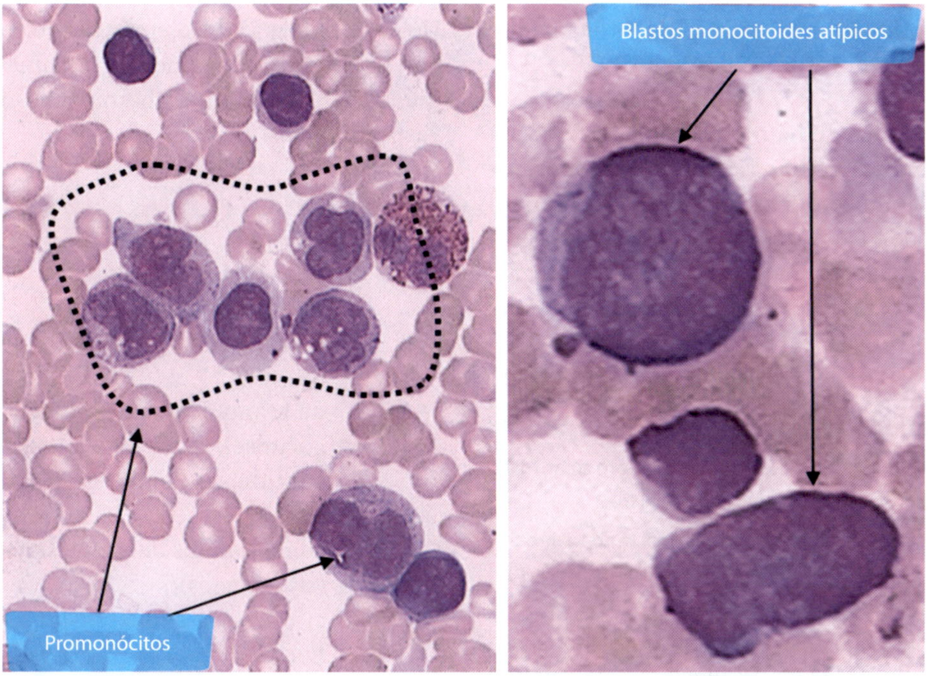

FIGURA 10 Disgranulocitopoese, com blastos monocitoides e promonócitos.

sua própria característica evolucionária e funcional, que é de migrar para SP e tecidos.

- Considerar formas "mistas", com citoplasma granular e núcleo monocitoide (antigamente chamadas de células paramieloides).
- Formas imaturas tipo promonócitos com frequentes vacuolizações (devem ser contados como blastos).
- Atipias pela ocorrência de formas grandes e aberrantes, com conteúdo nuclear volumoso e nucleoladas.

Setor megacariocítico e dismegacariocitopoese

No setor megacariocítico devemos considerar a presença de atipias para mais 10% da linhagem, quando é numericamente possível uma amostra representativa desse setor. Ocasionalmente, há intensa hipoplasia dessa sublinhagem e não são vistos megacariócitos em número de 10 ou mais. Mesmo assim, deve-se avaliar a ocorrência de displasia nas raras formas existentes, o que pode ser conferido à histologia, que, em geral, se presta muito a esse tipo de esclarecimento.

Existem quatro tipos de atipias, a saber:

1. Núcleos fragmentados (hipersegmentados), com lobos separados, que não têm nenhum "fio de ligação" entre eles; não devem ser confundidos com osteoclastos.
2. Formas bilobadas.
3. Monoformas grandes ou pequenas, tipo *dwarf* (formas intermediárias entre o tamanho normal *vs.* microformas).

4. Microformas (igual a 2 vezes o tamanho do neutrófilo = 20 a 30 μm).

Avaliar se há maturação sincronizada entre núcleo (que vai ganhando lobos por endomitose, portanto, sempre um número par de lobos) *vs.* citoplasma (que vai perdendo a basofilia e ganhando aspecto granuloso, indicativo de potencial e iminente plaquetogênese).

> **Notas:**
>
> A. Deve-se ter o cuidado de diferenciar microformas de megacarioblastos.
>
> B. O encontro de microformas (micromegacariócitos) é fortemente consistente com displasia/atipia.
>
> C. Ressalto que nem sempre a citopenia observada em SP tem a mesma correspondência de linhagem displásica à MO.

As Figuras 11 e 12 apresentam achados no setor megacariocítico.

Setor imunoestromal

As células e componentes biológicos que formam o estroma medular é resultado de um conjunto morfológica e funcionalmente diverso (células, matriz extracelular, proteoglicanos, citocinas etc.), devendo-se salientar que têm origem a partir das células-tronco mesenquimais (MHC – *mesenchymal stem-cells*) os seguintes componentes: célula folicular dendrítica (FDC), adipócitos, miócitos, osteócitos, condrócitos, fibroblastos, astrócitos, osteoblastos.

Somam-se a eles, mastócitos, plasmócitos, linfócitos, células reticulares adventícias (CRA), nervos e o conjunto de toda a vasculatura (procedentes das artérias periostal e nutrícia), cujo endotélio forma a barreira hemato-sanguínea (BHS), uma vez que a MO não tem membrana basal nem vasos linfáticos.

Avaliar:

- Histiócitos:
  - Isolados e/ou em blocos.
  - Em atividade fagocítica:
    - de eritroblastos (eritrofagocitose);
    - de granulócitos (granulocitofagocitose);
    - com debris celulares (tesaurócitos);
    - com grânulos de hemossiderina (siderófagos);
    - citoplasma azul (*sea-blue histiocyte*).
- Mastócitos: avaliar se são do padrão esférico (tipo “bolinha”) ou com projeção citoplasmática (tipo “cauda de escorpião”); se aparecem isolados ou junto a blocos de histiócitos; se são raros ou frequentes.
- Linfócitos: avaliar tamanho (pequeno, intermediário ou grande), contorno citoplasmático, intensidade de basofilia citoplasmática, contorno de envelope nuclear (redondo, oval, indentado, convoluto), padrão de cromatina (grosseira, fina, aberta, delicada), presença/ausência de nucléolos. Observar padrão de: linfócitos maduros, centrocitos, linfoplasmocitários (tipo *plymph*), quando há pleomorfismo. Contar porcentagem de linfócitos em relação à celularidade global.
- Plasmócitos: avaliar tamanho (pequeno, intermediário, grande), intensidade de basofilia citoplasmática, atividade secretora (vacúolos de imunoglobulina).

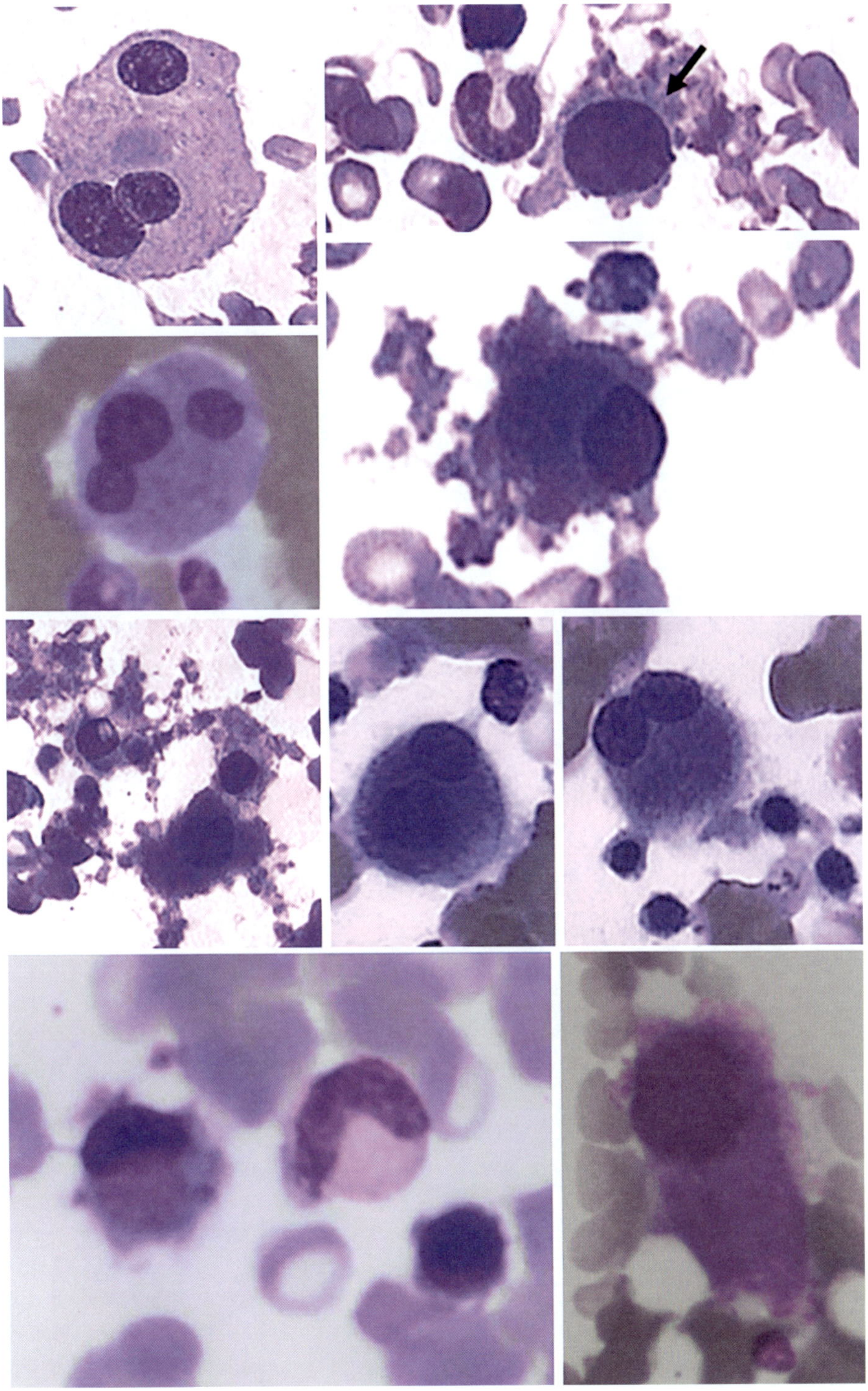

FIGURA 11 Dismegacariocitopoese: formas monolobadas, bilobadas, microformas e núcleos fragmentados, vários em plaquetogênese (grumos plaquetários).

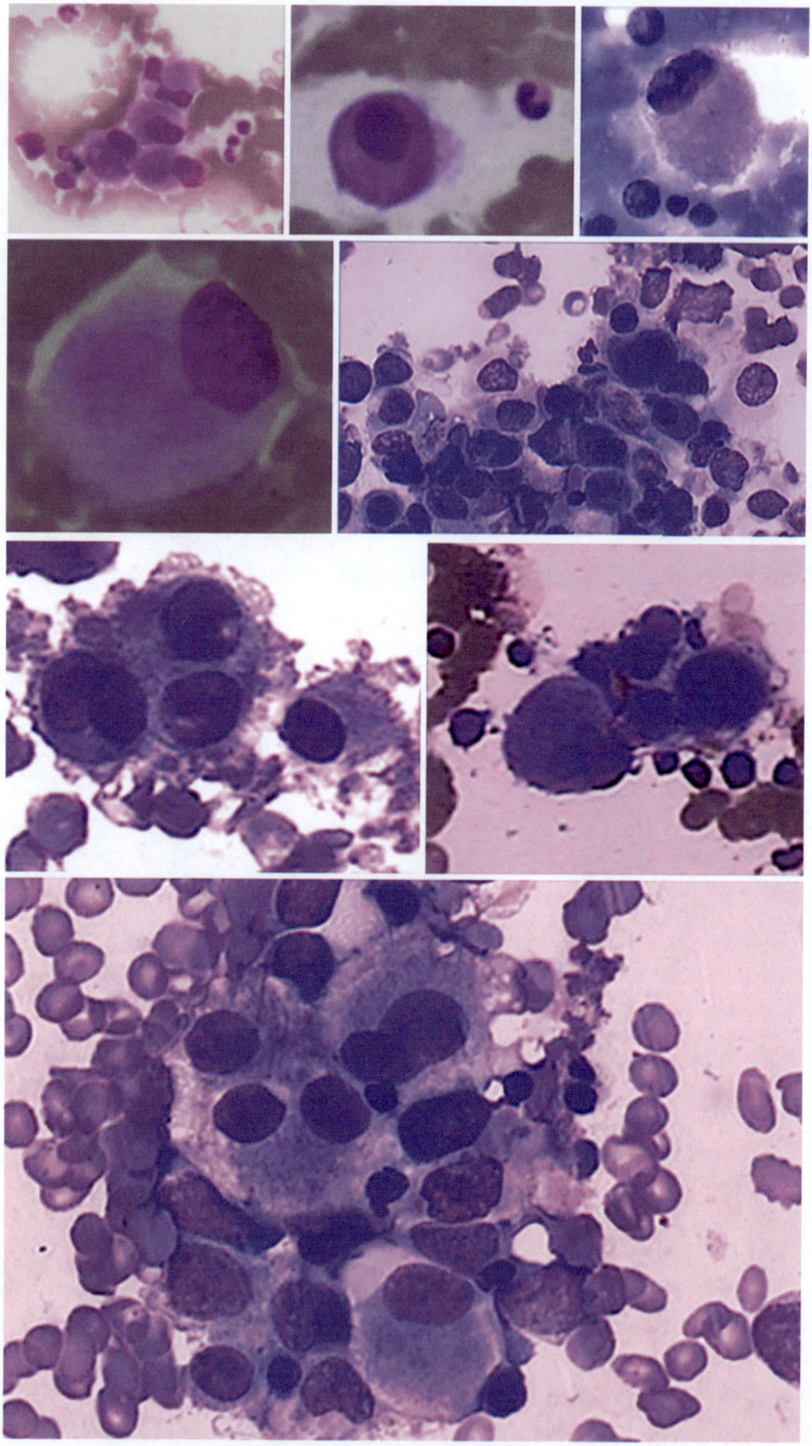

FIGURA 12 Dismegacariocitopoese: formas monolobadas, bilobadas, microformas e agrupamentos (*clusters*) das formas atípicas descritas.

Observar se se dispõem ao redor de histiócitos ou estão livres/agrupados. Contar porcentagem de plasmócitos em relação à celularidade global.

- Edema: observar se o espaço entre as células difere do "espaço branco" do local onde existiam adipócitos.
- Sombras celulares: quantificar, se: discretas, moderadas, numerosas.

> **Nota:**
> A avaliação criteriosa do setor imunoestromal (SIE) tem ganhado relevância pelos estudos que demonstram a importância da reação inflamatória como suporte à transformação clonal da célula-tronco hematopoética (HSC).

REDAÇÃO DE LAUDO FINAL

O laudo final deve deixar claro, para o clínico, os achados exclusivamente oriundos da observação citológica; ou seja, deve-se descrever o que foi realmente observado, sem se deixar contaminar por hipóteses diagnósticas ou outros dados laboratoriais. Essa atitude honesta é de fundamental importância, tanto para se confirmar, como para se negar a ocorrência de hemopatia primária. É importante considerar os seguintes critérios de estratificação diagnóstica:

- Negativo: "Os dados citológicos desfavorecem a hipótese diagnóstica de neoplasia mielodisplásica". O diagnóstico de SMD deve excluir: doenças autoimunes, deficiência de cobalamina e folato, uso de drogas e medicações, recente exposição a radioterapia/quimioterapia, HIV, doença hepática crônica/álcool.
- Sugestivo: "Os dados citológicos são sugestivos para a hipótese diagnóstica de SMD", devendo-se excluir as doenças que podem mimetizar esses achados citológicos (p. ex., lúpus eritematoso sistêmico [LES], uso de drogas imunossupressoras).
- Compatível: "Os dados citológicos são compatíveis com a hipótese diagnóstica de SMD", a ser confirmada por exames complementares e de caráter mais definidor.
- Consistente: "Os dados citológicos são consistentes com a hipótese diagnóstica de SMD", sem outro diagnóstico diferencial.

A Figura 13 apresenta um modelo de laudo de mielograma.

Neoplasia mielodisplásica: *checklist* para diagnóstico morfológico

A seguir, estão listados os achados morfológicos mais importantes para diagnóstico das SMD (Figura 14). Em negrito estão as anormalidades consideradas mais decisivas, para cada setor da hematopoese, segundo nossa experiência e em acordo com a literatura, em SP e MO (citologia e histologia).

> **Nota:**
> Considerar o critério de "não avaliável" quando a amostra não for representativa e, assim, não sustentar uma avaliação/contagem confiáveis.

Modelo de Laudo de mielograma – Dra. Lígia Niero – ligia.niero@unesp.br

Nome ______________________ RG: __________ idade: ______ data __/__/__

DiaG: ____

Material obtido por punção __________ e imprint de BMO ilíaca apresenta-se __________ para idade / local de avaliação. RGE = ________ : ________

SE: __________ plasia absoluta e __________ celularidade relativa. ________ nº de mitoses.

Maturação __________ Normoeritroblastose ______ Microeritroblastose ______ Megaloblastose

Hot spots __________ ilhotas eritroblásticas. Diseritropoese __________________

Eritrofagocitose __________ Esfregaço: ______________________________

SG: __________ plasia absoluta e __________ celularidade relativa. ________ nº de mitoses.

Maturação ______________________________ Disgranulocitopoiese __________

____

Granulocitofagocitose __________ Tempka-Braun __________ Formas blásticas: __________

Eosinófilos ________ (jovens e maduros). Basófilos ________. Polilobocitose __________

SMeg: ______________ plasia. Maturação ______________________________

______________________________ Plaquetogênese ______________________

SIEstr. ______________ infiltrado histoicitário, ______________________ em

__________ atividade ______________ fagocítica: ______________________

________ infiltrado plasmocitário ______________________________________

____

________ infriltrado linfocitário ______________________________________

____

____

Conclusões: ______________________________________

____

FIGURA 13 Modelo de laudo de mielograma.

Anormalidades em SP	Ausente	Discreta	Moderada	Importante	Não avaliável
Macrocitose ovalocítica					
Pontilhados basófilos					
Eritroblastos					
Anisocitose					
Poiquilocitose					
Anisocromia					
Hipogranulação					
Agranulação					
Hipossegmentação					
Cromatina fragmentada					
Donut cells (células em rosca)					
Mieloblastos					
Plaquetopenia					
Megaplaquetas					
Hipogranularidade plaquetária					

Anormalidades em MO	Ausente	Discreta	Moderada	Importante	Não avaliável
Megaloblastose (núcleo fatia de salame)					
Multinuclearidade eritroide					
Hiperplasia eritroide					
Hipoplasia eritroide					
Fragmentação nuclear					
Apoptose (formas agonizantes)					
Pontes internucleares					
Pontes intercitoplasmáticas					
Eritrofagocitose					
Assincronismo maturativo núcleo-citoplasma					
Localização paratrabecular					
Mieloblastos tipo I					
Mieloblastos tipo II					
Mieloblastos tipo III					
Assincronismo maturativo núcleo-citoplasma					
Hipogranulação					
Agranulação					

Anormalidades	Ausente	Discreta	Moderada	Importante	Não avaliável
Hipossegmentação *(formas pelgeroides)*					
Cromatina fragmentada					
Donut cell (células em rosca)					
Distribuição anômala dos grânulos					
Localização central de blastos ALIP					
Megacariócitos agrupados (*clusters*)					
Microformas					
Formas bilobadas					
Monoformas					
Núcleo fragmentado *(pulverizado)*					

FIGURA 14 Achados morfológicos mais importantes para diagnóstico das neoplasias mielodisplásicas.

RESUMO

- Qualidade do material: esfregaço fino, representativo e com coloração adequada, iniciando avaliação microscópica a partir do menor aumento, seguindo com aproximações sucessivas, objetivando observar a celularidade global, adipócitos, agrupamentos de megacariócitos e de histiócitos; estimar a relação granulócitos *vs.* eritroblastos (RGE).
- Aumento médio: repetir avaliação da celularidade global, adipócitos, agrupamentos de megacariócitos e de histiócitos, relação granulócitos *vs.* eritroblastos (RGE).
- Aumento maior: exame cuidadoso de contagem da RGE. Seguir o *checklist* sugerido para as diferentes sublinhagens: eritroide, granulocítica, megacariocítica e imunoestromal.
- Contagem das diferentes sublinhagens para estratificação e classificação citológica inicial.
- Redação de laudo descritivo detalhado e acurado, para correta interpretação pelo clínico (modelo apresentado, se for de interesse).

REFERÊNCIAS

1. Arber DA, Orazi A, Hasserjian RP, Borowitz MJ, Calvo KR, Kvasnicka RM, et al. International Consensus Classification of Myeloid Neoplasms and Acute Leukemias: integrating morphologic, clinical, and genomic data. Blood. 2022;140(11):1200-28.
2. Arber DA, Orazi A, Hasserjian R, Thiele J, Borowitz MJ, Beau MM, et al. The 2016 revision to the World Health Organization classification of myeloid neoplasms and acute leukemia. Blood. 2016;127(20):2391-405.
3. Bartl R, FrishB, Baumgart R. Morphologic classification of the myelodysplastic syndromes (MDS): combined utilization of bone marrowaspirates and trephine biopsies. Leuk Res.1992;16:15-33.
4. Cazzola M, Invernizzi R. Ring sideroblasts and sideroblastic anemias. Haematologica. 2011;96(6):789-92.
5. Eltoukhy HS, Sinha G, Moore CA, Gergues M, Rameshwar P. Secretome within the bone marrow microenvironment: a basis for mesenchymal stem cell treatment and role in cancer dormancy. Biochimie. 2018;155:92-103.
6. Fattizzo B, GiannottaJA,Barcellini W. Mesenchymal stem cells in aplastic anemia and myelodysplastic syndromes: the "seed and soil" crosstalk. Int J Mol Sci. 2020;21 (5438):1-18.
7. Goasguen JE, Bennett JM, Bain BJ, Vallespi T, Vallespi T, Brunning R, Mufti GJ, et al. Morphological evaluation of monocytes and their precursors. Haematologica. 2009;94(7):994-7.
8. Jurczyszyn A, Płatek P. Polish archives of internal medicine 2020;130(10).
9. Morrison SJ, Scadden DT. The bone marrow niche for haematopoietic stem cells. Nature. 2014;505:327-34.
10. Mortuza S, Chin-Yee B, James TE, Chin-Yee IH, Hedley BD, Ho JM, et al. Myelodysplastic neoplasms (MDS) with ring sideroblasts or SF3B1 mutations: the improved clinical utility of World Health Organization and International Consensus Classification 2022 definitions, a single-centre retrospective chart review. Curr Oncol. 2024.31:1762-73.
11. Mufti GJ, Bennett JM, Goasguen J, Bain BJ, Baumann I, Brunning R, et al. Diagnosis and classification of myelodysplastic syndrome: International Working Group on Morphology of myelodysplastic syndrome (IWGM-MDS) consensus proposals for the definition and enumeration of myeloblasts and ring sideroblasts. Haematologica. 2008;93:1712-17.
12. Niero-Melo L, Resende LSR, Gaiolla RD, Oliveira CT, Domingues MAC, Moraes Neto FA. Diretrizes para diagnóstico morfológico em síndromes mielodisplásicas.Guidelines for morphological diagnosis of myelodysplastic syndromes. Rev Bras Hematol Hemoter. 2006;28(3):167-74.
13. Rodriguez C, AlcedoP, Yellapragada SV, Mims MP, Rivero GA. Traceable red cell distribution width modifications are observed prior to mds diagnosis and primarily associated with cardiovascular organ dysfunction. Blood. 2016;128(22):553.
14. Sallman DA, List A. The central role of inflammatory signaling in the pathogenesis of myelodysplastic syndromes. Blood. 2019;133(10):1039-48.

18

Biópsia de medula óssea na SMD

Irene Lorand-Metze

OBJETIVOS DO CAPÍTULO

- Descrever o papel da biópsia de medula no diagnóstico das neoplasias mielodisplásicas (SMD) e compará-la com os dados da citologia.
- Mostrar o papel da imuno-histoquímica para evidenciar a morfologia e a distribuição das diversas linhagens medulares nas SMD.
- Discutir a importância da biópsia de medula no diagnóstico diferencial entre SMD, anemia aplástica, hemoglobinúria paroxística noturna (HPN) e neoplasias mieloproliferativas.

CONCEITOS GERAIS

As neoplasias mielodisplásicas (SMD) compreendem um grupo de processos mieloides de natureza clonal, que têm em comum a insuficiência medular (citopenias no sangue periférico) e medula óssea geralmente hipercelular. A hematopoese é ineficaz devido a alterações da proliferação, maturação e apoptose dos precursores hematopoéticos, causadas por alterações genéticas e epigenéticas.

O seu diagnóstico é baseado em dados do hemograma (uma ou mais citopenias periféricas), achado de atipias em uma ou mais linhagens mieloides no mielograma e cariótipo alterado, que é base da classificação da Organização Mundial da Saúde (OMS), até a sua versão mais recente. Estudos moleculares atuais já demonstraram que praticamente em todos os casos é possível encontrar alterações genéticas e/ou epigenéticas, cuja detecção é feita por técnicas caras, demoradas e que exigem grande *expertise* do examinador. Por isso, na prática diária se usa um conjunto de exames laboratoriais mais simples e fáceis de realizar (entre elas a histologia da medula óssea e a imunofenotipagem), mas nenhuma alteração encontrada é patognomônica. Na prática, o diagnóstico da maioria dos casos acaba sendo feito pelo conjunto dos dados clínicos e laboratoriais, entre os quais a biópsia de medula.

AVALIAÇÃO DA BIÓPSIA DE MEDULA ÓSSEA NA NEOPLASIA MIELODISPLÁSICA

O exame citológico é tão importante quanto o histológico, e ambos são complementares. No primeiro, podemos avaliar melhor a morfologia das três séries hematopoéticas e suas atipias, contar o número de blastos e verificar a quantidade e distribuição do ferro em macrófagos e sideroblastos. Na histologia, podemos avaliar melhor a celularidade, o número, a distribuição e a morfologia dos megacariócitos, a presença de fibrose e de nódulos linfoides ou focos de blastos de localização anormal (ALIP).

Schemenau et al. compararam a avaliação da celularidade na citologia e na histologia, usando como padrão-ouro a histologia. Baseados na análise de 1.270 casos, eles encontraram uma concordância entre as duas técnicas de apenas 36,5% quando a medula era hipocelular, mas a concordância foi bem maior quando a hematopoese era normo ou hipercelular (60%) (Figura 1).

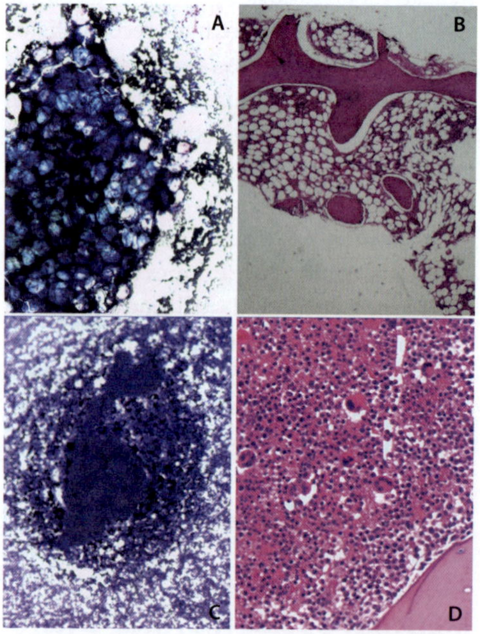

FIGURA 1 Preparações de citologia e histologia de medula do mesmo caso: A e B: medula hipocelular; C e D: medula hipercelular. A concordância entre as duas técnicas é maior na medula hipercelular.

Em seu artigo de revisão Horny et al. relacionam algumas características que levantam a suspeita de SMD na histologia de medula, porém nenhum desses aspectos é patognomônico de SMD:

- Tecido hematopoético com distribuição muito irregular.
- Ilhotas eritroides com aspecto irregular e/ou paratrabecular.
- Desvio à esquerda na série granulocítica e focos de blastos.
- Presença de micromegacariócitos, que podem estar agrupados.
- Aumento de fibras reticulínicas e/ou vasos.

Os megacariócitos, mais bem visualizados na histologia, podem estar aumentados em número, com localização anormal (paratrabecular), agrupados, atípicos, com diminuição do seu tamanho, menor poliploidia e até diploides (micromegacariócitos). Estes últimos, são mais bem evidenciados na imuno-histoquímica com CD31, CD42 ou CD61. As atipias dos megacariócitos são particularmente acentuadas na síndrome 5q- em que observamos trombocitose no sangue periférico.

CD71, glicoforina e E-caderina são usados para evidenciar os precursores eritroides. E-caderina é útil para definir a linhagem de células imaturas, pois é expressa em eritroblastos imaturos, mas não em mieloblastos, sendo que sua expressão diminui com a maturação celular. Os outros dois marcadores evidenciam a localização e a distribuição da eritropoiese.

O CD34 e o CD117 evidenciam os blastos mieloides e sua distribuição, inclusive a presença de grupos de localização anômala (Figura 2).

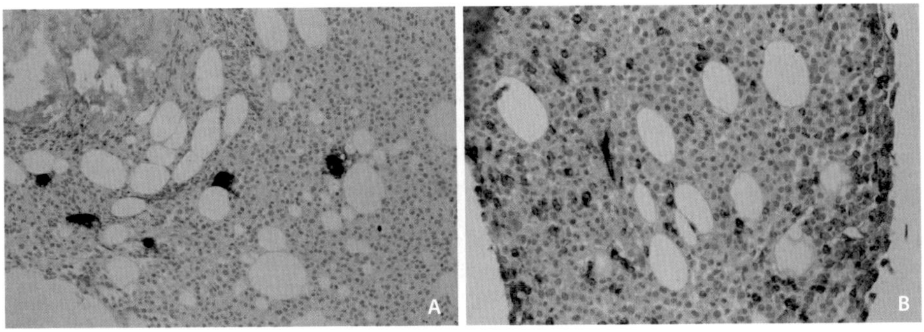

FIGURA 2 Imuno-histoquímica de um caso de SMD com medula hipercelular e excesso de blastos (13,9% de blastos no mielograma). A: imuno-histoquímica para CD61. Notar células grandes, de tamanhos e formas variadas (megacariócitos). B: CD34 – observa-se numerosas células marcadas isoladas e em pequenos grupos de localização não paratrabecular (células progenitoras), além de alguns pequenos vasos (canto direito inferior).

Finalmente, tem-se usado a imuno-histoquímica para avaliar a expressão de TP53, que correlaciona com presença de mutações. A hiperexpressão desse gene está associada a um aumento de blastos mieloides, alterações dos cromossomos 5 e 7, cariótipo complexo e IPSS-R de alto ou muito alto risco, além de aumento de fibras de reticulina na medula.

Na maioria dos casos, o tecido hematopoético é normo ou hipercelular, mas pode também estar hipocelular, mesmo tendo em conta que a medula óssea é menos celular nos pacientes mais idosos (normal: tecido hematopoético corresponde a 20 a 30% da área). Esses casos são denominados mielodisplasia hipocelular, uma entidade mais frequente em crianças que adultos. A classificação da OMS na sua versão 2022, finalmente reconhece a SMD hipocelular (SMD-h) e a SMD com fibrose (SMD-f) como entidades morfologicamente definidas, além de considerar a entidade "citopenia refratária da criança" (RCC) que cursa com medula hipocelular.

A SMD-h tem sua patogênese ligada à autoimunidade e tem relação com a hemoglobinúria paroxística noturna (HPN) e a anemia aplástica (AA). Responde bem à imunossupressão. Por isso, é essencial o diagnóstico diferencial das três entidades e, nesse sentido, a avaliação da histologia da medula óssea é muito útil. Vários grupos têm demonstrado que na AA encontramos um tecido hematopoético predominantemente adiposo e as poucas células encontradas são linfócitos, plasmócitos e alguns grupos de eritroblastos (Figura 3A). Na SMD-h encontramos uma celularidade com distribuição irregular e, além da eritropoiese, detecta-se granulopoese e alguns megacariócitos, em geral atípicos (Figura 3B). Usando esses critérios estritos de diagnóstico diferencial, apenas 3% dos casos de AA evoluem para um processo clonal. Medula óssea hipocelular também pode ser encontrada em SMD secundária a radio e/ou quimioterapia. Em um estudo brasileiro, medula óssea hipocelular foi encontrada em 24% dos casos de SMD, que geralmente tinham baixas porcentagens de blastos na citologia, mas outros estudos referem uma frequência de 10 a 20%.

Na criança é mais comum, principalmente nos casos sem aumento de blastos. A SMD-h tem características fisiopatológicas próprias, especialmente alterações peculiares da imunidade.

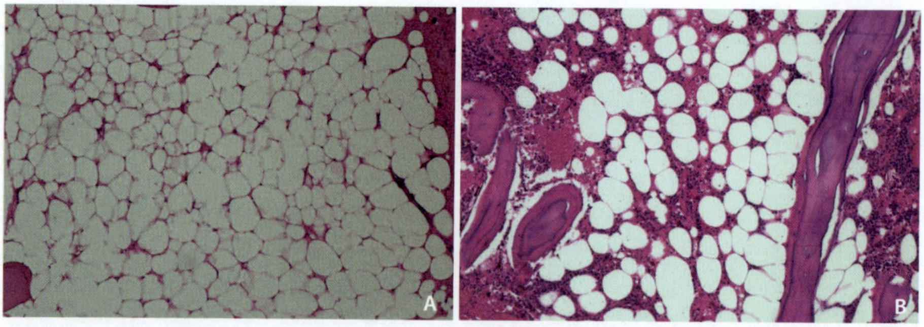

FIGURA 3 Aspectos histológicos que diferenciam anemia aplástica (AA) de neoplasia mielodisplásica. A: na AA, a medula óssea constituída predominantemente por adipócitos. B) na neoplasia mielodisplásica com hipocelular (SMD-h), vemos uma medula óssea extremamente hipocelular, mas com distribuição irregular da hematopoese, mas ainda se encontra precursores da granulopoese e megacariócitos.

O diagnóstico diferencial dessas entidades, às vezes, é muito difícil, pois há um segundo pico de incidência de AA em pacientes mais idosos, na mesma faixa etária em que ocorre a SMD. Mas alguns dados podem ser úteis, como a distribuição das séries mieloides, presença de alterações citogenéticas ou moleculares, presença de eritroblastos em anel, áreas de fibrose e grupos de células CD34+, todos falando a favor de SMD.

Na presença de um clone HPN, especialmente quando for de porcentagem maior, há suspeita de AA, pois esse clone pode aparecer em até 40%. Em casos específicos pode ser difícil determinar qual a doença predominante. Durrani e Maciejewski descreveram um escore diagnóstico para diferenciar AA e SMD-h, baseado em porcentagem de células CD34+, presença de fibrose, atipias de megacariócitos e sideroblastos em anel e achados citogenéticos e moleculares. Ambas as entidades respondem bem à imunossupressão, ao contrário das SMD com medula normo ou hipercelular.

As fibras de reticulina estão aumentadas em até 50% dos casos, mas fibrose colágena é bem menos frequente. Esse aumento está associado com a SMD com elevação de blastos e na SMD secundária. A SMD hiperfibrótica cursa com citopenias mais intensas, estando associada a uma sobrevida mais curta (média de 9,6 meses). Num estudo brasileiro com 150 casos, o aumento de fibras de reticulina na biópsia de medula esteva associada a uma maior porcentagem de blastos na citologia de medula e a uma menor sobrevida.

Em alguns casos, deve-se considerar o diagnóstico diferencial entre SMD-f com mielofibrose primária. Na SMD-f, porém, não ocorre hepatoesplenomegalia. Além disso, os megacariócitos são pequenos e podem ser hipolobados na SMD-f e na mielofibrose primária tendem a ser grandes, pleomórficos com núcleos hipercorados. Na SMD não se observa rearranjo das trabéculas ósseas. Num estudo mais recente, pode-se demonstrar várias similaridades genômicas entre SMD-f e mielofibrose primária, como a presença de mutações em *SRSF2* e *JAK2*. A primeira estava presente em cerca de 10% dos casos ao diagnóstico, tanto em casos com fibras de reticulina aumentadas ou normais. Mutação de *JAK2* estava presente em 13% dos casos com aumento de fibras. Alterações específicas nos megacariócitos, incluindo o aumento da expressão de CD42b (fator pró-deposição de plaquetas), foi observada em casos com a progressão associada ao aumento de fibras.

Ainda nos cortes histológicos, podemos evidenciar agregados linfoides de aspecto benigno: bem delimitados, sem centros germinativos, de localização intertrabecular, com predomínio de linfócitos T. Segundo diversos estudos, ocorrem em 2,5 a 25%, sendo que num estudo brasileiro analisando 206 casos, a frequência foi de 24,7%. Não há evidências quanto ao seu significado prognóstico.

RESUMO

- No exame citológico podemos avaliar melhor a morfologia das três séries hematopoéticas e suas atipias, contar o número de blastos e verificar a quantidade e distribuição do ferro em macrófagos e sideroblastos.
- Na histologia podemos avaliar melhor a celularidade, o número, a distribuição e a morfologia dos megacariócitos, a presença de fibrose e de nódulos linfóides ou focos de blastos de localização anormal (ALIP).
- O CD34 e o CD117 evidenciam os blastos mieloides e sua distribuição, inclusive a presença de grupos de localização anômala.
- Na maioria dos casos, o tecido hematopoético é normo ou hipercelular, mas pode também estar hipocelular, mesmo tendo em conta que a medula óssea é menos celular nos pacientes mais idosos.
- As fibras de reticulina estão aumentadas em até 50% dos casos, mas fibrose colágena é bem menos frequente. Esse aumento está associado com a SMD com aumento de blastos e na SMD secundária.

REFERÊNCIAS

1. Baumann I, Führer M, Behrendt S, Campr V, Csomor J, Furlan I, et al. Morphological differentiation of severe aplastic anaemia from hypocellular refractory cytopenia of childhood: reproducibility of histopathological diagnostic criteria. Histopathology. 2012;61(1):10-7.
2. Durrani J, Maciejewski JP. Idiopathic aplastic anemia vs hypocellular myelodysplastic syndrome. Hematology Am Soc Hematol Educ Program. 2019;2019(1):97-104.
3. Horny HP, Sotlar K, Valent P. Diagnostic value of histology and immunohistochemistry in myelodysplastic syndromes. Leuk Res. 2007;31(12):1609-16.
4. Hussein K, Stucki-Koch A, Kreipe H. Profile of fibrosis-related gene transcripts and megakaryocytic changes in the bone marrow of myelodysplastic syndromes with fibrosis. Ann Hematol. 2018;97(11):2099-106.
5. Karantanos T, DeZern AE. Biology and clinical management of hypoplastic MDS: MDS as a bone marrow failure syndrome. Best Pract Res Clin Haematol. 2021;34(2):101280.
6. Khoury JD, Solary E, Abla O, Akkari Y, Alaggio R, Apperley JF, et al. The 5th edition of the World Health Organization Classification of Haematolymphoid Tumours: myeloid and histiocytic/dendritic neoplasms. Leukemia. 2022;36(7):1703-19.
7. Loghavi S, Al-Ibraheemi A, Zuo Z, Garcia-Manero G, Yabe M, Wang SA, et al. TP53 overexpression is an independent adverse prognostic factor in de novo myelodysplastic syndromes with fibrosis. Br J Haematol. 2015;171(1):91-9.
8. Lorand-Metze I, Meira DG, Lima CS, Vassallo J, Metze K. The differential diagnosis between aplastic anemia and hypocellular myelodysplasia in patients with pancytopenia. Haematologica. 1999;84(6):564-5.
9. Lorand-Metze I, Pinheiro MP, Ribeiro E, de Paula EV, Metze K. Factors influencing survival in myelodysplastic syndromes in a Brazilian population: comparison of FAB and WHO classifications. Leuk Res. 2004;28(6):587-94.
10. Maccio U, Rets AV. Lymphoid aggregates in bone marrow: a diagnostic pitfall. J Clin Pathol. 2022;75(12):807-14.
11. Magalhães SM, Filho FD, Vassallo J, Pinheiro MP, Metze K, Lorand-Metze I. Bone marrow lymphoid aggregates in myelodysplastic syndromes: incidence, immunomorphological characteristics and correlation with clinical features and survival. Leuk Res. 2002;26(6):525-30; discussion 531.

12. Schemenau J, Baldus S, Anlauf M, Reinecke P, Braunstein S, Blum S, et al. Cellularity, characteristics of hematopoietic parameters and prognosis in myelodysplastic syndromes. Eur J Haematol. 2015;95(3):181-9.

13. Torlakovic EE, Brynes RK, Hyjek E, Lee SH, Kreipe H, Kremer M, et al. ICSH guidelines for the standardization of bone marrow immunohistochemistry. Int J Lab Hematol. 2015;37(4):431-49.

19

Citogenética clássica na SMD

Mayara Magna de Lima Melo
Letícia Rodrigues Sampaio
Daniela de Paula Borges
Ronald Feitosa Pinheiro

OBJETIVOS DO CAPÍTULO

- Definir os conceitos de citogenética clássica ou convencional.
- Demonstrar a importância da análise citogenética na neoplasia mielodisplásica (SMD).
- Apresentar as principais alterações citogenéticas encontradas na SMD.
- Compreender o impacto das principais alterações citogenéticas no contexto clínico e prognóstico da SMD.

CONCEITOS GERAIS

A citogenética é o estudo dos cromossomos em todos os seus aspectos: morfologia, estrutura, papel na evolução e no desenvolvimento de doenças. Os cromossomos são constituídos por uma molécula de DNA "enrolada" diversas vezes em proteínas (histonas), que possibilitam um suporte da sua estrutura, ou seja, o cromossomo é o DNA em sua forma mais compactada.

Os cromossomos são estruturas que carregam toda a informação genética de um indivíduo e podem ser visualizadas ao microscópio durante a divisão celular. Em humanos, o cariótipo (conjunto dos cromossomos) é constituído por 46 cromossomos, 22 pares de cromossomos autossômicos numerados e 1 par de cromossomos sexuais (XX e XY), dispostos em 23 pares, de forma que um é herdado do pai e o outro da mãe (descritas como 46,XX[20] ou 46,XY[20]), ver exemplos de cariótipo normal na Figura 1.

Em relação ao tipo de técnica utilizada, a citogenética se divide em clássica (ou convencional) e molecular. A técnica de citogenética convencional mais comumente utilizada é o bandeamento G, que requer a cultura e obtenção de células em metáfase (fase em que os cromossomos atingem o maior grau de condensação, permitindo sua visualização). Os cromossomos são pré-tratados com a enzima tripsina e corados com Giemsa, que dão o nome à técnica, facilitando a visualização das bandas por contraste de cores. Assim, o cariótipo fornece uma avaliação global do genoma de um indivíduo a partir de uma única imagem.

No estudo citogenético clássico, é possível identificar alterações genéticas em grande escala, sendo viável a visualização em microscópio. As alterações citogenéti-

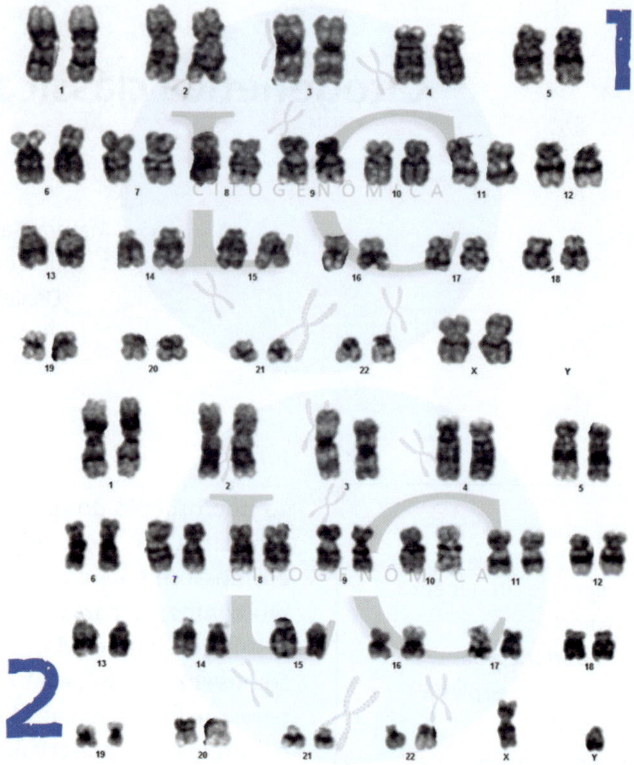

FIGURA 1 1: cariótipo normal de indivíduo do sexo feminino (46,XX); 2: cariótipo normal de indivíduo do sexo masculino (46,XY). O cariótipo normal é detectado em torno de 40 a 60% dos casos de neoplasia mielodisplásica. É considerado um achado de prognóstico favorável de acordo com o IPSS-R e o IPSS-M.

cas podem ser divididas em numéricas ou estruturais. Na primeira, há perda ou ganho de um ou mais cromossomos inteiros, sendo a perda de um dos cromossomos do par chamada de monossomia (identificada pelo sinal de negativo –) e o ganho de um cromossomo é chamado de trissomia (identificada pelo sinal de positivo +). Qualquer resultado de análise que identifique um número de cromossomos diferente de 46 é denominado de aneuploidia. As alterações estruturais incluem qualquer alteração que gere modificações na estrutura de 1 ou mais cromossomos, podendo ser perda de material (p. ex., deleções – del), ganho de material (p. ex., duplicações – dup), mudança de conformação no mesmo cromossomo (p. ex., inversões – inv) ou troca de material entre cromossomos (p. ex., translocações – t). Para caracterização do clone em neoplasias hematológicas, ou seja, confirmar que o cariótipo do indivíduo analisado realmente possui a alteração, são necessárias, pelo menos, duas metáfases com a mesma alteração, sendo ganho de um cromossomo ou alteração estrutural; em caso de perda de um cromossomo (monossomia), esse achado deve se repetir em pelo menos três metáfases. No caso de laudo prévio demonstrando alteração cromossômica, uma metáfase confirmando o achado prévio já é o suficiente para definir o clone. O laudo citogenético padrão para avaliação de neoplasias hematológicas consiste em analisar, pelo menos, 20 células em metáfase sempre que possível.

A citogenética convencional é uma técnica majoritariamente manual, trabalhosa e que tem como principal limitação a necessidade do sucesso da cultura celular para obtenção de células em metáfases. Em relação às neoplasias hematológicas, a cultura celular é realizada a partir do aspirado da medula óssea ou, em casos com alta porcentagem de blastos, como ocorre nas leucemias mieloides, amostra de sangue periférico pode ser utilizada (p. ex., leucometria acima de 20 mil leucócitos/mm^3 com 20% de blastos). Após realizada coleta de medula, o material deve ser, de preferência, imediatamente processado (evitando baixo índice mitótico por morte celular e baixa qualidade de metáfases). Qualquer interferência em todo o processamento pré-analítico pode culminar na ausência de metáfases, isto é, em um laudo não informativo. A qualidade de bandeamento (nível de resolução de bandas) e expertise do analista citogenético (sobretudo diante da possível complexidade das alterações) são outras limitações dessa técnica. É muito importante enfatizar que um profissional treinado para analisar citogenética de doenças constitucionais pode apresentar sérias dificuldades durante a análise de casos de neoplasia mielodisplásica (SMD) e de outras neoplasias da medula óssea por causa de diferentes números de bandas, qualidade das bandas e ausência de treinamento sobre alterações específicas das neoplasias mieloides.

A pesquisa de alterações cromossômicas pela citogenética convencional pode evidenciar a presença de hematopoese clonal, o que faz dessa técnica 1 dos 3 pilares que sustentam o diagnóstico de SMD unido à presença de citopenia persistente e displasia morfológica significativa, a partir do mielograma. Anormalidades citogenéticas recorrentes estão presentes em 40 a 60% dos casos primários e em cerca de 80 a 90% dos casos secundários à radio/quimioterapia. Dessa forma, o cariótipo deve ser realizado em todos os casos de SMD ao diagnóstico e tem um papel-chave não só no diagnóstico e na classificação da doença, como também na determinação dos grupos de risco prognóstico e na decisão e monitoramento terapêutico.

TIPOS DE ALTERAÇÕES CITOGENÉTICAS NA NEOPLASIA MIELODISPLÁSICA

Identificar as alterações citogenéticas e as implicações clínicas de cada cariótipo individual desempenha um papel crucial no curso e no manejo da SMD.

As alterações mais comuns em SMD encontradas usando o exame de cariótipo convencional (banda G) são resultado de perda ou ganho de partes do cromossomo, caracterizando alterações cromossômicas não balanceadas, como deleção do braço longo do cromossomo 5 – del(5q) ou 5q-, monossomia ou deleção no cromossomo 7 – del(7q) ou 7q-, trissomia do cromossomo 8 (+8), nulissomia do cromossomo Y (-Y), monossomia ou deleção no cromossomo 13 (-13/13q-), deleção no braço curto do cromossomo 17 – del(17p) ou 17p-, isocromossomo 17 – i(17q), deleção no cromossomo 11 – del(11q) ou 11q-, deleção no cromossomo 12 – del(12p) ou 12p-, deleção no cromossomo 20 – del(20q) ou 20q-, entre outras menos comuns. Translocações cromossômicas balanceadas são menos frequentes em pacientes com SMD.

Em contraste com outras malignidades mieloides nas quais o diagnóstico é definido por um único evento citogenético (como a leucemia mieloide crônica [LMC]), existe um vasto espectro de alterações que definem citogeneticamente a SMD, tornando o diagnóstico mais desafiador. Adicionalmente, muitas delas ocorrem como parte de anormalidades complexas, designadas como cariótipo complexo, envolvendo múltiplas (≥ 3) alterações cromossômicas no mesmo clone. Essas alterações estão especialmente presentes em casos de alto risco e em pacientes com SMD relacionada à terapia (t-SMD).

A edição mais recente da classificação da OMS dos tumores hematológicos, publicada em 2022, dividiu a SMD em dois grupos distintos: SMD definida por alterações genéticas e SMD definida morfologicamente. Neste capítulo discutiremos o primeiro grupo. A SMD definida por alterações genéticas foi dividida em três grupos: 1) SMD com baixo percentual de blastos e deleção 5q isolada (SMD-5q) que apresenta deleção 5q isolada ou dupla com uma outra anormalidade que não envolva o cromossomo 7; 2) SMD com baixo percentual de blastos e mutação *SF3B1* com ausência de deleção 5q, monossomia 7 ou cariótipo complexo; e 3) SMD com inativação bialélica de *TP53*, geralmente apresentando cariótipo complexo (*ver Capítulo 25*).

IMPACTO CLÍNICO DAS ALTERAÇÕES CROMOSSÔMICAS NA NEOPLASIA MIELODISPLÁSICA

Por conter um vasto espectro de alterações cromossômicas, nem todas as anormalidades citogenéticas encontradas nos pacientes com SMD possuem um significado clínico bem definido. Algumas alterações, entretanto, quando detectadas nos pacientes podem auxiliar no manejo clínico e no tratamento da SMD. É sobre essas alterações com significado clínico relevante que vamos nos deter agora.

del(5q)

A deleção no braço longo do cromossomo 5 (Figura 2) é a anormalidade mais comum na doença, observada em cerca de 15% dos pacientes com SMD *de novo*. A del(5q) isolada ou com uma anormalidade citogenética adicional (exceto monossomia do 7 ou 7q-) é considerada um subgrupo hematológico e patológico único, sendo reconhecida como um grupo distinto na classificação pela OMS (SMD-5q). Na maioria dos casos, o prognóstico dos pacientes com essa alteração é favorável e há um baixo risco para transformação em LMA.

Clinicamente, os pacientes com del(5q) apresentam megacariócitos com núcleos não lobulados ou hipolobulados, anemia macrocítica refratária, hipoplasia eritroide e contagem de plaquetas normal ou aumentada. A deleção pode ocorrer em diversas regiões do braço longo do cromossomo 5, destacando-se as regiões 5q31 até 5q33. Diversos estudos já foram realizados para compreender como a haploinsuficiência dos genes localizados nas regiões afetadas pode influenciar na patogênese da del(5q). Nesse contexto, a proteína ribossômica S14 (*RPS14*), o receptor do fator de crescimento epidérmico (*EGR1*), a nucleofosmina (*NPM1*), a adenomatose polipose coli/regulador da via de sinalização WNT (*APC*), a alfa-catenina (*CTNNA1*) e os microRNA (miRNA), como miR-145 e miR-146a são os que apresentam haploinsuficiência mais relevante para a patogênese da del(5q).

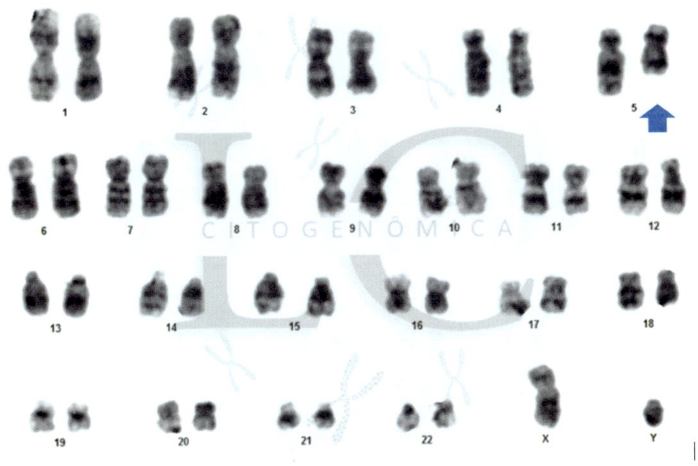

FIGURA 2 Cariótipo do sexo masculino apresentando deleção no braço longo do cromossomo 5 – 46,XY,del(5q).

Em relação ao tratamento desses pacientes, o Revlimid® (lenalidomida) é um medicamento imunomodulador com grande eficácia no tratamento dos indivíduos com del(5q), reduzindo consideravelmente a dependência transfusional e acarretando remissão citogenética do clone com o cromossomo 5 deletado (*ver Capítulo 30*). O mecanismo de ação da lenalidomida envolve a inibição de genes reguladores do ciclo celular (*CDC25C* e *PP2A*) e ubiquitinação do gene *CSNK1A1*, cuja haploinsuficiência é tolerada nas células com del(5q), mas a perda total de expressão não, resultando na apoptose das células com o clone. Apesar da alta taxa de resposta, pacientes com del(5q) que apresentam cariótipo complexo e/ou mutações no gene *TP53* apresentam resistência à lenalidomida, podendo levar à progressão da doença e recidiva.

–7/del(7q)

As alterações envolvendo o cromossomo 7 (Figura 3) estão entre as mais comuns na SMD, encontradas em cerca de 10% dos casos de SMD primária e em 50% nas t-SMD. Com relação ao prognóstico, de acordo com o IPSS revisado (IPSS-R) e IPSS molecular (IPSS-M), a monossomia do 7 é classificada como desfavorável e a del(7q) como intermediário, quando associada a outras anormalidades cromossômicas, del(7q) ou monossomia 7 apresentam prognóstico desfavorável.

As regiões comumente deletadas em 7q – estão localizadas nas posições 7q22, 7q32-33 e 7q35-36. O gene *CUX1* é frequentemente atingido durante a del(7q) ou monossomia do 7, como a principal função desse gene está relacionada na atuação como supressor tumoral nas células progenitoras mieloides, logo, a sua haploinsuficiência associa-se com a patogênese dos pacientes com alterações no cromossomo 7. Outro gene que merece destaque é o *EZH2*, um remodelador da cromatina localizado em 7q36 e que sofre mutação em aproximadamente 6% dos casos de SMD, correlacionando-se com prognóstico desfavorável.

De modo geral, o pior prognóstico apresentado pelos pacientes com alterações no

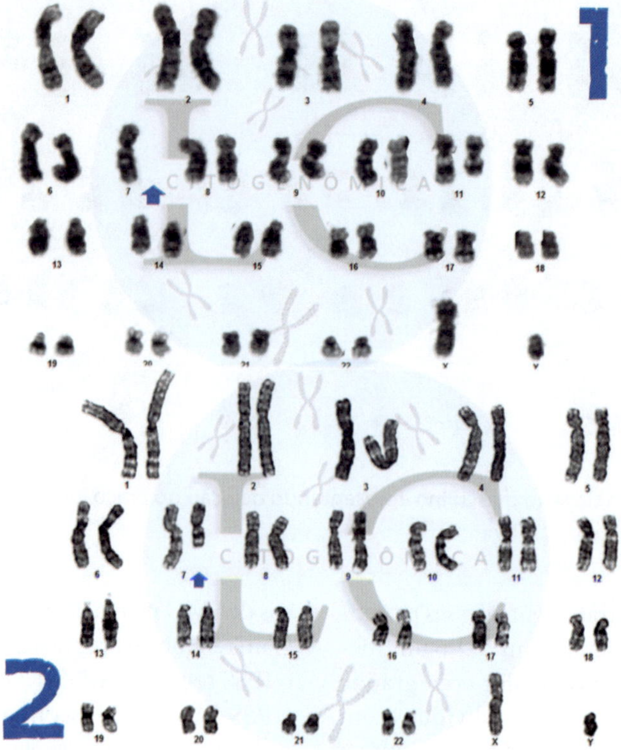

FIGURA 3 1: cariótipo do sexo masculino apresentando monossomia de cromossomo 7. 2: cariótipo do sexo masculino apresentando deleção no braço longo do cromossomo 7.

cromossomo 7 associa-se com menor sobrevida global na SMD e maiores chances de transformação em

LMA. Desse modo, é comum observar esse tipo de alteração citogenética em pacientes com subtipos mais avançados da SMD. Além disso, não existe um medicamento específico para pacientes com alterações no cromossomo 7, sendo utilizados tratamentos para pacientes de alto risco, como agentes hipometilantes (ver Unidade VI – Tratamento: alto risco).

+8/-Y/del(20q)

Entre as alterações mais comumente encontradas na SMD estão a del(20q), +8 e – Y (nulissomia do cromossomo Y). Na ausência das características morfológicas da SMD, a detecção dessas anormalidades, identificados isoladamente, não definem o diagnóstico dessa doença, visto que essas alterações estão presentes em condições não neoplásicas.

De modo particular, a perda do cromossomo Y (nulissomia do Y) também é atribuída ao processo natural de envelhecimento, fenômeno de senescência. Como a SMD é uma doença que atinge principalmente idosos, a associação entre – Y e SMD não é totalmente compreendida. Em relação ao risco citogenético, a perda do cromossomo Y enquadra-se na categoria de prognóstico muito favorável.

A alteração de trissomia do cromossomo 8 tem sido associada a casos de SMD com manifestações imunes e alguns estudos sugerem maior resposta desses pacientes à terapia imunossupressora. Essa alteração é definida como de prognóstico intermediário e, não raramente durante estudos de análise cromossômica prospectivos em SMD, podem desaparecer em análises subsequentes.

RESUMO

- Na SMD, a análise do cariótipo auxilia no diagnóstico, prognóstico e tratamento.
- A del(5q) é a principal alteração citogenética apresentada pelos pacientes com SMD. Sua ocorrência geralmente está associada ao prognóstico favorável e baixo risco de transformação em LMA.
- A del(5q) é considerada um subgrupo genético e clínico único, sendo uma categoria na classificação da SMD. Os pacientes com esse tipo de alteração possuem alta taxa de resposta ao medicamento lenalidomida, sendo um dos principais tratamentos utilizados.
- Alterações no cromossomo 7, deleção no braço longo ou monossomia – del(7q) e – 7, respectivamente, também são frequentemente relatadas entre os pacientes com SMD. A presença dessas alterações está associada a um prognóstico desfavorável com maior risco de transformação em LMA.
- A trissomia do 8 é definida como de prognóstico intermediário e associada a manifestações imunes na SMD.

REFERÊNCIAS

1. Arsham MS, Barch MJ, Lawce HJ. The AGT cytogenetics laboratory manual. 4 ed. New Jersey: Wiley-Blackwell; 2017.
2. Costa MB, Borges DP, Melo MML, Magalhães SMM, Pinheiro RF. It is not just the number of metaphases that matters. Leuk Res. 2018;68:70-1.
3. Douet-Guilbert N, Soubise B, Bernard DG, Troadec MB. Cytogenetic and genetic abnormalities with diagnostic value in myelodysplastic syndromes (MDS): focus on the pre-messenger rna splicing process. Diagnostics (Basel). 2022;12(7):1658.
4. Gadji M, Pozzo AR. From cellular morphology to molecular and epigenetic anomalies of myelodysplastic syndromes. Genes Chromosomes Cancer. 2019;58(7):474-83.
5. Gersen SL, Keagle MB. The principles of clinical cytogenetics. 3 ed. New York: Springer; 2013.
6. Hasserjian RP. Myelodysplastic syndrome updated. Pathobiology. 2019;86(1):7-13.
7. McGowan-Jordan J, Simons A, Schmid M. ISCN 2016: an international system for human cytogenomic nomenclature (2016) reprint of: Cytogenetic and Genome Research 2016. New York: Karger; 2016.
8. Khoury JD, Solary E, Abla O, Akkari Y, Alaggio R, Apperley JF, et al. The 5th edition of the World Health Organization classification of haematolymphoid tumours: myeloid and histiocytic/dendritic neoplasms. Leukemia. 2022;36(7):1703-19.
9. Mohamed S, Latagliata R, Limongi MZ, Nigro S, Sangiorgi E, Nanni M, et al. Balanced and unbalanced chromosomal translocations in myelodysplastic syndromes: clinical and prognostic significance. Leuk Lymphoma. 2020;61(14):3476-83.
10. Ogawa S. Genetics of MDS. Blood. 2019;133(10):1049-59.
11. Shorokhova M, Nikolsky N, Grinchuk T. Chromothripsis--explosion in genetic science. Cells. 2021;10(5):1102.
12. Weinberg OK, Hasserjian RP. The current approach to the diagnosis of myelodysplastic syndromes. Semin Hematol. 2019;56(1):15-21.
13. Zahid MF, Malik UA, Sohail M, Hassan IN, Ali S, Shaukat MHS. Cytogenetic abnormalities in myelodysplastic syndromes: an overview. Int J Hematol Oncol Stem Cell Res. 2017;11(3):231-9.

20

Citogenética molecular (FISH) na SMD

Aline dos Santos Borgo Perazzio
Maria de Lourdes Chauffaille

OBJETIVOS DO CAPÍTULO

- Introduzir o conceito de FISH.
- Explicar a metodologia utilizada, bem como análise, nomenclatura e indicações clínicas.
- Comparar FISH e cariótipo.
- Considerar FISH na neoplasia mielodisplásica (SMD).

CONCEITOS GERAIS

A neoplasia mielodisplásica (SMD) é um conjunto de doenças originadas nas células precursoras hematopoéticas (CPH) com alteração na proliferação e prejuízo de maturação celular. Caracteriza-se por citopenia periférica em virtude da hematopoese ineficaz, displasia de uma ou mais linhagens celulares e risco aumentado de transformação em leucemia aguda. A variada manifestação clínica decorre de diversas mutações que acometem as CPH e são detectadas como aberrações cromossômicas, rearranjos gênicos, haploinsuficiência gênica e alterações epigenéticas.

A primeira detecção de alteração cromossômica em doença neoplásica maligna ocorreu em 1960, com a descrição do cromossomo Philadelphia (Ph), observado no sangue periférico de pacientes portadores de leucemia mieloide crônica (LMC).[1]

Na década de 1990, conseguiu-se obter maior resolução nas análises cromossômicas, graças ao uso da hibridação *in situ* por fluorescência (FISH, seu acrônimo na língua inglesa). A FISH foi uma das primeiras técnicas de estudo de ácidos nucleicos (DNA) usadas para a descoberta de agentes envolvidos nas doenças oncológicas e permitiu a interação dos conhecimentos da biologia molecular com a citogenética, daí denominada citogenética molecular. Serve como complemento à análise convencional de cariótipo para a detecção de anormalidades.

METODOLOGIA

A FISH está baseada na ligação de uma sonda (sequência definida de pares de base) complementar ao DNA-alvo, objeto do estudo, por meio de visualização com marcação fluorescente. Essa hibridação pode ser feita em cromossomos em metáfase (célula em divisão) e em núcleos interfásicos (situação na qual se dispensa o cultivo para obtenção da divisão celular).[2]

Inicialmente, as sondas eram radioativas e, atualmente, são fluorescentes ou cromogênicas. A técnica *chromogenic in situ hybridization* (CISH) é similar à FISH nas etapas de processamento, porém se diferencia no modo de visualização que é feito por microscopia óptica, com fácil detecção das células normais e tumorais. A reação é estável e as lâminas podem ficar armazenadas por longos períodos, além da possibilidade de ser aplicada à amostra fresca ou parafinada, estocada à temperatura ambiente. Tem sido usada pela área de anatomia patológica como alternativa para métodos tradicionais de imuno-histoquímica.

Entretanto, na prática laboratorial para SMD, usam-se na FISH sondas de origem comercial, amplamente testadas, validadas e aprovadas para a finalidade diagnóstica. Sondas de construção caseira, desenhadas especificamente para ensaios de pesquisa não se prestam para essa rotina.

Assim, na avaliação hematológica, em geral, usa-se a sonda fluorescente que apresenta alta resolução e especificidade, processamento rápido e seguro.

Há os seguintes tipos de sondas:

- Centromérica: tem como alvo as sequências repetitivas de DNA alfa satélite da região centromérica dos cromossomos, o que permite enumerá-los e detectar aneuploidia, monossomia ou trissomia.
- Telomérica: marca região terminal dos cromossomos que se constituem de sequências repetidas de nucleotídeos. O comprimento dos telômeros influencia vários processos celulares, como senescência, carcinogênese e envelhecimento. FISH telomérico pode ser um dos métodos para a análise de encurtamento de telômero.
- Dupla fusão: é usada para identificar rearranjos cromossômicos. Os dois genes pesquisados são hibridados às sondas de cores diferentes, por exemplo, gene A, sonda vermelha, e gene B, sonda verde. O exame é considerado normal se há emissão de sinais separados, identificando cada alelo (dois sinais para cada gene: dois sinais verdes e dois sinais vermelhos). Na presença de translocação entre os dois genes (ou rearranjo) observa-se a junção dos dois sinais marcados, assim, a fusão do verde com o vermelho pode resultar em um sinal amarelo, mas também se observam os alelos não rearranjados, ou seja, além do sinal de fusão (amarelo) há um sinal verde e um vermelho separados (Figura 1).
- Separação ou ruptura (*break apart*): usada para detectar rearranjo, deleção ou outras aberrações. Nessa conformação de sonda, há a marcação de partes do gene ou, por vezes, o gene inteiro, sendo que as regiões 5' e 3' são de cores diferentes. Por exemplo, no gene C, a sonda está desenhada para o seu segundo éxon da posição 215 a 415, sendo que de 215 a 360 ela é vermelha (ou seja, a extremidade 5′ da sonda); e de 361 a 415, verde (extremidade 3'). Em casos sem rearranjos, a sonda é visualizada com a fusão dos sinais verde e vermelho. Diante de um rearranjo, a sonda é observada com os sinais separados, ou seja, verde e vermelho isolados. No caso de uma deleção da porção distal da região do gene sob estudo, observar-se-á apenas o sinal vermelho (Figura 2).
- Gênica: usada para detectar alterações específicas de genes, deleções ou amplificações (pela perda ou aumento de sinais fluorescentes).

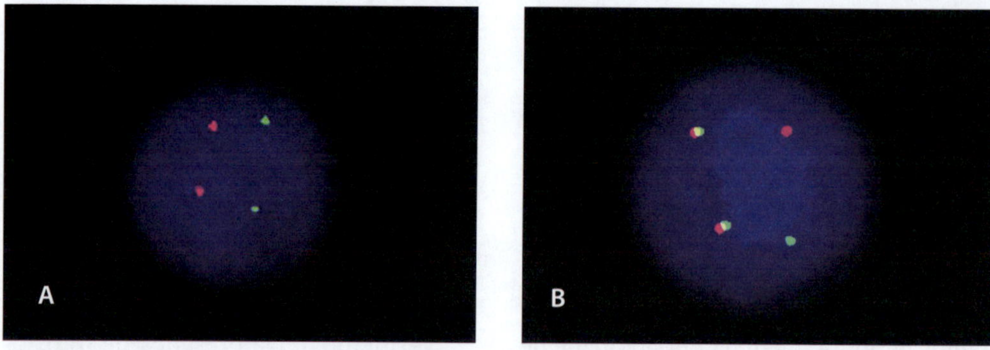

FIGURA 1 Sonda de dupla fusão. A: dois sinais verdes e dois sinais vermelhos (resultado normal); B: presença de translocação entre os dois genes (ou rearranjo).

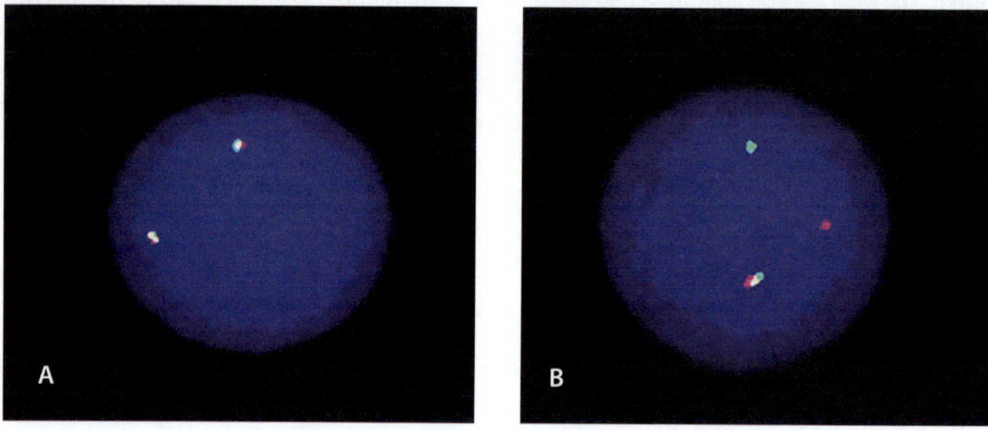

FIGURA 2 Sondas de ruptura (*break apart*). A: resultado normal; B: presença de rearranjo.

COMO FUNCIONA A REAÇÃO DE FISH

O processo envolve várias etapas: há que se separar a dupla fita de DNA do alvo, para que possa se ligar à sonda (hibridação) e, subsequentemente, avaliar por meio de microscopia fluorescente a presença e condição dos sinais. Para tanto, prepara-se a amostra com células de interesse, que no caso da SMD é, preferencialmente, a medula óssea (MO). Pode-se usar a amostra de MO diretamente para a FISH que pode ser colhida com EDTA e preparada para a hibridação com as sondas.

O núcleo das células que contém os cromossomos é desnaturado pela exposição ao calor e a produtos químicos que quebram as ligações de hidrogênio (aquela que mantém unida a estrutura de dupla hélice). Além disso, inicia-se a preparação de sonda específica (geralmente comercial); depois ocorre a aplicação da sonda na amostra para a ligação específica à sua sequência complementar no cromossomo.

Deve-se definir qual tipo de sonda será usado para alcançar o objetivo da análise. Assim, se o desejo é fazer uma avaliação inicial rápida, para antecipar diagnóstico, estratificar prognóstico ou escolher conduta, o ideal é usar um conjunto de sondas que contemple as alterações mais frequentes na SMD. Existem vários conjuntos no mercado e, devem identificar:

- Cromossomo 5: marcação para seu centrômero ou braço curto (ex. 5p15) e para seu braço longo, por exemplo, gene *EGR1* (*locus* 5q23-31), para detectar monossomia 5 ou deleção 5q.
- Cromossomo 7: marcação para mais de uma região do seu braço longo, ex. gene *RELN* (*locus* 7q22.1q22.2) e 7q31.2 (D7S1396, D7S2543 e D7S2886) para detectar monossomia 7 ou deleção 7q.
- Centrômero ou região do cromossomo 8, ex. gene *RUNX1T1* (8q21.3), para detectar trissomia ou tetrassomia 8.
- Cromossomo 11q23, gene *MLL* ou *KMT2A*, para detectar rearranjos envolvendo esse gene.
- Cromossomo 17: marcação para centrômero (D17Z1) e para o gene *TP53* (17p13.1), para detectar deleção *TP53*.
- Cromossomo 20: marcação para duas regiões do braço longo, por ex. 20q12 (gene *PTPRT*) e 20q13.12 (gene *MYBL2*), para detectar monossomia ou deleção 20q.

Em adição, pode-se usar sonda de dupla fusão para os genes *GATA2:MECOM* para detectar translocação ou inversão 3q.

COMO É A ANÁLISE

Os sinais são detectados por meio de um microscópio especial com lâmpada de fluorescência, lentes e filtros específicos para cada comprimento de onda, o que permite a visualização seletiva das cores emitidas pelos fluorocromos.

Em geral, são analisadas duzentas células em interfase, sendo 100 por observador, para a definição de alterações. Como a aquisição de imagens é demorada e subjetiva, a tecnologia de captura de lâmina inteira tem sido aplicada para automatizar a aquisição de imagem digital. A análise também pode ser feita por método computadorizado e automatizado, com programa que permite a identificação rápida e confiável dos sinais. Núcleos com sinais ambíguos e células com morfologia inadequada são excluídos da contagem.

Na rotina utilizada para diagnósticos, com uso de sondas comerciais, o laudo deve incluir uma lista de informações como: a localização na região específica do cromossomo para o gene de interesse a ser examinado e a cor da sonda.

No campo das doenças oncológicas, a criação de um conjunto de genes mais comuns em determinado tipo de doença trouxe grande benefício prático.

NOMENCLATURA DA FISH

Nos resultados da FISH, há uma nomenclatura padrão com a descrição do número e a porcentagem de células que apontam ou não a alteração.

De acordo com o Sistema Internacional de Nomenclatura Citogenética Humana (ISCN), o resultado da reação de FISH começa com "nuc ish", que representa "hibridação nuclear *in situ*" Em seguida, a sonda é especificada pela banda cromossômica com o nome de um gene ou a designação de um *locus*. Em seguida, descreve-se quantos sinais de uma sonda específica foram observados.

Exemplo da nomenclatura da FISH: nuc ish (D5S630-D5S2064x2,EGR1x1) [182/200].

Nesse caso, coloca-se inicialmente a abreviação "nuc ish", logo após, há a descrição da região analisada 5p15.31 (D5S630-D5S2064) e 5q31.2 (*EGR1*) e sua contagem em 200 interfases. Nesse exemplo, o exame identifica a deleção de parte do braço longo do cromossomo 5, pois EGR1 está observado apenas uma vez (EGR1x1), em 182 interfases de 200 analisadas.

INDICAÇÕES DE USO DE FISH

No caso de SMD, a FISH está indicada no momento do diagnóstico, na estratificação de prognóstico, para auxílio na decisão terapêutica e no monitoramento da doença.

Na avaliação inicial de caso com suspeita de SMD e, com displasias ainda discretas, a presença de alteração citogenético-molecular clonal pode selar o diagnóstico. Uma vez estabelecido o diagnóstico, a anomalia detectada pela FISH auxilia na estratificação de prognóstico, pois, por ex., a deleção isolada do braço longo do cromossomo 5(5q-), projeta maior expectativa de sobrevida quando comparada a casos complexos com 5q-, 7q- e +8 conjuntamente. No que tange à decisão terapêutica, determinadas alterações ensejam o uso de medicações dirigidas, a exemplo da SMD com 5q- isolada para a qual a lenalidomida, um imunomodulador, pode propiciar melhora da anemia com diminuição da necessidade de transfusão sanguínea. No que diz respeito ao monitoramento da doença, alterações presentes ao diagnóstico podem desaparecer com o uso de medicação; podem reaparecer, após a interrupção do tratamento ou no caso de recaída; ou podem ser acrescidas por outras alterações que configuram evolução clonal e, consequentemente, pior desenlace.

Adicionalmente, a FISH está indicada, na SMD, em situações nas quais o cariótipo por banda G é pouco informativo, tais como aqueles com poucas metáfases, o que impede a detecção de clones; complexo, ou seja, com várias anormalidades que dificultam a interpretação ideal; ou mesmo normal, quando, eventualmente, se acredita haver alteração que passou despercebida pelo método empregado.

A Tabela 1 descreve as anormalidades mais frequentes em SMD, valor prognóstico e alguns os genes relacionados.

TABELA 1 Alterações cromossômicas com os seus genes envolvidos associadas ao prognóstico

Anormalidade	Prognóstico	Genes
Monossomia 5 ou deleção de 5q	O prognóstico é favorável se presente como anormalidade isolada ou associada a outras, exceto -7/7q. Pacientes com del(5q) isolada, frequentemente, respondem a terapias específicas.	*EGR1*, *RPS14*
Monossomia 7 ou del(7q)	Prognóstico desfavorável, associado a alto risco de transformação para leucemia mieloide aguda (LMA) e resistência a tratamento.	*MLL5/MET*
Trissomia 8 (+8)	Prognóstico intermediário. É uma das anormalidades mais comuns em pacientes com SMD.	
Deleção 20q	Prognóstico favorável.	*PTPRT/MYBL2*
Deleção 17p (gene *TP53*)	Prognóstico desfavorável.	*TP53*
Cariótipo complexo	Prognóstico desfavorável. A FISH pode ajudar a identificar as anormalidades ou elucidar rearranjos em pacientes que já apresentam cariótipo anormal pelos métodos convencionais. Pode, portanto, permitir a reclassificação do caso.	

COMPARAÇÃO ENTRE CARIÓTIPO CONVENCIONAL E FISH

Em contraste com o limite de detecção de 5Mb do cariótipo, as sondas de FISH variam de cerca de 100 kb a 1 Mb, ou seja, apresentam maior resolução. As microdeleções (perdas de cromossomos ou de partes do cromossomo), a amplificação (cópias extras de cromossomos, partes de cromossomos ou genes) e, translocações (porção de um cromossomo se separa e se liga a outro cromossomo) podem ser facilmente detectadas por meio da FISH.[3]

A grande vantagem desse método é a facilidade em visualizar a sequência-alvo de todos os tipos de células e vários tipos de tecidos. A análise pode ser diretamente em células em interfase, obtidas a partir de suspensões, em tecido congelado ou fixado e emblocado em parafina, além da análise em preparações cromossômicas. Ainda que haja uma adequação técnica, conforme o tipo de tecido e, na SMD, habitualmente, solicita-se o aspirado de medula para a confecção do teste.

As razões para a recomendação da FISH são: simplicidade do processo, especificidade, fácil interpretação dos achados e avaliação de um número ilimitado de células em interfase.

Vantagens da FISH

- Teste rápido, pois oferece resultado em dois dias, comparado ao cariótipo por banda G, cuja cultura e análise são mais demorados.
- Alta sensibilidade, uma vez que permite detectar anomalias em interfases.
- Diagnóstico mais preciso, pois permite detectar clones ocultos à análise citogenética padrão (cariótipo não demonstrou alteração), ou em casos cujo aspirado de MO foi insuficiente ou com baixa atividade mitótica.
- Informação quanto ao prognóstico, pois anormalidades específicas podem ajudar a predizer como a doença progredirá e influenciar a escolha do tratamento.
- Monitoramento do tratamento, na medida em que permite identificar e rastrear a diminuição ou o desaparecimento de anomalias cromossômicas em pacientes em acompanhamento para avaliação de resposta à terapia; seu reaparecimento ou o surgimento de alterações adicionais que configuram a evolução clonal.

Desvantagens da FISH

- As sondas da FISH detectam apenas aberrações específicas.
- Não são detectadas alterações cromossômicas presentes em outras regiões além do alvo.

AVALIAÇÃO DE FISH E CARIÓTIPO NAS NEOPLASIAS MIELODISPLÁSICAS

As neoplasias mielodisplásicas (SMD) representam um conjunto de doenças que se originam nas células-tronco hematopoéticas e apresentam uma hematopoese ineficaz, aumento da apoptose, citopenias no sangue periférico e probabilidade de evoluir para Leucemia Mieloide Aguda (LMA).[4]

A heterogeneidade da SMD é provavelmente um reflexo da enorme variabilidade das anormalidades citogenéticas encontradas. Esta heterogeneidade genética torna a classificação de prognóstico, bem como o delineamento do contexto molecular das aberrações citogenéticas na SMD um desafio.[5]

Fazer um diagnóstico definitivo da SMD, atualmente, envolve a revisão da morfologia do sangue periférico e da medula óssea; a análise histológica da medula, bem como da citogenética pelo cariótipo por banda G. A presença de alterações clonais identificadas por citogenética clássica ou molecular podem estabelecer diagnóstico quando não há critérios muito evidentes pela morfologia. Em outras palavras, a demonstração de clonalidade pela citogenética é, de fato, contribuitiva para o diagnóstico.

Como a SMD é caracterizada por apresentações variáveis, a estratificação de prognóstico auxilia na definição da conduta clínica. Os modelos atuais mais comumente utilizados para estratificação de risco são o Sistema de Escore Prognóstico Internacional Revisado (IPSS-R), que leva em conta o número de citopenias, porcentagem de blastos na medula óssea e risco citogenético com base na análise do cariótipo por banda G, e o escore IPSS molecular (IPSS-M), que combina perfil molecular com os parâmetros citados anteriormente, que são os critérios hematológicos e citogenéticos.[5]

Diversos estudos provaram que o cariótipo é um fator independente de prognóstico e a classificação em SMD de baixo ou alto risco serve como base para a seleção da opção terapêutica apropriada. Além disso, quanto maior o número de aberrações cromossômicas presentes pior o prognóstico.

Os padrões citogenéticos não são estáveis na SMD e uma fração significativa de pacientes pode adquirir alterações adicionais com o progredir da doença. Este fenômeno está associado ao aumento do risco de transformação para LMA e pior sobrevida global.[6]

Em adição, a FISH é feita para contribuir com informações específicas ao cariótipo convencional nas SMD. Há excelente concordância entre cariótipo e FISH. A FISH pode oferecer as informações relevantes mais rapidamente que o cariótipo e, este último depois complementá-las. Em casos especiais, a presença de algumas translocações que são encontradas em neoplasias hematológicas, chamadas de crípticas (ocultas) só podem ser identificadas pela FISH[7] e tal teste também se torna útil em casos de clones pequenos que não entram em divisão celular (metáfases) para a análise pelo cariótipo convencional. A detecção de clones pela FISH ou pelo cariótipo convencional tem significado biológico.[8]

Cariótipo convencional reflete um status citogenético de células em proliferação que entram em metáfase, enquanto a FISH engloba também células não proliferativas, em interfase. Em amostras com alta proporção de células em interfase, a FISH pode ser um teste mais representativo do que o cariótipo. Estudos relataram discrepâncias entre FISH e cariótipo nas SMD com monossomia 7 e observaram que a FISH pode refletir com mais sensibilidade a progressão da doença.[9]

A detecção do clone no cariótipo por banda G é dependente da quantidade de metáfases analisadas. Para se detectar um clone na análise de 20 metáfases, há a necessidade da presença de pelo menos 5% de células alteradas na amostra, e quando se analisam 30 metáfases, no mínimo 3%. Já para a detecção de alteração pela FISH, há a necessidade de 0,5% de células clonais presentes na amostra dentre as 200 contadas e 0,2% em 500 contadas.[10]

Os conjuntos de sondas de FISH para a avaliação das neoplasias mielodisplásicas contemplam as alterações cromossômicas mais frequentes e estão indicados na suspeita diagnóstica dessa doença. Destacam-se nessa situação, as sondas para regiões específicas dos cromossomos 5, 7 e 20, e centrômero do 8. Com isso, detectam-se: monossomia 5 ou deleção de 5q; monossomia 7 ou deleção 7q, monossomia ou deleção de 20q; e trissomia do 8.[11]

A amostra ideal para análise é de medula óssea, exceto em casos nos quais há a presença de blastos representativos e em número suficiente em sangue periférico.

Porém, estudos relatam que a adição de FISH ao conjunto de exames para caracterizar a SMD não alterou o diagnóstico nem a pontuação do IPSS-R.[11] A despeito disso, a FISH é técnica robusta para identificar as anomalias mais frequentemente observadas, em casos nos quais se tem necessidade de rapidez para recategorizar os pacientes em grupos de prognóstico, dependendo do tipo de anomalias e do número das mesmas por paciente, que resultam em uma mudança no IPSS-R.[11,12]

No estudo de Park et al, 2016, os resultados da FISH foram concordantes com o cariótipo em 40 pacientes (93,0%). Quando os pacientes foram divididos em subgrupos, as correlações foram muito mais fortes para casos com diagnóstico de SMD com aumento de blastos, ao diagnóstico, enquanto para SMD com poucos blastos tal correlação se deu durante o acompanhamento. No entanto, como mais de 99% das células da medula óssea são interfásicas, infere-se que a FISH reflete com maior precisão o status clonal das células testadas.[10]

Outros estudos sugerem que o tamanho do clone aferido pela FISH, ao diagnóstico e durante o acompanhamento são potenciais marcadores de prognóstico.[13]

Associado ao benefício adicional na análise das alterações cromossômicas, a FISH é importante para definir o melhor tratamento para determinados pacientes. A detecção da deleção do 5q é de fundamental importância já que a lenalidomida induz resposta hematológica e citogenética em mais de 80% dos pacientes com SMD com essa alteração. Já a demonstração de anomalias do cromossomo 7 estratificam para prognóstico desfavorável. Essas alterações são facilmente detectadas pela FISH.

Mallo et al, 2008, sugeriram que seja realizada a análise por FISH da região 5q31 em casos com evidências morfológicas de SMD com 5q-, mas com cariótipo normal ou com rearranjo complexo envolvendo o cromossomo 5.[15]

RESUMO

- A FISH contribui sobremaneira para a caraterização das SMD como complemento ao cariótipo por banda G.
- Pode auxiliar, ainda, no esclarecimento de anormalidades cromossômicas complexas.
- A análise por FISH não deve substituir o cariótipo convencional, pois a observação de todo o conjunto de cromossomos é essencial, mas pode ser utilizada como ferramenta adjutória para a definição de estratégicas terapêutica e avaliações prognósticas.

REFERÊNCIAS

1. Rowley JD. Letter: A new consistent chromosomal abnormality in chronic myelogenous leukaemia identified by quinacrine fluorescence and Giemsa staining. Nature. 1973;243(5405):290-3.
2. Veselinyová D, Mašlanková J, Kalinová K, Mičková H, Mareková M, Rabajdová M. Selected In Situ Hybridization Methods: Principles and Application. Molecules. 2021;26(13).
3. Ratan ZA, Zaman SB, Mehta V, Haidere MF, Runa NJ, Akter N. Application of Fluorescence In Situ Hybridization (FISH) Technique for the Detection of Genetic Aberration in Medical Science. Cureus. 2017;9(6):e1325.

4. Kokate P, Dalvi R, Koppaka N, Mandava S. Prognostic classification of MDS is improved by the inclusion of FISH panel testing with conventional cytogenetics. Cancer Genet. 2017;216-217:120-7.
5. Schwabkey ZI, Al Ali N, Chan O, Sallman DA, Padron E, Kuykendall AT, et al. Fluorescence in Situ Hybridization (FISH) Utility for Risk Score Assessment in Patients With MDS With Normal Metaphase Karyotype. Clin Lymphoma Myeloma Leuk. 2021;21(1):e52-e6.
6. Jabbour E, Takahashi K, Wang X, Cornelison AM, Abruzzo L, Kadia T, et al. Acquisition of cytogenetic abnormalities in patients with IPSS defined lower-risk myelodysplastic syndrome is associated with poor prognosis and transformation to acute myelogenous leukemia. Am J Hematol. 2013;88(10):831-7.
7. Jamshed S. Diagnosing Mds; Do We Really Need to FISH? In: William Fricke, Ogunsesan Y, editors. Blood 2019. p. 5436.
8. Alkharabsheh O, Saadeh SS, Patnaik MS, Alkhateeb H, Gangat N, Begna KH, et al. Impact of clone size with a single cytogenetic abnormality on the revised International Prognostic Scoring System in myelodysplastic syndromes. Am J Hematol. 2018;93(12):E398-E401.
9. Ademà V, Hernández JM, Abáigar M, Lumbreras E, Such E, Calull A, et al. Application of FISH 7q in MDS patients without monosomy 7 or 7q deletion by conventional G-banding cytogenetics: does -7/7q- detection by FISH have prognostic value? Leuk Res. 2013;37(4):416-21.
10. Park JH, Kim M, Kong SY, Yoon SS, Lee DS. Monitoring of the Clonal Fraction by Fluorescence In Situ Hybridization in Myelodysplastic Syndrome: Comparison With International Working Group Treatment Response Criteria. Arch Pathol Lab Med. 2016;140(6):560-9.
11. Zakhia DA, Voronel O, Zaiem F, Raval K, Yang J, Schloff D, et al. Comparative assessment of conventional chromosomal analysis and fluorescence. Avicenna J Med. 2019;9(2):55-60.
12. Romeo M, Chauffaille MeL, Silva MR, Bahia DM, Kerbauy J. Comparison of cytogenetics with FISH in 40 myelodysplastic syndrome patients. Leuk Res. 2002;26(11):993-6.
13. Baghdassarian H, Blackstone SA, Clay OS, Philips R, Matthiasardottir B, Nehrebecky M, et al. Variant. N Engl J Med. 2023;388(24):2241-52.
14. List AF, Baker AF, Green S, Bellamy W. Lenalidomide: targeted anemia therapy for myelodysplastic syndromes. Cancer Control. 2006;13 Suppl:4-11.
15. Mallo M, Arenillas L, Espinet B, Salido M, Hernández JM, Lumbreras E, et al. Fluorescence in situ hybridization improves the detection of 5q31 deletion in myelodysplastic syndromes without cytogenetic evidence of 5q-. Haematologica. 2008;93(7):1001-8.

Interpretação de exames de NGS na SMD: conceitos essenciais para a prática médica

Roberta Taiane Germano de Oliveira
Jersey Heitor da Silva Maués

OBJETIVOS DO CAPÍTULO

- Apresentar os parâmetros técnicos essenciais para a interpretação de exames e laudos de NGS.
- Discorrer sobre os critérios de oncogenicidade.

CONCEITOS GERAIS

Com a incorporação do sequenciamento de nova geração (NGS) na rotina clínica, tornou-se fundamental que o médico hematologista compreenda os principais parâmetros técnicos que impactam diretamente a interpretação dos laudos genéticos, especialmente no diagnóstico e acompanhamento de pacientes com neoplasia mielodisplásica (SMD). Embora a análise bioinformática envolva processos complexos, alguns conceitos-chave são indispensáveis para que o médico consiga avaliar a confiabilidade dos achados, a relevância clínica das mutações detectadas e a sua aplicação na tomada de decisão.

Apresentamos os cinco principais conceitos que o médico precisa compreender e não pode esquecer ao interpretar um laudo de NGS: cobertura horizontal, profundidade de cobertura vertical, frequência alélica da variante (VAF), análise de qualidade por Q30 e oncogenicidade da variante.

Esses conceitos, quando bem compreendidos, permitem ao médico fazer uma leitura crítica e segura do laudo, correlacionando os achados moleculares com o contexto clínico do paciente.

COBERTURA HORIZONTAL

A base de análise de NGS começa pela abrangência do painel genético. Por isso, o primeiro conceito fundamental chama-se cobertura horizontal, que se refere às regiões dos genes ou do genoma que foram sequenciadas e se o gene ou região foi totalmente coberto pelo sequenciamento ou não.

A cobertura horizontal também é conhecida como *coverage* e é expressa como o percentual do alvo total coberto em, pelo menos, uma leitura de sequência. Esse tipo de cobertura é importante na SMD, pois garante que todas as regiões-alvo tenham sido efetivamente analisadas e que variantes em genes-chave, como *TP53, FLT3, SF3B1* e *ASXL1*, não sejam perdidas.

A cobertura horizontal nos painéis mieloides comerciais ou nos painéis customizados deve estar acima de 90%, garantindo que todas as regiões de relevância clínica tenham sido sequenciadas.

PROFUNDIDADE DE COBERTURA VERTICAL

Além de saber se a região foi sequenciada, é essencial entender e quantificar quantas vezes cada base foi lida – e aí entra a profundidade de cobertura, também referenciada como cobertura vertical, *depth of coverage* ou simplesmente *depth*.

A profundidade de cobertura refere-se ao número de leituras independentes que cobrem uma mesma base do DNA. Essa profundidade é crucial para a detecção de variantes somáticas, especialmente aquelas com baixa frequência alélica (VAF). Na SMD, em que subclones podem ter VAF muito pequenas, uma profundidade de cobertura elevada permite a detecção de variantes com alta precisão, especialmente em contextos de heterogeneidade clonal e baixa carga mutacional. A cobertura vertical necessária para a prática clínica de diagnóstico utilizando o painel mieloide direcionado deve ser de, no mínimo, 500x.

No caso de se pesquisar por mutações CHIP (hematopoese clonal de potencial indeterminado) ou subclones em baixas frequências alélicas, a profundidade de cobertura vertical deverá ser de, pelo menos, 1.000x, pois 50% das mutações do tipo CHIP com VAF reduzidas (1 a 2%) não são detectadas a uma profundidade de 500x. Profundidades de cobertura elevadas aumentam a precisão e a confiabilidade da detecção de variantes, reduzindo a chance de falso-negativos, especialmente em genes que impactam diretamente o prognóstico do paciente, como *SF3B1*, *TP53* e *ASXL1*. Em contrapartida, profundidades altas demais podem resultar em chamadas de variantes em frequências tão pequenas que podem ser falso-positivos. Estas devem ser criteriosamente avaliadas junto ao critério de qualidade Q30. Dessa forma, a profundidade de cobertura deve ser equilibrada com o custo do exame e a qualidade da corrida de sequenciamento, pois profundidades muito altas podem aumentar os custos sem necessariamente acrescentar benefícios clínicos significativos ao paciente ou podem resultar na geração de falso-positivos.

Interpretação da profundidade de cobertura vertical:

- ≥ 500x: na SMD, adequado para detecção clínica na maioria dos casos.
- ≥ 1.000x: necessário para identificar subclones ou mutações de baixa VAF (p. ex., CHIP).

FREQUÊNCIA DA VARIANTE

Uma vez assegurada uma boa profundidade de cobertura, torna-se possível interpretar com mais precisão a frequência da variante encontrada – a chamada VAF.

O termo VAF significa frequência alélica da variante (do inglês, *variant allele frequency)* e é a proporção das leituras que carregam uma variante específica em relação ao total de leituras cobrindo aquela posição, representando a porcentagem de células tumorais que abrigam a mutação dentro da amostra analisada. Em SMD, a VAF é um parâmetro essencial e pode funcionar como ferramenta para identificar e monitorar a progressão da doença e o surgimento de subclones. A detecção de variantes de baixa frequência, com VAF entre 1 e 5%, permite a identificação de subclones precoces que podem ter implicações prognósticas, especialmente no contexto da CHIP. É importante considerar a profundidade de cobertura e o parâmetro de qualidade Q30 ao interpretar valores pequenos de VAF para garantir que a variante seja real e não um erro de sequenciamento ou uma leitura de baixa qualidade. No contexto da SMD, a detecção dessas variantes com baixa VAF é essencial, pois podem indicar hematopoese clonal de potencial indeterminado e risco de progressão. No entanto, variantes com VAF inferior a 5% geralmente são difíceis de detectar com precisão e sua detecção está sujeita à qualidade e à profundidade da amostra. Assim, se o médico está buscando por variantes de baixíssimas frequências, como mutações CHIP (≤ 2%), o ideal é que seja realizado um painel com profundidade de cobertura de 1.000x.

Pense que a VAF é a porcentagem da mutação na amostra. Quanto maior a VAF, maior o clone. É uma ferramenta-chave para avaliar clonalidade, risco, e dinâmica da doença ao longo do tempo.

Interpretação da VAF:

- VAF ≥ 5%: considerada clinicamente relevante.
- VAF entre 1 e 5%: pode indicar subclones ou mutações CHIP.
- VAF entre 40 e 60% ou próximo a 100%: pode sugerir mutações bialélicas ou perda de heterozigose.

> **Importante:** Para validar e interpretar variantes com VAF < 5%, a análise precisa ter profundidade ≥ 1.000x e qualidade (Q30) adequada.

AVALIAÇÃO DE QUALIDADE DA CORRIDA DE NGS: Q30

Profundidade de cobertura e VAF não bastam: é necessário avaliar também a confiabilidade técnica dessas leituras – é nesse ponto que entra o parâmetro Q30.

O Q30 é um índice de qualidade de leituras feitas durante o sequenciamento de DNA por NGS. Ele se refere ao *Phred Quality Score* (Q30), que indica a probabilidade de erro na leitura de uma base sequenciada. Um Q-*score* de 30 (Q30) estar em torno de 99,9% indica que existe uma chance de erro de sequenciamento em 1 a cada 1.000 bases de DNA lidas, então, para garantir que a corrida de NGS teve uma análise confiável, é recomendado que mais de 80 a 90% das leituras do sequenciamento tenham uma pontuação de qualidade de Q30 entre 75 e 99%.

Imagine que o sequenciador está "lendo" as bases (A, T, C, G) de um trecho de DNA da sua amostra de interesse. Se o Q30 está alto, você pode confiar que o que ele leu está correto. Se estiver baixo, há risco de que a base foi lida erroneamente – e isso pode gerar falso-positivos ou falso-negativos na identificação de variantes genéticas.

Na prática clínica, porcentagens de Q30 muito baixas, como 50 a 60% podem indicar a presença de variantes que são falso-positivos, pois 50% das bases sequenciadas podem ser um erro de leitura e não uma variante. Por exemplo, a presença de uma variante no gene *TP53* pode não ser verdadeira se o valor de Q30 estiver abaixo de 70%.

Em resumo, o Q30 é o "índice de confiança" da leitura feita pelo sequenciador.

Quanto maior o Q30, mais confiável é o resultado e quanto menor o Q30 maiores são as chances de ser apenas ruído técnico.

Interpretação do Q30:

- Q30 ≥ 80%: qualidade confiável.
- Q30 < 70%: aumentam o risco de erro e falso-positivos.

Exemplo clínico: Uma mutação em TP53 com Q30 < 70% e VAF < 2% deve ser interpretada com cautela, pois pode não ser verdadeira.

CRITÉRIOS PARA CLASSIFICAR VARIANTES SOMÁTICAS: ONCOGENICIDADE

Por fim, mesmo quando todos os parâmetros técnicos indicam que uma variante é real, ainda resta uma pergunta essencial: ela é clinicamente relevante? Nem toda variante detectada é patogênica, oncogênica ou clinicamente significativa e é nesse momento que entra a avaliação da oncogenicidade ou patogenicidade.

A correta classificação do impacto clínico das variantes é fundamental para guiar o diagnóstico, o prognóstico e a decisão do tratamento de pacientes com SMD. Atualmente, dois sistemas de classificação de variantes são utilizados mundialmente na prática clínica: o sistema ACMG/AMP/ASCO, de 2015 e 2017, que funciona para classificação de variantes germinativas (hereditárias) e o sistema SOP/VICC/CLINGEN, publicado em 2022, que funciona para classificação de variantes somáticas (adquiridas durante a vida). As diretrizes de 2022 aplicam um sistema de pontuação que combina categorias de evidências associadas à força dessas evidências para determinar a classificação final da variante. O sistema de pontuação é contínuo e varia de -7 (o que indica uma variante de benignidade muito forte) a +10 (o que indica uma variante de oncogenicidade muito forte).

Definições da classificação de oncogenicidade:

- Provavelmente oncogênica: relevante para o diagnóstico, prognóstico ou tratamento.
- Variante de significado incerto (VUS): aguardando mais evidências na literatura para classificação.
- Benigna/provavelmente benigna: sem impacto para o diagnóstico, prognóstico ou tratamento.

RESUMO

- A cobertura vertical necessária para a prática clínica de diagnóstico utilizando o painel mieloide direcionado deve ser de, no mínimo, 500x.
- O termo VAF significa frequência alélica da variante (do inglês, *variant allele frequency*) e é a proporção das leituras que carregam uma variante específica em relação ao total de leituras cobrindo aquela posição, representando a porcentagem de células tumorais que abrigam a mutação dentro da amostra analisada.
- Nem toda variante detectada é patogênica, oncogênica ou clinicamente importante. Há que se calcular pontos para se definir sua oncogenicidade (variantes somáticas) ou patogenicidade (variantes germinativas).

REFERÊNCIAS

1. Horak P, Griffith M, Danos AM, et al. Standards for the classification of pathogenicity of somatic variants in cancer (oncogenicity): Joint recommendations of Clinical Genome Resource (ClinGen), Cancer Genomics Consortium (CGC), and Variant Interpretation for Cancer Consortium (VICC). Genet Med. 2022 May;24(5):986-998.
2. Larson NB, Oberg AL, Adjei AA, Wang L. A Clinician's Guide to Bioinformatics for Next-Generation Sequencing. J Thorac Oncol. 2023 Feb;18(2):143-157.
3. Li MM, Datto M, Duncavage EJ, et al. Standards and Guidelines for the Interpretation and Reporting of Sequence Variants in Cancer: A Joint Consensus Recommendation of the Association for Molecular Pathology, American Society of Clinical Oncology, and College of American Pathologists. J Mol Diagn. 2017 Jan;19(1):4-23.
4. Li Q, Wang K. InterVar: Clinical Interpretation of Genetic Variants by the 2015 ACMG-AMP Guidelines. Am J Hum Genet. 2017 Feb 2;100(2):267-280.
5. Mayakonda A, Lin DC, Assenov Y, Plass C, Koeffler HP. Maftools: efficient and comprehensive analysis of somatic variants in cancer. Genome Res. 2018 Nov;28(11):1747-1756.
6. Papaemmanuil E, Gerstung M, Malcovati L, et al. Clinical and biological implications of driver mutations in myelodysplastic syndromes. Blood. 2013 Nov 21;122(22):3616-27; quiz 3699.
7. Petrackova A, Vasinek M, Sedlarikova L, et al. Standardization of Sequencing Coverage Depth in NGS: Recommendation for Detection of Clonal and Subclonal Mutations in Cancer Diagnostics. Front Oncol. 2019 Sep 4;9:851.
8. Qin D. Next-generation sequencing and its clinical application. Cancer Biol Med. 2019 Feb;16(1):4-10.
9. Richards S, Aziz N, Bale S, et al. Standards and guidelines for the interpretation of sequence variants: a joint consensus recommendation of the American College of Medical Genetics and Genomics and the Association for Molecular Pathology. Genet Med. 2015 May;17(5):405-24.
10. Salk JJ, Schmitt MW, Loeb LA. Enhancing the accuracy of next-generation sequencing for detecting rare and subclonal mutations. Nat Rev Genet. 2018 May;19(5):269-285. doi: 10.1038/nrg.2017.117. Epub 2018 Mar 26. PMID: 29576615; PMCID: PMC6485430.
11. Spaulding TP, Stockton SS, Savona MR. The evolving role of next generation sequencing in myelodysplastic syndromes. Br J Haematol. 2020 Jan;188(2):224-239. doi: 10.1111/bjh.16212. Epub 2019 Oct 1. PMID: 31571207.
12. Voelkerding KV, Dames SA, Durtschi JD. Next-generation sequencing: from basic research to diagnostics. Clin Chem. 2009 Apr;55(4):641-58.

UNIDADE IV

Classificação

Evolução das classificações da SMD: do grupo Franco-Americano-Britânico à Organização Mundial da Saúde atual

Daniela de Paula Borges
Ronald Feitosa Pinheiro

OBJETIVOS DO CAPÍTULO

- Apresentar os sistemas de classificação da neoplasia mielodisplásica (SMD).
- Descrever a evolução nos parâmetros utilizados para a classificação da SMD.
- Apresentar as principais diferenças entre as classificações da SMD ao longo dos anos.

CONCEITOS GERAIS

O termo síndrome mielodisplásica (SMD) foi descrito pela primeira vez por Bennet et al., com a proposta de classificação pelo grupo Franco-Americano-Britânico (FAB) em 1982. Essa classificação dividiu a SMD em cinco grupos distintos, de acordo com as características morfológicas observadas na medula óssea (MO) e no sangue periférico (SP); e foi utilizada por quase duas décadas.

A classificação da SMD pela FAB apresentava algumas limitações, mas serviu de base para a classificação da Organização Mundial da Saúde (OMS), iniciada em 2001 e seguida de revisões em 2008, 2016 e 2022. A evolução na classificação da SMD reflete diretamente o aumento do conhecimento sobre a doença. A Figura 1 apresenta as principais mudanças na classificação da SMD.

CLASSIFICAÇÃO DA ORGANIZAÇÃO MUNDIAL DA SAÚDE – 2001 E 2008

A OMS incorporou algumas definições da FAB na sua classificação de 2001, refinando alguns subtipos. As principais diferenças foram o limiar da porcentagem de blastos para diagnóstico da leucemia mieloide aguda (LMA), que foi de 30% (FAB) para 20% e a adição da citogenética para definição de um dos subgrupos. A classificação da OMS de 2001 dividiu a SMD em oito grupos:

- Anemia refratária (AR).
- Anemia refratária com sideroblastos em anel (Arsa).
- Citopenia refratária com displasia multilinhagem (CRDM).
- Citopenia refratária com displasia multilinhagem e sideroblastos em anel (CRDM-SA).
- Anemia refratária com excesso de blastos 1 (Areb-1).

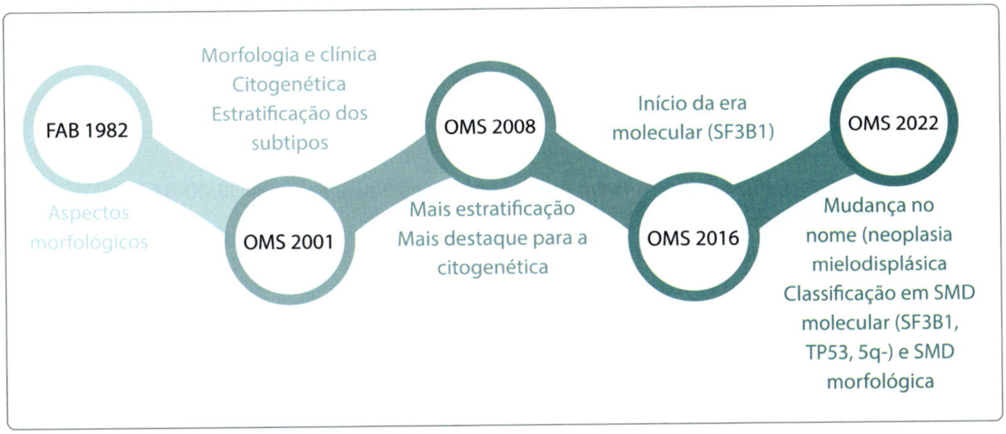

FIGURA 1 Linha do tempo mostrando um resumo das classificações da neoplasia mielodisplásica.

- Anemia refratária com excesso de blastos 2 (Areb-2).
- SMD inclassificável (SMD-I).
- SMD associada a del(5q) isolada.

Os grupos AR e Arsa caracterizavam subtipos de baixo risco, enquanto as Areb representavam grupo com alto risco de evolução para LMA e as CRDM eram consideradas de risco intermediário. Foi definido que o subtipo Areb-T da FAB (Areb em transformação – 30% de blastos) passou a ser classificada como LMA.

Em 2008, a OMS publicou uma atualização da classificação da SMD. As principais mudanças foram a estratificação dos subgrupos anemia, neutropenia e plaquetopenia refratária; a incorporação do CRDM-SA no grupo CRDM e a adição de alterações citogenéticas específicas como preditoras de diagnóstico (p. ex., deleção dos cromossomos 5 e 7).

CLASSIFICAÇÃO DA ORGANIZAÇÃO MUNDIAL DA SAÚDE – 2016

A classificação da OMS de 2016 apresenta um marco importante, mesmo que ainda de forma lenta: a entrada na era molecular. Nessa época, alguns estudos sobre as mutações na SMD já estavam disponíveis, com o dado de que 80 a 90% dos pacientes com SMD apresentam alguma mutação gênica. Apesar dos dados já existentes, apenas a mutação do gene *SF3B1* foi adicionada à classificação, por sua relação com a presença de sideroblastos em anel, ou seja, caso seja identificado mutação no *SF3B1*, o paciente pode ser classificado como SMD com sideroblastos em anel mesmo com porcentagem de sideroblastos inferior a 15%. A descrição dos principais subgrupos de acordo com a classificação da OMS de 2016 está apresentada na Figura 2.

Baixo risco

SMD com displasia em única linhagem (SMS-DU)

- SP: ≤ 1% de blastos, citopenia em 1 ou 2 linhagens
- MO: displasia em 1 linhagem, < 15% ou < 5%* de sideroblastos em anel*; ≤ 5% de blastos

SMD com sideroblastos em anel e displasia em única linhagem (SMD-SA-DU)

- SP: ≤ 1% de blastos, citopenia em 1 ou 2 linhagens
- MO: displasia em 1 linhagem; ≥ 15% ou ≥ 5%* de sideroblastos em anel; ≤ 5% de blastos

SMD com del(5q) isolada

- SP: ≤ 1% de blastos; uni ou bicitopenia
- MO: displasia em 1 ou mais linhagens; ≤ 5% de blastos; del(5q) isolada ou com 1 alteração adicional, exceto del(7q)/-7

Intermediário

SMD com displasia em múltiplas linhagens (SMD-DM)

- SP: citopenia em 1 ou mais linhagens; ≤ 1% de blastos
- MO: displasia em 2 ou 3 linhagens; < 15% ou < 5%* de sideroblastos em anel*; ≤ 5% de blastos

SMD com sideroblastos em anel e displasia em múltiplas linhagens (SMD-SA-DM)

- SP: citopenia em 1 ou mais linhagens; ≤ 1% de blastos
- MO: displasia em 2 ou 3 linhagens; ≥ 15% ou ≥ 5%* de sideroblastos em anel; ≤ 5% de blastos

Alto risco

SMD com excesso de blastos 1 (SMD-EB1)

- SP: citopenia em 1 ou mais linhagens; 2 a 4% de blastos
- MO: displasia em 0,1, 2 ou 3 linhagens; 5 a 9% de blastos

SMD com excesso de blastos 2 (SMD-EB2)

- SP: citopenia em 1 ou mais linhagens; 5 a 19% de blastos
- MO: displasia em 0,1, 2 ou 3 linhagens; 10 a 19% de blastos

FIGURA 2 Classificação da neoplasia mielodisplásica segundo os critérios da Organização Mundial da Saúde de 2016.

*Na presença de mutação do gene SF3B1.
MO: medula óssea; SP: sangue periférico.

CLASSIFICAÇÃO DA ORGANIZAÇÃO MUNDIAL DA SAÚDE – 2022: NEOPLASIA MIELODISPLÁSICA

Em 2022, a classificação apresentou uma nova nomenclatura para a síndrome mielodisplásica, que passa a ser chamada de neoplasia mielodisplásica, mantendo-se a sigla SMD.

Essa nova classificação traz ênfase às alterações genéticas, incorporando a presença de mutações na sua estratificação. Os subgrupos da SMD passam agora a ser agrupados em pacientes com alterações genéticas definidoras e aqueles definidos apenas a partir da morfologia, com maior padronização e diminuição dos subgrupos (Figura 3).

SMD com alterações genéticas definidoras

SMD com diminuição de blastos e deleção 5q isolada (SMD-5q)

- Blastos: < 5% na medula óssea e < 2% no sangue periférico
- Citogenética: deleção 5q isolada ou com 1 outra alteração, que não seja -7/7q-

SMD com diminuição de blastos e mutação do SF3B1 (SMD-SF3B1)

- Citogenética: ausência de deleção 5q, monossomia do 7 ou cariótipo complexo
- Mutações: *SF3B1*

SMD com inativação bialélica do *TP53* (SMD-biTP53)

- Blastos: < 20% na medula óssea e no sangue periférico
- Citogenética: geralmente cariótipo complexo
- Mutações: 2 ou mais mutações no *TP53* ou 1 mutação com evidência de perda de heterogeneidade

SMD definida por morfologia

SMD com baixo percentual de blastos

- Blastos: < 5% na medula óssea e < 2% no sangue periférico

SMD hipoplásica (SMD-h)

- Celularidade: ≤ 25% de celularidade (de acordo com a idade)

SMD com aumento de blastos

- SMD-AB1: 5-9% de blastos na medula óssea ou 2-4% no sangue periférico
- SMD-AB2: 10-19% de blastos na medula óssea ou 5-19% no sangue periférico ou presença de bastonetes de Auer
- SMD com fibrose: 5-19% de blastos na medula óssea ou 2-19% no sangue periférico

FIGURA 3 Classificação da neoplasia mielodisplásica segundo os critérios da Organização Mundial da Saúde de 2022.

Neoplasia mielodisplásica com alterações genéticas definidoras

As SMD com alterações genéticas definidoras divididas em três subgrupos: SMD com diminuição de blastos e deleção 5q isolada (SMD-5q), SMD com diminuição de blastos e mutação do *SF3B1* (MDS-SF3B1) e SMD com inativação bialélica do *TP53* (SMD-biTP53). Os critérios para classificação da SMD-5q não foram alterados, mesmo na presença de mutação no *SF3B1* ou *TP53* (não sendo *multi-hit*), mas a presença de mutação bialélica do *TP53* sobrepõe as demais. A nomenclatura SMD com sideroblastos em anel (SMD-SA) pode substituir a SMD-SF3B1 em casos com ausência de mutação no *SF3B1* e ≥ 15% de sideroblastos em anel.

Cerca de dois terços dos pacientes com alterações no *TP53* possuem alterações bialélicas. A presença de cariótipo complexo (presença de ≥ 3 alterações em uma mesma metáfase) é detectada em mais de 90% dos pacientes classificados como SMD-biTP53. A presença de mutação bialélica do *TP53* representa um padrão de evolução e resposta a tratamentos distintos, sendo descrito com mais detalhes no Capítulo 25.

Neoplasia mielodisplásica definida morfologicamente

O principal critério morfológico para a divisão dos grupos é a porcentagem de blastos na medula óssea e sangue periférico, dividindo em dois grandes grupos: SMD com baixo percentual de blastos e SMD com aumento de blastos.

Pela primeira vez, a SMD hipoplásica passa a ser definida como um subtipo próprio com comportamento mais indolente, em pacientes mais jovens com componente imune significativo em sua patogênese e resposta à terapia imunossupressora. Para a sua definição, é fundamental a realização da biópsia de medula óssea.

Apesar da necessidade cada vez maior de se conhecer o perfil molecular dos pacientes com SMD para melhor definição de diagnóstico e prognóstico, as técnicas moleculares ainda não são acessíveis à maioria da população nos países subdesenvolvidos ou em desenvolvimento, o que torna a classificação morfológica de grande relevância, mesmo diante do avanço nas pesquisas moleculares.

RESUMO

- A evolução na classificação da SMD reflete diretamente o aumento do conhecimento sobre a doença.
- O subgrupo SMD associada à del(5q) isolada foi inserido na classificação da OMS de 2008, marcando a primeira característica genética que define grupo de classificação na SMD.
- Alterações moleculares passam a integrar a classificação de subgrupos a partir da classificação da OMS de 2016, com a adição da mutação do *SF3B1* ao subtipo SMD-SA.
- Em 2022, o nome da doença muda de síndrome mielodisplásica para neoplasia mielodisplásica, mantendo-se a sigla SMD.
- A classificação da OMS de 2022 passa a dividir a SMD baseado em pacientes com alterações genéticas, com foco para *SF3B1*, del(5q) e *TP53* bialélico; e caracterizados morfologicamente.

REFERÊNCIAS

1. Arber DA, Orazi A, Hasserjian R, Thiele J, Borowitz MJ, Le Beau MM, et al. The 2016 revision to the World Health Organization classification of myeloid neoplasms and acute leukemia. Blood. 2016;127(20):2391-405.
2. Bennett JM, Catovsky D, Daniel MT, Flandrin G, Galton DA, Gralnick HR, et al. Proposals for the classification of the myelodysplastic syndromes. Br J Haematol. 1982;51(2):189-99.
3. Khoury JD, Solary E, Abla O, Akkari Y, Alaggio R, Apperley JF, et al. The 5th edition of the World Health Organization classification of haematolymphoid tumours: myeloid and histiocytic/dendritic neoplasms. Leukemia. 2022;36(7):1703-19.
4. Vardiman JW, Harris NL, Brunning RD. The World Health Organization (WHO) classification of the myeloid neoplasms. Blood. 2002;100(7):2292-302.
5. Vardiman JW, Thiele J, Arber DA, Brunning RD, Borowitz MJ, Porwit A, et al. The 2008 revision of the World Health Organization (WHO) classification of myeloid neoplasms and acute leukemia: rationale and important changes. Blood. 2009;114(5):937-51.

Classificação prognóstica da SMD: IPSS-R

Silvia Maria Meira Magalhães
Daniela de Paula Borges
Ronald Feitosa Pinheiro

OBJETIVOS DO CAPÍTULO

- Discorrrer sobre o desenvolvimento do Sistema Internacional de Escores Prognósticos (IPSS).
- Discorrer sobre o desenvolvimento e aplicabilidade do Sistema Internacional de Escores Prognósticos Revisado (IPSS-R).

CONCEITOS GERAIS

O primeiro sistema prognóstico para a SMD (o escore Bournemouth) foi desenvolvido por Mufti et al. em 1985, pouco tempo após a classificação clínica da SMD pelo grupo Franco-Americano-Britânico (FAB) em 1982. Devido ao baixo número de pacientes incluídos no estudo (141 pacientes), às poucas variáveis analisadas e, principalmente, ao surgimento da classificação da SMD pela Organização Mundial da Saúde (OMS – 2001), esse sistema deixou de ser utilizado. Diversos sistemas de escores prognósticos foram criados até chegar ao sistema que é internacionalmente aceito desde 1997, o sistema internacional de escore prognóstico (*International Prognostic Scoring System* – IPSS).

SISTEMA INTERNACIONAL DE ESCORE PROGNÓSTICO

Após a classificação da SMD pela FAB em 1982, diversos sistemas para avaliar o prognóstico dos pacientes com relação a evolução para leucemia e sobrevida foram desenvolvidos. Esses sistemas avaliavam característica clínicas, morfológicas e cariótipo, porém, havia muita variação, principalmente com relação às variáveis clínicas, o que dificultava o seu uso durante o acompanhamento dos pacientes.

Diante de tantas variações, surgiu a necessidade de padronização para facilitar a avaliação do prognóstico dos pacientes a partir dos mesmos parâmetros. Para isso, foi realizado um *workshop* internacional, com participantes oriundos de sete instituições, que combinou dados de pacientes com SMD a fim de reavaliar as variáveis clínicas, morfológicas e alterações citogenéticas, para formar um sistema internacional de avaliação do prognóstico, o que deu origem ao IPSS, no ano de 1997.

Para a construção do IPSS, foram avaliados 816 pacientes com SMD primária sem tratamentos quimioterápicos. As variáveis analisadas foram: citogenética, idade, classificação FAB (AR, Arsa, Areb, Areb-T e LMMC), número de citopenias, dosagem de hemoglobina (Hb), contagem absoluta de neutrófilos (ANC), contagem de plaquetas, contagem de blastos na medula óssea, tempo de sobrevida e evolução para LMA. Os critérios utilizados para a classificação de citopenias foram: valores de hemoglobina inferiores a 10 g/dL, contagem absoluta de neutrófilos inferior a 1.500/μL e contagem de plaquetas inferior a 100.000/μL. A porcentagem de blastos foi dividida em < 5%, 5 a 10%, 11 a 20% e 21 a 30%, de acordo com os parâmetros estabelecidos pela FAB.

Com relação à citogenética, só foram incluídos pacientes que apresentaram, no mínimo, 10 metáfases. Desses pacientes, 60% apresentaram cariótipo normal, sendo a del(5q) e a trissomia do 8 as alterações isoladas mais frequentes. Com base na análise univariada para sobrevida e evolução para LMA, os resultados da citogenética foram divididos nos grupos: prognóstico favorável, intermediário e desfavorável, de acordo com as alterações cromossômicas apresentadas.

O grupo prognóstico favorável (70% dos casos) correspondia a pacientes com cariótipo normal, del(5q), del(20q) e nulissomia do Y (-Y) isoladas, esse grupo apresentou uma média de sobrevida de 3,8 anos. A presença de cariótipo complexo (3 ou mais alterações no mesmo clone), monossomia do 7 (-7) e del(7q) caracterizavam o grupo de prognóstico desfavorável (16% dos casos), com uma média de sobrevida de 0,8 anos. As demais alterações foram consideradas de prognóstico intermediário (14% dos casos), com uma média de sobrevida de 2,4 anos.

Dentre as análises, os pacientes que apresentaram pior prognóstico foram os dos subgrupos Areb e Areb-T, pacientes com porcentagem de blastos superior a 10%, com presença de 2 ou 3 citopenias e os pacientes com cariótipo complexo ou com alterações no cromossomo 7 (-7/7q-).

As variáveis com maior influência na sobrevida foram: classificação FAB, porcentagem de blastos na MO, cariótipo, idade, sexo e número de citopenias. Com relação a evolução para LMA, as variáveis com mais

TABELA 1 Escores e categorias de risco do IPSS

	Escores				
Variáveis	0	0,5	1	1,5	2
Citogenética	Favorável [normal, -Y, del(5q), del(20q)]	Intermediário (demais alterações)	Desfavorável [complexo, del(7q)/-7]		
Blastos MO (%)	< 5	5 a 10		11 a 20	21 a 30
Citopenias	0/1	2/3			
	Categoria de risco				
	Baixo	Intermediário-1	Intermediário-2		Alto
Escores (soma)	0	0,5 a 1	1,5 a 2		≥ 2,5
Sobrevida (anos)	5,7	3,5	1,2		0,4
Ev. LMA (anos)	9,4	3,3	1,1		0,2

influência foram: classificação FAB, porcentagem de blastos, citogenética e número de citopenias. Para a determinação dos grupos de risco foram utilizadas as variáveis significativas tanto para a sobrevida quanto para evolução para LMA.

Para cada estratificação das variáveis escolhidas (porcentagem de blastos, cariótipo e número de citopenias) foi atribuído um valor de escore, a soma desses escores correspondia a um dos quatro grupos de risco definidos com base na sobrevida e evolução para LMA. Os pacientes com escore 0 foram definidos como de baixo risco; escore de 0,5 a 1, como risco intermediário; -1, 1,5 a 2, intermediário; 2 e ≥ 2,5, como de alto risco. A Tabela 1 apresenta as estratificações e os valores de escores atribuídos a cada uma das variáveis.

SISTEMA INTERNACIONAL DE ESCORE PROGNÓSTICO REVISADO

Em 2001, a OMS divulgou uma nova classificação para a SMD, trazendo um refinamento para a classificação FAB, principalmente com relação a características morfológicas. A classificação da OMS tem sido usada desde então, tendo sido revisada em 2008, 2016 e, mais recentemente, em 2022 (*ver Capítulo 22*).

No ano de 2012, o IPSS foi revisado, com o objetivo de refinar o sistema já utilizado e determinar o impacto de novas características clínicas, bem como de um número maior de alterações citogenéticas, no prognóstico da SMD. Para que esse refinamento fosse possível, foi utilizado um banco de dados de pacientes de 11 países, dentre eles destaca-se a participação do Brasil por meio da pesquisadora Silvia Magalhães, da Universidade Federal do Ceará (UFC).

A adição de novos centros possibilitou um aumento no número de pacientes incluídos no estudo (de 816 para 7.012). Todos os participantes do estudo eram portadores de SMD primária que não fizeram uso de terapias com agentes hipometilantes, quimioterápicos ou transplante de medula óssea, com percentual de blastos inferior a 30% na medula óssea e inferior a 19% no sangue periférico.

As variáveis analisadas foram: citogenética, porcentagem de blastos na medula óssea, grau de citopenias, grau de fibrose medular, dosagem de lactato desidrogenase (LDH), ferritina, β_2-microglobulina (β_2M),

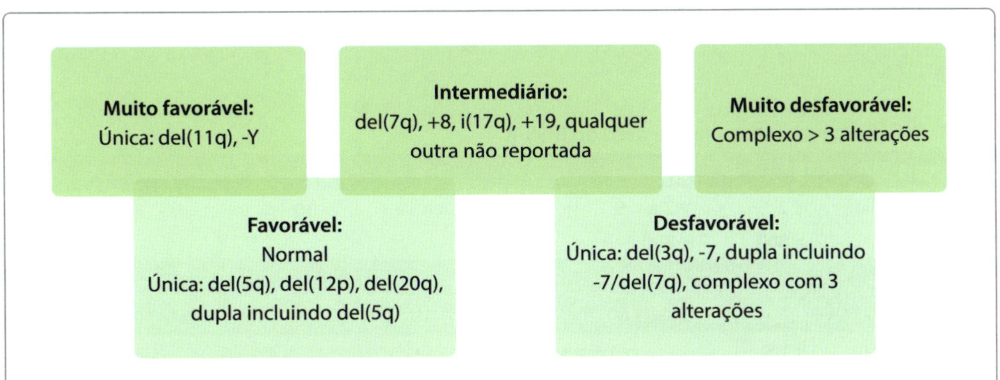

FIGURA 1 Categorias prognósticas do IPSS-R, de acordo com as alterações citogenéticas.

dependência transfusional, *performance status* e idade ao diagnóstico.

Assim como no IPSS de 1997, todas as variáveis foram avaliadas por análise univariada, utilizando os dados de sobrevida e evolução para LMA para a definição de quais apresentam o maior peso prognóstico.

As variáveis selecionadas para a base do IPSS-R foram as mesmas utilizadas no IPSS: porcentual de blastos na MO, citogenética, idade e citopenias. A porcentagem de blastos foi mais bem estratificada, a categoria < 5% foi dividida em 0 a 2% e > 2 ≤ 5% e todos os pacientes com > 10% de blastos foram colocados na mesma categoria, pois as categorias >10 ≤ 20% *versus* > 20 ≤ 30% não obtiveram diferenças estatísticas significativas.

Com relação às citopenias, a estratificação dos graus de citopenia apresentaram maior relevância estatística e clínica do que apenas o número, o ponto de corte para a contagem absoluta de neutrófilos passou para < 800 e ≥ 800/µL. Para a hemoglobina os pontos de corte foram < 8, 8 ≤ 10 e ≥ 10 g/dL. Com relação à contagem de plaquetas, ficou estratificado em < 50, 50 a 100 e ≥ 100.000/µL.

A avaliação das citopenias tem uma grande importância clínica para o paciente com SMD, sua estratificação permite uma melhor avaliação do prognóstico. A redução dos níveis de hemoglobina está fortemente associada ao aumento da mortalidade por causas cardíacas. A trombocitopenia severa (< 50.000/µL) é fortemente associada ao aumento da mortalidade por causas hemorrágicas, principalmente na presença de infecções/sepse.

Outra mudança muito significativa foi o aumento dos grupos prognósticos da citogenética. Com o aumento do número de pacientes, foi possível avaliar um maior número de alterações, aumentando de 6 para 15 e de 3 grupos prognósticos para 5, em relação ao IPSS. A del(5q) continua sendo classificada como prognóstico favorável, mesmo associada a uma outra alteração, já as alterações envolvendo o cromossomo 7 sofreram uma pequena mudança. Os pacientes com del(7q) isolada foram incluídos no grupo de prognóstico intermediário e a monossomia do 7 (-7) permanece classificada como desfavorável, bem como qualquer alteração dupla envolvendo -7/7q-. O cariótipo complexo também sofreu estratificações, quando apresenta três alterações ainda se encontra no grupo de prognóstico desfavorável, mas a presença de mais de três alterações faz parte de um novo grupo, o de prognóstico muito desfavorável. A divisão completa dos grupos prognósticos está descrita na Figura 1.

Das demais variáveis analisadas, a dosagem de LDH, ferritina, β_2M e *performance*

TABELA 2 Escores e categorias de risco do IPSS-R

Variáveis	0	0,5	1	1,5	2	3	4
Blastos MO (%)	≤ 2	> 2 a < 5		5 a 10	> 10		
ANC (/µL)	≥ 800	< 800					

Categorias					
	Muito baixo	Baixo	Intermediário	Alto	Muito alto
Escores (soma)	≤ 1,5	> 1,5 a 3	> 3 a 4,5	> 4,5 a 6	> 6
Sobrevida (anos)	8,8	5,3	3	1,6	0,8
Ev. LMA (anos)	-	-	2,4	0,8	0,6

status apresentaram menor valor prognóstico do que as cinco principais e as idades não foram significativas para evolução para LMA, apenas para sobrevida, por isso não foram incluídas na classificação das categorias de risco.

As categorias de risco foram determinadas pela combinação dos escores das cinco variáveis principais (citogenética, blastos, Hb, ANC e plaquetas), sendo definidos cinco grupos de risco para sobrevida e evolução para LMA: muito baixo, baixo, intermediário, alto e muito alto (Tabela 2). A Figura 2 traz exemplos de classificação pelo IPSS-R.

Aproximadamente 56% dos pacientes fazem parte dos grupos de baixo risco (muito baixo e baixo) e 23% fazem parte dos grupos de alto risco (alto e muito alto). Assim como no IPSS, foi observado que o risco de óbito decorrente de evolução para LMA foi maior em pacientes de alto risco e que a mortalidade dos pacientes de baixo risco está mais relacionada a presença de comorbidades e falência medular não relacionada a evolução leucêmica.

A idade apresentou resultado significativo na avaliação da sobrevida, mas não para evolução para LMA, por isso não foi considerada um dos parâmetros para a análise multivariada. A divisão dos grupos de risco foi feita baseando-se na idade de 70 anos, ou seja, para uma análise mais fidedigna da sobrevida, o grupo de risco deve ser ajustado para as demais faixas etárias. Esse ajuste do grupo de risco baseado na idade recebeu o nome de IPSS-RA (*Age-adjusted* IPSS-R) e é feito por meio da fórmula matemática:

O IPSS-R apresentou uma melhor avaliação do prognóstico, comparado com o IPSS, e tem sido a ferramenta ainda utilizada na avaliação prognóstica da SMD, mesmo após a criação do IPSS molecular.

1

Dados do paciente:
Hb: 8,5 g/dL
ANC: 920/μL
Plaquetas: 98.000/μL
Blastos: 2%
Citogenética: 47,XX,+8[6]/46,XX[14]

Cálculo IPSS-R:

Variável	Resultado	Escore
Citogenética	Intermediário	2
Blastos MO (%)	≤ 2	0
Hb	8 a < 10	1
ANC	≥ 800	0
Plaquetas	50 a ≥ 100	0,5
Total		3,5

Escore final: 3,5 → **Grupo de risco: intermediário**

2

Dados do paciente:
Hb: 8 g/dL
ANC: 680/μL
Plaquetas: 50.000/μL
Blastos: 7%
Citogenética: 45,XY,-7[12]/46,XY[8]

Cálculo IPSS-R:

Variável	Resultado	Escore
Citogenética	Desfavorável	3
Blastos MO (%)	5 a 10	2
Hb	8 a < 10	1
ANC	< 800	1
Plaquetas	< 50	1
Total		3,5

Escore final: 8 → **Grupo de risco: muito alto**

FIGURA 2 Exemplos de cálculo da categoria de risco do paciente pelos escores do IPSS-R.

RESUMO

- Devido à heterogeneidade da SMD, a determinação do prognóstico do paciente precisa ser avaliada pelas diversas características clínicas e laboratoriais.
- O IPSS é um sistema de escores prognóstico desenvolvido em 1997, que utilizava a porcentagem de blastos, cariótipo e número de citopenias para o cálculo do grupo de risco.
- Pelo IPSS-R foram definidos cinco grupos de risco para sobrevida e evolução para LMA: muito baixo, baixo, intermediário, alto e muito alto, determinadas pela combinação dos escores das cinco variáveis principais (citogenética, blastos, Hb, ANC e plaquetas).

REFERÊNCIAS

1. Bennett JM, Catovsky D, Daniel MT, Flandrin G, Galton DA, Gralnick HR, et al. Proposals for the classification of the myelodysplastic syndromes. Br J Haematol. 1982;51(2):189-99.
2. Greenberg P, Cox C, Le Beau MM, Fenaux P, Morel P, Sanz G, et al. International scoring system for evaluating prognosis in myelodysplastic syndromes. Blood. 1997;89(6):2079-88.
3. Greenberg PL, Tuechler H, Schanz J, Sanz G, Garcia-Manero G, Solé F, et al. Revised international prognostic scoring system for myelodysplastic syndromes. Blood. 2012;120(12):2454-65.
4. Mufti GJ, Stevens JR, Oscier DG, Hamblin TJ, Machin D. Myelodysplastic syndromes: a scoring system with prognostic significance. Br J Haematol. 1985;59(3):425-33.

24

Classificação prognóstica da SMD: IPSS-M

Ronald Feitosa Pinheiro

OBJETIVOS DO CAPÍTULO

- Descrever os achados principais de impacto prognóstico do novo Sistema Internacional de Pontuação Prognóstica Molecular (IPSS-M).
- Apresentar os genes de impacto prognóstico do IPSS-M.
- Apresentar os genes de maior importância para a transformação em leucemia mieloide aguda (LMA) detectados pelo IPSS-M.
- Demonstrar as variáveis clínicas e laboratoriais de impacto prognóstico do IPSS-M.
- Apresentar as alterações citogenéticas de impacto prognóstico do IPSS-M.
- Demonstrar como foi construído o IPSS-M e a criação da calculadora de fácil acesso via internet.

CONCEITOS GERAIS

A definição de marcadores prognósticos de uma doença passa pela evolução do conhecimento sobre os processos patológicos que a envolvem. Esse fenômeno não seria diferente para a neoplasia mielodisplásica (SMD). O primeiro índice de prognóstico mundialmente aceito para SMD foi o IPSS (*International Prognostic Scoring System*) publicado em 1997 no periódico *Blood* pelo professor Peter Greenberg et al. Passados 15 anos da publicação do primeiro IPSS, Greenberg et al. publicaram, em 2012, uma versão revisada, o IPSS-R (*Revised International Prognostic Scoring System*). O IPSS-R teve rápida aceitação pela comunidade acadêmica e pelos médicos que tratavam a SMD à época pela fácil aplicação e reprodutibilidade. O Brasil (coordenado pela Profa. Dra. Sílvia Magalhães) participou com inserção de casos no IPSS-R, legitimando esse índice de prognóstico para nossos pacientes.

Em 2015, validamos o IPSS-R para a América Latina com análise de 1.080 casos de SMD após o trabalho em conjunto dos pesquisadores Carolina Belli (Argentina), Elvira Velloso (Brasil), Silvia Magalhaes (Brasil) e Ronald Pinheiro (Brasil). Após a análise de 1.080 casos de SMD da Argentina, Brasil e Chile, demonstramos que o IPSS-R era capaz de prever a sobrevida global e a transformação em LMA com excelente reprodutibilidade para os casos da América Latina.

Uma das grandes contribuições do IPSS-R foi a otimização dos subgrupos da citogenética, aumentando o número de alterações em cada grupo e a criação de novos grupos. No entanto, mesmo com a evolução contínua do IPSS para o IPSS-R, ainda detectávamos casos que aparentemente deveriam se comportar como de baixo grau de acordo com o IPSS-R e que, subitamente, evoluíam para LMA. Era evidente que precisávamos adicionar outros marcadores biológicos capazes de melhorar a caracterização dos pacientes em relação ao comportamento clínico.

Em meados de 2011, pesquisadores americanos e europeus já relatavam a importância de mutações dos diversos genes para a patogênese e prognóstico da SMD. Já naquela época, genes como *FLT3, ASXL1, RUNX-1* e *TP53* mostravam impacto prognóstico para sobrevida e/ou transformação em LMA em análises multivariadas. Em 2013 e 2014, Papaemanuill e Haferlack reforçaram os achados iniciais de Bejar (2011) e nascia então a ideia de se criar o IPSS Molecular sob a tutela do International Working Group (IWG) em SMD com patrocínio da MDS Foundation. Em 2015, o Laboratório de Citogenômica do Câncer da Universidade Federal do Ceará (LCC/UFC) foi oficializado como centro de análises da citogenética e dados clínicos para a criação do IPSS Molecular (IPSS-M). Após mais de seis anos de trabalho de análises e intensas discussões, em 2022, publicamos os dados do IPSS-M no *New England Journal Evidence.*

O QUE O IPSS MOLECULAR TROUXE DE NOVO?

Como aprendemos com o Teorema de Thomas Bayes, o *prior knowledge* (conhecimento prévio) tem fundamental importância no desenvolvimento dos modelos matemáticos e estatísticos. Assim, o IPSS-M seguiu a evolução do IPSS de 1997 e do IPSS-R de 2012, revisando antigos conceitos e adicionando novos. Como principais modificações, podemos dizer que as mutações gênicas passaram a apresentar impacto prognóstico significativo e a contagem de neutrófilos perdeu impacto prognóstico (Figura 1).

DESTAQUES DO IPSS MOLECULAR EM NÚMEROS

Três pilares passaram a ser a base do prognóstico:

1. Características clínicas.
2. Citogenética.
3. Mutações de efeitos principais e efeitos residuais.

As análises demonstraram que a soma dos elementos multifatoriais, como achados de hemograma, citogenética e pesquisa de mutações se somam para a melhor determinação do índice de prognóstico.

- A análise global de dados clínicos e laboratoriais foi realizada para 3.711 pacientes (2.957 coorte mundial + 754 casos coorte de validação japonesa) em um longo processo de seis anos.
- A análise molecular foi realizada para 2.957 pacientes.
- A mediana de seguimento dos casos do IPSS-M foi de 3,8 anos com idade, ao diagnóstico, de 72 anos (intervalo de confiança 95%, 39 a 98 anos).
- O IPSS-M modificou a estratificação de 46% dos pacientes previamente estratificados pelo IPSS-R, com importantes

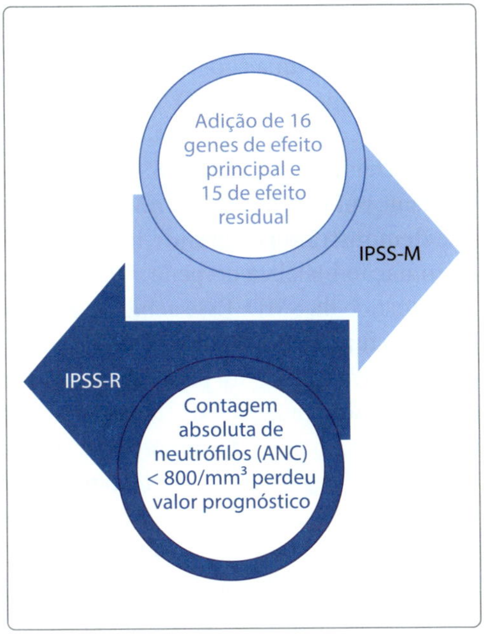

FIGURA 1 Principais variáveis modificadas no IPSS-M, em relação ao IPSS-R.

modificações de prognóstico em casos previamente considerados de baixo risco.

- Foram avaliados diversos éxons e íntrons de 156 genes implicados nas neoplasias mieloides.
- O critério utilizado para mutação oncogênica foi quando a fração alélica era > 2%.
- A frequência alélica (VAF) da maioria das mutações ficou entre 0,2 e 31%.
- Entre as *drivers mutations,* 783 casos apresentaram entre 3 e 4 mutações, 537 casos apresentaram entre 5 e 6 mutações e 493 > 6 mutações.
- Uma mutação foi detectada em pelo menos 94% dos casos avaliados de SMD.
- Os pacientes apresentavam, em média, 4 mutações. Conforme se aumentava o número de mutações, mais desfavorável se tornava o prognóstico.
- Foram detectadas 9.254 mutações oncogênicas no total de 121 genes.
- Apenas UM gene, o *SF3B1*, foi associado a desfechos favoráveis de sobrevida global e sobrevida livre de transformação em LMA.
- Entre os genes mais mutados, encontramos: *TET-2* (~30%), *ASXL1* (~27%), *SF3B1* (~25%), *DNMT3A* (~13%), *SRSF2* (~12%), del(5q) (~12%), *RUNX-1* (~11%), *TP53* (~9%) e *STAG2* (~8%).
- Foi criado o TOP 3 do mal (prognóstico extremamente desfavorável): *TP53 multi-hit*, *FLT3*, *MLL* PTD com os dois primeiros genes possuindo o maior risco para transformação em LMA.
- Detectados 16 genes com efeitos principais e que participam da pontuação do cálculo prognóstico: *ASXL1*, *CBL*, *DNMT3A*, *ETV6*, *EZH2*, *FLT3*, *IDH2*, *KRAS*, *MLL* PTD, *NPM1*, *NRAS*, *RUNX1*, $SF3B1^{5q}$, $SF3B1^{\alpha}$, *SRSF2*, *TP53 multihit* e *U2AF1*.
- Detectados 15 genes com efeitos residuais e que também participam da pontuação para o cálculo do prognóstico.
- Mutações no *TET-2*, *SF3B1* e del(5q) foram as mais detectadas isoladamente.
- Foram detectadas alterações citogenéticas em 41% dos casos.
- Foram mantidas as cinco categorias da citogenética do IPSS-R.
- Os resultados de todas as amostras foram depositados na plataforma cBioportal, gerando o maior banco de dados de SMD com livre acesso para todos os laboratórios do mundo.
- O IPSS-M foi revalidado para a SMD hipoplásica, devendo ser aplicado para esse subtipo de SMD normalmente.
- O IPSS-M avaliou apenas os casos de LMMC com displasia, excluindo os casos de aspecto mieloproliferativo

(LMMC com leucometria > 13.000/mm^3).

A Figura 2 resume os principais dados do IPSS-M.

OS GENES DE IMPACTO PROGNÓSTICO DO IPSS-M

O estudo do IPSS-M trouxe informações gênicas bastante inovadoras e confirmou uma série de achados que conhecíamos previamente. A diversidade de centros e de países que participaram do estudo corroboraram ainda mais a robustez dos dados, além de termos confirmados os impactos de prognóstico de todos os achados em uma coorte de pacientes japoneses.

Nossa coorte final, com dados completos moleculares, foi composta de 2.957 casos de 24 centros da Europa, América e Ásia. Com esses dados, realizamos a análise de sobrevida global para 95% dos pacientes e de sobrevida livre de transformação para 88% dos casos, os quais foram seguidos por 3,8 anos (mediana). É muito importante frisar que, para a validação dos dados de mutação, utilizamos uma coorte de pacientes do consórcio japonês de SMD.

Uma pequena parte de nossos importantes achados gênicos do IPSS-M fora previamente publicada no *Nature Medicine*, em que demonstramos a grande importância da mutação bialélica do gene *TP53* para o prognóstico da SMD. Esse achado foi considerado fundamental para a determinação da transformação de um paciente com SMD em LMA (altíssimo risco de transformação) assim como foi um extremo preditor de redução da sobrevida global. Detectamos que a presença da mutação bialélica do gene *TP53* (*multi-hit*) era capaz de diferenciar até mesmo pacientes de SMD secundaria à terapia, casos que por definição já são de prognóstico desfavorável. A presença de uma mutação bialélica do *TP53* (*multi-hit*) em SMD deve ser encarada como o marcador de necessidade urgente para a realização de uma terapêutica curativa como o TMO alogênico, caso o paciente apresente *performance status* e doador compatível. Por análise inferencial, após estudos de al-

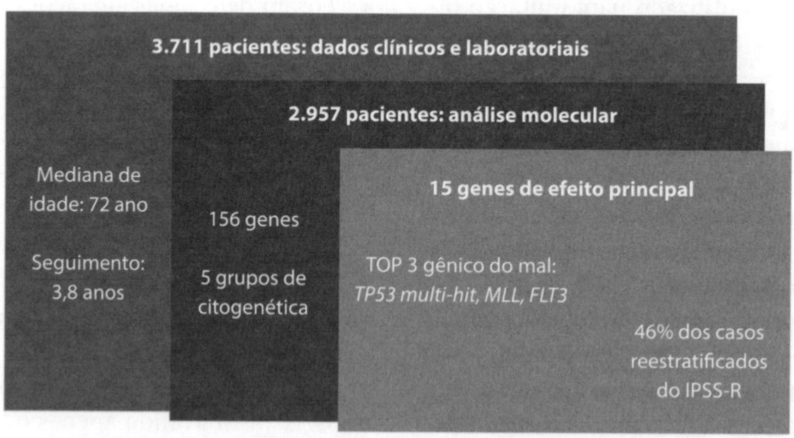

FIGURA 2 O IPSS-M em números.

guns algoritmos, podemos definir que pacientes que apresentem *TP53* mutado com frequência alélica > 40%, por NGS, devem ser considerados como mutação bialélica do gene *TP53* (*multi-hit*).

O percentual de pacientes que apresentaram pelo menos uma mutação gênica entre os 2.957 casos avaliados foi de 94%. É sempre importante lembrar que fizemos as pesquisas de mutação em 156 genes que já tinham sido previamente associados ao desenvolvimento de alguma neoplasia mieloide da medula óssea. Isso é importante porque foram avaliados apenas uma pequena parte dos diversos genes humanos, restando ainda outros genes que podem ser avaliados em situações específicas.

As principais mutações de achado isolado definidas como *drivers mutations* foram as que envolveram os genes *SF3B1, TET2* e del(5q). É importante frisar que essas mutações são consideradas de prognóstico relativamente favorável quando presentes isoladamente, mas como esperado, quanto mais mutações apresentava o paciente, mais desfavorável se tornava seu prognóstico. Esse achado foi demonstrado após analisarmos a associação entre as mutações em 48 genes (aqueles que estavam mutados em pelo menos > 1% dos pacientes) com os desfechos sobrevida global, sobrevida livre de transformação e transformação em LMA.

Detectamos que 14, 15 e 16 genes estavam significativamente associados à reduzida sobrevida livre de progressão, elevada chance de transformação em LMA e reduzida sobrevida global, respectivamente. Esses genes foram então adicionados ao cálculo do impacto prognóstico como dois itens:

- 16 genes de efeito principal: *TP53 multi-hit, MLL* PTD, *FLT3 ITD/ASP835, ASXL1, CBL, DNMT3A, ETV6, EZH2, IDH2, KRAS, NPM1, NRAS, RUNX1, SF3B1 SRSF2, U2AF2.*
- 15 genes de efeito residual: *BCORL1, BCOR, CEBPA, ETNK1, GATA2, GNB1, IDH1, NF1, PHF6, PPM1D, PRPF8, PTPN11, SETBP1, STAG2, WT1.*

A Figura 3 apresenta os genes mais mutados na SMD, de acordo com o IPSS-M.

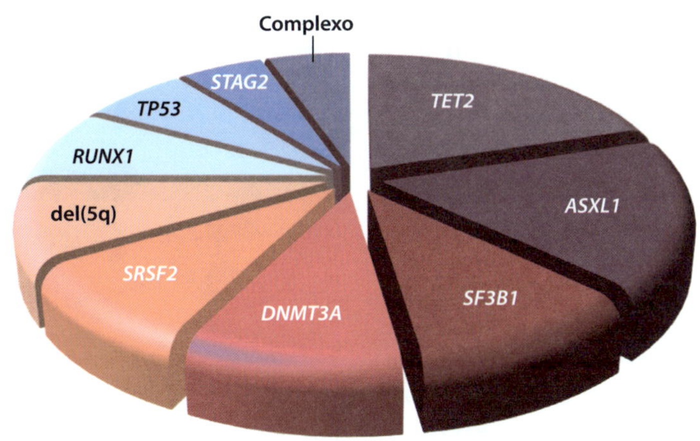

FIGURA 3 Genes mais mutados no IPSS Molecular. O gráfico de pizza mostra um aspecto bastante heterogêneo das mutações com predomínio de *TET2, ASXL1* e *SF3B1*.

SF3B1: "DIZ ME COM QUEM TU ANDAS E EU TE DIREI QUE PROGNÓSTICO ÉS"

O único gene associado a desfechos favoráveis de sobrevida global e sobrevida livre de transformação em LMA foi o *SF3B1*. No entanto, a depender das mutações associadas, o comportamento da doença poderia se modificar completamente. Assim, dividimos o *SF3B1* em três grupos:

1 *SF3B1 + del(5q)*: prognóstico desfavorável em relação à mutação isolada do SF3B1

2 *SF3B1 + BCOR, BCORL1, NRAS, RUNX1, SRSF2* ou *STAG2*: prognóstico bastante desfavorável em relação à mutação isolada do SF3B1

3 *SF3B1 + DNMT3A, TET2* e/ou *ASXL1* e outros: prognóstico não influenciado em relação à mutação isolada do SF3B1

Assim, fica muito evidente que, a depender dos genes mutados, o prognóstico de um paciente com mutação do *SF3B1* pode ser totalmente modificado.

TOP 3 DO MAL: *TP53 MULTI-HIT*, *MLL* PTD E *FLT3*

A presença da mutação bialélica do gene *TP53* (*multi-hit*) é associada a grande chance para a transformação de um paciente com SMD em LMA e reduzida sobrevida global. Esses achados também foram detectados para outros dois genes: *MLL* e *FLT3*.

Dessa forma, surgiu um novo conceito com o IPSS Molecular: o TOP 3 de prognóstico adverso (Figura 4). Os pacientes com SMD que apresentassem a mutação bialélica/LOH do *TP53* (7% dos casos), duplicação em tandem do *MLL* (2,5% dos casos) ou mutação em tandem/ASP835 do *FLT3* (1,1% dos casos) apresentavam grande chance de transformação em leucemia mieloide aguda em curto espaço de tempo. As mutações de *FLT3* e *MLL* foram, isoladamente, as maiores preditoras de transformação de uma SMD em LMA.

Esses resultados do TOP gênico do mal trazem muita importância, pois uma das maiores preocupações de quem trata pacientes com SMD é a transformação em LMA. Como rotineiramente não costumávamos avaliar o gene *FLT3* devido a sua baixíssima incidência de mutações na SMD, esse resultado gera novas condutas em relação à pesquisa de mutações para esse gene: devemos fazer sua avaliação em diferentes períodos.

Cerca de 14 anos antes do IPSS-M, em um estudo realizado na Escola Paulista de Medicina da Universidade Federal de São Paulo (Unifesp), pesquisamos uma coorte prospectiva de 50 pacientes com SMD em relação à presença da mutação em tandem do *FLT3*. A incidência de mutações

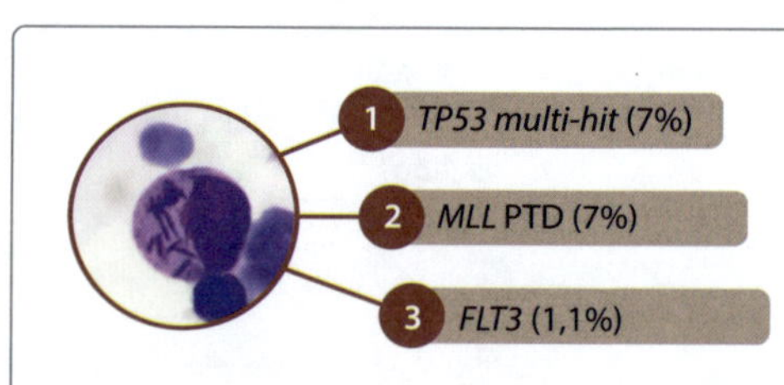

FIGURA 4 TOP 3 gênico do Mal. Juntas, essas mutações perfazem quase 10% dos casos e são importantes preditoras de transformação em LMA.

em tandem foi de 4%, sendo detectada em apenas dois pacientes. O que chamou bastante a nossa atenção na pesquisa foi que, uma vez detectada a mutação, os pacientes transformaram em LMA no período de 60 dias, ficando evidente que, apesar de rara, a presença da mutação em *tandem* do *FLT3* era um marcador preditivo de transformação da SMD em LMA.

Assim como a presença da mutação do *FLT3* é incomum nas SMD e não era rotineiramente avaliado, o gene *MLL* também não era rotineiramente avaliado nas neoplasias mieloides. Em nossa avaliação do IPSS-M, encontramos mutações do tipo tandem (sequências repetidas a um determinado padrão de repetição) em 2,5% dos casos, dos quais a maior parte eram compostos de casos avançados, as SMD com aumento de blastos (SMD-EB 1 e SMD-EB 2 [OMS 2016]). Apesar de ser detectada em apenas 2,5% dos casos, a presença da mutação parcial em tandem do gene *MLL* também foi um achado extremamente preditivo de transformação em LMA, com risco aumentado de quase 10 vezes.

Portanto, apesar de baixa incidência, a presença dessas mutações é muito significativa e devemos realizar suas monitorizações com objetivo futuro de iniciar tratamento precoce e, quem sabe um dia, prevenir uma transformação em LMA. Isso pode ser realizado em um futuro breve diante de possíveis novas drogas e da aplicação da medicina personalizada. Já há, por exemplo, inibidores do gene *FLT3* para uso no Brasil, como midostaurina (Rydapt®) e gilteritinibe (Xospata®).

Além dos genes do TOP 3 do mal, mutações nos genes *ASXL1, BCOR, EZH2, NRAS, RUNX1, STAG2* e *U2AF1* também foram associadas a desfechos desfavoráveis, como reduzida sobrevida global, reduzida sobrevida livre de eventos e maior transformação em LMA. No entanto, essas mutações, no modelo multivariado, se apresentaram com menos impacto que o TOP 3 do mal.

Outro importante gene com mutações significativamente associadas a marcadores desfavoráveis foi o *DDX41*. Esse gene tem sido associado a casos de famílias com SMD ou LMA, casos de citopenias com anemia macrocítica e SMD secundária à terapia. Os casos familiares são diagnosticados com a presença de variantes patogênicas germinativas heterozigóticas. No estudo do IPSS Molecular, detectamos que mutações do *DDX41* estavam associadas à presença de excesso de blastos ao diagnóstico e ao risco aumentado de transformação em LMA, mas com sobrevida relativamente favorável entre as anemias com aumento de blastos (SMD-IB [OMS 2016]). Cerca de 87% dos casos apresentavam um componente germinativo em suas mutações, entre os quais, 60% adquiriam uma segunda mutação somática.

VARIÁVEIS CLÍNICAS E LABORATORIAIS DE IMPACTO PROGNÓSTICO DO IPSS-M

As variáveis clínicas e laboratoriais anteriormente avaliadas pelo IPSS-R foram novamente analisadas pelo IPSS-M. Detectamos uma importante associação entre indivíduos do sexo masculino e presença de mutações de prognóstico desfavorável. Os pacientes do sexo masculino foram mais alocados nos casos de alto risco e com características genéticas mais desfavoráveis em relação ao sexo feminino. Essa associação permaneceu mesmo quando as mutações ligadas ao cromossomo X foram excluídas em 829 pacientes. A idade acima de 60 anos também foi associada com prognóstico desfavorável (< 60 anos *vs.* > 60 anos).

Em relação ao percentual de blastos, foi mantido o achado anterior do IPSS-R, em que os intervalos de contagem de blastos foram divididos em < 2%; 2- < 5%; 5 a 9%; > 10%. Os casos com ≥ 5% de blastos já passavam a ter um prognóstico de intermediário a alto.

Após análise multivariada, também foram validados os valores previamente utilizados pelo IPSS-R para hemoglobina e contagem de plaquetas. Assim, a pontuação da hemoglobina permaneceu da mesma maneira dos intervalos anteriores: < 8, entre 8 e 10 e > 10 g/dL. Os valores de Hb < 8g/dL foram nitidamente associados ao prognóstico desfavorável. Em relação à contagem de plaquetas, os intervalos ficaram de < 50.000, entre 50 e 100.000 e > 100.000/mm^3. Os valores de plaquetas < 50.000/mm^3 foram nitidamente associados a prognóstico desfavorável.

A grande modificação entre as variáveis laboratoriais do IPSS-M foi a perda de impacto da contagem de neutrófilos. Anteriormente, utilizávamos a contagem de neutrófilos < 800/mm^3 *versus* > 800/mm^3 para determinar prognóstico desfavorável nos casos de neutropenia. Após análise multivariada, levando em conta as demais variáveis de hemograma, citogenética e análise mutacional, foi demonstrado que a contagem de neutrófilos já não era mais capaz de alterar o prognóstico dos pacientes. Assim, a contagem de neutrófilos perdeu significância diante do contexto das mutações, não sendo mais de impacto.

IMPACTO PROGNÓSTICO DA CITOGENÉTICA NO IPSS-M

Os achados da citogenética permaneceram como de grande impacto prognóstico para os pacientes com SMD em relação à sobrevida global e risco de transformação em LMA. Em toda a coorte avaliada, detectamos 3.186 anormalidades cromossômicas, perfazendo 41% de alterações citogenéticas. Os grupos citogenéticos foram mantidos com suas importâncias prognósticas como já descrito no IPSS-R: muito favorável – nulissomia do Y (-Y), del(11q); favorável – cariótipo normal, del(5q), del(12p), del(20q), dupla com del(5q); intermediário – del(7q), +8, +19, i(17q), qualquer outra isolada ou dupla; desfavorável – monossomia do 7 (-7), inv(3)/ t(3q)/del(3q), dupla com -7/7q-, complexo com 3 alterações; muito desfavorável – cariótipo muito complexo (> 3 alterações na mesma metáfase).

No cálculo do novo IPSS-M, a citogenética permaneceu como um item calculado separadamente e de grande impacto para o prognóstico.

CONSTRUINDO O MODELO DO IPSS MOLECULAR

O impacto da mutação para o prognóstico da SMD foi bastante significativo, sendo sua adição (binária – presença ou ausência de mutação dos diversos genes) importante para transformar o IPSS em um índice de prognóstico ainda mais robusto desde sua publicação inicial em 1997. Em 1997, as variáveis clínicas e as alterações cromossômicas tinham poder de diferenciar grupos de pacientes em relação ao prognóstico global. No IPSS-R, as variáveis laboratoriais foram mais bem trabalhadas em intervalos e os achados da citogenética foram ainda mais refinados (aumento do número de alterações e de grupos). Agora, a adição das mutações traz ganho aos achados anteriores em relação à determinação da sobrevida global e à transformação em LMA.

No IPSS-M, as variáveis clínicas e laboratoriais foram novamente avaliadas em relação à sobrevida global e à transformação em LMA. Após análise multivariada, os fatores idade (> 60 anos), sexo (masculino) e subtipo de SMD (formas avançadas) foram associados a menor sobrevida global, mas não foram relacionados para a transformação em LMA. Isso também foi observado para contagem de hemoglobina e plaquetas. Assim, idade, sexo e subtipo de SMD não foram incorporados ao modelo final do IPSS-M.

O IPSS-M foi construído como um contínuo com base em uma escala logarítmica de risco em referência a um paciente que apresentava valores das variáveis na média (paciente hipotético), sendo então denominado de ponto zero. Isso levou a um sistema de escore, em que o escore zero representa o paciente da média e valores superiores ou inferiores apresentavam riscos aumentados ou diminuídos. Essa abordagem levou à importante discriminação entre os grupos e a importante adição de prognóstico em relação ao IPSS-R em todas as variáveis analisadas. Foram assim criadas seis categorias com diferenças entre sobrevida global e transformação em LMA. As categorias de risco são: muito baixo, baixo, moderado-baixo, moderado-alto, alto e muito alto (Figura 5).

Essa nova categorização levou à relocação de 46% dos pacientes, dos quais 74% (911 casos) foram para um estadiamento superior e 26% (312 casos) para um estadiamento inferior. Em relação ao grupo total de pacientes avaliados (2.957 casos), o maior número de pacientes foi alocado nos estadiamentos de baixo risco e muito alto risco. Como esperado, os grupos muito baixo e baixo apresentaram reduzida incidência de transformação em LMA.

Em números gerais, o IPSS-M foi testado para cálculo de expectativa de sobrevida global em 718 pacientes e para cálculo de sobrevida global livre de progressão para 563 pacientes. Mais uma vez, em comparação com o IPSS-R, 42% dos casos foram reclassificados.

Sempre uma importante conduta a ser tomada quando se propõe um novo ou revisado índice de escore prognóstico é a sua validação em outras coortes. Com esse objetivo, o IPSS-M foi validado em uma coorte de 754 pacientes japoneses sob coordenação de Ogawa.

Um importante acréscimo do IPSS-M para o prognóstico da SMD foi a inclusão de casos com SMD relacionados à terapia (t-SMD). Esses casos (234 pacientes) apresentavam mais frequentemente cariótipo complexo e mutações do *TP53*, *PPM1D* e *SETBP1*. Como esperado, os casos de t-SMD foram mais definidos como de alto/muito alto risco pelo IPSS-M. Assim, podemos aplicar o IPSS-M para casos de SMD secundária à terapia, o que não podíamos fazer com o IPSS e o IPSS-R.

Um importante acréscimo do IPSS-M foi a inclusão de casos diagnosticados como LMA oligoblástica. Desde 2001, a OMS nos orientou a diagnosticar casos de leucemia aguda quando a contagem de blastos estivesse ≥ 20%. Antes de 2001, utilizávamos o percentual de 30% de blastos para a caracterização de LMA e pacientes que, naquela época, apresentassem entre 20 e 29% de blastos, eram considerados como anemia refratária com excesso de blastos em transformação, as Areb-T. Para os pesquisadores que trabalhavam com a antiga entidade denominada Areb-T, a sensação sempre foi de que muitos casos de Areb-T (em nosso estudo denominada leucemia oligoblástica) se comportavam, muitas vezes, como uma Areb-2 tipicamente. Na avaliação do IPSS-M, estudamos 84 casos

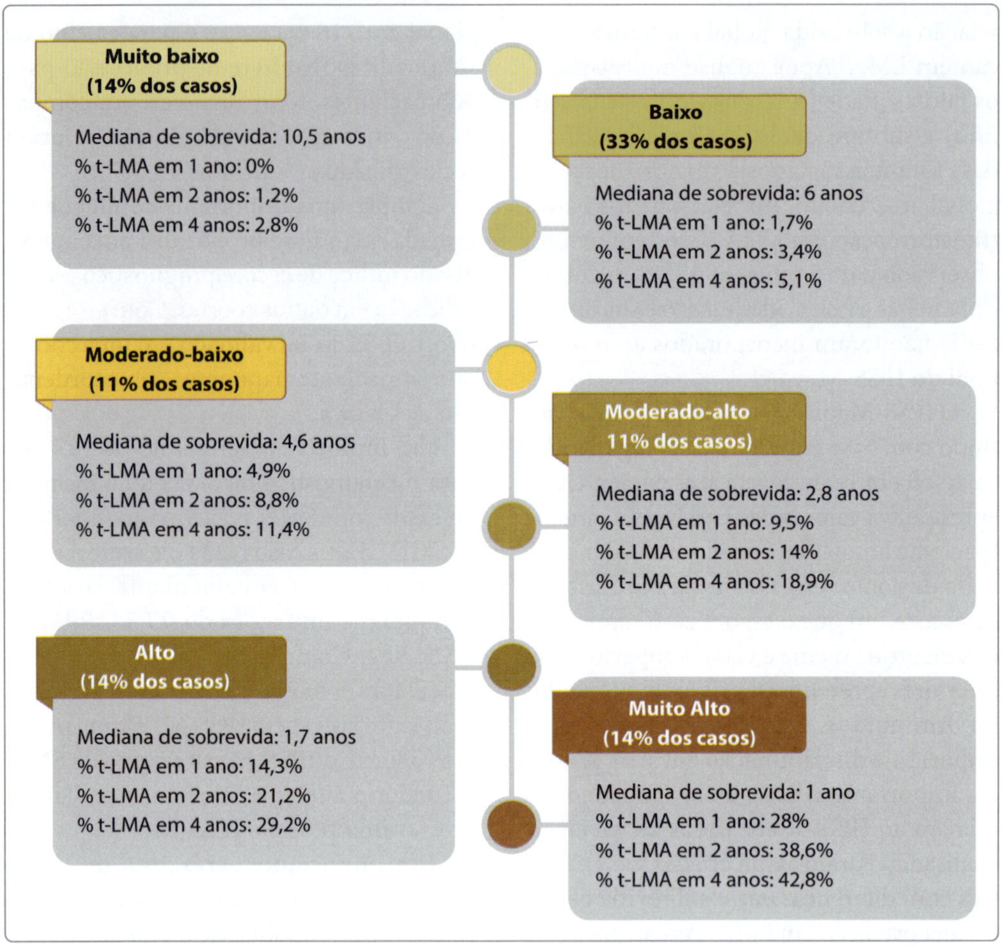

FIGURA 5 Apresentação dos grupos de risco do IPSS-M. % t-LMA representa a porcentagem de transformação em LMA por ano em cada grupo.

de leucemia oligoblástica (blastos 20 a 30% na medula óssea e sangue periférico < 2% blastos) e esse grupo se apresentou com a maioria dos casos (> 80%) sendo classificado como de alto e muito alto risco, porém com expectativa de vida similar aos casos de SMD avançados.

Esse achado corrobora nossa ideia de que um paciente com SMD que apresenta 22, 23, 25% de blastos se comportam, muitas vezes, como uma Areb-2 tipicamente e não como uma LMA clássica. Assim, o IPSS-M foi capaz de estratificar as leucemias oligoblásticas, sendo também validado para esses casos.

E COMO FAÇO SE NÃO TENHO TODAS AS MUTAÇÕES GÊNICAS PESQUISADAS?

Um dos maiores problemas para a implementação diária do novo IPSS-M é a quantidade de genes que devem ser avaliados para uma completa análise do prognóstico: 16

genes de efeito principal e 15 genes de efeito residual. Nesse sentido, foram criados três cenários em relação à ausência de pesquisa de mutações em alguns genes: melhor cenário, cenário da média e pior cenário em que a ausência das variáveis fosse testada.

A incerteza máxima ficou principalmente para os casos com ausência de informação dos genes: *TP53, MLL, FLT3, RUNX-1, NPM1, NRAS, ETV6, IDH2*. Após análise de cerca de 500 cenários de mínima, média e máxima incertezas para cada gene, foi definido um ponto de corte de aceitar valores de diferença entre o melhor e o pior cenário menores que 1. Assim, foi criado o cenário do IPSS-M inferido, facilitando seu cálculo com o máximo de 5 variáveis ausentes e permitindo que a que informação de até 5 desses 27 genes não estivesse presente: *ASXL1, BCOR, BCORL1, CBL, CEBPA, DNMT3A, ETNK1, ETV6, EZH2, GATA2, GNB1, IDH1, IDH2, KRAS, NF1, NPM1, NRAS, PHF6, PPM1D, PRPF8, PTPN11, RUNX1, SETBP1, SRSF2, STAG2, U2AF1, WT1*. Finalmente, em estudo de análise de correlação de Kendall, foi demonstrado que o IPSS-M por inferência (ausência de informações em até 5 genes) apresentava uma correlação com o IPSS-M (todos os genes avaliados) com um índice de correlação de 0,98 (bastante fidedigno).

CALCULADORA NA INTERNET

O IPSS-M apresenta uma abordagem personalizada, reproduzível e de fácil interpretação, pois o aumento de um ponto no escore dobra o risco do paciente.

Após intenso trabalho, com o objetivo de facilitar o cálculo do IPSS-M para caracterização de categoria de risco, estimativa de sobrevida global e sobrevida livre de transformação em LMA, foi criada uma calculadora *online* de fácil manejo, intuitiva e capaz de gerar informações mesmo na ausência de algumas mutações, demonstrando como o seu paciente se localiza em relação a toda a coorte, apresentando a possível sobrevida global e sobrevida livre de eventos, o risco de transformação em LMA em 1 ano e com 4 anos (Figura 6). A calculadora está disponível na *internet*, pelo *site*: https://mds-risk-model.com.

IPSS-M NO MUNDO REAL

Cerca de 2 anos após a publicação dos dados do IPSS-M, Sauta et al. publicaram no *Journal of Clinical Oncology* (JCO) os resultados de uma análise de mundo real, em que 2.876 pacientes com SMD foram avaliados sob a aplicabilidade do IPSS-M em termos de reprodutibilidade geral, reprodutibilidade diante da ausência de pesquisa de mutação de alguns genes e de marcador de resposta à terapia hipometilante/TMO. Esse estudo teve grande importância, porque nosso trabalho do IPSS-M não avaliamos a resposta terapêutica – sendo essa a principal crítica à época dos revisores da *New England Journal of Medicine*. Na validação de Sauta et al., foram avaliados 673 casos de hipometilantes e 964 casos de transplante de medula óssea. Ao avaliar toda a coorte de 2.876 casos, foram detectadas 6.749 mutações com mediana de três por caso (intervalo 0-12) em 2.421 pacientes, perfazendo 82% de incidência de mutação com 45% de alterações citogenéticas. Os genes mais comumente mutados foram *SF3B1, ASXL1, DNMT3A, SRSF2, TP53, RUNX1, U2AF1, EZH2, STAG2, IDH2, CBL, BCOR, NRAS, IDH1, SETBP1, NF1, ETV6, KRAS, PTPN11, FLT3, MLL, PHF6* e outros.

Como esperado, as categorias do IPSS-M apresentaram significativas diferenças

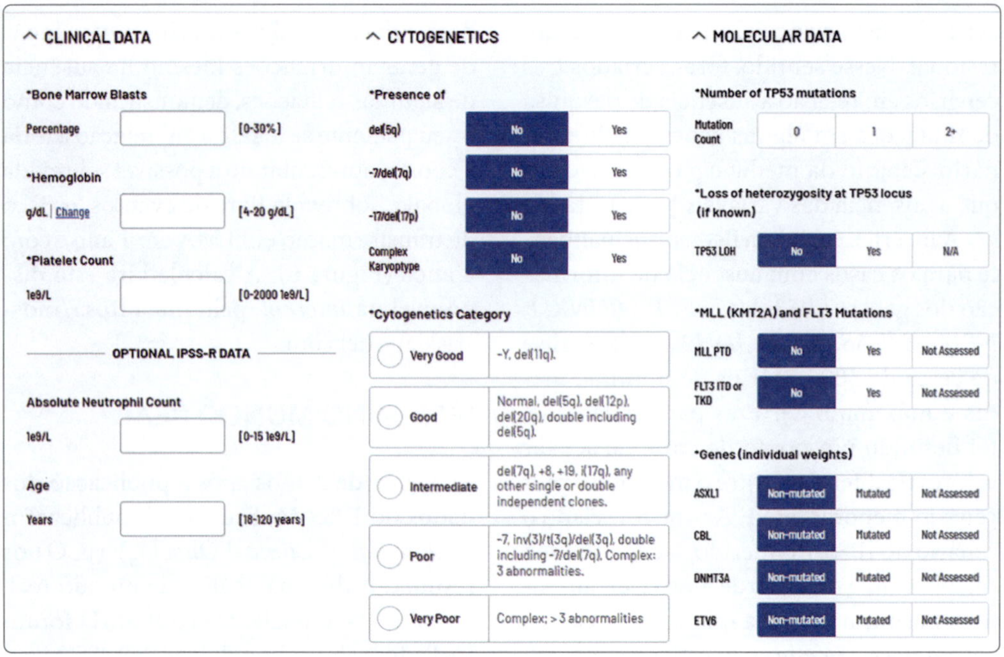

FIGURA 6 Calculadora disponível na internet com espaços para preenchimento dos dados dos pacientes para definição do novo IPSS Molecular.

Fonte: https://mds-risk-model.com.

de sobrevida global (p < 0,01) e sobrevida livre de eventos (p < 0,01) em análise univariada e multivariada. Ao ser comparado com o IPSS-R, 46% dos pacientes mudaram de categoria de estratificação, sendo 24% estratificado para um estadiamento superior e 23% para um estadiamento inferior.

Esse resultado é impressionante porque, quando realizamos a estratificação pelo IPSS-M em 2022, encontramos os mesmos 46% de resultados de nova estratificação dos grupos em relação ao IPSS-R. O que isso significa? Indubitavelmente, o grande potencial do IPSS-M em definir o prognóstico ainda mais corretamente.

Uma das grandes falhas do nosso desenvolvimento no IPSS-M foi não avaliar a sua probabilidade em relação à terapêutica dos hipometilantes e do TMO. O estudo de Sauta et al. resolveu essa falha ao avaliar a aplicabilidade do IPSS-M em prever a resposta para os casos tratados. Em relação ao TMO, a sobrevida global em 5 anos foi de 61% para o baixo risco, 55% para moderado-baixo, 46% para moderado-alto, 33% para alto e 27% para muito alto (p < 0,0001).

Esses resultados demonstram a aplicabilidade do IPSS-M em predizer a sobrevida dos casos transplantados. Ao se avaliar os efeitos da terapia hipometilante (azacitidina), o IPSS-M não se demonstrou tão efetivo com valores de 21 meses para o moderado alto, 18 meses para o alto, e 13 meses para o muito alto. Uma das possíveis explicações para esse resultado pode ser o número total de casos avaliados nesses grupos (apenas 268).

Uma outra importante avaliação feita pelo estudo de Sauta et al. foi a análise da acurácia do IPSS-M na falta da pesquisa completa dos 31 genes, fato que é bastante comum na nossa prática diária dos casos de SMD. Como resultados, os pesquisadores detectaram que na presença de 15 genes avaliados (*ASXL1, CBL, DNMT3A, ETV6, EZH2, FLT3, IDH2, MLLPTD, NPM1, NRAS, RUNX1, SF3B1, SRSF2, TP53 multihit e U2AF1*), a acurácia era de 80%. Ao serem avaliados 10 genes, a acurácia era de 70%. Ao serem avaliados sete genes, a acurácia era de 60%.

O IPSS-M é atualmente a ferramenta ideal para avaliarmos o prognóstico de um paciente com SMD.

RESUMO

- O novo IPSS-M apresenta uma abordagem personalizada, reproduzível e de fácil interpretação (aumento de um ponto no escore = dobra o risco).
- O IPSS-M está baseado em três pilares: características clínicas; citogenética e mutações de efeitos principais e efeitos residuais.
- O IPSS-M analisou o maior número de casos de SMD até hoje, com uma mutação sendo detectada em pelo menos 94% dos casos. Entre os genes mais mutados, encontramos: *TET2* (~30%), *ASXL1* (~27%), *SF3B1* (~25%), *DNMT3A* (~13%), *SRSF2* (~12%), del(5q) (~12%), *RUNX1* (~11%), *TP53* (~9%), *STAG2* (~8%), cariótipo complexo.
- O IPSS-M criou o conceito do TOP 3 gênico do mal (prognóstico extremamente desfavorável): TP53 multi-hit; FLT3; MLL PTD com os dois primeiros genes possuindo o maior risco para transformação em LMA.
- O IPSS-M manteve a importância das alterações citogenéticas em SMD, detectando alterações em 41% dos casos. Foram mantidas as 5 categorias da citogenética do IPSS-R.
- O prognóstico de um paciente com SMD pode ser feito pelo novo IPSS-M com uma calculadora de fácil acesso disponibilizada via internet.

REFERÊNCIAS

1. Bejar R, Stevenson K, Abdel-Wahab O, Galili N, Nilsson B, Garcia-Manero G, et al. Clinical effect of point mutations in myelodysplastic syndromes. N Engl J Med. 2011;364(26):2496-506.
2. Belli CB, Pinheiro RF, Bestach Y, Larripa IB, Tanizawa RSS, Alfonso G, et al. Myelodysplastic syndromes in South America: a multinational study of 1080 patients. Am J Hematol. 2015;90(10):851-8.
3. Bernard E, Tuechler H, Greenberg PL, Hasserjian RP, Ossa JEA, Nannya Y, et al. Molecular international prognostic scoring system for myelodysplastic syndromes. NEJM Evid. 2022;1(7):EVIDoa2200008.
4. Bernard E, Nannya Y, Hasserjian RP, Devlin SM, Tuechler H, Medina-Martinez JS, et al. Implications of TP53 allelic state for genome stability, clinical presentation and outcomes in myelodysplastic syndromes. Nat Med. 2020;26(10):1549-56.
5. Cazzola M. Myelodysplastic syndromes. N Engl J Med. 2020;383(14):1358-74.
6. Greenberg PL, Tuechler H, Schanz J, Sanz G, Garcia-Manero G, Solé F, et al. Revised international prognostic scoring system for myelodysplastic syndromes. Blood. 2012; 120(12):2454-65.
7. Haferlach T, Nagata Y, Grossmann V, Okuno Y, Bacher U, Nagae G, et al. Landscape of genetic lesions in 944 patients with myelodysplastic syndromes. Leukemia. 2014;28(2):241-7.
8. Papaemmanuil E, Gerstung M, Malcovati L, Tauro S, Gundem G, Van Loo P, Chronic Myeloid Disorders Working Group of the International Cancer Genome Consortium, et al. Clinical and biological implications of driver mutations in myelodysplastic syndromes. Blood. 2013;122(22):3616-27; quiz 3699.
9. Sauta E, Robin M, Bersanelli M, Travaglino E, Meggendorfer M, Zhao LP, et al. Real-world validation of molecular international prognostic scoring system for myelodysplastic syndromes. J Clin Oncol. 2023;41(15):2827-42.
10. Schanz J, Tüchler H, Solé F, Mallo M, Luño E, Cervera J, et al. New comprehensive cytogenetic scoring system for primary myelodysplastic syndromes (MDS) and oligoblastic acute myeloid leukemia after MDS derived from an international database merge. J Clin Oncol. 2012;30(8):820-9.

25

TP53 multi-hit: um fenômeno singular

Ronald Feitosa Pinheiro

OBJETIVOS DO CAPÍTULO

- Definir o conceito de neoplasia mielodisplásica (SMD) do *TP53 multi-hit*.
- Apresentar os achados associados ao fenômeno bialélico (*multi-hit*) do *TP53*.
- Demonstrar a importância da análise do fenômeno bialélico (*multi-hit*) do *TP53* no prognóstico da SMD primária.
- Demonstrar a importância da análise do fenômeno bialélico do *TP53 multi-hit* no prognóstico da SMD secundária à terapia.

CONCEITOS GERAIS

O *TP53*, gene composto de 11 éxons, gera uma proteína de 53kDa com 393 aminoácidos que, em condições normais, está presente em baixas concentrações no citoplasma e em estado inativo. Uma vez ocorrido o processo de estresse celular, a proteína p53 se acumula no núcleo, aumentando a concentração em relação ao seu inibidor (*MDM2*), se liga ao gene *CDKN1A*, que codifica a proteína p21 (potente inibidor do ciclo celular), enquanto a célula tenta corrigir o processo danificado. Caso não seja possível a correção do processo, *TP53* ativa a morte celular programada pela via mitocondrial com liberação de citocromo C com subsequente ativação de caspase 9/apoptossoma e, finalmente, ativação de caspase 3, a executora final. Esse fenômeno é conhecido como processo de apoptose ou morte celular programada, fenômeno que ocorre todos os dias nas mais diversas células do corpo humano, como maneira de proteção para que a célula com defeito não se multiplique. Caso o *TP53* não desencadeie a apoptose, o processo neoplásico pode emergir. Pode ser o passo inicial de um câncer.

O *TP53* é bastante estudado nas mais diversas neoplasias, sejam hematológicas ou não, sendo relatado como o gene mais frequentemente mutado dentre todos os cânceres humanos. Em neoplasias de tumores sólidos, as mutações podem estar presentes em até 50% dos casos, e na SMD as mutações no *TP53* são relatadas em cerca de 5 a 10% dos pacientes com SMD *de novo* e 25 a 30% dos pacientes com SMD secundária à terapia (t-SMD). Para pacientes de baixo risco com deleção do braço longo do cromossomo 5q, a mutação é descrita em frequência de até 19% dos casos. As mutações são predominantemente do tipo *frameshift* (deleções e inserções), *nonsense* e *missense*.

A presença dessas mutações no *TP53* em pacientes com SMD sempre foi descrita como de prognóstico desfavorável com relatos de diminuição da sobrevida global e maior probabilidade de transformação para LMA. Em um estudo regido pelo *International Working Group for Prognosis in MDS-IWG*, criamos o IPSS Molecular (IPSS-M) e, desse estudo, coordenado por Elli Papaemmanuil, conseguimos juntar 3.324 casos com foco nas mutações do gene. Apenas dois centros brasileiros (Núcleo de Pesquisa e Desenvolvimento de Medicamentos da Universidade Federal do Ceará [NPDM/UFC] e Hospital Israelita Albert Einstein) participaram dessa pesquisa, publicada na *Nature Medicine*. Cerca de 2/3 dos pacientes com variações no *TP53* apresentavam fenômenos bialélicos (mutações nos dois *TP53*, mutação em um *TP53* e deleção no outro *TP53* ou mutação em um *TP53* e perda de heterozigose = fenômenos *multi-hit*) que estavam frequentemente associadas a cariótipo complexo e características de doença de alto risco. Os pacientes com mutações em estado monoalélico (apenas 1 gene *TP53* envolvido) apresentavam comportamento clínico bastante similar aos casos sem mutação do *TP53* (estado selvagem). Para os casos com alterações nos dois alelos do gene, um novo conceito foi criado: a SMD do *TP53 multi-hit*.

A ANÁLISE MUTACIONAL DO *TP53 MULTI-HIT*

Realizamos a análise de 3.324 casos de SMD/neoplasia mieloides símiles com foco na pesquisa de alterações citogenéticas (banda-G) e sequenciamento de última geração (NGS – *Next Generation Sequencing*), com análise dos perfis de número de cópia específicos de cada alelo, utilizando algoritmo específico e com confirmação dos resultados em uma segunda coorte de 1.120 casos do consórcio japonês de SMD.

Encontramos 486 mutações no *TP53* em uma frequência alélica (VAF) > 2% em 378 pacientes. Desses, 274 (73%) apresentavam apenas uma mutação, 100 (26%) apresentavam duas mutações e 4 (1%) apresentavam três mutações. Alterações no balanço alélico foram detectadas em 177 casos, dos quais 98 apresentavam deleções ou perda de heterozigose detectados por NGS. Aproximadamente metade dos casos com uma mutação do *TP53* também apresentavam perda do alelo selvagem por deleção ou perda de heterozigose em contraste aos casos com mais de uma mutação do *TP53* que apresentavam apenas 13% de perda do alelo selvagem por deleção ou perda de heterozigose. Podemos, assim, resumir que casos com uma única mutação acabavam evoluindo com alteração no outro alelo, ao passo que casos com mais de uma mutação em um alelo geralmente tinham o outro alelo selvagem mantido sem alterações.

Como conclusão da associação entre a presença de mutações e perda do balanço alélico, foram determinados quatro grupos:

1. Casos com mutação isolada (33%).
2. Casos com múltiplas mutações sem deleções ou perda de heterozigose (24%).
3. Casos com mutação(ões) e deleções (22%).
4. Casos com mutação(ões) e perda de heterozigose (21%).

Os casos foram divididos em: estado monoalélico (casos 1) ou estado *multi-hit* (casos 2, 3 e 4). Esses casos das situações 2, 3 e 4 foram considerados como de fenômenos bialélicos, isto é, lesões nos dois genes *TP53*. Portanto, esses casos não possuíam nenhum alelo selvagem, sem nenhum *TP53* normal, ou seja, lesão nos dois genes *TP53*.

Interessante que esse achado em relação ao *TP53* para pacientes com SMD vem ao encontro do conceito de instabilidade genômica de Loeb et al. Nesse conceito, quanto mais mutações, mais instabilidade genômica se cria e normalmente esses cânceres possuem um comportamento mais agressivo e menos responsivo aos tratamentos. E isso também foi detectado por nós no fenômeno *multi-hit* (Figura 1).

Também detectamos 24 casos em que o *locus* do *TP53* foi afetado por deleção isolada (12 casos), perda de heterozigose (2 casos) ou isocromossomo 17q (10 casos) sem evidências de mutação no *TP53*.

PACIENTES COM *TP53 MULTI-HIT* POSSUEM MAIOR NÚMERO DE ALTERAÇÕES CROMOSSÔMICAS E GRANDE CHANCE DE APRESENTAR CARIÓTIPO COMPLEXO

A importância do *TP53* na manutenção da estabilidade cromossômica foi reforçada após análise da associação entre sua mutação e presença de alterações cromossômicas. Cerca de 70% dos casos que apresentavam mutação do *TP53* tinham pelo menos duas deleções cromossômicas em comparação a 5% dos que apresentavam os dois alelos do *TP53* selvagens (sem alterações) com uma razão de chances de 35 (95% IC: 27-46).

Como esperado, casos com *TP53 multi-hit* possuíam maior número de alterações cromossômicas comparadas aos casos monoalélicos (mutação em apenas um gene

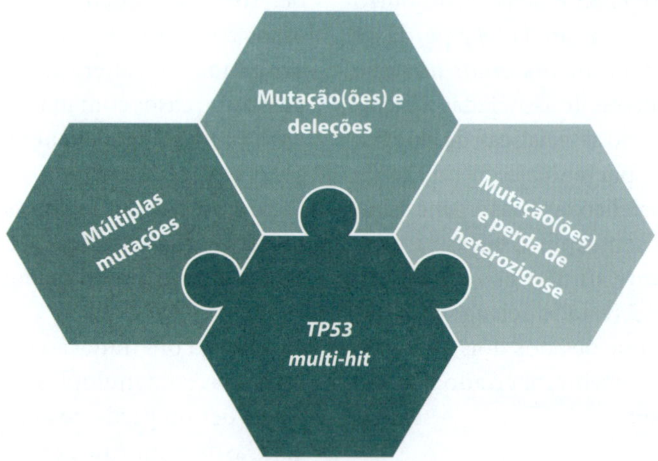

FIGURA 1 Conceitos para definição do *TP53 multi-hit*.

TP53). Os pacientes com *TP53 multi-hit* apresentavam cerca de 4 deleções cromossômicas comparada a 1 deleção nos casos *TP53* monoalélico (mutação em apenas um gene *TP53*). Algumas alterações parecem mais específicas de *TP53 multi-hit* como a deleção 5q que foi observada em 85% dos casos em comparação a 34% dos casos *TP53* monoalélico.

De uma maneira geral, os casos *TP53 multi-hit* apresentavam 6 alterações cromossômicas em comparação a 1 nos *TP53* monoalélicos. É bastante surpreendente a enorme associação entre *TP53 multi-hit* e a presença de cariótipo complexo. O cariótipo complexo parece ser específico do *TP53 multi-hit*, sendo encontrado em 91% dos casos *versus* 13% do estado monoalélico (mutação em apenas um gene *TP53*) com uma razão de chances de 70 (95% IC-34-150).

O *TP53 MULTI-HIT* BASTA POR SI SÓ NA NEOPLASIA MIELODISPLÁSICA: HÁ MENOS MUTAÇÕES ASSOCIADAS, INDEPENDENTE DA PORCENTAGEM DE BLASTOS

Ao avaliarmos o padrão de ocorrência entre as mais diversas mutações envolvidas em processos de metilação do DNA, acetilação de histonas, bloqueio de diferenciação entre os pacientes com mutação do *TP53*, detectamos que havia importantes diferenças das comutações entre os diferentes estados alélicos.

O número de mutações fundadoras (*drivers mutations*) foi bem superior no estado monoalélico em comparação ao *TP53 multi-hit*. Cerca de 40% dos pacientes *multi-hit* não possuía nenhuma das clássicas mutações fundadoras da SMD, enquanto 90% dos casos *TP53* monoalélico tinham pelo menos uma mutação fundadora, e 50% possuíam pelo menos 3 mutações fundadoras. O que isso significa? Fica evidente que o fenômeno *multi-hit* é autônomo, dominante, totalmente prevalente sobre outras mutações, gerando quadros de doença agressiva, pouco responsiva aos tratamentos convencionais e de baixa expectativa de vida. Como esperado, o prognóstico dos casos *TP53 multi-hit* não foi dependente do número de mutações adicionais.

Os casos monoalélicos (mutação em único alelo do *TP53*), como: *TET2, SF3B1, ASXL1, RUNX1, SRSF2, JAK2, BCOR* e *CBL* apresentavam bem mais comutações clássicas descritas em pacientes com SMD. No que tange ao prognóstico dos casos de mutação monoalélica do *TP53*, fica bastante claro que o prognóstico dos pacientes é dependente do número de comutações detectadas com quadro mais desfavorável conforme se aumenta o número de mutações.

Casos de SMD com excesso de blastos e LMA com *TP53* bialélico são, na verdade, a mesma doença, devendo ser caracterizados como entidade única e própria com prognóstico bastante desfavorável. Em um estudo com 2.200 casos de SMD com excesso de blastos e LMA, Grob et al. pesquisaram o fenômeno do *TP53* bialélico com NGS, sendo esse detectado em 230 casos com mediana de variante de frequência alélica de 47%. Os pesquisadores identificaram que não houve diferença de comportamento entre os casos de SMD com excesso de blastos e LMA, isto é, todos foram de prognóstico desfavorável, com sobrevida reduzida, com baixa resposta aos tratamentos, devendo a SMD com *TP53 multi-hit* ser caracterizada como entidade única e própria, independente do percentual de blastos.

O *TP53 MULTI-HIT* É ASSOCIADO A MARCADORES CLÍNICOS DE PROGNÓSTICO DESFAVORÁVEL: MENOR SOBREVIDA E MAIOR TRANSFORMAÇÃO EM LMA

As provas mais robustas de que o *TP53 multi-hit* é uma entidade única da SMD são as fortes associações clínicas detectadas nos pacientes. Os casos de mutação monoalélica do *TP53* apresentavam menos citopenias, menor número de blastos e, logicamente, eram mais alocados como de baixo risco no IPSS-R, ao passo que os casos *multi-hit* eram de subtipos mais avançados pela classificação da OMS e possuíam IPSS-R desfavorável/muito desfavorável. A sobrevida em 5 anos dos casos *TP53 multi-hit* é de menos de 6%.

Pacientes com *TP53 multi-hit* apresentavam sobrevida bastante inferior em relação aos casos de mutação monoalélica do *TP53*: 8,7 meses (95% IC: 7,7-10,3) *versus* 2,5 anos (95% IC: 2,2-4,9). Pacientes sem qualquer mutação do *TP53* (selvagem) apresentavam sobrevida similar aos casos monoalélicos com mediana de 3,5 anos e intervalo de confiança de 95% entre 3,4 e 3,9 anos. Muito importante se notar que a presença do *TP53 multi-hit* se associou a menor sobrevida dentro dos próprios subgrupos do IPSS-R e dentro da própria classificação da OMS. Por exemplo, um paciente com IPSS-R de baixo risco que apresentasse o *TP53 multi-hit* se comportava como de alto risco. Por exemplo, um paciente com Areb-1 com *TP53 multi-hit* apresentava significativa menor sobrevida em comparação a outro paciente com Areb-1 sem o *TP53 multi-hit*.

Pacientes com *TP53 multi-hit* apresentavam incidência de transformação em LMA (em 5 anos) bastante superior em relação aos casos de mutação monoalélica do *TP53*: 44 *versus* 21%. Essa maior chance de transformação em LMA ocorreu em todos os grupos que compunham o *TP53 multi-hit*: mutação nos dois alelos, mutação e deleção, mutação e perda de heterozigose.

NÃO AVALIAR O ESTADO ALÉLICO DO *TP53* LEVA AO ERRO NA DETERMINAÇÃO DO PROGNÓSTICO DE PACIENTES COM NEOPLASIA MIELODISPLÁSICA

A avaliação do estado alélico do *TP53* é fundamental para determinarmos o prognóstico de um paciente com SMD. Em análise multivariada, identificamos que o *TP53 multi-hit* com a presença de cariótipo complexo são preditores importantíssimos e independentes para risco de óbito e transformação em leucemia mieloide aguda.

Torna-se imperiosa a avaliação da presença de fenômenos bialélicos em pacientes com mutação do *TP53* porque cerca de 10% dos casos de nossa coorte foram inicialmente caracterizados como de IPSS-R de baixo risco ou risco intermediário, o que potencialmente atrapalharia a indicação de uma terapêutica mais agressiva para esses pacientes.

É muito importante frisar que não detectamos diferenças entre os casos selvagens (sem mutação) e os casos monoalélicos para mutação do *TP53* no que tange a óbito ou a transformação em LMA, o que também potencialmente atrapalharia a indicação de uma terapêutica menos agressiva para esses pacientes.

TP53 MULTI-HIT POSSUI COMPORTAMENTO AGRESSIVO INDEPENDENTEMENTE DO TIPO DE MUTAÇÃO E DA FREQUÊNCIA ALÉLICA ACIMA DE 40%

Um importante resultado nas análises de sequenciamento de última geração é a frequência alélica. De uma maneira simplificada, a frequência alélica (VAF) demonstra um percentual de fitas do DNA envolvidas pelo processo de mutação. Casos com VAF > 40% para o *TP53* foram definidos como de *TP53 multi-hit* (uso do princípio de *pigeonhole).*

Ao analisarmos os casos *TP53 multi-hit,* ficou bastante evidente que seu prognóstico desfavorável ocorria independente da frequência alélica das mutações (40, 50, 80% etc.). Pacientes com *TP53 multi-hit* apresentavam maior instabilidade genômica, menos comutações, trombocitopenia mais profunda e maior número de blastos independentemente do tamanho da VAF acima de 40%.

Muitos desses casos de *TP53 multi-hit* apresentavam mutações do *TP53,* como *missense, nosense* e truncadas, mas esses tipos de mutações não se mostraram importantes na determinação do prognóstico de pacientes *multi-hit.* Esses casos possuem comportamento agressivo independentemente do tipo de mutação.

Ao analisarmos os casos de *TP53* monoalélico, a VAF foi significativa no que tange ao prognóstico. Em casos com *TP53* mutado monoalélico, a presença de uma VAF acima de 22% determinava um prognóstico mais desfavorável enquanto casos com VAF < 22% apresentavam comportamento similar aos casos selvagens. Sugerimos que casos com VAF acima de 20% sejam monitorizados de muito perto com repetições seriadas da análise do *TP53.*

Todos esses resultados apontam para a ideia de que uma vez lesionados os dois genes *TP53*, o fenótipo clínico será de uma doença agressiva independentemente do tamanho do clone. É a perda dos dois genes selvagens que dita a agressividade da doença independentemente do tipo de lesão (mutação) que ocorreu.

TP53 MULTI-HIT É EXTREMAMENTE LETAL ATÉ MESMO ENTRE OS CASOS DE NEOPLASIA MIELODISPLÁSICA SECUNDÁRIA AO TRATAMENTO

Por si só, a SMD secundária à quimioterapia ou radioterapia costuma apresentar comportamento agressivo com reduzida sobrevida e elevado risco de transformação em LMA. A importância do *TP53 multi-hit se* impõe até mesmo dentro desse grupo de prognóstico reservado. Casos de SMD secundária à quimioterapia ou radioterapia com a presença de *TP53 multi-hit* possuíam prognóstico ainda mais sombrio.

Em nossa análise global dos casos, encontramos 224 pacientes de SMD secundária à terapia. Destes, 10 apresentavam mutação do *TP53* monoalélica, 52 possuíam fenômeno *TP53 multi-hit* enquanto 163 eram *TP53* selvagem (sem qualquer mutação). Assim como ocorreu nos casos de SMD primária, os casos de SMD secundária à terapia monoalélicos apresentavam sobrevida global similar aos casos selvagens (sem mutação do *TP53*) com redução do risco em 61% (HR = 0,39, 95% CI: 0,15-1,0), enquanto os casos de SMD secundária com *TP53 multi-hit* apresentaram menor sobrevida.

Não podemos mais, atualmente, avaliar pacientes com SMD sem a realização de estudo de sequenciamento genético para análise da mutação do gene *TP53*. Torna-se imperativa a sua pesquisa. Na atual classificação da OMS, o fenômeno do *TP53* bialélico (*multi-hit)* é definido como um subtipo específico de SMD.

RESUMO

- Cerca de 2/3 dos pacientes com alterações no gene *TP53* apresentam fenômenos bialélicos (mutações nos dois genes *TP53*; mutação em um *TP53* e deleção no outro; mutação em um *TP53* e perda de heterozigose). Esses fenômenos bialélicos estão frequentemente associados ao cariótipo complexo e características de doença de alto risco.
- Paciente com *TP53 multi-hit* possuem maior número de alterações cromossômicas e grande chance de cariótipo complexo.
- O *TP53 multi-hit* é associado a marcadores clínicos de prognóstico desfavorável com menor sobrevida e maior índice de transformação em LMA.
- *TP53 multi-hit* é extremamente letal até mesmo entre os casos de SMD secundária ao tratamento.
- Não avaliar o estado alélico do *TP53* leva ao erro na determinação do prognóstico de um número significativo de pacientes com SMD.
- A simples presença de qualquer mutação do *TP53* em um único alelo não determina prognóstico desfavorável na SMD.

REFERÊNCIAS

1. Bernard E, Nannya Y, Hasserjian RP, Devlin SM, Tuechler H, Medina-Martinez JS, et al. Implications of TP53 allelic state for genome stability, clinical presentation and outcomes in myelodysplastic syndromes. Nat Med. 2020;26(10):1549-1556. Erratum in: Nat Med. 2021;27(3):562. Erratum in: Nat Med. 2021;27(5):927.
2. Grob T, Al Hinai ASA, Sanders MA, Kavelaars FG, Rijken M, Gradowska PL, et al. Molecular characterization of mutant TP53 acute myeloid leukemia and high-risk myelodysplastic syndrome. Blood. 2022;139(15):2347-54.
3. Khoury JD, Solary E, Abla O, Akkari Y, Alaggio R, Apperley JF, et al. The 5th edition of the World Health Organization classification of haematolymphoid tumours: myeloid and histiocytic/dendritic neoplasms. Leukemia. 2022;36(7):1703-19.
4. Raza A, Gezer S, Mundle S, Gao XZ, Alvi S, Borok R, et al. Apoptosis in bone marrow biopsy samples involving stromal and hematopoietic cells in 50 patients with myelodysplastic syndromes. Blood. 1995;86(1):268-76.

UNIDADE V

Tratamento: baixo risco

26

Tratando a neutropenia na SMD

Ronald Feitosa Pinheiro

OBJETIVOS DO CAPÍTULO

- Definir a neutropenia para os pacientes com SMD.
- Compreender o diagnóstico diferencial das neutropenias.
- Discorrer sobre quando tratar a neutropenia do paciente com SMD.
- Discorrer sobre como tratar a infecção de pacientes com SMD e neutropenia.

CONCEITOS GERAIS

A neutropenia como achado isolado do hemograma em paciente com neoplasia mielodisplásica (SMD) é incomum, sendo detectada em menos de 10% dos pacientes. Em uma análise de 1.080 casos com SMD da América Latina com participação de centenas de pacientes brasileiros nordestinos e sudestinos, detectamos neutropenia em 55% dos casos, porém a neutropenia isolada foi observada muito raramente. Esses casos infrequentes de neutropenia refratária apresentam, geralmente, um prognóstico favorável e baixa propensão para transformação em leucemia mieloide aguda (LMA). No Sistema Internacional de Pontuação Prognóstica Molecular (IPSS-M), o achado de neutropenia isolada praticamente não apresentou impacto de prognóstico diante do contexto das alterações citogenéticas e mutações.

A grande maioria dos pacientes com SMD que apresenta neutropenia também tem anemia e plaquetopenia no hemograma. Logicamente, nesses casos, o tratamento não é direcionado apenas para a neutropenia. Neste capítulo, discutiremos o tratamento de casos com neutropenia isolada na SMD.

A definição clássica de neutropenia deve ser (nas mais diversas situações clínicas) caracterizada quando o indivíduo possui menos que 1.500 neutrófilos/mm^3, sendo a neutropenia dividida em leve, moderada e grave quando os valores de neutrófilos se encontram entre 1.500/mm^3 a 1.000/mm^3, 999/mm^3 a 500/mm^3 e < 500/mm^3, respectivamente. Essa divisão tem importância no contexto da clínica médica principalmente devido ao tradicional conceito de neutropenia febril em que o paciente apresenta < 500 neutrófilos/mm^3 e febre sem a presença de um foco infeccioso aparente.

Em se tratando especificamente da SMD, utilizamos desde 1997 a definição de neutropenia quando a contagem de neutrófilos se encontra < 1.800 neutrófilos/mm^3 (devido à publicação do IPSS). Na última atualização da classificação da SMD pela OMS, em 2022, esse valor menor que 1.800 neutrófilos/mm^3 permaneceu para a definição de neutropenia.

Em 2022, publicamos a evolução do IPSS revisado (IPSS-R): o IPSS-M, escore com base no IPSS-R, mas com efeitos adicionais de várias mutações gênicas com importante impacto para o prognóstico. Uma importante modificação do IPSS-M foi retirar o impacto prognóstico da neutropenia como fator importante à predição de sobrevida global dos pacientes com SMD assim como à sobrevida livre de progressão. Utilizávamos a divisão entre menos que 800 *versus* mais que 800 neutrófilos/mm^3 como elemento de prognóstico.

Um dos grandes problemas da neutropenia isolada é definir se esse achado é realmente decorrente da SMD ou se decorrente de fenômenos passageiros, como as infecções virais, a toxicidade aguda por medicamentos ou outros fatores. Se o médico está definindo que a neutropenia é decorrente de uma SMD, subentende-se que o paciente tem um câncer e isso traz consigo sérias repercussões. Portanto, realizar o diagnóstico diferencial das neutropenias é fundamental antes de se diagnosticar a SMD e antes do início de qualquer terapêutica.

DIAGNÓSTICO DIFERENCIAL: ESSA NEUTROPENIA É REALMENTE NEOPLASIA MIELODISPLÁSICA?

O diagnóstico diferencial das neutropenias abrange um leque muito grande de possibilidades. As seguintes doenças/diagnósticos devem ser excluídas:

1. **Neutropenia constitucional ou étnica**: caracterizada por neutropenia crônica, leve, geralmente com mais de 1.000 neutrófilos/mm^3, sem história de infecções recorrentes. Mais comuns em certos grupos étnicos, principalmente em descendentes do mediterrâneo ou africanos. Geralmente os pacientes relatam ser portadores de leucopenia há anos, o que pode ajudar no diagnóstico diferencial da SMD. Em análise do mielograma, não há displasia no setor granulocítico. O exame de citogenética clássica da medula óssea e as análises das mutações comuns na SMD não possuem alterações.
2. **Neutropenia benigna familiar**: claramente hereditária, mas não possui ligação a grupos étnicos. Ao realizar a história clínica do paciente, fica claro o componente familiar. Geralmente os pacientes referem ser portadores de leucopenia há vários anos, o que pode ajudar no diagnóstico diferencial da SMD. Em análise do mielograma, não há displasia no setor granulocítico. Em análise das mutações clássicas da SMD, elas estão ausentes. Assim, o cariótipo de células da medula óssea desses pacientes é normal.
3. **Neutropenia cíclica:** doença congênita rara caracterizada por episódios de neutropenia autolimitada a cada 2 a 5 semanas. Geralmente, a severidade da neutropenia é leve, mas alguns pacientes podem apresentar infecções e úlceras orais. É uma doença autossômica dominante com mutação em 100% dos casos no gene *ELANE* (gene da proteína da elastase neutrofílica). Atualmente podemos realizar a análise de mutação desse gene nos laboratórios do Brasil, solicitando mutação do gene da elastase neutrofílica por sequenciamento de últi-

ma geração (*Next Generation Sequencing* [NGS]). Para diferenciar da SMD, deve-se realizar a contagem dos neutrófilos a cada 2 a 5 semanas e devemos pesquisar as mutações clássicas presentes na SMD.

4. **Neutropenia familiar clonal**: entidade associada a raras mutações como *GATA2, HAX-1* e *G6PC3*.
5. **Neutropenias adquiridas:** muito comuns na clínica médica e devem sempre ser suspeitadas, pois são bem mais comuns em incidência e prevalência que a neutropenia refratária da SMD. Devem ser lembradas: neutropenia pós-infecção (p. ex., dengue e sepse), neutropenia da doença autoimune (artrite reumatoide ou lúpus, por exemplo), neutropenia da deficiência nutricional (deficiência de B12/folato ou cobre pós-gastrectomia), neutropenia do hiperesplenismo e neutropenia induzida por medicamentos (anti-inflamatórios não esteroidais, propiltiouracil, por exemplo). Ao avaliar um paciente com possibilidade de SMD, deve-se sempre questionar a história medicamentosa, porque ela pode revelar a causa da neutropenia. A Tabela 1 apresenta os medicamentos que são mais comumente associados ao desenvolvimento de neutropenia. Uma vez detectado e suspenso o seu uso, a neutropenia costuma ser revertida em até quatro semanas.

NEUTROPENIA EM NEOPLASIA MIELODISPLÁSICA COM INFECÇÃO: A URGÊNCIA DO ANTIBIÓTICO NA PRIMEIRA HORA

O defeito funcional intrínseco dos neutrófilos displásicos associado à ineficiência de linfócitos T, B e células NK, além da sobrecarga de ferro, são fatores responsáveis pela maior susceptibilidade de infecções nos pacientes com SMD. Em pacientes com SMD de baixo risco, a neutropenia raramente é associada a infecções de evolução grave. Em se tratando de neutropenia em um paciente com alto risco, por exemplo nas Areb, a situação é bem diferente. Nesses casos, as infecções costumam ser graves e de rápida evolução para sepse ou choque séptico. De uma maneira geral, os pacientes que evoluem a óbito por neutropenia da SMD são casos de alto risco/formas avançadas de SMD.

Muitas das infecções dos pacientes com SMD se devem principalmente à redução no número absoluto de neutrófilos, muitas vezes com valores de 100 a 200 neutrófilos/mm^3. Os fatores estimuladores de colônias de granulócitos (G-CSF) e de estimuladores de colônias de granulócito-macrófago (GM-CSF) atuam como estimulantes da medula óssea para a produção de granulócitos. O G-CSF é uma glicoproteína que funciona como uma citocina estimulando diferenciação, proliferação e função dos neutrófilos. Apesar do uso rotineiro de G--CSF e GM-CSF, não há estudos sistemáticos que os demonstrem como capazes de prolongar sobrevida e/ou alterar a história natural das infecções em SMD. G-CSF e GM-CSF podem melhorar a contagem de neutrófilos em 60 a 75% dos casos, mas seus usos prolongados não são associados a aumento de sobrevida dos pacientes. Ademais, alguns pesquisadores sugerem que o uso pode estimular a transformação para SMD de alto risco ou até mesmo LMA. Essa é uma questão ainda bastante controversa e não resolvida. Em nossa experiência, usamos GSF e GM-CSF por períodos curtos, transitórios para pacientes com infecções graves e/ou sepse.

TABELA 1 Drogas relacionadas a neutropenia e agranulocitose

Classe	Droga	Frequência	Reação
Antibióticos	Amoxicilina	Intermediária	Ambas
Ampicilina	Intermediária	Ambas	
Cefalosporinas	Intermediária	Ambas	
Vancomicina	Alta	Ambas	
Macrolídios	Baixa	Neutropenia	
Trimetoprim-sulfametoxazol	Alta	Agranulocitose	
Dapsona	Alta	Agranulocitose	
Cloranfenicol	Alta	Agranulocitose	
Antifúngicos	Anfotericina	Baixa	Neutropenia
Flucitosina	Baixa	Agranulocitose	
Antimaláricos	Cloroquina	Baixa	Agranulocitose
Quinina	Intermediária	Agranulocitose	
Anti-inflamatórios	Ibuprofeno	Baixa	Agranulocitose
Diclofenaco	Intermediária	Agranulocitose	
Sulfasalazina	Alta	Agranulocitose	
Crisoterapia	-	Agranulocitose	
Tireoide	Metimazol	Alta	Agranulocitose
Propiltiouracil	Intermediária	Agranulocitose	
Agentes psicótrópicos	Clozapina	Alta	Agranulocitose
Fenotiazinas	Intermediária	Agranulocitose	
Agentes tricíclicos	Baixa	Agranulocitose	
Antiepilépticos	Carbamazepina	Baixa	Neutropenia
Fenitoína	Intermediária	Agranulocitose	
Valproato	Baixa	Neutropenia	
Etossuximida	Baixa	Neutropenia	
Cardiovasculares	Procainamida	Alta	Agranulocitose
Flecainida	Alta	Agranulocitose	
Inibidores leca	Intermediária	Agranulocitose	
Propanolol	Baixa	Agranulocitose	
Digoxina	Intermediária	Agranulocitose	
Ticlopidina	Alta	Agranulocitose	
Diuréticos	Tiazidas	Intermediária	Agranulocitose
Furosemida	Baixa	Neutropenia	
Espironolactona	Baixa	Agranulocitose	
Acetazolamida	Baixa	Neutropenia	
Outros	Deferiprona	Intermediária	Agranulocitose
Levamisol	Intermediária	Agranulocitose	
Rituximab	Intermediária	Agranulocitose	

Quando se fala de neutropenia e infecção em SMD, deve-se sempre lembrar que o elemento mais importante no tratamento é o uso imediato de antibióticos nas primeiras horas da infecção (1 a 2 horas). Essa conduta modifica a história natural da infecção e, logicamente, a sobrevida dos pacientes. São as famosas GOLDEN HOURS (horas douradas).

TRATANDO A NEUTROPENIA REFRATÁRIA DO PACIENTE COM NEOPLASIA MIELODISPLÁSICA EM VIGÊNCIA DE INFECÇÃO

A presença de uma infecção em um paciente com SMD e neutropenia deve ser rapidamente diagnosticada e tratada devido ao risco significativo de sepse. Felizmente, a grande maioria dos casos com SMD e neutropenia não necessita de qualquer tipo de tratamento, exceto quando há presença de infecção. Nesse momento, o hematologista deve estar sempre disponível para orientação dos pacientes, familiares e clínicos que fazem o primeiro atendimento em unidade de pronto-socorro. Deve-se sempre lembrar que o elemento mais importante nos episódios de infecção é o início precoce de tratamento com antibióticos, na primeira hora da admissão hospitalar. Podemos definir as condutas de tratamento de um paciente com SMD e neutropenia em vigência de infecção em dez pilares:

1. A escolha do antibiótico deve ser direcionada para o foco clinicamente detectado ou suspeito.
2. A grande maioria das infecções em pacientes idosos com SMD e neutropenia são em ordem de frequência: pneumonia, infecções do trato urinário e infecções de pele.
3. Diante da fragilidade de boa parte dos pacientes idosos, há de se observar a necessidade de internação com base em comorbidades e estado clínico geral.
4. Em caso de pneumonia adquirida na comunidade, sugerimos cefalosporina de terceira geração (ceftriaxona 2 g intramuscular/dia) ou quinolona (ciprofloxacina 500 mg VO a cada 12 h – boa penetração no parênquima pulmonar). Deve-se ter cuidado, pois alguns estudos sugerem risco aumentado de aneurismas dissecantes em idosos com vasculopatia, como diabéticos de longa data e pacientes com arterites e outras doenças vasculares. Se a pneumonia tiver sido adquirida em ambiente hospitalar, sugerimos piperacilina/tazobactam 4,5 g IV a cada 8 ou 6 horas (dose máxima) – checar função renal –; ou uma cefalosporina de quarta geração, como cefepime 2 g IV a cada 12 ou 8 horas (checar função renal).
5. Em caso de infecção de pele adquirida na comunidade, sugerimos cefalexina 500 mg VO a cada 6 horas, se o quadro não grave. Se a infecção de pele foi adquirida na comunidade com sinais de gravidade, cefalotina é uma opção, na dose de 1 g IV a cada 6 ou 4 horas (checar função renal). O uso de vancomicina (1 g IV a cada 12 horas – observar risco de lesão renal) ou teicoplamina (400 mg IV/dia) deve ser restrito para casos de infecção de pele adquirida em ambiente hospitalar.
6. Se houver infecção do trato urinário (ITU), sugerimos uma quinolona, por exemplo ciprofloxacina 500 mg VO a cada 12 horas (cuidado: alguns estudos sugerem risco aumentado de aneurismas dissecantes em idosos vasculopatas, como diabéticos de longa data e pacientes com arterites e outras doen-

ças vasculares) ou uma cefalosporina de segunda geração, como cefuroxima 250 mg VO a cada 12 horas; ou uma de terceira geração, como ceftriaxona 1 g IM a cada 12 horas ou 2 g/dia. Alguns estudos mais recentes sugerem o uso de extratos de frutas vermelhas como prevenção de ITU de repetição ou até mesmo para tratamento de casos mais leves (derivados de *cranberry*).

7. Todas essas opções devem ser iniciadas imediatamente após as coletas de suas respectivas hemoculturas, urinoculturas, cultura de *swab* e/ou secreções. O atraso na coleta dessas culturas não deve postergar o antibiótico que deve ser iniciado em 1 a 2 horas da admissão hospitalar. É a importância das *golden hours*!
8. O tempo de duração do antibiótico depende de cada caso.
9. O perfil da flora hospitalar também deve ser avaliado antes da prescrição de qualquer antibiótico.
10. E quando não há foco determinado? Nesse momento, temos o diagnóstico clássico de neutropenia febril. Nessas situações, os neutrófilos estão < 500/mm^3 ou < 1.000/mm^3 com tendência de redução nas 24 horas subsequentes. O tratamento deve ser à base do conhecimento da flora hospitalar, mas em linhas gerais, há opções como piperacilina/tazobactam 4,5 g IV a cada 8 ou 6 horas, meropenem 1 g IV a cada 8 horas ou cefepime 2 g IV a cada 8 horas.

TRATANDO A NEUTROPENIA DO PACIENTE COM NEOPLASIA MIELODISPLÁSICA SEM INFECÇÃO

Uma boa parte dos pacientes com neutropenia pode ser acompanhada sem qualquer tipo de tratamento, apenas com um seguimento de perto por parte do hematologista com consultas trimestrais. Essa conduta é plenamente aceita principalmente para os pacientes com neutropenia sem infecções de repetição, o que ocorre na grande maioria dos casos de baixo risco. Chamamos de *Wait and See*, do inglês, observação clínica ("apenas pare e observe").

No entanto, a situação é diferente para os pacientes com infecções de repetição, como, principalmente, as do trato respiratório alto e baixo e as ITU. Nesses casos, está indicada a profilaxia com G-CSF na dose de 150 a 300 mcg/SC 3×/semana. O uso deve ser por períodos prefixados (2 a 3 meses, em média) e não deve ser utilizada de maneira ininterrupta. Podemos assim, resumir as condutas:

Situação 1:
Idoso/SMD com neutropenia como única citopenia e SEM infecções de repetição

↳ Apenas observação clínica

Situação 2:
Idoso/SMD com neutropenia como única citopenia e COM infecções de repetição

↳ Uso de G-CSF ou GM-CSF profilático por períodos prefixados (2 a 3 meses, em média)

Na Tabela 2 há opções de vários fatores de crescimento disponíveis e liberados pela Agência Nacional de Vigilância Sanitária (Anvisa) para uso na neutropenia.

UTILIZANDO O G-CSF: ASPECTOS PRÁTICOS DA PRESCRIÇÃO

Preferimos o uso de G-CSF (filgrastim) a uma dose mínima para manter neutrófi-

TABELA 2 Alguns G-CSF liberados pela Anvisa, com suas respectivas reações adversas

Medicamento	Princípio ativo	Apresentação	Fabricante	Reações mais comuns em bula
Filgrastim	Filgrastim	300 mcg	Biossintética	Muito comum: Anemia, leucocitose, SMD e trombocitopenia, epistaxe, náusea, vômitos, dor óssea, febre. Comum: hiperuricemia, aumento de DHL e fosfatase alcalina.
Filgrastine	Filgrastim	300 mcg	Blau	Muito comum: náuseas/ vômito, elevação dos níveis de gama-GT, fosfatase alcalina, LDH e ácido úrico, cefaleia, leucocitose, trombocitopenia, dor musculoesquelética, anemia, esplenomegalia, diminuição dos níveis de glicose, hiperuricemia, epistaxe. Comum: fadiga, fraqueza generalizada, cefaleia, constipação, anorexia, diarreia e mucosite, dor no peito, tosse, inflamação da garganta, alopecia e exantema, elevação dos níveis de fosfatase alcalina e LDH, diarreia, trombocitopenia, hepatomegalia, alopecia, vasculite cutânea, exantema.
Tevagrastim	Filgrastim	300 mcg	Teva	Muito comum: elevação de GGT, elevação da fosfatase alcalina e elevação de lactato desidrogenase (níveis elevados de enzimas hepáticas e sanguíneas); hiperuricemia (níveis sanguíneos elevados de ácido úrico); náusea; vômito; dor torácica (dor no peito), dor musculoesquelética. Comum: trombocitopenia (redução de plaquetas, o que pode levar a aumento do risco de sangramento e machucados); cefaleia; diarreia; hepatomegalia (aumento do fígado); alopecia (perda de cabelo); vasculite cutânea (inflamação dos vasos sanguíneos); dor no local da injeção, *rash* cutâneo; o steoporose (perda de cálcio dos ossos); artralgia (dor nas articulações).

(continua)

TABELA 2 Alguns G-CSF liberados pela Anvisa, com suas respectivas reações adversas (*continuação*)

Medicamento	Princípio ativo	Apresentação	Fabricante	Reações mais comuns em bula
Granulokine	Filgrastim	300 um/mL	Amgen	Muito comum: náuseas, vômitos, aumento de GGT, aumento de fosfatase alcalina, aumento de DHL e ácido úrico. Comum: fadiga, fraqueza generalizada, inflamação de mucosa, dor de cabeça, obstipação, diarreia, anorexia, dor no peito, dor musculoesquelética, dor faringolaríngea, alopecia, *rash* cutâneo.
Lonquex	Lipegfilgrastim (liberação prolongada)	10 mg/mL	Teva	Muito comum: dores musculoesqueléticas (dores ósseas e dor nas articulações, músculos, membros, peito, pescoço ou costas). Comum: trombocitopenia (redução do número de plaquetas), o que aumenta o risco de sangramento e machucados, cefaleia (dor de cabeça), reações cutâneas (vermelhidão e *rash*), hipocalemia (baixos níveis sanguíneos de potássio) – o que pode causar fraqueza muscular, espasmos musculares ou ritmo cardíaco anormal. Dor torácica (não cardíaca), dor e cefaleia.
Neulastim	Pegfilgrastim	6 mg/0,6mL	Amgen	Muito comum: dor óssea. Comum: artralgia, mialgia, dor lombar, dor nos membros, dores musculoesqueléticas, dor no pescoço, dor no local da aplicação e eritema, dor no peito (não cardíaca), dor e cefaleia.

los > 500/mm^3, o que pode ser obtido com uma ampola SC 1 a 3 vezes por semana a depender do paciente. A ampola costuma apresentar um pequeno volume de 1 mL ou uma seringa preenchida de 0,5 mL que possui (ampola ou seringa) 30 milhões de unidade/300 µg de filgrastim para uso subcutâneo. Essas apresentações facilitam o uso pelo paciente aos finais de semana e em ambiente domiciliar.

Entre os efeitos colaterais mais comuns encontramos dores ósseas, principalmente dor lombar, cefaleia, náuseas e vômitos e alterações das enzimas hepáticas/canaliculares. As dores ósseas podem ser tratadas com analgésicos simples como a dipirona, mas em alguns casos há necessidade de medicamentos mais potentes como o tramadol em doses de 50 mg a 100 mg 1×/dia ou até 4×/dia.

Filgrastim: 30 milhões de unidade/300 µg em seringa preenchida de 0,5 mL ou frasco ampola de 1 mL.

Se dores ósseas: dipirona 1 g ou tramadol em doses de 50 mg a 100 mg 1×/dia ou até 4×/dia.

RESUMO

- A neutropenia como citopenia única é um achado raro na SMD. Esses casos infrequentes de neutropenia refratária apresentam, normalmente, um prognóstico favorável e baixa propensão para transformação em LMA.
- Idoso/SMD com neutropenia como única citopenia e SEM infecções de repetição deve ser tratado apenas com observação clínica.
- Idoso/SMD com neutropenia como única citopenia e COM infecções de repetição deve ser tratado com G-CSF profilático por períodos prefixados (2 a 3 meses, em média).
- O elemento mais importante quando dos episódios de infecção em paciente com SMD com neutropenia é o início de tratamento com antibióticos o mais rápido possível, preferencialmente já na primeira hora da admissão hospitalar.

REFERÊNCIAS

1. Ades L, Fenaux P. How we treat lower risk myelodysplastic syndromes? Blood. 2013;121(21):4280-6.
2. Bernard E, Nannya Y, Hasserjian RP, Devlin SM, Tuechler H, Medina-Martinez JS, et al. Implications of TP53 allelic state for genome stability, clinical presentation and outcomes in myelodysplastic syndromes. Nat Med. 2020;26(10):1549-56.
3. Greenberg PL, Tuechler H, Schanz J, Sanz G, Garcia-Manero G, Solé F, et al. Revised international prognostic scoring system for myelodysplastic syndromes. Blood. 2012;120(12):2454-65.
4. Santini V. Treatment of low-risk myelodysplastic syndromes. Hematology Am Soc Hematol Educ Program. 2016;2016(1):462-9.

27

Tratando a plaquetopenia na SMD

Ronald Feitosa Pinheiro

OBJETIVOS DO CAPÍTULO

- Apresentar o uso de corticoide como uma opção de tratamento da plaquetopenia na neoplasia mielodisplásica (SMD).
- Apresentar o agonista do receptor de trombopoetina (eltrombopague) como uma opção efetiva e segura para o tratamento da plaquetopenia no paciente com SMD de baixo risco.
- Apresentar o agonista do receptor de trombopoetina (romiplostim).
- Apresentar os agentes antifibrinólise (ácido aminocaproico e ácido tranexâmico) como uma opção de suporte para tratamento do sangramento de mucosa na SMD.
- Apresentar o análogo de LHRH (acetato de gossorelina) como uma opção de suporte para tratamento do sangramento transvaginal decorrente da plaquetopenia na SMD.
- Apresentar as principais complicações agudas advindas da transfusão de plaquetas na SMD.

CONCEITOS GERAIS

Trombocitopenia é encontrada em 40 a 65% dos pacientes com neoplasia mielodisplásica (SMD), sendo associada à redução de sobrevida e aumento do risco de sangramento. Em pacientes com doença de baixo risco, a hemorragia decorrente da plaquetopenia leva a óbito cerca de 13% dos casos e pacientes com SMD com trombocitopenia apresentam diversas gradações de sangramento que vão desde mínimas hemorragias que não afetam a sobrevida, mas impactam a qualidade de vida (sangramento gengival, sangramento transvaginal, equimoses esparsas) até sangramentos mais graves, como intracraniano e pulmonar que podem levar a óbito. Além dos sangramentos decorrentes da plaquetopenia, há casos de SMD com distúrbios de disfunção plaquetária que também predispõem aos sangramentos. Na prática clínica comum do dia a dia, sabemos que pacientes com as formas graves da SMD e que possuem plaquetas entre 20 e 30 mil/mm^3, o que representa cerca de 8 a 16% dos casos, têm expressivo aumento de mortalidade por sangramento. No entanto, foi apenas no ano de 2012 que foi definitivamente demonstrada a importância da contagem de plaquetas como elemento de prognóstico para pacientes com a SMD. O Sistema Internacional de Pontuação Prognóstica Revisado (IPSS-R) demonstrou que, após análise de mais de 7 mil casos, pacientes com trombocitopenia severa apresentavam maior morbidade e sobrevida reduzida.

Durante a análise do IPSS-R, os pacientes foram divididos em grupos com contagem de plaquetas > 100.000/mm^3 (4.195 casos), 50.000/mm^3 a 100.000/mm^3 (1.469 casos) e < 50.000/mm^3 (1.348 casos), sendo esses intervalos associados a diferentes prognósticos. Esses dados ratificaram a gravidade da insuficiência medular dos pacientes, definindo a contagem de plaquetas como um marcador de prognóstico desfavorável. No estudo do IPSS Molecular (IPSS-M), coordenado pelo *International Working Group* de SMD (IWG-MDS *Foundation*) em que foram analisados 3.711 pacientes (com participação do Laboratório de Citogenômica do Câncer da Universidade Federal do Ceará – NPDM/UFC), a presença de plaquetopenia permaneceu como variável de significativo impacto prognóstico mesmo com a adição do impacto das mutações gênicas.

Em um estudo inédito na América Latina, realizamos uma análise de 1.080 casos de pacientes com SMD em conjunto com centros da Argentina e do Chile. Os casos brasileiros foram provenientes da Universidade de São Paulo (USP) e do NPDM/UFC, perfazendo um total de 345 casos. A mediana das plaquetas encontrada foi de 105.000/mm^3 com intervalo de 1.500 a 930.000/mm^3. Em relação aos casos de pacientes argentinos e chilenos, encontramos medianas de 83.000/mm^3 e 127.000/mm^3, respectivamente, com diferenças significativas. Também detectamos uma contagem de plaquetas < 50.000/mm^3 em 35, 25 e 25% para casos do Chile, Argentina e Brasil, respectivamente. Assim como para o IPSS-R, também demonstramos que a contagem de plaquetas < 50.000/mm^3 foi marcador de prognóstico desfavorável para a SMD na América Latina (Figura 1).

O tratamento do paciente com SMD e plaquetopenia é um sério problema no Brasil, pois temos como opções apenas os agentes modificadores de doença (hipometilantes) autorizados pela Agência Nacional de Vigilância Sanitária (Anvisa) e o corticoide quando estamos diante de uma plaquetopenia com componente imune. Mas já existem novas opções como o agente agonista de receptor de trombopoetina, o eltrombopague. Há também, um estudo robusto que demonstra a eficácia e a segurança de eltrombopague (Revolade®) para uso na SMD de baixo risco e aguardamos atualização da bula do medicamento para esse fim. Uma outra opção que temos é a transfusão de plaquetas, mas com o tempo, o paciente se torna refratário, com a transfusão sendo ineficiente.

CORTICOIDE: OPÇÃO PARA A PLAQUETOPENIA IMUNE DA NEOPLASIA MIELODISPLÁSICA

Sabemos que o uso de corticoide, como dexametasona ou prednisona, são capazes de aumentar significativamente a contagem de plaquetas em pacientes com púrpura trombocitopênica imunológica (PTI) e, diante do conhecimento de que há citopenias de caráter autoimune na SMD (*ver Capítulo 6*) em até 17% dos casos de doença de baixo risco, a prova terapêutica com corticoide deve ser avaliada como opção terapêutica para pacientes com SMD com plaquetopenia grave após avaliação do risco/benefício em relação aos efeitos colaterais dos corticoides. Costumamos, em nosso ambulatório de SMD, fazer uso de corticoide por curtos períodos como prova terapêutica em pacientes sem quadros de infecção e sem diabetes *mellitus* descompensada. A dose de dexametasona que utilizamos é a mesma da PTI, com 40 mg ao dia por 4 dias ou a prednisona na dose de 60 mg ao dia por 7 dias. A terapia com

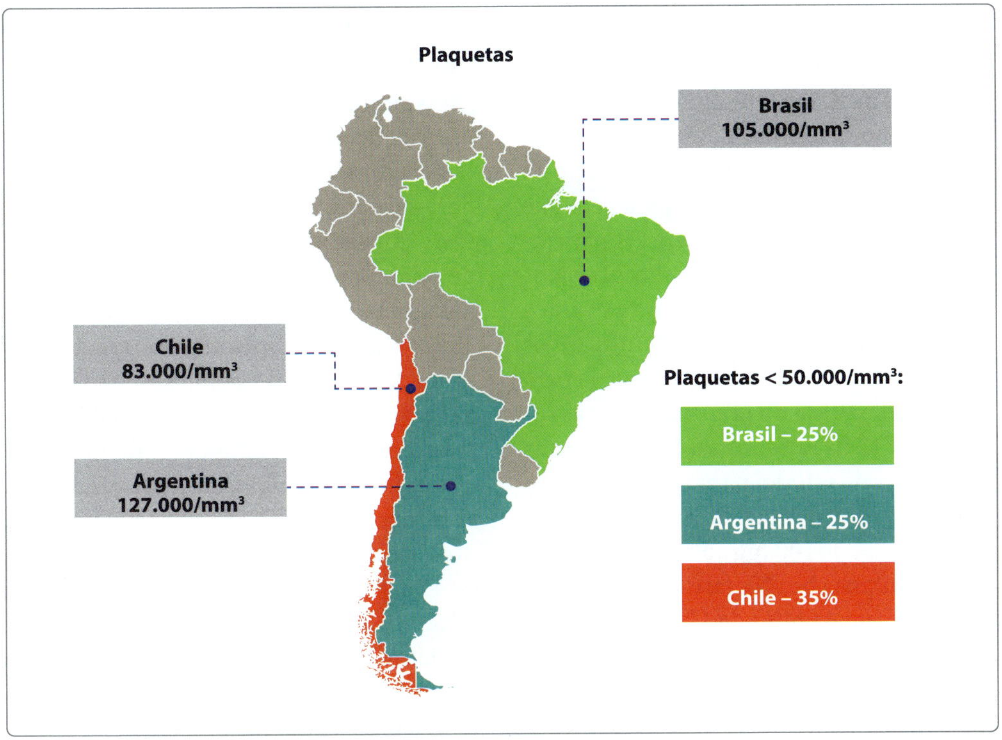

FIGURA 1 Contagem de plaquetas em pacientes com SMD na América Latina

dexametasona incrementa mais rapidamente a contagem de plaquetas.

MEDICAMENTOS AGONISTAS DO RECEPTOR DE TROMBOPOETINA: ELTROMBOPAGUE E ROMIPLOSTIM

Eltrombopague olamina (Revolade®)

Eltrombopague olamina é um agonista de receptor de trombopoetina utilizado no Brasil e liberado pela Anvisa com o nome de Revolade® (Novartis) para tratamento de PTI refratária ao corticoide, imunoglobulina ou esplenectomia. Também possui liberação para o tratamento da anemia aplásica severa (AAS) refratária à terapia imunossupressora para pacientes que não sejam candidatos ao transplante de medula óssea. Diante da similaridade da patogênese entre a anemia aplásica e a SMD hipocelular (SMD-h), eltrombopague também se torna opção para esse tipo de SMD (assim definida pela classificação da Organização Mundial da Saúde de 2022) com plaquetopenia e sangramento.

Em se tratando de SMD, um dos estudos mais significativos sobre esse medicamento (uso isolado) foi publicado por Moshe Mittelman et al. em 2018. Os pesquisadores relataram os resultados das duas primeiras partes do Estudo *ASPIRE* que avaliou o uso de eltrombopague para o tratamento de pacientes com SMD avançada ou LMA com trombocitopenia grau 4 (plaquetas < 25.000/mm³). Pacientes adultos SMD com IPSS-R de alto risco ou intermediário 2 e pacientes com LMA com < 50% de blastos na medula óssea foram avaliados. A primeira parte do estudo foi de 8 semanas em que o objetivo primário de determinar a melhor dose da medicação e a segunda parte foi composta de 12 semanas, com randomização em que os pacientes foram alocados em 2:1 para receber eltrombopague ou placebo. O objetivo primário da fase 2 foi avaliar os eventos hemorrágicos clinicamente significativos que refletiam o risco da plaquetopenia para hemorragia grau 3 ou grau 4 durante as semanas 5 a 12 da randomização. Durante as duas partes do estudo, pacientes receberam tratamento de suporte e eltrombopague nas doses iniciais de 100 mg ao máximo de 300 mg/dia ou placebo. Na fase 1, resposta foi observada em 4 (24%) de 17 casos e outros 10 pacientes apresentaram redução do suporte transfusional. Na fase 2 do estudo, 145 pacientes foram randomizados para receber eltrombopague (n = 98) ou placebo (n = 47). Os eventos hemorrágicos clinicamente significativos foram de 54% (IC 95%; 43-64) comparado com placebo de 69% (IC 95%; 57-80). Os efeitos colaterais mais relevantes foram fadiga e hipocalemia, presentes em 6% dos casos. Esse foi o primeiro estudo a demonstrar eficácia de eltrombopague na redução de eventos hemorrágicos de pacientes com SMD e LMA, comparado a placebo. Ainda em 2018, um estudo randomizado fase 3, *SUPPORT*, com 356 pacientes de 30 países, avaliou a combinação de azacitidina e eltrombopague (179 casos) *versus* azacitidina e placebo (177 casos), durante ciclos 1 a 4. Como resultados, não houve benefício de eltrombopague em gerar independência transfusional de plaquetas (16% eltrombopague *vs.* 40% placebo: OR 0,25; 95% IC 0,11-0,61; p = 1.000), sendo detectada maior toxicidade no grupo azacitidina e eltrombopague, além de uma maior tendência de progressão para LMA (15% × 9%; OR 1,59; 95% IC 0,81-3,14; p = 0,079). Esses resultados geraram descontinuidade precoce do estudo, sendo essa combinação (azacitidina e eltrombopague) considerada de risco para os pacientes, não devendo ser mais utilizada, exceto em ensaios clínicos devidamente aprovados por agências reguladoras.

Em 2020, um estudo retrospectivo de Alana Vicente et al., publicado na *Heamatologica,* avaliou 30 pacientes de SMD baixo risco com alguma citopenia tratados com eltrombopaguee. Os pacientes receberam eltrombopague por 16 a 20 semanas com dose inicial de 50 mg até a dose máxima de 150 mg/dia. Não houve eventos sérios relacionados ao uso do medicamento. Um paciente apresentou aumento de fibrose de grau 1 para grau 3 e houve progressão de risco da SMD em três casos do grupo de respondedores e outros três casos do grupo de não respondedores. Entre os 23 casos em que foram detectadas mutações clonais típicas da SMD, nenhum paciente apresentou aumento do tamanho do clone relacionado ao uso de eltrombopague. Não houve nenhuma morte relacionada ao eltrombopague, nenhuma trombose e nenhuma transformação em LMA. Houve resposta para 14 de 25 pacientes avaliados com uso de eltrombopague. Oito de 11 respondedores eram dependentes de transfusão de plaquetas e/ou hemácias com seis casos se tornando independentes de transfusão. Os preditores de resposta ao uso de eltrombopague, em análise univariada, foram presença de uma medula hipocelular, presença de plaquetopenia e deficiência de glicosilfosfatidilinositol em > 1% dos neutrófilos.

Em 2021, um grupo de pesquisadores franceses relataram a primeira experiência de vida real do uso de eltrombopague em 61 pacientes com SMD com plaquetopenia (50 casos) e LMMC (11 casos) com mediana de idade de 77 anos, 80% IPSS-R baixo risco ou muito baixo risco e 16% intermediário. Foram incluídos casos de LMMC com leucócitos < 13.000/mm^3, < 5% blastos e plaquetas < 50.000/mm^3. Os pacientes apresentavam, no início do tratamento, contagem mediana de plaquetas 21.000/mm^3 (intervalo de 12 a 38 mil) e 44% eram dependentes de transfusão de plaquetas. A dose inicial de tratamento foi de 25 mg/dia com aumento progressivo, atingindo dose máxima de 80 mg/dia. Os pacientes foram seguidos por 21 meses (mediana) com duração do tratamento de 10 meses. Como resultados, houve melhora significativa da contagem de plaquetas para 77% dos casos (de acordo com os critérios do IWG 2006) com tempo para resposta de 30 dias (mediana). Para os casos dependentes de suporte transfusional de plaquetas, 70% se tornaram independentes de transfusão. Entre os respondedores, o tempo de duração da resposta foi de 8 meses com intervalo de 0 a 69 meses. Houve oito casos que mesmo após suspensão de eltrombopague permaneceram com resposta sustentada por longos períodos. Ao se analisar as variáveis preditoras de resposta ao tratamento com eltrombopague, o grupo IPSS-R de baixo risco e muito baixo risco foram os únicos preditores significativos. Um importante relato desse estudo de vida real do grupo francês foi o perfil de segurança de eltrobopague para pacientes com SMD. Foram detectados seis casos de trombose, perfazendo 10% da amostra, mas a maioria dos pacientes já apresentavam antecedente de trombose. Em relação ao fenômeno de progressão da doença, ela foi detectada para 10 casos, perfazendo 16% da amostra com seguimento de 7 meses (mediana). Dois pacientes evoluíram para subtipos mais agressivos da doença (Areb-1 e Areb-2 [OMS 2008]), um para LMMC tipo 1, um para LMMC tipo 2 e quatro para LMA. Entre esses casos que apresentaram progressão, foram feitos estudos das mutações para avaliar se haveria evolução clonal (acompanhamento pela frequência alélica de mutações pesquisadas ao diagnóstico) após eltrombopague, não sendo detectada associação. Todos esses estudos apontavam para eficácia do tratamento da plaquetopenia com eltrombopague em SMD de baixo risco, porém o medo de progressão da doença, o risco de trombose e a transformação em LMA permaneciam. Seria necessário um estudo mais robusto, placebo controlado, que fosse publicado em um periódico de grande impacto para que essas dúvidas fossem dirimidas.

Eltrombopague é eficiente e seguro para SMD de baixo risco quando utilizado isoladamente. Em 2023, Oliva et al. publicaram os resultados do estudo randomizado *EQOL-MDS*, multicêntrico, internacional, placebo controlado no *Journal of Clinical Oncology*. Foram randomizados pacientes maiores de 18 anos com IPSS-R de baixo risco ou intermediário com plaquetas < 30.000/mm^3 refratários ou não responsivos a outros tipos de tratamento. Foram excluídos casos com uso prévio de quimio/radioterapia, monocitose ou leucocitose, fibrose na medula que dificultasse o mielograma, ECOG > 3, doença cardiovascular ou arritmia com risco de trombose, casos com > 5% de blastos (apenas para França) e casos com aumento de creatinina (2× normal), transaminases (3× normal) ou bilirrubina (1,5× normal). O comprimido de eltrombopague ou placebo foi iniciado na dose de 50 mg ao dia com aumento de 50 mg a cada 15 dias, podendo chegar até a dose de 300 mg/dia para atingir contagem de plaquetas > 100.000/mm^3. A primeira parte do estudo avaliou eficácia e segurança do medicamento e o segundo momento avaliou a resposta do incremento plaquetário baseado nos critérios do IWG 2006 ao final de 24 semanas de tratamento. Foram randomizados 112 pacientes para eltrombopague (mediana de idade de 72 anos – 10% Areb-1 – 30% dos casos dependentes de transfusão de plaquetas) *versus* 57 para placebo (mediana de idade de 72 anos – 10% Areb-1 – 30% dos casos dependentes de transfusão de plaquetas), os quais foram seguidos por uma mediana de 25 semanas. Resposta com incremento de plaquetas foi detectado para 42% dos casos no braço eltrombopague, dos quais 66% apresentaram resposta completa (plaquetas > 100.000/mm^3) comparado ao placebo (OR 5,9; 95% CI 2,3-14,9; p < 0,001). Entre os casos dependentes de transfusão de plaquetas, 19/35 (54%) se tornaram independentes de transfusão e 12 casos atingiram plaquetas > 100.000/mm^3. A mediana de duração da independência transfusional foi de 32 semanas e houve nítida diferença de eventos hemorrágicos entre placebo (7,3 eventos por 100 pacientes/semana) *versus* eltrombopague (3,9 eventos por 100 pacientes/semana). A mediana de dose utilizada foi de 50 mg com necessidade de ajustes nos primeiros seis meses, sendo detectada uma maior resposta a eltrombopague, principalmente para casos com hemoglobina superior a 8,1g/dL, sendo a resposta aumentada conforme os níveis de hemoglobina aumentavam com clara correlação linear. Durante o fechamento do estudo, cerca de 35% dos pacientes ainda continuavam em resposta ao tratamento com 60% dos casos que apresentavam plaquetas > 100.000/mm^3 ainda em remissão. Entre os efeitos colaterais significativos, eltrombopague foi suspenso por conta de toxicidade hepática para 18 pacientes. Progressão da SMD ocorreu para 8% do grupo eltrombopague *versus* 9% para o placebo (p = 0,774) enquanto a transformação para LMA ocorreu para 9% do grupo eltrombopague *versus* 7% para o grupo placebo (p = 0,729) após uma mediana de seguimento de 34 semanas (7 a 133 semanas). Não foram detectados aumentos transitórios de blastos no sangue periférico durante o seguimento dos pacientes. Os estudos com os análogos de TPO têm mostrado cada vez mais segurança de uso com romiplostim e eltrombopague, apesar de eltrombopague possuir atividade com outros mecanismos, como apresentado em resposta das três linhagens da medula óssea em casos de anemia aplásica. E, finalmente, eltrombopague apresenta resposta para a maioria dos casos com dose simples de 50 mg ao dia, com favorável perfil de segurança. Eltrombopague pode ser considerada uma opção de tratamento para casos de SMD de baixo risco/intermediário (sem aumento de blastos) com plaquetopenia (< 30.000/mm^3) e sem antecedentes de trombose. O monitoramento deve ser feito com cautela. Para os casos de SMD-h, também consideramos eltrombopague uma opção, por conta da similaridade de patogênese com a AAS. Diante da decisão de se iniciar uma terapêutica com eltrombopague, sugerimos que os pacientes sejam seguidos com reavaliação frequente com hemograma com monitorização de blastos, funções renal e hepática.

Romiplostim

Romiplostim é um peptídeo recombinante que se liga ao receptor de trombopoetina, aumentando as vias de transcrição intracelular do megacariócito com consequente aumento da contagem de plaquetas.

O medicamento é disponível para uso no Brasil com o nome de NPLATE® (AMGEN), liberado pela Anvisa desde o final de 2015 para tratar plaquetopenia em indivíduos com púrpura trombocitopênica imunológica idiopática (PTI) refratária. O tratamento com romiplostim aumenta a contagem de plaquetas em 40 a 50% dos casos de SMD de baixo risco, diminui a incidência de sangramento e reduz a necessidade de transfusão de plaquetas. No entanto, o perfil de segurança do medicamento, a longo prazo, tem sido alvo de questionamentos principalmente devido à possibilidade desse medicamento induzir progressão da SMD para LMA, aparecimento de fibrose na medula óssea e eventos trombóticos. Em um estudo randomizado, placebo controlado com 250 pacientes com SMD de baixo risco, Giagounidis et al. demonstraram que o uso de romiplostim foi associado à redução da necessidade de transfusão de plaquetas (para aqueles pacientes com < 20.000/mm^3) assim como a redução de diversos graus de sangramento (exceto os considerados clinicamente significativos). A programação do estudo foi de 58 semanas com o uso semanal de romiplostim na dose de 750 μg subcutâneo, sendo os grupos compostos de 167 casos no braço romiplostim e de 83 no placebo. Cerca de 65% dos pacientes eram do subtipo citopenia refrataria com displasia multilinhagem (CRDM [OMS 2008]) em cada grupo e quase 50% dos casos apresentavam < 20.000/mm^3 plaquetas nos dois grupos. Entre os 250 pacientes do estudo, 56 (22%) completaram as 58 semanas, 194 (78%) descontinuaram o tratamento, sendo que 79 (28%) pacientes suspenderam o tratamento devido a recomendações do comitê de segurança por conta do aumento do número de blastos. Na semana 58, 10 casos (6%) dos 167 no braço romiplostim e 4 casos (5%) dos 83 placebos apresentaram LMA. O aumento do número de blastos no sangue periférico (> 10%) ocorreu com maior frequência no grupo romiplostim (15% dos 167 – 95% IC – 9,9-21,2) que no grupo placebo (4% dos 83 – 95% IC – 0,8-10,3). Dos 25 casos do grupo romiplostim com aumento dos blastos para mais de 10%, informações prospectivas foram disponíveis para 16 casos, tendo 14 destes normalizada a contagem de blastos após suspensão da droga. Importante frisar que metade dos casos que evoluíram para LMA eram do subtipo Areb-1, demonstrando que uso de romiplostim nessas situações requeria muita cautela. Após 5 anos de seguimento, Kartarjian et al. publicaram, em 2018, os dados dos pacientes que realizaram seguimento de longo prazo em relação a transformação de LMA e óbito no grupo total de pacientes do estudo de Giagounidis, não sendo demonstrada diferença significativa de óbito ou transformação em LMA entre os grupos. Em uma análise aprofundada do perfil de segurança de estudos prévios que utilizaram romiplostim para SMD, Fenaux et al. publicaram, no ano de 2017, a incidência de efeitos colaterais de romiplostim em 60 pacientes, com média de idade de 71 anos, que receberam dose média de 760 mcg por duração mediana de 52 semanas (intervalo de 7 a 74). O risco anualizado de progressão para LMA foi de 2% (95% IC 0,2-7%), quatro pacientes apresentaram eventos tromboembólicos e nenhum desenvolveu fibrose medular (apesar de apenas seis casos terem sido analisados em relação a fibrose). Cerca de 83% dos pacientes apresentaram resposta, sendo a grande maioria mantida. Em 2022, pesquisadores europeus publicaram o *Europa Trial*, estudo randomizado prospectivo sobre os biomarcadores preditores de resposta ao uso de romiplostim.

Foram selecionados apenas pacientes de baixo risco, sem história de trombose para um período inicial de pelo menos quatro meses de tratamento com romiplostim na dose de 750 μg/SC/semana. Romiplostim deveria ser suspenso se aparecessem blastos entre 3 e 9% e se após quatro semanas os blastos desaparecessem, romiplostim era novamente introduzido. Se o paciente apresentasse resposta, a medicação era mantida pelo período de um ano. Foram analisados 77 pacientes com mediana de idade de 74 anos de 29 centros da Alemanha, da França e da República Checa, predominantemente classificados como de baixo risco/intermediário, sendo 39% dependentes de transfusão de plaquetas. Como resposta, 32 pacientes apresentaram aumento das plaquetas, com sete casos que eram dependentes de transfusão de plaquetas se tornando independentes. Dentre os respondedores, mutações no gene *SRSF2* foram mais frequentes. A mediana de duração da independência de transfusão de plaquetas foi de 340 dias com intervalo de 53 a mais de 365 dias. Em relação aos efeitos colaterais, os mais comuns foram diarreia, náuseas, cefaleia, tontura e hipertensão com dois relatos significativos de acidente cerebrovascular e embolia pulmonar, possivelmente associados ao uso de romiplostim. Durante o tratamento, seis pacientes (8% – 3 respondedores e 3 não respondedores) apresentaram aumento transitório de blastos acima de 10%, os quais foram revertidos após suspensão de romiplostim. Desses, dois transformaram em LMA após 4 e 6 semanas de tratamento com romiplostim. Entre os 77 casos iniciais do estudo, 10% apresentaram progressão da doença com casos progredindo após 15 dias e até 247 dias. Os pesquisadores concluíram que romiplostim era efetivo para um dado grupo de pacientes, principalmente casos com mutação do gene *SRSF2* e que o medicamento era seguro por não alterar a frequência alélica de 54 genes mieloides avaliados prospectivamente durante o estudo. Consideramos que a conclusão dos autores em relação ao fator segurança não pareceu suficiente para que utilizemos romiplostim para esses casos. Aguardamos estudos com maior número de pacientes para que possamos ter uma definição sobre o perfil de segurança do medicamento na SMD.

AGENTES ANTIFIBRINOLÍTICOS (ÁCIDO AMINOCAPROICO E ÁCIDO TRANEXÂMICO) E ANÁLOGO DE LHRH (ACETATO DE GOSSORELINA – SUPORTE PARA O SANGRAMENTO DE MUCOSAS)

Os agentes antifibrinolíticos, medicamentos comumente utilizados para o tratamento de distúrbios hemorrágicos, também podem ser utilizados para controle ou redução de sangramentos decorrentes de plaquetopenias severas em pacientes com SMD. Os dois medicamentos mais utilizados são: ácido aminocaproico e ácido tranexâmico. O uso de ácido aminocaproico pode ser via oral (comprimido 500 mg) (Ipsilon®) (dose 100 a 200 mg/kg/dia dividido em 3 ou 4 tomadas) ou injetável. Outra opção de agente antifribrinólise é o ácido tranexâmico via oral (comprimido 250 mg) (Transamin®) (2 a 3 comprimidos a cada 6 a 8 horas por dia) ou injetável. Os medicamentos agem por inibição da fibrinólise.

Uma outra opção que pode ser bastante efetiva para os sangramentos de mucosa associados ao fluxo menstrual hipermenorrágico decorrente de plaquetopenia em pacientes com SMD é o acetato de gossorelina, um análogo de LHRH inibidor da gonadotrofina hipofisária, que costuma ser utilizado para controle hormonal de câncer de próstata, câncer de mama e leiomioma uterino. O benefício que observamos parece ser decorrente da sua capacidade de reduzir a espessura do endométrio. Temos experiência com alguns casos na dose de 3,6 mg (Zoladex®) SC com excelente controle do sangramento transvaginal.

TRANSFUSÃO DE PLAQUETAS: COMO, QUANDO E ONDE?

Um dos tratamentos mais comuns em paciente com SMD com plaquetopenia é a transfusão de plaquetas. Qual o momento de se transfundir plaquetas? Em outras palavras, qual o valor da contagem de plaquetas deve ser indicador de transfusão para pacientes com SMD? Geralmente, para paciente em tratamento com drogas modificadoras de doença (agentes hipometilantes, lenalidomida), costumamos transfundir plaquetas quando a contagem se encontra abaixo de $10.000/mm^3$ devido ao risco de sangramento espontâneo no sistema nervoso central. Nos casos de pacientes com febre e/ou infecção, situação muito comum decorrente de neutropenia, transfundimos plaquetas quando os valores se encontram entre $10.000/mm^3$ e $20.000/mm^3$. Quando estamos diante de um paciente com plaquetopenia crônica, a transfusão passa a ser mais criteriosa, isto é, não podemos observar apenas o número da contagem de plaquetas. Nessas situações, devemos transfundir plaquetas apenas quando há sangramento ativo e importante ou profilaticamente para realização de procedimentos (Figura 2).

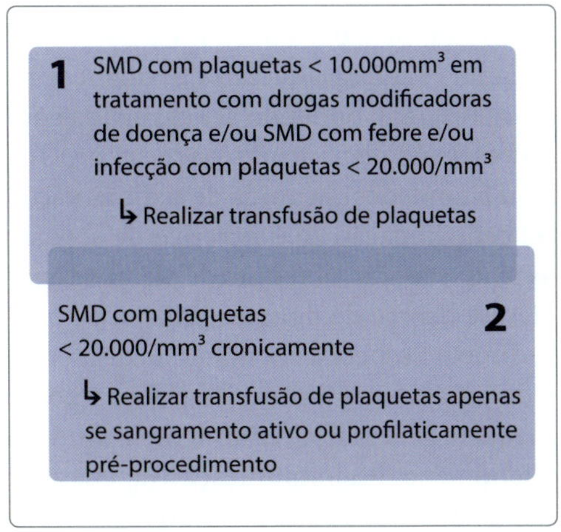

FIGURA 2 Fluxo de transfusão de plaquetas na neoplasia mielodisplásica.

ASPECTOS PRÁTICOS DA TRANSFUSÃO NA SMD

Escolhendo as plaquetas ideais: plaquetas randômicas, *buffy coat* ou aférese?

Na transfusão de um paciente com SMD, podemos transfundir plaquetas randômicas, plaquetas por *buffy coat* ou plaquetas por aférese. As duas primeiras podem ser obtidas por centrifugação de sangue total. Para obtenção de plaquetas randômicas, a primeira etapa consiste em uma centrifugação leve para obtenção de um plasma rico em plaquetas que será novamente centrifugado (em elevada rotação). Para a obtenção de plaquetas por *buffy coat* (camada leucoplaquetária), após centrifugação do sangue total, o plasma sobrenadante é transferido para uma bolsa-satélite pela parte superior da bolsa e o concentrado de hemácias é extraído pela parte inferior dessa bolsa. A camada leucoplaquetária permanece na bolsa original, podendo ser agrupada com outras (geralmente armazenado em *pools* de 4 ou 5 unidades), seguida de sedimentação ou centrifugação com objetivo de separar as plaquetas. Já a obtenção de plaquetas por aférese ocorre de doador único após procedimento especial em máquina de aférese e de uma maneira planejada. Esse tipo de plaqueta gera maior rendimento e diminui o fenômeno de aloimunização (apenas um doador), o que acaba gerando maior rendimento a curto e longo prazo. Preferimos, sempre que possível, transfusão de plaquetas por aférese para tratamento de paciente com SMD e plaquetopenia.

- Plaquetas randômicas: deve-se transfundir 1U (uma unidade) de plaqueta para cada 7 a 10 kg – normalmente é de mais fácil obtenção na prática rotineira dos bancos de sangue. Por exemplo: para paciente de 70 kg, solicitar 7 unidades.
- Plaquetas *buffy coat*: deve-se transfundir 1U (uma unidade) – normalmente é de mais fácil obtenção na prática rotineira dos bancos de sangue.
- Plaquetas aférese: deve-se transfundir 1U (uma unidade) – maior dificuldade de obtenção na prática rotineira, caso não haja planejamento. Maior custo, porém, maior rendimento a curto e longo prazo.

Aloimunização

O grande problema da transfusão de plaquetas para pacientes com SMD é o fenômeno da aloimunização, que dificulta o rendimento da transfusão assim como gera refratariedade em longo prazo. Podemos afirmar que, em relação à prevenção da aloimunização, o ideal é a transfusão de plaquetas por aférese seguido de *buffy coat* e, finalmente, as randômicas. Aloimunização é encontrada em mais de 85% dos casos de pacientes com SMD politransfundidos. A transfusão de plaquetas para pacientes com SMD deve ser restrita, com concentrado de plaquetas filtrados (leucoreduzidos) e, sempre que possível, ABO compatíveis. As plaquetas possuem antígenos na sua superfície com níveis de expressão variáveis. Alguns sugerem que a transfusão de plaquetas ABO incompatíveis reduz em aproximadamente 20% o incremento da contagem pós-transfusional (por aloimunização). Deve-se preferir transfusão de plaquetas ABO compatível, porém, se ela não for possível, podemos fazer transfusões de unidades ABO incompatíveis, principalmente nas situações de maior gravidade. Apesar de raro em SMD (pois é uma doença de idosos), no caso de mulher jovem, RhD negativo, com menos de 45 anos de idade (< 2% casos de SMD), devemos transfundir concentrados de plaquetas RhD negativo.

Tempo de infusão das plaquetas

O tempo de infusão do concentrado de plaquetas deve ser de aproximadamente 30 minutos. Lembrete importante: os componentes plaquetários devem ser mantidos em agitação contínua e transfundidos em até 24 horas depois de saírem do agitador contínuo de plaquetas, desde que agitados antes do uso.

Manejo de reações alérgicas

Deve-se interromper a transfusão de todo paciente com SMD que apresente reação alérgica, exceto em caso de reações alérgicas leves como urticária. A bolsa deve ser encaminhada ao serviço de hemoterapia para análise, devendo-se administrar antialérgicos simples como maleato de dexclorfeniramina (p. ex., polaramine®) na dose de 2 mg via oral para tratamento das reações mais leves ou cloridrato de difenidramina na dose de 50 mg IV (diluído em 100 mL de soro fisiológico 0,9%) (p. ex., Benadryl®) em casos de reação mais intensa. Para pacientes com história de alergia à transfusão, pode-se medicar previamente com antialérgicos.

O paciente com febre

Muitas vezes, o paciente com SMD apresenta febre decorrente das infecções causadas pelas neutropenias, podendo ser um relativo empecilho à transfusão, mas não existe contraindicação absoluta à transfusão de pacientes com SMD e febre decorrente de infecção (febre antes da transfusão). Deve-se administrar antitérmico antes da transfusão (nesses casos de febre de infecção) e após controle da temperatura, as plaquetas devem ser administradas. Porém, se ocorrer elevação da temperatura corporal acima de 1°C após o início da transfusão e atingir temperatura superior 38°C, a transfusão deve ser interrompida imediatamente e as plaquetas não devem ser novamente infundidas.

O paciente com dispneia

Em alguns pacientes, a dispneia pode ocorrer durante a transfusão de plaquetas e essa manifestação clínica pode ser decorrente de sobrecarga volêmica ou uma lesão pulmonar aguda associada à transfusão (Trali: *transfusion-related acute lung injury*). A lesão pulmonar aguda é uma complicação clínica grave relacionada à transfusão de hemocomponentes que contêm plasma, sendo manifestada por dispneia, hipoxemia, hipotensão, febre e edema pulmonar não cardiogênico. Ocorre durante ou em até seis horas da transfusão. O tratamento deve ser realizado com suporte ventilatório não invasivo com máscara de Venturi a 50% e caso não haja melhora, deve-se proceder intubação orotraqueal com suporte ventilatório invasivo.

E se a transfusão de plaquetas não for efetiva?

Devido ao processo de aloimunização que ocorre naturalmente com a transfusão repetida de plaquetas (apesar do cuidado de utilizarmos hemocomponentes desleucotizados), chegaremos a um ponto do tratamento da plaquetopenia em que a refratariedade será a regra. E quais os passos para investigação de possível refratariedade à transfusão de plaquetas? A refratariedade à transfusão de plaquetas pode ocorrer em um paciente com SMD por causas não imunes (60 a 80% dos casos), causas imunes (10 a 25% dos casos) e causas combinadas (até 10%). Entre as causas não imunes, devemos pesquisar: sangramentos, sepse, coagulação intravascular disseminada (CIVD), medicamentos e problemas de estocagem ou plaquetas já envelhecidas. Entre as causas imunes, encontramos mais comumente anticorpos anti-HLA classe 1 seguidos de anticorpos anti-A, anti-B ou anticorpos antiantígenos plaquetários (casos raros) ou induzidos por drogas (heparina, ceftriaxona, pieracilina-tazobactan, vancomicina).

A possibilidade de refratariedade à transfusão de plaquetas deve ser pensada sempre que o rendimento da transfusão de plaquetas se apresentar inferior ao esperado pelo cálculo do CCI a saber: plaquetas pós-prévia $\times$ 2 m^2: 4 $\times$ 10^{11} (plaquetas frescas a ABO compatíveis) < 7.500/mm^3 – 10 a 60 minutos após a transfusão ou ausência de incremento > 10.000/mm^3. O passo inicial após ausência de rendimento deve ser, inicialmente, a pesquisa de anticorpo anti-HLA classe 1 seguido de anticorpos antiantígenos plaquetários. Uma vez detectado o anticorpo, a pesquisa de plaquetas compatíveis deve ser realizada por uma das técnicas: *crossmatching*, HLA *matching* ou HLA compatível.

Plaquetopenia tem sido um importante marcador de prognóstico desfavorável para a SMD e temos poucas opções para o tratamento desses pacientes quando há sangramentos, mas não podemos esquecer da possibilidade da plaquetopenia de caráter imune, dos medicamentos de suporte para tratamento das mucosas, do agonista de TPO (eltrombopague) e, finalmente, da transfusão de plaquetas que deve ser feita de maneira bastante cautelosa.

RESUMO

- A contagem de plaquetas tem importância de prognóstico para pacientes com SMD: pacientes com plaquetas < 50.000/mm^3 possuem menor sobrevida.
- A transfusão de plaquetas para pacientes com SMD deve ser restritiva, com concentrado de plaquetas filtrados (leucorreduzidos) e, sempre que possível, ABO compatíveis.
- Devem receber transfusão de plaquetas os pacientes com SMD em tratamento com hipometilantes (Vidaza®, Dacogen®), lenalidomida, imunomoduladores (atgam, ciclosporina) com plaquetas < 10.000/mm^3 e/ou SMD com febre e/ou infecção com plaquetas < 20.000/mm^3.
- Plaquetopenia imune ocorre em até 17% dos casos de SMD de baixo risco, devendo prova terapêutica com corticoide ser avaliada como opção terapêutica.
- Agonistas do receptor de trombopoetina dos megacariócitos são capazes de incrementar a contagem de plaquetas de pacientes com SMD, sendo eltrombopague seguro e efetivo.

REFERÊNCIAS

1. Belli CB, Pinheiro RF, Bestach Y, Larripa IB, Tanizawa RSS, Alfonso G, et al. Myelodysplastic syndromes in South America: a multinational study of 1080 patients. Am J Hematol. 2015;90(10):851-8.
2. Brasil. Ministério da Saúde. Portaria de Consolidação nº 5. Consolidação das normas sobre as ações e os serviços de saúde do Sistema Único de Saúde. Título III – do Fornecimento de Sangue e Hemocomponentes no SUS. Brasília: Diário Oficial/Ministério da Saúde; 2017.
3. Carraway HE, Saygin C. Therapy for lower-risk MDS. Hematology Am Soc Hematol Educ Program. 2020;2020(1):426-33.
4. Comont T, Meunier M, Cherait A, Santana C, Cluzeau T, Slama B, et al. Eltrombopague for myelodysplastic syndromes or chronic myelomonocytic leukaemia with no excess blasts and thrombocytopenia: a French multicentre retrospective real-life study. Br J Haematol. 2021;194(2):336-43.
5. Dickinson M, Cherif H, Fenaux P, Mittelman M, Verma A, Portella MSO, et al. Azacitidine with or without eltrombopague for first-line treatment of intermediate or high-risk MDS with thrombocytopenia. Blood. 2018;132(25):2629-38.
6. Fenaux P, Muus P, Kantarjian H, Lyons RM, Larson RA, Sekeres MA, et al. Romiplostim monotherapy in thrombocytopenic patients with myelodysplastic syndromes: long-term safety and efficacy. Br J Haematol. 2017;178(6):906-13.
7. Giagounidis A, Mufti GJ, Fenaux P, Sekeres MA, Szer J, Platzbecker U, et al. Results of a randomized, double-blind study of romiplostim versus placebo in patients with low/intermediate-1-risk myelodysplastic syndrome and thrombocytopenia. Cancer. 2014;120(12):1838-46.
8. Kantarjian HM, Fenaux P, Sekeres MA, Szer J, Platzbecker U, Kuendgen A, et al. Long-term follow-up for up to 5 years on the risk of leukaemic progression in throm-

bocytopenic patients with lower-risk myelodysplastic syndromes treated with romiplostim or placebo in a randomised double-blind trial. Lancet Haematol. 2018;5(3):e117-e126.
9. Kubasch AS, Giagounidis A, Metzgeroth G, Jonasova A, Herbst R, Diaz JMT, et al. Prospective validation of a biomarker-driven response prediction model to romiplostim in lower-risk myelodysplastic neoplasms – results of the EUROPE trial by EMSCO. Leukemia. 2022;36(10):2519-27.
10. Mittelman M, Platzbecker U, Afanasyev B, Grosicki S, Wong RSM, Anagnostopoulos A, et al. Eltrombopague for advanced myelodysplastic syndromes or acute myeloid leukaemia and severe thrombocytopenia (ASPIRE): a randomised, placebo-controlled, phase 2 trial. Lancet Haematol. 2018;5(1):e34-e43.
11. Oliva EN, Riva M, Niscola P, Santini V, Breccia M, Giai V, et al. Eltrombopague for low-risk myelodysplastic syndromes with thrombocytopenia: interim results of a phase II, randomized, placebo-controlled clinical trial (EQOL-MDS). J Clin Oncol. 2023;41(28):4486-96.
12. Vicente A, Patel BA, Gutierrez-Rodrigues F, Groarke E, Giudice V, Lotter J, et al. Eltrombopague monotherapy can improve hematopoiesis in patients with low to intermediate risk-1 myelodysplastic syndrome. Haematologica. 2020; 105(12): 2785-94.
13. Wiktor-Jedrzejczak W, Carpenter N, Mehta B, Franklin J, Giagounidis A. Lancet Hematol. 2018;5(3):117-26.

28

Transfusão de concentrado de hemácias e quelação de ferro na SMD

Ronald Feitosa Pinheiro

OBJETIVOS DO CAPÍTULO

- Discutir os problemas relacionados à transfusão de hemácias como tratamento da neoplasia mielodisplásica (SMD).
- Explorar quando indicar transfusão de hemácias para tratamento da SMD.
- Discutir itens práticos da transfusão de concentrado de hemácias para o paciente com SMD.
- Apresentar as principais complicações clínicas agudas advindas desse tipo de tratamento.
- Apresentar as principais complicações crônicas advindas da sobrecarga de ferro transfusional e tratamento com quelação de ferro.

CONCEITOS GERAIS

A transfusão de hemácias ou concentrado de glóbulos vermelhos ainda é uma das intervenções médicas mais utilizadas no mundo para tratamento dos mais diversos tipos de anemia. De acordo com as diretrizes do Ministério da Saúde (PRT MS/GM 158/2016, Art. 6º): "Toda transfusão de sangue e seus componentes deve ser utilizada criteriosamente na medicina, uma vez que toda transfusão traz em si um risco ao receptor, seja imediato ou tardio, devendo ser indicada de forma criteriosa". O tratamento com suporte transfusional ainda é uma das terapêuticas mais utilizadas no Brasil e no mundo para pacientes com neoplasia mielodisplásica (SMD). Independentemente do acesso aos agentes hipometilantes, aos análogos da epoetina, lenalidomida ou luspatercepte, praticamente todos os pacientes com SMD receberão, em um dado momento de sua doença, suporte transfusional com transfusão de concentrados de hemácias ou plaquetas, sendo muito importante postergar essa transfusão o maior tempo possível. O impacto da transfusão de hemácias em pacientes com SMD já é bem conhecido. O importante estudo do pesquisador italiano Luca Malcovati demonstrou que pacientes com dependência transfusional têm menor sobrevida e maior risco de progressão para leucemia mieloide aguda (LMA) em relação aos pacientes não dependentes de transfusão. A necessidade transfusional parece ser ainda mais evidente para os casos de SMD classificados como de baixo risco. Em uma análise de 426 pacientes, Malcovati et al. demonstraram que havia nítida diferença de sobrevida entre pacientes que recebiam 1, 2, 3 ou 4 concentrados de hemácias/mês. As transfusões levam a nítido aumento de estresse oxidativo, aloimunização e, a logo prazo, complicações cardíacas e hepáticas. Um dos conceitos mais utilizados atualmente por aqueles que tratam pacientes com SMD é o de iniciar o tratamento sempre o mais precocemente possível, seja com eritropoetina, luspatercepte ou lenalidomida para os casos de baixo risco, com o objetivo de evitar o início da dependência transfusional. Esse preceito parece prolongar a sobrevida global dos pacientes de baixo risco.

QUANDO TRANSFUNDIR?

Qual o momento de se transfundir hemácias em um paciente com SMD? Em outras palavras, qual o valor da hemoglobina deve ser indicador de transfusão de hemácias para pacientes com SMD? No mundo real, não há um valor absoluto que indique a necessidade de transfusão, mas em um estudo que realizamos com pacientes brasileiros com SMD, utilizando técnicas sofisticadas de ecocardiograma como o doppler tecidual e *speckle-tracking*, encontramos alterações cardíacas em pacientes submetidos ao tratamento de suporte transfusional, comparando com pacientes que não recebiam transfusão. Os pacientes dependentes de suporte transfusional apresentaram maiores volumes diastólico e sistólico finais do ventrículo esquerdo em relação aos controles, assim como o volume diastólico final do átrio esquerdo. Um outro importante achado foi a espessura do septo interventricular que se apresentava nitidamente maior nos pacientes com a ferritina > 1.000 ng/mL. Esses achados apresentavam nítida correlação negativa com os níveis de hemoglobina, isto é, ocorriam aumentos das câmaras cardíacas com déficit de relaxamento do miocárdio em pacientes com níveis de hemoglobina (Hb) baixo, principalmente quando os valores se encontravam abaixo de 8 g/dL. O nível de hemoglobina menor que 8 g/dL foi marcador precoce de disfunção ventricular nos pacientes com SMD (Figura 1). Esses resultados são condizentes com a orientação geral de evitar níveis de hemoglobina abaixo de 7 g/dL em pacientes com SMD e em outras diversas condições clínicas.

As diretrizes da Sociedade Italiana de Hematologia sugerem que todos os pacientes com SMD devem receber transfusão apenas se hemoglobina < 8 g/dL. O órgão oficial da Sociedade Espanhola de Hematologia e Hemoterapia orienta que se deve transfundir sempre que a hemoglobina se encontrar < 8 g/dL e sugere que alguns pacientes com comorbidades devem receber transfusão para manter a hemoglobina em torno de 10 g/dL. No Reino Unido, as diretrizes sugerem que transfusão deve ser feita apenas em pacientes com sintomas de anemia, sem considerar um valor de hemoglobina que indique necessidade transfusional. A Sociedade Brasileira de Hematologia e Hemoterapia segue os princípios gerais do Ministério da Saúde (MS) em que se indica a transfusão quando pacientes apresentam sinais ou sintomas de sofrimento cardíaco ou pulmonar e/ou Hb < 7 g/dL. A indicação de transfusão baseada nesses valores segue a diretriz geral de muitos estudos de terapia intensiva que reportam **transfusão restritiva**, isto é, usar os valores de hemoglobina inferiores a 7 g/dL como indicadores de transfusão. Portanto, pode-se afirmar que, de maneira geral, se o paciente com SMD não se encontra sintomático, a regra é de apenas transfundir quando a

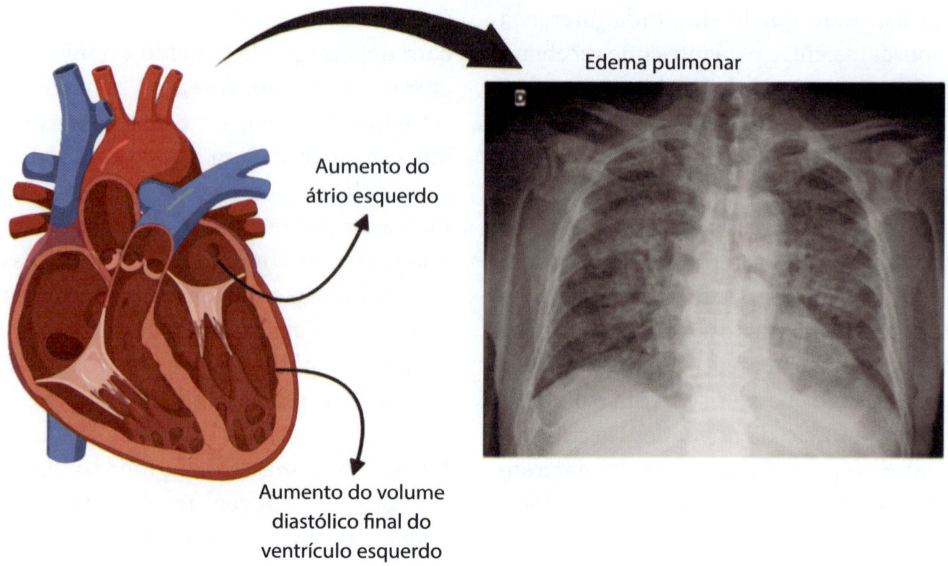

FIGURA 1 Pacientes com neoplasia mielodisplásica com dependência transfusional apresentam septo interventricular espessado que pode levar a aumento das pressões do ventrículo esquerdo e, consequentemente, do átrio esquerdo, predispondo a edema aguda pulmonar, causa frequente de complicação aguda transfusional e aumento de mortalidade.

hemoglobina estiver em valores inferiores a 7 g/dL. Uma importante exceção a essa regra seria o idoso com SMD e doença cardíaca. Essa situação seria uma clara indicação de **transfusão liberal**, conceito em que se mantém maiores níveis de hemoglobina às custas de transfusão de sangue. Deve-se lembrar que a grande maioria dos pacientes com SMD são idosos e a principal causa de óbito não relacionado à própria doença são as complicações cardíacas. Idosos com antecedentes de angina, infarto agudo do miocárdio ou insuficiência cardíaca devem receber transfusão de hemácias de uma forma mais liberal, isto é, para manter níveis de hemoglobina ≥ 8 g/dL. Sabe-se que o risco de angina, infarto agudo do miocárdio ou descompensação da insuficiência cardíaca é bastante correlacionado com o nível de hemoglobina. Diversos estudos demonstram que uma **transfusão mais liberal** (> 8 g/dL) em relação à **transfusão restritiva** reduz significativamente as chances de síndromes coronárias agudas e infartos agudos do miocárdio em pacientes idosos com história de doença cardíaca. Também precisamos reforçar a ideia de que a sintomatologia dos pacientes deve ser levada em conta na hora da tomada de decisão em relação à terapia transfusional. Mesmo com níveis de hemoglobina de 8 g/dL ou 9 g/dL, alguns pacientes com SMD que apresentam cansaço e dispneia aos pequenos esforços devem ser transfundidos.

Podemos assim resumir, em linhas gerais, os quadros de indicação de transfusão de hemácias para pacientes com SMD:

- Idoso com SMD sem comorbidades cardíacas:

    - Transfusão restritiva, isto é, usar os valores de Hb < 7 g/dL como indicador de transfusão.
- Idoso com SMD com comorbidades cardíacas:
    - Transfusão liberal, isto é, manter níveis de Hb ≥ 8 g/dL.
- Idoso com SMD em pós-operatório de cirurgia cardíaca ou ortopédica:
    - Transfusão liberal, isto é, manter níveis de Hb ≥ 8 g/dL.
- Idoso com SMD com dispneia aos mínimos esforços/cansaço com Hb 8 a 9 g/dL:
    - Transfusão pode ser realizada pelo quadro clínico.

ASPECTOS PRÁTICOS DA TRANSFUSÃO NA NEOPLASIA MIELODISPLÁSICA

Escolhendo o concentrado de hemácias ideal

Os componentes eritrocitários do sangue podem ser produzidos na forma de concentrado de hemácias (CH), CH lavadas, CH com camada leucoplaquetária removida, CH desleucocitado, CH congeladas e hemácias rejuvenescidas. Os CH são os eritrócitos que permanecem na bolsa de sangue depois que ela foi centrifugada e o plasma foi extraído para bolsa-satélite. Os CH, se armazenados a 4°C, têm validade de até 42 dias quando em solução aditiva. Os CH lavados são obtidos após lavagens com solução compatível estéril, gerando um produto com proteínas totais inferior a 500 mg/unidade. A indicação deve ser muito precisa como na profilaxia de reações alérgicas (pacientes com transfusão de repetição e história de alergia significativa) ou em pacientes deficientes de proteínas previamente conhecidas, como a deficiência de IgA. Cumpre lembrar que a indicação de lavagem leva ao sistema aberto, devendo ser cada vez menos utilizada. A lavagem reduz a concentração de leucócitos e plaquetas originalmente presentes na unidade, mas não deve ser usada como método de evitar aloimunização contra antígenos leucoplaquetários. A lavagem é feita com uma solução de NaCl a 0,9% com dextrose. Uma vez lavadas, as hemácias possuem uma validade de 24 horas (se em temperatura de 1 a 6°C) ou 4 horas (se em temperatura de 20 a 24°C). Normalmente há uma perda de 20% das hemácias quando se faz a lavagem. Os CH com camada leucoplaquetária removida devem ser preparados por um método que remova a camada leucoplaquetária a um número de leucócitos < $1,2 \times 10^9$ por unidade. Esses concentrados são destinados à prevenção de reações transfusionais febris não hemolíticas, mas apesar de reduzir a exposição de leucócitos do doador não devem ser utilizados como profilaxia de aloimunização leucoplaquetária (casos de transfusão crônica ou prevenção de infecção por citomegalovírus (CMV). Os CH desleucocitados contêm < $5,0 \times 10^6$ leucócitos por unidade; esses concentrados são indicados para prevenção de reação transfusional febril não hemolítica, profilaxia de aloimunização leucocitária (pacientes em transfusão crônica, como nas SMD) e diminuição da transmissão de CMV. Pacientes com SMD devem sempre receber transfusão de concentrado de glóbulos vermelhos desleucotizados.

Dificuldade de encontrar o concentrado de hemácias ideal

Pacientes com SMD são constantemente transfundidos e umas das complicações mais comuns dessas transfusões crônicas é a aloimunização que pode dificultar a seleção de unidades compatíveis. Assim, é muito importante a seleção de unidades com a maior compatibilidade possível dos antígenos eritrocitários mais imunogênicos, recomendando-se a utilização de concentrado de hemácias fenotipadas compatíveis, principalmente para os sistemas mais imunogênicos (Rh, Kell, Duffy, Kidd e MNS). Pacientes com SMD devem receber transfusão de concentrado de glóbulos vermelhos desleucotizados (sempre) e fenotipados (sempre que possível).

Transfusão de hemácias para o paciente aloimunizado

Devido à presença comum de anticorpos no plasma de pacientes com SMD pela sobrecarga transfusional, não é incomum realizarmos a transfusão de concentrado de hemácias não totalmente compatíveis, isto é, que apresentam aglutinação no *coombs* indireto. Sempre que possível, deve-se realizar estudo de fenotipagem quando há aglutinação, mas nem sempre podemos esperar pela urgência do quadro. Nessa situação, há uma grande necessidade de comunicação entre o banco de sangue e o hematologista para se determinar o tempo necessário ao banco de sangue em relação à realização de todos os testes pré-transfusionais possíveis em tempo hábil. Enquanto isso, costumamos orientar o paciente a manter repouso ao leito e, se o quadro de dispneia for significativo, fazemos suporte ventilatório não invasivo com oxigenioterapia com catéter de 1 a 2 L/min. Devido à importância desse assunto, há um capítulo especial neste livro abordando a transfusão de hemácias não totalmente compatíveis em um paciente com SMD (*ver Capítulo 42*).

Manejo de reações alérgicas

Deve-se interromper a transfusão de todo paciente com SMD que apresente reação alérgica, exceto em caso de reações alérgicas leves como urticária leve, rubor, prurido ou sibilos. No caso de urticária leve, a bolsa de sangue não deve ser encaminhada ao serviço de hemoterapia para análise. Essa conduta deve ocorrer apenas em caso de reação importante. Independentemente do quadro, devem ser administrados antialérgicos simples como maleato de dexclorfeniramina (p. ex., polaramine®) na dose de 2 mg via oral para tratamento das reações mais leves, ou cloridrato de difenidramina na dose de 50 mg IV (diluído em 100 mL de SF 0,9%) (p. ex., Benadryl®) em casos de reação mais intensa. Para pacientes com história de alergia significativa à transfusão, pode-se medicar previamente com antialérgicos. A incidência de reação alérgica varia de 0,1 a 1%, ressaltando-se que uma reação alérgica pode sair do controle, como em uma reação anafilática, caracterizada por hipotensão, urticária, broncoespasmo e angiodema. Nesses casos, o tratamento deve ser com epinefrina 1/1.000, utilizar 0,5 mL SC, metilprednisolona e anti-histamínicos. A incidência é de 1/20.000 a 50.000.

Rendimento da transfusão

Em média, a transfusão de 1 unidade de hemácias, que possui um volume de 220 a 350 mL, deve aumentar a hemoglobina em 0,8 a 1 g/dL em um adulto com a volemia estável. No entanto, em pacientes com SMD, esse rendimento pode ser inferior devido ao fenômeno da aloimunização. Desde as primeiras transfusões de concentrados de hemácias para pacientes com SMD, o médico deve sempre solicitar hemácias desleucotizadas e fenotipados (se possível).

Tempo de infusão

O tempo de transfusão de hemácias para um paciente com SMD deve sempre considerar a idade e a presença ou não de doença cardíaca. Como a grande maioria dos casos de SMD é composta de pacientes idosos, costumamos transfundir o concentrado de glóbulos vermelhos em até 4 horas. Em hipótese alguma, nenhuma transfusão deve exceder 4 horas e caso esse período seja ultrapassado, a transfusão deve ser interrompida e a unidade descartada. Um outro elemento a ser enfatizado é que as hemácias só podem ser transfundidas em acesso venoso compartilhado com soro fisiológico a 0,9%.

O paciente com febre

Muitas vezes, o paciente com SMD apresenta febre causada pelas infecções decorrentes da neutropenia, podendo ser um relativo empecilho à transfusão, mas não existe contraindicação absoluta à transfusão de pacientes com SMD e febre (se a febre for anterior à transfusão). Deve-se administrar antitérmico antes da transfusão e, após o controle da temperatura, o sangue pode ser administrado. Porém, se ocorrer elevação da temperatura corporal acima de 1ºC **após o início da transfusão** e atingir temperatura superior a 38°C, a transfusão **deve ser interrompida** imediatamente e o componente sanguíneo não deverá ser novamente infundido no paciente. A bolsa de sangue deve ser encaminhada ao banco de sangue para análise. Essa situação pode ser parte de uma reação hemolítica transfusional aguda que é composta de febre, calafrios, hipotensão, hemoglobinúria, insuficiência renal e dor lombar. A incidência pode ser causada por anticorpos pré-formados (incidência de 1/76.000) ou devido à incompatibilidade ABO (incidência de 1/40.000).

Lesão pulmonar aguda associada à transfusão (*transfusion-related acute lung injury*)

É uma complicação clínica grave relacionada à transfusão de hemocomponentes que contêm plasma, sendo manifestada por dispneia, hipoxemia, hipotensão, febre e edema pulmonar não cardiogênico. Ocorre durante ou em até 6 horas da transfusão. O tratamento deve ser realizado com suporte ventilatório não invasivo, por exemplo, máscara de Venturi a 50%. Caso não haja melhora, deve-se seguir com intubação orotraqueal com suporte ventilatório invasivo. Lesão pulmonar aguda relacionada à transfusão (do inglês, *transfusion-related acute lung injury f*[Trali]), possui letalidade de 10 a 20% e incidência de 1/10.000.

Transfusão programada em pacientes ambulatoriais

Quem trabalha com SMD sabe que a descompensação cardíaca ou pulmonar pode ocorrer, muitas vezes, agudamente ou durante finais de semana, o que dificulta a logística da transfusão em centros públicos ou privados de hemoterapia. É muito comum, quando fazemos atendimento ambulatorial de pacientes com SMD dependentes de suporte transfusional, programarmos transfusões de hemácias a cada 15, 10 ou até 7 dias para pacientes que já conhecemos a história de dependência transfusional. Esse tipo de conduta evita que os pacientes passem por emergências como descompensação cardíaca ou pulmonar aos finais de semana e/ou feriados. Portanto, conhecer o comportamento clínico (principalmente da dependência transfusional) de cada paciente com SMD ajuda no melhor planejamento e manejo das transfusões principalmente com relação a programação logística. Isso não significa que a transfusão de sangue deve ser um ato sem controle e sem acompanhamento ambulatorial do hematologista e sua equipe. A transfusão deve ser sempre indicada com muita precisão, pois há complicações a curto e longo prazos.

Complicações agudas do tratamento de suporte transfusional em pacientes com neoplasia mielodisplásica

As complicações agudas mais comuns são febre, calafrio e reações alérgicas, relatadas em 0,1 a 1% de todos os episódios transfusionais. Nos casos de SMD, pode-se afirmar que a principal complicação aguda transfusional é a sobrecarga volêmica com congestão e/ou edema agudo de pulmão, que pode ocorrer em 1 até 5% de todos os episódios transfusionais. A prevenção e o tratamento da sobrecarga volêmica deve ser com indicação precisa do número mínimo necessário de concentrados (não transfundir mais do que dois concentrados de hemácias/dia), redução da velocidade de infusão para até 4 horas e uso de diurético de alça (furosemida), na dose de 20 mg intravenoso (IV) durante ou imediatamente após a transfusão. Deve-se também tomar muito cuidado com casos de pacientes idosos com SMD que possuem hemoglobina de 4 g/dL, 3 g/dL ou até 2 g/dL. Nessas situações não podemos fazer transfusão de várias bolsas no mesmo dia, pois essa conduta poderá levar o paciente à descompensação cardíaca com edema agudo de pulmão e até óbito. O número de bolsas a ser transfundido deve ser dividido em 2 ou até 3 dias.

OS EFEITOS DELETÉRIOS DA SOBRECARGA DE FERRO EM MÉDIO PRAZO: QUELAÇÃO DE FERRO

Os efeitos deletérios da sobrecarga de ferro em pacientes com SMD dependentes de suporte transfusional se apresentam, em médio prazo, com o fenômeno da aloimunização. Quando a transfusão passa a ocorrer com maior frequência e maior quantidade, surgem as complicações cardíacas e hepáticas. Em um estudo prévio, demonstramos que pacientes com SMD que eram dependentes de transfusão apresentavam hipertrofia de septo interventricular e aumento das pressões diastólicas do átrio e ventrículo esquerdo. Essas alterações foram detectadas com o uso da técnica de *Strain* no ecocardiograma. Essa técnica detecta problemas cardíacos bem mais precocemente que o ecocardiograma tradicional. Atualmente, para detectarmos complicações hepáticas, a metodologias mais precoces são a ressonância magnética para quantificar o ferro hepático e a elastografia hepática.

A quelação do excesso de ferro parece ser importante para a SMD com dependência transfusional, porque é evidente a produção aumentada de radicais livres com seus conhecidos efeitos lesivos. Nos anos 1990 e meados dos anos 2000, o excesso de ferro decorrente de transfusão sanguínea em pacientes com SMD era removido parcialmente do corpo com a quelação por meio do uso de uma bomba com deferoxamina (Desferal®) em que o paciente deveria portar por 8 a 12 horas por dia. Os resultados eram significativos, mas longe do ideal.

Entre 2005 e 2006, foi lançado o quelante via oral denominado deferasirox, comercializado com a marca Exjade®, da Novartis Farmacêutica. O deferasirox apresentava como grande vantagem a não necessidade de uma bomba para quelação do ferro. Os resultados dos estudos de fase 1 e 2 se mostravam efetivos e seguros, mas aguardávamos resultados de estudo de fase 3.

Há apenas um estudo randomizado que avaliou os efeitos da terapia de quelante do ferro em SMD. Em 2024, Sarocchi et al. apresentaram os resultados do confuso (houve modificação de objetivo principal e alteração do número inicial de participantes) estudo TELESTO (NCT00940602) para o uso de deferasirox (10 a 40 mg/kg/dia) *versus* placebo em pacientes com SMD dependentes de suporte transfusional que possuíam uma mediana de ferritina superior a 2.247 mg/dL, decorrente da transfusão de concentrado de hemácias (entre 15 e 75 concentrados). A mediana de sobrevida livre de progressão foi prolongada em um ano para deferasirox (95% CI, 3,2 a 4,3 anos) *versus* placebo (95% CI, 2,2 a 3,7 anos). Após o seguimento de 600 dias, eventos cardíacos foram detectados em 3/149 eventos *versus* 5/76 eventos com redução de risco de hospitalização por descompensação cardíaca ou piora da função cardíaca. Nenhuma alteração foi detectada em parâmetros como fração de ejeção de ventrículo esquerdo ou pressão da artéria pulmonar. Os resultados foram bastante "desapontadores" em relação aos efeitos cardíacos, a principal causa de óbito em SMD de baixo risco. Uma possível explicação para os resultados, de acordo com os autores do estudo, seria a baixa expectativa de vida desses pacientes devido a idade avançada, o que poderia explicar o limitado benefício de deferasirox para esses casos.

Em relação a pacientes com SMD com programação de transplante de medula óssea que possuem sobrecarga de ferro transfusional, há diversos estudos e metanálise que demonstram a importância da quelação de ferro antes do transplante, com o objetivo de evitar recidiva e prolongar sobrevida. Todo paciente com SMD com aumento da ferritina deve ser tratado com deferasirox ou deferoxamina antes da realização do transplante de medula óssea (TMO). Essa conduta é prática rotineira dos serviços de TMO.

RESUMO

- Dependência transfusional é marcador de prognóstico desfavorável para pacientes com SMD.
- Se o paciente com SMD não se encontra sintomático, deve-se transfundir quando a hemoglobina estiver em valores < 7 g/dL. Pacientes com problemas cardíacos devem ser transfundidos de maneira mais liberal.
- Pacientes com SMD devem sempre que possível receber transfusão de concentrado de glóbulos vermelhos deleucotizados e fenotipados (se disponível).
- A principal complicação aguda transfusional é a sobrecarga volêmica com congestão e/ou edema agudo de pulmão. Redução da velocidade de infusão para até 4 horas (nunca passando desse tempo por bolsa) e uso de diurético de alça (furosemida na dose de 20 mg IV durante ou imediatamente após a transfusão são importantes medidas de prevenção.
- A presença de febre não é um empecilho absoluto para a realização

de transfusão de hemácias em um paciente com SMD.

- **Todo paciente com SMD com aumento da ferritina deve ser tratado com deferasirox ou deferoxamina antes da realização do TMO. Essa conduta é prática rotineira dos serviços de TMO.**

REFERÊNCIAS

1. Brasil. Ministério da Saúde. Portaria de Consolidação nº 5. Consolidação das normas sobre as ações e os serviços de saúde do Sistema Único de Saúde. Título III – do Fornecimento de Sangue e Hemocomponentes no SUS. Brasília: Diário Oficial/Ministério da Saúde; 2017.
2. Carson JL, Triulzi DJ, Ness PM. Indications for and adverse effects of red-cell transfusion. N Engl J Med. 2017;377(13):1261-72.
3. Castro CC, Gomes CBG, Martins MR, Sousa JC, Magalhaes SM, Pinheiro RF. Tissue doppler echocardiography detects preclinical markers of cardiac lesion in MDS patients. J Hematol Oncol. 2012;5:30.
4. Gattermann N. Iron overload in acquired sideroblastic anemias and MDS: pathophysiology and role of chelation and luspatercept. Hematology Am Soc Hematol Educ Program. 2024;2024(1):443-9.
5. GESMD. Grupo espanhol de Sindrome Mielodisplasicas. Guias espanolas de diagnostico y tratamiento de los sindromes mielodisplasicos y la leucemia mielomonocitica crônica. Haematologica. 2012;97(5):5-46.
6. Malcovati L. Impact of transfusion dependency and secondary iron overload on the survival of patients with myelodysplastic syndromes. Leuk Res. 2007;31(Suppl 3):S2-6.
7. Sarocchi M, Li J, Li X, Wu D, Figueroa EM, Rodriguez MG, et al. Cardiac effects of deferasirox in transfusion-dependent patients with myelodysplastic syndromes: TELESTO study. Br J Haematol. 2024;204(5):2049-56.
8. Weinstein R. Red blood cell transfusion – a pocket guide for the clinician. Washington: The American Society of Hematology; 2016.

Eritropoetina na SMD: quando e como?

Ronald Feitosa Pinheiro

OBJETIVOS DO CAPÍTULO

- Apresentar a molécula de eritropoetina (EPO).
- Avaliar quando indicar o tratamento com EPO humana recombinante (rHuEPO) e/ou agentes de longa ação (darbepoetina) para pacientes com neoplasia mielodisplásica SMD.
- Relatar a experiência de um centro brasileiro com eritropoetina.
- Explorar os principais estudos randomizados e metanálises sobre o uso de formas recombinantes de EPO.
- Apresentar a adição de G-CSF (filgrastim) ao tratamento com EPO.
- Relatar a evolução dos casos que não respondem à EPO ou que perderam resposta.
- Apresentar a resposta aos casos com deleção 5q.
- Discorrrer sobre a prescrição de rHuEPO de curta ação e agente de longa ação com ou sem G-CSF.

CONCEITOS GERAIS

A eritropoetina (EPO) é uma glicoproteína com importante função hormonal, peso molecular de 30 Kd, sendo quase metade de sua estrutura composta de hidratos de carbono. A EPO possui uma cadeia de 165 aminoácidos e 2 a 4 cadeias sialiladas. Os resíduos de ácido siálicos são importantes sinalizadores biológicos da EPO para que ela não seja depurada pelo fígado antes de chegar aos seus alvos fisiológicos. A EPO também possui quatro cadeias glicosiladas que têm um importante papel na sua atividade biológica, protegendo-a da degradação por radicais livres; e sua atividade biológica é dependente de duas pontes dissulfeto entre caseínas nas posições 7 e 160 e nas posições 29 e 33.

O gene da eritropoetina está localizado no braço longo do cromossomo 7, cromossomo comumente deletado na SMD, codificando uma cadeia de 192 aminoácidos. Durante a síntese e a secreção da EPO, 27 aminoácidos são clivados e uma arginina carboxi-terminal é removida, resultando em uma proteína ativa composta de 165 aminoácidos.

A EPO é sintetizada pelo rim (córtex renal e na zona medular externa) e sua síntese é estimulada por condições de hipoxemia e/ou baixas tensões de oxigênio. Quanto maior a hipoxemia, maior o estímulo de produção de EPO. Os receptores de EPO são principalmente expressos nas fases finais da diferenciação eritroide e, uma vez ativados, há aumento da massa eritroide. Quando EPO se liga ao seu receptor, ocorre estimulação de JAK-2, conduzindo várias proteínas ao processo de fosforilação com vias de STAT5 e PI3K (Figura 1).

No tratamento de paciente com SMD, utilizamos a forma recombinante de EPO, a EPO humana recombinante (rHuEPO). Essa forma apresenta uma cadeia peptídica similar ao da glicoproteína natural, mas com alguma heterogeneidade quanto às cadeias glicídicas. Apesar dessa diferença na estrutura glicídica, a atividade biológica é equivalente ao hormônio natural e idêntica

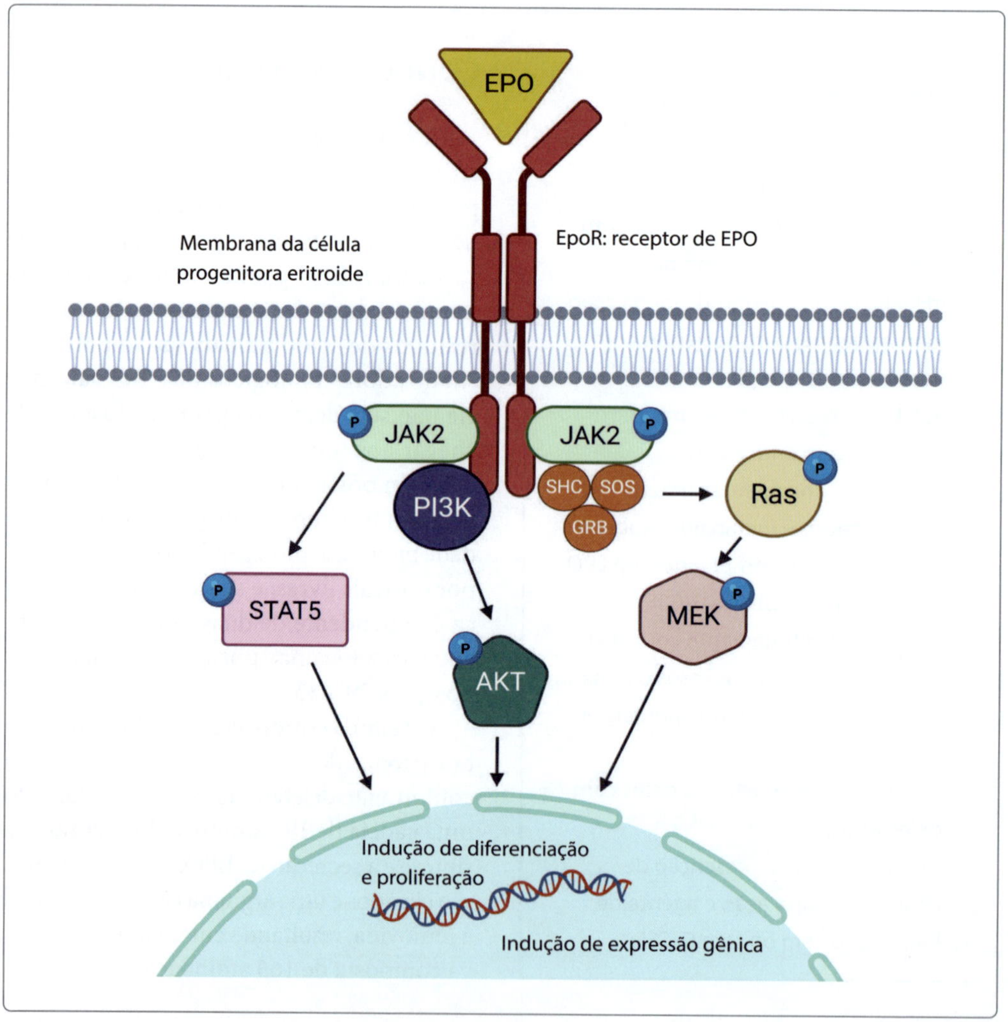

FIGURA 1 Mecanismo de ação da eritropoetina (EPO).

à sequência de aminoácidos de EPO endógena. A rHuEPO contém até 14 ácidos siálicos necessários para que o hormônio atinja os sítios-alvo na medula óssea, evitando a rápida metabolização hepática. Isso ajuda a melhora da meia-vida biológica e a eficácia terapêutica. Atualmente há no mercado brasileiro três tipos de rHuEpo disponíveis: alfaepoetina, betaepoetina e darbepoetiana.

As doses normalmente utilizadas são:

- Dose usual de alfaepoetina ou beta para SMD:
  - 30.000 a 40.000/U SC por semana.
- Dose usual de darbepoetina para SMD:
  - 150 a 300 mcg SC por semana ou 500 mcg a cada 2 semanas.

QUANDO USAR ERITROPOETINA PARA TRATAMENTO DA ANEMIA DE PACIENTES COM NEOPLASIA MIELODISPLÁSICA? HÁ ERITROPOETINA DISPONÍVEL NO SISTEMA ÚNICO DE SAÚDE DO BRASIL?

O primeiro uso de agentes estimulantes da eritropoese em pacientes com SMD no Brasil data dos anos de 1996/1997 em alguns centros no eixo do sudeste brasileiro, principalmente em hospitais e clínicas privadas. No Sistema Único de Saúde (SUS) do Brasil, após luta intensa da Associação Brasileira de Hematologia e Hemoterapia (ABHH), personificada pelas professoras Dra. Elvira Veloso e Dra. Sílvia Magalhães, a EPO passou a ser obrigatoriamente disponibilizada para pacientes do SUS com SMD de baixo risco, desde 3 de novembro de 2022. O Ministério da Saúde, juntamente à Secretaria de Atenção Especializada à Saúde, Inovação e Insumos Estratégicos aprovou o Protocolo Clínico e Diretrizes Terapêuticas (PCDT) da SMD de Baixo Risco com as seguintes orientações:

> "Devem ser incluídos nesse PCDT os pacientes adultos (idade maior ou igual a 18 anos) com diagnóstico de SMD de baixo risco (Sistema Internacional de Pontuação Prognóstica [IPSS] baixo ou intermediário-1 ou IPSS-R [Revisado] muito baixo, baixo e intermediário até 3,5 pontos). Para o uso de alfaepoetina, serão incluídos apenas pacientes com SMD de baixo risco e anemia sintomática (Hb menor ou igual a 10 g/L). Para uso de filgrastim, serão incluídos pacientes com síndrome mielodisplásica de baixo risco e: 1) contagem de neutrófilos abaixo de 0,5 × 109/L e infecções resistentes ou infecções de repetição ou; 2) diagnóstico de anemia e que não apresentem resposta eritroide satisfatória após uso de alfaepoetina durante 16 semanas."

A grande indicação dos agentes estimulantes da eritropoese é, logicamente, a anemia, manifestação clínica e laboratorial mais comum em pacientes com SMD (presente em 60 a 80% dos casos). A anemia é a citopenia mais comum, além de ser a manifestação que mais comumente faz o paciente procurar por auxílio médico com queixas de cansaço fácil, fraqueza, falta de ar, desânimo ou fadiga. O uso de agentes estimulantes da eritropoese é capaz de melhorar a anemia desses pacientes por aumentar os níveis de hemoglobina, a molécula carreadora de oxigênio para os tecidos, e é capaz de, em alguns casos, transformar um paciente dependente de suporte transfusional (que faz transfusão de sangue a cada duas semanas) em independente de suporte transfusional. Atualmente, há diversas formas recombinantes de EPO (genéricos e similares) no mercado brasileiro com importantes reduções de preço ao consumidor.

Ao se falar em tratamento de SMD, não podemos esquecer que o grande objetivo dos casos de baixo risco é melhorar as citopenias e sintomas, enquanto o grande objetivo do tratamento dos pacientes com alto risco é alterar a história natural da doença, isto é, evitar a transformação em LMA ou postergá-la. Os análogos de EPO são capazes de melhorar a anemia em 14 a 60% dos casos, sendo capazes de prolongar a sobrevida de pacientes que respondem ao tratamento.

O uso de agentes estimulantes da eritropoese é indicado para pacientes com SMD de baixo risco como as formas SMD com baixo percentual de blastos (pelas antigas classificações – anemia refratária, anemia refratária com sideroblastos em anel/*SF3B1* ou citopenia refratária com displasia de multilinhagens) que possuem anemia sintomática e/ou hemoglobina < 10 g/dL. Apesar de não ser indicada classicamente para as formas avançadas da SMD como nas Areb, os agentes estimulantes da eritropoese também podem ser utilizados para mitigar a anemia nesses casos de alto risco quando ocorre intolerância aos agentes hipometilantes ou se os agentes hipometilantes forem contraindicados (situação incomum).

Os níveis de resposta variam de 14 a 60% (a depender dos parâmetros IWG 2000 ou IWG 2006) e os clássicos preditores de resposta, baseados em estudos randomizados, são:

1. Baixos níveis de eritropoetina sérica (< 200 mU/mL).
2. Independência transfusional ou transfusão prévia de poucas bolsas de sangue.
3. Baixo percentual de blastos (< 5% blastos na medula óssea).

Outro importante conceito já consolidado é o tempo médio de resposta, descrito como de 24 meses (dois anos) na maioria dos estudos internacionais. Em um estudo realizado no Laboratório de Citogenômica do Câncer da Universidade do Ceará (NPDM/UFC), encontramos uma média de duração de resposta de 24 meses com intervalos de resposta de 6 meses até mais de 12 anos.

Em 2007 e 2008, a FDA (Food and Drug Administration) dos EUA alertou para os riscos de eventos tromboembólicos, possível estimulação de tumores e, consequentemente, aumento de mortalidade em casos que utilizaram agentes estimulantes da eritropoese para atingir nível de hemoglobina ≥ 12g/dL. Esse alerta é importante para pacientes com insuficiência renal crônica, cânceres de cabeça e pescoço, câncer de mama avançado, linfomas, câncer de pulmão não pequenas células ou que realizaram cirurgia ortopédica; para pacientes com SMD, no entanto, é de pouca aplicabilidade. Em se tratando de SMD há vários estudos demonstrando o perfil de segurança dos agentes estimulantes da eritropoese com ou sem associação de G-CSF. Se os agentes estimulantes da eritropoese forem utilizados com a orientação preconizada de tratar os casos de SMD com anemia sintomática para manter o nível de hemoglobina entre 10 e 11 g/dL e não exceder, em hipótese alguma, valores acima de 12 g/dL, o seu uso será seguro e eficaz.

EXPERIÊNCIA DE CENTRO BRASILEIRO COM ERITROPOETINA: UNIVERSIDADE FEDERAL DO CEARÁ

Nossa experiência na Universidade Federal do Ceará (UFC) é de resposta global de toda a coorte (aumento da Hb em pelo menos ≥ 1 g/dL de maneira sustentada de

46%). Ao se avaliar apenas os casos dependentes de suporte transfusional (que recebiam pelo menos 2 concentrados de hemácias/quinzenal), apenas 9% dos casos respondem ao tratamento. Ao avaliarmos a resposta entre os casos que não dependem de suporte transfusional, o nível global de resposta é de 75%. Fica claro e evidente que a presença de dependência transfusional também é preditor de não resposta à EPO em pacientes brasileiros. Como esperado, os respondedores são principalmente portadores de SMD em fases iniciais da doença (isto é, não Areb). Esses resultados consolidam as publicações do grupo da pesquisadora Eva Hillstrom Lindberg que preconiza a presença de dependência transfusional como preditor de não resposta à EPO.

Um dos marcadores mais utilizados também como preditor de resposta às formas recombinantes de EPO no tratamento de SMD é a dosagem do seu nível sérico. O grupo da pesquisadora Eva Hillstrom Lindberg demonstrou que pacientes com baixos níveis de EPO sérica possuíam maiores chances de resposta principalmente se EPO < 200 UI/mL. Em nossa coorte, conseguimos realizar a dosagem de EPO em apenas 28% dos casos devido a inexequibilidade desse exame no SUS, o que dificultou bastante nossa análise em relação a esse fator. Entre os casos, a mediana de dosagem de EPO foi de 87,4 UI/mL e, como esperado, 79% desses casos apresentam resposta ao tratamento.

Com relação à evolução clínica de nossa coorte, a transformação em LMA ocorreu em 9% dos casos (últimos 10 anos) e não foi relacionada ao tratamento de EPO. Em relação à sobrevida global, a sobrevida média dos pacientes que respondem à EPO foi de 2.376 dias *versus* 1.470 dias para os que não respondem à EPO (*post teste – Log rank*; p = 0,035).

EXPERIÊNCIA MUNDIAL COM FORMAS RECOMBINANTES DE ERITROPOETINA BASEADA EM ESTUDOS RANDOMIZADOS E METANÁLISES

A eficácia e a segurança de agentes estimuladores de eritropoese em SMD foram avaliadas em alguns estudos randomizados e metanálises. Um dos primeiros estudos reportados foi o de Ross et al. analisando publicações de 1980 até 2005. Os pesquisadores encontraram, naquele momento, 59 estudos dos quais 36 foram publicados de 1990 a 1999 e 23 publicados de 2000 até dezembro de 2005. Entre eles, 45 eram de origem europeia, 12 americanos e 2 japoneses. Apenas cinco eram estudos realizados com controles. A média de idade dos pacientes era de 70 anos, a concentração basal de eritropoietina era de 374 U/L (intervalo de 44 – 2.466) e o percentual de blastos na medula óssea era de 5,4% (intervalo de 2 a 18%) – relatado em apenas 14 estudos. A grande maioria dos pacientes fez uso de eritropoietina alfa, 16% de eritropoietina beta e 5% de darbepoetina. Cerca de 92% dos pacientes foi tratado pela via subcutânea e 57% fez aplicações 3x/semana. A razão de chances (*odds ratio*) para resposta ao tratamento com EPO foi de 5. A *odds ratio* para resposta maior foi de 1,3 (aumento de Hb em dois pontos e 100% redução de dependência transfusional) e a *odds ratio* para a resposta menor foi de 21 (aumento de hemoglobina em um ponto e 50% de redução de dependência transfusional). Juntando todos os casos que fizeram uso de agentes estimuladores de eritropoese (eritropoietina alfa, eritropoietina beta e darbepoetina), a resposta global foi de 32%. Uma análise mais profunda de todos esses estudos demonstrou que os casos de SMD que apresentavam níveis de EPO sérica superiores a 500 U/L tinham significativamente menor chance de resposta. Após análise multivariada, os maiores preditores de resposta foram: 1) apresentar baixos níveis séricos de EPO; 2) apresentar pouca necessidade transfusional antes do início da EPO. Em relação aos efeitos colaterais, eles ocorreram em menos de 10% dos pacientes tratados e não foram de grande significado clínico, sendo os mais descritos para alfapoetina: hipertensão, trombocitopenia e progressão para LMA, que foram relatados em 1,5, 2,4 e 4,4%, respectivamente; e, para darbepoetina, os mais descritos também foram hipertensão, trombocitopenia e progressão para LMA em 2,9, 6,1 e 1,1%, respectivamente. Cumpre lembrar que esses dados não podem ser comparados entre essas formas de agentes estimulantes de eritropoese (devido à ausência de estudos controlados) e que o risco de transformação em LMA também não pode ser significativamente levado em consideração pela ausência de controles pareados.

A primeira metanálise avaliando os efeitos de darbepoetina em pacientes com SMD foi realizada por Park e Fenaux, em 2016. Os pesquisadores avaliaram 10 estudos após criteriosa análise, totalizando 647 pacientes. Usando os critérios do IWG 2000, os níveis de resposta ficaram entre 38 e 72% dos casos após 4 a 9 semanas de tratamento. A duração média da resposta ficou entre 12 e 51 meses. Pacientes com níveis séricos de EPO < 100 UI/mL apresentaram níveis de resposta de 81%. Independência transfusional também foi detectada como importante preditor de resposta terapêutica. Além dos baixos níveis de EPO e da independência transfusional, outros preditores de resposta foram identificados, como IPSS de baixo risco, hemoglobina entre 9 e 10 g/dL, ausência de aumento de blastos e medula hipoplásica. Porém, o maior preditivo de resposta foi, indiscutivelmente, a presença de nível sérico de EPO < 100 UI/mL. Em relação aos efeitos adversos, a metanálise demonstrou transformação em LMA de 1,2%, relatos de hipertensão arterial sistêmica (3,2%) e outras neoplasias (3,2%). E, finalmente, no aspecto qualidade de vida, os respondedores ao tratamento com darbepoetina relataram significativa melhora da qualidade. Um resultado interessante da metanálise de Park et al. em relação ao uso de darbepoetina foi a possibilidade de resposta ao tratamento para pacientes que já apresentavam falha ao uso de EPO. A metanálise detectou que em quatro estudos, pacientes que fizeram uso de darbepoetina, após falha de EPO, apresentavam chance de resposta de 25 a 75%.

Em 2017 foi publicado o único estudo randomizado, placebo-controlado para darbepoetina no tratamento da SMD. O estudo randomizado de Platzbecker et al. foi publicado no periódico *Leukemia*. Nesse estudo, os pacientes com SMD de baixo risco ou intermediário-1 (pelo IPSS-R) foram randomizados a receber darbepoetina na dose de 500 ucg a cada 21 dias ou placebo. Foram avaliados 147 pacientes, com 98 recebendo darbepoetina (mediana de idade 74 anos), e 48, placebo (mediana de idade 73 anos). O critério de resposta utilizado pelos pesquisadores foi de redução de episódios de transfusão, que foi reduzido de forma significativa para o grupo darbepoetina. O número de episódios de transfusão foi de 2,7 para o grupo darbepoetina *versus* 4,1 para o grupo placebo. Em relação ao aumento dos níveis de hemoglobina, em pelo menos 1,5 g/dL, darbepoetina apresentou resposta de 14,7% (95% IC: 7,6-24,7%) *versus* zero para o grupo placebo. Esse resultado, desapontador para aumento de hemoglobina, foi explicado pelos pesquisadores como possivelmente decorrente de subdosagem de darbepoetina, pois cerca de 80% dos casos apresentaram aumento de resposta quando darbepoetina foi feita na dose aumentada de 500 mcg a cada 2 semanas *versus* o esquema inicial de dose a cada 3 semanas. No que se refere a efeitos colaterais, darbepoetina se mostrou segura e a transformação em LMA ocorreu em 2,1% *versus* 2,2% para o grupo placebo.

Em 2018, Fenaux et al. publicaram resultados referentes ao estudo randomizado, placebo-controlado, avaliando a eficácia e a segurança de alfaepoetina em pacientes com SMD de baixo risco. Esse foi, após quase 20 anos de uso de EPO para SMD em muitos serviços, o primeiro estudo randomizado, duplo-cego, placebo-controlado com número significativo de casos a ser publicado na literatura médica sobre alfaepoetina para tratamento de SMD. Esse estudo, patrocinado pela Jansen Cilag, só foi realizado porque, nos Estados Unidos da América, o uso de alfaepoetina não era liberado para SMD pelas agências reguladoras por causa de falta de estudos randomizados, duplo-cegos. No estudo, os pacientes foram randomizados predominantemente baseando-se na presença ou não de dependência transfusional e nível de EPO < ou > 200 UI/mL. A alfapoetina foi utilizada na dose de 450 UI/kg/semana (até 40.000/kg/semana) ou até 80.000 UI/kg/semana se não houvesse resposta após a oitava semana de uso. Foram randomizados 130 pacientes, com 85 a receber alfaepoetina; e 45, placebo. A mediana de idade era de 75 anos e 54% dos casos eram do sexo masculino.

Utilizando os critérios do IWG 2006, os pesquisadores encontraram resposta eritroide de 31,8% para o grupo alfaepoetina *versus* 4,4% para o grupo placebo. Ao utilizar critérios modificados do IWG 2006, os níveis de resposta foram de 45,9% para o grupo alfaepoetina *versus* 4,4% para o grupo placebo. Ao se analisar a resposta ao tratamento levando em conta diversos parâmetros, apenas dois foram preditivos: 1) não ser dependente de transfusão; 2) apresentar nível sérico de EPO < 200 UI/mL. A duração da mediana do tempo de resposta ao tratamento com alfaepoetina foi de 27 semanas com estimativa de 44 semanas. Entre os efeitos colaterais mais significativos, eventos trombovasculares foram relatados em 4 pacientes do grupo alfaepoetina e nenhum no placebo. Dentro das primeiras 24 semanas de seguimento, a transformação em LMA ocorreu em 3,5% dos grupos alfaepoetina e 4,4% do grupo placebo.

Fenaux et al. demonstraram, em 2018, baseados em estudo placebo-controlado e duplo-cego o que já sabíamos dos estudos retrospectivos e da experiência de mais de 1.700 casos de SMD de baixo risco avaliados pelo registro europeu de SMD: 1) alfaepoetina aumenta a hemoglobina de pacientes com SMD; 2) alfaepoetina reduz a necessidade transfusional de pacientes com SMD; 3) alfaepoetina prolonga o tempo para a primeira transfusão em pacientes recém-diagnosticados com SMD. O estudo de Fenaux et al., em 2018, proporcionou a liberação de EPO para tratamento de pacientes com SMD pela agência reguladora francesa (ANSM).

Em 2019, o grupo de Fenaux et al. realizou uma revisão sistemática predominantemente qualitativa de 35 estudos sobre agentes estimuladores de eritropoese de curta ação (alfaepoetina) e de longa ação (darbepoetina). Apesar dos pesquisadores não terem conseguido realizar metarregressões significativas, a análise tem relevância pelos dados qualitativos. Foram avaliados estudos de janeiro de 1980 até julho de 2017. É provável que esse seja o levantamento mais completo analisando em conjunto os efeitos de alfaepoetinas e darbepoetinas na população com SMD. Cerca de 75% dos estudos eram de origem europeia, 11% de origem americana e 5% de asiáticos, com o restante provenientes dos mais diversos países. Na revisão, os autores dividiram os resultados dos tratamentos com base na presença ou não de placebo-controlado. Os estudos placebo-controlado em relação a darbepoetina foram de Platzbecker 2017 (14 a 28% resposta) e Jang 2015 (58% resposta-análise de doses) e em relação a alfaepoetina, os estudos placebo-controlados analisados foram Fenaux 2018, Ferrini 1998 e Greenberg 2009, que juntos levaram a resposta combinada de 34% x 5,8% em relação ao placebo (p = 0,001). Em relação ao tempo para apresentar resposta ao tratamento aos análogos recombinates de EPO (alfa e darbe), a média foi de 5 semanas, levando em conta os estudos de alta qualidade. A metanálise também confirmou que tanto alfaepoetina quanto darbepoetina são capazes de proporcionar independência transfusional, além disso, a chance de transformação em LMA foi muito baixa tanto nos estudos randomizados placebo controlados quanto nos de braço único.

Em relação aos resultados de darbepoetina de estudos sem controle (braço único), Park e Fenaux relataram sete estudos com níveis de resposta de 45 a 74% para pacientes não tratados previamente com alfaepoetina e 25 a 75% para aqueles previamente tratados com seguimento de até 52 semanas. Ao se utilizar critérios de resposta do IWG 2006, a resposta variou de 26 a 58% (para quatro estudos). Em relação aos resultados de alfaepoetina de estudos sem controle (braço único), Park e Fenaux relataram 4 estudos com níveis de resposta de 48 a 68% (critérios IWG2000) e 1 estudo com 64% de resposta (critério IWG2006). Entre os 35 estudos analisados, apenas um observacional realizou comparação entre darbepoetina e alfaepoetina com resposta de 19,8% e 17,3% respectivamente, com uso de critérios mais robustos de resposta (IWG2006), aparentemente sem diferença de resposta entre as medicações. Em relação aos efeitos colaterais relatados nos mais diversos estudos analisados pela metanálise, os mais citados foram: hipertensão (6 estudos), tromboembolismo (4 estudos), embolia pulmonar (3 estudos), AVE (3 estudos) os quais foram relatados com percentuais de 4,3, 3,7, 2,6 e 3,2%, respectivamente. Outros relatos ainda menos frequentes (em número de estudos) foram: dor óssea (12,5%), neoplasia (10,2%), insuficiência cardíaca (6,8%) e trombocitopenia (6,6%). Chama a atenção que os eventos adversos mais comuns citados na maioria dos estudos (hipertensão, tromboembolismo, embolia pulmonar e AVE) podem ser todos relacionados ao rápido incremento da hemoglobina, gerando maior viscosidade sanguínea. Esse conhecimento nos leva a não permitir, atualmente, que paciente com SMD permaneça com hemoglobina maior que 12 g/dL quando está em tratamento com análogos de EPO. Nessas situações, diminuímos as doses ou aumentamos o tempo entre elas.

E, finalmente, há apenas uma única metanálise comparando os resultados de eritropoetina humana recombinante alfa com darbepoetina. Nessa metanálise, foram avaliados 30 estudos, totalizando 1.314 pacientes. Não foi encontrada diferença significativa entre alfaepoetina e darbepoetina, apresentando respostas de 57 e 59%, respectivamente.

E O QUE ACONTECE SE O PACIENTE NÃO RESPONDE À ERITROPOETINA OU PERDE RESPOSTA? O QUE FAZER?

Um dos estudos a avaliar a evolução em longo prazo de pacientes anêmicos com SMD de baixo risco que perderam resposta ou não responderam ao tratamento com agentes estimulantes da eritropoese foi realizado por Kelaid et al. Nesse estudo, os pesquisadores avaliaram 403 pacientes tratados inicialmente com 12 semanas de rHu-EPO £ ou β na dose de 60.000 U/semana ou darbepoetina 300 ug/semana. Alguns pacientes também associaram G-CSF por 12 semanas adicionais. Um total de 186 pacientes apresentaram falha primária ou secundária (após resposta inicial). Desses, 57% foram tratados com transfusão de sangue enquanto os outros 43% foram tratados com os mais diversos medicamentos: 1) talidomida (29 casos); 2) azacitidina (19 casos); 3) lenalidomida (11 casos); 4) ATRA (6 casos); 5) ATGAM (5 casos); 6) Outros (andrógenos, corticoide, vorinostat, arsênico, bevacizumabe – 7 casos); 7) transplante alogênico (5 casos). Entre os 120 pacientes com resistência primária aos agentes estimulantes da eritropoese, a mediana de sobrevida global foi de 40 meses (intervalo de confiança de 31 a 51 meses) e a sobrevida livre de transformação em leucemia mieloide aguda após falha do uso de agentes estimulantes da eritropoese foi de 15, 18 e 20%, após 3, 5 e 7 anos da falha ao medicamento. No grupo de pacientes que perderam resposta aos agentes estimulantes da eritropoese, a mediana de sobrevida foi de 44 meses e a incidência de transformação em LMA foi de 11% em 3 anos. A presença de trissomia do cromossomo 8 foi o fator mais associado a menor sobrevida. Após realizar estudo de análise multivariada, os pesquisadores encontraram uma nítida diferença de sobrevida global e incidência de transformação em LMA entre os pacientes que perderam resposta antes de 6 meses de tratamento (perda precoce) ou após 6 meses (perda tardia). A sobrevida global para os de perda precoce e para os de perda tardia foi de 36 meses e 54 meses, respectivamente. A incidência de LMA foi de 17 a 21% (em 3 a 7 anos) para os casos de perda precoce e para os de perda tardia, 9%. Portanto, responder ao tratamento com duração superior a 6 meses parece ser marcador de maior sobrevida global e menor chance de transformação em LMA.

A situação dos pacientes que perdem resposta aos análogos de eritropoetina está sendo bastante mitigada devido à chegada de um novo medicamento para pacientes com SMD de baixo risco: luspatercepte. Há anos sem uma nova opção de tratamento para casos de SMD de baixo risco, após a publicação dos estudos PACE, MEDALIST e COMMANDS, para os casos de SMD de baixo risco dependentes de transfusão com ou sem a mutação do *SF3B1*, que não respondem a análogos de EPO ou perdem resposta aos análogos de EPO, temos atualmente a opção de tratamento com um inibidor de TGF-beta, o luspatercepte (Reblozyl®). Esse medicamento, baseado em estudo randomizado, apresenta significativa resposta nessas situações (*ver Capítulo 31*).

Novas evidências baseadas em relatos de casos têm demonstrado, ainda em fase bastante incipiente, a possibilidade de terapia combinada de alfaepoetina com luspatercepte. Fattizzo et al. relataram dois casos de pacientes que falharam ao tratamento com EPO e cinco que falharam ao tratamento com luspatercepte. Desses sete casos, três pacientes atingiram melhora dos níveis de hemoglobina e um caso se tornou independente de transfusão. A terapia combinada não apresentou efeitos adversos, e aguardamos estudos com melhores níveis de evidência.

QUANDO ADICIONAR G-CSF: FILGRASTIM É SEGURO?

Com o passar dos anos, uma série de relatos apresentaram aumento dos níveis de resposta ao uso de EPO quando associada a G-CSF ou GM-CSF. Um dos estudos mais significativos a avaliar essa associação foi publicado pelo grupo suíço da pesquisadora Eva Hillstrom Lindberg, em 2008, no *Journal of Clinical Oncology* (JCO). O grupo analisou 121 pacientes com SMD tratados com alfaepoetina + G-CSF, comparando os resultados com o coorte de casos do grupo do IPSS sem tratamento. Foram tratados casos com subtipos anemia refratária (AR [OMS 2001]), anemia refratária com sideroblastos em anel (Arsa [OMS 2001]) e anemia refratária com excesso de blastos (Areb [OMS 2001]) que apresentavam hemoglobina inferior a 10 g/dL ou necessidade transfusional com regularidade. A combinação de alfaepoetina e G-CSF variou em três formas, mas um dos usos mais comuns foi na dose de EPO 10.000 U/dia por 5 dias da semana e G-CSF (filgrastima) 300 ucg (1 frasco/dia) por 3 dias, por um total de 12 semanas. No Brasil, temos as seguintes marcas comerciais: Filgrastim®, Filgrastine®, Granulokine®, Leucin®. Os resultados do estudo suíço demonstraram melhores níveis de resposta em pacientes com SMD de baixo risco, isto é, nas fases iniciais da doença. A resposta global ao tratamento com eritropoetina + G-CSF foi de 39% com respostas de 50, 39 e 30% para os subtipos Arsa, AR e Areb, respectivamente. Vinte e nove por cento dos pacientes dependentes de suporte transfusional se tornaram independentes de transfusão de sangue. A duração média de resposta de toda a coorte foi de 23 meses (intervalo de 3 meses a 116 ou mais). De maneira geral, o nível de resposta foi mantido em 20% dos casos por mais de 4 anos. Nenhuma relação foi detectada com aumento de chance de transformação em LMA.

Ainda no mesmo ano, o grupo francês de SMDS publicou seus resultados relativos à experiência de EPO com ou sem GCSF em 403 pacientes. 62% dos pacientes apresentaram resposta: 40% resposta maior e 22%, menor, as quais foram significativamente associadas às seguintes características: 1) < 10% de blastos; 2) IPSS baixo ou INT-1; 3) independência transfusional; 4) nível sérico de EPO < 200 UI/mL. A duração média da resposta foi de 24 meses. Após análise multivariada, comparando com casos não tratados do banco de dados do IPSS, nenhuma associação foi encontrada em relação ao aumento de chance de transformação em leucemia mieloide aguda (LMA) e houve maior sobrevida entre os casos tratados com EPO ou EPO+G-CSF.

Em 2009, foram publicados os resultados do estudo randomizado de eritropoietina com ou sem G-CSF para tratamento da SMD pelo ECOG (*Eastern Cooperative Oncology Group* [E1996]), coordenado pelo professor Peter Greenberg. Foram avaliados pacientes com AR, Arsa, Areb (< 10% blastos) e LMMC (não mieloproliferativa) randomizados a receber apenas suporte transfusional ou EPO por 4 meses. Para os casos que não apresentaram resposta, G-CSF foi adicionado na dose de 1 ug/kg/dia. Foram avaliados 110 pacientes com mediana de idade de 73 anos e com uma média de seguimento de seis anos. A resposta ao tratamento nos casos tratados apenas com EPO foi de 36% comparada a

9,6% de resposta ao grupo tratado apenas com suporte transfusional. A adição de G--CSF à EPO (EPO + GSCF) gerou resposta de 46%. Assim como já relatado por outros estudos, pacientes com baixos níveis de EPO sérico (< 200 UI/mL) apresentavam maiores chances de resposta e o subtipo Arsa foi bastante associado à grande chance de resposta. Não houve diferença de sobrevivência global entre os pacientes tratados apenas com suporte transfusional (2,6 anos) em comparação aos tratados com EPO ou EPO + GCS-F (3,1 anos) (p = 0,28). No entanto, ao se comparar a sobrevivência global entre os que apresentaram resposta à EPO/GCSF (respondedores) *versus* os que NÃO apresentaram resposta à EPO/GCSF (não respondedores), foi detectada uma diferença de 5,5 anos *versus* 2,3 anos, respectivamente (p = 0,004). Ao se analisar a transformação em LMA, verificou-se que ela ocorreu em quatro casos que fizeram uso de EPO/GCSF e em seis casos no grupo suporte transfusional, isto é, sem qualquer diferença significativa (p = 0,58). Pacientes com resposta à EPO/GCSF relataram importante melhora do bem-estar físico, emocional e melhora da funcionalidade. Esse estudo veio a ratificar a segurança, o perfil de boa tolerabilidade e o significativo efeito de EPO ou EPO/GCSF para tratamento das SMD de baixo risco com anemia relevante. Podemos afirmar que, para quem trabalha diariamente com SMD, esse estudo consolidou a eficácia e a segurança de recombinantes de EPO e G--CSF para o tratamento da SMD.

Ainda em 2009, Mundle et al. publicaram uma metanálise (essa metanálise não avaliou os casos do ECOG-E1996) sobre o uso de EPO com ou sem G-CSF para tratamento de pacientes com SMD. A metanálise avaliou 15 estudos com um total de 741 pacientes. Trezentos e noventa e três pacientes fizeram uso de EPO isoladamente na dose de 30 a 40.000/semana; 196 fizeram uso de EPO na dose de 60 a 80.000/semana e 152 utilizaram EPO+GCSF. A resposta a EPO como monoterapia isolada foi de 49% (95% IC; 44-54%) em que a combinação de EPO+GCSF foi de 50,6% (95% IC; 43-58%). Ao serem analisados os pacientes que fizeram altos níveis de EPO (60 a 80.000/semana), a resposta foi de 64,5% (95% IC; 58-71%). Ao realizar uma metarregressão, foi detectado que pacientes com os subtipos iniciais da doença (AR e Arsa – antiga classificação) e com baixos níveis séricos de EPO foram os mais associados à resposta. Entre os 307 pacientes dependentes de suporte transfusional que fizeram EPO ou EPO+GCSF, a resposta (aumento da Hb em 2 g/dL ou remissão completa) foi de 28,5 e 24,4%, respectivamente. Apesar de sabermos tradicionalmente que pacientes dependentes de transfusão apresentam reduzida chance de resposta aos análogos recombinantes de EPO, devemos fazer a tentativa, pois há chance de resultado positivo em até 25% dos casos. Importante frisar que boa parte dos casos dependentes de transfusão dessa metanálise apresentavam níveis séricos de EPO inferiores a < 500 UI/mL, o que pode ter favorecido a resposta desses pacientes ao tratamento.

Em relação ao uso de darbeopoetina com ou sem G-CSF, os estudos também demonstram significativa resposta sem aumento de chance de transformação em LMA. No estudo fase 2 de Kelaid et al., foi demonstrado que darbepoetina na dose de 500 µg a cada duas semanas era capaz de gerar resposta eritroide para 48% dos pacientes e a adição de G-CSF resgatou a resposta em 22% dos não respondedores. A incidência cumulativa de LMA foi de 14%, sem relação associada ao uso de darbepoetina adicionada de G-CSF.

O estudo de Balleari et al. relatou os resultados de sua análise randomizada com número de casos pequeno – apenas 30 casos – com betaepoetina com ou sem adição de G-CSF (300 mcg SC 2x/semana). Pacientes não responsivos a betaepoetina isoladamente passaram a receber adicionalmente G-CSF. A combinação de betaepoetina + G-CSF gerou maiores níveis de resposta em relação aos casos que utilizaram só betaepoetina (62 *vs.* 33% p = 0,03). Em 44% dos casos não responsivos a betaepoetina, a adição de G-CSF levou à resposta eritroide.

Podemos concluir, após análise de estudos retrospectivos, prospectivos, randomizados e metanálises que é seguro e efetivo o uso aditivo de G-CSF (+ EPO) em relação à transformação de SMD em LMA para os casos de baixo risco.

E O USO DE ERITROPOETINA PARA CASOS COM DELEÇÃO (5Q)?

Desde as publicações de lenalidomida, principalmente em 2005 para tratamento da anemia em paciente com SMD com del(5q), pouco se produziu cientificamente sobre o uso de análogos de EPO para esses casos. Kelaid et al. relataram a experiência do grupo francês de SMD em 48 pacientes com del(5q) tratados com análogos recombinantes de EPO em comparação com 297 tratados sem deleção 5q. Usando os critérios do IWG 2006, as respostas foram de 39% para grupo del(5q) *versus* 52% para os não del(5q). A duração da resposta foi de 13 meses para os casos de del(5q) tratados com análogos recombinantes de EPO *versus* 27 meses para os casos não del(5q) tratados com recombinantes. Apesar de se tratar de um estudo retrospectivo, os resultados mostram que casos de del(5q) apresentam resposta ao tratamento, porém com resultados aparentemente inferiores e de menor duração.

Atualmente, se levarmos em consideração a resposta da anemia aos casos com deleção 5q tratados com lenalidomida, a resposta à lenalidomida é bem superior. No entanto, ainda utilizamos análogos de EPO no Brasil para casos de SMD de baixo risco com del(5q), principalmente devido à grande dificuldade de acesso à lenalidomida em serviços públicos e privados de saúde. Muitos centros do Brasil e diversos outros países usam EPO como primeira escolha para tratamento de pacientes com deleção 5q.

PRESCREVENDO ERITROPOETINA PARA TRATAMENTO DA ANEMIA DE PACIENTE COM NEOPLASIA MIELODISPLÁSICA

O uso de análogos de eritropoietina (alfapoetina, darbepoetina) são indicados para o tratamento da anemia sintomática do paciente com SMD de baixo risco.

O alvo do tratamento deve ser a hemoglobina de 10 a 11 g/dL e em nenhuma hipótese o valor pode exceder 12 g/dL, devido ao risco aumentado de trombose.

Todas as orientações de protocolos internacionais e estudos com níveis de evidência significativos preconizam a dosagem sérica de EPO antes do início do tratamento. Pacientes com EPO < 500 mU/mL são os que devem apresentar resposta ao tratamento. Pacientes com EPO sérica < 200 mU/mL e menores que < 100 mU/mL apresentam chances ainda maiores de resposta.

O seguimento ambulatorial deve ser frequente no início do tratamento com controle de pressão arterial, análise de palidez cutaneomucosa e hemogramas semanais para evitar complicações.

A dose comumente utilizada de EPO para tratamento de pacientes com SMD é de 30.000 U/semana (3 ampolas de 10.000 U/SC por semana – segundas, quartas e sextas). Há, no Brasil, a possibilidade do uso de 40.000/semana em dose única.

Quando há a necessidade de doses maiores, principalmente nos casos inicialmente refratários ou nos casos que perdem resposta com 30 ou 40 mil unidades/semana, podemos utilizar a dose de 60.000 ou até 80.000 por semana adicionadas de G-CSF (filgrastim). A dose da grande maioria dos estudos para G-CSF é de 100 mcg/SC 3x por semana, porém muitos pacientes não conseguem fazer uso de seringas específicas para aspirar 1/3 de uma ampola de 300 mcg, além de precisar manter em refrigeração após manipulação.

A grande realidade nacional é do uso de G-CSF (filgrastim) na dose de 300 mcg/dia por 1, 2 ou 3 vezes por semana. Há no Brasil diversas apresentações de filgrastim bastante confiáveis.

A dose de darbepoetina varia entre alguns estudos, mas preconizamos a dose de 300 mcg/SC por semana ou 500 mcg a cada 15 dias. O tratamento com análogos de EPO deve ser utilizado por até 12 semanas antes de o paciente ser caracterizado como não respondedor.

RESUMO

- Uso de alfaepoetina e darbepoetina são tratamentos eficazes para a anemia de pacientes com SMD de baixo risco.
- Uso de alfaepoetina e darbepoetina é capaz de postergar o início de transfusão de hemácias e de reduzir a necessidade transfusional de pacientes com SMD.
- Pacientes com EPO < 200 mU/mL e não dependentes de transfusão são os que apresentam maiores chances de resposta ao tratamento com análogos de EPO.
- Os níveis de resposta aos análogos de EPO no tratamento da anemia sintomática de pacientes com SMD variam de 14 a 60%.
- A adição de G-CSF (filgrastim) é capaz de potencializar a resposta aos análogos de EPO no tratamento de anemias sintomáticas de pacientes com SMD com perfil de segurança aceitável.
- O alvo do tratamento deve ser Hb de 10 a 11g/dL e o valor não pode exceder 12 g/dL, devido ao risco de trombose.
- Darbepoetina é capaz de resgatar alguns pacientes que perderam resposta ao tratamento com alfaepoetina.
- Não há estudos prospectivos, randomizados, placebo-controlados que demonstrem benefício de sobrevida para os análogos recombinantes de EPO na SMD. No entanto, entre os respondedores ao tratamento, o benefício é demonstrado em comparação aos não respondedores ao tratamento.
- Não há associação significativa entre o uso de análogos recombinantes de EPO e a transformação em LMA.
- No cenário atual, há novas opções terapêuticas para os casos de SMD de baixo risco que perdem resposta ao tratamento com EPO.

REFERÊNCIAS

1. Aapro M, Jelkmann W, Constantinescu SN, Leyland-Jones B. Effects of erythropoietin receptors and erythropoiesis-stimulating agents on disease progression in cancer. Br J Cancer. 2012;106(7):1249-58.
2. Fattizzo B, Versino F, Bortolotti M, Rizzo L, Riva M, Barcellini W. Luspatercept in combination with recombinant erythropoietin in patients with myelodysplastic syndrome with ring sideroblasts: Stimulating early and late-stage erythropoiesis. Eur J Haematol. 2023;110(5):571-4.
3. Fenaux P, Santini V, Spiriti MAA, Giagounidis A, Schlag R, Radinoff A, et al. A phase 3 randomized, placebo-controlled study assessing the efficacy and safety of epoetin-α in anemic patients with low-risk MDS. Leukemia. 2018;32(12):2648-58.
4. Fattizzo B, Versino F, Bortolotti M, Rizzo L, Riva M, Barcellini W. Luspatercept in combination with recombinant erythropoietin in patients with myelodysplastic syndrome with ring sideroblasts: Stimulating early and late-stage erythropoiesis. Eur J Haematol. 2023;110(5):571-4.
5. Fenaux P, Santini V, Spiriti MAA, Giagounidis A, Schlag R, Radinoff A, et al. A phase 3 randomized, placebo-controlled study assessing the efficacy and safety of epoetin-α in anemic patients with low-risk MDS. Leukemia. 2018;32(12):2648-58.
6. Greenberg PL, Sun Z, Miller KB, Bennett JM, Tallman MS, Dewald G, et al. Treatment of myelodysplastic syndrome patients with erythropoietin with or without granulocyte colony-stimulating factor: results of a prospective randomized phase 3 trial by the Eastern Cooperative Oncology Group (E1996). Blood. 2009;114(12):2393-400.
7. Jädersten M, Malcovati L, Dybedal I, Della Porta MG, Invernizzi R, Montgomery SM, et al. Erythropoietin and granulocyte-colony stimulating factor treatment associated with improved survival in myelodysplastic syndrome. J Clin Oncol. 2008;26(21):3607-13.
8. Kelaidi C, Park S, Brechignac S, Mannone L, Vey N, Dombret H, et al. Treatment of myelodysplastic syndromes with 5q deletion before the lenalidomide era; the GFM experience with EPO and thalidomide. Leuk Res. 2008;32(7):1049-53.
9. Mundle S, Lefebvre P, Vekeman F, Duh MS, Rastogi R, Moyo V. An assessment of erythroid response to epoetin alpha as a single agent versus in combination with granulocyte- or granulocyte-macrophage-colony-stimulating factor in myelodysplastic syndromes using a meta-analysis approach. Cancer. 2009;115(4):706-15.
10. Park S, Fenaux P, Greenberg P, Mehta B, Callaghan F, Kim C, et al. Efficacy and safety of darbepoetin alpha in patients with myelodysplastic syndromes: a systematic review and meta-analysis. Br J Haematol. 2016;174(5):730-47.
11. Park S, Greenberg P, Yucel A, Farmer C, O'Neill F, Brandao CO, et al. Clinical effectiveness and safety of erythropoietin-stimulating agents for the treatment of low- and intermediate-1-risk myelodysplastic syndrome: a systematic literature review. Br J Haematol. 2019;184(2):134-60.
12. Platzbecker U, Symeonidis A, Oliva EN, Goede JS, Delforge M, Mayer J, et al. A phase 3 randomized placebo-controlled trial of darbepoetin alfa in patients with anemia and lower-risk myelodysplastic syndromes. Leukemia. 2017;31(9):1944-50.
13. Ross SD, Allen IE, Probst CA, Sercus B, Crean SM, Ranganathan G. Efficacy and safety of erythropoiesis-stimulating proteins in myelodysplastic syndrome: a systematic review and meta-analysis. Oncologist. 2007;12(10):1264-73.

Lenalidomida na SMD: quando e como?

Ronald Feitosa Pinheiro

OBJETIVOS DO CAPÍTULO

- Apresentar a molécula de lenalidomida.
- Apresentar a deleção 5q, diferenciando os diversos tipos de deleção em relação ao tratamento.
- Discutir sobre quando indicar o tratamento com lenalidomida para pacientes com neoplasia mielodisplásica SMD de baixo risco com deleção 5q.
- Discorrrer sobre quando indicar o tratamento com lenalidomida para pacientes com SMD de baixo risco sem deleção 5q?
- Apresentar os efeitos colaterais do uso de lenalidomida.
- Avaliar o risco de transformação em LMA quando do uso de lenalidomida.
- Relatar como prescrever lenalidomida e os principais cuidados com sua administração.

CONCEITOS GERAIS

Durante o Congresso Internacional de Síndrome Mielodisplásica realizado em 2005 em Nagasaki, Japão, Alan List apresentou seus resultados e sua experiência com o medicamento lenalidomida, demonstrando sua atividade hematológica para pacientes com SMD de baixo risco que não respondiam ao tratamento com agentes estimuladores de eritropoese. Tratava-se de um estudo fase 2 com 43 pacientes não respondedores a análogos de eritropoietina (EPO) que tinham dependência transfusional ou anemia sintomática e que foram tratados com lenalidomida na dose de 25 mg ou 10 mg por dia durante 21 dias (ciclos de 28 dias). Após 16 semanas de tratamento, 24 pacientes (56%) apresentaram resposta, com 20 pacientes ficando independentes de transfusão. O fato que mais chamou a atenção foi que os pacientes com deleção 5q31 apresentaram respostas significativamente maiores em relação aos outros grupos com cariótipo normal ou com outras alterações, 83 × 57 × 12% respectivamente. Do grupo de 20 pacientes que apresentavam alterações cromossômicas, 11 tiveram redução de 50% das metáfases anormais, incluído 10 casos que apresentaram remissão citogenética. Naquele momento, ficava claro para todos que assistiam à apresentação de Alan List que estava surgindo um novo medicamento específico para tratar um subtipo de SMD: pacientes com deleção 5q.

E o que esperávamos aconteceu no ano de 2006, quando Alan List et al. publicaram no *New England Journal of Medicine* a significativa efetividade de lenalidomida para casos de SMD com deleção 5q31. Foram avaliados 148 pacientes com SMD com deleção 5q31 que utilizaram lenalidomida 10 mg/dia por 21 dias (ciclos de 28 dias). Como respostas mais significativas, encontraram: 1) 76% de redução da necessidade transfusional; 2) 67% de independência transfusional; 3) remissão citogenética completa em 61% dos casos que apresentavam metáfases para a avaliação pós-tratamento. Após esse estudo, não restaram mais dúvidas sobre a efetividade de lenalidomida para SMD de baixo grau com deleção 5q31.

Lenalidomida é um agente antineoplásico e um imunomodulador capaz de inibir angiogênese, reduzir fator de crescimento de endotélio vascular, reduzir fator de crescimento de fibroblasto, inibir a produção de fator de necrose tumoral, induzir apoptose de células neoplásicas e ativar linfócitos T entre várias outras funções ainda desconhecidas. Pesquisadores já demonstraram que após tratamento com lenalidomida (após 6 ciclos), há aumento de linfócitos com atividade Treg (T regulatório) no sangue periférico e na medula óssea, assim como redução dos níveis de TGF-beta séricos e na medula óssea, caracterizando um estado de relativa imunossupressão.

Classicamente descrito como análogo da talidomida, apesar de grandes diferenças em mecanismos de ação, lenalidomida é uma amina aromática que não possui os clássicos e indesejados efeitos colaterais da talidomida, como constipação e parestesias (graus 3 e 4), elementos de grande repercussão clínica para os pacientes. Lenalidomida é capaz de inibir fortemente a proliferação de células Namalwa (linhagem de células de linfoma de células B com deleção 5q), mas possui pouca inibição sobre as células KG-1 (linhagem mieloide com deleção 5q), sendo capaz de interagir com vários genes como *K-RAS, CUL4A, TNF* e *CRBN* entre diversos outros ainda não relatados.

A lenalidomida é atualmente comercializada como cápsula oral, sendo altamente absorvida, possui meia-vida de 3 horas, em média, sendo minimamente metabolizada e predominantemente excretada no rim com pouquíssimas modificações.

Passados quase 20 anos da apresentação dos resultados iniciais em Nagasaki, Japão, a lenalidomida é atualmente um medicamento bastante utilizado para pacientes com SMD com anemia sintomática com deleção 5q. Neste capítulo, discutiremos a utilização de lenalidomida para casos de baixo risco com deleção 5q e casos sem deleção 5q refratários aos agentes estimuladores de eritropoese.

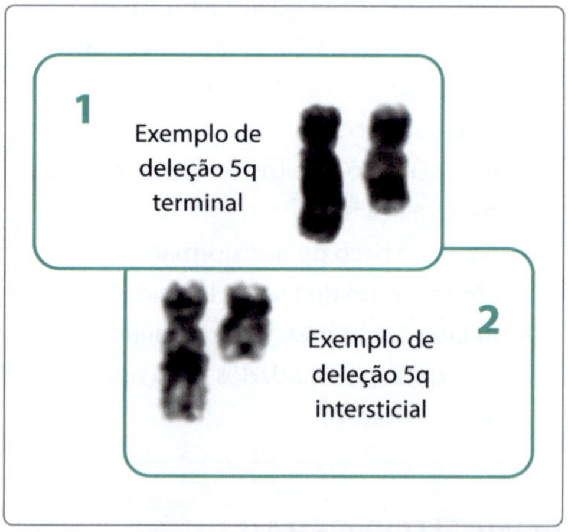

FIGURA 1 Exemplos de deleções no cromossomo 5. 1: apresenta deleção na porção terminal (5q32). 2: apresenta deleção na porção intersticial (5q13q33).

DELEÇÃO 5Q COMO ALVO DA LENALIDOMIDA. O QUE É A DELEÇÃO 5Q? POSSO USAR LENALIDOMIDA PARA TODOS OS CASOS DE NEOPLASIA MIELODISPLÁSICA COM DELEÇÃO 5Q?

A deleção cromossômica no braço longo (q) pode ocorrer na sua porção terminal ou em sua porção medial (mais comum intersticial). A deleção terminal ocorre quando há perda de um pedaço do braço longo do cromossomo em sua porção final enquanto a deleção em sua porção medial é dita intersticial quando caracterizada por perda de parte intermediária em que a outra porção final cola na parte deletada (Figura 1).

A deleção 5q pode ser detectada em pacientes com SMD, na prática rotineira de um laboratório de citogenética, pelas técnicas da Banda-G (a mais comumente utilizada) ou pela técnica da FISH (hibridização *in situ* por fluorescência).

A deleção 5q é encontrada em até 10% dos casos de SMD primária e em 40% dos casos de SMD secundária ao tratamento com quimioterapia ou radioterapia. É muito importante enfatizar que o uso de lenalidomida está preconizado para casos de SMD primária, isto é, para pacientes que desenvolveram SMD com 5q- que não fizeram uso de quimioterapia ou radioterapia para tratamento de outras neoplasias. Para casos com SMD que apresentam deleção 5q após tratamento de quimioterapia e/ou radioterapia de tumores sólidos (SMD secundária), o tratamento deve ser bem mais intensivo e não há estudos que avaliem lenalidomida nessas situações.

A deleção 5q pode se apresentar acompanhada de outras alterações cromossômicas, ou seja, deleção 5q + 1 alteração, deleção 5q + 2 alterações ou deleção 5q + 3 alterações. A lenalidomida até pode ser utilizada em casos de deleção 5q + 1 alteração, no entanto, não há indicação de uso para os casos de deleção 5q + 2 alterações citogenéticas ou deleção 5q + 3 alterações citogenéticas por se tratar de casos de cariótipo complexo e muito complexo, respectivamente.

Em 2016, a Organização Mundial da Saúde (OMS) publicou em seu livro sobre neoplasias hematológicas que todo paciente com deleção 5q deveria também realizar estudo de mutação do gene *TP53*, pois essa alteração poderia mudar o prognóstico do paciente, transformando-o em desfavorável. Na verdade, a presença de mutação do gene *TP53* em paciente com deleção 5q- sugere um comportamento mais agressivo da doença e o uso de lenalidomida não é o tratamento ideal para essa situação. Esses casos costumam apresentar pouca resposta ao tratamento e elevado risco para transformação em leucemia mieloide aguda (LMA). Essa recomendação da OMS foi baseada no estudo de Jadersten et al. publicado no *Journal of Clinical Oncology* (JCO). No estudo, os pesquisadores avaliaram 55 pacientes com SMD de baixo risco com deleção 5q, dos quais 50 casos apresentavam deleção 5q isoladamente, 4 apresentavam deleção 5q + 1 alteração, 1 com deleção 5q detectada pela FISH. Em todos os pacientes, foram pesquisadas mutações do gene *TP53* com técnica de sequenciamento (NGS), sendo essas mutações encontradas em 10 casos (18%). Entre esses 10 casos, 8 foram tratados com lenalidomida e houve uma tendência a uma maior progressão para LMA (apesar não estatisticamente significante) nos casos de del(5q) + *TP53* mutado tratados com lenalidomida. A probabilidade de resposta citogenética completa nos casos del(5q) +

TP53 mutado tratados com lenalidomida foi inferior aos casos com del(5q) sem a mutação do *TP53*. Os pesquisadores sugeriram que o subclone (*TP53* mutado) era insensível à lenalidomida e gradualmente poderia progredir para LMA. Com o passar dos anos, pesquisadores confirmaram a frequência de mutações do *TP53* em até 20% dos pacientes com del(5q). Em uma análise de 123 pacientes com deleção 5q, Haferlack et al. detectaram a mutação em 22 casos, perfazendo 18% de *TP53* mutados. No entanto, os pesquisadores não encontraram impacto prognóstico desfavorável significativo nos casos de del(5q) + mutação do *TP53*. A possível explicação da não associação com prognóstico desfavorável passa pela necessidade de que a avaliação da mutação do *TP53* deve ser considerada no contexto do *multi-hit TP53*, isto é, o prognóstico é desfavorável quando há mutação do *TP53* nos dois alelos ou há mutação em um alelo e deleção no outro ou perda de heterozigose (*ver Capítulo 25*). Portanto, todo paciente com SMD com deleção 5q necessita da pesquisa de mutação do gene *TP53*, porque a presença da mutação pode inferir ausência de resposta à lenalidomida e possível prognóstico desfavorável.

TRATAMENTO DA NEOPLASIA MIELODISPLÁSICA DE BAIXO RISCO COM DEL(5Q)

A grande indicação de lenalidomida na SMD é para casos com del(5q) dependentes de suporte transfusional com baixo risco pelo IPSS. Essa indicação é baseada em estudos de fase 2 e 3, randomizados, placebo-controlados. Essa indicação parece ser benéfica, pois induz remissão hematológica completa (normalização da hemoglobina), remissão citogenética e possivelmente é capaz de postergar a transformação em LMA. O tempo médio de resposta é de 2 anos, mas há relatos de casos com tempos de resposta bastante superiores.

O primeiro grande estudo com número bastante significativo de casos de SMD com deleção 5q tratados com lenalidomida foi de 148 pacientes que a utilizaram na dose de 10 mg/dia, cápsula via oral, por 21 dias a cada 28 dias. Com a excelente resposta de redução do suporte transfusional em quase 80% dos casos e independência transfusional em quase 70%, aguardávamos o estudo randomizado. E esse veio, foi o estudo MDS-004 de Fenaux et al. O estudo MDS-004 foi o primeiro estudo randomizado, placebo-controlado para análise de lenalidomida em SMD (Figura 2). Foram estudados 205 pacientes com SMD e deleção 5q com IPSS baixo risco/intermediário-1 dependentes de suporte transfusional, um nicho muito específico de pacientes. Os casos foram randomizados em 3 braços: 1) lenalidomida 10 mg/dia por 21 dias – 69 casos; 2) lenalidomida 5 mg/dia por 28 dias – 69 casos; 3) placebo por 28 dias – 67 casos. O objetivo principal do estudo era avaliar quantos pacientes atingiriam independência transfusional ao final de 26 semanas de tratamento. Entre os resultados, a independência transfusional foi atingida para 61, 51 e 8% dos grupos lena 10 mg, lena 5 mg e placebo, respectivamente. Cerca de 87% das respostas ocorreram ao término dos primeiros dois ciclos de tratamento, indicando que os respondedores apresentavam resposta precocemente. Em relação à resposta citogenética (completa e parcial), ela foi de 50 e 25% para os grupos lena 10 mg e lena 5 mg, respectivamente. Com relação à transformação em LMA, ela ocorreu para 24% dos casos com del(5q) isolada, em 21% dos casos com del(5q) + 1 alteração e 47% dos casos com del(5q) + ≥

2 alterações. O risco acumulado juntando todos os casos foi de 17 e 25% ao final do 2º e 3º ano, respectivamente. Pacientes que apresentaram resposta ao tratamento com lenalidomida (independência transfusional por ≥ 8 semanas) apresentaram maior sobrevida livre de transformação em LMA. Sobre a sobrevida global durante o seguimento, ela foi de 35, 35 e 37 meses para os grupos placebo, lena 5 mg e lena 10 mg, respectivamente, sem qualquer diferença estatisticamente significativa. A sobrevida global ao final do terceiro ano foi de 57% para os grupos combinados de lenalidomida. Em valores percentuais, a taxa de progressão para LMA foi de 30% para o grupo placebo (mas com ensaio cruzado – foi permitido mudança de braço), 23 e 22% para os grupos lena 5 mg e lena 10 mg, respectivamente. Em relação aos efeitos adversos, os mais comuns de graus 3 e 4 foram mielossupressão e trombose venosa profunda. Neutropenia e plaquetopenia ocorreram principalmente nos primeiros dois ciclos e episódios de neutropenia febril ocorreram em 1% dos casos do grupo lena 10 mg e 3% dos casos do grupo lena 5 mg. Esse estudo randomizado, placebo-controlado, confirmou a resposta apresentada previamente por Alan List no estudo MDS 003 fase 2 de 148 casos. Aparentemente houve uma maior taxa de transformação em LMA, mas devemos lembrar que todos os pacientes eram dependentes de suporte transfusional, um conhecido marcador de prognóstico desfavorável e havia muitos casos com alterações adicionais além da del(5q), que caracterizavam cariótipo complexo (também conhecido marcador de prognóstico desfavorável). Outro importante aspecto a ser lembrado é de que nenhum caso foi avaliado sobre a presença de mutações no gene *TP53* (*multi-hit TP53*), fenômeno não conhecido à época. O estudo randomizado MDS-004 conseguiu demonstrar que atingir independência transfusional, por mais de 8 semanas, levava à redução do risco relativo de progressão para LMA ou óbito. Assim, lenalidomida se consolidava como o primeiro tratamento-alvo específico para casos de SMD com del(5q)!

Em 2024, Diaz Campelo et al. publicaram um estudo randomizado, placebo-controlado com o uso de lenalidomida na dose de 5 mg por dois anos para pacientes com SMD com deleção 5q com anemia, mas que não apresentavam dependência transfusional. O estudo SintraRev-*Trial* (NCT01243476) tinha como principal objetivo iniciar o uso de lenalidomida precocemente para SMD com deleção 5q com objetivo de postergar ao máximo o início da dependência transfusional. Foram selecionados casos de baixo risco ou intermediário com deleção 5q sem uso prévio de EPO com ECOG de 2 ou menos. Lenalidomida foi utilizada na dose de 5 mg ao dia por 28 dias *versus* placebo para 40 casos *versus* 21, respectivamente, com mediana de idade de 72 anos. Em relação ao objetivo primário do estudo, os resultados foram impressionantes em relação à postergação da dependência transfusional, pois não foi possível calcular a mediana de tempo para início da dependência transfusional no grupo lenalidomida (95% IC – não aplicável) *versus* 12 meses para grupo placebo (95% IC 0,0-30) (p = 0,0027). Lenalidomida reduziu o risco de dependência transfusional em 70% (HR – 0,3- IC 0,132-0,692; p = 0,0046). Entre os casos randomizados para lenalidomida 5 mg, os principais efeitos colaterais (os mais significativos) foram neutropenia (24 pacientes) e plaquetopenia (18%). Esse estudo, o primeiro desenhado nesses moldes para SMD, isto é, antes do início da dependência

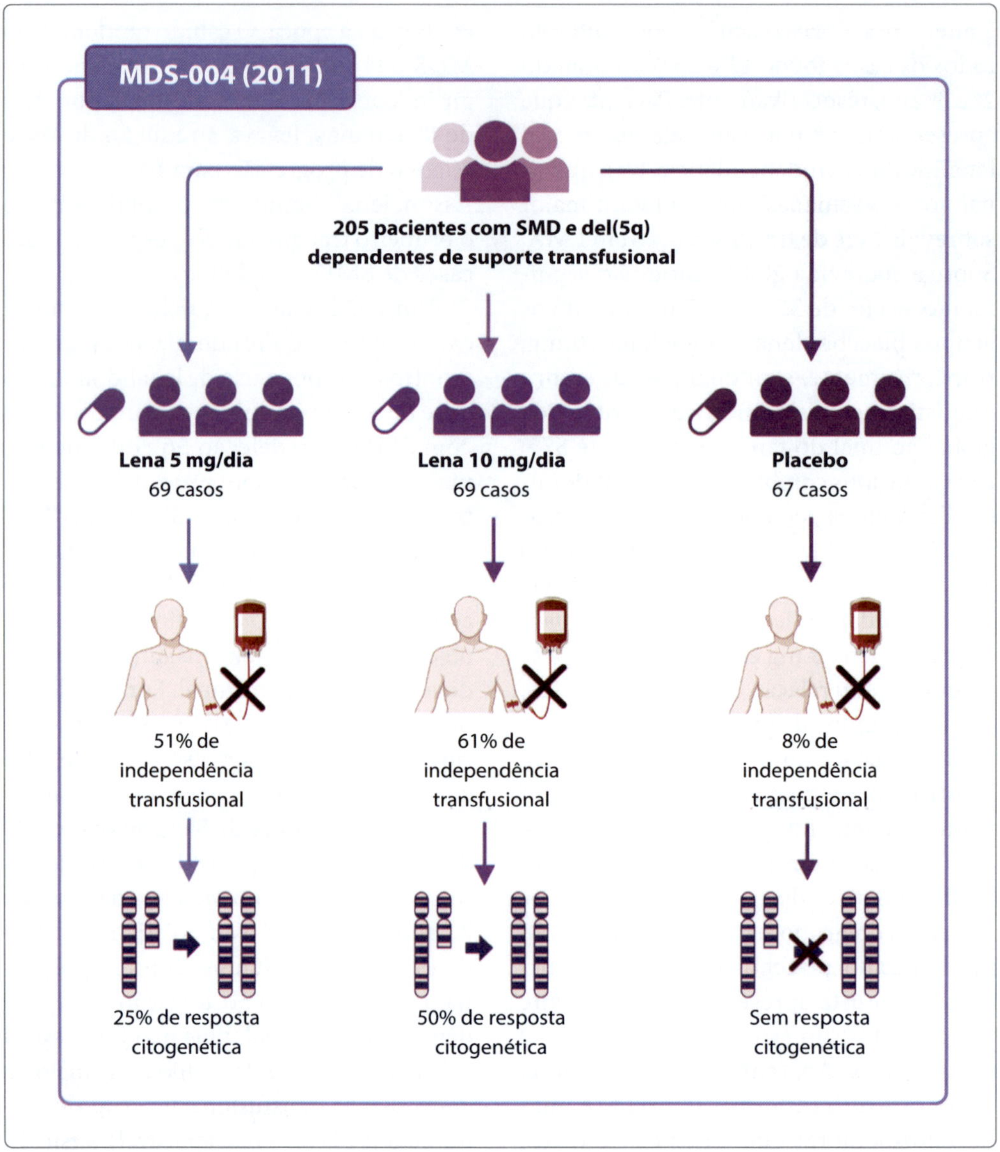

FIGURA 2 O estudo randomizado placebo-controlado MDS-004 estabeleceu lenalidomida como opção terapêutica para casos de neoplasia mielodisplásica com deleção 5q.

transfusional, demonstra a importância da terapêutica precoce na SMD, sem esperar por início do tratamento apenas quando o paciente apresenta dependência de transfusão. Parece ser o início de uma nova era para a terapêutica da SMD.

TRATAMENTO DA NEOPLASIA MIELODISPLÁSICA DE BAIXO RISCO SEM DEL(5Q)

Um dos primeiros estudos a avaliar o uso de lenalidomida para casos de SMD sem a presença da deleção do braço longo do cromossomo 5 foi apresentado pela pesquisadora Azra Raza, diretora do Centro de SMD da *Columbia University*, conhecida por ser a primeira pesquisadora a demonstrar a importância da apoptose na SMD. O ano era 2008 e a professora Raza apresentou os resultados do estudo fase 2 de lenalidomida para pacientes dependentes de transfusão com outras alterações citogenéticas que não deleção 5q, utilizando a dose de 10 mg/dia por 21 dias (ciclo a cada 28 dias). Foram analisados 214 pacientes com cariótipo normal ou favorável pelo IPSS (83% casos), com mediana de idade de 72 anos, que recebiam quatro concentrados de hemácias, em média a cada oito semanas, com os subtipos predominantes das antigas classificações da época de anemia refratária (AR) e anemia refratária com sideroblastos em anel (Arsa). Cerca de 43% dos pacientes apresentaram resposta ao tratamento com lenalidomida com 56 casos (26%) atingindo independência transfusional (de acordo IWG 2000). Entre os 56 casos (26%) que atingiram independência transfusional, o tempo de duração da independência foi de 41 semanas. Entre esses 56 casos (26%) que atingiram independência transfusional, 80% tinham cariótipo favorável (42 casos com cariótipo normal). Durante o seguimento de 3 anos, 10 casos (5%) apresentaram progressão de doença com aumento do número de blastos ou evolução para subtipo FAB mais agressivo ou transformação para LMA. Como principais efeitos colaterais, Raza relatou neutropenia, plaquetopenia, *rash* e prurido. Neutropenia graus 3 e 4 (< 1.000 neutrófilos/mm^3) e plaquetopenia (< 50.000/mm^3) foram detectados em 30 e 25% dos casos, respectivamente, e foram as principais causas para ajuste de dose. Também foram relatados seis casos de anemia hemolítica autoimune (AHAI) com três necessitando de suspensão da lenalidomida. Esse estudo de fase 2 demonstrou que lenalidomida também era efetiva para casos de SMD de baixo risco sem deleção 5q, sendo, inclusive, capaz de levar à independência transfusional para até 26% dos casos. Se lembrarmos dos resultados de List, em 2005, apresentados em Nagasaki, Japão, já havia ali casos que apresentaram similar resposta. Era uma questão de tempo para que surgisse um estudo randomizado de uso de lenalidomida para tratamento de SMD de baixo risco sem del(5q). Esse estudo foi apresentado por Santini et al. em 2016.

O único estudo randomizado placebo-controlado sobre o uso de lenalidomida (**isoladamente**) em SMD sem deleção 5q foi publicado no *Journal of Clinical Oncology* por Santini et al. Foram randomizados 239 pacientes de baixo risco ou intermediário I pelo IPSS, dependentes de suporte transfusional e refratários aos agentes estimuladores de eritropoese (ou não candidatos) sem deleção 5q que deveriam receber placebo ou lenalidomida na dose de 10 mg ao dia por 28 dias. Em casos de pacientes com *clearance* de creatinina entre 40 e 60 mL/min, a dose de lenalidomida deveria ser reduzida para 5 mg/dia por 28 dias. Foram considerados critérios para inclusão no estudo: ser dependentes de transfusão – pacientes que recebiam ≥ 2 concentrados de glóbulos vermelhos em 4 semanas e refratários a estimulantes de eritropoese que não apresentaram resposta à alfaepoetina (dose 40.000 UI – 8 semanas) ou darbepoetina (150 mcg – 8 semanas). O objetivo primário do estudo foi avaliar o percentual de pacientes que atingiriam independência transfusional por pelo menos 8 semanas consecutivas. O grupo lenalidomida foi composto de 160 pacientes e o placebo, 79. A mediana de idade dos grupos foi de 71 anos, o uso de lenalidomida ocorreu em média 2,6 anos após o diagnóstico da SMD e a média de transfusão dos pacientes era de 3 bolsas a cada 28 dias. Chamam a atenção que 70% dos casos apresentavam sideroblastos em anel (> 15%) e que a média de duração do tratamento foi de apenas 164 dias. Como resultados, cerca de 27% dos pacientes do grupo lenalidomida se tornaram independentes de transfusão (2,5% no placebo) (Figura 3). A média de duração da resposta (atingir independência transfusional por ≥ 8 semanas) foi de 31 semanas com 90% dos casos apresentando resposta em até 10 semanas de tratamento. Em análise multivariada, os fatores preditivos de resposta foram: 1) ter usado agente estimulador de eritropoese previamente; 2) baixa carga de dependência transfusional. Após análise cuidadosa dos diversos grupos dentro do estudo, foi detectado que pacientes tratados previamente com agentes estimuladores de eritropoese e que possuíam níveis séricos de EPO inferiores a 100 UI/µL (durante randomização) atingiam 42% de independência transfusional. Talvez esse grupo seja o grande nicho para uso de lenalidomida em pacientes com SMD sem deleção do 5q. Como efeitos colaterais, neutropenias severas graus 3/4 ocorreram em 99 (62%) casos e trombocitopenia em 57 (35,6%) dos pacientes que usaram lenalidomida. Eventos trombóticos ocorreram em 5 (3%) do grupo lenalidomida. Em relação à progressão para LMA durante o tratamento, após seguimento de 1,6 ano, a incidência de transformação foi de 1,91 por 100 pessoas/anos no grupo lena, e de 2,46 por 100 pessoas/anos no grupo placebo. Em relação à transformação em LMA, após 3 anos de seguimento, Santini et al. demonstraram que não havia diferença na incidência de transformação entre placebo e grupo lenalidomida.

Um grupo de pesquisadores franceses também realizou um estudo randomizado para pacientes com SMD dependentes de

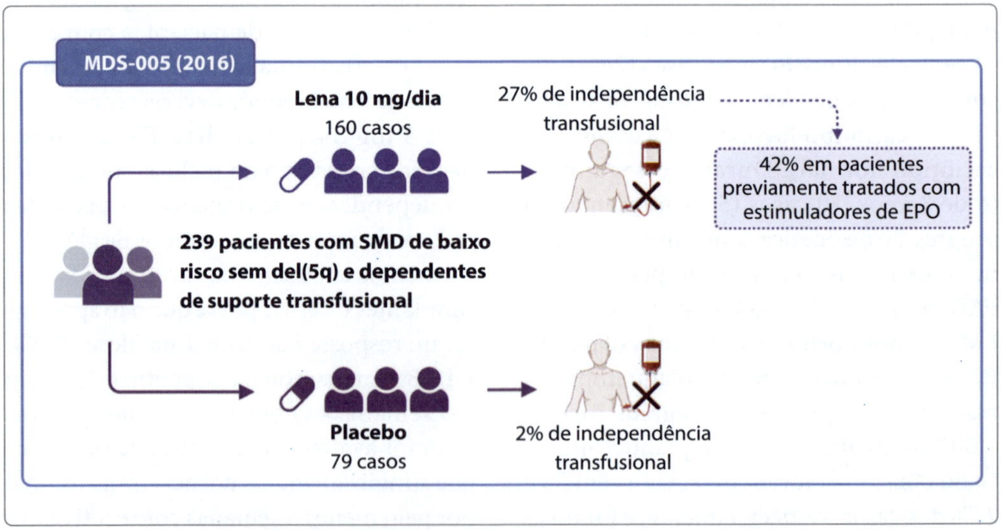

FIGURA 3 O estudo randomizado placebo-controlado MDS-005 estabeleceu lenalidomida como uma opção terapêutica para casos de neoplasia mielodisplásica sem deleção 5q.

suporte transfusional sem deleção 5q após falha de agentes estimuladores de eritropoese. Os pacientes foram randomizados entre lena 10 mg/dia por 21 dias (ciclo de 28 dias) ou lena 10 mg/dia por 21 dias (ciclo de 28 dias) + alfaepoetina beta na dose de 60.000 U/semanal. Foram randomizados 132 pacientes, 66 para cada braço e o objetivo principal do estudo foi avaliar melhora hematológica de acordo com os critérios do IWG 2006. Após 4 ciclos de tratamento, houve melhora da hemoglobina em 23% do grupo lena e 39% no grupo lena + alfaepoetina beta. Em relação a independência transfusional, ela foi atingida para 14% do grupo lena e 24% para lena + alfapoetina beta. Esse estudo, apesar de randomizado, possui algumas falhas, como a presença de 22 casos de Areb e 31 casos de pacientes que utilizaram previamente agentes hipometilantes. Essa salada de casos (baixo risco e alto risco), com reduzido número de pacientes em cada braço da randomização, dificulta uma conclusão mais robusta para esse estudo apesar de ter demonstrado maior benefício para os casos tratados com lena + alfaepoetina beta após falha de agentes estimuladores de eritropoese.

Um estudo randomizado do *US Intergroup* coordenado por List et al., em 2021, confirmou os resultados do estudo francês em relação à potencialização de resposta dos análogos de EPO quando adicionados de lenalidomida após falha ao tratamento com análogos de EPO (Figura 4). Os pacientes foram randomizados entre lenali-

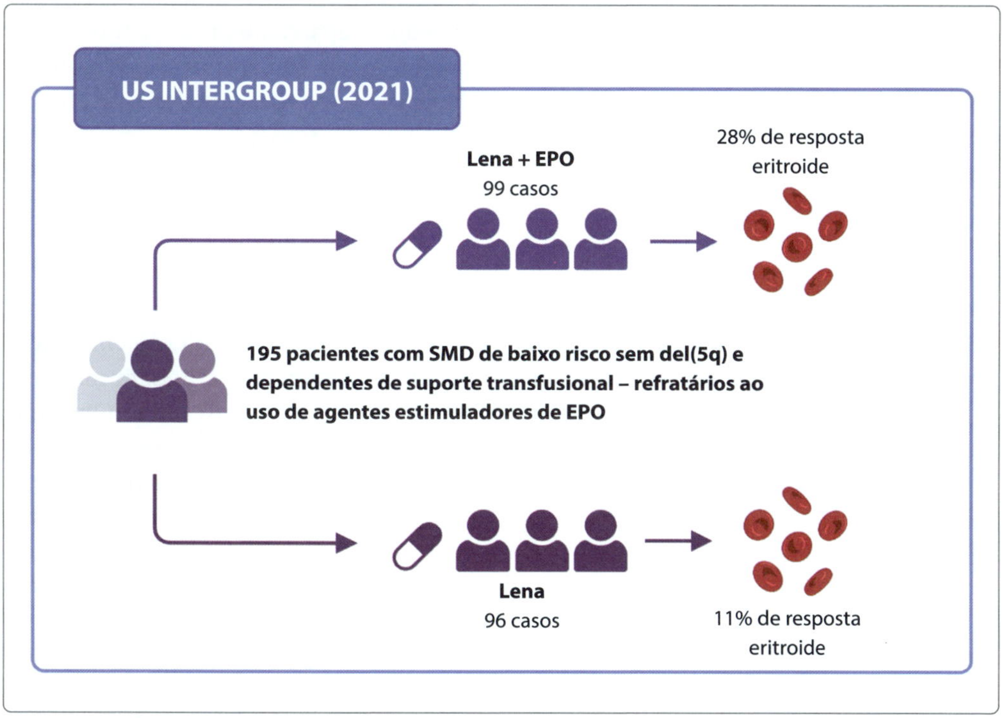

FIGURA 4 Estudo randomizado do US Intergroup confirmou os resultados do estudo francês em relação à potencialização de resposta dos análogos de eritropoetina quando adicionados de lenalidomida.

domida isoladamente ou lena + análogo de EPO. Foram randomizados 195 pacientes, 96 para lenalidomida isoladamente e 99 para lena + análogo de EPO, sendo detectada melhora da hemoglobina em 11% do grupo lena e 28% no grupo lena + análogos de EPO. Portanto, ficava evidenciado que lenalidomida seria capaz de resgatar um percentual de pacientes de SMD de baixo risco que perdera resposta ao tratamento com análogos de EPO, possivelmente aumentando a sensibilidade dos receptores de EPO aos seus análogos.

Nos últimos anos, algumas pesquisas avaliaram a associação de lenalidomida com outros medicamentos para SMD, mas com resultados bastante frustrantes. Durante o Congresso Internacional de SMD realizado em Copenhagen, em 2019, Adès et al. demonstraram dados do estudo AZA-PLUS *trial* em que azacitidina (agente hipometilante) foi associada a lenalidomida para grupos de SMD de alto risco: azacitidina (81 casos) *versus* azacitina + lena (80 casos), não sendo detectada diferença entre respostas hematológicas ou citogenéticas e o grupo azacitidina + lenalidomida foi associado a maior toxicidade com maior necessidade de internação para tratamento de infecção (55 x 38%), sugerindo maior imunossupressão. Portanto, a associação de lenalidomida com azacitidina não apresenta benefícios além de elevada toxicidade.

EFEITOS COLATERAIS DA LENALIDOMIDA

Durante os mais diversos estudos sobre os resultados de lenalidomida para o tratamento de pacientes com SMD, foram comumente relatados, como de significativa importância, efeitos colaterais de citopenias, predominantemente neutropenia e plaquetopenia. Nos estudos iniciais coordenados por Alan List et al. e Raza et al., neutropenia e plaquetopenia foram reportados em 65 e 74% dos casos (NEJM_Estudo MDS-001) e 55 e 44% (NEJM-Estudo MDS-002), respectivamente, sendo as principais razões para interrupção do tratamento ou redução de dose. Números bastante similares também foram relatados nos estudos randomizados de Fenaux e Santini. Após análise dos estudos MDS 003 (List et al. [NEJM]) e MDS 002 (Raza et al. [Blood]), ficou bastante evidente que neutropenia e/ou trombocitopenia grau 3 ou 4 ocorriam nas fases iniciais do tratamento de pacientes com SMD tratados com lenalidomida, tanto em casos com deleção 5q como em casos sem deleção 5q.

Diante da significativa presença de citopenias durante o tratamento com lenalidomida, Sekeres et al. avaliaram a associação entre o aparecimento de neutropenia e plaquetopenia com a chance de resposta à lenalidomida. Os pesquisadores detectaram uma importante associação entre o aparecimento de plaquetopenia e aumento da chance de atingir independência transfusional em pacientes com deleção 5q quando do uso de lenalidomida. De modo geral, 70% dos pacientes que apresentavam redução de plaquetas (50% de redução em relação início do tratamento) atingiam independência transfusional. Resultado bastante similar também foi detectado em relação ao desenvolvimento de neutropenia. Entre os casos com deleção 5q que desenvolveram neutropenia (75% de redução em relação início do tratamento) durante tratamento com lenalidomida, 82% atingiram independência transfusional. Com esses resultados, ficava evidente que a presença de citopenias profundas (graus 3 e 4) quando do uso de lenalidomida em casos com deleção 5q eram fortes preditores de resposta ao tratamento com eliminação do clone 5q e restauração da hematopoese policlonal. A resposta com independência transfusional era, em média, mantida por 2 anos.

Em relação aos pacientes tratados com lenalidomida sem deleção 5q, não foi detectada qualquer associação entre o desenvolvimento de neutropenia ou plaquetopenia com a chance de atingir dependência transfusional. No estudo de Raza com 214 pacientes sem del(5q) tratados com lena, os principais efeitos colaterais foram neutropenia, plaquetopenia, *rash* e prurido. Neutropenia graus 3 e 4 (< 1.000 neutrófilos/mm³) e plaquetopenia (< 50.000/mm³) foram detectados em 30 e 25% dos casos, respectivamente, e foram as principais causas para ajuste de dose. Também foram relatados 6 casos de anemia hemolítica autoimune (AHAI). Esse dado também foi relatado por Santini et al. em seu estudo randomizado para casos de baixo risco sem del(5q). Santini relatou neutropenias severas graus 3 e 4 em 62% dos casos e trombocitopenia em 35,6% dos casos. Eventos trombóticos ocorreram em 3% dos pacientes.

Logicamente, apesar de preditores de resposta (para casos com del (5q), o desenvolvimento de neutropenia e plaquetopenia associados à lenalidomida deve ser cuidadosamente acompanhado pelo hematologista devido ao risco de infecções e sangramento e possível necessidade de ajuste de dose do medicamento.

LENALIDOMIDA É TOTALMENTE SEGURA EM RELAÇÃO À TRANSFORMAÇÃO PARA LEUCEMIA MIELOIDE AGUDA?

Desde que iniciamos o tratamento de pacientes com lenalidomida no Brasil e em outras partes do mundo, surgiram relatos de pacientes que apresentaram transformação em LMA após uso de lena. No estudo de List et al., o MDS-003, dezesseis pacientes (16/148) progrediram para formas mais avançadas durante o tratamento e oito casos se transformaram em LMA, perfazendo um percentual de transformação de 8/148 (5%). Essa preocupação não foi muito valorizada pela agência reguladora americana (FDA), porém a agência europeia de medicamentos (EMA) relatou importante preocupação com o risco de evolução.

No sentido de encontramos a melhor evidência para responder verdadeiramente sobre esse risco, devemos avaliar, prioritariamente, os estudos randomizados, duplo-cegos, placebo-controlados e prospectivos sobre o uso de lenalidomida em SMD. Nesse sentido, há apenas dois estudos robustos: o MDS-004 de Fenaux et al. sobre o uso de lena em casos de del(5q) e o MDS-005 de Santini sobre o uso de lena em casos de baixo risco sem del(5q). O estudo randomizado (MDS-004), placebo-controlado, também apresentou um número de casos que transformaram em LMA acima da média que costumamos observar, mas como 100% dos casos eram de pacientes dependentes de suporte transfusional, importante marcador de prognóstico desfavorável, acreditou-se que essa poderia ser uma possível explicação. No próprio estudo randomizado, os pesquisadores demonstraram que atingir independência transfusional por um período maior que 8 semanas foi associado a menor risco de evolução para LMA. Ainda no mesmo ano do estudo MDS-004, Ades et al. (grupo francês de SMD) publicaram na *Haematologica* uma análise retrospectiva de pacientes com deleção 5q tratados com lenalidomida, concluindo que lena não parecia aumentar o risco de progressão leucêmica. Nessa análise, foram comparados 95 casos

(35 centros) de SMD dependentes de transfusão com del(5q) tratados com lenalidomida 10 mg/dia por 21 dias a cada 4 semanas *versus* 99 casos de del(5q) que nunca receberam lenalidomida (controle histórico). A incidência cumulativa de LMA foi de 9% nos casos tratados com lenalidomida *versus* 16% nos controles históricos, sem diferença estatística significativa. É importante frisar que apenas 65% dos casos do braço controle eram dependentes de transfusão, eram mais jovens e apresentavam mais subtipos Arsa, dados que podem dificultar ainda mais uma conclusão mais forte em relação ao risco de transformação.

Posteriormente ao estudo MDS-004, Kuendgen et al. apresentaram na *Leukemia-Nature*, 2013, dados de uma análise retrospectiva em que compararam pacientes tratados com lenalidomida nos estudos MDS-003 e MDS-004 *versus* uma coorte de pacientes com deleção 5q dependentes de transfusão não tratados com lenalidomida provenientes da Alemanha, Áustria, Suíça, França, República Checa, Grécia, EUA e Austrália. Esses pacientes receberam como tratamento transfusão de hemácias, quelação do ferro e agentes estimuladores de eritropoese. A comparação foi entre 295 casos dos estudos MDS 003 e 004 que fizeram uso de lena e 125 pacientes dependentes de transfusão não tratados com lena nos diversos países. O percentual de transformação em LMA foi de 7 e 23% em 2 e 5 anos para lena, respectivamente, e 12 e 20% em 2 e 5 anos para dependentes de transfusão não tratados com lena nos diversos países. Não houve diferença estatisticamente significativa na incidência de transformação em LMA entre esses dois grupos. Cumpre lembrar que os grupos não eram totalmente homogêneos, sendo que os pacientes do grupo lena tinham maior carga de dependência transfusional e a coorte que não usou lena apresentava mais casos com a clássica síndrome do 5q-. Após análise multivariada com modelo de regressão de Cox, os pesquisadores não identificaram lenalidomida como fator para transformação em LMA.

Em 2014, List relatou na *Leukemia* o seguimento de longo prazo dos pacientes do Estudo MDS- 003 (média de seguimento de 3,2 anos). Os pacientes que apresentaram independência transfusional após oito semanas de tratamento tinham maior sobrevida (4,3 anos) em relação aos que não apresentaram independência após 8 semanas de tratamento (2 anos). E esses mesmos casos que atingiam independência transfusional também apresentavam maior tempo para transformação em LMA, isto é, lenalidomida postergava a transformação em LMA.

Em uma metanálise publicada cerca de 10 anos após a apresentação inicial de lenalidomida em Nagasaki, Japão, foram avaliadas as progressões para LMA de 17 estudos sobre uso de lena para tratamento da SMD. Não foi detectado aumento de risco com lena. Após análise de 762 casos, foi detectada uma redução do risco com tratamento com lenalidomida, excetuando-se casos que apresentavam > 5% de blastos ou casos com deleção 5q + duas alterações citogenéticas adicionais. Nessas duas últimas condições, o uso de lenalidomida foi associado a maior chance de transformação em LMA.

Em uma análise do registro nacional italiano, composto por 45 centros de hematologia, foram apresentados os dados de 213 pacientes com deleção 5q tratados com lenalidomida. Os pesquisadores encontraram progressão da doença em cerca de 15% dos casos, sendo esses principalmente associados a casos com deleção 5q que apresentavam evolução clonal (deleção 5q + duas alterações citogenéticas adicionais).

Em um outro importante registro nacional na Europa, o grupo de *Dusseldorf* relatou (na forma de resumo do *ASH*) uma coorte de 300 casos de SMD com del(5q) não tratados com lenalidomida em que a transformação em LMA ocorreu em 7 e 18% dos casos após 2 e 5 anos de seguimento, números parecidos com os de pacientes que usam lenalidomida.

E, finalmente, Santini et al. em estudo randomizado (MDS-005), placebo-controlado, avaliaram a eficácia de lenalidomida em casos de SMD de baixo risco, dependentes de transfusão, não del(5q) inelegíveis ou refratários aos agentes estimulantes de eritropoese. Após duração média de seguimento de 1,6 anos (intervalo de 0 a 3,6 anos), a incidência de progressão para LMA foi de 1,91 por 100 pessoas/anos no grupo que usou lena *versus* 2,46 por 100 pessoas/anos no grupo que usou placebo. Cerca de 3 anos após a publicação dos resultados do estudo randomizado, Santini atualizou seus dados e relatou similar incidência de LMA e outras neoplasias entre os casos tratados ou não com lenalidomida.

Sabemos que casos com del(5q) apresentam normalmente prognóstico favorável com sobrevida média de 60 meses e transformação para LMA em torno de 20% em 5 anos. Também sabemos que transfusão de até 3 concentrados de hemácias em um período de 16 semanas já é capaz de reduzir a sobrevida livre de progressão na SMD. Devemos lembrar que o principal resultado, nos estudos randomizados placebo-controlados de lenalidomida para casos com del(5q) ou sem del(5q), foi gerar independência transfusional ou reduzir a dependência transfusional. E esses resultados são capazes de prolongar a sobrevida livre de transformação em LMA para esses pacientes respondedores. Assim, lenalidomida, se bem indicada, não parece estar associada à transformação em LMA.

Diante de todo esse cenário, o uso de lenalidomida deve seguir os seguintes princípios:

- O uso deve ser restrito para casos com deleção 5q isolada/cariótipo não del(5q), mas de baixo risco.
- Que não possuem alterações no *TP53 multi-hit* (devemos sempre pesquisar).
- Que não apresentam aumento do número de blastos (não usar em SMD com excesso de blastos, mesmo com deleção 5q isolada).

ASPECTO PRÁTICOS: COMO PRESCREVER LENALIDOMIDA PARA A NEOPLASIA MIELODISPLÁSICA?

A lenalidomida é um derivado do ácido glutâmico, insolúvel em água. O medicamento possui rápida absorção oral, independente de jejum e podemos encontrar como cápsulas de 5, 10 e 25 mg. Para a SMD, utilizamos a dose de 10 mg via oral 1x/ dia sempre no mesmo horário. Quando há necessidade de redução de dose, podemos utilizar cápsulas de 5 mg.

Previamente ao uso, todos os pacientes devem ser questionados sobre história de trombose e realizar exames de função renal (ureia e creatinina), lesão hepática (AST, ALT), função hepática (TAP e albumina) e hemograma. Para pacientes com disfunção renal com *clearence* de creatinina entre 40 e 60 mL/min, a dose deve ser reduzida para 5 mg ao dia. Para casos com aumento de transaminases acima de três vezes o valor de referência, não se deve prescrever lenalidomida. Para pacientes que usam digoxina, lena pode aumentar seus níveis levando à toxicidade. Deve-se monitorizar o nível sérico de digoxina. Não se deve usar lena em mulheres com idade fértil (regra geral).

Um hemograma deve ser realizado a cada semana durante as primeiras oito semanas de tratamento devido ao significativo risco de neutropenia e/ou plaquetopenia que necessitam, em algumas situações, de redução de dose. Os eventos adversos hematológicos ocorrem em 60% dos casos nas primeiras oito semanas.

Vejamos algumas orientações:

Após início tratamento, neutrófilos < 500/mm³

↳ Suspender lena por uma semana e reintroduzir em menor dose se os neutrófilos subirem para ≥ 750/mm³. Pode ser utilizado G-CSF para encurtar o tempo de suspensão

Após início tratamento, plaquetas < 25.000/mm³

↳ Suspender lena até plaquetas > 50.000/mm³
Reintroduzir lena em menor dose ao atingir 50.000/mm³

Alguns pacientes relatam prurido relevante principalmente em couro cabeludo. Podemos fazer uso de anti-histamínicos comuns como maleato de dexclorfeniramina na dose de 2 mg ou cloridrato de fexofenadina na dose de 60 a 120 mg. Alguns pacientes relatam cãibras, para esses casos, devido a depleção de quinino, costumamos usar água tônica a noite, antes de dormir, com boa resposta.

RESUMO

- Lenalidomida é um agente antineoplásico e um imunomodulador capaz de inibir angiogênese, reduzir fator de crescimento de endotélio vascular, reduzir fator de crescimento de fibroblasto, inibir a produção de fator de necrose tumoral, induzir apoptose de células neoplásicas, ativar linfócitos T e reduzir TGF-beta.
- Lenalidomida é classicamente indicada para casos de SMD com deleção 5q com dependência de suporte transfusional e de baixo risco pelos índices de escore prognóstico.
- Lenalidomida também pode ser utilizada para casos de SMD de baixo risco sem deleção 5q, dependentes de suporte transfusional que não respondem aos agentes estimuladores de eritropoese.
- Lenalidomida apresenta como principais efeitos colaterais: neutropenia, plaquetopenia, *rash* e trombose. Seguimento com consultas médicas é fundamental.
- Lenalidomida parece segura em relação à transformação para LMA, seguindo-se as indicações: uso restrito para casos com deleção 5q isolada/cariótipo de baixo risco, que não possuem alterações no *TP53 multi-hit* e que não apresentam aumento do número de blastos.
- Lenalidomida pode ser utilizada em SMD com del(5q) com anemia para postergar o início da dependência transfusional.

REFERÊNCIAS

1. Adès L, Duployez N, Guerci-Bresler A, Laribi K, Peterlin P, Vey N, et al. A randomised phase II study of azacitidine (AZA) alone or with lenalidomide (LEN), valproic acid (VPA) or idarubicin (IDA) in higher-risk MDS or low blast AML: GFM's "pick a winner" trial, with the impact of somatic mutations. Br J Haematol. 2022;198(3):535-44.
2. Almeida A, Fenaux P, Garcia-Manero G, Goldberg SL, Gröpper S, Jonasova A, et al. Safety profile of lenalidomide in patients with lower-risk myelodysplastic syndromes without del(5q): results of a phase 3 trial. Leuk Lymphoma. 2018;59(9):2135-43.
3. Díez-Campelo M, López-Cadenas F, Xicoy B, Lumbreras E, González T, González MDR, et al. Low dose lenalidomide versus placebo in non-transfusion dependent patients with low risk, del(5q) myelodysplastic syndromes (SintraREV): a randomised, double-blind, phase 3 trial. Lancet Haematol. 2024;11(9):e659-e670.
4. Fenaux P, Giagounidis A, Selleslag D, Beyne-Rauzy, Mufti G, Mittelman M, et al. A randomized phase 3 study of lenalidomide versus placebo in RBC transfusion-dependent patients with Low-/Intermediate-1--risk myelodysplastic syndromes with del5q. Blood. 2011;118(14):3765-76.
5. Kim H, Lee JH, Lee WS, Kim I, Moon JH, Choi CW, et al. Lenalidomide as a second-line therapy after failure of hypomethylating agents in patients with myelodysplastic syndrome. Br J Haematol. 2019;186(5):e151--e155.
6. Kuendgen A, Lauseker M, List AF, Fenaux P, Giagounidis AA, Brandenburg NA, et al. Lenalidomide does not increase AML progression risk in RBC transfusion--dependent patients with Low- or Intermediate-1-risk MDS with del(5q): a comparative analysis. Leukemia. 2013;27(5):1072-9.
7. Lian XY, Zhang ZH, Deng ZQ, He PF, Yao DM, Xu ZJ, et al. Efficacy and safety of lenalidomide for treatment of low-/intermediate-1-risk myelodysplastic syndromes with or without 5q deletion: a systematic review and meta-analysis. PLoS One. 2016;11(11):e0165948.
8. List A, Dewald G, Bennett J, Giagounidis A, Raza A, Feldman E, et al. Lenalidomide in the myelodysplastic syndrome with chromosome 5q deletion. N Engl J Med. 2006;355(14):1456-65.
9. List A, Kurtin S, Roe DJ, Buresh A, Mahadevan D, Fuchs D, et al. Efficacy of lenalidomide in myelodysplastic syndromes. N Engl J Med. 2005;352(6):549-57.
10. List AF, Bennett JM, Sekeres MA, Skikne B, Fu T, Shammo JM, et al. Extended survival and reduced risk of AML progression in erythroid-responsive lenalidomide--treated patients with lower-risk del(5q) MDS. Leukemia. 2014;28(5):1033-40.
11. List AF, Sun Z, Verma A, Bennett JM, Komrokji RS, McGraw K, et al. Lenalidomide-epoetin alfa versus lenalidomide monotherapy in myelodysplastic syndromes refractory to recombinant erythropoietin. J Clin Oncol. 2021;39(9):1001-9.
12. Meggendorfer M, Haferlach C, Kern W, Haferlach T. Molecular analysis of myelodysplastic syndrome with isolated deletion of the long arm of chromosome 5 reveals a specific spectrum of molecular mutations with prognostic impact: a study on 123 patients and 27 genes. Haematologica. 2017;102(9):1502-10.
13. Raza A, Reeves JA, Feldman EJ, Dewald GW, Bennett JM, Deeg HJ, et al. Phase 2 study of lenalidomide in transfusion-dependent, low-risk, and intermediate-1 risk myelodysplastic syndromes with karyotypes other than deletion 5q. Blood. 2008;111(1):86-93.
14. Santini V, Almeida A, Giagounidis A, Gröpper S, Jonasova A, Vey N, et al. Randomized phase III study of lenalidomide versus placebo in RBC transfusion--dependent patients with lower-risk non-del(5q) myelodysplastic syndromes and ineligible for or refractory to erythropoiesis-stimulating agents. J Clin Oncol. 2016;34(25):2988-96.
15. Toma A, Kosmider O, Chevret S, Delaunay J, Stamatoullas A, Rose C, et al. Lenalidomide with or without erythropoietin in transfusion-dependent erythropoiesis-stimulating agent-refractory lower-risk MDS without 5q deletion. Leukemia. 2016;30(4):897-905.

31

Inibidores de TGF-beta: luspatercepte

Ronald Feitosa Pinheiro

> **OBJETIVOS DO CAPÍTULO**
>
> - Introduzir a superfamília de ligantes/fatores de crescimento de transformação beta (TGF-beta).
> - Apresentar a molécula de luspatercepte.
> - Discorrrer sobre a atuação da luspatercepte e a indicação do tratamento.
> - Identificar o grupo de pacientes com neoplasia mielodisplásica (SMD) que se beneficia com luspatercepte.
> - Relatar o perfil de segurança (principais efeitos colaterais) de luspatercepte.

CONCEITOS GERAIS

O conhecimento de que a via das SMAD (principalmente SMAD2 e SMAD3) é constitutivamente hiperexpressa em pacientes com eritropoese inefetiva, como nos casos de talassemia beta e neoplasia mielodisplásica (SMD), levou à descoberta de um novo medicamento capaz de transformar pacientes com SMD dependentes em pacientes independentes de transfusão.

Em um passado recente, quando um paciente com SMD de baixo risco falhava ao tratamento com eritropoetina (EPO) ou não apresentava resposta, simplesmente não tínhamos opções de tratamento a oferecer, exceto suporte transfusional, que pode levar às complicações cardíacas e hepáticas em longo prazo. Só nos restava tratamento com quelação do ferro.

Atualmente, há a opção de tratamento com um inibidor da superfamília de TGF-beta, denominado luspatercepte (Reblozyl). Após três importantes estudos: Pace-MDS, Medalist e Commands –, luspatercepte se apresenta como um medicamento capaz de levar à independência transfusional pacientes com SMD de baixo risco virgens de tratamento ou após falha de resposta à EPO com níveis de resposta mais robustos em casos de baixo risco com sideroblastos em anel/mutação *SF3B1*.

Luspatercepte atua inibindo as via de sinalização de SMAD. Sabemos que concentrações aumentadas da superfamília de ligantes/fatores de crescimento de transformação beta (TGF-beta), incluindo fator 11 de crescimento/diferenciação na medula óssea (GDF11) têm sido associados à hematopoese ineficaz em pacientes com SMD.

A família de TGF-beta sinaliza por meio de receptores transmembrana com receptores tipo I (ALK2, ALK4 e ALK7) e receptores tipo IIA (receptor activina IIA) os quais, uma vez ativados, fosforilam as proteínas SMAD2 e SMAD3, levando ao bloqueio da transcrição nuclear no setor eritroide. Em modelos murinos de SMD e talassemia beta, luspatercepte diminuiu a expressão de SMAD 2 e 3, aumentando a maturação eritroide, reduzindo a hiperplasia eritroide ineficaz e, finalmente, proporcionando aumento da hemoglobina. Luspatercepte restaura o processo de transcrição nuclear e, consequentemente, a eritropoese em estágios mais avançados (Figura 1).

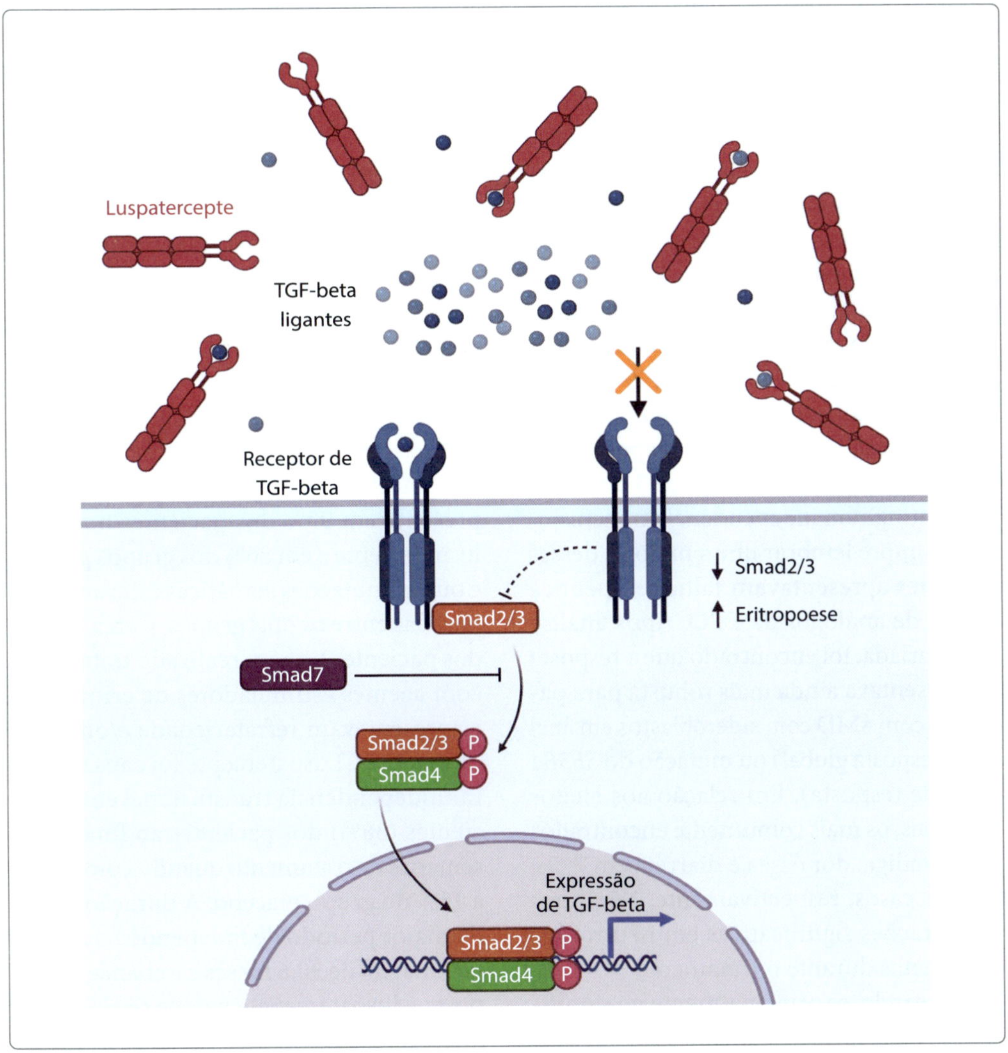

FIGURA 1 Luspatercepte se liga aos componentes da superfamília dos TGF-beta, incluindo GDF11 e activina B, bloqueando a ativação de receptores transmembrana (ALK4, por exemplo); dessa forma, não ocorrerá fosforilação de SMAD 2 e SMAD 3. Se não ocorre fosforilação de SMAD, haverá liberação da transcrição nuclear com maturação do setor eritroide.

LUSPACERCEPTE E OS ESTUDOS PACE-MDS E MEDALIST

A segurança e eficácia de luspatercepte foram inicialmente testadas em pacientes com SMD de baixo risco inelegíveis ou refratários aos análogos da EPO. O estudo denominado Pace-MDS de fase 2 foi composto de 58 pacientes com SMD de baixo risco ou intermediário ou com leucemia mielomonocítica crônica (LMMC) não proliferativa (< 13.000 leucócitos) que apresentavam anemia com ou sem dependência transfusional. Luspatercepte foi utilizado na dose média de 1 mg/kg subcutâneo a cada 21 dias por 5 doses e para os casos que apresentaram resposta foi permitida uma coorte de expansão com tratamento por até 5 anos. Como resultados, entre os pacientes com elevada dependência transfusional (> 6 concentrados de hemácias em 8 semanas), 15/19 (79%) apresentaram resposta hematológica. Entre os 42 pacientes (34 com elevada dependência transfusional) com uso além de 5 doses, 16 (38%) atingiram independência transfusional e cumpre lembrar que a maioria desses pacientes apresentavam falha terapêutica ao uso de análogos da EPO. Após análise multivariada, foi encontrado que a resposta se apresentava ainda mais robusta para pacientes com SMD com sideroblastos em anel (69% resposta global) ou mutação do *SF3B1* (77% de resposta). Em relação aos efeitos colaterais, os mais comumente encontrados foram fadiga, dor óssea e diarreia em 7, 5 e 5% dos casos, respectivamente. Não houve alterações significativas em neutrófilos e plaquetas durante o tratamento.

Baseando-se principalmente na significativa resposta dos casos com sideroblastos em anel e/ou mutação de *SF3B1*, foi realizado um estudo randomizado fase 3 para análise de luspatercepte em casos de SMD de baixo risco com sideroblastos em anel e/ou mutação do *SF3B1*, o estudo Medalist. O estudo randomizado Medalist avaliou pacientes com idade superior a 18 anos que apresentavam sideroblastos em anel em ≥ 15% dos precursores eritroides ou ≥ 5% sideroblastos em anel com mutação do gene *SF3B1* que possuíam Sistema Internacional de Pontuação Prognóstica (IPSS) de muito baixo risco, baixo risco ou intermediário, dependentes de transfusão (≥ 2 unidades de hemácias por 8 semanas) e que apresentavam refratariedade ou pouca chance de responder aos agentes estimulantes de eritropoese. Como se pode observar, esses pacientes selecionados eram um grupo que deveria evoluir com intensa sobrecarga de ferro e sem opções terapêuticas após falha de agentes estimulantes de eritropoese. A mediana de idade foi de 71 anos com intervalo de 26 a 95 anos e foram randomizados 153 pacientes para receber luspatercepte e 76, placebo. A mutação do *SF3B1* estava presente em 93% dos pacientes no grupo luspatercepte e em 86% dos grupos placebo e outras mutações somáticas estavam equilibradas entre os dois grupos. Cerca de 95% dos pacientes tinham realizado tratamento com agentes estimuladores de eritropoese e apresentavam refratariedade e/ou perda de resposta. Luspatercepte foi capaz de gerar independência transfusional em 58 pacientes (38%) dos pacientes ao final de 24 semanas de tratamento quando comparada a 13% do grupo placebo. A duração média do maior período de independência transfusional foi de 30,6 meses e a chance de resposta a luspatercepete parece ser independente da frequência alélica da mutação do *SF3B1*, assim como da presença de outras mutações. A independência transfusional foi atingida em 36, 35, 42 e 33% dos casos que apresentavam 1, 2, 3 ou 4/5 mutações, respectivamente.

Em relação à resposta global eritroide (aumento da Hb em pelo menos 1 g/dL) durante as semanas 1 a 24 de tratamento, luspatercepte gerou incremento da Hb para 81 casos (53%) comparado a 9 casos (12%) no placebo. Durante as semanas 1 a 48 de tratamento, 59% dos pacientes apresentaram resposta eritroide. É muito importante frisar que luspatercepte não alterou a contagem de neutrófilos e plaquetas durante o período do estudo, demonstrando ação predominante no setor eritroide. A média de aumento da hemoglobina nos respondedores foi de 2,55 g/dL (intervalo de 1 g/dL a 4,1 g/dL) e 90% dos pacientes respondedores apresentaram resposta já na primeira dose. Cerca de 7% apresentaram resposta apenas após aumento de dose (um caso com dose de 1,33 mg/kg e outro caso, 1,75 mg/kg).

Em relação aos principais efeitos colaterais do estudo Medalist, os mais frequentes (em pelo menos 10% dos casos) foram: fadiga (27%), diarreia (22%), astenia (20%), náusea (20%), tontura (20%) e dor lombar (19%). A maioria desses efeitos colaterais ocorreu entre os ciclos 1 a 4, mas foi se abrandando com o passar do ciclo independentemente de ajuste de dose. Óbito foi detectado em 21 casos, 12 (8%) do grupo luspatercepte e 9 (12%) no grupo placebo; e nenhum óbito foi relacionado ao medicamento. Em relação à transformação em leucemia mieloide aguda (LMA), ela ocorreu em 3 casos do grupo luspatercepte e 1 no placebo; e nenhuma transformação foi associada ao luspatercepte.

LUSPATERCEPTE GERA INDEPENDÊNCIA TRANSFUSIONAL PARA PACIENTES COM NEOPLASIA MIELODISPLÁSICA DE BAIXO RISCO DEPENDENTES DE TRANSFUSÃO – ESTUDO COMMANDS

Em um segundo estudo randomizado de fase 3, luspatercepte foi comparada à EPO como tratamento de pacientes com SMD de baixo risco dependentes de suporte transfusional e virgens de qualquer terapêutica. O Commands foi o primeiro estudo a comparar uma nova opção de tratamento, o medicamento Reblozyl com os análogos de EPO. Esse estudo traz uma nova luz para o tratamento de casos de SMD de baixo risco dependentes de suporte transfusional, principalmente para os casos com presença de sideroblastos em anel, mas também para outros casos de baixo risco. Luspatercepte (Reblozyl) gerou independência de transfusão para 59% dos pacientes por período superior a 12 semanas com duração de resposta de 127 semanas (mediana). Esse é o principal resultado do estudo Commands (NCT03682536) trazendo a luspatercepte como mais uma opção para evitarmos a transfusão de hemácias em pacientes com SMD de baixo risco.

O estudo Commands (NCT03682536) fase 3 randomizado apresenta análise de mais de 300 pacientes que completaram 24 semanas de tratamento. Os pesquisadores publicaram os resultados parciais devido ao sifnificativo achado da capacidade de luspatercepte (Reblozyl) induzir independência transfusional em pacientes com SMD de baixo risco e risco intermediário (70% dos casos de baixo risco eram com sideroblastos em anel-*SF3B1*) previamente dependentes de suporte transfusional e virgens de tratamento. Nesse estudo, foram randomizados 182 pacientes no braço luspatercepte e 182 para alfapoetina, pacientes com idade mediana de 74 anos, todos dependentes de transfusão (mediana de 3 concentrados de hemácias a cada 8 semanas) e que possuíam mediana de hemoglobina de 7,8 g/dL. A mediana de duração do tratamento foi de 42 semanas para o grupo luspatercepte e 27 semanas para o grupo alfapoetina. Cerca de 70% dos casos em cada grupo possuíam > 15% de sideroblastos em anel ou mutação do gene *SF3B1*. O objetivo principal do estudo foi avaliar a independência transfusional por 12 semanas, que foi atingida para 59% (86/147) do grupo luspatercepte e 31% (48/154) para o grupo alfapoetina. Independência transfusional ocorreu para 67% dos casos para luspatercepte e 46% para alfapoetina. A independência transfusional por 24 semanas de tratamento (semanas 1 a 24) foi atingida por 48% dos pacientes tratados com luspatercepte e 29% para alfapoetina. Sobre a independência transfusional por 48 semanas de tratamento (semanas 1 a 48), foi de 58% para luspatercepte e 35% para alfapoetina. A mediana de duração de resposta foi de 127 semanas para luspatercepte e 77 semanas para alfapoetina. Um outro resultado bastante interessante foi que pacientes com perfil mutacional de maior risco (*SF3B1* + *ASXL1*) apresentavam maiores chances de atingir independência transfusional em relação aos casos tratados com alfapoetina. Ao se fazer análises de subgrupos, principalmente para casos sem sideroblastos em anel e sem *SF3B1*, a independência transfusional para o grupo luspatercepte foi de 42 *versus* 32% para alfapoetina. Em relação aos casos com concentração de EPO < 200 U/L, a independência transfusional foi atingida para 63% do grupo luspatercepte e 36% para alfapoetina. Em relação aos efeitos colaterais e segurança dos pacientes, luspatercepte foi bem tolerada, sem aumento de chances de transformação em LMA, além disso, foi associada a efeitos colaterais toleráveis e simples como diarreia, edema, fadiga e hipertensão arterial.

LUSPATERCEPTE: MAIS UMA OPÇÃO DE TRATAMENTO PARA NEOPLASIA MIELODISPLÁSICA DE BAIXO RISCO

A grande maioria dos óbitos, a fadiga e a baixa qualidade de vida em pacientes com SMD de baixo risco se devem à anemia, principalmente quando ela se encontra em patamares de hemoglobina ≤ 7 g/dl. A anemia acaba levando à descompensação cardíaca, culminando com o óbito. Geralmente tratamos a anemia desses pacientes de baixo risco com EPO recombinante nas formas tradicionais ou glicosiladas (*ver Capítulo 29*), mas a resposta dura, em média, dois anos. E a grande maioria dos pacientes dependentes de transfusão não responde ao tratamento inicial com EPO. Após a falha aos análogos da EPO, pouco tínhamos a oferecer. Só nos restava a lenalidomida que apresenta resposta em até 26% (após falha de EPO) ou a transfusão de hemácias. Luspatercepte abre um novo caminho para mitigar a anemia, reduzindo a fadiga, melhorando a qualidade de vida e, consequentemente, proporcionando o prolongamento de sobrevida dos pacientes de baixo risco que respondem ao tratamento.

Luspatercepte é uma medicação que deve ser aplicada por via subcutânea a cada três semanas, por um período total ainda indefinido, pois há pacientes em uso bastante prolongado e a ideia, nesse momento, é de manutenção enquanto houver resposta. A dose usual é de 1 mg/kg a cada 3 semanas, mas é comum a necessidade de aumento progressivo de dose. A comodidade de ser apenas uma aplicação subcutânea a cada 21 dias faz desse medicamento uma opção significativa de tratamento para as SMD de baixo risco, com maiores chances de resposta para os casos com sideroblastos em anel e/ou mutação do gene *SF3B1*.

Luspatercepte surge como mais uma opção, além de EPO, para evitarmos a transfusão de hemácias em pacientes com SMD de baixo risco. Além de luspatercepte, há outros inibidores da superfamília de TGF-beta com resultados promissores como galunisertib (oral) e sotatercept. As análises em estudos mais robustos em relação à segurança e resposta terapêutica são esperadas para esses dois possíveis novos medicamentos.

PRECOCIDADE DO TRATAMENTO PODE FAZER A DIFERENÇA? E AS ASSOCIAÇÕES?

Nesse momento, há um estudo de fase 3 – Element MDS – que avalia a importância da precocidade do tratamento da anemia em pacientes com SMD de baixo risco não dependentes de transfusão que possuem hemoglobina ≤ 9,5g/dL e nível sérico de EPO ≤ 500 U/L. Os pacientes serão randomizados entre luspatercepte *versus* alfapoetina com objetivo primário de determinar o tempo para início da dependência transfusional. A ideia desse estudo é avaliar se o início da terapêutica precoce das anemias nas SMD de baixo risco poderá postergar o início da dependência transfusional. Diante do estudo Sintra-REV-*Trial* que demonstrou a capacidade do uso de baixas doses de lenalidomida para casos de SMD com deleção 5q em postergar o início da dependência transfusional, acreditamos que o estudo Element poderá nos trazer boas notícias em breve.

A terapia combinada para luspatercepte também tem sido alvo de estudos em pacientes com SMD de baixo risco. O estudo NCT05181735 avalia pacientes que não responderam ou que se tornaram refratários à terapia com luspatercepte para serem tratados com associação de luspatercepte à EPO. Diante do conhecimento de que essas duas moléculas atuam em diferentes estágios de maturação dos precursores eritroides, essa associação (luspa + EPO) parece promissora. Nesse momento, já temos experiência de relatos de casos com resposta à essa associação após perda de resposta à luspatercepte.

RESUMO

- A família de TGF-beta sinaliza por meio de receptores transmembrana, como ALK2, ALK4 e ALK7, que, uma vez ativados, fosforilam as proteínas SMAD2 e SMAD3, levando ao bloqueio da transcrição nuclear no setor eritroide. Em modelos murinos de SMD e talassemia beta, luspatercepte diminui a expressão de SMAD 2 e 3, aumentando a maturação eritroide, reduzindo a hiperplasia eritroide ineficaz e, finalmente, levando ao aumento da hemoglobina.
- Há maiores chances de resposta ao tratamento com luspatercepte para casos com sideroblastos em anel e mutação do gene *SF3B1*.
- Os principais efeitos colaterais de luspatercepte são fadiga, diarreia,

astenia e náusea. O medicamento é seguro e efetivo, além de ser de fácil aderência por ser aplicada por via subcutânea a cada 21 dias.

- **Luspatercepte abre um novo caminho para mitigar a anemia, reduzindo a fadiga, melhorando a qualidade de vida e, consequentemente, levando ao prolongamento de sobrevida dos pacientes de baixo risco que respondem ao tratamento.**

REFERÊNCIAS

1. Platzbecker U, Della Porta MG, Santini V, Zeidan AM, Komrokji RS, Shortt J, et al. Efficacy and safety of luspatercept versus epoetin alfa in erythropoiesis--stimulating agent-naive, transfusion-dependent, lower-risk myelodysplastic syndromes (COMMANDS): interim analysis of a phase 3, open-label, randomised controlled trial. Lancet. 2023;402(10399):373-85.
2. Fenaux P, Platzbecker U, Mufti GJ, Garcia-Manero G, Buckstein R, Santini V, et al. Luspatercept in patients with lower-risk myelodysplastic syndromes. N Engl J Med. 2020;382(2):140-51.
3. Bewersdorf JP, Zeidan AM. Transforming growth factor (TGF)-β pathway as a therapeutic target in lower risk myelodysplastic syndromes. Leukemia. 2019;33(6):1303-12.
4. Della Porta MG, Garcia-Manero G, Santini V, Zeidan AM, Komrokji RS, Shortt J, et al. Luspatercept versus epoetin alfa in erythropoiesis-stimulating agent-naive, transfusion-dependent, lower-risk myelodysplastic syndromes (COMMANDS): primary analysis of a phase 3, open-label, randomised, controlled trial. Lancet Haematol. 2024;11(9):e646-58.
5. Fenaux P, Kiladjian JJ, Platzbecker U. Luspatercept for the treatment of anemia in myelodysplastic syndromes and primary myelofibrosis. Blood. 2019;133(8):790-4.
6. Platzbecker U, Germing U, Götze KS, Kiewe P, Mayer K, Chromik J, et al. Luspatercept for the treatment of anaemia in patients with lower-risk myelodysplastic syndromes (PACE-MDS): a multicentre, open-label phase 2 dose-finding study with long-term extension study. Lancet Oncol. 2017;18(10):1338-47. Erratum in: Lancet Oncol. 2017 Oct;18(10):e562.

32

Inibidor de telomerase: imetelstate

Ronald Feitosa Pinheiro

OBJETIVOS DO CAPÍTULO

- Definir o conceito de aumento da atividade das telomerases nos processos neoplásicos e na neoplasia mielodisplásica (SMD).
- Apresentar a molécula de imetelstate.
- Apresentar como atua o imetelstate e quando indicar o tratamento.
- Identificar o grupo de pacientes com SMD que se beneficia de imetelstate.
- Relatar o perfil de segurança (principais efeitos colaterais) de imetelstate.

CONCEITOS GERAIS

A maioria das células do corpo humano se encontra em contínua divisão celular e, para que esse fenômeno ocorra, os cromossomos também devem se replicar com todas as etapas clássicas que conhecemos dos processos de mitose/meiose. Durante o processo de replicação dos cromossomos, há intensa atividade de enzimas como a telomerase, responsável por adicionar nucleotídeos à porção final dos cromossomos, os conhecidos telômeros.

Os telômeros são a porção final dos cromossomos que os protegem de degradação, mas que normalmente vão se encurtando com o processo de senescência do ser humano. Assim, conforme envelhecemos, os telômeros vão reduzindo de tamanho. Pesquisadores brasileiros, como o professor Rodrigo Calado, demonstraram que pacientes com anemia aplásica apresentavam encurtamento precoce dos telômeros, mecanismo até então desconhecido; outros pesquisadores demonstraram, mais tardiamente, que pacientes com SMD também apresentavam significativa redução do tamanho de seus telômeros.

O processo de manutenção dos telômeros dos cromossomos é realizado pela enzina telomerase, uma DNA polimerase RNA dependente (produz DNA usando RNA como molde), descoberta em 1985. Nos últimos anos, uma série de estudos demonstraram o aumento da atividade das telomerases em diversos tipos de células neoplásicas, transformando a enzima telomerase em um possível alvo terapêutico. O aumento da atividade da telomerase tem sido relatado em mais de 95% dos cânceres, a saber: mama, tireoide, próstata, esôfago, pâncreas, pulmão e em neoplasias mieloides como mielofibrose e a SMD. Nos adenocarcinomas de mama, o aumento da expressão da telomerase é detectado em quase 100% dos casos. Em comparação às células somáticas normais, a atividade das telomerases é muito baixa ou praticamente ausente.

Estudos iniciais de fase 1 e fase 2 em SMD demonstraram sinais de segurança e eficácia de um inibidor de telomerase: imetelstate. Esse medicamento aprovado pela Food and Drug Administration (FDA) em 2024, agência reguladora americana de medicamentos, para uso em pacientes com SMD após resultados do estudo de fase 3, denominado Imerge.

O imetelstate faz parte desse novo momento vivido na hematologia de terapias-alvo, inibidores de moléculas-alvo, de uma Medicina de mais precisão na terapêutica dos pacientes. Imetelstate é um oligonucleotídeo em uma camada de lípides que se liga ao *template* do RNA da enzima telomerase humana, induzindo de maneira seletiva à apoptose de progenitores hematopoéticos neoplásicos (Figura 1).

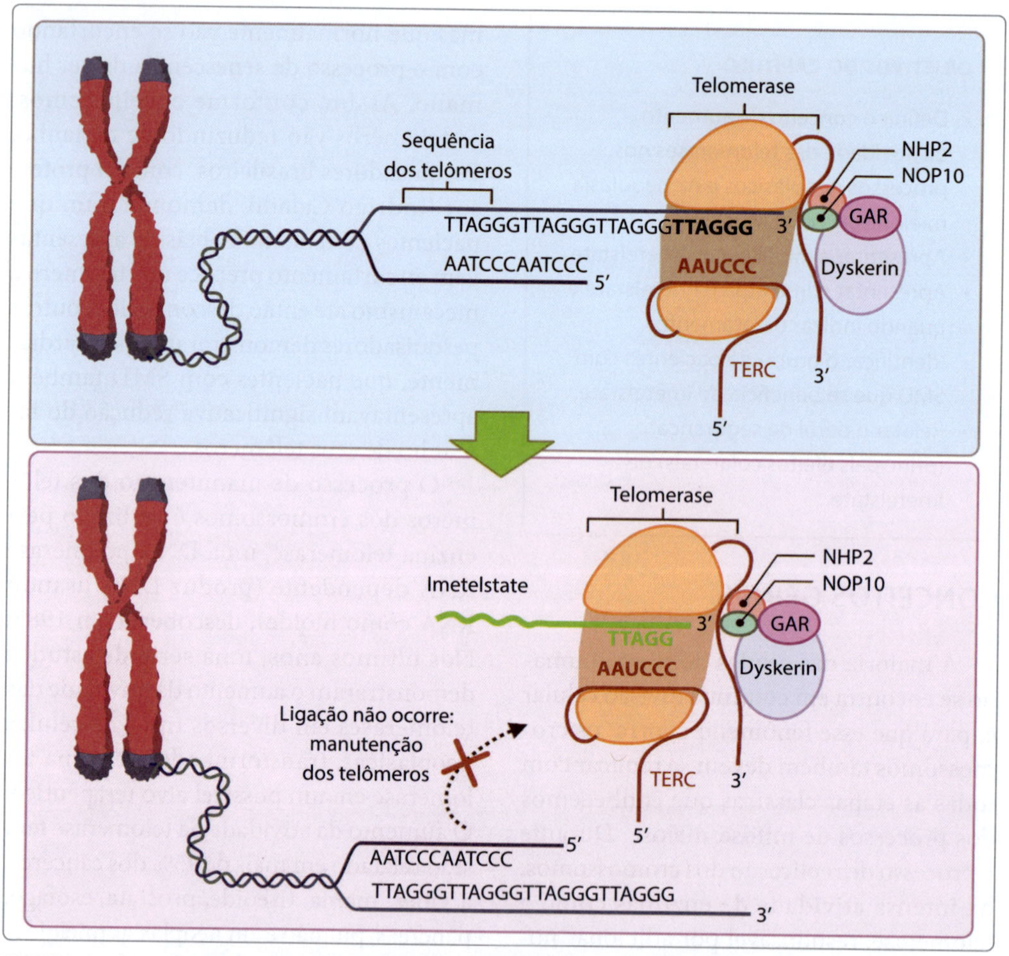

FIGURA 1 A enzima telomerase se encontra com expressão aumentada em células de pacientes com neoplasia mielodisplásica. Imetelstate se liga ao seu *template* de RNA, induzindo a morte celular da célula clonal e preservando a estrutura dos telômeros.

Imetelstate: inibidor de telomerase para neoplasia mielodisplásica de baixo risco dependente de suporte transfusional: da observação em mielofibrose ao estudo de fase 3.

O primeiro trabalho a avaliar o possível efeito de imetelstate em SMD foi um pequeno estudo piloto focado em mielofibrose que incluiu nove pacientes com SMD com sideroblastos em anel. Esses pacientes foram tratados com aplicações a cada 28 dias, tendo três pacientes atingido independência transfusional por, pelo menos, oito semanas. Esse estudo levou ao desenho do estudo de fase 2, o IMerge fase 2, para paciente com SMD de baixo risco dependentes de suporte transfusional refratários/recaída aos análogos de eritropoetina (EPO).

O estudo de fase 2 Imerge avaliou a eficácia e a segurança de imetelstate em 57 pacientes dependentes de suporte transfusional de baixo risco. Eles foram tratados com a dose de 7,5 mg/kg em infusão de duas horas a cada 4 semanas até progressão de doença ou toxicidade de risco ou ausência de resposta. Cerca de 93% dos pacientes eram dependentes de transfusão de mais de 4 concentrados de hemácias a cada 8 semanas, 60% apresentavam sideroblastos em anel e a mediana de ciclos de tratamento foi de 8 ciclos (intervalo de 1 a 39 ciclos). Em relação à eficácia, a independência transfusional foi atingida para 37% de toda a coorte por 8 semanas, e 23% em 24 semanas com mediana de duração de resposta de 65 semanas (intervalo de 17 a 141 semanas). Em relação à segurança, os principais efeitos colaterais foram de toxicidade hematológica grau III/IV para neutropenia (60%) e plaquetopenia (54%), os quais foram revertidos em até 4 semanas, mas com mediana de duração de 2 semanas. Em relação à toxicidade não hematológica, foram relatadas elevação das enzimas hepáticas (18% dos casos), bronquite (11%), cefaleia (20%), diarreia (16%), constipação (14%), dor lombar (16%) e astenia (11%). Imetelstate foi considerado um medicamento seguro e os pesquisadores partiram para a fase 3 randomizada.

Em meados de 2024, Platzbecker et al. publicaram os dados do estudo randomizado de fase 3 (estudo IMerge) para SMD de baixo risco refratários ou com recaída aos agentes estimulantes de eritropoese. O estudo avaliou a resposta ao tratamento das SMD de baixo risco/intermediário com imetelstate, inibidor de telomerase, placebo controlado em 118 centros internacionais. A fase 3 do estudo IMerge teve como objetivo primário avaliar a capacidade de imetelstate induzir independência transfusional em oito semanas para pacientes dependentes de transfusão após falha de agentes estimulantes de eritropoese ou inelegíveis (nível sérico de EPO > 500 mU/mL). Como objetivos secundários, foram avaliados a capacidade de imetelstate induzir independência transfusional em 24 semanas, a duração de independência transfusional e a resposta hematológica.

Os pacientes do estudo IMerge fase 3 eram SMD de baixo risco/intermediário com alta carga transfusional (mediana de 6 concentrados a cada 8 semanas), não possuíam deleção 5q e não foram tratados previamente com agentes hipometilantes. Foram considerados como dependentes de suporte transfusional pacientes que recebiam pelo menos 4 concentrados de hemácias em 8 semanas. O tratamento foi administrado a cada 4 semanas, assim como para o placebo, intravenoso, na dose de 7,5 mg/kg em infusão de 2 horas. Terapia de suporte com transfusão, fatores de crescimento e quelação do ferro foram permitidos, conforme necessário. Foram randomizados 118 pacientes para imetelstate *versus* 60 para placebo com mediana de seguimento de 18 meses. O grupo imetelstate recebeu 8 ciclos de tratamento (mediana) com casos que receberam de 5 a 17 ciclos com duração do tratamento de 34 semanas. A mediana da dose de imetelstate aplicada foi de 7,5 mg/kg para 97% dos pacientes.

Como resultados, 45% dos pacientes com sideroblastos em anel e 32% dos pacientes sem sideroblastos em anel do grupo imetelstate atingiram independência transfusional em 8 semanas de tratamento. A mediana de aumento da hemoglobina para esses casos foi de 3,5 g/dL. Com relação à independência transfusional por até 24 semanas, ela foi atingida por 28% dos pacientes; e a independência transfusional por até 1 ano, foi atingida por 18% dos pacientes. Entre todos os pacientes que atingiram independência transfusional, a mediana de duração dessa independência foi de 52 semanas com intervalo de confiança para 95% dos casos de 27 semanas a 84 semanas.

Como resultados de análise exploratória, os pesquisadores detectaram que 86% dos casos tinham sido tratados previamente com agentes estimulantes de eritropoese e 6% com luspatercepte. Nenhum caso previamente tratado com luspatercepte atingiu independência transfusional ao ser tratado com imetelstate. Foram detectadas resposta citogenética completa ou parcial para 35% dos casos tratados com imetelstate e redução da frequência alélica de 50% para os genes *SF3B1, TET2* e *DNMT3A*, sendo essas reduções associadas a maior tempo de independência transfusional. Os pacientes tratados com imetelstate também apresentaram significativa redução da expressão das telomerases, comprovando seu efeito-alvo. Os pesquisadores concluíram que a remissão citogenética e a redução da frequência alélica das mutações em casos tratados com imetelstate sugeria que esse medicamento era modificador de doença (Figura 2).

Como eventos adversos, os mais significativos foram neutropenia e plaquetopenia, os quais ocorreram em 68 e 62% dos casos, respectivamente; mas sem complicações

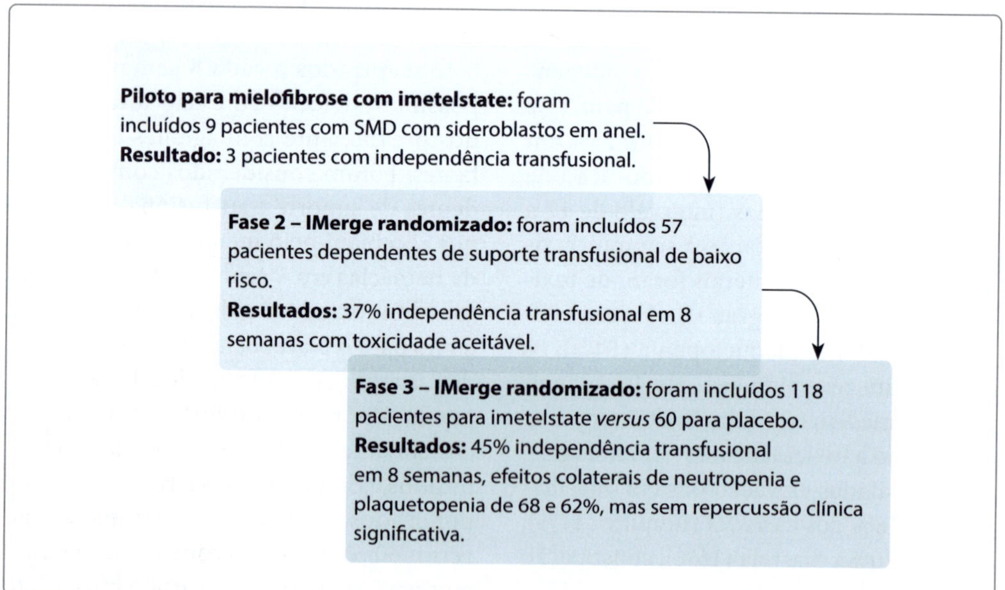

FIGURA 2 Sequência dos estudos de imetelstate em neoplasia mielodisplásica.

clínicas diferentes (internação, infecção) comparando ao grupo placebo. A grande maioria dos casos em que houve redução de dose de imetelstate (67%) se deveu à neutropenia, mas essa redução não interferiu na resposta da independência transfusional. Nesse momento, aguardamos a liberação, pela Agência Nacional de Vigilância Sanitária (Anvisa), de imetelstate para tratamento de casos de pacientes brasileiros com SMD de baixo risco dependentes de transfusão e refratários à EPO.

RESUMO

- O aumento da atividade da telomerase tem sido relatado em mais de 95% dos cânceres, a saber: mama, tireoide, próstata, esôfago, pâncreas, pulmão e em neoplasias mieloides como mielofibrose e SMD.
- Estudos de fase 1 e fase 2 em SMD demonstraram sinais de segurança e eficácia do inibidor de telomerase imetelstate. O medicamento foi capaz de induzir independência transfusional, remissão citogenética e reduzir os níveis de hTERT com perfil de segurança aceitável.
- O estudo de fase 3 placebo-controlado de imetelstate demonstrou que 45% dos pacientes com sideroblastos em anel e 32% dos pacientes sem sideroblastos em anel atingiram independência transfusional em 8 semanas de tratamento. A mediana de aumento da hemoglobina para esses casos foi de 3,5 g/dL. A independência transfusional por até 24 semanas foi atingida por 28% dos pacientes. A droga se mostrou com bom perfil de segurança.

REFERÊNCIAS

1. Calado RT, Young NS. Telomere diseases. N Engl J Med. 2009;361(24):2353-65.
2. Mascarenhas J, Harrison CN, Kiladjian JJ, Komrokji RS, Koschmieder S, Vannucchi AM, et al. Imetelstate in intermediate-2 or high-risk myelofibrosis refractory to JAK inhibitor: IMpactMF phase III study design. Future Oncol. 2022;18(22):2393-402.
3. Platzbecker U, Santini V, Fenaux P, Sekeres MA, Savona MR, Madanat YF, et al. Imetelstate in patients with lower-risk myelodysplastic syndromes who have relapsed or are refractory to erythropoiesis-stimulating agents (IMerge): a multinational, randomised, double-blind, placebo-controlled, phase 3 trial. Lancet. 2024;403(10423):249-60.
4. Steensma DP, Fenaux P, Van Eygen K, Raza A, Santini V, Germing U, et al. Imetelstate achieves meaningful and durable transfusion independence in high transfusion-burden patients with lower-risk myelodysplastic syndromes in a phase II study. J Clin Oncol. 2021;39(1):48-56.
5. Wang X, Hu CS, Petersen B, Qiu J, Ye F, Houldsworth J, et al. Imetelstate, a telomerase inhibitor, is capable of depleting myelofibrosis stem and progenitor cells. Blood Adv. 2018;2(18):2378-88.

33

Terapia imunossupressora na SMD: globulina antitimocítica, ciclosporina e anticorpos monoclonais

Ronald Feitosa Pinheiro

OBJETIVOS DO CAPÍTULO

- Apresentar as bases do conhecimento clínico e laboratorial que justificam o uso de terapia imunossupressora na neoplasia mielodisplásica (SMD).
- Identificar os pacientes com SMD que são candidatos à terapia imunossupressora.
- Apresentar a globulina antitimocítica como opção terapêutica para tratamento da SMD.
- Apresentar a ciclosporina como opção terapêutica para tratamento da SMD.
- Apresentar os anticorpos monoclonais como possíveis opções terapêuticas para tratamento da SMD.

CONCEITOS GERAIS

Há mais de três décadas, alguns casos de pacientes com neoplasia mielodisplásica (SMD) têm sido descritos em apresentação conjunta a manifestações autoimunes. A depender da série relatada, manifestações autoimunes são atualmente descritas em 12 a 14% dos pacientes com SMD e, entre essas manifestações, podemos citar: artrites, vasculites, pioderma gangrenoso, fator reumatoide (> 1/80), FAN (fator antinuclear) (< 1/160), hipogamaglobulinemia, miosites, polineuropatias e até colites. Mais recentemente, uma série de manifestações autoimunes nas neoplasias mieloides (SMD, leucemia mieloide aguda [LMA], mielofibrose) foi descrita como síndrome VEXAS, sendo a mutação no gene *UBA1* descrita como fator causal.

Em meados dos anos 1980, alguns relatos de casos também demonstraram que tratamentos com medicamentos imunossupressores eram efetivos para alguns pacientes com SMD e essa informação gerou uma série de estudos prospectivos sobre o uso globulina antitimocítica e ciclosporina para tratamento da SMD. Há atualmente nítidas evidências laboratoriais e clínicas de que ocorre um ataque do sistema imune contra as células-tronco hematopoéticas em alguns pacientes com SMD, principalmente nos casos com medula óssea hipocelular – pacientes que possuem uma grande superposição com a anemia aplásica. De uma maneira simplificada, podemos resumir que os linfócitos T autólogos suprimem a unidade formadora de colônia eritroide e a unidade formadora de colônia granulocítica-macrofágica *in vitro* por meio da interação de células CD8+ com o antígeno de histocompatibilidade de classe I (MHC I) das células da medula óssea. A remoção dessas células T leva ao aumento da formação de colônias da medula óssea, sendo esse o conceito que explica o sucesso de tratamento de pacientes com medicamentos imunossupressores como globulina antitimocítica, globulina antilinfocitária e ciclosporina (*ver Capítulo 6*).

A terapia imunossupressora tem sido efetiva para SMD assim como para a anemia aplásica com a imunossupressão sendo realizada com globulina antitimocítica (globulina antitimócitos – ATG), globulina antilinfocitária e ciclosporina, cada agente isoladamente ou em combinação a depender do protocolo utilizado. Infelizmente, o número de estudos é pequeno, mas já há alguns estudos randomizados que levam às orientações mais claras sobre quais pacientes são candidatos à terapia imunossupressora e quais imunossupressores são mais eficazes.

Quando fazemos uma revisão da literatura sobre o uso de imunossupressores em SMD, chama bastante a atenção o pequeno número de estudos publicados, assim como o pequeno número de casos em cada estudo. Uma das análises com o maior número de pacientes avaliados em relação ao benefício e características preditoras de resposta para a terapia imunossupressora foi publicado por Stahl et al., em que 270 pacientes acima de 16 anos provenientes de 7 centros americanos e 8 centros da europeus foram avaliados. Nessa análise retrospectiva, a grande maioria se caracterizava por ser de pacientes de baixo risco (22%) ou intermediário-1 (69%) com mediana de idade de 65 anos, com seguimento médio de 25 meses após o tratamento com imunossupressores. Dos 207 casos tratados, combinações com ATGam foram realizadas em 76% dos pacientes, 13% usaram ciclosporina, 4% tacrolimus e miscelânea com 7%. Dentre as combinações com ATGam, 43% utilizaram ATGam com prednisona, 21% ATGam com ciclosporina, 4% ATGam com tacrolimus e 8% ATGam associado a ciclosporina e etanercepte. A grande maioria dos pacientes (62%) que utilizaram ATGam foi de origem de coelho e 38% fizeram uso de origem de cavalo. Como tipicamente encontrado em análises retrospectivas, apenas 125 casos possuíam informações suficientes para uma análise mais completa de resposta. Desses casos, 11% atingiram resposta completa, 6% atingiram remissão parcial e 32% apresentaram melhora hematológica. Entre os casos dependentes de suporte transfusional antes do uso da terapia imunossupressora, 30% (95% IC, 22,3-39,5%) se tornaram independentes de transfusão com duração média de 20 meses. Em análise univariada, a presença de uma medula hipocelular, o uso de ATGam de cavalo e o uso de ATGam + ciclosporina foram os fatores associados a maior chance de atingir independência transfusional. Ao se realizar análise multivariada, apenas a presença de medula hipocelular permaneceu associada a maior chance de atingir independência transfusional.

Quando tratamos um paciente com SMD, sempre devemos ter em mente alguns objetivos muito bem definidos em escala de hierarquia:

1. Diminuir a dependência transfusional de hemácias.
2. Aliviar as complicações advindas das citopenias como infecções e sangramentos.
3. Postergar ou evitar a transformação em leucemia mieloide aguda.

4. Prolongar a sobrevida.

Podemos afirmar que a terapia imunossupressora é mais uma opção que possuímos no arsenal de medicamentos para SMD capaz de levar aos quatro objetivos. Torna-se muito importante identificar quais pacientes têm maior chance de resposta à terapia imunossupressora para essa doença multifatorial e multifacetária, a SMD.

QUAIS PACIENTES SÃO CANDIDATOS À TERAPIA IMUNOSSUPRESSORA? QUAIS POSSUEM MAIORES CHANCES DE RESPOSTA?

Algumas características têm sido constantemente associadas com maiores chances de resposta à terapia imunossupressora:

- SMD em jovens.
- Medula hipocelular.
- Presença de clone HPN (hemoglobinúria paroxística noturna).
- Presença do antígeno de classe II HLA-DR15.
- SMD de baixo risco, que não 5q-, com curta duração da dependência transfusional.
- Presença de clones de linfócito T citotóxicos com mutação na via do STAT-3.
- Cariótipo com trissomia do cromossomo 8.

A SMD é uma doença típica de pacientes idosos. Apenas 5% dos casos (ou até menos em algumas séries) ocorrem em pacientes com idade inferior aos 50 anos, sugerindo uma diferente patogênese para esses casos. Em uma boa parte desses pacientes mais jovens, haverá o fenômeno da supressão da célula-tronco hematopoética por aumento de atividade do linfócito T, criando a possibilidade de terapêutica imunossupressora. Se esses pacientes jovens possuem uma SMD de baixo risco em fases iniciais da doença com pouca dependência transfusional, vale a tentativa de uma terapêutica imunossupressora.

A SMD com medula óssea hipocelular é uma das principais indicações de terapia imunossupressora. Aqui cabe uma pequena explicação da definição da SMD hipocelular seguindo os critérios da Organização Mundial da Saúde (OMS). Em hipótese alguma se deve caracterizar a SMD hipocelular por amostras do exame de esfregaço medular (mielograma). A celularidade da medula óssea deve **sempre** ser avaliada com a realização de biópsia de medula óssea. De uma maneira geral, podemos definir que a SMD hipoplásica acontece em um indivíduo adulto com celularidade inferior a 30% com alterações displásicas (cálculo da celularidade normal: 100% - idade do paciente ± 10). Para a pesquisa do clone HPN, devemos realizar a pesquisa por citometria de fluxo com células do sangue periférico deficientes da molécula de ancoragem glicosilfosfatidilinositol (GPI). A associação de clone HPN com a SMD também é associada à presença de distúrbios do linfócito T, assim como a doença HPN gera um risco de 2 a 6%, em 10 anos, de evolução para SMD ou LMA.

O antígeno HLA de classe II DR15 (alelos comuns 1501 e 1502) é de extremo interesse na patologia do linfócito T em mediar a falência medular em pacientes com SMD hipocelular, anemia aplásica e na HPN. Diversos estudos sugerem que a presença de DR15 é associada a um aumento de chances de resposta com a terapia imunossupressora com globulina antitimocítica e ciclosporina. Em uma análise multivariada do *National Institute of Health* (NIH) dos Estados Unidos, com base no maior banco de dados de terapia imunossupressora, apenas a idade, a curta duração da dependência transfusional e a presença do HLA-DR15 se mantiveram como preditores de resposta à terapia imunossupressora em SMD. Nessa análise, a resposta à terapia imunossupressora foi associada à diminuição de transformação leucêmica e maior sobrevida dos respondedores. Esses resultados reforçam ainda mais o entendimento de que a SMD dos jovens possui uma patogênese diferente da tradicional SMD dos idosos.

Um outro grupo que parece responder à terapia imunossupressora são os pacientes com cariótipo apresentando a trissomia do cromossomo 8. Esses pacientes com trissomia do cromossomo 8 apresentam aumento de expressão do receptor Fas, sendo mais suscetíveis à apoptose pela via do Fas ligante e se acredita que as células com trissomia do 8 são reconhecidas como de antígeno não *self* (não próprio do corpo), ativando o linfócito T de subfamílias Vβ que se expandem, gerando a significativa produção de TNF e INF que, em última instância, levam à apoptose e bloqueio da hematopoese. Se inibirmos a ativação do linfócito T de subfamílias Vβ com medicamentos imunossupressores, poderemos diminuir a apoptose e, consequentemente, melhorar as citopenias desses pacientes.

GLOBULINA ANTITIMOCÍTICA COMO OPÇÃO DE TERAPIA IMUNOSSUPRESSORA PARA NEOPLASIA MIELODISPLÁSICA

A globulina antitimócitos é uma imunoglobulina policlonal que reage com diversos tipos celulares, entre eles, linfócitos T, células NK (*natural killer*) e com diversas moléculas moduladoras do sistema imune, como integrinas e receptores de quimiocinas. Acredita-se que o principal efeito desse medicamento na SMD seja decorrente de sua capacidade de bloquear a atividade supressora do linfócito T sobre a hematopoese.

Um dos estudos com o maior número de pacientes tratados com terapia imunossupressora à base de ATGam foi publicado por Sloand et al. no *Journal of Clinical Oncology*. Os pesquisadores avaliaram os fatores que afetavam a resposta ao tratamento e a sobrevida global de 129 pacientes provenientes de 3 diferentes coortes em comparação com 816 pacientes sem tratamento (controle histórico). Foram avaliados indivíduos com idade superior a 18 anos, com os subtipos anemia refratária, anemia refratária com sideroblastos em anel e anemia refratária com excesso de blastos (Areb). Entre os 129 casos, de acordo com o Sistema Internacional de Pontuação Prognóstica Revisado (IPSS-R), 16 eram de baixo risco, 94 de risco intermediário-1, 13 intermediário-2, e 6 de alto risco. Setenta e quatro pacientes receberam tratamento com ATGam de cavalo, 42 receberam ATGam associada a ciclosporina e 13 pacientes receberam ciclosporina isoladamente.

Entre os 129 casos tratados com terapia imunossupressora, 39 pacientes (30%) apresentaram resposta parcial ou completa. Em relação aos subtipos de tratamento, a resposta foi de 24% dentre os 74 tratados apenas com ATGam (IC 95% 14%-34%), 45% dentre os 42 casos tratados com ATGam + ciclosporina (IC 95% 32%-63%) e 8% (um caso) para os 13 pacientes tratados apenas com ciclosporina. Dentre os 122 casos que eram dependentes de transfusão, 31% se tornaram independentes (IC 95% 23%-39%) com 4 meses de terapêutica. Em relação às características dos pacientes que poderiam predizer a resposta à terapia imunossupressora, os casos com IPSS intermediário-1 apresentaram resposta superior para o tratamento com ATGam e ciclosporina em relação a ATGam isoladamente (54 x 29% – p = 0,004). Em análise multivariada, ficou bastante evidente que pacientes com idade inferior a 60 anos e casos com a presença do alelo HLA-DR15 apresentavam maiores chances de resposta à terapia imunossupressora. Durante o seguimento das 3 diferentes coortes (total de 129 pacientes) por um mediana de 3 anos, Sloand et al. demonstraram que 33% dos casos faleceram de leucemia, 61% de sangramento/infecção das citopenias e outros 3 casos de asma, câncer de pulmão e embolia pulmonar. Os óbitos relacionados à transformação leucêmica ocorreram mais comumente em pacientes mais idosos (> 60 anos). A mediana de duração de resposta foi de 3 anos com intervalo variando de 3 meses a 10 anos. Entre os 12 casos que apresentaram resposta completa, 4 recaíram em 1 ano, mas recuperaram a resposta após reintrodução da terapia imunossupressora. Dentre os 27 casos que apresentaram resposta parcial, 9 recaíram, com 3 casos sendo encaminhados para transplante, e outros 3 responderam à reintrodução da terapia imunossupressora com duração de resposta de 10,5 anos. Ao analisar a sobrevida global (com análise de regressão multivariada) dos pacientes tratados em relação ao grupo controle histórico de 816 casos não tratados, ficou bastante evidente que a terapia imunossupressora fora capaz de prolongar a sobrevida de casos com idade inferior a 60 anos com IPSS-R intermediário-1. Não houve benefício de sobrevida para casos acima de 60 anos. Resultados bastante similares foram detectados sobre a transformação leucêmica. A proporção de casos de IPSS-R intermediário-1 com < 60 anos que transformaram em leucemia aguda foi bem inferior em relação aos índices de transformação da coorte controle de 816 pacientes não tratados. Esses resultados pavimentaram o caminho para estudos randomizados de terapia imunossupressora em SMD, demonstrando que pacientes mais jovens com IPSS-R de baixo risco poderiam ser os mais beneficiados em sobrevida global e redução do risco de transformação em LMA.

Após o estudo de Sloand et al. pavimentar o caminho dos imunossupressores em SMD, vieram os estudos randomizados. Passweg et al. publicaram no *Journal of Clinical Oncology* (JCO) os resultados do primeiro estudo randomizado fase 3 sobre o uso de ATGam + ciclosporina *versus* suporte transfusional para pacientes com SMD de baixo risco/intermediário. O estudo foi conduzido com a participação de 17 centros europeus com pacientes randomizados de acordo com o IPSS, sendo incluídos casos acima de 18 anos com os subtipos anemia refratária, anemia refratária com sideroblastos em anel, Areb-1 e SMD hipoplásica (medula óssea hipocelular). Foram aceitos casos dependentes de transfusão (dois concentrados de hemácias em 4 semanas por ≥ 2 meses ou > 1u plaquetas em 15 dias por ≥ 1 mês), desde que sua duração fosse de menos de dois anos (24 meses) antes do início do estudo. No estudo, foi utilizado ATGam de cavalo (*Genzyme-Cambridge*) na dose de 15 mg/kg por 5 dias em combinação com ciclosporina oral por 180 dias, sendo permitido *crossover* para os casos de suporte transfusional após 6 meses de tratamento. Foram randomizados 45 pacientes para o braço ATGam + ciclosporina, e 43 para o braço de suporte transfusional com seguimento mediano de 2,3 anos (intervalo de 0 a 6 anos) com mediana de idade de 62 anos (intervalo de 23 a 75 anos) e 65 anos (intervalo de

24 a 76 anos), respectivamente. Os grupos foram bem equilibrados na randomização, exceto por um menor número de casos do sexo masculino no braço de ATGam (56 x 81%). A dose média diária de ciclosporina administrada foi de 290 mg por 157 dias. A ciclosporina foi interrompida em 24% dos casos por infecção, hepatotoxicidade, nefrotoxicidade, distúrbio neurológico ou progressão da doença. Quatorze pacientes do braço de suporte realizaram *crossover* para o braço ATGam + ciclosporina. Como resultados, após 6 meses de seguimento, os autores encontraram 13/45 (29%) de resposta hematológica (remissão completa + remissão parcial) para o grupo ATGam + ciclosporina com duração mediana de resposta de 16 meses (intervalo de 7 meses a 34 meses). Houve significativa associação entre a resposta aos 6 meses de seguimento para os casos de medula hipocelular e casos com baixo percentual de blastos. Foi detectada uma possível associação (*boderline*) de resposta para pacientes com idade mais jovem e menor tempo de dependência transfusional. Ao ser realizada uma análise multivariada dos fatores preditores de resposta, a celularidade da medula foi o único fator preditor (medula hipocelular).

Como efeitos colaterais, os autores relataram 20 efeitos sérios distribuídos principalmente entre infecções (4), hemorragia (2), evento cardiovascular (2), doença do soro (2), trombose (2) e outros. Toxicidade hematológica com neutropenia, anemia e plaquetopenia graus 3 e 4 foram comuns para o grupo ATGam + ciclosporina, principalmente nos momentos iniciais do tratamento em que houve uma piora da necessidade transfusional.

Esse estudo randomizado de Passweg et al. publicado no JCO foi muito importante para reforçar o conhecimento prévio de que casos com medula hipocelular apresentavam maiores chances de resposta com tratamento imunossupressor (no estudo em questão, de 50%) e sugerir que pacientes mais jovens, com baixo percentual de blastos e com doença de curta duração também apresentariam maiores chances de resposta. Também bastante significativa foi a informação de que vários casos continuam em remissão com longas sobrevidas para a maioria dos respondedores.

Mais recentemente, uma importante metanálise sobre o uso de tratamentos imunossupressores foi publicada por Stahl et al. na revista da sociedade europeia de hematologia, a *Haematologica*. Nesse estudo, foram avaliadas 22 publicações (9 coortes prospectivos e 13 estudos clínicos) relativas ao uso dos seguintes imunossupressores em SMD: ATGam, ciclosporina, etanarcept, corticoides – todos em diversas associações ou utilizados isoladamente. Apesar de terem sido avaliados um total de 570 pacientes com mediana de idade de 62 anos (intervalo de 12 a 87 anos) com 80% dos casos de IPSS baixo risco ou intermediário-1, foi detectada muita heterogeneidade entre os estudos, o que sempre dificulta as metanálises. Os pacientes foram seguidos, em média, por 16 meses com apenas três estudos, incluindo braços de controles. Como resultado geral, os tratamentos imunossupressores (22 estudos avaliados – apenas 3 com grupo controle) levaram a uma resposta global de 42% (95% IC 36-49%). Ao serem analisados pelo tipo de tratamento, os maiores níveis de resposta foram atingidos com ATGam + etanercept, seguidos de ciclosporina isoladamente, ATGam isoladamente, ATGam + ciclosporina com valores de 58% (95% IC: 38-76%), 47% (95% IC 33-62%), 37% (95% IC 29-47%), 35% (95%IC 19-56%), respectivamente. Em relação aos níveis de remissão completa, foi relatada em apenas 16 estudos com nível global de 12,5% (95%CI 9,3-16,6). A melhora dos níveis de hemoglobina também foi relatada em apenas 16 estudos com nível global de 42% (95%CI 33-51%), com grande heterogeneidade entre os estudos. Ao serem analisados pelo tipo de tratamento, os maiores níveis de resposta no setor eritroide foram para o tratamento com ATGam + etanercept, seguidos de ciclosporina isoladamente, ATGam + ciclosporina e ATGam isoladamente, com valores de 52% (95% CI: 30-73.%), 50% (95%CI 33-67%), 45% (95% CI 14-80%) e 32% (95%CI 20-46%), respectivamente. Em relação a independência transfusional, a metanálise de Stahl et al. demonstrou um nível global de 33% (95% IC 25-43%), mas com grande heterogeneidade entre os estudos. Ao serem analisados pelo tipo de tratamento, os melhores níveis de independência transfusional foram com o uso de ciclosporina isoladamente, seguida de ATGam + etanercept, ATGam + ciclosporina e ATGam isoladamente com valores de 45% (95%IC 29-62%), 38% (95% IC 17-66%), 28% (95% IC 10-59%) e 25% (95% IC 13-42%), respectivamente. A transformação em LMA foi relatada em apenas 11 estudos, com nível de progressão de 9% ao ano (95% IC 3,3 – 14%), mas sempre enfatizada a grande heterogeneidade entre os estudos. Ao serem analisados pelo tipo de tratamento, os menores níveis de transformação foram para ciclosporina, outros imunossupressores, ATGam + ciclosporina e ATGam isoladamente e com valores de 7, 6,7, 13,5 e 13,7%, respectivamente. Nada relativo ao benefício de sobrevida e efeitos colaterais foi passível de avaliação na metanálise de Stahl et al. devido à má qualidade das informações ou ausência de dados. Apesar de o tratamento mais utilizado e avaliado na metanálise ter sido a associação de ATGam + ciclosporina, também não foram possíveis análises de sobrevida global e efeitos colaterais devido ao pequeno número de casos avaliados nos mais diversos estudos, o que confirma que há poucos casos publicados em SMD com terapia imunossupressora, apesar de sabermos do seu benefício desde meados dos anos 1980.

Em linhas gerais, podemos afirmar que os níveis de resposta com ATGam tendem a ser maiores quando essa terapia é conjugada com ciclosporina. Nossa experiência no atendimento especializado em ambulatório de pacientes com SMD confirma essa maior tendência de resposta do uso de ATGam + ciclosporina em relação a ATGam isoladamente. Em nossa prática, conseguimos realizar o tratamento com ATGam por 5 dias intravenoso após teste de sensibilidade, em centro de infusão, sem a necessidade de internação. É sempre muito importante frisar que há uma piora das citopenias incialmente. Após recebermos o paciente de volta ao ambulatório, iniciamos o tratamento com ciclosporina com consultas iniciais semanais para acompanhar a possível nefrotoxicidade. É também importante enfatizar, que diante da dificuldade de leitos em centros de infusão de diversos serviços, a opção terapêutica com ciclosporina isoladamente deve ser considerada, pois há significativos resultados com esse imunossupressor. Cumpre lembrar que a resposta a ciclosporina isoladamente pode ocorrer mais tardiamente com muitos relatos apenas após 4 meses de uso. Uma outra situação importante é o não acesso, em algumas situações, à globulina anti-timocítica. Muitas vezes só temos disponível a linfoglobulina derivada de coelho, que tem apresentado, para nosso casos, resultados aceitáveis.

CICLOSPORINA COMO OPÇÃO DE TERAPIA IMUNOSSUPRESSORA PARA NEOPLASIA MIELODISPLÁSICA

A ciclosporina é um medicamento descoberto em meados dos anos 1970 com importante efeito imunossupressor por meio da inibição de linfócitos T. Nessa mesma época, foram apresentados resultados bastante significativos para o tratamento da psoríase e a ciclosporina passou a ser utilizada na prevenção da rejeição de transplante de órgãos sólidos, como fígado e rim e, posteriormente, no transplante de medula alogênico. Por causa de seus muitos efeitos colaterais, como lesão renal (aguda por constrição da arteríola aferente do glomérulo), hipertrofia gengival, hipertricose, ginecomastia, hepatotoxicidade e hipertensão arterial sistêmica, o medicamento passou a ser lentamente substituído por outros imunossupressores mais modernos com menos efeitos colaterais.

Muitos dos relatos de pacientes com SMD tratados com ciclosporina, durante os anos 1980 e 1990, foram publicados como relatos de casos ou série de casos com pequeno número de pacientes, sendo que as maiores séries foram relatadas por grupos de pesquisadores japoneses. Em meados dos anos 2000, Shimamoto et al. apresentaram os resultados de um estudo multicêntrico japonês em que foram avaliados 50 casos de SMD de baixo risco. Desses, 47 eram do subtipo anemia refratária, 1 do subtipo Arsa (sideroblastos em anel) e 2 Areb (excesso de blastos). Esses pacientes apresentavam os mais diversos percentuais de celularidade em suas biópsias de medula óssea (medula normocelular, hipocelular ou hipercelular). Os casos pertenciam, em sua grande maioria, ao IPSS-R intermediário-1 e fizeram uso de ciclosporina com dose de 4,5mg/kg. A resposta hematológica ocorreu em 30 casos (60%), sendo o setor eritroide a apresentar maior nível de resposta (53%), seguido dos setores megacariocítico (36%) e granulocítico (35%). O resultado mais interessante do estudo multicêntrico japonês foi a detecção de que pacientes com cariótipo de prognóstico favorável e com a presença do HLA de classe II DR15 apresentavam maiores chances de resposta.

Ainda nos anos de 2003 a 2007, alguns estudos também de origem nipônica foram publicados com menor número de casos (≤ 20 casos), como o de Yamada et al., Ogata et al. e Ishikawa et al., com a grande maioria de pacientes de baixo risco (IPSS-R intermediário-1 ou anemia refratária) com níveis de resposta completa pouco significativas (na casa de 6%), porém com níveis de independência transfusional de 18, 64 e 40%, respectivamente.

A ciclosporina também tem sido uma importante opção de terapêutica imunossupressora para SMD quando utilizada em combinação com ATGam. Quando dessa combinação, os níveis de remissão completa variam de 7 a 16%, a melhora da hemoglobina é relatada de 8 a 64% e independência transfusional de 17 a 77%, a depender da série relatada.

Em nossa prática diária de atendimento de pacientes com SMD, passamos a fazer uso de ciclosporina isoladamente devido à dificuldade de leitos nos centros de infusão para uso de linfoglobulina ou ATGam. Acreditamos que o uso combinado de ciclosporina + ATGam (ou linfoglobulina) aceleram a precocidade de resposta à independência transfusional, mas que a ciclosporina isoladamente é também uma importante opção de tratamento para os pacientes com SMD hipoplásica, porém com maior tempo para se atingir independência transfusional.

ANTICORPOS MONOCLONAIS – ETANERCEPTE; ALEMTUZUMABE; MAGROLIMABE; IPILIMUMABE; PEMBROLIZUMABE; DURVALUMABE; SABATOLIMABE, EMAVUSERTIBE E CANAKINUMABE

Etanercepte

O conhecimento de que pacientes com SMD apresentavam níveis séricos aumentados de fator de necrose tumoral alfa (TNF-alfa) nos levou a acreditar que o desenvolvimento de anticorpos monoclonais anti-TNF seria uma nova terapêutica para a melhora das citopenias. Assim, nasceu o etanercepte. Um dos primeiros estudos pilotos de etanercepte para SMD foi relatado por Deeg et al. há mais de 20 anos. Os pesquisadores avaliaram 14 pacientes (4 AR, 2 Arsa, 6 Areb e 2 LMMC) com mediana de idade de 60 anos que fizeram uso de etanercepte 25 mg subcutâneo 2x/semana por 16 semanas. Como resultados, 4 pacientes apresentaram aumento de hemoglobina de 1 a 1,5g/dL, 2 apresentaram aumento de plaquetas e 2, aumento de neutrófilos. Não foi detectada qualquer correlação entre o nível de resposta e as dosagens séricas de TNF-alfa.

Com o passar dos anos, alguns outros estudos com pequeno número de casos foram relatados, principalmente com a associação entre etanercepte com globulina antitimocítica. Praticamente todos os relatos de etanercepte para SMD foram publicados pelo grupo de pesquisadores coordenados por Joachim Deeg. São estudos com número muito pequeno de casos e com uma grande variedade de diversos subtipos de SMD que não nos levam a uma conclusão mais robusta sobre a efetividade do medicamento. Em um deles, foram avaliados os resultados da combinação de etanercepte com globulina antitimocítica em uma coorte de 14 pacientes, em que a globulina foi administrada por 4 dias, seguida de etanercepte por 4 meses. Como resultados, dois pacientes apresentaram normalização do hemograma e 5 pacientes se tornaram independentes de transfusão de hemácias e plaquetas por período superior a dois anos. Em um outro estudo, com 25 pacientes, 13 apresentaram melhora do setor eritroide, 2 do setor granulocítico e 6 do setor megacariocítico. Na última década, não houve mais publicações em periódicos de impacto sobre o uso de etanercepte isoladamente ou em combinação com globulina antitimocítica para tratamento imunossupressor em casos de SMD.

Alemtuzumabe

O anticorpo monoclonal anti-CD52 foi incialmente lançado no Brasil para tratamento de pacientes com leucemia linfoide crônica (LLC) refratários à fludarabina e que apresentavam deleção do braço curto do cromossomo 17 - del(17p). Esse anticorpo possui alta especificidade para a proteína de superfície CD52 de linfócitos, sendo considerado um medicamento com significativa atividade imunossupressora. Os relatos sobre o uso de alemtuzumabe para SMD são de pequenas coortes com seguimentos por curtos períodos.

O grupo de Elaine Sloand avaliou 32 pacientes com SMD de prognóstico intermediário-1 e Int-2 com HLA DR15+ que fizeram uso de alemtuzumabe na dose de 10 mg/IV/dia por 10 dias. Como resultados, houve resposta para 77% dos casos intermediário-1 e 57% dos intermediário-2, com 4/7 casos apresentando remissão citogenética e 5/9 com resposta hematológica com um ano de seguimento. Passados 9 anos, os pesquisadores atualizaram seus dados com aumento de casos tratados para 39 e relataram casos com remissão hematológica para além de 5 anos de seguimento, corroborando que há efeito terapêutico de alemtuzumabe para SMD.

O grupo de Ulrich Germing também relatou uma pequena coorte de 9 pacientes com medula hipocelular com prognóstico intermediário-1, classificados como displasia multilinhagem (classificação da OMS de 2008), que fizeram uso de alemtuzumabe na dose de 10 mg/IV/dia por 10 dias. Foi detectada resposta para 5/9 casos, com 3 pacientes apresentado resposta hematológica completa e 2 apresentando melhora hematológica.

A prescrição de alemtuzumabe no Brasil era autorizada apenas para casos de LLC com delação 17p, mas essa indicação não consta mais na bula do medicamento em nosso país.

Magrolimabe

O antígeno CD47 foi descrito como de origem tumoral com sua hiperexpressão sendo capaz de levar à evasão da fagocitose dos macrófagos, proporcionando o desenvolvimento de anticorpos anti-CD47 (Clone B6H12) capazes de induzir intensa fagocitose de células de leucemia aguda derivadas de pacientes. Com a evolução dos modelos murinos de LMA, foi desenvolvido um anticorpo anti-CD47, previamente conhecido como 5F9, agora denominado magrolimabe, com resultados iniciais encorajadores para tratamento da LMA e da SMD.

Magrolimabe foi inicialmente avaliado em estudo de fase 1 no Reino Unido como monoterapia em 18 pacientes idosos (mediana de idade de 72 anos) com LMA recaída ou refratária. Cerca de 58% dos pacientes apresentaram redução dos blastos, porém nenhuma resposta objetiva foi observada, e 1 paciente manteve a doença estável por 10 meses, com significativo aumento de linfócitos T CD3+ na medula óssea, sugerindo uma resposta imune adaptativa a magrolimabe. Nenhum efeito colateral letal foi detectado e o evento adverso mais comum foi anemia.

Um novo estudo 1B com terapia combinada de magrolimabe e azacitidina foi realizado na América para pacientes com LMA com comorbidades e SMD de alto risco. Sessenta e dois casos foram arrolados com média de idade de 74 anos para as LMA e 70 anos para as SMD, com o tratamento sendo bem tolerado com a dose de magrolimabe de 30 mg/kg semanal, sem significativa piora das citopenias. Cerca de 73 e 44% dos pacientes com LMA e SMD, respectivamente, que eram dependentes de transfusão se transformaram independentes com a combinação, e 55 e 45% das LMA e SMD atingiram resposta completa/ou parcial, respectivamente. Alguns pacientes apresentaram remissão citogenética, assim como aumento de linfócitos T CD4 e CD8 em suas medulas, corroborando a prova de conceito de que há ativação da resposta imune adaptativa após liberação dos macrófagos pela inibição de CD47.

O relato final do estudo SF 9005 de magrolimabe com azacitidina foi apresentado no encontro da Sociedade Americana de Oncologia (Asco) em 2022, com a análise de 95 casos de SMD de alto risco com resposta global de 74%, com 32% de remissão completa, chamando a atenção para os resultados de casos com mutação do *TP53* apresentarem resposta similar aos casos selvagens, isto é, sem a mutação. Diante desses resultados, foi iniciado o estudo de fase 3 *ENHANCE* para SMD de alto risco em que os pacientes foram alocados entre magrolimabe + azacitidina *versus* placebo + azacitidina (NCT 04313881). O estudo fase 3 ENHANCE avaliou os efeitos do tratamento da associação de magrolimabe + azacitidina (268 casos) *versus* placebo + azacitidina (271 casos), sendo prematuramente suspenso pela indústria farmacêutica responsável, por causa da ausência de resposta em relação à remissão completa e sobrevida global mediana de 16 meses *versus* 19 meses, respectivamente. Em relação aos casos de pacientes com mutação do gene *TP53*, a resposta ao tratamento com magrolimabe foi ainda mais desfavorável em relação aos demais casos com outras mutações.

Muitas novas associações para o uso de magrolimabe são possíveis, na teoria, como associação com venetoclax, 3+7, anti-CD33, anti-PDL1, entre outros. Os resultados de estudos clínicos são aguardados.

Ipilimumabe

Ipilimumabe é um anticorpo monoclonal anti-CTLA-4. Basicamente, CTLA-4 é um ligante das células tumorais que leva ao estado de inércia ou tolerância dos linfócitos T, sendo o resultado a **evasão imune.**

Zeidan et al. publicaram um estudo de fase 1B com o uso de ipilimumabe (inibidor de CTLA4) para 29 pacientes com SMD de alto risco após falha de terapia hipometilante. Como resultados, relataram remissão completa de 1 caso e doença estável por mais de 46 semanas para 7 pacientes. Cinco pacientes foram encaminhados ao transplante de medula sem complicações no transplante. Os pacientes com doença estável e o caso com remissão completa apresentaram maior frequência de linfócitos T expressando Icos (*inducible T-cell co-stimulator*). Ipilimumabe foi considerado como de eficácia limitada como monoterapia para a SMD após falha de hipometilantes. Estudos de fase 2 que avaliaram a associação de ipilimumabe e azacitdina (NCT 02530463) não se demonstraram efetivos para SMD.

Pembrolizumabe

Pembrolizumabe é um anticorpo monoclonal anti-PD1. Esse anticorpo monoclonal inibe a via de PD1-PDL1, ativando o sistema imune contra as células neoplásicas (*ver Capítulo 6*). Esse anticorpo monoclonal anti-PD1 foi inicialmente liberado pelo FDA para tratamento de pacientes com melanoma e a ideia de seu uso para SMD ocorreu devido a alguns estudos demonstrarem que a resistência de casos à terapia com azacitidina ocorria por aumento dos níveis de PDL-1.

Chien et al. avaliaram, em um estudo de fase 2, a terapia combinada de pembrolizumabe + azacitidina para duas coortes: 1) 17 casos virgens de tratamento; e 2) 20 casos após falha de terapia hipometilante. Para os 17 casos, a resposta global foi de 76%, com 18% de remissão completa e uma mediana de sobrevida global não atingida após seguimento de 13 meses. Para os 20 casos após falha de hipometilantes, a terapia combinada gerou resposta global de 25%, com 5% de resposta completa e mediana de sobrevida de 6 meses. Em ambas as coortes, reações adversas imunes necessitaram de terapêutica com corticoterapia (43% dos casos).

Durvalumabe

Durvalumabe é um inibidor de PDL-1. A via do PD1 é uma regulador essencial da fisiologia normal do hospedeiro, sendo ativa durante ativação de linfócito T nos órgãos linfoides secundários. Age como um freio natural para bloquear a superativação de resposta do linfócito T. Diferentes tipos de tumores expressam ligantes do receptor PD1, os PDL1 e as mutações podem causar expressão constitutiva de PDL1. Essa situação é comum nos pacientes com SMD, sendo a inibição de PDL-1 um alvo de tratamento. Recentemente, em estudo realizado no nosso Laboratório de Citogenômica do Câncer do Núcleo de Pesquisa e Desenvolvimento de Medicamentos da Universidade Federal do Ceará (LCC/NPDM/UFC) demonstramos que PDL1 é hiper expresso em casos de SMD com excesso de blastos.

Zeidan et al. avaliaram a combinação de durvalumabe + azacitidina *versus* apenas azacitidina para tratamento de 84 pacientes com SMD de alto risco. A resposta global para o grupo tratado com terapia combinada foi de 62% e para azacitidina, 48%. A análise de sobrevida global demonstrou medianas de 12 e 17 meses para terapia combinada e azacitidina isoladamente (não significante). A combinação de durvalumabe + azacitidina não se mostrou superior para tratamento de SMD de alto risco em relação ao uso de azacitidina isoladamente.

Sabatolimabe

Recentemente, um novo receptor de efeito inibitório, denominado TIM-3, foi descrito em diversas células do sistema imune inato e adaptativo como macrófagos, células NK, linfócitos T, monócitos e células dendríticas. Sabatolimabe foi avaliado em associação com azacitidina para tratamento da SMD no estudo fase 3 Stimulus que teve seus resultados apresentados durante o EHA-2024 (Congresso Europeu de Hematologia). O estudo Stimulus foi um dos maiores até então realizado para pacientes com SMD de alto risco no que tange ao número de casos (530 pacientes), sendo os pacientes randomizados entre sabatolimabe + azacitidina (265 casos) *versus* placebo + azacitidina (265 casos). Em relação à sobrevida global, não foi detectada diferença significativa entre os grupos com medianas de 22 e 18 meses, respectivamente assim como também não foram detectadas diferenças de sobrevida livre de progressão ou livre de transformação em LMA entre os grupos. Nenhuma diferença foi detectada em relação aos subgrupos de pacientes com base em seus perfis de mutação, inclusive entre os casos com mutação do gene *TP53*. Infelizmente, sabatolimabe foi mais um medicamento que apresentou respostas em estudos de fase 1 e fase 2, mas na fase 3 não se demonstrou capaz de prolongar a sobrevida dos pacientes.

CA4948 (emavusertibe)

O conhecimento de que há ativação das vias dos receptores *tool-like* em pacientes com SMD levou à corrida para o desenvolvimento de anticorpos que poderiam bloquear uma das vias desses receptores. Assim, foi criado o inibidor de *IRAK4*, o emavusertibe, medicamento via oral que se encontra com resultados promissores para casos de SMD de alto risco que apresentam mutações nas vias de Splice e do gene *FLT3*. Aguardamos resultados de estudos com maiores número de casos e randomizados.

Canakinumabe

Canakinumabe é um anticorpo monoclonal anti-IL1β. Pacientes com SMD de baixo risco possuem aumento da expressão da via de IL1β que leva a um *shift* mieloide às custas de bloqueio de maturação eritroide. Recentemente, Sevilla et al. realizaram um estudo fase 2 (NCT04239157) para uso de canakinumabe em 25 pacientes com SMD de baixo risco após falha de azacitidina. O medicamento foi considerado seguro e os pacientes apresentaram uma resposta global de 17% com melhora hematológica, predominante para os casos com baixa carga mutacional (IPSS-M de baixo risco). A duração de resposta dos 4 pacientes foi de 13,12, 5 e 3 meses, respectivamente, com 3 pacientes apresentando independência transfusional com mediana de duração da independência de 8 meses (95% IC 0,41-16,1).

Apesar da explosão de conhecimento recente das vias de escape do sistema imune pelas células tumorais com antígenos e receptores CTLA4, CD47, PD-1, PDL-1, TIM-3, entre outros, esses conhecimentos ainda não se reverteram em melhores respostas para tratamento da SMD. Temos presenciado excelentes respostas desses anticorpos monoclonais para tratamento de tumores sólidos, mas para SMD, uma doença extremamente heterogênea, os resultados são pouco animadores.

É nítida a participação do sistema imune em diversos casos de SMD, em que temos conhecimento de diversas vias ativadas que envolvem a resposta imune inata, a resposta imune adaptativa e diversas vias inflamatórias que culminam com a ativação final de NFKb e dos fatores reguladores de interferon 3 (IRF-3) e interferon 7 (IRF-7). Infelizmente, todo esse conhecimento nos fez avançar pouco em relação à terapêutica desses casos, pois os estudos randomizados ansiosamente aguardados como do inibidor de TIM-3 (sabatolimabe), inibidor de PDL (nivolumabe), inibidor de CD47 de macrófago (magrolimabe) não se mostraram efetivos. Continuamos dependentes de ciclosporina e globulina antitimocítica (ATGam) para tratamento desses pacientes. É importante lembrar que azacitidina tem papel significativo no tratamento dos sintomas imunes da síndrome VEXAS, doença autoimune com mutação do gene *UBA1* frequentemente associada a neoplasias mieloides.

RESUMO

- A depleção de linfócitos T por medicamentos imunossupressores, como globulina antitimocítica, globulina antilinfocitária e ciclosporina leva ao aumento da formação de colônias da medula óssea, sendo esse o conceito que explica o sucesso do tratamento de alguns pacientes com SMD ao serem tratados com os medicamentos imunossupressores.
- Algumas características têm sido constantemente associadas com maiores chances de resposta à terapia imunossupressora:

1. SMD em jovens.
2. Medula hipocelular.
3. Presença de clone HPN.
4. Presença do antígeno de classe II HLA-DR15.
5. SMD de baixo risco (não 5q-) com curta duração da dependência transfusional.
6. Presença de clones de linfócito T citotóxicos com mutação na via do STAT-3.

7. Cariótipo com trissomia do cromossomo 8.

- **Um dos estudos com o maior número de pacientes tratados com terapia imunossupressora à base de ATGam foi publicado por Sloand et al. no *Journal of Clinical Oncology*. Os pesquisadores detectaram resposta de 45% para ATGam + ciclosporina, 24% para ATGam, e 8% para os pacientes tratados apenas com ciclosporina. Cerca de 31% de todos os casos se tornaram independentes de transfusão após 4 meses de terapêutica.**
- **Há publicações de pequenas coortes demonstrando resposta ao uso de anticorpos monoclonais (etanercepte e alemtuzumabe). São necessários estudos com maior número de casos para análise mais robusta de suas efetividades.**
- **Apesar da explosão de conhecimento das vias de escape do sistema imune pelas células tumorais com antígenos de receptores CTLA4, CD47, PD-1, PDL-1, TIM-3, entre outros, esses conhecimentos ainda não se reverteram em melhores respostas para tratamento da SMD.**

REFERÊNCIAS

1. Chao MP, Takimoto CH, Feng DD, McKenna K, Gip P, Liu J, et al. Therapeutic targeting of the macrophage immune checkpoint CD47 in myeloid malignancies. Front Oncol. 2020;9:1380.
2. Chien KS, Kim K, Nogueras-Gonzalez GM, Borthakur G, Naqvi K, Daver NG, et al. Phase II study of azacitidine with pembrolizumabe in patients with intermediate-1 or higher-risk myelodysplastic syndrome. Br J Haematol. 2021;195(3):378-87.
3. Deeg HJ, Gotlib J, Beckham C, Dugan K, Holmberg L, Schubert M, et al. Soluble TNF receptor fusion protein (etanercept) for the treatment of myelodysplastic syndrome: a pilot study. Leukemia. 2002;16(2):162-4.
4. Deeg HJ, Jiang PY, Holmberg LA, Scott B, Petersdorf EW, Appelbaum FR, et al. Hematologic responses of patients with MDS to antithymocyte globulin plus etanercept correlate with improved flow scores of marrow cells. Leuk Res. 2004;28(11):1177-80.
5. Ishikawa T, Tohyama K, Nakao S, Yoshida Y, Teramura M, Motoji T, et al. A prospective study of cyclosporine A treatment of patients with low-risk myelodysplastic syndrome: presence of CD55(-)CD59(-) blood cells predicts platelet response. Int J Hematol. 2007;86(2):150-7.
6. Neukirchen J, Platzbecker U, Sockel K, Tsamaloukas A, Haas R, Germing U. Real life experience with alemtuzumabe treatment of patients with lower-risk MDS and a hypocellular bone marrow. Ann Hematol. 2014;93(1):65-9.
7. Ogata M, Ohtsuka E, Imamura T, Ikewaki J, Ogata Y, Kohno K, et al. Response to cyclosporine therapy in patients with myelodysplastic syndrome: a clinical study of 12 cases and literature review. Int J Hematol. 2004;80(1):35-42.
8. Passweg JR, Giagounidis AA, Simcock M, Aul C, Dobbelstein C, Stadler M, et al. Immunosuppressive therapy for patients with myelodysplastic syndrome: a prospective randomized multicenter phase III trial comparing antithymocyte globulin plus cyclosporine with best supportive care – SAKK 33/99. J Clin Oncol. 2011;29(3):303-9.
9. Rodriguez-Sevilla JJ, Adema V, Chien KS, Loghavi S, Ma F, Yang H, et al. The IL-1β inhibitor canakinumab in previously treated lower-risk myelodysplastic syndromes: a phase 2 clinical trial. Nat Commun. 2024;15(1):9840.
10. Sampaio LR, Viana MA, Oliveira VS, Ferreira BV, Melo MML, Oliveira RTG, et al. High PD-L1 expression is associated with unfavorable clinical features in myelodysplastic neoplasms. Hematol Transfus Cell Ther. 2024;46(2):146-52.
11. Scott BL, Ramakrishnan A, Fosdal M, Storer B, Becker P, Petersdorf S, et al. Anti-thymocyte globulin plus etanercept as therapy for myelodysplastic syndromes (MDS): a phase II study. Br J Haematol. 2010;149(5):706-10.
12. Shimamoto T, Tohyama K, Okamoto T, Uchiyama T, Mori H, Tomonaga M, et al. Cyclosporin A therapy for patients with myelodysplastic syndrome: multicenter pilot studies in Japan. Leuk Res. 2003;27(9):783-8.
13. Sloand EM, Olnes MJ, Shenoy A, Weinstein B, Boss C, Loeliger K, Wu CO, et al. Alemtuzumabe treatment of intermediate-1 myelodysplasia patients is associated with sustained improvement in blood counts and cytogenetic remissions. J Clin Oncol. 2010;28(35):5166-73.
14. Sloand EM, Wu CO, Greenberg P, Young N, Barrett J. Factors affecting response and survival in patients with myelodysplasia treated with immunosuppressive therapy. J Clin Oncol. 2008;26(15):2505-11.

15. Stahl M, Bewersdorf JP, Giri S, Wang R, Zeidan AM. Use of immunosuppressive therapy for management of myelodysplastic syndromes: a systematic review and meta-analysis. Haematologica. 2020;105(1):102-11.
16. Stahl M, DeVeaux M, de Witte T, Neukirchen J, Sekeres MA, Brunner AM, et al. The use of immunosuppressive therapy in MDS: clinical outcomes and their predictors in a large international patient cohort. Blood Adv. 2018;2(14):1765-72.
17. Yamada T, Tsurumi H, Kasahara S, Hara T, Sawada M, Moriwaki H. Immunosuppressive therapy for myelodysplastic syndrome: efficacy of methylprednisolone pulse therapy with or without cyclosporin A. J Cancer Res Clin Oncol. 2003;129(8):485-91.
18. Zeidan AM, Ando K, Rauzy O, Turgut M, Wang MC, Cairoli R, et al. Sabatolimab plus hypomethylating agents in previously untreated patients with higher--risk myelodysplastic syndromes (STIMULUS-MDS1): a randomised, double-blind, placebo-controlled, phase 2 trial. Lancet Haematol. 2024;11(1):e38-e50.
19. Zeidan AM, Boss I, Beach CL, Copeland WB, Thompson E, Fox BA, et al. A randomized phase 2 trial of azacitidine with or without durvalumabe as first-line therapy for higher-risk myelodysplastic syndromes. Blood Adv. 2022;6(7):2207-18.
20. Zeidan AM, Knaus HA, Robinson TM, Towlerton AMH, Warren EH, Zeidner JF, et al. A multi-center phase i trial of ipilimumabe in patients with myelodysplastic syndromes following hypomethylating agent failure. Clin Cancer Res. 2018;24(15):3519-27.

UNIDADE VI

Tratamento: alto risco

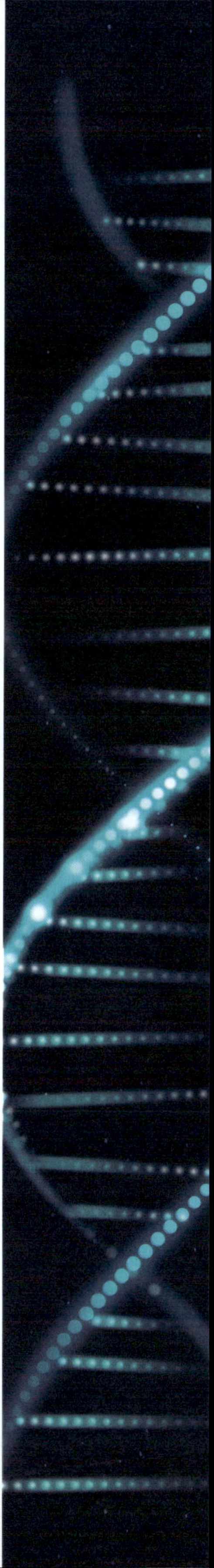

34

Agentes hipometilantes: azacitidina

Ronald Feitosa Pinheiro

OBJETIVOS DO CAPÍTULO

- Introduzir a molécula de azacitidina e seu efeito hipometilante.
- Apresentar os resultados do tratamento com azacitidina na neoplasia mielodisplásica (SMD).
- Apresentar os resultados do tratamento com azacitidina no tratamento da leucemia mielomonocitica crônica (LMMC).
- Apresentar os resultados de azacitidina em associações com outros medicamentos no tratamento da SMD.

CONCEITOS GERAIS

Os primeiros relatos sobre uso de azacitidina ocorreram em 1984 quando o grupo CALGB iniciou uma série de estudos para avaliar essa molécula em pacientes com leucemia e neoplasia mielodisplásica (SMD). A azacitidina é um análogo de pirimidina com múltiplos mecanismos envolvidos em sua função antineoplásica, sendo boa parte de sua ação decorrente da interferência no metabolismo do RNA mensageiro. No entanto, a sua ação de inibir a metilação do DNA tem sido proposta como o principal efeito para sua eficácia durante o tratamento da SMD. A azacitidina, após incorporação ao DNA, age por inibição não competitiva inibindo a DNA-metiltransferase, a enzima responsável nos mamíferos por metilar novas moléculas de DNA. A hipometilação resultante dos resíduos de citosina induz o processo de diferenciação celular pela ativação e reexpressão de genes outrora silenciados pelo aumento da metilação. Em estudos de linhagem celular HL60, azacitidina induz apoptose em 4% a 60% das células em cultura por citotoxicidade direta em uma ação concentração-dependente. Em baixas concentrações (2 a 8 umol/L), a azacitidina se incorpora ao RNA, resultando em citotoxidade de células na fase G1 do ciclo celular. Já em elevadas concentrações (16 umL/L), afeta a replicação do DNA e metabolismo do RNA, levando a um aumento de células da fase S do ciclo celular que entram em apoptose.

A azacitidina é rapidamente absorvida após administração subcutânea com concentração máxima plasmática sendo atingida em até 30 minutos, o que faz com que essa apresentação seja a mais utilizada no mundo, apesar do aumento crescente de seu uso por via oral. A azacitidina é metabolizada no fígado por um processo de desaminação pela enzima citidina desaminase e, seguindo a administração subcutânea, é excretada predominantemente (assim como seus metabólitos) por via renal, possuindo uma meia vida de 4 horas após administração intravenosa ou subcutânea.

A aprovação de azacitidina para o tratamento da SMD ocorreu pela FDA (Food and Drug Administration) em 2004 e a liberação para uso no Brasil ocorreu pela Agência Nacional de Vigilância Sanitária (Anvisa), em 2008. Atualmente é utilizada para tratamento de SMD, de leucemia mieloide aguda (LMA) e de leucemia mielomonocítica crônica (LMMC).

AZACITIDINA PARA TRATAMENTO DA NEOPLASIA MIELODISPLÁSICA

Há três importantes estudos prospectivos randomizados de fase 3 (bom nível de evidência) que avaliaram azacitidina isoladamente como tratamento de pacientes com SMD. Os dois primeiros (*CALGB 9221* e *AZA 001*), priorizaram predominantemente em SMD de alto risco, foram publicados por Silverman et al. em 2002 (estudo *CALGB 9221 – Journal of Clinical Oncology*) e por Fenaux et al. em 2009 (estudo *AZA 001 – Lancet Oncology*). O terceiro estudo (Grupo Espanhol Andaluz) priorizou pacientes de baixo risco, sendo publicado por Sanchez-Garcia na *Leukemia Lymphoma*, em 2017. Todos os três estudos randomizados foram multicêntricos.

O estudo do grupo *CALGB 9221* avaliou pacientes com SMD de alto risco que foram randomizados para tratamento com azacitidina ou suporte transfusional. Foram randomizados 191 pacientes divididos entre o braço azacitidina (99 casos) na dose de 75 mg/m^2/dia por 7 dias a cada 28 dias ou para tratamento de suporte (92 casos), sendo permitido *crossover* para casos que progredissem no braço de suporte. Por se tratar de um estudo de meados dos anos 2000 (ano de 2002), os casos foram à época classificados por critérios da antiga classificação FAB, ainda definindo como SMD pacientes que possuíam cerca de 20 a 29% de blastos (critérios que atualmente utilizamos como definidores de LMA). Como resultados, os pesquisadores detectaram uma resposta global de 60%, com 37% de melhora dos parâmetros da medula e sangue, 16% de remissão parcial, e 7% de remissão completa. Esse foi o primeiro estudo a demonstrar, com bom nível de evidência, que um medicamento era capaz de alterar a história natural da SMD. Os pacientes que fizeram uso de azacitidina apresentaram uma mediana de tempo significativamente superior para transformação em leucemia aguda de 21 meses em comparação aos 13 meses para o grupo suporte. Durante o seguimento do estudo, houve transformação para LMA em 38% no grupo suporte *versus* 15% do grupo azacitidina. Em relação ao parâmetro de sobrevida global, essa foi demonstrada como superior para o grupo que foi tratado com azacitidina após o sexto mês de tratamento (para eliminar o efeito do *crossover*) com uma mediana de sobrevida de 18 meses para azacitidina *versus* 11 meses para tratamento de suporte.

Uma atualização do estudo *CALGB 9221* foi publicada por Silvermann et al. cerca de 4 anos após a publicação inicial. Assim, os casos de Areb-T (anemia refratária com excesso de blastos em transformação, casos com blastos entre 20 e 29%) foram redefinidos como LMA, pela classificação da Organização Mundial da Saúde (OMS) vigente, assim como os níveis de resposta foram atualizados pelos novos critérios do IWG (International Working Group). Os pesquisadores também atualizaram os dados relativos ao risco de infecção e sangramento, assim como outros sérios eventos adversos. Sob a revisão do professor John Bennet, 27% dos casos do grupo azacitidina e 27% do grupo observacional foram então redefinidos como LMA, gerando novos e importantes resultados. Em relação a atualização das respostas baseadas no IWG, a média de duração da resposta foi de 13 meses e a imensa maioria dos casos necessitavam de até 6 ciclos para apresentar resposta ao tratamento com azacitidina. A soma das respostas de melhora hematológica mais remissão parcial e remissão completa foi de 35% para as LMA tratadas com azacitidina, com 7% de remissão completa. A mediana de sobrevida das LMA tratadas com azacitidina foi de 19 meses *versus* 13 meses para o grupo suporte com uma média de duração de resposta de 7 meses (intervalo de 2 meses até 25 meses). Em relação a todos os 191 casos randomizados, entre os 63% que eram dependentes de suporte transfusional no grupo azacitidina, 45% se tornaram independentes de transfusão de hemácias e 27 casos dependentes de transfusão de plaquetas também se tornaram independentes. Quanto à atualização dos efeitos colaterais, os mais comuns permaneceram, como anteriormente publicado, com os eventos gastrointestinais, reações no sítio de injeção e piora inicial das citopenias. Azacitidina não foi associada ao aumento das taxas de infecção em relação ao grupo observacional (tratamento de suporte) com taxa de infecção ano de 0,64 *versus* 0,95, respectivamente, assim como também não houve aumento de sangramento. Esses resultados sugeriam um novo momento e uma mudança de paradigma para os médicos hematologistas, pois azacitidina passou a alterar a história natural da SMD, tipicamente modulando o clone da doença sem necessariamente erradicá-lo.

Cerca de 7 anos após a publicação inicial do grupo *CALGB*, foi apresentado o estudo randomizado fase 3, *AZA001*, em 2009, que tinha como objetivo primário avaliar a sobrevida global de pacientes tratados com azacitidina em comparação com os três tratamentos mais utilizados para pacientes com SMD de alto risco na época: suporte transfusional; citarabina em baixas doses; quimioterapia intensiva. Esse estudo, diferentemente do CALGB, não permitiu *crossover*, facilitando uma visão mais clara para se observar o benefício de sobrevida global. Como critérios de elegibilidade, foram aceitos pacientes acima de 18 anos com IPSS intermediário-2 ou alto risco (IPSS de 1997), casos de Areb ou Areb-t (até 29% blastos) pela antiga classificação FAB, LMMC com pelo menos 10% de blastos na medula óssea, < 13 mil de leucometria e Ecog de 0 a 2. Foram excluídos casos de SMD secundaria à terapia. A administração de azacitidina foi feita de forma subcutânea, 75 mg/m^2/dia, por 7 dias, a cada 28 dias, por pelo menos 6 ciclos. O intervalo entre os ciclos foi prolongado conforme a toxicidade era relatada e devido períodos de neutropenia prolongados. O grupo controle foi composto de pacientes que recebiam apenas transfusão de hemácias/plaquetas/G-CSF/antibióticos ou citarabina 20 mg/m^2/dia/SC, por 14 dias, a cada 28 dias, por 4 ciclos ou quimioterapia intensiva com 3 + 7 (dauno + ara-c; ida + ara-c; mitoxantrone + ara-c). Foram randomizados 358 pacientes com mediana de idade de 69 anos provenientes de 79 centros de 15 países, sendo 179 casos alocados para azacitidina e 179 casos para tratamento convencional (105 casos de suporte transfusional + 49 casos de citarabina em baixas doses + 25 casos de quimioterapias intensiva). Por um certo viés de seleção, os pacientes que receberam quimioterapia intensiva eram mais jovens, possuíam melhor *status* de desempenho e o IPSS era de maior risco, o que dificulta uma análise mais precisa ao se realizar uma comparação. Se utilizássemos a classificação atual da OMS de leucemias agudas, cerca de 32% já possuíam critérios de LMA (20% blastos na medula óssea/sangue periférico). Após uma mediana de seguimento de 21 meses, a sobrevida do grupo azacitidina foi de 24 meses *versus* 15 meses do grupo tratamento convencional com uma redução da mortalidade de 42% (HR 0,58 – 95% CI 0,43-0,77). A curva de sobrevida ficou bastante evidente principalmente após três meses de seguimento, quando quase 80% dos pacientes do braço azacitidina tinham recebido 3 ciclos do medicamento. Após dois anos de seguimento, 50% dos pacientes do grupo azacitidina estavam vivos em comparação com 26% dos casos do grupo tratamento convencional e ao se comparar as sobrevidas entre azacitidina e os três grupos de tratamento convencional, azacitidina foi estatisticamente superior ao suporte transfusional e a citarabina em nove meses, mas não apresentou diferença em relação à quimioterapia possivelmente pelo reduzido número de casos avaliados nesse braço do estudo. Um dos resultados mais significativos a favor de azacitidina foi sua superioridade em sobrevida global quando se compararam os mais diversos grupos citogenéticos, preditor de extrema importância para os pacientes com SMD. Paciente com citogenética favorável, citogenética de prognóstico intermediário e citogenética desfavorável apresentaram benefício de sobrevida quando tratados com azacitidina. Pacientes com alterações do cromossomo 7 (deleção ou monossomia), marcador de doença desfavorável, ao serem tratados com azacitidina, obtiveram sobrevida global de 13 meses *versus* 4,5 meses dos casos com alterações do cromossomo 7 que realizaram tratamento convencional. A redução da mortalidade dos casos com alteração do cromossomo 7 que fizeram uso de azacitidina foi de 66% (HR de 0,34 – 95% CI 0,17-0,67). O estudo *AZA 001* de Fenaux et al. confirmou os achados do estudo *CALGB 9221* de que azacitidina modificava a história natural da SMD, postergando ou evitando a transformação em LMA (Figura 1). O tempo para transformação em LMA foi de 18 meses para o grupo de azacitidina *versus* 11 meses para o grupo de tratamento convencional (HR 0,50 – 95% CI 0,35-0,70). Entre os objetivos secundários do estudo de Fenaux et al., foram avaliados os níveis de remissão completa, remissão parcial, melhora dos setores eritroide, megacariocítico e granulocítico. Os níveis de remissão completa e parcial foram maiores em comparação aos casos de tratamentos convencionais com 29% (RC+RP) e 12% (RC+RP), respectivamente. Cerca de 45% dos pacientes que eram dependentes de suporte transfusional do braço azacitidina se tornaram independentes de transfusão de hemácias em comparação a 11% do grupo tratamento convencional, assim como também ocorreu significativa melhora da contagem de plaquetas no grupo azacitidina (33 × 14%), mas sem diferença em relação à recuperação da neutropenia. Esse estudo demonstrou, com bom nível de evidência, que azacitidina prolonga a sobrevida global de pacientes com SMD de alto risco, assim como reduziu o risco de progressão para LMA. Não restavam mais dúvidas em relação ao benefício desse medicamento para pacientes com SMD.

No ano de 2017 foi publicado o terceiro estudo randomizado, fase 3, sobre o uso de azacitidina para tratamento da SMD. Esse estudo foi bem diferente dos demais (*CALGB 9221* e *AZA 001*) por focar apenas em pacientes de baixo risco pelo IPSS (que não apresentavam deleção 5q), dependentes de suporte transfusional e que falharam ou não apresentavam indicação de eritropoietina (EPO). O estudo visava claramente avaliar o grau de independência transfusional gerado por azacitidina em pacientes de baixo risco, pois a dependência transfusional nesses pacientes costuma gerar sobrecarga de ferro, reduzir *status* de desempenho com consequente e inevitável redução da qualidade de vida. Tratava-se de estudo multicêntrico do Grupo Espanhol Andaluz (5 centros espanhóis), baseado no princípio da intenção de tratamento em que azacitidina foi feita na dose tradicional (75 mg/m^2), mas por apenas 5 dias. O objetivo primário do estudo foi avaliar a melhora hematológica dos pacientes, seguindo-os por 60 dias após a última dose de tratamento (em média 9 ciclos). Os objetivos secundários foram os clássicos: neutrófilos, plaquetas, sobrevida global, transformação em LMA e qualidade de vida. Foram incluídos pacientes com SMD que apresentavam IPSS-R de baixo risco/intermediário-1, sem deleção 5q, dependentes de transfusão, inelegíveis/refratários a eritropoietina, não candidatos a quimioterapia convencional/transplante de medula óssea e que não possuíam critérios de LMMC. Os pacientes foram randomizados entre azacitidina na dose de 75 mg/m^2/dia por 5 dias a cada 28 dias *versus* suporte transfusional; e em ambos os grupos eram permitidos o suporte transfusional e a quelação do ferro. Foram randomizados apenas 40 pacientes com mediana de idade de 75 anos, com 20 pacientes para o braço azacitidina e 20 pacientes para o braço de

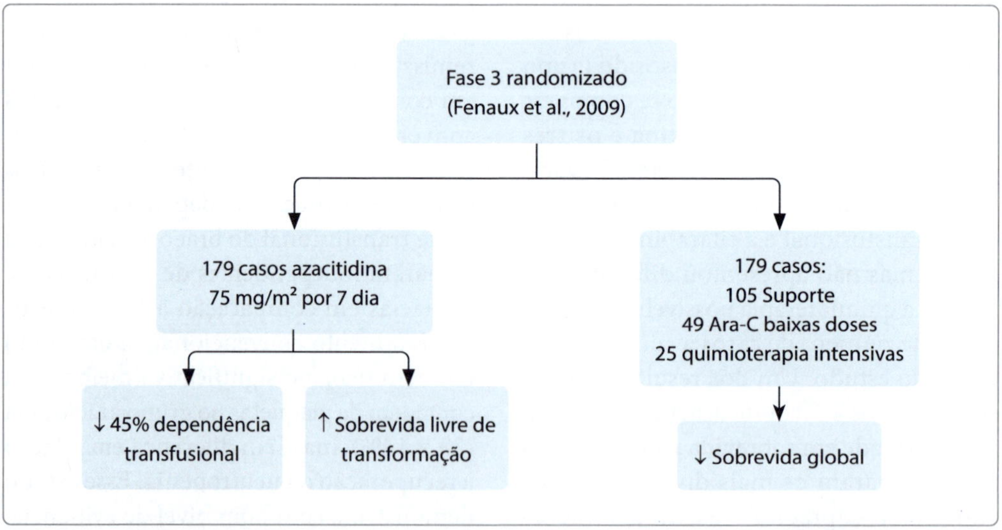

FIGURA 1 Estudo randomizado fase 3 AZA 001 demonstrou benefício de sobrevida global e sobrevida livre de transformação em leucemia mieloide aguda para pacientes tratados com azacitidina.

suporte, mas, após retirada de consentimentos ou devido progressão de doença, foram avaliados apenas 18 casos em cada braço do estudo. Em relação ao objetivo primário do estudo, após 9 meses da randomização, melhora hematológica ocorreu em 44% (8/18) dos casos que foram tratados com azacitidina *versus* 1 caso do grupo suporte. A independência transfusional foi de 33% (6/18) para os pacientes tratados com azacitidina com tempo médio da independência transfusional de 50 semanas (intervalo de 17-231 meses). Em relação aos objetivos secundários do estudo, nada foi significativamente devido, indiscutivelmente, ao pequeno de pacientes em cada braço do estudo. Apesar do pequeno número de casos randomizados nesse estudo, chama muita a atenção que os pacientes que atingiram independência transfusional eram mais jovens, tinham maior necessidade transfusional e apresentavam subtipo de SMD com sideroblastos em anel. Praticamente todos os casos que atingiram independência transfusional possuíam sideroblastos em anel e ficaram independentes de transfusão, em média, por 7 meses (intervalo 17 a 128 semanas). Os níveis de resposta desse estudo randomizado do grupo Espanhol Andaluz demonstraram que azacitidina é uma opção terapêutica plausível, após falha de EPO, para tratamento de pacientes com SMD de baixo risco, apresentando baixa toxicidade, gerando independência transfusional para 1/3 dos casos, podendo ser usada por 5 dias de tratamento.

AZACITIDINA PARA LEUCEMIA MIELOMONOCITICA CRÔNICA

A leucemia mielomonocitica crônica (LMMC) é uma doença clonal da célula-tronco hematopoética que apresenta características de doença mieloproliferativa com alterações displásicas. O diagnóstico é baseado na presença de monocitose sustentada por pelo menos 3 meses com presença de displasia na medula óssea. A LMMC costuma ser tradicionalmente dividida em tipo I (< 13.000 leucócitos – forma displásica) e tipo II (> 13.000 leucócitos – forma proliferativa). Entre as mutações mais comumente descritas, podemos citar *TET-2,SRSF2* e *ASXL1*. Assim como para a SMD clássica, os hipometilantes também são opções terapêuticas para a LMMC. Azacitidina e decitabina estão entre os medicamentos mais utilizados para o tratamento de LMMC autorizados pela FDA e pela Anvisa.

Azacitidina também tem se mostrado efetiva para tratamento das LMMC tanto por exercer efeito de inibição da DNA metiltransferase como por efeito de citotoxicidade direta, mas, apesar de efetiva, as durações das respostas são curtas. Há estudos com número significativo de casos tratados com azacitidina, muitos retrospectivos, alguns de fase 2 e outros como experiências isoladas de determinados hospitais e serviços. Um importante estudo retrospectivo realizado em 38 centros da Europa e EUA avaliou 949 casos diagnosticados em um período de 37 anos, comparando sobrevida global entre os casos tratados com hidroxiureia, agente hipometilante ou quimioterapia intensiva. Certamente, essa é uma das maiores séries de casos relatados de LMMC avaliadas até hoje. Cerca de 43% dos casos foram tratados com agentes hipometilantes como tratamento inicial (azacitidina e decitabina), 41%, hidroxiureia, e 9% receberam quimioterapia intensiva. A mediana de sobrevida ajustada para casos tratados com hipometilantes foi de 21 meses *versus* 16 meses para hidroxiureia (HR 1,39 – 1,17-1,65) e de 14 meses para casos tratados com quimioterapia

(HR 1,55 – 1,16-2,05). Foi detectada uma vantagem de sobrevida para os hipometilantes em relação aos demais tratamentos em casos de alto risco. No entanto, ao serem avaliados apenas casos de LMMC de baixo risco (< 10% blastos; baixo risco CPSS), os hipometilantes (azacitidina e decitabina) não conferiram vantagem de sobrevida em relação aos demais tratamentos. Também devemos ter cautela na avaliação de estudos retrospectivos de longos períodos (no caso, 37 anos) devido a *secular trends* (tendências seculares – diferentes momentos na medicina que podem influenciar análises de sobrevida).

Um outro significativo estudo retrospectivo com grande número de casos de LMMC avaliou 4 grupos de pacientes americanos (da base de dados do *SEER*), totalizando 1.378 casos com mediana de sobrevida de 13 meses, em que 19% foram tratados com hipometilantes (azacitidina e decitabina). Zeidan et al. avaliaram inicialmente 225 casos tratados entre os anos de 2007 e 2011 comparando a sobrevida global de casos tratados apenas com suporte clínico entre os anos de 2001 e 2003 (período em que não havia hipometilantes), sendo encontradas medianas de sobrevida de 17 meses e 11 meses, respectivamente (HR 0,72%; 95% IC 0,58-0,91). Os agentes hipometilantes foram associados a uma redução de 28% de mortalidade em relação ao tratamento de suporte. Em uma segunda análise, com o objetivo de avaliar se as tendências seculares estavam influenciando no tratamento do grupo suporte, os pesquisadores compararam o risco de morte entre 395 casos diagnosticados entre 2007 e 2011 não tratados com hipometilantes *versus* 484 casos diagnosticados entre 2001 e 2003 tratados com apenas suporte (hipometilantes eram indisponíveis na época). Como resultados, não encontraram diferença de óbito entre os grupos (HR 1,09 – 95% IC 0,91-1,32). Assim, foi sugerido que o benefício de sobrevida poderia ser decorrente do uso de hipometilantes.

Uma análise também significativa e importante, por se tratar de uma metanálise com grande número de casos sobre o uso de hipometilantes para o tratamento de LMMC, foi publicada por Xu et al. em que foram avaliados 600 pacientes com LMMC. Destes, 404 foram tratados com azacitidina e 196 com decitabina. Os hipometilantes apresentaram uma resposta global de 43% (95% IC 36-50%), a qual foi equivalente entre os dois tipos de hipometilantes (43 x 45%; p = 0,8), porém, os casos tratados com decitabina apresentaram maiores níveis de remissão completa (23% x 10%; p = 0,000) assim como maiores níveis de independência transfusional (42 x 20%; p = 0,044). Apesar de não existirem estudos randomizados comparando os dois medicamentos (*head to head*), essa metanálise sugeriu que decitabina poderia apresentar uma maior profundidade de resposta (com maior benefício) para uma parcela de pacientes com LMMC.

Uma análise de casos da Grécia (Sociedade Helênica de Hematologia) avaliou 88 casos de LMMC tratados com azacitidina, apresentando resposta global de 49% com mediana de sobrevida de 30 meses. Cerca de 48% dos casos transformaram em LMA em um tempo de seguimento de 15 meses, sendo a presença de níveis elevados de ferritina, presença de blastos circulantes e plaquetopenia os fatores associados à redução de sobrevida.

Uma análise de casos do registro da Áustria avaliou 48 pacientes com LMMC tratados com azacitidina, demonstrando resposta global de 70% com remissão completa de 22% pelos critérios do IWG. Em análise pareada dos casos, azacitidina apresentou tendência a maior sobrevida em dois anos comparada a suporte clínico (62 x 41%, p = 0,067), assim como ao se comparar com hidroxiureia com mediana de 28 meses *versus* 6 meses.

Um importante estudo de fase 2, o S1117 do Intergrupo Americano SWOG de autoria de Sekeres et al., publicado no *Journal of Clinical Oncology*, avaliou azacitidina isoladamente ou em combinação com lenalidomida ou vorinostat (inibidor de histona deacetilase) em pacientes de idade mediana de 70 anos com SMD de alto risco (intermediário 2, alto risco ou blastos ≥ 5%) e LMMC com < 20% blastos. Entre o total de 277 pacientes avaliados, 53 casos (19%) eram de LMMC. Entre esses casos de LMMC tipo 1 e tipo 2, 18 usaram azacitidina isoladamente, 19 testaram azacitidina e lenalidomida e 16 testaram a associação de azacitidina com vorinostat. Foi detectada uma maior resposta global para o grupo azacitidina e lenalidomida em comparação com azacitidina (68 x 28%; p = 0,02), mas com duração de resposta similar entre os 3 grupos com mediana de 19 meses. Também não foi detectada diferença de sobrevida global entre os 3 esquemas testados, demonstrando não haver superioridade da adição de lenalidomida ou vorinostat ao uso de azacitidina isoladamente.

Coston et al., em análise retrospectiva de um centro único, avaliaram 121 pacientes com LMMC do tipo 1 e 2 tratados com azacitidina (56 casos) e decitabina (65 casos). A resposta global foi de 41%, com 45% para azacitidina, e 39% para decitabina – pelos critérios do IWG. Os níveis de remissão completa foram inferiores a 20% para os dois hipometilantes, e 29% dos casos evoluíram para LMA com mediana de sobrevida de apenas 8 meses após a progressão, resultado bastante desapontador. Ao se realizar a comparação entre casos tratados com hipometilante *versus* tratamentos de suporte, foi detectada maior sobrevida de 31 meses *versus* 18 meses (p = 0,01) a favor dos hipometilantes, mas sem diferença entre azacitidina ou decitabina.

AZACITIDINA EM ASSOCIAÇÕES: NADA FUNCIONOU!

Diante da efetividade de azacitidina para casos de SMD e LMMC, ficava clara a necessidade de potencializar a sua ação ou melhorar seus níveis de resposta com a possível associação de outros medicamentos com diferentes mecanismos de ação, como inibidores de acetiltransferase (que levam a desacetilação das histonas); quimioterapia clássica (lesão direta no DNA); análogos da talidomida (IMIDS, anti-angiogênicos). Estudos nesse sentido, de fase 2, foram realizados por dois grupos diferentes com análise baseada no princípio do *pick the winner approach* (escolha o vencedor) em que se fazem análises de pequenos grupos com tratamentos diferentes e um alvo de análise objetiva (p. ex., remissão completa) para, baseado nessa resposta, escolher aqueles que deverão participar da fase 3 randomizado com objetivo primário de analisar sobrevida global. Assim, podemos citar dois estudos: 1) S1117 do Intergrupo Americano SWOG, de autoria de Sekeres et al., publicado no *Journal of Clinical Oncology*; 2) AZA-PLUS-Trial do grupo francês de mielodisplasia de autoria de Ades et al., publicado nos anais da ASH (American Society of Hematology).

O estudo S1117 do Intergrupo Americano *SWOG* avaliou azacitidina (75 mg/m^2 por 7 dias) isoladamente ou em combinação com lenalidomida (10 mg VO/dia por 21 dias) ou vorinostat (inibidor de histona deacetilase – 300 mg VO 2x/dia D3-D9), em um estudo de fase 2, com pacientes de idade mediana de 70 anos com SMD de alto risco (intermediário 2, alto risco ou blastos ≥ 5%) e LMMC. Noventa e dois pacientes (92) receberam azacitidina isoladamente, 93 receberam azacitidina + lenalidomida, enquanto 92, azacitidina + vorinostat. Dentre esses pacientes, 58% eram de dependentes de suporte transfusional e 53 casos (19%) eram de LMMC. Com mediana de seguimento de 23 meses com os 3 esquemas, os pesquisadores relataram uma resposta global de 38% para aqueles que receberam azacitidina isoladamente, 49% para os que receberam azacitidina + lenalidomida e 27% para azacitidina + vorinostat, sem diferenças significativas. Isso também foi encontrado em relação aos níveis de remissão completa, remissão parcial e melhora hematológica, assim como a duração média de resposta que foi de 10 meses para azacitidina isoladamente, 14 meses para azacitidina + lenalidomida e 18 meses para azacitidina e vorinostat, nada significante entre os grupos. A sobrevida global não foi diferente entre os 3 esquemas de tratamento, com 15 meses para os que receberam azacitidina isoladamente, 19 meses para os que receberam azacitidina + lenalidomida e 17 meses para azacitidina + vorinostat. Os eventos adversos foram similares entre os grupos, como as infecções importantes e neutropenias febris significativas, mas a toxicidade gastrointestinal foi superior para o grupo azacitidina + vorinostat e erupção cutânea foi superior para azacitidina + lenalidomida.

O estudo do grupo francês AZA-PLUS-Trial avaliou azacitidina (75 mg/m²/dia D1-D7) isoladamente ou em combinação com lenalidomida (10 mg/dia D1-D14) ou ácido valproico (50 mg/kg/dia D1-D7) ou idarrubicina (10 mg/m² no D1 nos primeiros 9 ciclos) em pacientes com SMD de alto risco com < 20% de blastos e LMMC com < 13.000/mm³, com objetivo primário de avaliar resposta global (remissão completa, remissão parcial ou melhora hematológica) e secundário de sobrevida global após 6 meses, ao menos, de seguimento. Oitenta e um pacientes receberam azacitidina isoladamente, 80 receberam azacitidina + ácido valproico, 80 receberam azacitidina + lenalidomida, e 81 receberam azacitidina + idarrubicina. Os pacientes apresentavam mediana de idade de 75 anos e foram tratados com cerca de 7 ciclos de tratamento. Com mediana de seguimento de 15 meses, os níveis de resposta global foram avaliados para os casos que fizeram 6 ciclos de tratamento com valores de 42% para os que fizeram azacitidina isoladamente, 41% para azacitidina + ácido valproico, 40% para azacitidina + lenalidomida e 38% para azacitidina + idarrubicina, sem diferenças significativas. A sobrevida livre de progressão foi de 17 meses para azacitidina, 15 meses para azacitidina + ácido valproico, 15 meses para azacitidina + lenalidomida e 13 meses para azacitidina + idarrubicina, sem diferenças significantes. A sobrevida global foi de 25 meses para azacitidina, 19 meses para azacitidina + ácido valproico, 18 meses para azacitidina + lenalidomida e 20 meses para azacitidina + idarrubicina, sem diferenças significativas. Os efeitos adversos foram significativamente diferentes entre os grupos, com níveis de hospitalização de 38, 45, 55, 60% nos grupos azacitidina, azacitidina + ácido valproico, azacitidina + lenalidomida e azacitidina + idarrubicina respectivamente. Foi identificado que os grupos azacitidina

+ idarrubicina e azacitidina + lenalidomida foram os mais associados a internações (p = 0,028) por aumento de imunossupressão.

Assim, com base nesses dois estudos (S1117 do Intergrupo Americano SWOG e o AZA-PLUS-Trial), fica claro que nenhum medicamento foi capaz de adicionar benefício de resposta ao tratamento de azacitidina isoladamente para SMD. Foram testados medicamentos com efeitos inibidores de acetiltransferase (que levam a desacetilação das histonas), quimioterapia clássica (lesão direta no DNA) e análogos da talidomida (IMIDS, antiangiogênicos). Nenhum foi capaz de amplificar a resposta de azacitidina quando utilizada isoladamente para pacientes com SMD de alto risco ou LMMC.

Ao analisarmos as associações de azacitidina com os medicamentos baseando-se em metanálises, encontramos a avaliação de Pan et al. em que os pesquisadores avaliaram 7 estudos totalizando 922 pacientes tratados com azacitidina com ou sem adição de inibidores de acetiltransferase (que levam a desacetilação das histonas) (458 azacitidina isoladamente *versus* 464 azacitidina + inibidores de acetiltransferase). Como resultados, os pesquisadores também não encontraram nenhum benefício da adição em relação a qualquer parâmetro de remissão ou de sobrevida, demonstrando a inefetividade de tal associação.

Uma nova e mais recente possível associação foi publicada por Sekeres et al. em um estudo de fase II, associando azacitidina e pevonedistat (NCT02610777). Pevonedistat é uma molécula inibidora da enzima NAE que, em última instância, leva à ativação de ligases com atividade de ubiquitinação. A inibição de NAE por pevonedistat leva à apoptose de células neoplásicas em modelos murinos. No estudo de Sekeres et al., foram randomizados pacientes com SMD de alto risco, LMMC de alto risco e LMA com baixa contagem de blastos em dois grupos que receberam azacitidina 75 mg/m^2 por 7 dias + pevonedistat 20 mg/m^2 por 3 dias a cada 28 dias (58 casos) *versus* azacitidina isoladamente (62 casos). Ao serem analisados os pacientes de SMD de alto risco, a sobrevida global do grupo azacitidina + pevonedistat foi de 24 meses *versus* 19 meses para azacitidina isolada com sobrevida livre de progressão de 20 meses *versus* 15 meses (HR 0,53; p = 0,045). O nível de remissão completa foi de 51 *versus* 26% com duração de 35 meses *versus* 13 meses para azacitidina + pevonedistat. Em relação à toxicidade, os dois esquemas apresentaram toxicidades semelhantes com nível de citopenias bastante similares. A combinação azacitidina 75 mg/m^2 por 7 dias + pevonedistat 20 mg/m^2 por 3 dias parecia promissora e aguardávamos estudos de fase 3 com maior número de casos para uma análise mais fidedigna dessa combinação. Esse estudo veio em 2022: o PANTHER, em que foram randomizados 227 pacientes para uso de azacitidina isoladamente *versus* 227 para azacitidina + pevonedistat. Baseado no princípio do *intention to treat*, não foi detectada diferença de sobrevida livre de progressão entre os grupos (17,7 meses x 15,7 meses).

Com o passar dos anos, uma série de outras associações têm sido postuladas, mas as mais promissoras eram as associações entre azacitidina e venetoclax (a molécula inibidora de BCL2) e decitabina e venetoclax (a molécula inibidora de BCL2). Um dos primeiros estudos a analisar essas combinações foi o de Azizi et al. em que os pesquisadores avaliaram os efeitos de azacitidina e venetoclax (8 casos)/decitabina e venetoclax (12 casos) em 20 pacientes de SMD de alto risco. Tratava-se de uma população de pacientes virgens de hipometilantes (13 casos) e que já tinham sido tratados (7 casos) com mediana de idade de 66 anos com 40% dos casos definidos como Areb-1 e 50% como Areb-2 com todos os pacientes com IPSS-R de alto risco. O nível de resposta global foi de 75% (15 casos) com 5% (1) remissão completa, 60% (12) com remissão completa sem recuperação hematológica e 10% (2) com remissão parcial. Cinco pacientes não apresentaram resposta ou progrediram. Os pacientes que responderam apresentaram maior sobrevida em relação aos que não responderam, houve significativa redução do percentual dos blastos, inclusive com casos apresentando doença residual mínima negativa em citometria de fluxo. Os principais efeitos colaterais foram toxicidade hematológica com neutropenia febril em 35% dos casos (7 pacientes), com necessidade de internação também para 35% dos casos (7 pacientes).

No ano de 2023, Minarik et al. apresentaram, durante o Simpósio Internacional de SMD em Marseille, França, que a adição de venetoclax para pacientes que se tornaram refratários à azacitidina, quando da transformação em LMA, levava ao resgate de sua resposta. Os pesquisadores relataram a evolução de 19 casos de SMD refratários ao tratamento com azacitidina que evoluíram para LMA. Esses pacientes foram tratados com a associação de azacitidina (5 dias) e venetoclax (em menores doses), atingindo remissão global de 67% com sobrevida global de 15 meses.

Em 2025, o estudo Verona, fase 3 randomizado, avaliou o uso de venetoclax com azacitidina para casos de SMD com excesso de blastos. Não foi detectada diferença de sobrevida entre os grupos tratados com venetoclax + azacitidina (253 pacientes) *versus* placebo + azacitidina (256 pacientes). A incidência de efeitos colaterais entre os grupos foi bastante similar, com incidência de 10,5 *versus* 11,5%.

Apesar de diversos estudos demonstrarem que azacitidina prolonga a sobrevida de pacientes com SMD e posterga a transformação para LMA, a sobrevida de pacientes com SMD de alto risco continua baixa, desfavorável. Não há longas sobrevidas. Uma análise de 532 pacientes com SMD de alto risco acima de 66 anos de idade que receberam pelo menos 10 dias de terapia hipometilante demonstrou sobrevida global de 11 meses (95% IC – 10-14 meses). Na análise dos dados do *MDS Clinical Research Consortium* de pacientes com SMD de alto risco que receberam terapia hipometilante por 5 ciclos (72% receberam ≥ 4 ciclos; 68% receberam azacitidina; 32% receberam decitabina) a mediana de sobrevida foi de 17 meses (95% IC – 16-18 meses). Assim, novas opções são necessárias para combinação com os hipometilantes.

AZACITIDINA VIA ORAL

O uso de azacitidina via oral já é uma realidade. O estudo Quazar publicado na *New England Journal of Medicine* no final de 2020 avaliou o uso de azacitidina oral como terapia de manutenção na dose de 300 mg VO/dia por 14 dias. O uso de azacitidina oral prolongou a sobrevida de pacientes com LMA tratados em manutenção em relação aos pacientes não tratados (24 meses × 14 meses) sem apresentar efeitos colaterais significativos.

O uso de azacitidina oral foi avaliado para pacientes com SMD de baixo risco dependentes de suporte transfusional em um estudo fase 3 publicado no *Journal of Clinical Oncology*, em 2021. Os pacientes foram randomizados para CC-486 (azacitidina oral) *versus* placebo por 21 dias/ciclo de 28 dias, com o objetivo primário de atingir independência transfusional. Foram randomizados 107 pacientes para azacitidina oral *versus* 109 para placebo. Como resultados, independência transfusional foi atingida para 42% do grupo azacitidina oral *versus* 11% do grupo placebo com duração de resposta de 11 meses *versus* 5 meses, respectivamente. O aumento basal da concentração de hemoglobina foi de ≥ 1,5 g/dL para o grupo azacitidina oral, porém com maior número de mortes relacionadas à infecção nas fases iniciais do estudo.

Azacitidina via oral também tem sido utilizada para casos de SMD de baixo risco com mais de uma citopenia, além da anemia. Nesse momento, há um estudo de fase 2 (Astreon Trial) com uso de azacitidina oral (CA055-026) para SMD de baixo risco/intermediário com anemia + neutropenia ou anemia + plaquetopenia, com análise de doses de 200 mg ou 300 mg por 14 dias em ciclos de 28 dias. Os efeitos colaterais mais comuns são toxicidade gastrointestinal e hematológica com eventos adversos sérios, ocorrendo em 1/24 e 3/23 nos braços de 200 mg e 300 mg, respectivamente. Esses dados demonstram segurança do uso de azacitidina oral para SMD.

FATORES PREDITORES DE RESPOSTA À AZACITIDINA

Há diversos estudos preditores de resposta à terapia com agentes hipometilantes no tratamento da SMD. Um deles é da professora Fabíola Traina, da Universidade de São Paulo – Ribeirão Preto, em que foram avaliadas alterações moleculares em cerca de 90 casos em tratamento com hipometilantes. Como resultados, os pesquisadores encontraram, em análise multivariada, que mutações nos genes *TET2* e *DNMT3A* eram preditores de resposta ao tratamento, assim como a presença de citogenética favorável foi preditora para sobrevida livre de progressão.

Um segundo estudo também robusto de predição de resposta é o de Hunter et al. em que os pesquisadores avaliaram mutações em 247 pacientes ao início da terapia com hipometilante (azacitidina ou decitabina) e para 108 casos durante a evolução do tratamento. Os pacientes com a presença concomitante das duas mutações no *TET2* e *ASXL1* apresentavam maiores níveis de resposta e sobrevida com 62% de resposta completa. Casos com número elevado de mutações, assim como a presença de mutação do *TP53* e *EZH2* evoluíam desfavoravelmente. E, para os casos com *TP53*, a não detecção da mutação após o tratamento com hipometilante foi preditor de boa evolução durante o transplante de medula óssea (TMO).

AZACITIDINA EM BAIXAS DOSES PARA NEOPLASIA MIELODISPLÁSICA DE BAIXO RISCO

Nos últimos anos, alguns pesquisadores passaram a usar os agentes hipometilantes em doses reduzidas e por períodos mais curtos, buscando uma maior tolerabilidade e maior aderência dos pacientes com SMD. Um exemplo dessa conduta foi o estudo randomizado (com resposta adaptativa após o segundo ciclo de tratamento) de Sasaki et al. em que pacientes de SMD de baixo risco (pelo IPSS-R) com mediana de idade de 70 anos foram comparados entre o uso de baixas doses de azacitidina *versus* baixas doses de decitabina. Nesse estudo, 113 pacientes foram randomizados entre azacitidina 75 mg/m^2 por três dias *versus* decitabina 20 mg/

m^2 por três dias, com possibilidade de redução de doses para 50 mg/m^2 ou 25 mg/m^2, por três dias, para azacitidina ou 15 mg/m^2 ou 10 mg/m^2, por três dias, para decitabina; caso os pacientes apresentassem toxicidade de grau 4 ou grau 3. A mediana de tempo de tratamento foi de 68 meses com cerca de 50% dos casos caracterizados como dependentes de suporte transfusional. Um dos resultados mais significativos do estudo foi que cerca de 1/3 dos casos dependentes de transfusão tratados com decitabina atingiram independência transfusional, o que só ocorreu para 15% dos casos de azacitidina. A mediana de independência transfusional foi de 22 meses. Os níveis de remissão completa foram de 36% para decitabina e 35% para azacitidina. Um outro importante resultado (apesar do pequeno número de casos [4/5]) foi o de que pacientes com mutação do *TP53* apresentaram resposta com remissão completa ao tratamento com decitabina. Após uma mediana de seguimento de 68 meses (intervalo de 3 a 84 meses), 60% da coorte ainda estava viva com mediana de sobrevida livre de progressão e sobrevida global de 17 meses e 33 meses, respectivamente. Esse estudo demonstrou que a terapia hipometilante em baixas doses é capaz de induzir remissão completa e independência transfusional para casos com SMD de baixo risco.

RESUMO

- A azacitidina age por inibição da DNA-metiltransferase, a enzima responsável nos mamíferos por metilar moléculas de DNA. O principal efeito da AZA é gerar hipometilação global do DNA.
- O estudo randomizado do grupo *CALGB 9221* foi o primeiro trabalho a demonstrar, com bom nível de evidência, que um medicamento era capaz de alterar a história natural da SMD.
- No estudo *AZA 001*, os pacientes com alterações no cromossomo 7 (deleção ou monossomia), ao serem tratados com azacitidina, obtiveram sobrevida global de 13 meses *versus* 4,5 meses para casos de pacientes com alterações no cromossomo 7 que realizaram tratamento convencional. A redução da mortalidade para esses casos foi de 66%.
- A azacitidina é uma opção terapêutica para casos de LMMC com resposta global de 40%.
- A azacitidina é capaz de prolongar a sobrevida de pacientes com SMD de alto risco e de postergar a transformação desses em LMA.

REFERÊNCIAS

1. Adès L, Duployez N, Guerci-Bresler A, Laribi K, Peterlin P, Vey N, et al. A randomised phase II study of azacitidine (AZA) alone or with Lenalidomide (LEN), Valproic acid (VPA) or Idarubicin (IDA) in higher-Risk MDS or low blast AML: GFM's "pick a winner" trial, with the impact of somatic mutations. Br J Haematol. 2022;198(3):535-44.
2. Adès L, Girshova L, Doronin VA, Campelo MD, Valcárcel D, Kambhampati S, et al. Pevonedistat plus azacitidine vs azacitidine alone in higher-risk MDS/chronic myelomonocytic leukemia or low-blast-percentage AML. Blood Adv. 2022;6(17):5132-45.
3. Azizi A, Ediriwickrema A, Dutta R, Patel SA, Shomali W, Medeiros B, et al. Venetoclax and hypomethylating agent therapy in high-risk myelodysplastic syndromes: a retrospective evaluation of a real-world experience. Leuk Lymphoma. 2020;61(11):2700-7.
4. Coston T, Pophali P, Vallapureddy R, Lasho TL, Finke CM, Ketterling RP, et al. Suboptimal response rates to hypomethylating agent therapy in chronic myelomonocytic leukemia; a single institutional study of 121 patients. Am J Hematol. 2019;94(7):767-79.
5. Fenaux P, Mufti GJ, Hellstrom-Lindberg E, Santini V, Finelli C, Giagounidis A, et al. Efficacy of azacitidine compared with that of conventional care regimens

in the treatment of higher-risk myelodysplastic syndromes: a randomised, open-label, phase III study. Lancet Oncol. 2009;10(3):223-32.

6. Garcia-Manero G, Santini V, Almeida A, Platzbecker U, Jonasova A, Silverman LR, et al. Phase III, randomized, placebo-controlled trial of CC-486 (oral azacitidine) in patients with lower-risk myelodysplastic syndromes. J Clin Oncol. 2021;39(13):1426-36.
7. Garcia-Manero G, Yee KWL, Hernandez F, Porta MGD, Paolini S, Ahn SY, et al. Preliminary safety and efficacy of oral azacitidine (Oral-AZA) in patients (pts) with low-/ Intermediate (Int)-risk myelodysplastic syndromes (MDS): Phase 2 results from the ASTREON trial. J Clin Oncol. 2024;42(16_suppl):6509.
8. Hunter AM, Komrokji RS, Yun S, Ali NA2, Chan O, Song J, et al. Baseline and serial molecular profiling predicts outcomes with hypomethylating agents in myelodysplastic syndromes. Blood Adv. 2021;5(4):1017-28.
9. Pan T, Qi J, You T, Yang L, Wu D, Han Y, et al. Addition of histone deacetylase inhibitors does not improve prognosis in patients with myelodysplastic syndrome and acute myeloid leukemia compared with hypomethylating agents alone: a systematic review and meta-analysis of seven prospective cohort studies. Leuk Res. 2018;71:13-24.
10. Patnaik MM, Tefferi A. Chronic myelomonocytic leukemia: 2020 update on diagnosis, risk stratification and management. Am J Hematol. 2020;95(1):97-115.
11. Pleyer L, Germing U, Sperr WR, Linkesch W, Burgstaller S, Stauder R, et al. Azacitidine in CMML: matched-pair analyses of daily-life patients reveal modest effects on clinical course and survival. Leuk Res. 2014;38(4): 475-83.
12. Pleyer L, Leisch M, Kourakli A, Padron E, Maciejewski JP, Cirici BX, et al. Outcomes of patients with chronic myelomonocytic leukaemia treated with non-curative therapies: a retrospective cohort study. Lancet Haematol. 2021;8(2):e135-e148.
13. Sanchez-Garcia J, Falantes J, Medina Perez A, Hernandez-Mohedo F, Hermosin L, Torres-Sabariego A, et al. Prospective randomized trial of 5 days azacitidine versus supportive care in patients with lower-risk myelodysplastic syndromes without 5q deletion and transfusion-dependent anemia. Leuk Lymphoma. 2018;59(5):1095-104.
14. Sasaki K, Jabbour E, Montalban-Bravo G, Darbaniyan F, Do KA, Class C, et al. Low-Dose Decitabine versus Low-Dose Azacitidine in Lower-Risk MDS. NEJM Evid. 2022;1(10):EVIDoa2200034.
15. Scott BL. Existing agents, novel agents, or transplantation for high-risk MDS. Hematology Am Soc Hematol Educ Program. 2020;2020(1):411-7.
16. Sekeres MA, Othus M, List AF, Odenike O, Stone RM, Gore SD, et al. Randomized phase II study of azacitidine alone or in combination with lenalidomide or with vorinostat in higher-risk myelodysplastic syndromes and chronic myelomonocytic leukemia: North American Intergroup Study SWOG S1117. J Clin Oncol. 2017;35(24):2745-53.
17. Sekeres MA, Watts J, Radinoff A, Sangerman MA, Cerrano M, Lopez PF, et al. Randomized phase 2 trial of pevonedistat plus azacitidine versus azacitidine for higher-risk MDS/CMML or low-blast AML. Leukemia. 2021;35(7):2119-2124. Erratum in: Leukemia. 2021 Dec;35(12):3637.
18. Siddiqui MA, Scott LJ. Azacitidine: in myelodysplastic syndromes. Drugs. 2005;65(13):1781-9; discussion 1790-1.
19. Silverman LR, Demakos EP, Peterson BL, Kornblith AB, Holland JC, Odchimar-Reissig R, et al. Randomized controlled trial of azacitidine in patients with the myelodysplastic syndrome: a study of the cancer and leukemia group B. J Clin Oncol. 2002;20(10):2429-40.
20. Silverman LR, McKenzie DR, Peterson BL, Holland JF, Backstrom JT, Beach CL, et al. Further analysis of trials with azacitidine in patients with myelodysplastic syndrome: studies 8421, 8921, and 9221 by the Cancer and Leukemia Group B. J Clin Oncol. 2006;24(24):3895-903.
21. Traina F, Visconte V, Elson P, Tabarroki A, Jankowska AM, Hasrouni E, et al. Impact of molecular mutations on treatment response to DNMT inhibitors in myelodysplasia and related neoplasms. Leukemia. 2014;28(1):78-87.
22. Xu R, Li M, Wu P, Deng C, Geng S, Huang X, et al. Hypomethylating agents in the treatment of chronic myelomonocytic leukemia: a meta-analysis and systematic review. Hematology. 2021;26(1):312-20.
23. Zeidan AM, Hu X, Long JB, Wang R, Ma X, Podoltsev NA, et al. Hypomethylating agent therapy use and survival in older patients with chronic myelomonocytic leukemia in the United States: A large population-based study. Cancer. 2017;123(19):3754-62.

35

Agentes hipometilantes: decitabina

Ronald Feitosa Pinheiro

OBJETIVOS DO CAPÍTULO

- Introduzir a molécula de decitabina e seu efeito hipometilante.
- Apresentar os resultados do tratamento com decitabina na neoplasia mielodisplásica (SMD).
- Apresentar os resultados do tratamento com decitabina na leucemia mielomonocítica crônica (LMMC).
- Avaliar o uso de decitabina após falha na resposta à azacitidina e as perspectivas de possíveis associações.

CONCEITOS GERAIS

Decitabina é uma molécula que leva à hipometilação do DNA, isto é, desfaz o bloqueio epigenético. Os mecanismos epigenéticos modulam a cromatina alterando a expressão gênica de acordo com a necessidade de cada célula e linhagem progenitora. É por meio dos mecanismos epigenéticos que, por exemplo, determinadas proteínas das células endócrinas, apesar de derivarem de um mesmo código genético, não estão presentes em células como os neurônios. De uma maneira mais simplificada: temos o mesmo DNA em todas as células do nosso corpo, porém apenas alguns genes se expressam em determinado tecido e em outros encontram-se ausentes. Isso acontece porque há bloqueio epigenético de genes que não devem se expressar em determinado tecido. E esse bloqueio ocorre, por exemplo, por metilação do DNA. O efeito da decitabina é exercido exatamente nessa metilação do DNA, ativando genes que estavam silenciados pela metilação (*ver Capítulo 10*) (Figura 1).

A decitabina foi inicialmente sintetizada por Pliml e Sorm em 1964 e desde então sofreu algumas modificações que facilitaram sua aplicação em humanos. E apenas em meados dos anos 1980 foi produzida em maior escala e utilizada de forma terapêutica. Decitabina é ativada por fosforilação pela via da deoxicitidina quinase, gerando 5-aza-dCMP, que é rapidamente transformada em 5-aza-dctp. Ao ser incorporada ao DNA, inibe a metilação no carbono 5' do anel de citosina, sendo esse processo reversível. Acredita-se que há dois mecanismos de ação antineoplásica da decitabina:

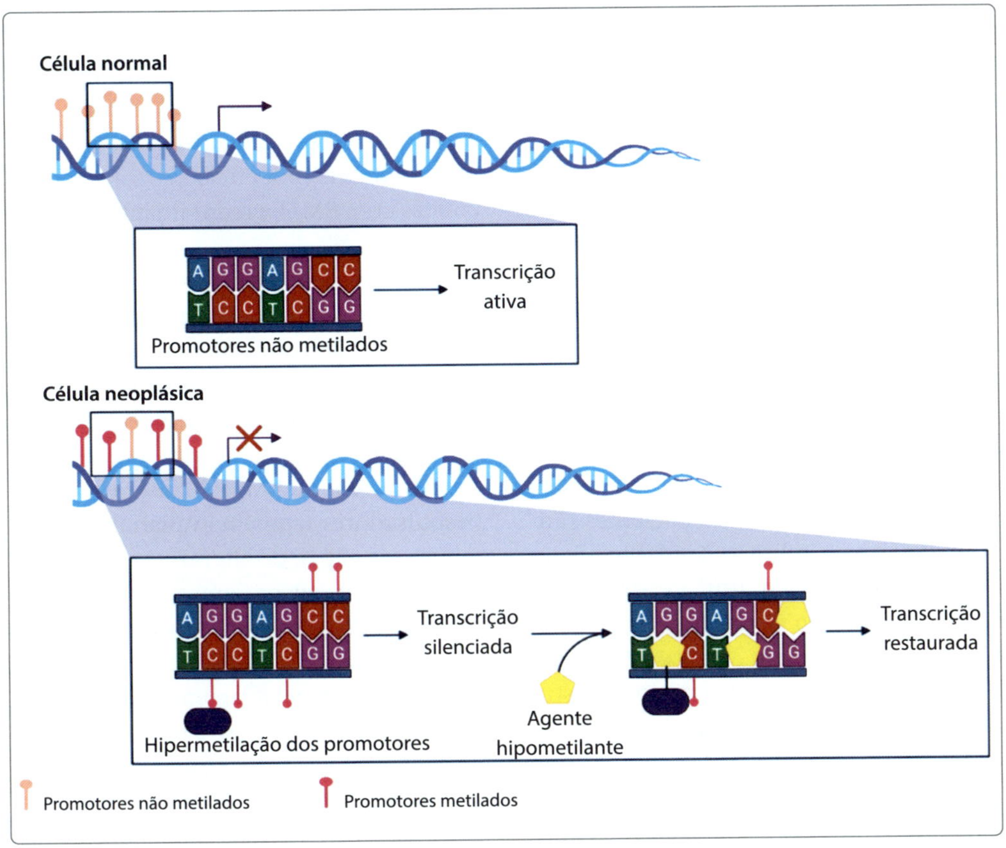

FIGURA 1 A metilação mediada pelas DNA metiltransferase (DNMT) nas regiões promotoras do gene bloqueiam a ligação dos fatores de transcrição, levando ao silenciamento epigenético. A incorporação dos agentes hipometilantes no DNA no lugar da citosina, inativam a ação das DNMT, desencadeando a hipometilação do gene, possibilitando a transcrição.

- Citotoxicidade direta levando a morte celular.
- Desmetilação que ativa genes de diferenciação celular outrora silenciados.

As propriedades antileucêmicas de decitabina foram inicialmente relatadas por Sorm em parceria com Vesely, em 1968, demonstrando os efeitos de 5-aza-2′-deoxycytidine nos tecidos hematopoéticos de modelos murinos AKR. Nesse mesmo momento, uma série de relatos também demonstravam efeitos da decitabina com importante ação de hipometilação do DNA, sendo esse efeito relatado com 1/10 da concentração de azacitidina, outro conhecido agente hipometilante. Decitabina era capaz de reativar *locus* inativos do cromossomo X e estudos confirmaram a capacidade de afetar a diferenciação de células mieloides. No ano de 1981, Rivard et al. publicaram na *Leukemia Research*, os efeitos de decitabina em um estudo de fase 1 de crianças com leucemia aguda. Estava pavimentado o caminho de decitabina para futuro uso como tratamento da SMD.

DECITABINA PARA TRATAMENTO DA NEOPLASIA MIELODISPLÁSICA

Em meados de 2006, Kartajan et al. (MD Anderson Cancer Center) publicaram os resultados do primeiro estudo randomizado fase 3 sobre uso de decitabina para tratamento da SMD *versus* suporte clínico. Foram randomizados 89 casos para decitabina e 81 para suporte transfusional, sendo o grupo de pacientes composto por 30% de casos de prognóstico intermediário-1, 43% de pacientes intermediário-2 e 26% de alto risco pelo IPSS (1997). Os pacientes randomizados para o braço decitabina receberam a dose de 15 mg/m^2 a cada 8 horas (tempo de infusão de 3 horas) por 3 dias, totalizando 135 mg/m^2 de dose total a cada 6 semanas. Os objetivos primários do estudo eram avaliar a resposta global, o tempo de transformação em LMA e óbito. Como resultados, os pesquisadores relataram resposta global de 30% (remissão completa + remissão parcial + melhora hematológica), sendo 9% de remissão completa, 8% de remissão parcial e 13% de melhora hematológica com duração média de resposta de 10 meses. As respostas foram mais significativas principalmente entre as anemias refratárias com excesso de blastos (Areb) e pacientes com IPSS intermediário-2. Em relação aos objetivos primários do estudo, decitabina não foi capaz de prolongar a sobrevida livre de LMA (12 meses x 8 meses; p = 0,16), mas quando foram analisados os subgrupos foram identificados casos de IPSS intermediário-2 alto risco que apresentavam maior sobrevida livre de LMA (12 meses x 6,8 meses; p = 0,03). Ao se fazer uma análise de regressão de Cox com modelo baseado na classificação da FAB (utilizada na época) e IPSS (utilizada na época), os casos tratados apenas com suporte de transfusão apresentavam duas vezes mais risco de progressão para LMA e de óbito. Esses resultados demonstraram que decitabina era eficaz para alguns pacientes com SMD, predominantemente de alto risco.

No ano subsequente, meados de 2007, novamente o grupo de Kartajan et al. (MD Anderson Cancer Center) publicaram na *Blood* (*online*, em agosto de 2006) um estudo avaliando 3 esquemas terapêuticos para uso de decitabina no tratamento das SMD de alto risco e/ou LMMC. Nesse estudo, os pesquisadores também avaliaram se decitabina era capaz de alterar o perfil global de metilação dos pacientes, assim como a metilação e a expressão do gene *p15* por pirosequenciamento e RT-qPCR (PCR em tempo real), respectivamente. Os pacientes foram randomizados para receber 3 esquemas diferentes: 1) 20 mg/m^2 IV, em 1 hora ao dia, por 5 dias; 2) 20 mg/m^2/dia por 5 dias, dividido em 2 doses subcutâneas/dia; 3) 10 mg/m^2 intravenoso ao dia por 10 dias, em que os 3 grupos recebiam a dose total de 100 mg/m^2 por ciclo. Um total de 95 pacientes foram tratados, sendo 77 SMD e 18 LMMC. Entre os casos de SMD, 31% eram anemia refratária com excesso de blastos 1 (< 10%) Areb-1; 39% eram anemia refratária com excesso de blastos 2 (10 a 19%) Areb-2; e 6% eram anemia refratária com excesso de blastos em transformação Areb-t (antiga classificação da OMS, 2001). Após o quadragésimo quinto caso ser randomizado entre os 3 esquemas, os pacientes passaram a receber apenas o esquema de 20 mg/m^2 intravenoso em 1 hora/dia, por 5 dias, devido ao esquema apresentar maiores níveis de remissão completa. Como resultados, os pesquisadores relataram 34% de remissão completa, 1% de remissão parcial, 24% de remissão completa sem recuperação hematológica ou com recuperação hematológica parcial e 14% de melhora hematológica. Juntando todos esses resultados, houve resposta global objetiva em 69/95 casos (73%) e o nível de remissão completa foi de 39, 21 e 24% para o esquemas de 20 mg/m^2 por 5 dias; 20 mg/m^2/dia, por 5 dias, dividido em 2 doses subcutâneas/dia; e 10 mg/m^2 IV ao dia, por 10 dias, respectivamente. Esses resultados demonstravam que decitabina era uma droga efetiva para o tratamento da SMD. Mas qual o possível mecanismo de ação? Para responder à essa pergunta, os pesquisadores avaliaram o perfil global de metilação dos pacientes, assim como a metilação e a expressão do gene *p15* por pirosequenciamento e RT-qPCR. Os pesquisadores encontraram hipometilação global após tratamento com decitabina, assim como havia diminuição da metilação do *p15* com consequente aumento de sua expressão, corroborando a ideia de que, pelo menos em alguns casos, decitabina agia por redução da metilação, levando a reexpressão de genes outrora silenciados.

Diante de resultados promissores com o agente hipometilante decitabina, aguardávamos um estudo randomizado que definitivamente mostrasse que esse agente hipometilante fosse capaz de prolongar a sobrevida de pacientes com SMD. O grupo do EORTC (European Organisation for Research and Treatment of Cancer Leukemia Group and German MDS Study Group) publicou então o estudo: baixas doses de decitabina *versus* suporte transfusional em idosos com SMD de risco intermediário ou alto risco inelegíveis para quimioterapia intensiva (*Low-Dose Decitabine Versus Best Supportive Care in Elderly Patients With Intermediate – or High-Risk Myelodysplastic Syndrome Ineligible for Intensive Chemotherapy*). O objetivo principal do estudo – avaliar se decitabina era capaz de prolongar sobrevida global dos pacientes – falhou em demonstrar benefício. Foi uma ducha de água fria para os entusiastas que tratavam SMD à época. Infelizmente, esse estudo fez com que decitabina fosse esquecida por muitos médicos durante os últimos anos. Nesse estudo, os pacientes foram randomizados na proporção de 1:1 para receber suporte clínico (transfusão) ou decitabina. Dentre os critérios para participação, os pacientes deveriam ser intermediário 1 ou 2, ou alto risco com 11 a 30% de blastos ou ter 10% de blastos com cariótipo desfavorável pelo IPSS. Cerca de 12% dos casos nos dois braços eram de SMD secundária à terapia e 5% de LMMC. A dose de decitabina utilizada no estudo, talvez o grande vilão dos resultados desapontadores, foi de 15 mg/m^2 a cada 8 horas por 3 dias, totalizando 45 mg/m^2/dia, 135 mg/m^2/ciclo. O ciclo deveria ser repetido a cada 6 semanas ou, se não houvesse recuperação hematológica, em até 10 semanas. Essa dose foi, posteriormente, considerada como indutora de intensa aplasia. O objetivo primário do estudo foi avaliar a sobrevida global e os principais objetivos secundários foram avaliar a sobrevida livre de transformação em LMA, a sobrevida livre de progressão, a toxicidade e a qualidade de vida. Em quase 5 anos de inclusão de casos, foram avaliados 114 pacientes do grupo de tratamento suporte e 119 do grupo de decitabina, todos originados de 40 centros da Europa. Entre esses pacientes, 92% eram de risco intermediário 2/alto risco, 32% preenchiam critérios de LMA (20 a 30% blastos) e 53% apresentavam citogenética desfavorável. O número médio de ciclos de decitabina aplicados foi de 4 do total de oito, programados inicialmente em um período de até

6 meses. Apenas um ciclo foi aplicado em 14% dos casos, enquanto dois ciclos, três/quatro ciclos, cinco/seis/sete ciclos e oito ciclos foram aplicados a 23, 18, 19 e 21% dos casos, respectivamente. Desvios de protocolo ocorreram em 68% dos casos no braço da decitabina. E esses desvios ocorreram por atrasos em doses subsequentes e/ou uso de doses inferiores. Esses números alarmantes já explicam, por si só, a não capacidade do estudo de demonstrar benefício de sobrevida global para o braço decitabina em relação ao grupo suporte. Em relação à sobrevida global, não houve diferença entre os grupos decitabina e suporte clínico. A sobrevida global para o grupo decitabina foi de 10 meses enquanto para o grupo suporte, 8,5 meses (p = 0,38) em um seguimento de 2,5 anos. Ao se fazer análise de subgrupos, foi detectado benefício de sobrevida para o braço decitabina para pacientes com menos de 75 anos de idade e com tempo de doença superior a 3 meses. Em relação a sobrevida livre de progressão, a decitabina foi efetiva em evitar a progressão da doença (exceto para pacientes > 75 anos de idade). A sobrevida livre de progressão para formas mais avançadas para o grupo decitabina foi duplicado em relação ao grupo suporte (3 meses x 6,6 meses; p = 0,004) com redução do risco de progressão de 32%. Em relação à sobrevida livre de progressão para LMA, decitabina não se mostrou eficiente (8,8 meses x 6,1 meses). Ao se fazer análise de subgrupos, foi detectado benefício de sobrevida livre de progressão para LMA para decitabina em casos de pacientes com menos de 75 anos de idade e com tempo de doença superior a 3 meses. Ao se avaliar a incidência cumulativa de LMA, por critérios da classificação FAB, a incidência foi significativamente reduzida em relação ao grupo suporte: 22 *versus* 33% no primeiro ano, e 30 *versus* 43% no segundo ano. Esses resultados sugerem muito claramente que, uma vez que o paciente conseguisse prolongar (ou suportar) o tratamento, haveria um benefício. Ao analisarmos os critérios de toxicidade, ficava muito claro que a toxicidade hematológica em pacientes com comorbidades e idade avançada (> 75 anos) levaria a uma redução do benefício da droga, fosse por infecção e óbito ou por suspensão ou violação de protocolo. Em relação à toxicidade, infecções Grau 3 e 4 ocorreram em 58% do grupo decitabina. Neutropenia graus 3 ou 4 ocorreram em 47% dos casos de decitabina e neutropenia febril em 25% dos casos. A toxicidade parecia intensa e ficava claro que a dosagem de 15 mg/m^2 a cada 8 horas por 3 dias, totalizando 45 mg/m^2/dia, 135 mg/m^2/ciclo era muito maléfica. Os próprios autores do estudo já relatavam, durante a discussão de seus resultados, que a dose alternativa de 20 mg/m^2 em 5 dias consecutivos com intervalo de 28 dias (dose do estudo ADOPT) parecia mais acessível aos pacientes e menos tóxica. Isso se comprovou com o passar dos anos e essa dosagem é a que atualmente utilizamos na prática médica (20 mg/m^2 em 5 dias consecutivos com intervalo de 28 dias). Em relação às respostas ao tratamento, 13% atingiram remissão completa com 34% de resposta global (13% completa + 6% parcial + 15% melhora hematológica), respostas essas que apareciam após, em média, 4 meses de tratamento.

Tivemos a oportunidade de avaliar alguns pacientes do Núcleo de Pesquisa e Desenvolvimento de Medicamentos da Universidade Federal do Ceará (NPDM/UFC) em relação ao tratamento com decitabina. Tratamos uma coorte de pacientes com SMD, mediana de idade de 69 anos, composta de formas avançadas e formas intermediárias dependentes de suporte transfusional e detectamos que pacientes com plaquetas superiores a 50.000/mm³ e que receberam pelo menos 3 ciclos de decitabina apresentavam maiores chances de resposta ao tratamento.

Após resultados do estudo randomizado do EORTC, muitos médicos deixaram de prescrever decitabina para tratamento de SMD; também porque, na época, também já havia estudos demonstrando que azacitidina, outro agente hipometilante, era capaz de prolongar a sobrevida global de pacientes com SMD com menor toxicidade em comparação à decitabina. O medicamento decitabina cairia no esquecimento, mas voltaria a mostrar resultados bem efetivos, nos anos vindouros, para casos de alto risco com mutações específicas e alterações citogenéticas complexas.

RESSUSCITANDO A DECITABINA: CASOS COM CARIÓTIPO COMPLEXO E MUTAÇÃO NO *TP53*

Quase que concomitante à publicação dos resultados do estudo randomizado do EORTC, uma série de estudos com pequeno número de casos começaram a apresentar a viabilidade do uso de decitabina para pacientes idosos com LMA que não eram candidatos ao tratamento com esquema 3 + 7 de daunorubicina/idarrubicina + ara-c (*unfit patients*-não elegíveis). A explicação para o uso de decitabina nessas situações vinha exatamente dos estudos anteriores de Kartajan e do EORTC, em que uma parte de seus casos foram classificados como Areb-t (blastos entre 20 e 30%) e apresentavam resposta, mas tecnicamente esses casos já eram LMA pela classificação da OMS desde 2002. Assim, alguns casos de LMA apresentavam resposta ao tratamento com decitabina.

Um dos estudos nesse sentido foi o de Ritchie et al. que avaliaram 154 casos de pacientes com LMA *de novo* ou recaída/refratários tratados com decitabina na dose de 20 mg/m²/dia por 10 dias como indução. Os níveis de remissão completa foram de 40 e 17% para LMA *de novo* (muitos casos com marcadores de prognóstico desfavorável) e LMA recaída/refratários, respectivamente. A toxicidade desse esquema foi bastante tolerada pelos pacientes e muitos casos apresentaram respostas com duração superior a um ano, sendo a sobrevida dos respondedores superior ao dos não respondedores.

Um outro importante estudo de fase 2 foi o de Blum et al. que avaliaram 53 pacientes idosos (mediana de idade de 74 anos) com LMA não candidatos a quimioterapia intensiva (*unfit patients*-não elegíveis) tratados com decitabina 20 mg/m²/dia por 10 dias em infusão de 1 hora. Cerca de 36% desses pacientes apresentavam doença hematológica prévia ou eram LMA relacionada à terapia e 30% apresentavam cariótipo complexo, conhecidos marcadores de prognóstico desfavorável pra LMA. Cerca de 47% dos casos atingiram remissão completa após 3 ciclos de decitabina. Cerca de 52% dos casos com cariótipo normal e 50% dos casos com cariótipo complexo atingiram remissão completa com boa tolerabilidade ao esquema terapêutico.

Esses dois estudos (Ritchie e Blum) pavimentaram o novo caminho para o uso de decitabina. O medicamento se mostrava efetivo em LMA e na SMD e deveria ser novamente testada para algumas situações especificas. Era o início da ressureição de decitabina como tratamento das neoplasias mieloides.

Muitos casos de LMA que passaram a apresentar resposta ao tratamento com decitabina possuíam cariótipos complexos e mutações do gene *TP53*. Em significativo estudo publicado na *New England Journal of Medicine,* Welch et al. ratificaram a importância da decitabina como tratamento efetivo para pacientes SMD e LMA com mutação do *TP53* e cariótipo complexo. Sabemos, decorrente de nossa prática clínica, que esses pacientes com cariótipo complexo ou com alterações múltiplas no gene *TP53* possuem pouca chance de atingir remissão completa quando são tratados com esquema 3 + 7. Na prática atual, costumamos defini-los como *genetically unfit* para quimioterapia, sendo o uso de hipometilantes associado a maiores chances de resposta.

Welch et al. demonstraram por meio de sequenciamento de exoma e painel de genes-alvo que a presença de mutações específicas se correlacionavam com resposta ou resistência à decitabina. Surpreendentemente, foi detectada significativa resposta ao tratamento quando da presença de mutação do *TP53* (bialélico ou não) e cariótipo complexo. O estudo foi prospectivo, não controlado, com 116 pacientes (84 de coorte prospectivo e 32 de coorte de extensão) que receberam decitabina na dose de 20 mg/m^2/dia por 10 dias (ciclos a cada 28 dias) e tinha como objetivo primário avaliar que mutações poderiam influenciar na resposta de decitabina e, como objetivos secundários, avaliar o *clearence* das mutações e do perfil de metilação. Foram avaliados pacientes com LMA *de novo* (exceto promielocítica aguda) com idade superior a 60 anos, com LMA recidivada e SMD dependentes de suporte transfusional com bom *status* de desempenho. O painel-alvo foi composto de 8 genes (*TP53, DNMT3A, IDH1, IDH2, ASXL1, SRSF2, U2AF1 e SF3B1*). Como resultados, a resposta com < 5% de blastos na medula óssea foi detectada para 46% dos casos (divididos entre casos com recuperação total ou parcial do hemograma e alterações morfológicas), resposta parcial para 8% dos casos e doença estável em 20% dos casos. Em relação ao *clearance* das mutações e o tratamento com decitabina, de uma maneira geral, as respostas morfológicas e citogenéticas foram correlacionadas à redução do percentual das mutações, mas o *clearence* das mutações nunca foi completo. A capacidade de *clearence* das mutações por decitabina variou de 0,06 a 18,4% (redução da VAF – frequência alélica) e, como esperado, casos de remissão parcial ou doença estável apresentavam pouca ou nenhuma redução desses percentuais (VAF). Em relação à redução dos níveis de metilcitosina (marcador de metilação do DNA), não houve diferença entre os pacientes que obtiveram remissão completa ou ausência de resposta, assim como não foi detectada qualquer associação com o *status* de metilação e mutação do *TP53.* Como principal achado da pesquisa, foi demonstrada uma nítida associação entre presença de mutação do *TP53* (um significativo número de casos apresentavam mutação bialélica – fenômeno *multi-hit*) com cariótipos complexos, e esses elementos foram marcadores bastante preditivos de resposta ao tratamento com decitabina. Todos os casos com mutação do *TP53* apresentaram resposta ao tratamento com decitabina por 10 dias. Esses níveis de resposta (< 5% de blastos na medula óssea em 46% dos casos) são bastante significativos principalmente diante de pacientes com marcadores de prognóstico tão desfavoráveis. Sabemos que se fizéssemos tratamento com antracíclicos e ara-c (3+7) nesses mesmos pacientes, jamais conseguiríamos atingir resposta de 46% de casos com < 5% de blastos. Apesar de se tratar de um estudo sem braço de controles, não há como negar a importante efetividade de decitabina para tratar de LMA e SMD com marcadores desfavoráveis. Esse estudo fez renascer a grande importância de decitabina na terapêutica atual.

O trabalho de Welch et al., publicado na NEJM, demonstrou resposta bastante expressiva para casos de SMD e LMA que possuíam marcadores de prognóstico desfavoráveis, como cariótipo complexo e mutações *multi-hit* no gene *TP53*. Consideramos, da nossa prática clínica, que esses casos são *genetically unfit* para tratamento com quimioterapia 3 + 7 devido a pequena chance (< 10%) de atingir remissão completa.

Cariótipo complexo

↳ Presença de ≥ 3 alterações cromossômicas na mesma metáfase na ausência de outras classes de alterações citogenéticas recorrentes

TP53 multi-hit

↳ Presença de mutação no *TP53* + deleção do *TP53*, perda de heterozigose ou várias mutações no *TP53*. Utilizamos a frequência alélica > 40% (VAF) no NGS para definir *TP53 multi-hit*.

DECITABINA PARA LEUCEMIA MIELOMONOCITICA CRÔNICA

De acordo com a OMS, a LMMC é caracterizada por monocitose persistente (> 1.000/mm^3) por pelo menos 3 meses, devendo ser descartadas outras doenças mieloproliferativas. A LMMC costuma ser tradicionalmente dividida entre tipo I (< 13.000 leucócitos – forma displásica) e tipo II (> 13.000 leucócitos – forma proliferativa). Entre as mutações mais comumente encontradas em casos com LMMC, podemos citar: *TET-2,SRSF2* e *ASXL1*.

Todos os estudos randomizados ou de fase 2 para tratamento das SMD sempre analisavam casos de LMMC com os outros subtipos de SMD, sendo laboriosa uma análise mais precisa dessa complexa doença hematológica que, às vezes, parece uma SMD clássica e, às vezes, parece uma doença mieloproliferativa. Os estudos iniciais que avaliaram decitabina em LMMC apresentavam reduzido número de casos e eram na grande maioria de fase 2 ou retrospectivos. Há apenas um estudo fase 3 (randomizado), estudo Dacota, que comparou decitabina *versus* hidroxiuréia.

Pesquisadores italianos, em um estudo de fase 2, avaliaram o uso de decitabina para 42 pacientes com LMMC tipo I e tipo II, sendo esse o maior número de casos até aquele momento relatado do uso de decitabina para esse específico grupo de SMD/doença mieloproliferativa. O estudo do grupo italiano trouxe resultados do uso de decitabina na dose de 20 mg/m^2 por 5 dias (ciclo de 28 dias) para LMMC, sendo o objetivo primário avaliar a resposta global dos 42 pacientes tratados. A coorte foi composta de pacientes de 15 centros italianos diferentes, predominantemente do sexo masculino e 15/42 apresentavam mutação do gene *ASXL1*, conhecido marcador de prognóstico desfavorável. O número de ciclos médio aplicados foi de 6, com resposta global de 47% e duração média de 10 meses. A remissão completa foi atingida para 35% dos casos e remissão parcial, melhora hematológica e doença estável foram atingidos em 2, 9 e 21% dos casos, respectivamente. Os eventos adversos mais comuns foram anemia, trombocitopenia e neutropenia, que ocorreram em 50, 75 e > 80% em graus 3 e 4. Entre os demais efeitos colaterais, as alterações gastrointestinais foram as mais comuns.

Um outro estudo do grupo francês de mielodisplasia também avaliou a resposta ao tratamento com LMMC com decitabina na dose de 20 mg/m^2 por 5 dias (ciclos de 28 dias). Nesse estudo, os pesquisadores avaliaram 39 casos de LMMC que possuíam marcadores de prognóstico desfavorável, como > 5% de blastos, baço a 5 cm do rebordo costal e presença de alterações citogenéticas. Diferentemente do estudo do grupo italiano, os pacientes também poderiam associar hidroxiureia para controle da esplenomegalia e da leucometria. Nessa coorte, 50% dos pacientes apresentavam mutação do gene *ASXL1*, conhecido marcador de prognóstico desfavorável (assim como na coorte de centros italianos). O número de ciclos administrado foi, em média, 10 com 38% dos pacientes apresentando resposta. Dentre essas respostas, 31% foram completas com 18 casos apresentando doença estável. Entre 22 pacientes que eram dependentes de suporte transfusional, 8 (8/22-36%) se tornaram independentes de transfusão. Entre os pacientes respondedores, a média dos monócitos em sangue periférico caiu de 4.800/mm^3 para 300/mm^3 após 3 ciclos de decitabina. Como principais efeitos colaterais, assim como no estudo italiano, foram: anemia, trombocitopenia e neutropenia de graus 3 e 4.

Os estudos dos franceses e dos italianos demonstraram que esse agente hipometilante é capaz de apresentar resposta para LMMC com relativo controle da doença, porém suas respostas não costumam perdurar por mais que 1 a 2 anos, em média. Há relatos de casos com respostas mais duradoras (apesar de incomum).

O estudo Dacota fase 3 (EudraCT 2014-000200-10) foi publicado nos anais do encontro da Sociedade Americana de Hematologia (ASH), de 2020, e no *Journal of Clinical Oncology*, em 2023. No estudo Dacota, foram avaliados 170 casos de LMMC tipo 2 provenientes de 47 centros, randomizados entre decitabina 20 mg/m^2 por 5 dias a cada 28 dias (84 casos) *versus* hidroxiureia 1 a 4 g (86 casos), apresentando mediana de idade de 71 anos e 74 anos, respectivamente. Os pacientes deveriam possuir como critérios: leucócitos acima de 13.000/mm^3 com sinais de doença avançada, com presença de doença extramedular ou dois dos seguintes critérios: blastos ≥ 5%, cariótipo alterado (exceto –Y), hemoglobina < 10 g/dL, plaquetas < 100.000/mm^3 ou esplenomegalia > 5cm do rebordo costal. O percentual de mutações dos genes *TET2*, *SRSF2*, *ASXL1* e genes de cascata de sinalização (*CBL*, *JAK2*, *FLT3*, *NRAS*, *KRAS* e *SF3R*) foi de 64, 51, 62 e 57%, respectivamente. Os grupos foram equilibrados em relação às variáveis. A resposta global foi de 63% (95% IC 52-73%) para decitabina e 34% para hidroxiureia (95% IC 24-45%; p = 0,0002). Ao serem analisadas a sobrevida livre de eventos e a sobrevida global, essas não foram significativas para decitabina. A sobrevida livre de eventos foi de 12 meses para decitabina *versus* 10 meses para hidroxiuréia (HR = 0,88; 95% IC 0,61-1,25; p = 0,46) e a sobrevida global foi de 18 meses para decitabina *versus* 23 meses para hidroxiureia (HR = 1,07; 95% IC 0,73-1,58; p = 0,73). Nesse estudo, decitabina não foi capaz de prolongar a sobrevida de pacientes com LMMC tipo 2. Alguns pacientes que apresentaram resposta à decitabina foram encaminhados ao transplante de medula, sendo decitabina considerada uma ponte para o transplante de medula óssea (TMO).

Um importante estudo retrospectivo realizado em 38 centros da Europa e EUA avaliou 949 casos de LMMC diagnosticados em um período de 37 anos, comparando sobrevida global entre os casos tratados com hidreia, agente hipometilante ou quimioterapia intensiva. Certamente, essa é uma das maiores séries de casos relatados de LMMC avaliadas até hoje. Cerca de 43% dos casos foram tratados com agentes hipometilantes como tratamento inicial (decitabina e azacitidina), 41%, hidreia e 9% receberam quimioterapia intensiva. A mediana de sobrevida ajustada para casos tratados com hipometilantes foi de 21 meses *versus* 16 meses para hidreia (HR) 1,39 (1,17-1,65; p = 0,0002) e de 14 meses para casos tratados com quimioterapia (HR 1,55 [1,16-2,05]; p = 0,0027). Foi detectada nitidamente uma vantagem de sobrevida para os hipometilantes em relação aos demais tratamentos em casos de alto risco. No entanto, ao serem avaliados apenas casos de LMMC de baixo risco (< 10% blastos; baixo risco CPSS), os hipometilantes (decitabina e azacitidina) não conferiram vantagem de sobrevida em relação aos demais tratamentos.

Um outro significativo estudo retrospectivo com grande número de casos de LMMC avaliou 4 grupos de pacientes americanos (da base de dados do *SEER*), totalizando 1.378 casos com mediana de sobrevida de 13 meses, em que 19% foram tratados com hipometilantes (decitabina e azactididina). Zeidan et al. avaliaram inicialmente 225 casos tratados entre os anos de 2007 e 2011 comparando a sobrevida global de casos tratados apenas com suporte clínico entre 2001 e 2003 (período em que não havia hipometilantes), sendo encontradas medianas de sobrevida de 17 meses e 11 meses, respectivamente (HR 0,72%, IC 95%: 0,58-0,91; p = 0,005). Os hipometilantes foram associados a uma redução de 28% de mortalidade em relação ao tratamento de suporte. Em uma segunda análise, com o objetivo de avaliar se as tendências seculares estavam influenciando no tratamento do grupo suporte, os pesquisadores compararam o risco de morte entre 395 casos diagnosticados entre 2007 e 2011 não tratados com hipometilantes *versus* 484 casos diagnosticados entre 2001 e 2003 tratados apenas com suporte (hipometilantes indisponíveis na época). Como resultados, não encontraram diferença de óbito entre os grupos (HR 1,09; 95% IC: 0,91-1,32; p = 0, 34). Assim, parece haver um benefício de sobrevida com uso de hipometilantes.

Uma análise também significativa e importante, por se tratar de uma metanálise com grande número de casos sobre o uso de hipometilantes para o tratamento de LMMC, foi publicada por Xu et al., em que foram avaliados 600 pacientes com LMMC. Destes, 404 foram tratados com azacitidina e 196 com decitabina. Os hipometilantes apresentaram uma resposta global de 43% (95% IC: 36-50%), equivalente entre os dois tipos de hipometilantes (43 x 45%; p = 0,8), porém os casos tratados com decitabina apresentaram maiores níveis de remissão completa (23% *versus* 10%; p = 0,000), assim como maiores níveis de independência transfusional (42 x 20%; p = 0,044). Apesar de não existirem estudos randomizados comparando os dois medicamentos (*head to head*), essa metanálise sugeriu que decitabina poderia apresentar uma maior profundidade de resposta (com maior benefício) para uma parcela de pacientes com LMMC.

Diante dos resultados desse estudo, a hidroxiureia ainda continua a ser uma opção financeiramente acessível (principalmente para o Sistema Único de Saúde [SUS] do

Brasil) e não inferior à decitabina para tratamento de LMMC tipo 2 em fases avançadas.

DECITABINA APÓS FALHA DE AZACITIDINA: É POSSÍVEL?

Alguns relatos com reduzido número de casos sugerem que decitabina pode ser uma opção terapêutica após falha ao tratamento com azacitidina. Apesar de azacitidina e decitabina atuarem gerando hipometilação global do DNA com depleção da enzina DNMT1, estudos farmacológicos demonstram uma série de propriedades diferentes entre esses agentes hipometilantes, sugerindo que pode não ocorrer reação cruzada entre as resistências desses fármacos. Há relatos com pequeno número de pacientes com 14, 16, 22 e 25 casos que apresentaram respostas erráticas com sobrevida entre 6 e 12 meses.

O estudo com maior número de casos a avaliar o uso de decitabina após falha de azacitidina analisou retrospectivamente 36 pacientes com SMD/LMA de alto risco com mediana de idade de 75 anos. A decitabina foi utilizada após falha de azacitidina na dose de 20 mg/m^2/dia por 5 dias (intervalos de 28 dias) e os pacientes foram classificados em: 22 Areb-t (atualmente LMA pela OMS), 1 Areb-1, 8 Areb-2 e 5 LMMC. O número médio de ciclos aplicados de decitabina foi 3, com 12 pacientes recebendo pelo menos 6 ciclos. Houve resposta para 7 pacientes (19%) com 3 casos atingindo remissão completa e 4 com doença estável com ou sem melhora hematológica pelos critérios do IWG-2006. A média de sobrevida foi de 7 meses e não houve diferença de sobrevida entre os respondedores e não respondedores.

Diante de pequenos relatos e consequente pouca evidência, sugerimos que essa conduta seja bastante discutida com o paciente e sua família antes da tomada de decisão.

DECITABINA EM ASSOCIAÇÕES: GENTUZUMABE OZOGAMICINA, VORINOSTAT, VITAMINA C E CEDAZURIDINA

Após mais de 20 anos de uso de hipometilantes para tratamento da SMD, sabemos que decitabina e azacitidina são efetivos em induzir remissão, gerar independência transfusional, postergar a transformação em LMA e, em alguns casos, até prolongar a sobrevida de pacientes de maneira bastante significativa. No entanto, não há relatos de cura com os hipometilantes e, em média, a duração da remissão da doença é de 2 anos. Diante desses resultados, parece indiscutível a necessidade de associações de medicamentos com diferentes mecanismos de ação para um dia sonharmos com a cura da SMD (no momento há cura apenas com o transplante alogênico-terapia pouco acessível aos idosos). Essas associações têm sido relatadas e há uma série de estudos clínicos em andamento.

Uma das associações relatadas é o uso de decitabina com gentuzumabe ozogamicina (GO), molécula que já foi utilizada no Brasil para tratamento da LMA/CD33+ no início dos anos 2000 (Mylotarg®). Gentuzumabe ozogamicina é um anticorpo monoclonal anti-CD33 ligado à molécula de caliqueamicina, importante indutor de lesão do DNA na célula neoplásica após ser incorporado à célula por interação de antígeno CD33 com anticorpo anti-CD33. A ideia para essa associação vem da possibilidade de decitabina abrir a estrutura conformacional do DNA, facilitando os efeitos da caliqueamicina. Um dos estudos com maior número de casos relatados foi o de Daver et al. com

110 pacientes divididos em diversos grupos de LMA, LMA transformada de SMD, SMD refratária e até mieloproliferativas. Os grupos 3 e 4 desse estudo eram compostos por LMA e SMD *unfit* para quimioterapia intensiva, LMA transformada de SMD ou SMD refratária/recaída, totalizando 77 casos com mediana de idade de 70 anos. Os pacientes foram tratados com decitabina 20 mg/m^2/dia por 5 dias e GO 3 mg/m^2 no 5º dia do tratamento. A terapia pós-indução seguiu com 5 ciclos de decitabina + GO, seguidos de decitabina isoladamente. Como resposta, os níveis de remissão completa para os casos de SMD ou LMA evoluída de SMD foram de 33 e 35%, respectivamente e as medianas de sobrevida de 6 e 7 meses, respectivamente. Apesar da associação entre decitabina + GO ter sido capaz de gerar remissões, esses achados não se converteram em prolongar sobrevida global ou sobrevida livre de progressão. Aguardamos por estudos mais robustos.

Para aqueles que trabalham com SMD de alto risco, há uma grande expectativa dos resultados da associação de venetoclax, molécula inibidora de BCL-2, com decitabina ou azacitidina para tratamento de pacientes com síndrome mielodisplásica. Essa expectativa aumentou ainda mais quando tivemos a liberação de esquemas de hipometilantes associados ao venetoclax, no Brasil, para casos de LMA *unfit* para o esquema 3 + 7. Sabemos que esse esquema de associação é capaz de induzir remissão completa em elevados percentuais de casos e se demonstrou, em estudo randomizado-placebo-controlado fase 3, ser capaz de prolongar a sobrevida de pacientes com LMA *unfit* para o esquema 3 + 7 (estudo Viale-A). Nesse estudo, muitos casos eram de pacientes de SMD alto risco que evoluíram para LMA com cariótipos complexos e com diversas mutações de prognóstico desfavoráveis (*ver Capítulo 13*).

Apesar de não se tratar de SMD, um excelente estudo randomizado fase 3, publicado no periódico *Blood* em 2025, por Jing Lu et al., demonstrou que a associação de decitabina + venetoclax *versus* 3 + 7 para LMA de pacientes jovens com prognóstico desfavorável, gerava maiores níveis de remissão completa para decitabina + venetoclax (91 *vs.* 42% RC), sem diferença de sobrevida global entre os grupos. Esse estudo abre uma nova perspectiva da terapêutica da LMA para pacientes jovens.

Outra possibilidade de associação é decitabina com vorinostat, um inibidor de histona desacetilase. O processo de desacetilação das histonas é associado a uma modificação conformacional da estrutura helicoidal do DNA, dificultando sua transcrição. O uso de inibidor da enzima histona desacetilase (vorinostat) associado a um inibidor da metilação do DNA (decitabina) poderia levar ao desbloqueio de genes supressores tumorais reprimidos. A associação tem sido avaliada em casos de LMA *de novo*, LMA secundária e SMD com resultados promissores e sem efeitos colaterais significativos. Aguardamos por novos estudos.

Sabemos que até 70% dos pacientes com neoplasias mieloides possuem deficiência de vitamina C, que possui importante função em ativar o gene *TET-2*, elemento fundamental para transformar um gene metilado em não metilado. Alguns pesquisadores já demonstraram diminuição global da metilação do DNA em pacientes que fizeram reposição de vitamina C na dose diária de 1.000 mg. Zhao et al. avaliaram o uso de vitamina C intravenosa associada a decitabina em comparação à decitabina isoladamente em 73 pacientes idosos com LMA. A associação foi bastante segura, sem efeitos colaterais significativos e o grupo vitamina C + decitabina atingiu maiores níveis de remissão completa (79 × 44%, p = 0,004) com significativa maior mediana de sobrevida (15 × 9 meses, p = 0,039) com benefício até para casos com alterações citogenéticas desfavoráveis. Há estudo randomizado, placebo-controlado avaliando a associação de vitamina C + agente hipometilante no tratamento de pacientes com SMD (estudo EVI) – aguardamos resultados.

A terapia hipometilante via oral para SMD já se tornou realidade com decitabina e azacitidina em outros países. Em relação à decitabina, esse medicamento oral tem sido feito em conjunto com a cedazuridina, uma molécula inibidora da enzima deaminase citidina, enzima que degrada a decitabina. Em julho de 2020, a combinação de decitabina oral + cedazuridina oral foi aprovada nos Estados Unidos e no Canadá para SMD e LMMC, com base nos estudos ASTX 727-01B e Ascertain. O nome comercial é Inqovi® e não há previsão de sua comercialização no Brasil.

RESUMO

- Na década de 1980, estudos demonstravam o efeito de hipometilação de decitabina com sua efetividade no tratamento de leucemias agudas de crianças.
- Decitabina se mostrou efetiva para o tratamento das SMD, baseando-se em estudo randomizado, mas falhou em demonstrar benefício de sobrevida global possivelmente pelo excesso de toxicidade da dosagem do medicamento. Decitabina tem se mostrada efetiva em casos de SMD e LMA com mutação do *TP53* e casos com cariótipos complexos.
- Decitabina é capaz de apresentar resposta para casos de LMMC com relativo controle da doença, porém suas respostas não costumam perdurar por mais que 1 a 2 anos, em média.
- Alguns relatos com reduzido número de casos sugerem que decitabina pode apresentar resposta após falha de azacitidina, mas a resposta costuma ser pouco duradora.
- Após mais de 20 anos do uso de hipometilantes para tratamento da SMD, sabemos que decitabina é efetiva em induzir remissão, gerar independência transfusional e postergar a transformação em LMA. No entanto, não há relatos de cura com os hipometilantes e, em média, a duração da remissão da doença é de 2 anos. Associações de medicamentos com diferentes mecanismos de ação são necessárias para potencializar essas respostas. São potenciais candidatos: venetoclax, gentuzumab, ozogamicina, vorinostat, entre outros.

REFERÊNCIAS

1. Azizi A, Ediriwickrema A, Dutta R, Patel SA, Shomali W, Medeiros B, et al. Venetoclax and hypomethylating agent therapy in high risk myelodysplastic syndromes: a retrospective evaluation of a real-world experience. Leuk Lymphoma. 2020;61(11):2700-7.
2. Blum W, Garzon R, Klisovic RB, Schwind S, Walker A, Geye S, et al. Clinical response and miR-29b predictive significance in older AML patients treated with a 10-day schedule of decitabine. Proc Natl Acad Sci U S A. 2010;107(16):7473-8.
3. Braun T, Itzykson R, Renneville A, Renzis B, Dreyfus F, Laribi K, et al. Molecular predictors of response to decitabine in advanced chronic myelomonocytic leukemia: a phase 2 trial. Blood. 2011;118(14):3824-31.
4. Daver N, Kantarjian H, Ravandi F, Estey E, Wang X, Garcia-Manero G, et al. A phase II study of decitabine and gemtuzumabe ozogamicin in newly diagnosed and relapsed acute myeloid leukemia and high-risk myelodysplastic syndrome. Leukemia. 2016;30(2):268-73.

5. de Vos D, van Overveld W. Decitabine: a historical review of the development of an epigenetic drug. Ann Hematol. 2005;84(Suppl 1):3-8.
6. Dhillon S. Decitabine/cedazuridine: first approval. Drugs. 2020;80(13):1373-8. Erratum in: Drugs. 2021;81(1):179.
7. Feitosa RL. Análise da terapêutica com agentes hipometilantes sobre a sobrevida em portadores de síndrome mielodisplásica, correlacionando com fatores clínicos, hematológicos, citopatogenéticos e índices prognósticos. [Dissertação]. Ceará: Faculdade de Medicina da Universidade Federal do Ceará; 2018.
8. Garcia-Manero G, Griffiths EA, Steensma DP, et al. Oral cedazuridine/decitabine for MDS and CMML: a phase 2 pharmacokinetic/pharmacodynamic randomized crossover study. Blood. 2020;136(6):674-83.
9. Harel S, Cherait A, Berthon C, Willekens C, Park S, Rigal M, et al. Outcome of patients with high-risk myelodysplastic syndrome (MDS) and advanced chronic myelomo-nocytic leukemia (CMML) treated with decitabine after azacitidine failure. Leuk Res. 2015;39(5):501-4.
10. Itzykson R, Santini V, Thepot S, Ades L, Chaffaut C, Giagounidis A, et al. Decitabine versus hydroxyurea for advanced proliferative chronic myelomonocytic leukemia: results of a randomized phase III trial within the EMSCO Network. J Clin Oncol. 2023;41(10):1888-97.
11. Kantarjian H, Issa JP, Rosenfeld CS, Bennett JM, Albitar M, DiPersio J, et al. Decitabine improves patient outcomes in myelodysplastic syndromes: results of a phase III randomized study. Cancer. 2006;106(8):1794-803.
12. Kantarjian H, Oki Y, Garcia-Manero G, Huang X, O'Brien S, Cortes J, et al. Results of a randomized study of 3 schedules of low-dose decitabine in higher-risk myelodysplastic syndrome and chronic myelomonocytic leukemia. Blood. 2007;109(1):52-7.
13. Lübbert M, Suciu S, Baila L, Rüter BH, Platzbecker U, Giagounidis A, et al. Low-dose decitabine versus best supportive care in elderly patients with intermediate – or high-risk myelodysplastic syndrome (MDS) ineligible for intensive chemotherapy: final myeloid leukemia and high-risk myelodysplastic syndrome. Leukemia. 2016;30(2):268-73.
14. Lu J, Xue SL, Wang Y, He XF, Hu XH, Miao M, et al. Venetoclax and decitabine vs intensive chemotherapy as induction for young patients with newly diagnosed AML. Blood. 2025;145(22):2645-55.
15. Ritchie EK, Feldman EJ, Christos PJ, Rohan SD, Lagassa CB, Ippoliti C, et al. Decitabine in patients with newly diagnosed and relapsed acute myeloid leukemia. Leuk Lymphoma. 2013;54(9):2003-7.
16. Santini V, Allione B, Zini G, Gioia D, Lunghi M, Poloni A, Cilloni D, et al. A phase II, multicentre trial of decitabine in higher-risk chronic myelomonocytic leukemia. Leukemia. 2018;32(2):413-8.
17. Teknos TN, Grecula J, Agrawal A, Old MO, Ozer E, Carrau R, et al. A phase 1 trial of Vorinostat in combination with concurrent chemoradiation therapy in the treatment of advanced staged head and neck squamous cell carcinoma. Invest New Drugs. 2019;37(4):702-10.
18. Welch JS, Petti AA, Miller CA, Fronick CC, O'Laughlin M, Fulton RS, et al. TP53 and decitabine in acute myeloid leukemia and myelodysplastic syndromes. N Engl J Med. 2016;375(21):2023-36.
19. Zhao H, Zhu H, Huang J, Zhu Y, Hong M, Zhu H, et al. The synergy of Vitamin C with decitabine activates TET2 in leukemic cells and significantly improves overall survival in elderly patients with acute myeloid leukemia. Leuk Res. 2018;66:1-7.

36

Tratamento da LMA evoluída de SMD: prolongando a sobrevida

Ronald Feitosa Pinheiro

OBJETIVOS DO CAPÍTULO

- Discorrrer sobre os hipometilantes como opções terapêuticas para as leucemias mieloides agudas (LMA) evoluídas de neoplasia mielodisplásica (SMD).
- Discorrrer sobre a associação do inibidor de *BCL-2* associado a agente hipometilante como opções terapêuticas para as LMA evoluídas de SMD.
- Apresentar CPX-351 como opção terapêutica para as LMA evoluídas de SMD.
- Apresentar inibidores de FLT-3 como tratamento para a LMA evoluída de SMD com mutação do gene FLT-3.
- Apresentar gentuzumabe ozogamicina como opção terapêutica para as LMA evoluídas de SMD.
- Apresentar os inibidores de IDH1 e IDH2 como opções terapêuticas para as LMA evoluídas de SMD.
- Demonstrar o desuso das quimioterapias clássicas como opções terapêuticas para as LMA evoluídas de SMD.
- Apresentar o suporte transfusional como opção terapêutica para as LMA evoluídas de SMD.
- Apresentar as possíveis novas associações de terapias-alvo como opções terapêuticas para as LMA evoluídas de SMD.

CONCEITOS GERAIS

Uma das situações mais críticas para um hematologista que trata a neoplasia mielodisplásica (SMD) é a transformação da doença em leucemia mieloide aguda (LMA), que costuma acontecer em 30 a 40% dos casos. Essa transformação ocorre principalmente nas formas avançadas da SMD (SMD-EB) ou em casos do IPSS-M ou IPSS-R de alto risco. O paciente que transforma em LMA traz normalmente consigo uma carga de alterações cromossômicas e genéticas que dificultam bastante o tratamento, sendo bastante comum a refratariedade aos regimes tradicionais de indução da LMA como o esquema de daunorubucina (ou idarrubicina) + Ara-C (3+7). Ademais, sabemos que a grande maioria dos casos de

SMD que transformam em LMA não tolerarão regimes de indução clássicos, por serem idosos, sendo assim considerados inelegíveis ao tratamento tradicional.

Entre os tratamentos intensivos de primeira linha para LMA, temos os regimes de indução à base de daunorrubicina (ou idarrubicina) e citarabina (3 + 7) e o CPX-351. Sabemos que o uso de quimioterapia de primeira linha (3 + 7) para LMA evoluída de SMD leva a baixa chance de remissão completa para menos de 10% dos casos e com duração de resposta bastante curta, em média, menos de 3 meses, além de elevada toxicidade para os pacientes adultos e idosos. As internações costumam ser bastante prolongadas (em média, 35 dias) para indução, com uso de antibióticos de largo espectro, bastante dispendiosos para nosso sistema de saúde, além de haver grande necessidade de suporte de transfusão de plaquetas e concentrados de hemácias. A expectativa de vida desses pacientes tem sido de menos de 6 meses após a transformação em LMA. Os esquemas de segunda linha como Flag ou Flag-Ida possuem números também bastante desapontadores, com toxicidade quase proibitiva para os pacientes idosos que costumam apresentar comorbidades, além de grande instabilidade genômica decorrente de alterações cromossômicas e gênicas, gerando refratariedade. Assim, parece muito claro e evidente que a quimioterapia tradicional deve ser cada vez menos utilizada para o tratamento de uma LMA evoluída de SMD.

A boa nova para essa situação é que, nos últimos 5 anos, quase uma dezena de novas opções de tratamento foram aprovadas pela agência reguladora americana Food and Drug Administration (FDA) para tratamento das LMA (*de novo* ou secundárias), sendo que algumas dessas novas opções estão disponíveis no Brasil, com aprovação da Agência Nacional de Vigilância Sanitária (Anvisa). As opções disponíveis atualmente são inibidores de *BCL2*, inibidores da mutação *IDH1* e *IDH2*, inibidores de *FLT3*, CPX-351 (dispersão coloidal de daunorrubicina + Ara-c), anticorpo monoclonal anti-CD33 conjugado a caliqueamicina, inibidores da via de Hedgehog, associados ou não aos agentes hipometilantes (decitabina, azacitidina), associados a quimioterápicos ou associados entre si. Muitos desses medicamentos já estão disponíveis após estudos de fase 3 randomizados, placebo-controlados e/ou estudos de fase 2. As novas possíveis combinações estão em constante avaliação com dezenas de estudos clínicos também em fase 1 ou fase1/2 e podemos esperar por resultados cada vez mais robustos capazes de prolongar a sobrevida global dos pacientes com qualidade de vida ou como ponte para um transplante de medula alogênico.

Devemos sempre utilizar o binômio **doente-doença** para avaliar o melhor tratamento de uma LMA evoluída de SMD. Por **doente**, leiam-se suas comorbidades, seu *status* de desempenho, seu antecedente patológico e, finalmente, sua idade cronológica. Por **doença**, leiam-se as morfologias dos blastos, os antígenos expressos na citometria de fluxo, a citogenética e a presença de mutações. A identificação desses fatores parece de suma importância quando sabemos que diabetes *mellitus* aumenta mortalidade da LMA do idoso com uma razão de chances de 4,9 em análise multivariada e que, por exemplo, a presença de um cariótipo complexo traz, por si só, chance quase zero de remissão completa com quimioterapia tradicional (3 + 7). Veja na Tabela 1 o que devemos avaliar criteriosamente antes da tomada de decisão terapêutica para um paciente com LMA evoluída de SMD.

TABELA 1 Decisão terapêutica na leucemia mieloide aguda evoluída de neoplasia mielodisplásica

Paciente *unfit* para quimioterapia clássica – comorbidades	Paciente geneticamente *unfit* para quimioterapia clássica – sem resposta
• Diabetes • Cardiopatias • Pneumopatias • AVE • Nefropatias • Outros	• Cariótipo complexo • Cariótipo monossomal • *TP53* bialélico • Associação de mutações evoluídas de SMD

Neste capítulo, apresentaremos os inibidores de *BCL-2* associados aos agentes hipometilantes, os inibidores de *FLT-3,* a dispersão coloidal de dauno e Ara-C (CPX-351), o anticorpo monoclonal anti-CD33, os inibidores de *IDH1/2* e as quimioterapias tradicionais. Esses medicamentos podem ser utilizados para o tratamento de LMA *de novo* ou secundária.

HIPOMETILANTE ISOLADAMENTE PARA TRATAMENTO DA LEUCEMIA MIELOIDE AGUDA EVOLUÍDA DA NEOPLASIA MIELODISPLÁSICA: AZACITIDINA E DECITABINA

O uso de hipometilantes para LMA, principalmente a partir de 2010, criou a possibilidade de manter a doença estável ou melhorar as citopenias, de induzir remissão completa e prolongar a sobrevida desses pacientes mesmo que por curtos períodos. O estudo randomizado de Dombret et al. publicado no periódico *Blood* em 2015 demonstrou que os hipometilantes (azacitidina) eram capazes de induzir remissão completa em até 25% dos casos com mediana de sobrevida global de 10 meses em comparação aos 6 meses de tratamento exclusivo com suporte transfusional.

Há apenas dois estudos randomizados (fase 3) com significativo número de pacientes comparando azacitidina ou decitabina com tratamentos paliativos e/ou citarabina em baixas doses. Além dos estudos clínicos, os registros nacionais de uso compassivo também corroboram que agentes hipometilantes são capazes de prolongar a sobrevida de pacientes com LMA em comparação com citarabina em baixas doses em algumas situações específicas.

A decitabina e azacitidina são utilizados nos Estados Unidos e na Europa com autorização de suas agências reguladoras para pacientes com mais de 20% de blastos que não são candidatos à quimioterapia intensiva. No Brasil, a bula da azacitidina (Aza) autoriza seu uso para a LMA com 20 a 30% de blastos na medula óssea com displasia multilinhagem (OMS, 2008) e a leucemia mielomonocítica crônica (LMMC). A bula de decitabina possibilita seu uso para LMA sem se referir ao número de blastos. Na prática clínica, utilizamos azacitidina ou decitabina quando há critérios plenamente estabelecidos pela OMS, isto é, ≥ 20% de blastos na medula óssea e/ou sangue periférico.

A base técnica para liberação dos hipometilantes como opção terapêutica para LMA foi a resposta apresentada em pacientes definidos no passado, como SMD subtipo Areb-T (Areb em transformação – casos com 20 a 30% de blastos) que foram tratados no estudo AZA-001 (naquela época, a definição de LMA se baseava na contagem de blastos para > 30% (o que foi modificado em 2001). Paralelamente, azacitidina foi capaz de prolongar a sobrevida de pacientes com LMA em até 10 meses em um estudo de uso compassivo realizado na Austrália e na França.

Na literatura, há uma série de estudos com número pequeno de casos de LMA evoluída de SMD. Em relação a estudos com bom nível de evidência (randomizado), há apenas o estudo de Dombret et al. realizado em 18 países e publicado na *Blood*, em que foram tratados casos de LMA primária e secundária. Nesse estudo, 20, 24, 14 e 9% dos casos no braço de azacitidina, suporte transfusional, Ara-C em baixas doses e quimioterapia intensiva eram de LMA evoluída de SMD, isto é, nosso objetivo neste capítulo. Os pacientes foram randomizados entre azacitidina (75 mg/m^2 D1-D7) *versus* suporte transfusional *versus* Ara-C em baixas doses (20 mg, 2x/dia, por 10 dias) *versus* quimioterapia intensiva (3 + 7 clássico) para pacientes portadores de LMA com > 65 anos de idade não elegíveis ao transplante de medula alogênico e que possuíam Ecog de até 2. Foram randomizados 241 pacientes para o braço de azacitidina e 247 para os outros braços (158 Ara-C em baixas doses; 45 suporte transfusional; 44 para 3 + 7). O número de ciclos médio no braço azacitidina foi de 6, com casos que receberam apenas 1 ciclo até casos que receberam 28 ciclos. O estudo teve como objetivo primário a sobrevida global, sendo essa de 10 meses pra azacitidina e 6,5 meses para os outros esquemas. A sobrevida em um ano foi de 46% para azacitidina e de 34% para a soma dos outros braços com um seguimento mediano de 24 meses. Ao se avaliar a sobrevida global com censura para os casos que subsequentemente realizaram 3 + 7, a mediana de sobrevida foi de 12 meses (95% IC 9-14 meses) para azacitidina e 6,9 meses (95% CI 5-9,6 meses) para a soma dos outros braços. Em análise também estratificada pelo Ecog e pela citogenética, houve redução de mortalidade de 24% para o grupo da azacitidina (HR de 0,76; 95% IC 0,60-0,96; p = 0,0190). Entre os principais efeitos colaterais, em todos os grupos, foram relatados náusea, neutropenia e trombocitopenia. Os efeitos colaterais mais sérios foram similares em frequência entre os grupos, a saber: neutropenia febril (25,0% [Aza], 24,8% [Ara-C], e 24,3% [3 + 7]); pneumonia (20% [Aza], 19% [Ara-C], e 15% [3 + 7]); e pirexia (10,6% [Aza], 10,5% [Ara-C], e 9% [3 + 7]). Os níveis de hospitalização por eventos adversos foram de 1,96 por paciente/ano para azacitidina e 2,39 por paciente/ano para os outros esquemas. O tempo de internação para tratar os eventos adversos de azacitidina foi 28 dias *versus* 38 dias para os demais tratamentos (HR de 0,74; 95% IC 0,71-0,78; p = 0,0001).

Portanto, o esquema de azacitidina isoladamente para LMA em idosos com idade avançada (mediana do estudo de 75 anos) não gera obrigatoriamente internação, quando a internação é necessária por efeito colateral, o tempo é reduzido em até 10 dias comparando com os outros esquemas, e ainda pode prolongar a sobrevida dos pacientes idosos com LMA de cariótipo intermediário ou desfavorável. Baixas doses de Ara-C e quimioterapia intensiva (3 + 7) não foram capazes de prolongar a sobrevida desses pacientes. Assim, ficava bastante difícil ainda justificar o esquema 3 + 7 nessas situações.

Uma outra importante opção para tratamento das LMA evoluídas de SMD é o agente hipometilante decitabina, que foi utilizada por muitos hematologistas do Brasil em 2008 por uso compassivo patrocinado pela indústria com a marca Dacogen®, mas que deixou uma impressão inicial negativa para alguns hematologistas devido à maior chance de neutropenia febril em comparação à azacitidina. Essa situação fez com que decitabina perdesse força no

Brasil e fizesse com que os hematologistas praticamente esquecessem a molécula. No entanto, no ano de 2016, Welch et al. publicaram na *New England Journal of Medicine* um estudo de análise de 116 casos de LMA ou SMD tratados com decitabina (84 casos receberam dose de 20 mg/m^2 por 10 dias e 32 casos receberam 20 mg/m^2 por 10 dias ou 5 dias) com realização de análise completa de exoma para avaliar resposta molecular. Os pesquisadores demonstraram que os pacientes com mutações bialélicas do gene *TP53* (casos de SMD e LMA) eram importantes respondedores ao tratamento com decitabina, inclusive com muitos casos com significativa redução das frequências alélicas de mutação do *TP53* relacionada à resposta terapêutica (isto é, remissão completa). Se lembrarmos que pacientes com SMD que evoluem para LMA possuem alta incidência de mutação bialélica do *TP53* e que esses casos não entram em remissão morfológica com o esquema 3 + 7 de quimioterapia tradicional, fica bastante evidente que esses pacientes devem ser tratados com decitabina. Ademais, esses pacientes com mutação bialélica do *TP53* possuem normalmente cariótipo complexo, um marcador indiscutível de não resposta ao tratamento com a quimioterapia tradicional.

E se pudermos melhorar esses resultados? Há opções a serem adicionadas? Sim, isso é possível se adicionarmos um inibidor de BCL-2 aos hipometilantes azacitidina e decitabina.

INIBIDOR DE *BCL-2* ASSOCIADO A AGENTE HIPOMETILANTE (VENETOCLAX E AZACITIDINA – VENETOCLAX E DECITABINA)

O uso de um inibidor de *BCL-2* associado a agente hipometilante é atualmente uma das opções mais factíveis para o tratamento de uma LMA evoluída de SMD porque a grande maioria dos casos são de idosos evoluídos de SMD com excesso de blastos (SMD-EB, OMS 2016), subtipo em que há aumento progressivo e significativo da proteína antiapoptótica BCL-2. Nas SMD-EB 1 e 2, há nítido aumento progressivo da expressão da proteína BCL-2 com diminuição da apoptose, culminando com a transformação em LMA. Assim, fica muito claro e evidente que um medicamento capaz de inibir BCL2 (proteína antiapoptótica) em muito poderá ajudar no tratamento.

O tratamento mais utilizado em pacientes com SMD nas formas avançadas, principalmente as SMD-EB, são os agentes hipometilantes azacitidina e decitabina. Baseando-se em estudos randomizados, hipometilantes são capazes de alterar a história natural da SMD, postergando a transformação em LMA, prolongando a sobrevida global e a sobrevida livre de eventos. Os pacientes com SMD nas formas avançadas, principalmente as Areb, possuem nítido aumento global de metilação, fenômeno que permanece após a transformação em LMA. Portanto, um medicamento capaz de induzir a hipometilação levará a reativação de genes do processo de diferenciação celular e poderá ajudar ao tratamento (*ver Capítulo 10*).

A ideia de associar um inibidor de BCL2 (Venclexta® – venetoclax) a um agente hipometilante foi inicialmente avaliada no estudo M14-358 (fase 1/2). Foram avaliados pacientes idosos com mais de 60 anos com cariótipo intermediário ou desfavorável, não elegíveis à indução com 3 + 7. Nesse estudo, os pacientes foram tratados com venetoclax 400 mg/VO/dia por 28 dias, + azacitidina 75 mg/m^2/dia por 7 dias, ou venetoclax 400 mg/VO/dia por 28 dias, + decitabina 20 mg/m²/dia por 5 dias. Remissão completa ou remissão completa sem recuperação hematológica foi detectada em 76% dos casos de cariótipo intermediário e 67% dos casos de cariótipo desfavorável para venetoclax + azacitidina e 69 e 80% para os casos de venetoclax + decitabina, respectivamente. Remissão completa ou remissão completa sem recuperação hematológica foi detectada em 57% dos casos de LMA secundária com venetoclax + azacitidina, e 78% com venetoclax + decitabina. Em relação à presença de mutações gênicas de impacto prognóstico, os valores de remissão foram de 65, 90, 73 e 79% para *TP53, IDH1/2, FLT3* e *NPM1,* respectivamente, para pacientes tratados com venetoclax + azacitidina, e de 86, 100, 33 e 100% para casos tratados com venetoclax + decitabina, respectivamente. Esses resultados sugeriam resposta significativa, sendo então realizado um estudo randomizado fase 3, placebo-controlado.

O estudo fase 3 da associação de venetoclax e azacitidina foi denominado de Viale-A, sendo publicado no *The New England Journal of Medicine,* em 2020. Tratava-se de estudo randomizado, duplo-cego e controlado por placebo avaliando venetoclax (400 mg/VO/dia por 28 dias) com azacitidina (75 mg/m²/dia/SC por 7 dias) *versus* azacitidina (75 mg/m²/dia/SC por 7 dias) em pacientes sem tratamento prévio portadores de LMA inelegíveis para quimioterapia intensiva. Foram avaliados 433 pacientes randomizados 2:1 com ciclos de 28 dias. Cerca de 25% dos pacientes em cada grupo eram casos de LMA secundária, isto é, LMA evoluída de SMD ou secundária à terapêutica. Foram estudados apenas pacientes inelegíveis para quimioterapia. Os pacientes foram considerados inelegíveis para indução com 3 + 7 se apresentassem história de insuficiência cardíaca ou angina instável ou fração de ejeção < 50%, um VEF1 < 65% (volume final expirado forçado ao final do primeiro segundo), capacidade de difusão de monóxido de carbono também inferior a 65%, Ecog de 2 a 3, se apresentasse idade superior a 75 anos ou possuísse citogenética favorável. O desfecho primário do estudo foi a análise de sobrevida global e os desfechos secundários principais foram remissão completa, independência transfusional, sobrevida livre de progressão e qualidade de vida.

Após acompanhamento mediano de 20,5 meses, a sobrevida global foi de 14,7 meses para o grupo venetoclax com azacitidina e 9,6 meses para azacitidina + placebo (HR 0,66 – IC 95%: 0,52-0,85; p < 0,001), gerando uma redução de 34% no risco de morte. Após mais de 50 anos, desde a publicação do tradicional esquema 3 + 7 (dauno+ Ara-C), surgia um novo esquema baseado em estudo randomizado placebo-controlado capaz de prolongar a sobrevida de pacientes com LMA. Os níveis de remissão completa (e remissão completa sem recuperação hematológica) foram de 66% para os que receberam venetoclax com azacitidina *versus* 28% para os que receberam placebo + azacitidina (p < 0,001). Ao se avaliar os níveis de remissão de acordo com a classificação de LMA *de novo* ou LMA secundária (aqui estão, logicamente, casos de LMA evoluída de SMD), esses foram de 66% *versus* 30% nos grupos venetoclax com azacitidina *versus* placebo + azacitidina, respectivamente, para as LMA *de novo* e de 67% *versus* 23% nos grupos venetoclax com azacitidina *versus* placebo + azacitidina, respectivamente, para as LMA secundárias (aqui estão, logicamente, casos de LMA evoluída de SMD). Ao se avaliar os níveis de remissão de acordo com a citogenética, essa foi de 74% *versus* 32% nos grupos venetoclax com azacitidina versus placebo + azacitidina em casos com citogenética de prognóstico intermediário e de 53% *versus* 23% nos grupos venetoclax com azacitidina *versus* placebo + azacitidina, respectivamente, para os casos com citogenética de prognóstico desfavorável. Casos com citogenética favorável não foram avaliados nesse estudo. Em relação a grupos de mutações gênicas, as remissões foram significativamente superiores para os pacientes tratados com azacitidina + venetoclax na presença de mutação do *FLT3* (72 × 36%; p = 0,021), *IDH1/2* (75 × 11%; p = 0,001), *NPM1* (67 × 24%; p = 0,012) e *TP53* (55 x 0%; p < 0,001). Apesar dos números bastante favoráveis em relação à resposta das mais diversas mutações, os números de casos dessas análises eram relativamente pequenos. Os números de casos avaliados foram de 89 para *IDH1/2*, 51 para *FLT3*, 44 para *NPM1e* 52 para *TP53*. No entanto, diante de todas essas informações, fica bastante evidente que, em muitos cenários, inclusive de casos com cariótipos complexos e mutações desfavoráveis, a associação de venetoclax com azacitidina foi capaz de induzir remissão em um número expressivo de doentes não elegíveis ao esquema 3 + 7, além de demonstrar superioridade em relação ao uso de hipometilante isoladamente.

Em relação à independência transfusional para concentrado de hemácias, essa foi de 60% para os que receberam venetoclax com azacitidina e de 35% para os que receberam apenas placebo e azacitidina. Em relação à independência transfusional para plaquetas, essa foi de 68% para os que receberam venetoclax com azacitidina e de 50% para os que receberam apenas placebo e azacitidina. A toxicidade do esquema venetoclax com a azacitidina foi bastante aceitável sendo principalmente episódios de neutropenia febril (42%), neutropenia (42%), plaquetopenia (45%) e distúrbios gastrointestinais (constipação 43%, diarreia 41%), nada que um hematologista acostumado com o esquema 3 + 7 não consiga conduzir com relativa tranquilidade. Uma das situações mais importantes durante o tratamento dos pacientes foi a neutropenia grau 4 quando do uso de venetoclax com azacitidina. Essa frequente situação, principalmente nos ciclos iniciais, deve ser encarada com naturalidade pelo hematologista. A pergunta inicial deve ser: esse paciente está neutropênico grave (< 500 neutrófilos/mm^3) por atividade da LMA ou por medula hipocelular (pobre) após o esquema medicamentoso? A resposta a essa pergunta decidirá se o hematologista deve manter o esquema medicamentoso ou suspender temporariamente as medicações. Para se obter essa resposta, deveremos realizar mielograma e/ou biópsia de medula óssea no final do primeiro ciclo de venetoclax + azacitidina, pois a velocidade de remissão com esse esquema é de 1,2 ciclos, em média. Se a análise da medula apresentar atividade de doença, deve-se manter a dose plena de venetoclax até atingir remissão, o que ocorre na maioria dos casos antes de 3 ciclos. Se a análise da medula apresentar remissão da doença e o paciente permanece neutropênico grave (< 500 neutrófilos/mm^3), o número de dias de venetoclax pode ser reduzido de 28 para 21 dias. Se mesmo assim, o paciente permanecer neutropênico, venetoclax pode ser reduzido no ciclo para 15 dias, assim como há a opção de redução de azacitidina de 7 para 5 dias. Com essas abordagens, normalmente se consegue seguir o tratamento com venetoclax e azacitidina. O uso de filgrastim 300 mcg/SC/dia por 3 a 5 dias também pode encurtar o tempo de neutropenia, facilitando a reintrodução de venetoclax + azacitidina. Podemos assim resumir:

Passo 1: avaliar a medula óssea

Se a análise da medula apresentar atividade de doença, deve-se manter a dose plena de venetoclax até atingir remissão, o que ocorre na maioria dos casos antes de 3 ciclos

Se a análise da medula apresentar remissão da doença e o paciente permanece neutropênico grave (< 500 neutrófilos/mm^2), o número de dias de venetoclax pode ser reduzido no ciclo para 21 ou 15 dias. Também podemos reduzir azacitidina de 7 para 5 dias

Além dos episódios de neutropenia, outra importante situação a ser observada deve ser quando se usa venetoclax em associação aos derivados azólicos antifúngicos (fluconazol, voriconazol) e ciprofloxacina, os quais inibem a ação do citocromo P450, aumentando os níveis séricos de venetoclax. A dose de venetoclax deve ser reduzida em 50% quando se usa concomitante a fluconazol e 75% com voriconazol.

Após 4 anos de seguimento de longo prazo, os resultados do estudo Viale-A foram atualizados com uma mediana de seguimento de 43 meses, sendo analisados 286 casos tratados com venetoclax + azacitidina *versus* 145 placebo + azacitidina. A sobrevida global em 24 meses foi de 38% (IC 95% 32-43) com mediana de duração de resposta de 22 meses para venetoclax + azacitidina *versus* 17% de sobrevida global com duração de resposta de 13 meses para placebo + azacitidina. Nessa análise final, havia cerca de 60 casos de LMA evoluída de SMD para o grupo venetoclax + azacitidina, sendo assim demonstrado nítido benefício para esse subgrupo de que tratamos neste capítulo do livro. Uma outra importante conclusão do estudo foi o achado de maiores níveis de doença residual mínima (DRM < 10^3) em associação com maiores níveis de sobrevida (34 × 19 meses), o que reforça a necessidade de dose plena de venetoclax (400 mg) o maior tempo possível, principalmente durante os três primeiros ciclos do tratamento do esquema terapêutico.

Em relação à análise de mutações gênicas previamente programada no estudo, não houve diferença de sobrevida entre os casos que possuíam mutação do gene *FLT3*, mas em relação à mutação dos genes *IDH1* e *IDH2*, os resultados foram importantes e significativos. Em casos com mutação de *IDH1*, a mediana de sobrevida foi de 10 meses para venetoclax + azacitidina *versus* 2 meses para placebo + azacitidina e para os casos com mutação de *IDH2*, foi de 27 meses para venetoclax + azacitidina *versus* 13 meses para placebo + azacitidina. E, finalmente, em relação aos eventos adversos, nenhum novo evento foi identificado assim como as diferenças foram mantidas principalmente em relação à manuseável toxicidade hematológica. E, finalmente, o seguimento mais robusto demonstrou que, após 48 a 52 meses de seguimento, cerca de 9% da coorte ainda se encontrava viva.

Muito recentemente, Dohner et al. apresentaram os resultados de uma análise com uso de inteligência artificial (IA) em que foram estudados os impactos das mutações dos pacientes tratados no estudo fase 1b de venetoclax com azacitidina e no estudo randomizado fase 3 (Viale-A). Os pesquisadores demonstraram que o uso de escores de prognóstico tradicionais como o *European Leukemia Net* (ELN) dos anos de 2017 e 2022 não se aplicavam (não conseguiam fazer a discriminação de prognóstico corretamente) para a terapia de baixa intensidade das LMA e, por meio de um algoritmo de bioinformática, demonstraram que a sobrevida dos pacientes tratados com venetoclax e azacitidina poderia ser predita com base no conhecimento do *status* mutacional de 4 genes: *TP53, FLT3-ITD, KRAS, NRAS.* Com o uso do *status* mutacional desses 4 genes, podemos dividir os pacientes em elevado benefício, benefício intermediário e baixo benefício da terapia de baixa intensidade com medianas de sobrevida de 26 meses, 12 meses e 5 meses, respectivamente. Nesse contexto, é lançado no novo ELN para LMA com terapia de baixa intensidade (Tabela 2).

Inibidor de *BCL-2* associado a Ara-C em baixas doses

Venetoclax, agora na dose de 600 mg via oral/dia, também foi estudado em associação com Ara-C baixas doses (20 mg/m^2/dia por 10 dias). O estudo inicial foi de fase 1/2 M14-387 multicêntrico para pacientes ≥ 65 anos sem tratamento prévio e não elegíveis para terapia de indução 3 + 7. Com níveis de resposta também significativos, o estudo pavimentou o caminho para o randomizado Viale-C, duplo-cego, de fase 3 de venetoclax + Ara-C *versus* Ara-C + placebo para pacientes com LMA previamente não tratados e inelegíveis para quimioterapia intensiva. Assim como no Viale-A, o desfecho primário do estudo foi a análise de sobrevida global e os desfechos secundários principais foram remissão completa e sobrevida livre de progressão. A sobrevida global entre os dois esquemas não foi significativamente diferente com 7,2 meses para venetoclax + Ara-C e 4,1 meses para Ara-C + placebo (HR 0,75 – IC 95% – 0,52 – 1,07, p = 0,11). A sobrevida livre de progressão foi de 4,7 meses para venetoclax + Ara-C e 2,0 meses para Ara-C + placebo (p = 0,002). Em relação aos níveis de remissão completa e remissão completa sem recuperação hematológica, essa foi de 48% para os pacientes randomizados a venetoclax + Ara-C e 13% para Ara-C + placebo. É nítido que os resultados da adição de Ara-C em baixas doses associado ao venetoclax são inferiores ao esquema de hipometilante associado ao venetoclax (apesar de não ter sido feito estudo comparativo randomizado entre eles). Muito dessa diferença se deve ao importante mecanismo de hipometilação global gerado pelos hipometilantes em comparação à citarabina em baixas doses.

CPX-351

CPX-351 (Vyxeos®) é uma combinação lipossomal de daunorrubicina e Ara-C na relação 1:5 com elevada captação pelas células leucêmicas. Uma unidade de CPX-351 apresenta 1u = 1 mg de citarabina + 0,44 mg de daunorubicina.

TABELA 2 Média de sobrevida por alteração genética, pela ELN 2024

Alteração genética	Mediana de sobrevida (meses)
Grupo de risco favorável:	
Mutação *NPM1* (*FLT3-ITD*^{neg}, *NRAS*^{wt}, *KRAS*^{wt}, *TP53*^{wt})	39
Mutação *IDH2* (*FLT3-ITD*^{neg}, *NRAS*^{wt}, *KRAS*^{wt}, *TP53*^{wt})	37
Mutação *IDH1* (*TP53*^{wt})	29
Mutação *DDX41*	> 24
LMA com mutações associadas à mielodisplasia (*FLT3-ITD*^{neg}, *NRAS*^{wt}, *KRAS*^{wt}, *TP53*^{wt})	23
Grupo de alto risco: Mutação no *TP53*	5 a 8

mut: mutado; neg: negativo; pos: positivo; wt: *wild type* – tipo selvagem/não mutado.
* Se aplica especificamente a pacientes tratados com Aza + IVO.

Em estudo de fase 2, Lancet et al. conseguiram demonstrar que CPX-351 era capaz de induzir remissão completa superior ao esquema tradicional 3 + 7 e as diferenças de remissão pareciam ainda maiores para casos de citogenética desfavorável e LMA secundária (aqui estavam os casos de LMA evoluída de SMD – objetivo deste capítulo) assim como maiores níveis de sobrevida global.

Diante do resultado significativo principalmente para casos de LMA secundária e de cariótipo desfavorável, Lancet et al. realizaram o estudo de fase 3 randomizado para pacientes idosos elegíveis para 3 + 7 com LMA secundária (entre eles havia 71 casos de LMA evoluída de SMD), um subgrupo conhecidamente de prognóstico bastante sombrio. Os pacientes foram randomizados entre CPX-351 100 unidades/m^2 – citarabina 100 mg/m^2 + daunorrubicina 44 mg/m^2 – infusão de 90 minutos, dias 1,3 e 5 (153 casos) *versus* 3 + 7 (156 casos) com níveis de remissão completa de 47 × 33% (p = 0,016) e sobrevida global de 9,5 × 6 meses (HR 0,69; p = 0,03), respectivamente, após seguimento de 20 meses. Em análise dos resultados, ficava bastante evidente que o benefício de sobrevida se convertia ainda mais para os casos que, uma vez em remissão, eram encaminhados ao transplante de medula. Esse estudo levou a FDA e a European Medicines Agency (EMA) (agência reguladora europeia) a aprovarem CPX 351 para tratamento de adultos com LMA secundária à terapia ou LMA com alterações relacionadas à mielodisplasia. Em análise de subgrupos, Lancet et al. também detectaram que pacientes com LMA secundária à terapia, LMA secundária a LMMC e LMA secundária a SMD sem exposição prévia aos hipometilantes apresentavam benefício significativo quando em uso de CPX-351 em relação ao clássico 3 + 7. A atualização dos dados, após 5 anos de seguimento, demonstrou sobrevida em 5 anos de CPX-351 em relação ao clássico 3 + 7 de 18 x 8%, sendo a causa mais comum de morte a progressão da doença. Ao final do quinto ano, a melhora da sobrevida global com CPX351 foi mantida com HR de 0,70 (95% IC – 0,55 – 0,91%) – 9,3 x 5,9 meses, isto é, redução da mortalidade em 30%. Foi confirmado o benefício de encaminhar ao transplante os casos que apresentaram remissão completa. O transplante foi realizado para 35% do grupo CPX 351 e 25% do grupo 3 + 7 com maior expectativa de vida para CPX 351 (56 *versus* 23%).

Em um estudo fase 4, 52 pacientes americanos com LMA foram avaliados em relação aos elementos de segurança para CPX-351, principalmente para idosos com LMA de alto risco e/ou secundária (aqui estão casos evoluídos de SMD). Foram encontrados como principais eventos adversos de maior gravidade: neutropenia febril, pneumonia e outras infecções, mas CPX-351 foi considerada efetiva (44% de remissão completa) e segura principalmente para esse nicho de LMA desfavorável.

Othman et al. apresentaram os dados de estudo randomizado de CPX351 *versus* esquema Flag-Ida para casos de LMA com cariótipo complexo (muitos casos evoluídos de SMD) e SMD de alto risco. Foram randomizados 189 pacientes com 49% apresentando cariótipo complexo e 43% apresentando mutações no gene *TP53*. O nível de resposta global após dois ciclos de tratamento foi de 64% para CPX351 *versus* 76% para Flag-Ida, sem diferença de sobrevida entre os tratamentos (13 *versus* 11 meses). Portanto, CPX351 não demonstrou superioridade em relação a Flag-Ida nesse grupo de pacientes de alto risco nesse estudo.

Praticamente não há estudos sobre o uso de CPX-351 em casos de SMD. Temos o estudo fase 1-2, de Bravo et al., em que casos de SMD alto risco e LMMC foram avaliados após falha de agente hipometilante para uso de quatro doses de CPX-351 (10, 25, 50 e 75 unidades/m^2) nos dias 1,3 e 5 de indução e consolidação. Foram avaliados 25 pacientes – 19 de SMD alto risco e 6 LMMC. Como efeitos colaterais importantes, foram relatados neutropenia febril, pneumonia e toxicidade cardíaca para casos com dose de 75 unidades/m^2. Com resposta global de 56% e mediana de sobrevida de 9 meses (95% IC: 3,2 – 15 meses), CPX-351 foi considerada seguro. Aguardamos estudos controlados para SMD.

CPX-351 é considerada uma opção de tratamento para casos de LMA evoluída de SMD ou de LMMC, elegíveis para 3 + 7 e que, principalmente, possam ser encaminhados ao transplante de medula óssea como terapia de consolidação. Cumpre lembrar que CPX-351 apresenta prolongada duração de plaquetopenia e neutropenia, essa última se revertendo em maior mortalidade relacionada às infecções nos primeiros 30 e 60 dias de tratamento. Essas considerações devem ser sempre avaliadas antes de uma decisão final sobre o esquema terapêutico mais adequado para cada paciente.

INIBIDORES DE *FLT-3*: MIDOSTAURINA, GILTERITINIBE E QUIZARTINIBE

O gene *FLT3* (*fms related tyrosine kinase 3)* é um membro da família de tirosinas quinase do receptor de classe 3 que ativa a proliferação e a diferenciação das células-tronco hematopoéticas. As mutações no gene que codifica essa proteína são bastante incomuns nos casos de SMD, perfazendo menos de 1% dos casos. O que mais chama mais a atenção para essa mutação em SMD é que, uma vez presente, ocorrerá a transformação em LMA. Realizamos um estudo em uma coorte prospectiva de 50 paciente com SMD em relação à presença da mutação em *tandem* do *FLT3* e detectamos a mutação em dois casos, os quais evoluíram para LMA em menos de dois meses após a detecção. Outros estudos também corroboraram nossos achados e o novo IPSS-M para o prognóstico da SMD define a mutação do *FLT3* como um preditor implacável para a transformação em LMA. Em casos de LMA *de novo*, a mutações em *tandem* e a ASP835 (pontual) são de incidência comuns principalmente nos casos de cariótipo normal, estando presente em quase 30% dos pacientes, sendo associada a prognostico desfavorável principalmente quando a carga alélica da mutação em relação ao gene selvagem é superior a 0,51. A mutação do *FLT3* é a mais comum em casos de LMA do adulto e pediátricos.

Em relação ao tratamento de casos com mutação do *FLT3*, há no Brasil a liberação pela Anvisa de midostaurina e gilteritinibe, inibidores de primeira e segunda geração. Esses dois medicamentos atuam tanto em casos de mutação em *tandem* do gene *FLT3* como na mutação pontual ASP835 do *FLT3*.

O uso de inibidor de *FLT3* está autorizado pela Anvisa, baseando-se principalmente no estudo Ratify, randomizado, placebo-controlado de midostaurina em combinação com quimioterapia. O estudo avaliou 717 pacientes entre 18 e 60 anos de idade tratados com midostaurina 50 mg via oral 2×/dia entre o 8º até o 21º dia da indução com 3 + 7 e durante a consolidação/intensificação com Ara-C em altas doses. Apesar dos níveis de remissão completa não terem sido diferentes entre os grupos tratados ou não com midostaurina, os níveis de sobrevida global (HR 0,78; p = 0,009) e sobrevida livre de eventos (HR 0,78; p = 0,002) foram superiores para os casos tratados com o inibidor de *FLT3*. A sobrevida dos casos tratados com midostaurina associado à quimioterapia foi de 75 meses *versus* 25 meses para os casos com quimioterapia. Diante desses resultados, midostaurina associado ao 3 + 7 é a base atual para tratamento de LMA de adultos jovens com *FLT3* mutado elegíveis para quimioterapia clássica.

Em uma recente avaliação de dados do Ratify, Rucker et al. avaliaram os sítios de inserção, assim como o número de duplicações em t*andem* em 452/555 casos *FLT3* ITD+, sendo relatado que midostaurina apresentava efeito benéfico apenas para os pacientes com mutação no domínio JM do gene *FLT3,* assim como os que apresentavam mutação adicional da nucleofosmina (*NPM1*).

Em outro estudo randomizado placebo-controlado, um outro potente inibidor de *FLT3* (gilteritinibe) foi avaliado no estudo Admiral como tratamento de LMA refratária/recidiva (casos evoluídos de SMD foram aceitos na inclusão) com mutação do *FLT3* comparada a esquemas como azacitidina, baixas doses de Ara-C, mitoxantrone + etoposide + Ara-C (esquema MEC) e Flag-Ida. Pacientes randomizados para gilteritinibe isoladamente apresentaram níveis de remissão completa de 40%, maior sobrevida global (HR:0,63; p = 0,007) com uma sobrevida em um ano de 37 x 16% para os outros tratamentos e duração de resposta de 11 meses *versus* 1,8 meses. Esses resultados levaram gilteritinibe a ser a droga de escolha para tratamento de LMA FLT3+ refratária/recidiva, sendo aprovada para uso no Brasil pela Anvisa. Passados dois anos da publicação dos resultados iniciais do estudo Admiral, a incidência cumulativa de recaída para os casos de gilteritinibe foi de 76%. Vinte e seis pacientes tratados com gilteritinibe permaneceram vivos sem recaída por mais de dois anos, com 18 casos sendo encaminhados para o transplante de medula alogênico. Uma parte dos casos (16 pacientes) utilizou o medicamento como manutenção pós-transplante e seguiu em remissão.

Gilteritinibe tem sido associado aos hipometilantes com resultados desapontadores e com inibidores de BCL2 com resultados promissores. O estudo fase 3 Lacewing não atingiu seu objetivo de prolongar a sobrevida ao comparar o uso de gilteritinibe + azacitidina *versus* azacitidina para pacientes LMA *FLT3+* inelegíveis à quimioterapia intensiva. Aguardamos novos estudos randomizados para melhor avaliação.

Mais recentemente, um novo inibidor de *FLT3* denominado quizartinibe foi avaliado em estudo placebo-controlado fase 3 (estudo Quantum) para tratamento de pacientes com idade entre 18 a 75 anos. Os pacientes foram randomizados entre 3 + 7 + quizartinibe (40 mg via oral) por 14 dias *versus* 3 + 7 + placebo. Quizartinibe também foi utilizado durante consolidação com Ara-C em altas doses/transplante alogênico e por até 3 anos como manutenção. Os dados de análise de sobrevida demonstraram nítido benefício de sobrevida para os pacientes que utilizaram quizartinibe com mediana de sobrevida de 32 meses *versus* 15 meses (HR 0,78, 95% CI 0,62-0,98; p = 0,032) com boa tolerabilidade. Em relação a estudos com SMD com FLT3+, há apenas um estudo fase 1 associando quizartinibe com azacitidina com resultado promissor (NCT04493138).

GENTUZUMABE OZOGAMICINA

Gentuzumabe ozogamicina (GO) foi lançado no Brasil com o nome de Mylotarg® em meados dos anos 2000. Tratava-se de um anticorpo monoclonal anti-CD33 covalentemente ligado a um derivado semissintético – caliqueamicina. A caliqueamicina é um potente antibiótico citotóxico originalmente isolado da *Microspora echinospora* ssp. com capacidade de se intercalar no DNA do mieloblasto, desencadeando o processo de apoptose.

A primeira liberação de gentuzumabe ozogamicina pelo FDA ocorreu para pacientes acima de 60 anos com LMA em primeira recaída que não eram candidatos aos esquemas convencionais. Em um segundo momento, o medicamento passou a ser utilizado em associação ao esquema 3 + 7. Em meados dos anos 2000, tivemos a oportunidade de avaliar 11 pacientes no Brasil que fizeram uso do medicamento para tratamento de LMA. Nossos casos foram classificados, à época, como LMA FAB M1 (1 caso), FAB M2 (3 casos), FAB M3 (4 casos), FAB M4 (2 casos) e FAB M5 (1 caso). Todos apresentavam CD33+ em > 70% da população blástica em imunofenotipagem por citometria de fluxo, sendo 8 pacientes do sexo masculino e 3 do sexo feminino, com mediana da idade de 62 anos. Quatro pacientes se encontravam em recidiva de doença, 2 eram refratários e 5 utilizaram gentuzumabe ozogamicina para consolidação. Todos receberam o medicamento na dose de 9 mg/m^2. Entre esses 4 pacientes recidivados, 2 (FAB M2) atingiram remissão parcial com sobrevida média de 150 dias. Destes, um (FAB M5) atingiu remissão completa e apresentou sobrevida de 12 meses. Cinco pacientes utilizaram GO para consolidação (4 casos FAB-M3 e 1 caso FAB M1) e um paciente foi a óbito por doença veno-oclusiva hepática (síndrome de obstrução sinusoidal). Com o passar dos anos, alguns relatos sugeriram que gentuzumabe ozogamicina estaria associado ao aumento de mortalidade, como os casos de síndrome de obstrução sinusoidal, a qual foi confirmada pelo estudo S0106 do SWOG. Com isso, gentuzumabe ozogamicina foi retirado do Brasil em 2010.

Com o passar dos anos, novos estudos avaliaram gentuzumabe ozogamicina em menores doses, 3 mg/m^2, em combinações com quimioterapia intensiva, sendo demonstrados benefícios, como apresentado na metanálise de 5 estudos randomizados em 2014 de Hills et al. que publicaram na *Lancet Oncology* o efeito adicionado ao esquema quimioterápico convencional com capacidade de reduzir o risco de recaída com prolongamento da sobrevida para pacientes com LMA que apresentavam citogenética favorável. Nesses casos, havia um aumento absoluto de 20% da sobrevida em 6 anos. Para os casos de citogenética de prognóstico intermediário, o benefício de sobrevida global foi modesto, 6% em 6 anos. É importante relatar que 88% de todos os casos avaliados na metanálise eram de LMA primária e 12% eram de LMA secundária/SMD alto risco (nosso objetivo neste capítulo).

Gentuzumabe ozogamicina voltou ao Brasil em 2017. O estudo que fez o FDA retomar a liberação do medicamento para LMA foi o Alfa-0701 publicado na revista *Lancet*. Esse estudo foi realizado em 26 centros franceses com pacientes portadores de LMA com idade entre 50 e 70 anos que receberam gentuzumabe ozogamicina na dose de 3 mg/m^2 nos dias 1,4 e 7 da indução juntamente com quimioterapia e no dia 1 durante a consolidação. Caso o paciente entrasse em remissão, eram feitos mais dois ciclos de consolidação com 3 + 7 e os pacientes que apresentavam bom *status* de desempenho e possuíam doadores de medula óssea eram encaminhados para o transplante. Era recomendado um intervalo de dois meses entre o uso do medicamento e a realização de transplante devido ao risco de síndrome de obstrução sinusoidal. No estudo, foram randomizados 140 casos em cada braço, sendo demonstrado benefício de sobrevida livre de eventos em 2 anos de 40% para o grupo gentuzumabe ozogamicina *versus* 17% para o controle, e de sobrevida global de 53 *versus* 41%. Não foi demonstrado significativo aumento de toxicidade, exceto por aumento de plaquetopenia persistente. O uso de doses fracionadas de 3 mg/m^2 parece diminuir sua toxicidade em comparação à dose de 9 mg/m^2 que utilizávamos em meados dos anos 2000.

Os resultados de eficácia e segurança de longo prazo de gentuzumabe ozogamicina no estudo Alfa-0701 foram realizados por um grupo de pesquisadores franceses não vinculados ao estudo Alfa-0701 que avaliaram os resultados de sobrevida livre de eventos e risco de morte principalmente por toxicidade hepática e citopenias prolongadas cerca de dois anos após a publicação inicial do Alfa-0701. O objetivo primário desse estudo era demonstrar o benefício de sobrevida livre de eventos quando do tratamento com gentuzumabe ozogamicina; foi ratificado pelos pesquisadores independentes que ainda enfatizaram a robustez dos dados. Gentuzumabe ozogamicina foi capaz de prolongar significativamente a sobrevida livre de eventos em pacientes com LMA de cariótipo favorável ou intermediário, mas não de cariótipo desfavorável. A probabilidade de estar vivo sem eventos da doença em 2 anos foi de 38% para o braço de gentuzumabe ozogamicina *versus* 18% para o braço 3 + 7 e de 36 *versus* 13% em 3 anos. No entanto, o medicamento não se mostrou superior em induzir remissão completa ou diferença estatisticamente significativa de sobrevida global (apesar de maiores medianas). Em relação aos efeitos colaterais, o grupo de pesquisadores independentes relatou incidência de infecções similar entre os grupos, assim como internações em unidade de terapia intensiva e óbito. A diferença significativa foi principalmente de hemorragia grau 3, 23% para gentuzumabe ozogamicina *versus* 10% para 3 + 7. Foi corroborado que o medicamento é mais associado a persistência de plaquetopenia mais severa, que deve ser acompanhada com maior atenção pelos hematologistas (20 *versus* 2%). Em relação ao grande receio de doença veno-oclusiva hepática, essa foi de 4,6% para gentuzumabe ozogamicina *versus* 1,5% para 3 + 7, sendo também mais associado ao aumento de transaminases, porém sem perda de função hepática. Gentuzumabe ozogamicina pode induzir doença sinusoidal hepática e os sinais clínicos devem ser acompanhados com atenção para ganho de peso, hepatomegalia, ascite e aumento de transaminases.

O grande problema para o uso de gentuzumabe ozogamicina no tratamento das LMA transformadas de SMD é que a maior chance de resposta ao medicamento ocorre predominantemente nos pacientes com cariótipo favorável ou intermediário, fato incomum durante a transformação de uma SMD em LMA. Uma boa parte dos casos de uma LMA evoluída de SMD apresenta cariótipos complexos. Também cumpre lembrar que o estudo original Alfa-0701 avaliou apenas casos de LMA *de novo*, excluindo casos de LMA evoluída de SMD e apenas 12% dos casos da metanálise, favorecendo o uso gentuzumabe ozogamicina, eram de LMA secundária/SMD. Apesar de todas essas ressalvas, consideramos que gentuzumabe ozogamicina é uma opção factível para ser adicionado ao esquema 3 + 7 em um caso de LMA com cariótipo favorável ou intermediário evoluída de SMD. No Brasil, a liberação pela Anvisa de gentuzumabe ozogamicina é apenas para uso concomitante ao esquema 3 + 7. A liberação ocorreu em meados de 2021.

INIBIDORES DAS MUTAÇÕES *IDH1* E *IDH2* (IVOSIDENIB E ENASIDENIB)

A presença de mutações *IDH1* e *IDH2* são encontradas em < 5% dos casos de SMD, enquanto nas LMA podem ser encontradas em até 10% dos casos. Na análise do IWG em SMD, em que avaliamos quase 3 mil pacientes, encontramos as mutações dos genes *IDH2* e *IDH1* em menos de 5% e menos de 3% dos pacientes, respectivamente, sendo a grande maioria do tipo *missense.* As mutações *IDH2* (mitocôndria) e *IDH1* (citoplasma) têm se tornando importantes alvos de terapia. Quando há o funcionamento normal das enzimas IDH, o ciclo de Krebs funciona normalmente e há conversão de isocitrato em αcetoglutarato (αKG). Quando há mutações, ocorre a transformação do αKG em 2-hydroxiglutarato, produto que impede a demetilação das histonas, gerando bloqueio de diferenciação. As mutações de *IDH2* e *IDH1* nas LMA ocorrem mais frequentemente em associação com cariótipo de risco intermediário (cariótipo normal), mutações da *DNMT3A* e pacientes mais idosos, um nicho de casos mais parecido com a realidade da SMD. O impacto prognóstico dessas mutações parece ser principalmente dependente das alterações genéticas associadas.

Ivosidenib é um inibidor da enzima mutante de *IDH1* que foi analisado inicialmente em estudos de fase 1 com 258 pacientes com neoplasias mieloides *IDH1mut*, na dose diária de 500 mg com resposta global de 41% e remissão completa de 21%. A aprovação inicial desse medicamento pelo FDA ocorreu em 2018 para casos de LMA com IDH1*mut* recaídas/refratários, e em 2019 foi aprovado como monoterapia para LMA do idoso inelegível para quimioterapia que apresentasse mutação no *IDH1.* Essa aprovação ocorreu após a análise pormenorizada de 28 pacientes idosos acima de 75 anos de idade que apresentaram remissão completa/remissão completa sem recuperação hematológica de 43% (95% IC 25% – 63%). Ivosidenib tem se demonstrado capaz de prolongar a sobrevida global de pacientes com *IDH1mut* refratários/recaída às terapias tradicionais em comparação com controles históricos. Em uma análise retrospectiva de 109 pacientes tratados com ivosidenib *versus* 60 casos de controle histórico, um nítido benefício de sobrevida para ivosidenib foi detectado com mediana de 8 meses (95% IC 5,7-9,8) *versus* 3 meses (95% IC 1,9-4,5). Esses resultados pavimentaram o caminho para o estudo de fase 3, randomizado, placebo controlado de ivosidenib em combinação com azacitidina (estudo Agile) em casos recém – diagnosticados de LMA com mutação *IDH1*. Os resultados do estudo global Agile foram apresentados no encontro da sociedade americana de hematologia (Ash, 2021) e publicados na *New England Journal of Medicine* em 2022 com a randomização dos pacientes mutados para *IDH1* não elegíveis à quimioterapia intensiva entre os braços: IVO 500 mg VO 1 x/dia + AZA 75 mg/m^2 SC/IV *versus* placebo + AZA, sendo avaliados casos de LMA *de novo* e LMA secundária. Os pesquisadores tinham como objetivo primário avaliar a sobrevida livre de eventos. Foram randomizados 72 casos para IVO + AZA *versus* 74 para placebo + AZA com mediana de idade de 75 anos, sendo 75% de casos de LMA de novo e 25% de casos de LMA secundária com cerca de 22 a 27% dos casos apresentando marcadores de prognóstico desfavorável nos dois braços do estudo. A sobrevida livre de eventos foi superior para o braço de IVO + AZA (HR 0,33; 95% CI 0,16-0,69; p = 0,0011) com mediana de sobrevida também superior de 24 meses *versus* 8 meses (HR 0,44; 95% CI 0,27-0,73; p = 0,0005). Em relação aos níveis de remissão completa, esses foram de 47,2% (34/72 casos; 95% CI 35,3%, 59,3%) *versus* 14,9% (11/74 casos; 95% CI 7,7%, 25,0%) para IVO + AZA *versus* placebo + AZA, respectivamente (p < 0,0001). A estimativa de permanecer em remissão completa ao final de 12 meses de seguimento foi de 88 *versus* 36% para IVO + AZA *versus* placebo + AZA. Entre os efeitos colaterais de graus 3 e 4, houve mais sangramento no grupo IVO + AZA. Eventos adversos levando ao óbito ocorreram em 14% do grupo IVO + AZA e 29% do grupo placebo + AZA. A síndrome de diferenciação foi detectada em 14% do grupo IVO + AZA, em torno do 19º dia do tratamento (intervalo 3 a 33 dias), que deve ser observada com muita atenção (para uso precoce de dexametasona) diante dos possíveis sinais e sintomas de dispneia súbita, edema pulmonar, congestão, edema de membros inferiores e ganho de peso. Nenhum óbito foi relacionado à síndrome de diferenciação. Com base no estudo Agile, o FDA autorizou, em meados de 2022, o uso de IVO + AZA para pacientes com LMA mutados para *IDH1*, sendo mais uma nova opção para esses casos de idosos *unfit* ao tratamento clássico com quimioterapia.

O uso de ivosidenib (Tibsovo®) para SMD foi inicialmente avaliado pelo FDA e liberado para uso no fim de 2023 para pacientes com SMD do adulto recaída ou refratário. A aprovação foi baseada no estudo AG120-C-001 (NCT02074839), uma análise de 18 casos de SMD com mutação do *IDH1* avaliada em amostras de sangue periférico ou medula óssea. Ivosidenib foi administrado via oral com dose inicial de 500 mg continuamente por ciclos de 28 dias até progressão da doença ou toxicidade. A mediana de duração do tratamento foi de 9 meses. A liberação baseada em apenas um estudo de fase 1 com apenas 18 casos ocorreu porque o FDA considerou uma doença órfã de tratamento, seguindo o fluxo de análise prioritária. Os dados mostraram remissão completa de 39% com intervalo de confiança no percentil 95 de 17 a 64% com duração de resposta variando de 2 até 81 meses (mediana não estimada). Dentre os 9 casos dependentes de transfusão de hemácias e plaquetas, 6 (67%) se tornaram independentes em até 56 dias de tratamento. A mediana de tratamento para apresentar resposta foi de dois ciclos (intervalo de 2 a 6 meses). Entre as reações adversas, as mais comuns foram gastrointestinais com diarreia, constipação, mucosite e náuseas seguidos de artralgia, fadiga, tosse, mialgia, *rash* e prolongamento do intervalo QT. O maior risco do medicamento se deve à síndrome de diferenciação (antiga denominação de síndrome Atra) com quadro clássico de dispneia súbita, derrame pleural, derrame pericárdico e edema. O tratamento deve ser realizado com dexametasona intravenosa ao primeiro sinal da síndrome.

Recentemente, o estudo do grupo GFM (NCT03503409) foi apresentado por Marie Sébert no EHA de 2024, na cidade de Madri, sendo avaliadas três coortes de pacientes com SMD para tratamento com ivosidenib: 1) Casos de alto risco refratários à azacitidina (22 casos); 2) Casos de alto risco sem tratamento prévio (23 casos); 3) Casos de baixo risco refratários à eritropoetina (3 casos). A grande maioria desses casos (juntando as 3 coortes) eram classificados como SMD do subtipo Areb-2 (blastos entre 10 e 19%) e 60% apresentavam a mutação R132C. Todos os grupos foram tratados com ivosidenib na dose de 500 mg ao dia por 28 dias com 3 a 6 ciclos. Como resultados, os pesquisadores encontraram resposta global de 78% (48% remissão completa) para os casos do grupo 2 (casos de alto risco sem tratamento prévio) com mediana de duração de sobrevida global superior a 25 meses. Ivosidenib foi bem tolerado, sem óbitos relacionados ao seu uso. Aguardamos estudo de fase 3 placebo-controlado que deve confirmar o seu benefício para pacientes com SMD e mutação do gene *IDH1*.

A outra molécula inibidora das mutações do *IDH* é enasidenib, inibidor da enzima mutante de *IDH2*, aprovado pelo FDA em 2017 para tratamento de LMA recaída ou refratário com a presença da mutação. Enasidenib foi analisado inicialmente em estudos de fase 1 com 239 pacientes com neoplasias mieloides *IDH2mut*, na dose diária de 100 mg com resposta global de 39% e remissão completa de 19%. Em estudo de fase 1/2 (ramificação do *Beat AML Master Trial*) foi avaliada a associação com azacitidina em 17 casos de LMA refratários com *IDH2mut*, sendo a toxicidade da associação aceitável com incremento nos níveis de remissão completa. Em um outro estudo de fase 1/2, a fase 2 (estudo AG221-AML-005) avaliou 101 pacientes com LMA refratária *IDH2mut* com mediana de idade de 75 anos randomizados entre enasidenib + azacitidina (68 casos) *versus* azacitidina isoladamente (33 casos), detectando maiores níveis de resposta global (OR 5,0; 95% CI 2,0-11,9; p = 0,0003) para enasidenib + azacitidina, sem diferenças significativas de toxicidade. No ano de 2023, Botton et al. publicaram um estudo de fase 3, randomizado (NCT02577406), para o uso de enasidenib 100 mg *versus* diversas opções terapêuticas para pacientes com LMA (azacitidina, Ara-C baixa dose, suporte transfusional) em fase avançada e refratários (2 a 3 terapias previas). O estudo tinha como objetivo primário avaliar a sobrevida global. Foram randomizados 319 pacientes com mediana de idade de 71 anos, sendo 158 casos para o braço enasidenib *versus* 161 para outras terapias (azacitidina, Ara-C baixa dose, suporte transfusional). A mediana de sobrevida para enasidenib foi de 6,5 meses *versus* 6,2 meses (HR 0,86; p = 0,23) com sobrevida em um ano de 37% *versus* 26%. A resposta global para enasidenib foi de 40 *versus* 10% com independência transfusional de 31 *versus* 9%. Enasidenib não foi capaz de prolongar a sobrevida dos pacientes com mutação de IDH2 nesse estudo. Aguardamos novas avaliações.

São poucos os estudos sobre o uso de enasidenib para casos de SMD. Em 2023, DiNardo et al. avaliaram 50 casos de SMD que foram tratados com azacitidina + enasidenib ou enasidenib isoladamente (após falha de hipometilante) (NCT03383575) com resposta global de 74% e mediana de sobrevida de 26 meses. Aguardamos estudos de fase 3, randomizados.

Ivosidenib e enasidenib são bem tolerados e agem por induzir processo de diferenciação celular, o que gera a grande possibilidade de serem adicionados aos esquemas de hipometilantes, inibidores de BCL-2, inibidores de *FLT-3*, entre outros. Essa possibilidade de associação ocorre porque esses medicamentos não geram grandes períodos de aplasia (menos infecções e menos episódios de neutropenia febril). Assim como os outros famosos indutores de diferenciação (Atra e Arsênico), ivosidenib e enasidenib podem ocasionar síndrome de diferenciação (antiga síndrome do Atra) que costuma responder bem ao tratamento com dexametasona 10 mg 2x/dia. A síndrome de diferenciação induzida pelos inibidores de *IDH* costuma ocorrer mais tardiamente em relação ao Atra e Arsênico.

QUIMIOTERAPIA CLÁSSICA

Diante das novas possibilidades de tratamento de uma LMA evoluída de SMD, o tratamento com quimioterapia clássica vai sendo cada vez mais desencorajado ou até mesmo banido devido a três situações: 1) A grande maioria dos pacientes são idosos com comorbidades, o que contraindica a quimioterapia clássica com 3 + 7; 2) Os níveis de remissão completa com quimioterapia clássica são bastante reduzidos; 3) A duração de resposta ao tratamento com quimioterapia clássica é curta.

Assim, uma análise criteriosa da elegibilidade ao 3 + 7 se torna de fundamental e, de antemão, podemos afirmar que pacientes com idade acima de 75 anos não devem ser tratados com quimioterapia clássica. Além do critério de subjetividade do médico, há de se considerar outros índices como a escala do Ecog de *status* de desempenho ou escala de Fragilidade da Universidade de Dalhouise ou o índice de comorbidade de Charlson. Todas essas escalas são facilmente acessíveis para cálculo pela internet e o médico hematologista pode aplicar qualquer uma delas e, logicamente, associar ao seu critério subjetivo de análise para indicar ou não a quimioterapia clássica.

Uma vez indicado o esquema clássico de indução, ele deve ser feito com 3 dias de antracíclico e 7 dias de citarabina, o famoso 3 + 7. A citarabina deve ser infundida continuamente com troca das bolsas a cada 24 horas na dose de 100 a 200 mg/m^2 por dia. Os antracíclicos mais utilizados são daunorribicina na dose de 60 mg/m^2 ou idarrubicina 12 mg/m^2 por dia. Apesar de toda a evolução nas medidas de suporte, principalmente, com antibióticos e antifúngicos de largo espectro, a mortalidade na indução permanece alta, em torno de 10 a 20% e de 15 a 30% nos primeiros 60 dias. Uma vez atingida a remissão completa, começam outros tipos de problema, como a escolha do melhor esquema de consolidação/intensificação a ser utilizado. No estudo CALGB 8525 em que foram comparadas 3 diferentes doses de citarabina, os pacientes idosos não apresentaram qualquer benefício de doses intensificadas. No estudo CALGB 8923 foram adicionados dois ciclos de mitoxantrone e citarabina como consolidação, que ao se compararem com citarabina em baixas doses, não apresentaram qualquer benefício de sobrevida. No estudo do grupo germânico de LMA, os pacientes foram randomizados entre diversos esquemas de quimioterapia sem ser demonstrado qualquer benefício na sobrevida livre de eventos ou sobrevida global. O transplante alogênico, parece ser a melhor opção para aqueles que entram em remissão após a indução clássica com 3 + 7.

Um outro esquema que pode ser utilizado durante a indução de uma LMA evoluída de SMD é o CLAG-M. Esse esquema é composto por uma combinação de cladribina (5 mg/m^2 IV em 2 horas por 5 dias) + citarabina (2.000 mg/m^2 IV em 4 horas por 5 dias – início 2 horas após término da cladribina) + mitoxantrona (120 mg/m^2 IV por 3 dias) + filgrastim (600 mcg/dia por 5 dias). O estudo com maior número de casos de LMA evoluída de SMD com uso de CLAG-M foi reportado por Jaglal et al. Nesse estudo, os pesquisadores avaliaram 28 pacientes com LMA evoluída de SMD após falha de hipometilantes. A resposta global foi de 64% e a mediana de sobrevida de 202 dias. CLAG-M parece apresentar efetividade na indução de LMA evoluídas de SMD, apesar da intensa toxicidade.

SUPORTE TRANSFUSIONAL

Sabendo das dimensões continentais do Brasil e das grandes diferenças regionais e econômicas que existem nesse país gigante, não podemos deixar de considerar o suporte transfusional (concentrado de hemácias e plaquetas) como uma opção terapêutica para LMA evoluída de SMD. O médico que está na ponta do atendimento dos pacientes com LMA sabe das imensas dificuldades em ter acesso aos medicamentos recentemente lançados pela indústria farmacêutica. E deve ficar claro que não está errado propor o tratamento à base de suporte transfusional para idosos com LMA. Para muitos casos, o tratamento de suporte transfusional é a opção mais adequada apesar de sabermos que essa terapêutica não é capaz de prolongar significativamente a sobrevida desses pacientes. E quando devemos transfundir? As diretrizes das mais diversas associações de hematologistas na Europa, nos Estados Unidos e no Brasil possuem orientações similares. As diretrizes italianas sugerem que os pacientes recebam transfusão apenas se hemoglobina < 8g/dL. O órgão oficial da sociedade espanhola de hematologia e hemoterapia orienta que se deve transfundir sempre que a hemoglobina (Hb) se encontrar < 8g/dL e sugere que alguns pacientes com comorbidades devem receber transfusão para manter a hemoglobina em torno de 10 g/dL. No Reino Unido, as diretrizes sugerem que transfusão apenas deve ser feita em pacientes com sintomas de anemia, sem considerar um valor de hemoglobina que indique necessariamente a transfusão. Seguimos os princípios gerais do Ministério da Saúde em que se indica a transfusão quando pacientes apresentam sinais ou sintomas de sofrimento cardíaco ou pulmonar e/ou Hb < 7g/dL. A indicação de transfusão baseada nesses valores segue a diretriz geral de muitos estudos de terapia intensiva que reportam transfusão restritiva, isto é, usar os valores de hemoglobina inferiores a 7 g/dL como indicadores de transfusão. Portanto, pode-se afirmar que, de uma maneira geral, a regra é de apenas transfundir quando a hemoglobina estiver em valores inferiores a < 7 g/dL. Uma importante exceção a esta regra seria o idoso com SMD/LMA e doença cardíaca. Essa situação seria uma clara indicação de transfusão mais liberal, conceito em que se mantém maiores níveis de hemoglobina às custas de transfusão de hemácias. Deve-se lembrar que a grande maioria dos pacientes com LMA evoluída de SMD são idosos e a principal causa imediata de óbito não relacionado a própria doença são as complicações cardíacas. Idosos com antecedentes de angina, infarto agudo do miocárdio ou insuficiência cardíaca devem receber transfusão de hemácias de uma forma mais liberal, isto é, para manter níveis de hemoglobina ≥ 8g/dL. Em relação à transfusão de plaquetas, costumamos transfundir quando a contagem se encontra abaixo de 10.000/mm^3 devido ao risco de sangramento espontâneo no sistema nervoso central. Nos casos de pacientes com febre e/ou infecção, deve-se transfundir plaquetas quando os valores se encontram entre 10 e

20.000/mm³. Normalmente esses pacientes necessitam de acompanhamento médico regular, pois o excesso de transfusão leva à aloimunização, fenômeno que predispõe à refratariedade.

COMBINAÇÕES DE TERAPIA-ALVO

Um dos conceitos que mais ganha força na medicina nos últimos anos é o da Medicina Personalizada. Basicamente, as neoplasias passam a ser caracterizadas de maneira individualizada e isso leva ao estudo das mutações presentes em cada câncer de cada paciente. Atualmente, nosso levantamento de mutações em SMD (International Working Group) demonstra mutações em 94% dos pacientes e parece que cada indivíduo apresenta um conjunto único de alterações que são bastantes diversificadas. Apesar de diversificadas, algumas são mais comuns, assim como suas combinações, e nesse conceito amplo faz bastante sentido a análise de medicamentos-alvo associados para cada mutação detectada. E são muitas as possibilidades em análise em estudos de fase 1, fase 2 e fase 3 nesse momento. Há exemplos dessas associações que avaliam segurança e eficácia da combinação de venetoclax e CPX-351 em LMA refratária, demonstrando certa eficácia e tolerabilidade, servindo como ponte para o transplante de medula alogênico, assim como a associação de CPX-351 e gentuzumabe ozogamicina para LMA após recidiva/refratariedade e SMD de alto risco, detectando também eficácia e relativo perfil de segurança. Os inibidores de IDH também têm sido associados a venetoclax e azacitidina em alguns casos de LMA após recidiva/refratariedade e SMD de alto risco combinados 2 a 2 ou os 3 medicamentos. Mais recentemente, um estudo de fase 1/2 avaliou a associação de gilteritinib com azacitidina e venetoclax para pacientes *FLT3* mutado *unfit* à quimioterapia tradicional ou refratários/recidiva, demonstrando níveis de remissão completa de 96% com sobrevida global de 72% em 18 meses (casos *unfit*) e remissão completa de 27% para casos recidiva/refratariedade. A associação parece promissora. As opções são inúmeras e aguardamos estudos com número de pacientes mais robustos, assim como estudos randomizados para termos mais segurança nas respostas aos tratamentos e seus efeitos colaterais.

TRANSPLANTE DE MEDULA ÓSSEA ALOGÊNICO

Sabemos que o transplante de medula (TMO) alogênico é a única opção de tratamento curativa para pacientes com SMD e para os casos que evoluem à LMA. Como a grande maioria dos casos de SMD e de LMA evoluída de SMD é composta de idosos com idade avançada, essa opção de tratamento fica disponível, infelizmente, para uma parcela pequena dos casos. No próximo capítulo desta unidade trataremos especificamente de TMO como tratamento de SMD/LMA evoluída de SMD (*ver Capítulo 37*).

RESUMO

- A combinação de inibidor de BCL-2 (venetoclax) associado a hipometilantes (azacitidina/decitabina) é capaz de prolongar a sobrevida global de pacientes idosos com LMA inelegíveis ao 3 + 7. Cerca de 25% dos casos do estudo Viale-A eram de LMA secundária a SMD, tornando essa

opção uma das mais plausíveis para tratamento de LMA evoluídas de SMD.

- **Os hipometilantes isoladamente (azacitidina ou decitabina) são opções de tratamento para as LMA evoluídas de SMD, porém com resultados inferiores à associação com venetoclax.**
- **LMA evoluída de SMD (sem cariótipo desfavorável e sem mutação do *TP53*) e sem exposição prévia aos hipometilantes apresenta resposta significante ao uso de CPX-351 (dauno e Ara-C em dispersão coloidal) em relação ao clássico 3 + 7.**
- **Em relação ao tratamento de casos com mutação do *FLT3*, há a possibilidade de uso de midostaurina, gilteritinib e quizartinib.**
- **Gentuzumabe ozogamicina conjugado a caliquemicina (Anti-CD33+) apresenta efetividade no tratamento de LMA evoluídas de SMD, principalmente em casos com cariótipo favorável, sendo capaz de prolongar a sobrevida livre de eventos.**
- **Os inibidores de IDH1 e IDH2 (ivosidenib e enasidenib) são bem tolerados e agem por induzir processo de diferenciação celular, o que gera a grande possibilidade de serem adicionados aos esquemas de hipometilantes. A associação de ivosidenib com azacitidina é capaz de prolongar a sobrevida global e livre de eventos de LMA com mutação do IDH1 evoluída de SMD.**
- **Os esquemas quimioterápicos (3+7/ CLAG-M) têm sido cada vez mais desencorajados como opções para tratamento das LMA evoluídas de SMD devido ao baixo percentual de remissão, curta duração de resposta e elevada toxicidade.**
- **Para muitos casos, o tratamento de suporte transfusional pode ser uma opção adequada para LMA evoluída de SMD, apesar de sabermos que essa terapêutica não é capaz de prolongar significativamente a sobrevida desses pacientes.**

REFERÊNCIAS

1. Botton S, Montesinos P, Schuh AC, Papayannidis C, Vyas P, Wei AH, et al. Enasidenibe vs conventional care in older patients with late-stage mutant-IDH2 relapsed/refractory AML: a randomized phase 3 trial. Blood. 2023;141(2):156-67.
2. DiNardo CD, Jonas BA, Pullarkat V, Thirman MJ, Garcia JS, Wei AH, et al. Azacitidine and venetoclax in previously untreated acute myeloid leukemia. N Engl J Med. 2020;383(7):617-29.
3. DiNardo CD, Schuh AC, Stein EM, Montesinos P, Wei AH, Botton S, et al. Enasidenibe plus azacitidine versus azacitidine alone in patients with newly diagnosed, mutant-IDH2 acute myeloid leukaemia (AG221--AML-005): a single-arm, phase 1b and randomised, phase 2 trial. Lancet Oncol. 2021;22(11):1597-608.
4. Dombret H, Itzykson R. How and when to decide between epigenetic therapy and chemotherapy in patients with AML. Am Soc Hematol Educ Program. 2017;2017(1):45-53.
5. Dombret H, Seymour JF, Butrym A, Wierzbowska A, Selleslag D, Jang JH, et al. International phase 3 study of azacitidine vs conventional care regimens in older patients with newly diagnosed AML with > 30% blasts. Blood. 2015;126(3):291-9.
6. Döhner H, DiNardo CD, Appelbaum FR, Craddock C, Dombret H, Ebert BL, et al. Genetic risk classification for adults with AML receiving less-intensive therapies: the 2024 ELN recommendations. Blood. 2024;144(21):2169-73.
7. Erba HP, Montesinos P, Kim HJ, Patkowska E, Vrhovac R, Žák P, et al. Quizartinib plus chemotherapy in newly diagnosed patients with FLT3-internal-tandem-duplication-positive acute myeloid leukaemia (QuANTUM--First): a randomised, double-blind, placebo-controlled, phase 3 trial. Lancet. 2023;401(10388):1571-83.
8. Hills RK, Castaigne S, Appelbaum FR, Delaunay J, Petersdorf S, Othus M, et al. Addition of gemtuzumabe ozogamicin to induction chemotherapy in adult patients with acute myeloid leukaemia: a meta-analysis

of individual patient data from randomised controlled trials. Lancet Oncol. 2014;15(9):986-96.

9. Jaglal MV, Duong VH, Bello CM, Ali NHA, Padron E, Fernandez HF, et al. Cladribine, cytarabine, filgrastim, and mitoxantrone (CLAG-M) compared to standard induction in acute myeloid leukemia from myelodysplastic syndrome after azanucleoside failure. Leuk Res. 2014;38(4):443-6.
10. Lambert J, Pautas C, Terré C, Raffoux E, Turlure P, Caillot D, et al. Gemtuzumabe ozogamicin for de novo acute myeloid leukemia: final efficacy and safety updates from the open-label, phase III ALFA-0701 trial. Haematologica. 2019;104(1):113-9.
11. Lancet JE, Uy GL, Cortes JE, Newell LF, Lin TL, Ritchie EK, et al. CPX-351 (cytarabine and daunorubicin) liposome for injection versus conventional cytarabine plus daunorubicin in older patients with newly diagnosed secondary acute myeloid leukemia. J Clin Oncol. 2018;36(26):2684-92.
12. Lancet JE, Uy GL, Newell LF, Lin TL, Stuart RK, Strickland SA, et al. Five-year final results of a phase 3 study of CPX-351 versus 7+3 in older adults with newly diagnosed high-risk/secondary acute myeloid leukemia (AML): outcomes by age subgroup and among responders. ASH 2020 Program: Oral and Poster Abstracts. Lancet J. 2020;294474.
13. Massumoto CM, Pinheiro RF, Pinheiro Júnior ED, Baiocchi OC, Alves A. Gemtuzumabe ozogamicina: uma opção no tratamento de leucemia mieloide aguda CD33+ gemtuzumabe ozogamicin: an option in the treatment of acute myeloid leukemia CD33+. Rev Bras Hematol Hemoter. 2004;26(4):235-8.
14. Montalban-Bravo G, Jabbour E, Borthakur G, Kadia T, Ravandi F, Chien K, et al. Phase 1/2 study of CPX-351 for patients with Int-2 or high-risk International Prognostic Scoring System myelodysplastic syndromes and chronic myelomonocytic leukaemia after failure to hypomethylating agents. Br J Haematol. 2024;204(3):898-909.
15. Montesinos P, Recher C, Vives S, Zarzycka E, Wang J, Bertani G, et al. Ivosidenib and azacitidine in IDH1--mutated acute myeloid leukemia. N Engl J Med. 2022; 386(16): 1519-31.
16. Othman J, Wilhelm-Benartzi C, Dillon R, Knapper S, Freeman SD, Batten LM, et al. A randomized comparison of CPX-351 and FLAG-Ida in adverse karyotype AML and high-risk MDS: the UK NCRI AML19 trial. Blood Adv. 2023;7(16):4539-49.
17. Paschka P, Dombret H, Thomas X, Recher C, Chantepie S, Montesinos P, et al. Ivosidenib improves overall survival relative to standard therapies in relapsed or refractory mutant IDH1 AML: results from matched comparisons to historical controls. ASH 2020 Program: Oral and Poster Abstracts. Blood. 2020;136(Suppl 1):18-9.
18. Perl AE, Larson RA, Podoltsev NA, Strickland S, Wang ES, Atallah E, et al. Follow-up of patients with R/R FLT3--mutation-positive AML treated with gilteritinib in the phase 3 ADMIRAL trial. Blood. 2022;139(23):3366-75.
19. Perl AE, Martinelli G, Cortes JE, Neubauer A, Berman E, Paolini S, et al. Gilteritinib or chemotherapy for relapsed or refractory FLT3-mutated AML. N Engl J Med. 2019;381(18):1728-40.
20. Pratz KW, Jonas BA, Pullarkat V, Thirman MJ, Garcia JS, Döhner H, et al. Long-term follow-up of VIALE-A: venetoclax and azacitidine in chemotherapy-ineligible untreated acute myeloid leukemia. Am J Hematol. 2024;99(4):615-24.
21. Short NJ, Daver N, Dinardo CD, Kadia T, Nasr LF, Macaron W, et al. Azacitidine, venetoclax, and gilteritinib in newly diagnosed and relapsed or refractory FLT3--mutated AML. J Clin Oncol. 2024;42(13):1499-508.
22. Stone RM, Mandrekar SJ, Sanford BL, Laumann K, Geyer S, Bloomfield CD, et al. Midostaurin plus chemotherapy for acute myeloid leukemia with a FLT3 mutation. N Engl J Med. 2017;377(5):454-64.

37

Transplante alogênico para SMD

Vinicius Campos de Molla
Gabriel Góes Cunha
Celso Arrais Rodrigues

OBJETIVOS DO CAPÍTULO

- Revisar o papel do transplante alogênico de células-tronco hematopoéticas (TCTH) no manejo da neoplasia mielodisplásica (SMD), considerando os diferentes estratos de risco prognóstico.
- Discutir os fatores que influenciam a elegibilidade e o momento ideal para o transplante.
- Analisar a importância da avaliação da doença residual mensurável (DRM) no pré e pós-transplante, destacando suas implicações no condicionamento e nas estratégias de monitoramento.
- Comparar regimes de condicionamento (mieloablativo [MAC] *versus* intensidade reduzida [RIC]) e suas indicações com base nas características clínicas e biológicas dos pacientes.
- Explorar abordagens terapêuticas para a recidiva pós-TCTH, como retirada da imunossupressão, infusão de linfócitos doador (DLI), segundo transplante e terapias-alvo.
- Apresentar perspectivas futuras no manejo da SMD pós-transplante, incluindo terapias de manutenção, avanços em imunoterapia e inovações tecnológicas em diagnóstico e monitoramento.

CONCEITOS GERAIS

Pacientes com neoplasia mielodisplásica (SMD) de baixo e intermediário risco (definido pela classificação prognóstica internacional) são geralmente tratados para melhorar a citopenia e a qualidade de vida. Para pacientes mais jovens, o transplante deve ser reservado àqueles que não responderem aos tratamentos e apresentarem citopenias graves ou que evoluírem para alto risco ao longo do tempo. Em pacientes com SMD de alto risco, o objetivo é retardar ou evitar a transformação leucêmica, prolongando, assim, a sobrevida e oferecendo até mesmo a possibilidade de cura.

Considerando que tanto a Organização Mundial da Saúde (OMS) quanto a Classificação de Consenso Internacional (CCI) atualizaram recentemente as classificações morfológicas dos pacientes com SMD, os dados sustentam uma abordagem que ajusta o momento do transplante ao estádio da doença: pacientes com doença de baixo risco e intermediário-1 (segundo o IPSS-R) se beneficiam do adiamento do transplante alogênico de células-tronco hematopoéticas (TCTH), enquanto pacientes com doença de risco intermediário-2 e alto se beneficiam do transplante precoce. Com a inclusão de parâmetros moleculares como ferramentas prognósticas, essa abordagem pode ser aprimorada.

Determinadas mutações, como as que afetam *RAS*, *RUNX1*, *ASXL1* e *TP53*, aumentam o risco de recidiva pós-transplante. Essas mutações podem reforçar a decisão de realizar um transplante precoce, optar por regimes de condicionamento de maior intensidade ou incluir esses pacientes em ensaios clínicos que avaliem estratégias para a doença de alto risco e manutenção pós-transplante.

A predisposição por mutação germinativa é outro aspecto relevante. Recentemente, a Sociedade Europeia de Transplante de Sangue e Medula Óssea (EBMT) recomendou a realização de testes de linhagem germinativa em todos os pacientes pediátricos e adultos com idade inferior a 50 anos diagnosticados com SMD. O painel também recomendou que, ao selecionar um doador, sejam evitados familiares com mutações de linhagem germinativa que predispõem a doenças hematológicas malignas, particularmente aquelas com padrões de herança dominantes.

Pacientes com mutações genéticas de alto risco e outras características desfavoráveis devem ser encaminhados para o transplante o quanto antes. Aqueles com alta carga de doença, incluindo contagem de blastos > 10%, podem se beneficiar de terapias de transição, embora os dados sejam controversos. Pacientes diagnosticados em idade mais jovem (com menos de 50 anos), com história de neoplasias ou familiares de primeiro grau com neoplasias mieloides ou síndromes de insuficiência medular, bem como aqueles com suspeita clínica de síndrome de predisposição genética, devem ser submetidos a testes para detectar predisposições de linhagem germinativa.

A definição de elegibilidade para o transplante é ampla e complexa, portanto, não deve ser baseada unicamente na idade cronológica. Muitos pacientes são considerados inelegíveis para o TCTH devido à idade, sem uma avaliação apropriada. Em uma análise do Center for International Blood and Marrow Transplant Research (CIBMTR) com 1.080 pacientes que receberam transplante com condicionamento de intensidade reduzida (RIC), demonstrou-se que a idade não impactou a mortalidade relacionada ao transplante (MRT), a recidiva ou a sobrevida global (SG), quando ajustada para o índice de comorbidade do transplante de células hematopoéticas (HCT-CI). De forma semelhante, Lim et al. analisaram 1.333 pacientes com SMD com idade acima de 50 anos do EBMT, identificando o RIC, o doador não aparentado e o estádio avançado da doença no momento do transplante como preditores independentes de mortalidade. O estádio avançado da doença foi a única variável associada a menor sobrevida. Dados da Bone Marrow Transplant Clinical Trials Network (BMT CTN) demonstram uma vantagem significativa em termos de sobrevida livre de recaída e sobrevida global em pacientes com idade entre 50 e 75 anos, com SMD de risco intermediário-2 ou alto, com doador HLA idêntico, submetidos a transplante com condicionamento de intensidade reduzida, em comparação com aqueles que receberam os melhores cuidados de suporte ou hipometilantes. O benefício foi consistente em todas as faixas etárias.

Diversos estudos indicam que o uso exclusivo do HCT-CI para previsão de desfechos pode ser inadequado. Recomenda-se uma abordagem mais abrangente, que inclua avaliações geriátricas e de fragilidade. Dessa forma, o transplante deve ser considerado na SMD de alto risco, independentemente da idade cronológica. É fundamental realizar uma avaliação abrangente que inclua não somente o HCT-CI, mas também avaliações geriátricas e de fragilidade. Fatores como o estado funcional, o bem-estar psicológico e o sistema de apoio são considerações importantes.

Embora as ferramentas prognósticas IPSS sejam informativas ao prever os desfechos gerais após o diagnóstico, elas são menos confiáveis ao projetar os resultados do transplante de células-tronco. Várias ferramentas de pontuação tentaram prever melhor os desfechos clínicos pós-transplante, incluindo a recidiva, utilizando variáveis relacionadas ao paciente e à doença. Uma análise do CIBMTR com 2.133 pacientes com SMD desenvolveu um sistema de pontuação específico para transplante que considera idade, estado funcional, blastos no sangue periférico, citogenética e contagem de plaquetas.

Um aumento na pontuação esteve associado a um aumento da recorrência da doença, e essa ferramenta mostrou-se superior ao IPSS-R na previsão de desfechos de sobrevida após o transplante. Outras ferramentas de pontuação notáveis incluem o índice de risco de transplante e a pontuação de risco específica para transplante da EBMT. O índice de risco de transplante utilizou idade, IPSS-R, citogenética, refratariedade à quimioterapia e o HCT-CI para prever recidiva e SG após o transplante, enquanto a pontuação de risco da EBMT utilizou idade, estado funcional, citogenética, contagem de blastos, contagem de plaquetas, *status* do citomegalovírus do receptor e relação com o doador para prever recidiva, SLR, MRT e SG.

O momento ideal para o transplante é controverso. Em pacientes com alta carga da doença, recomenda-se citorredução antes do TCTH, com base em dados que sugerem uma diminuição da recorrência. Alcançar uma remissão completa (RC) antes do transplante está associado a melhores desfechos após o TCTH. Os agentes hipometilantes têm sido amplamente utilizados como terapia de ponte para o TCTH. A quimioterapia de indução padrão também foi utilizada como terapia de ponte, sem vantagem consistente em termos de prevenção de recidiva e sobrevida que justificasse a toxicidade adicional. Embora mais bem tolerados do que a quimioterapia intensiva, os hipometilantes frequentemente estão associados à mielossupressão prolongada e ao aumento do risco de infecção e toxicidades orgânicas, o que pode levar ao abandono do plano de transplante, particularmente em pacientes frágeis.

Recomenda-se iniciar um hipometilante enquanto a avaliação do receptor e a busca por doador estão em andamento; esse processo pode levar de 6 a 8 semanas na maioria dos centros. Indivíduos com contagem de mieloblastos superior a 10% podem se beneficiar de terapias citorredutoras adicionais.

PAPEL DA DOENÇA RESIDUAL MENSURÁVEL NA NEOPLASIA MIELODISPLÁSICA

Há evidências crescentes de que a doença residual mensurável (DRM) no momento do transplante é um preditor poderoso de desfechos pós-transplante. A relevância da DRM no manejo da LMA ainda não foi completamente replicada na SMD. No entanto, a versão mais recente dos critérios de resposta de 2023 do Grupo de Trabalho Internacional para SMD de alto risco recomenda que o *status* da DRM seja adicionado como um desfecho exploratório e incluído como uma categoria de resposta. Com o surgimento de tecnologias de alta sensibilidade, como o sequenciamento de nova geração (*next generation sequencing* [NGS]), o sequenciamento de célula única e a reação em cadeia da polimerase digital em gota (ddPCR), a avaliação da DRM está sendo incorporada ao desenho de ensaios clínicos e à prática clínica. Nakamura et al. investigaram o valor preditivo da ddPCR para recidiva pós-transplante em pacientes com SMD e LMA. Eles observaram que o aumento do DNA tumoral circulante entre o primeiro e o terceiro meses após o transplante mostrou-se um preditor sensível de recidiva da doença, demonstrando a utilidade prognóstica do DNA tumoral circulante na SMD.

Estudos adicionais estão avaliando a relevância da DRM pré-transplante para auxiliar na escolha do condicionamento. Em uma análise de 287 pacientes com SMD e LMA secundária, Festuccia et al. cunharam o termo "doença mínima identificável" (DMI) para descrever pacientes com anormalidades citogenéticas ou evidência de doença por citometria de fluxo multiparamétrica. Os resultados sugeriram que pacientes com DMI por citogenética apresentaram alta taxa de recidiva pós-TCTH quando condicionados com RIC, mas, se condicionados com regimes de condicionamento mieloablativo (MAC), apresentaram taxa de recidiva semelhante àqueles que não apresentaram DMI. De forma semelhante, Dillon et al. examinaram 48 amostras de SMD antes do condicionamento no estudo BMT CTN0901 e observaram que a positividade de DRM, detectada por DNA direcionado, esteve associada a taxas mais altas de recidiva em pacientes submetidos a RIC em comparação com aqueles submetidos a MAC. Esses achados sugerem que a determinação de DRM pode auxiliar na escolha do condicionamento.

Uma vez devidamente validada, várias metodologias (NGS, ddPCR, citometria de fluxo multiparamétrica e análise de quimerismo de CD34+) poderão auxiliar na orientação de intervenções pós-transplante (ou mesmo preemptivas) visando reduzir a recidiva pós-transplante. O uso conjunto de várias metodologias (como NGS e ddPCR) pode potencializar ainda mais a detecção.

REGIMES DE CONDICIONAMENTO

Historicamente, os regimes de MAC eram a escolha preferencial para neoplasias mieloides. Estudos retrospectivos e um ensaio prospectivo recente demonstraram uma melhor sobrevida global (SG) e sobrevida livre de recaída (SLR) na coorte que recebeu MAC em comparação com pacientes que receberam esquema RIC, apesar de uma maior mediana de sobrevida (MRT). Contudo, dados do ensaio RIC/MAC do grupo EBMT, que comparou RIC com MAC em pacientes com SMD, não mostraram diferença significativa na SLR e na SG em dois anos. Mesmo entre os regimes RIC, foram observadas diferenças na taxa de recaída. Uma análise do CIBMTR indicou que o uso de fludarabina com bussulfano estava associado a taxas mais elevadas de recaída e a piores taxas de sobrevida global (SG) do que a combinação de fludarabina com melfalano em pacientes mais idosos com SMD.

Na ausência de dados conclusivos, os profissionais de saúde tendem a adaptar o regime de condicionamento às características do paciente e da doença. Pacientes com boa saúde geralmente recebem MAC, visando maximizar as taxas de cura, especialmente em casos de doença com biologia agressiva (mutações de alto risco, aumento de blastos e resistência à quimioterapia). É importante notar que a classificação dicotômica de MAC/RIC possui limitações, pois a intensidade dos regimes de condicionamento provavelmente varia em um *continuum*. Uma classificação mais refinada é a "pontuação de intensidade do condicionamento do transplante", que identificou uma categoria intermediária, distinta de MAC e RIC. Essa pontuação mostrou-se superior à classificação convencional RIC/MAC na previsão de MRT e recaída, mas foi testada apenas na LMA e ainda não foi validada para SMD.

Desse modo, para pacientes mais idoso, com menor aptidão física e doença de menor risco, recomenda-se o uso de regimes RIC, pois a menor MRT pode compensar o risco de recaída. Apesar dos progressos limitados nas terapias não relacionadas ao transplante, estamos particularmente encorajados pelos avanços em estratégias peri e pós-transplante, que vão desde a otimização dos regimes RIC e estratégias inovadoras de prevenção da doença enxerto contra hospedeiro (DECH) até o uso crescente de agentes orais direcionados nas estratégias de manutenção. Técnicas moleculares avançadas, como a análise de célula única, que permitem uma identificação mais precisa da doença, determinarão ainda mais o papel da doença residual mínima (DRM) na personalização das terapias.

Geralmente, são utilizados regimes menos intensivos para o condicionamento em transplantes HLA haploidênticos, com a incorporação frequente de ciclofosfamida após o transplante (PTCy).

Pacientes com SMD tendem a ser mais idosos, o que reduz a probabilidade de ter um irmão compatível adequado. Doadores não aparentados HLA-compatíveis são uma opção atraente, especialmente porque as evidências sugerem que doadores mais jovens oferecem uma vantagem em termos de sobrevida e redução de recaída em comparação com doadores HLA-compatíveis aparentados mais idosos. Um doador não aparentado adequado pode ser encontrado relativamente rápido para 70 a 75% dos pacientes brancos, embora as chances sejam menores para outros grupos étnicos. Uma análise do CIBMTR envolvendo 701 pacientes com SMD submetidos ao TCTH indicou que aqueles que receberam transplante de doador aparentado idêntico apresentaram melhor SLR e SG, seguidos por aqueles que receberam transplante de doador não aparentado idêntico, com ambos os grupos apresentando resultados superiores aos dos pacientes que receberam transplantes de doadores não aparentados com incompatibilidades HLA.

Para muitos pacientes, especialmente os de origem não branca, pode ser difícil identificar um doador não aparentado. Nesses casos, são utilizados cada vez mais doadores HLA-haploidênticos com profilaxia de DECH baseada em ciclofosfamida após o transplante (PTCy). Em uma análise do CIBMTR com 603 pacientes com SMD que receberam RIC e PTCy, os transplantes haploidênticos apresentaram taxas mais altas de recaída, mas menor incidência de mortalidade por DECH crônica em dois anos em comparação com receptores de transplante não aparentado, sem diferenças significativas na sobrevida global (SG).

Em um estudo abrangente do EBMT, o TCTH com doadores HLA-haploidênticos e PTCy mostrou-se superior em SLR e SG em comparação com transplantes de doadores com incompatibilidades e de sangue de cordão umbilical (SCU), com taxas de recaída comparáveis entre os doadores. O debate sobre as taxas de recaída potencialmente maiores após o TCTH haploidêntico ainda está em andamento. O SCU tem sido cada vez menos utilizado devido à enxertia mais lenta e à reconstituição imune mais tardia. Em uma análise do CIBMTR sobre transplantes de SCU, as taxas de MRT e de recaída em três anos foram, respectivamente, de 40 e 32%. Notavelmente, o RIC esteve associado a taxas elevadas de recaída em todas as pontuações do IPSS-R.

Atualmente, a preferência é pelo doador HLA idêntico, seja ele irmão ou não aparentado. Com base em dados recentes, deve-se preferir doador não aparentado mais jovem em relação a um aparentado de idade mais avançada, embora ainda não haja um limite de idade estabelecido. Na indisponibilidade de doador idêntico, são necessários estudos e comparações mais conclusivos para definir a melhor opção entre doadores não aparentados com incompatibilidades e doadores haploidênticos.

RETIRADA DA IMUNOSSUPRESSÃO

A redução gradual da imunossupressão visa reativar as células T do doador para intensificar o efeito enxerto-contra-leucemia (GVL, do inglês *graft-versus-leukemia*). Essa abordagem pode resultar em remissões duradouras, embora geralmente esteja associada à doença enxerto-contra-hospedeiro (DECH). Além disso, respostas completas são raras (6,6%) e frequentemente limitadas a pacientes com baixa carga da doença detectada logo após o transplante. Outras opções terapêuticas que utilizam a atividade GVL incluem um segundo TCTH ou infusão de linfócitos do doador (DLI). No entanto, pacientes podem não ser elegíveis para essas estratégias devido à idade avançada, comorbidades, recuperação insatisfatória após o transplante ou presença de DECH, deixando a redução gradual da terapia imunossupressora como a abordagem preferencial.

Quando há suspeita de recidiva, deve-se buscar aumentar a alorreatividade do doador por meio da retirada dos imunossupressores e do monitoramento da DECH. Fatores a serem considerados ao reduzir a imunossupressão incluem o momento da recidiva, a dose basal, o número e o tipo de agentes imunossupressores, além do estágio da DECH aguda. Nesse contexto, uma DECH leve é aceitável. A redução gradual da imunossupressão pode induzir remissões prolongadas e restaurar o quimerismo total do doador, especialmente quando a recidiva é molecular, citogenética ou refletida na diminuição do quimerismo do doador.

INFUSÃO DE LINFÓCITOS DO DOADOR COM OU SEM HIPOMETILANTES

Após o transplante, agentes hipometilantes aumentam as células T citotóxicas e reguladoras, amplificando os efeitos GVL e possivelmente atenuando a DECH. A DLI também pode aumentar os efeitos GVL e induzir remissões prolongadas ao ativar células T citotóxicas, embora com o risco de desencadear DECH. Assim, a administração de DLI não é recomendada na presença de DECH ativa. A DLI demonstrou grande eficácia em pacientes transplantados para leucemia mieloide crônica, mas tem sido menos eficaz em outras doenças. Vários estudos mostram maior eficácia da DLI quando precedida por terapia citotóxica, especialmente em casos de recaída hematológica/clínica.

A DLI é mais eficaz em casos de baixa carga de doença ou quando a recidiva é identificada apenas pela análise molecular, com persistência do enxerto de células T do doador. A dose ideal de células T DLI (CD3) ainda não foi firmemente estabelecida, e a prática clínica é amplamente orientada por dados empíricos e experiência institucional. As doses iniciais podem começar em 1×10^6 células por kg, com escalonamento até 1×10^8 células por kg, administradas em intervalos de 1 a 2 meses, com aumentos de 5 a 10 vezes nas doses de células T CD3, desde que não ocorra DECH. Esse escalonamento pode ser repetido por até três vezes. É importante observar que uma maior disparidade de HLA aumenta o risco de DECH, sendo preferíveis doses iniciais inferiores a 1×10^6 células por kg.

SEGUNDO TRANSPLANTE

O intervalo entre o transplante inicial e a recidiva sugere resistência da doença à terapia citotóxica e evasão da imunidade do doador. Nesses casos, uma abordagem agressiva é necessária, sendo especialmente relevante considerar um segundo TCTH quando a recidiva é acompanhada por alta carga de doença, aumento da contagem de blastos ou evolução para leucemia.

O tratamento para pacientes com recidiva de leucemia segue os mesmos princípios do tratamento primário da LMA, incluindo o controle da doença com quimioterapia de indução (CI), seguido de um TCTH consolidativo. Estudos associaram a terapia celular (DLI ou TCTH) a uma melhor sobrevida, mas as toxicidades associadas a essa abordagem deve ser cuidadosamente ponderada.

A principal etapa na decisão de um segundo transplante é selecionar os candidatos adequados, considerando fatores como desempenho, presença/ausência de DECH ativa e momento da recidiva em relação ao primeiro transplante. Nossa preferência é por RIC para minimizar a MRT, incluindo a DVO, independentemente da intensidade do condicionamento do primeiro transplante. Em relação à escolha do doador, a perda de HLA contribui para a evasão imunológica e recidiva. Optar por um doador alternativo pode melhorar os resultados, embora os dados não demonstrem consistentemente uma vantagem em escolher um doador diferente para o segundo TCTH para aumentar os efeitos GVL, apesar de ser a abordagem preferida em muitos centros de transplante.

TERAPIAS-ALVO

O ivosidenib foi aprovado pela Food and Drug Administration (FDA) para o tratamento de pacientes adultos com leucemia mieloide aguda (LMA) e SMD com mutação IDH1 recidivada/refratária. De forma similar, o enasidenibe, um inibidor de IDH2, foi aprovado para LMA com mutação IDH2 recidivada/refratária. Atualmente, o enasidenibe não foi aprovado para SMD com mutação IDH2, mas os resultados de estudos iniciais são promissores em casos de doença *de novo* e recidivada/refratária. Após o TCTH, o uso desses agentes como estratégia de manutenção está sendo investigado em estudos em andamento para mutações IDH1 (NCT03564821 e NCT03839771) e IDH2 (NCT03515512, NCT03839771, NCT04522895 e NCT0452-2895). É importante notar que mutações *FLT3* são extremamente raras na SMD e não há estudos em andamento investigando a inibição de *FLT3* nesse contexto.

Atualmente, não existem estudos clínicos prospectivos sobre o uso de agentes direcionados em pacientes com SMD que apresentaram recidiva após o TCTH.

PERSPECTIVAS

As novas estratégias de peritransplante na SMD concentram-se nos regimes de condicionamento e na prevenção da DECH. O JSP191, um anticorpo monoclonal humanizado que tem como alvo o CD117, mostrou-se promissor na erradicação de células-tronco de SMD/leucemia e foi combinado com condicionamento não mieloablativo em adultos com idade mais avançada com SMD (NCT04429191). Resultados preliminares indicaram que essa combinação é segura. Houve considerável progresso com o PTCy para profilaxia da DECH, inicialmente restrito ao transplante haploidêntico HLA, mas cujos benefícios em MRT foram estendidos a diferentes tipos de doadores. Preocupações de que a supressão da DECH poderia reduzir o efeito GVL e aumentar as taxas de recaída motivaram um estudo prospectivo que comparou a profilaxia de DECH baseada em PTCy com regimes convencionais baseados em tacrolimus. A PTCy foi associada a menores taxas de DECH crônica e a um menor risco de recaída. Os resultados do estudo BMT CTN1703 também não mostraram aumento nas taxas de recaída entre o grupo que recebeu profilaxia padrão à base de tacrolimus e o grupo que recebeu PTCy, sendo que este último apresentou melhor sobrevida livre de GVHD e recaída (GSLR). A globulina antitimocítica (ATG) tem sido amplamente utilizada para profilaxia de GVHD em pacientes submetidos a TCTH, mostrando-se consistentemente eficaz em melhorar o GSLR. O aumento das taxas de DECH observado com PTCy ao utilizar células-tronco do sangue periférico, em vez de células-tronco da medula óssea, levou à combinação de ATG e PTCy, resultando em melhor GSLR e menores toxicidades em pacientes idosos ou com comorbidades cardíacas.

A terapia de manutenção pós-transplante reduziu a incidência de recaídas em diversas neoplasias hematológicas. Embora seja prática comum na leucemia linfoblástica aguda e na LMA, essa estratégia ainda está em investigação para SMD. Estudos com hipometilantes como estratégia de manutenção após o transplante apresentaram resultados inconsistentes na prevenção de recaídas. O maior estudo randomizado de manutenção com azacitidina *versus* observação em LMA e SMD de alto risco não apresentou diferença significativa em sobrevida livre de recaída entre os grupos. No entanto, com o advento das formulações orais de hipometilantes, esses agentes se tornam opções viáveis de manutenção, pois impactam minimamente a qualidade de vida. Resultados iniciais promissores de um estudo de fase inicial indicaram a segurança da azacitidina oral (CC-486) como manutenção após o transplante, e um estudo de fase 3 comparando CC-486 com placebo está em andamento (NCT04173533). Outras estratégias de manutenção em investigação incluem agentes direcionados, como os inibidores de IDH1 e IDH2 (NCT03564821 e NCT03515512, respectivamente). Abordagens de terapia celular em investigação incluem o uso de células T com receptor de antígeno quimérico (CAR-T), que expressam CD123, regulado positivamente em células-tronco de SMD. As células CAR-T UltraPRGN-3006, que coexpressam interleucina-15 e CD33 ligados à membrana, estão sendo avaliadas em um estudo de fase 1 para SMD-RH refratária aos hipometilantes, incluindo pacientes que apresentaram recaída mais de três meses após o transplante (NCT03927261).

Outras estratégias celulares investigadas incluem o isolamento de receptores de células T específicos do antígeno 1 do tumor de Wilms de doadores normais HLA-A2+, introduzidos em células T CD8+ do doador para infusão em pacientes com LMA após o transplante, visando prevenir recaídas; a taxa de resposta global (TRG) foi de 100% em 44 meses. Esse procedimento ainda não foi replicado para SMD. Estudos que avaliaram DLI como estratégia para evitar recaídas pós-transplante mostraram sua viabilidade em malignidades mieloides, porém a associação com graus variados de GVHD aguda e crônica representa uma limitação à tolerabilidade dessa abordagem. Independentemente da estratégia adotada após o transplante, estudos de acompanhamento de longo prazo são essenciais para garantir melhores resultados de sobrevivência e qualidade de vida para pacientes com SMD.

Até o momento, o manejo da recidiva pós-transplante na SMD baseia-se em opiniões de especialistas e análises retrospectivas, frequentemente combinando pacientes com SMD e LMA, o que dificulta a identificação de fatores específicos e a elaboração de conclusões robustas para cada entidade. A SMD e a LMA possuem características clínicas e biológicas distintas e, mesmo na SMD, há uma significativa heterogeneidade decorrente das diferentes assinaturas genéticas, que levam a distintas manifestações clínicas. Uma estratégia importante para promover inovação no manejo das recaídas é a realização de ensaios clínicos randomizados que não apenas separem SMD de LMA, mas também limitem seu escopo investigativo ao período pós-transplante.

RESUMO

- Apesar dos avanços, ainda não há uma avaliação abrangente dos métodos para prevenção e tratamento da recaída pós-TCTH em pacientes com SMD.
- Essa discussão baseia-se em práticas institucionais consolidadas e na revisão crítica da literatura atual, servindo como guia para decisões clínicas.
- Persistem lacunas importantes que exigem investigação sistemática por meio de ensaios clínicos dedicados ao cenário pós-transplante na SMD.
- Embora as opções terapêuticas não relacionadas ao transplante tenham evoluído lentamente, os avanços no manejo peri e pós-TCTH são promissores.
- Destacam-se, entre esses avanços, a otimização dos regimes de condicionamento (especialmente os RIC), inovações na profilaxia da DECH e a introdução de agentes orais direcionados em estratégias de manutenção.

REFERÊNCIAS

1. Alessandrino EP, Della Porta MG, Bacigalupo A, Van Lint MT, Falda M, Onida F, et al. WHO classification and WPSS predict posttransplantation outcome in patients with myelodysplastic syndrome: a study from the Gruppo Italiano Trapianto di Midollo Osseo (GITMO). Blood. 2008;112(3):895-902.

2. Arber DA, Orazi A, Hasserjian RP, Borowitz MJ, Calvo KR, Kvasnicka HM, et al. International Consensus classification of myeloid neoplasms and acute leukemias: integrating morphologic, clinical, and genomic data. Blood. 2022;140(11):1200-28.
3. Bejar R, Stevenson KE, Caughey B, Lindsley RC, Mar BG, Stojanov P, et al. Somatic mutations predict poor outcome in patients with myelodysplastic syndrome after hematopoietic stem-cell transplantation. J Clin Oncol. 2014;32(25):2691-8.
4. Bernard E, Tuechler H, Greenberg PL, Hasserjian RP, Ossa JEA, Nannya Y, et al. Molecular international prognostic scoring system for myelodysplastic syndromes. NEJM Evidence. 2022;1(7):EVIDoa2200008.
5. Ciurea SO, Chilkulwar A, Saliba RM, Chen J, Rondon G, Patel KP, et al. Prognostic factors influencing survival after allogeneic transplantation for AML/MDS patients with TP53 mutations. Blood. 2018;131(26):2989-92.
6. Witte T, Bowen D, Robin M, Malcovati L, Niederwieser D, Yakoub-Agha I, et al. Allogeneic hematopoietic stem cell transplantation for MDS and CMML: recommendations from an international expert panel. Blood. 2017;129(13):1753-62.
7. Della Porta MG, Alessandrino EP, Bacigalupo A, van Lint mt, Malcovati L, Pascutto C, et al. Predictive factors for the outcome of allogeneic transplantation in patients with MDS stratified according to the revised IPSS-R. Blood. 2014;123(15):2333-42.
8. Della Porta MG, Gallì A, Bacigalupo A, Zibellini S, Bernardi M, Rizzo E, et al. Clinical effects of driver somatic mutations on the outcomes of patients with myelodysplastic syndromes treated with allogeneic hematopoietic stem-cell transplantation. J Clin Oncol. 2016;34(30):3627-37.
9. Della Porta MG, Jackson CH, Alessandrino EP, Rossi M, Bacigalupo A, van Lint MT, et al. Decision analysis of allogeneic hematopoietic stem cell transplantation for patients with myelodysplastic syndrome stratified according to the revised International Prognostic Scoring System. Leukemia. 2017;1(11):2449-57.
10. Dillon LW, Gui G, Logan BR, Fei M, Ghannam J, Li Y, et al. Impact of conditioning intensity and genomics on relapse after allogeneic transplantation for patients with myelodysplastic syndrome. JCO Precis Oncol. 2021;5:265-74.
11. Fenaux P, Platzbecker U, Ades L. How we manage adults with myelodysplastic syndrome. Br J Haematol. 2020;189(6):1016-27.
12. Festuccia M, Deeg HJ, Gooley TA, Baker K, Wood BL, Fang M, et al. Minimal identifiable disease and the role ofconditioning intensity in hematopoietic cell transplantation for myelodysplastic syndrome and acute myelogenous leukemia evolving from myelodysplastic syndrome. Biol Blood Marrow Transplant. 2016;22(7):1227-33.
13. Gagelmann N, Eikema DJ, Stelljes M, Beelen D, Wreede L, Mufti G, et al. Optimized EBMT transplant-specific risk score in myelodysplastic syndromes after allogeneic stem-cell transplantation. Haematologica. 2019;104(5):929-36.
14. Gurnari C, Robin M, Godley LA, Drozd-Sokołowska J, Włodarski MW, Raj K, et al. Germline predisposition traits in allogeneic hematopoietic stem-cell transplantation for myelodysplastic syndromes: a survey-based study and position paper on behalf of the Chronic Malignancies Working Party of the EBMT. Lancet Haematol. 2023;10(12): e994-1005.
15. Khoury JD, Solary E, Abla O, Akkari Y, Alaggio R, Apperley JF, et al. The 5th edition of the World Health organization classification of haematolymphoid tumours: myeloid and histiocytic/dendritic neoplasms. Leukemia. 2022;36(7):1703-19.
16. Koreth J, Pidala J, Perez WS, Deeg HJ, Garcia-Manero G, Malcovati L, et al. Role of reduced-intensity conditioning allogeneic hematopoietic stem-cell transplantation in older patients with de novo myelodysplastic syndromes: an international collaborative decision analysis. J Clin Oncol. 2013;31(21):2662-70.
17. Kröger N, Sockel K, Wolschke C, Bethge W, Schlenk RF, Wolf D, et al. Comparison between 5-azacytidine treatment and allogeneic stem-cell transplantation in elderly patients with advanced MDS according to donor availability (VidazaAllo Study). J Clin Oncol. 2021;39(30):3318-27.
18. Lim Z, Brand R, Martino R, van Biezen A, Finke J, Bacigalupo A, et al. Allogeneic hematopoietic stem-cell transplantation for patients 50 years or older with myelodysplastic syndromes or secondary acute myeloid leukemia. J Clin Oncol. 2010;28(3):405-11.
19. Lin RJ, Artz AS. Allogeneic hematopoietic cell transplantation for older patients. Hematology. 2021;2021(1):254-63.
20. Lindsley RC, Saber W, Mar BG, Redd R, Wang T, Haagenson MD, et al. Prognostic mutations in myelodysplastic syndrome after stem-cell transplantation. N Engl J Med. 2017;376(6):536-47.
21. Malagola M, Polverelli N, Rubini V, Martino M, Patriarca F, Bruno B, et al. GITMO registry study on allogeneic transplantation in patients aged ≥60 years from 2000 to 2017: improvements and criticisms. Transplant Cell Ther. 2022;28(2):96.e1-96.e11.
22. McClune BL, Weisdorf DJ, Pedersen TL, Silva GT, Tallman MS, Sierra J, et al. Effect of age on outcome of reduced-intensity hematopoietic cell transplantation for older patients with acute myeloid leukemia in first complete remission or with myelodysplastic syndrome. J Clin Oncol. 2010;28(11):1878-87.
23. Muffly LS, Kocherginsky M, Stock W, Chu Q, Bishop MR, Godley LA, et al. Geriatric assessment to predict survi-

val in older allogeneic hematopoietic cell transplantation recipients. Haematologica. 2014;99(8):1373-9.
24. Nakai K, Kanda Y, Fukuhara S, Sakamaki H, Okamoto S, Kodera Y, et al. Value of chemotherapy before allogeneic hematopoietic stem cell transplantation from an HLA-identical sibling donor for myelodysplastic syndrome. Leukemia. 2005;19(3):396-401.
25. Nakamura R, Saber W, Martens MJ, Ramirez A, Scott B, Oran B, et al. Biologic assignment trial of reduced-intensity hematopoietic cell transplantation based on donor availability in patients 50-75 years of age with advanced myelodysplastic syndrome. J Clin Oncol. 2021;39(30):3328-39.
26. Nakamura S, Yokoyama K, Shimizu E, Yusa N, Kondoh K, Ogawa M, et al. Prognostic impact of circulating tumor DNA status post–allogeneic hematopoietic stem cell transplantation in AML and MDS. Blood. 2019;133(25):2682-95.
27. Polverelli N, Tura P, Battipaglia G, Malagola M, Bernardi S, Gandolfi L, et al. Multidimensional geriatric assessment for elderly hematological patients (≥60 years) submitted to allogeneic stem cell transplantation. A French-Italian 10-year experience on 228 patients. Bone Marrow Transplant. 2020;55(12):2224-33.
28. Robin M, Porcher R, Ade` s L, Raffoux E, Michallet M, François S, et al. HLA- matched allogeneic stem cell transplantation improves outcome of higher risk myelodysplastic syndrome A prospective study on behalf of SFGM-TC and GFM. Leukemia. 2015;29(7):1496-501.
29. Robinson TM, Bowman RL, Persaud S, Liu Y, Neigenfind R, Gao Q, et al. Single-cell genotypic and phenotypic analysis of measurable residual disease in acute myeloid leukemia. Sci Adv. 2023; 9(38):eadg0488.
30. Shaffer BC, Ahn KW, Hu ZH, Nishihori T, Malone AK, Valcárcel D, et al. Scoring system prognostic of outcome in patients undergoing allogeneic hematopoietic cell transplantation for myelodysplastic syndrome. J Clin Oncol. 2016;34(16):1864-71.
31. Yoshizato T, Nannya Y, Atsuta Y, Shiozawa Y, Yamashita YI, Yoshida K, et al. Genetic abnormalities in myelodysplasia and secondary acute myeloid leukemia: impact on outcome of stem cell transplantation. Blood. 2017;129(17): 2347-58.

UNIDADE VII

Tratamento: suporte

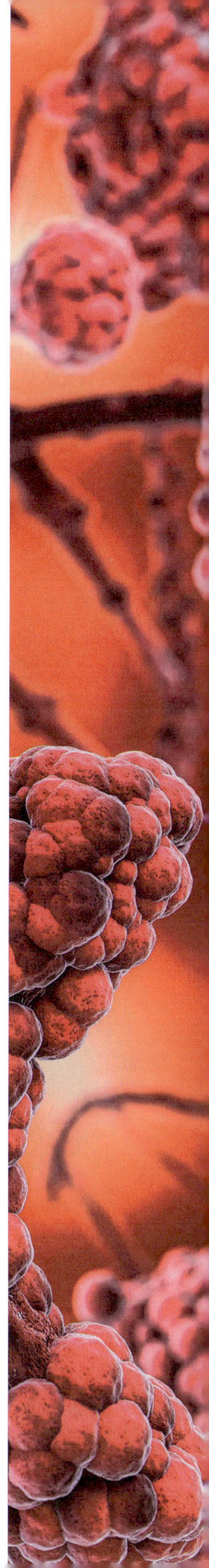

38

Suporte nutricional na SMD

Priscila da Silva Mendonça
Sílvia Maria Meira Magalhães

OBJETIVOS DO CAPÍTULO

- Apresentar a relação entre a alimentação e o aumento do risco de desenvolvimento de câncer em geral e a gênese da neoplasia mielodisplásica (SMD).
- Destacar o impacto da obesidade e de outras comorbidades na SMD.
- Discorrer sobre o papel da má nutrição, da fragilidade e da sarcopenia na SMD.
- Listar os métodos de avaliação para determinar o estado nutricional.
- Estabelecer as recomendações nutricionais (energia, proteínas e fluidos) adequadas aos diversos estados nutricionais e situações clínicas.

CONCEITOS GERAIS

Estudos apontam a dieta como um dos fatores ambientais mais importantes para o desenvolvimento do câncer. Os primeiros relatos associando nutrição e câncer datam do início do século XIX. Na década de 1980, a Academia Nacional de Ciências Americana publicou diversas metas dietéticas, como política pública para o controle do câncer. Essa publicação foi um marco no campo da nutrição oncológica, pois foi o primeiro relatório institucional sobre o tema.

Entre as doenças onco-hematológicas, a neoplasia mielodisplásica (SMD) ainda é pouco estudada quanto à possível associação com os aspectos nutricionais. Em relação ao consumo alimentar e ao risco para SMD, verificou-se que maus hábitos alimentares, como o excesso do consumo de carne vermelha e de álcool e a baixa ingestão de frutas foram associados ao aumento do risco do surgimento da doença. Mais recentemente, a ingestão de carne processada foi associada à incidência de leucemia mieloide aguda (LMA) e SMD.

Além da ingestão alimentar, alterações na composição corporal também vêm sendo associadas ao surgimento da doença. Em uma coorte com 471.799 pessoas com idade acima de 50 nos Estados Unidos da América (EUA) foi observada uma associação entre o aumento do índice de massa corporal (IMC) e o risco para o surgimento de SMD. Adicionalmente, alguns estudos mostram maior prevalência de excesso de peso nesse grupo de pacientes. Os critérios de classificação do IMC estão apresentados na Tabela 1.

TABELA 1 Critérios de classificação do IMC

IMC (kg/m^2)	Estado nutricional
< 18,5	Desnutrição
18,4 – 24,9	Eutrofia
25 – 29,9	Sobrepeso
≥ 30	Obesidade

IMPACTO DA OBESIDADE E OUTRAS COMORBIDADES NA NEOPLASIA MIELODISPLÁSICA

Além do efeito do excesso de gordura como fator de risco para desenvolver a SMD, a obesidade parece desempenhar um papel no prognóstico de diferentes tipos de câncer. Em pacientes com câncer hematológico, o impacto do IMC na sobrevida é controverso. Os mecanismos dessa relação intrigante entre o excesso de peso e a SMD não são claros e provavelmente são complexos e multifatoriais.

Há evidências de que a obesidade perturba a hematopoese. Durante a obesidade, o aumento acentuado no tamanho e o número de adipócitos no espaço da medula óssea perturba as interações das células-tronco hematopoéticas (CTH) com as células vizinhas, com impacto negativo na diferenciação e na função das populações de células hematopoéticas, além de desequilibrar a produção de citocinas e de adipocinas pró-inflamatórias.

Entre as abundantes adipocinas humanas, a leptina e a adiponectina têm uma função oposta e desempenham um papel significativo no metabolismo e no peso. Vários estudos demonstraram a associação entre maiores níveis de leptina (pró-inflamatória) e menores de adiponectina (anti-inflamatória) e o desenvolvimento da carcinogênese e a progressão do câncer. Alguns estudos anteriores entre indivíduos com SMD encontraram aumento de leptina e diminuição da concentração de adiponectina quando comparados ao controle saudável.

É muito importante, portanto, avaliar a relação entre a adiposidade e a SMD, não apenas pelo efeito deletério da obesidade sobre a hematopoese, mas também porque os eventos cardiovasculares, que são a causa mais frequente de morte não relacionada à doença nesses grupos de pacientes, estão fortemente associados ao desequilíbrio nutricional.

Além do impacto direto do excesso de tecido adiposo no organismo, existe a relação da obesidade com outras doenças crônicas não transmissíveis (DCNT). Essas comorbidades representam um obstáculo para o manejo de pacientes que poderiam se beneficiar de terapias com potencial de modificar a evolução da doença, como agentes hipometilantes ou transplante alogênico de células-tronco hematopoéticas (TCTH).

O impacto das comorbidades no prognóstico de pacientes com SMD vem sendo investigado. Breccia et al. identificaram que 93% dos pacientes com SMD apresentaram uma ou mais comorbidades, as quais exercem impacto negativo na sobrevida global. No Brasil, nosso grupo de estudo, do Laboratório de Citogenômica do Câncer da Universidade Federal do Ceará (LCC/UFC), publicou um levantamento da prevalência de comorbidades entre pacientes com SMD de baixo risco. As doenças mais prevalentes foram hipertensão arterial sistêmica, diabetes, dislipidemias e cardiopatias.

O impacto negativo das cardiopatias na sobrevida de pessoas com SMD é indiscutível. Entre outros mecanismos, sugere-se que ocorram danos ao tecido cardíaco como um efeito da sobrecarga de ferro, comum entre esses pacientes. Em relação ao diabetes, a Associação Americana de Diabetes (ADA) e a Sociedade Americana do Câncer publicaram um consenso no qual reconhecem a evidência epidemiológica da associação entre a incidência de câncer e de diabetes *mellitus*. Níveis elevados de insulina favorecem o processo de carcinogênese por meio de seus efeitos sobre o hormônio de crescimento semelhante à insulina tipo 1 (IGF-1). Adicionalmente, receptor de insulina do tipo I e II estimulam a proliferação de células malignas e de metástase. Em adição, a maioria das células cancerígenas priorizam e dependem de alta demanda de glicose. Além disso, diabetes e câncer também compartilham alguns fatores de risco como a obesidade.

Apesar da evidência crescente do impacto negativo que as comorbidades exercem sobre o prognóstico da SMD e na dificuldade de tolerância a terapias mais agressivas, ainda não houve incorporação formal desse aspecto nos índices prognósticos mais utilizados na prática clínica, como o Sistema Internacional de Pontuação Prognóstica Revisado (IPSS-R) ou Molecular (IPSS-M).

DESNUTRIÇÃO, FRAGILIDADE E SARCOPENIA NA NEOPLASIA MIELODISPLÁSICA

A perda de peso e a desnutrição proteico-calórica (DPC) estão presentes em pacientes oncológicos e são associadas, entre outros fatores, ao tratamento antineoplásico, à presença de sintomas (anorexia, disfagia e dor) e à gravidade ou efeito catabólico da doença.

Assim como outras neoplasias, o estado nutricional inadequado do paciente onco-hematológico é um fator de risco importante para o surgimento de infecção e para o maior tempo de hospitalização. Destaca-se ainda, o impacto negativo na tolerância e na resposta ao tratamento quimioterápico e na mortalidade. Um estudo avaliando o impacto do IMC entre portadores de SMD, encontrou que os indivíduos com desnutrição tiveram menor sobrevida comparados aos demais pacientes. Adicionalmente, hipoalbuminemia também foi associada à mortalidade.

As doenças onco-hematológicas, inclusive a SMD, são em grande parte diagnosticadas em idosos, o que já pode justificar a associação com o estabelecimento da fragilidade, síndrome geriátrica que afeta múltiplos aspectos do funcionamento corporal. Entretanto, a presença de citopenias graves, o tratamento e a evolução da doença podem intensificar a síndrome de fragilidade.

Assim como em outras neoplasias, a fragilidade entre pacientes com malignidades hematológicas reduz a tolerância ao tratamento antineoplásico e, consequentemente, a sobrevida global. Portadores de SMD que apresentam fragilidade podem não se beneficiar com terapia intensiva, como hipometilantes e transplante.

MANEJO NUTRICIONAL NA NEOPLASIA MIELODISPLÁSICA

Avaliação do estado nutricional

Diversos métodos de avaliação do estado nutricional para pessoas saudáveis e para enfermos são utilizados na prática clínica, porém nenhum método é livre de limitações e críticas e não existe padrão-ouro para o diagnóstico nutricional. Sugere-se então, que a avaliação nutricional utilize diversas ferramentas que contemplem parâmetros objetivos e subjetivos, entre outros: dados antropométricos; bioquímicos; dietéticos; de semiologia e instrumentos de triagem de risco nutricional.

Entre os métodos e indicadores antropométricos mais utilizados e úteis na prática clínica, estão: índice de massa corporal (IMC), circunferência da panturrilha (CP), circunferência da cintura (CC) e abdominal, relação cintura/estatura (RCE) e o percentual de gordura corporal (%GC). É considerado um percentual de gordura elevado quando o indivíduo apresenta valor > 25% (homens) ou > 35% (mulheres). Os pontos de corte para o diagnóstico nutricional estão descritos na Tabela 2. Para o diagnóstico de sarcopenia, além da CP, é recomendado o teste de força de preensão manual (FPM) (Tabela 2).

Recomendações nutricionais

A terapia nutricional na SMD tem como objetivos: promover a qualidade de vida; fortalecer o sistema imune; manter ou recuperar o estado nutricional; realizar o manejo de sintomas gastrointestinais relacionados à toxicidade; fornecer energia, fluidos e nutrientes adequados a cada estado nutricional e promover o conforto e o bem-estar, principalmente a pacientes em cuidados paliativos.

TABELA 2 Critérios para diagnóstico de obesidade abdominal e sarcopenia

Sexo	Obesidade abdominal	Sarcopenia
Masculino	CC: ≥ 102 cm | RCE: < 0,5	CP: < 34 cm | FPM: < 30 kg
Feminino	CC: ≥ 88 cm | RCE: < 0,5	CP: < 33 cm | FPM: < 20 kg

CC: circunferência da panturrilha; CP: circunferência da cintura; FPM: força de preensão manual; RCE: relação cintura/estatura.

As recomendações dietéticas devem estar de acordo com o grau de estresse metabólico do paciente, uma vez que a demanda por nutrientes é alterada por esse fator. As recomendações de energia e de proteínas estão descritas na Tabela 3.

Para o manejo de sintomas gastrointestinais relacionados à progressão da doença ou à terapia medicamentosa, algumas condutas podem ser adotadas para amenizá-los (Tabela 4). Para a escolha da via de acesso da terapia nutricional é necessário considerar, além da impossibilidade de alimentação por via oral, o percentual de aceitação e a tolerância da dieta. Destaca-se ainda que, a indicação de vias de acesso artificiais (enteral e parenteral) não contraindicam a alimentação por via oral. A indicação da terapia nutricional oral (suplementação), da terapia nutricional enteral e parenteral encontram-se descritas na Tabela 5.

TABELA 3 Recomendações nutricionais aos pacientes com neoplasia mielodisplásica

Tipo	Tratamento clínico	Paliativo em fim de vida
Energia	Média: 25 a 30 Kcal/kg Desnutrido: 30 a 35 Kcal/kg Obeso: 20 a 25 Kcal/kg de peso ideal Crítico: 15 a 25 Kcal/kg	De acordo com a aceitação e a tolerância do paciente.
Proteína	Estresse moderado: 1,2 a 1,5 g/kg Estresse elevado: 1,5 a 2 g/kg Crítico: até 2,5 g/kg	
Líquidos	Adulto: 30 a 35 mL/kg. Idosos: 40 mL/kg.	

TABELA 4 Recomendações nutricionais nos diferentes sintomas gastrointestinais

Sintoma	Conduta nutricional
Anorexia	Aumentar o fracionamento, reduzir o volume das refeições e aumentar a densidade calórica das preparações.
Disosmia e disgeusia	Preferir alimentos ácidos e bem condimentados. Limpar a língua com frequência.
Xerostomia	Priorizar alimentos na consistência macia e ricos em líquidos. Alimentos cítricos e de sabor menta podem estimular a salivação.
Disfagia	Para disfagia em líquidos, oferecer alimentos espessados e para disfagia de sólidos, oferecer alimentos triturados.
Odinofagia	Preferir alimentos macios, não oferecer alimentos duros e secos, nem muito ácidos e quentes.
Náuseas e vômitos	Evitar jejum prolongado e alimentos doces e ricos em gordura. Preferir alimentos secos, cítricos e frios.
Diarreia	Aumentar o consumo de líquidos. Preferir alimentos com ação constipante, ricos em fibras solúveis. Reduzir alimentos ricos em lactose.
Constipação intestinal	Aumentar o consumo de líquidos. Preferir alimentos com ação laxativa, ricos em fibras insolúveis.

A nutrição adequada é essencial para a prevenção e o tratamento da SMD. O monitoramento nutricional deve acontecer em todas as fases do tratamento, com avaliações periódicas do estado nutricional, prevenindo ou corrigindo distúrbios nutricionais ou trazendo conforto e qualidade de vida.

TABELA 5 Critérios de escolha da via de acesso da terapia nutricional

Via de acesso	Indicação
Terapia nutricional oral (TNO)	Aceitação ou tolerância da dieta < 70% das necessidades (NE) nos últimos 3 dias.
Terapia nutricional enteral (TNE)	Tolerância por via oral < 60% das NE; presença de disfagia grave que contraindiquem a dieta por via oral; rebaixamento do nível de consciência.
Terapia nutricional parenteral (TNP)	Impossibilidade do uso do trato gastrointestinal (TGI); desconforto persistente do uso do TGI (distensão, piora da diarreia, plenitude, sangramento intestinal e mucosite grave), sem perspectiva de melhora. A TNP pode estar associada à TNE e via oral.

RESUMO

- Em relação ao consumo alimentar e ao risco para SMD, verificou-se que maus hábitos alimentares, como o excesso do consumo de carne vermelha e de álcool e a baixa ingestão de frutas foram associados ao aumento do risco do surgimento da doença.
- Além do efeito do excesso de gordura como fator de risco para desenvolver a SMD, a obesidade parece desempenhar um papel no prognóstico.
- Dentre os métodos e indicadores antropométricos mais utilizados

e úteis na prática clínica, estão: índice de massa corporal (IMC), circunferência da panturrilha (CP), circunferência da cintura (CC) e abdominal, relação cintura/estatura (RCE) e o percentual de gordura corporal.

- O aumento dos níveis de IGF1 e leptinas parece corroborar com a patogênese da SMD durante a senescência com a substituição da medula vermelha pela medula amarela.

REFERÊNCIAS

1. Aziz NASA, Teng NIMF, Hamid MRA, Ismail NH. Assessing the nutritional status of hospitalized elderly. Clin Interv Aging. 2017;12:1615-25.
2. Adler BJ, Kaushansky K, Rubin CT. Obesity-driven disruption of haematopoiesis and the bone marrow niche. Nat Rev Endocrinol. 2014;10(12):737-48.
3. Aguiar APN, Mendonça PDS, Lima Junior RCP, Mota AGM, Wong DVT, Roberta Tatiane Germano de Oliveira RTG, et al. The role of adiposity, adipokines and polymorphisms of leptin and adiponectin in myelodysplastic syndromes. Br J Nutr. 2024;131(5):737-48.
4. Aguiar APN, Mendonça PDS, Ribeiro-Júnior HL, Borges MP, Sampaio HAC, Martins MRA, et al. Myelodysplastic syndromes: An analysis of non-hematological prognostic factors and its relationship to age. J Geriatr Oncol. 2020;11(1):125-7.
5. Arends J, Baracos V, Bertz H, Bozzetti F, Calder PC, Deutz NEP, et al. ESPEN expert group recommendations for action against cancer-related malnutrition. Clin Nutr. 2017;36(5):1187-96.
6. Artz AS, Logan B, Zhu X, Akpek G, Bufarull RM, Gupta V, et al. The prognostic value of serum C-reactive protein, ferritin, and albumin prior to allogeneic transplantation for acute myeloid leukemia and myelodysplastic syndromes. Haematologica. 2016;101(11):1426-33.
7. Ashwell M, Gibson S. A proposal for a primary screening tool: keep your waist circumference to less than half your height. BMC Med. 2014;12:207.
8. Avgerinou C, Giannezi I, Theodoropoulou S, Lazaris V, Kolliopoulou G, Zikos P, et al. Occupational, dietary, and other risk factors for myelodysplastic syndromes in Western Greece. Hematology. 2017;22(7):419-29.
9. Barban JB, Simões BP, Moraes BGC, Anunciação CR, Rocha CS, Pintor DCQ, et al. Consenso Brasileiro de Nutrição em Transplante de Células-Tronco Hematopoiéticas: Adultos. Einstein (São Paulo). 2020;18:AE4530.
10. Brasil. Ministério da Saúde. Instituto Nacional de Câncer José Alencar Gomes da Silva (Inca). Consenso Brasileiro de Nutrição Oncológica. Rio de Janeiro: Inca; 2021.
11. Breccia M, Federico V, Latagliata R, Mercanti C, D'Elia GM, Cannella L, et al. Evaluation of comorbidities at diagnosis predicts outcome in myelodysplastic syndrome patients. Leuk Res. 2011;35(2):159-62.
12. Campbell TC. Nutrition and cancer: an historical perspective: the past, present, and future of nutrition and cancer. Part 2. Misunderstanding and Ignoring Nutrition. Nutr Cancer. 2017;69(6):962-8.
13. Campbell TC. The past, present, and future of nutrition and cancer: Part 1 – was a nutritional association acknowledged a century ago? Nutr Cancer. 2017;69(5):811-7.
14. Castelli R, Schiavon R, Deliliers GL. The impact of anaemia, transfusion dependency, comorbidities and polypharmacy in elderly patients with low-risk myelodysplastic syndromes. Med Oncol. 2018;35(3):33.
15. Chumlea WC, Guo SS, Kuczmarski RJ, Flegal KM, Johnson CL, Heymsfield SB, et al. Body composition estimates from NHANES III bioelectrical impedance data. Int J Obes Relat Metab Disord. 2002;26(12):1596-609.
16. Cruz-Jentoft AJ, Baeyens JP, Bauer JM, Boirie Y, Bruyère O, Cederholm T, et al. Sarcopenia: European consensus on definition and diagnosis: Report of the European Working Group on Sarcopenia in Older People. Age Ageing. 2010;39(4):412-23.
17. Dalamaga M, Karmaniolas K, Chamberland J, Nikolaidou A, Lekka A, Dionyssiou-Asteriou A, et al. Higher fetuin-A, lower adiponectin and free leptin levels mediate effects of excess body weight on insulin resistance and risk for myelodysplastic syndrome. Metabolism. 2013;62(12):1830-9.
18. Dalamaga M, Nikolaidou A, Karmaniolas K, His A, Chamberland J, Dionyssiou-Asteriou A, et al. Circulating adiponectin and leptin in relation to myelodysplastic syndrome: a case-control study. Oncology. 2007;73(1-2):26-32.
19. Della Porta MG, Malcovati L, Strupp C, Ambaglio I, Kuendgen A, Zipperer E, et al. Risk stratification based on both disease status and extra-hematologic comorbidities in patients with myelodysplastic syndrome. Haematologica. 2011;96(3):441-9.
20. Della Porta MG. Prognostic models in myelodysplastic syndromes. Lancet Haematol. 2015;2(6):e229-30.
21. Deluche E, Girault S, Jesus P, Monzat S, Turlure P, Leobon S, et al. Assessment of the nutritional status of adult patients with acute myeloid leukemia during induction chemotherapy. Nutrition. 2017;41:120-5.
22. Denley A, Carroll JM, Brierley GV, Cosgrove L, Wallace J, Forbes B, et al. Differential activation of insulin receptor substrates 1 and 2 by insulin-like growth

factor-activated insulin receptors. Mol Cell Biol. 2007;27(10):3569-77.
23. Duchini L, Jordao AA, Brito TT, Diez-Garcia RW. Avaliação e monitoramento do estado nutricional de pacientes hospitalizados: uma proposta apoiada na opinião da comunidade científica. Revista de Nutrição. 2010;23(4):513-22.
24. Expert Panel on Detection, Evaluation and Treatment of High Blood Cholesterol in Adults. Executive summary of the third report of the national cholesterol education program (NCEP) expert panel on detection, evaluation, and treatment of high blood cholesterol in adults (adult treatment panel III). JAMA. 2001;285 (19):2486-97.
25. Fried LP, Tangen CM, Walston J, Newman AB, Hirsch C, Gottdiener J, Cardiovascular Health Study Collaborative Research Group, et al. Frailty in older adults: evidence for a phenotype. J Gerontol A Biol Sci Med Sci. 2001;56(3):M146-56.
26. Geyer SM, Morton LM, Habermann TM, Allmer C, Davis S, Cozen W, et al. Smoking, alcohol use, obesity, and overall survival from non-Hodgkin lymphoma: a population-based study. Cancer. 2010;116(12):2993-3000.
27. Ghasemi A, Saeidi J, Azimi-Nejad M, Hashemy SI. Leptin--induced signaling pathways in cancer cell migration and invasion. Cell Oncol (Dordr). 2019;42(3):243-60.
28. Giovannucci E, Harlan DM, Archer MC, Bergenstal RM, Gapstur SM, Habel LA, et al. Diabetes and cancer: a consensus report. Diabetes Care. 2010;33(7):1674-85.
29. Han TJ, Wang X. Leptin and its receptor in hematologic malignancies. Int J Clin Exp Med. 2015; 8(11):19840-9.
30. Koll TT, Rosko AE. Frailty in hematologic malignancy. Curr Hematol Malig Rep. 2018;13(3):143-54.
31. Kyrgiou M, Kalliala I, Markozannes G, Gunter MJ, Paraskevaidis E, Gabra H, et al. Adiposity and cancer at major anatomical sites: umbrella review of the literature. BMJ. 2017;356:j477.
32. Li Z, Zhang H. Reprogramming of glucose, fatty acid and amino acid metabolism for cancer progression. Cell Mol Life Sci. 2016;73(2):377-92.
33. Lorenzo-López L, Maseda A, de Labra C, Regueiro--Folgueira L, Rodríguez-Villamil JL, Millán-Calenti JC, et al. Nutritional determinants of frailty in older adults: A systematic review. BMC Geriatr. 2017;17(1):108.
34. Luskin MR, Abel GA. Management of older adults with myelodysplastic syndromes (MDS). J Geriatr Oncol. 2018;9(4):302-7.
35. Ma X, Lim U, Park Y, Mayne ST, Wang R, Hartge P, et al. Obesity, lifestyle factors, and risk of myelodysplastic syndromes in a large US cohort. Am J Epidemiol. 2009;169(12):1492-9.
36. Malcovati L, Della Porta MG, Strupp C, Ambaglio I, Kuendgen A, Nachtkamp K, et al. Impact of the degree of anemia on the outcome of patients with myelodysplastic syndrome and its integration into the WHO classification-based Prognostic Scoring System (WPSS). Haematologica. 2011;96(10):1433-40.
37. Mendonça PDS, Feitosa RP, Magalhães SMM. The critical role of comorbidities and polypharmacy in lower risk myelodysplastic patients: is there any difference between countries? Med Oncol. 2018;35(11):143.
38. Mussoi TD. Avaliação antropométrica. Avaliação nutricional na prática clínica. Rio de Janeiro: Guanabara Koogan; 2014.
39. Shimomura Y, Sobue T, Zha L, Kitamura T, Iwasaki M, Inoue M, et al. Association between meat, fish, and fatty acid intake and incidence of acute myeloid leukemia and myelodysplastic syndrome: the Japan Public Health Center-based Prospective Study. Environ Health Prev Med. 2023;28:19.
40. Spyrou N, Avgerinos KI, Mantzoros CS, Dalamaga M. Classic and novel adipocytokines at the intersection of obesity and cancer: diagnostic and therapeutic strategies. Curr Obes Rep. 2018;7(4):260-75.
41. Weinstein D, Simon M, Yehezkel E, Laron Z, Werner H. Insulin analogues display IGF-I-like mitogenic and anti-apoptotic activities in cultured cancer cells. Diabetes Metab Res Rev. 2009;25(1):41-9.
42. Xu X, Zhang Q, Hu G, Zhuang Q, Xing C, Shi Y, et al. Effect of initial body mass index on survival outcome of patients with myelodysplastic syndrome: a single-center retrospective study. Leuk Lymphoma. 2018;59(1):129-37.

Sarcopenia na SMD

João Rafael Gomes de Luna
Danielle Pessoa Lima
Jarbas de Sá Roriz Filho

OBJETIVOS DO CAPÍTULO

- Introduzir o tema e destacar os principais aspectos conceituais da sarcopenia.
- Descrever os principais mecanismos etiológicos e fisiopatológicos.
- Apresentar as definições operacionais mais aceitas e o algoritmo diagnóstico mais amplamente utilizado para a sarcopenia.
- Explorar descobertas recentes sobre a sarcopenia em nível celular e molecular, destacando seu potencial para embasar intervenções terapêuticas em pacientes com SMD.

CONCEITOS GERAIS

O envelhecimento, condição inerente à existência humana, é acompanhado por um fenômeno denominado senescência, que se caracteriza por um processo intrínseco de declínio de funções fisiológicas que acomete diferentes sistemas do organismo. Tal declínio se associa a um maior risco de ocorrência de doenças crônicas não transmissíveis.

As mudanças na composição corporal do ser humano durante o processo de envelhecimento constituem fenômeno que tem sido bastante investigado nas últimas décadas. O termo "sarcopenia" ("sarco", do grego, significa "carne" – músculo, e "penia" significa deficiência) foi proposto pela primeira vez em 1989 para descrever a condição decorrente da perda de massa muscular associada ao envelhecimento. Dr. Irwin Rosenberg, seu autor, então escreveu: *"No decline with age is more dramatic or potentially more functionally significant than the decline in lean body mass... Why have we not given it more attention? Perhaps it needs a name derived from the Greek. I'll suggest a couple: sarcomalacia or sarcopenia"*. A partir das sugestões originais de Rosenberg, consagrou-se o termo "sarcopenia", e, desde então, houve diversas iniciativas para investigar suas causas e mecanismos, bem como tentativas de estabelecer uma definição conceitual.

De acordo com uma das definições mais aceitas atualmente, a sarcopenia é considerada um distúrbio muscular generalizado e progressivo caracterizado pela presença de baixa força muscular associada à baixa quantidade ou qualidade do tecido muscular esquelético. Trata-se de condição associada a vários desfechos adversos, como: quedas, fraturas, incapacidade funcional, má qualidade de vida, institucionalização, hospitalização e óbito.

PRINCIPAIS ASPECTOS ETIOLÓGICOS E FISIOPATOLÓGICOS

Apesar de haver evidente correlação entre força e massa muscular, estudos longitudinais demonstraram que podem ocorrer dissociações entre as variações de força e de massa muscular com o envelhecimento, e que diferentes mecanismos contribuem para tais variações. Há várias evidências indicando que diversos outros fatores, além da massa, contribuem para determinar o nível de força muscular, como o *drive* excitatório dos centros supraespinhais, a excitabilidade dos motoneurônios alfa, atividade muscular antagonista, capacidade de recrutamento de unidades motoras e taxa de disparo de potenciais de ação, transmissão neuromuscular, acoplamento excitação-contração no músculo esquelético, arquitetura e morfologia do tecido muscular, redução na disponibilidade de cálcio iônico intracelular disponível para a resposta mecânica muscular, mudanças na microcirculação e na ultraestrutura do endotélio vascular e declínio nas funções do endotélio vascular e no fluxo sanguíneo induzido pelo exercício.

Os mecanismos etiológicos e fisiopatológicos da sarcopenia ainda não estão completamente definidos. Entre os fatores de risco bem estabelecidos, destacam-se a idade, o sexo e o nível de atividade física, sendo que os exercícios de resistência são particularmente eficazes em retardar o processo de perda de força e massa muscular associado ao envelhecimento. Além disso, comorbidades e outras condições clínicas, como obesidade, osteoporose, diabetes *mellitus* tipo 2, sedentarismo, imobilização e desnutrição, são comumente observadas em pacientes com sarcopenia.

A sarcopenia, em escala molecular, caracteriza-se também por um aumento da degradação e uma redução da síntese de proteínas, levando à perda de fibras musculares. O tecido muscular esquelético, que constitui a maior reserva de proteínas do organismo, possui a capacidade de adaptar sua massa e função em resposta a estímulos fisiológicos e patológicos, modulando o fluxo pelas vias de sinalização que influenciam o *turnover* de proteínas. Nesse sentido, o desequilíbrio entre vias anabólicas – que resultam em síntese proteica –, e catabólicas – que resultam em proteólise –, é elemento fundamental no processo fisiopatológico da sarcopenia. Em outras palavras, a perda de massa muscular, incluindo a sarcopenia, ocorre quando a atividade das vias de degradação de proteínas supera a das vias de síntese, resultando em um balanço proteico negativo e, consequentemente, na redução da massa muscular. Faremos a seguir uma exposição sintética das principais descobertas recentes quanto aos mecanismos bioquímicos que resultam na perda de massa muscular esquelética e como tais mecanismos se conectam com certas doenças.

A proteólise muscular é predominantemente mediada pela ação das ligases de ubiquitina E3, enzimas que marcam proteínas para degradação. Paralelamente, a autofagia desempenha um papel crucial na regulação do tecido muscular. Os fatores de transcrição *forkhead box O* (Foxo) do músculo, que são fatores de transcrição proteolíticos, desempenham um papel importante na regulação proteica, uma vez que, ao se translocarem para o núcleo, ativam a transcrição de ligases de ubiquitina E3 específicas do músculo. Dois hormônios endógenos, a insulina e o fator de crescimento semelhante à insulina-1 (IGF-1), influenciam o anabolismo de proteínas ao sinalizar por meio de seus respectivos receptores, IR e IGF1R. Essa sinalização leva à ativação (fosforilação) de Akt e do complexo alvo mecanicista da rapamicina 1 (mTORC1). A ativação da via Akt-mTORC1 promove a fosforilação de S6K1 e da quinase 1 ativadora da autofagia semelhante a unc-51 (ULK1), resultando, respectivamente, na síntese de proteínas e na inibição da autofagia excessiva. A Akt ativada inibe a proteólise ao fosforilar as proteínas Foxo, impedindo sua translocação para o núcleo.

Em muitas doenças que resultam em perda muscular, a resistência concomitante à insulina e ao IGF-1, conhecida como resistência à insulina, leva à diminuição dos efeitos anabólicos proteicos. A perda de massa muscular ocorre por meio de uma ou mais vias de sinalização que promovem a proteólise. A liberação de citocinas relacionadas à inflamação contribui para a perda muscular ao ativar o fator de transcrição nuclear kappa B (NF-κB) que, por sua vez, aumenta a transcrição de genes relacionados à atrofia muscular, conhecidos como atrogenes. A inibição de Akt mediada por citocinas pode resultar na translocação nuclear de Foxo, na expressão de atrogenes e na subsequente perda muscular.

Doenças inflamatórias sistêmicas, desuso muscular, imobilidade, desnervação química ou anatômica e idade avançada estão frequentemente associadas à ativação do receptor de glicocorticoides (GR) e das vias activina A–miostatina–SMAD, ambas desempenhando papéis cruciais na perda muscular. Glicocorticoides exógenos e neoplasias podem agravar a perda muscular mediada por essas vias. Embora a síntese de proteínas possa ser aumentada, diminuída ou inalterada em condições patológicas associadas à perda muscular, esse processo é insuficiente para manter a massa muscular devido à predominância da proteólise.

Múltiplos fatores influenciam no desenvolvimento da força e da massa muscular. Dentre eles, pode-se destacar peso de nascimento, genética e hábitos de vida, como prática de atividades físicas e nutrição. Entretanto, a principal variável associada ao desenvolvimento de sarcopenia é a idade, ou seja, o processo de envelhecimento. Estima-se que, após os 50 anos, o indivíduo sofra declínio de massa muscular de membros inferiores a uma taxa de 1 a 2% ao ano, bem como perda de força de 1,5 a 5% ao ano. A sarcopenia é classificada como primária quando atribuída essencialmente ao processo de envelhecimento. Considera-se secundária quando outros fatores causais são identificados, como doenças associadas a processos inflamatórios (p. ex., neoplasias e insuficiência cardíaca) e imobilização prolongada. Recente metanálise estimou prevalência de 10% de sarcopenia em idosos saudáveis com idade a partir de 60 anos.

COMO DIAGNOSTICAR SARCOPENIA: O PAPEL CENTRAL DA MENSURAÇÃO DA FORÇA MUSCULAR

A redução de força muscular tem se mostrado a variável que, isoladamente, mais se correlaciona com declínio funcional e mortalidade precoce. A mensuração da força de preensão palmar por meio do dinamômetro se tornou procedimento amplamente utilizado. Trata-se de método simples, realizado por meio de dispositivo portátil, de fácil aplicação e boa confiabilidade, que fornece um dado fortemente preditor de desfechos adversos, como hospitalizações prolongadas, limitações funcionais, pior qualidade de vida, quedas, fratura de quadril e morte. Ademais, tem correlação moderada com a força de outros compartimentos corporais. Nesse contexto, a avaliação da força de preensão palmar tornou-se o parâmetro mais importante para a definição de baixa força muscular e, portanto, procedimento fundamental para o diagnóstico de sarcopenia nos principais consensos publicados recentemente sobre o tema. Não obstante, cabe ressaltar que este procedimento também tem algumas desvantagens e limitações, uma vez que fatores não musculares, como artrite, dor, depressão, motivação subjetiva e esforço do paciente, podem influenciar o resultado da aferição.

Diferentes critérios diagnósticos têm sido propostos nos últimos anos, entre eles, o mais bem aceito é o do European Working Group on Sarcopenia in Older People (EWGSOP 2). Os *guidelines* do EWGSOP 2 (Figura 1) recomendam que, na prática clínica, seja feito procedimento de triagem, que pode se basear em suspeita clínica – por exemplo, em pacientes com queixas relacionadas a fraqueza muscular generalizada – ou por

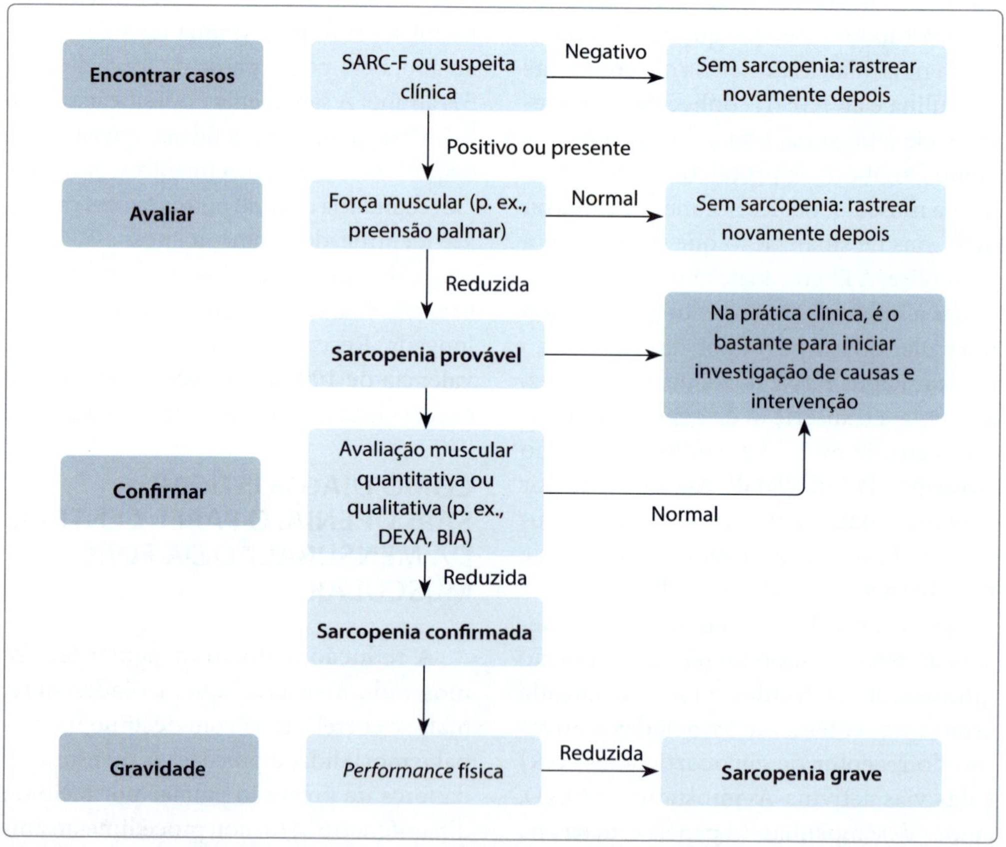

FIGURA 1 Algoritmo para triagem e diagnóstico de sarcopenia de acordo com o European Working Group on Sarcopenia in Older People (EWGSOP 2).

meio de um instrumento específico, como o questionário SARC-F (Tabela 1). Pacientes com triagem positiva deverão realizar avaliação objetiva de força muscular por meio da aferição da força de preensão palmar com dinamômetro e do teste de sentar-se e levantar 5 vezes. Pacientes com alteração em pelo menos um dos testes são classificados na categoria diagnóstica "sarcopenia provável" (*probable sarcopenia*). Na prática, tal diagnóstico é suficiente para justificar a investigação de possíveis causas e intervenção terapêutica. É recomendado que tais pacientes realizem também uma avaliação qualitativa ou quantitativa do tecido muscular esquelético, que pode ser por meio da densitometria por dupla emissão de raios-X (DEXA) ou bioimpedância, por exemplo. Apesar de o termo "sarcopenia provável" sugerir um diagnóstico ainda não definitivo, as orientações do EWGSOP 2 são claras no sentido de que já se trata de uma situação que requer conduta médica ativa, uma vez que é preditora de eventos adversos. Na prática clínica, quando o paciente apresenta fraqueza muscular, deve-se iniciar tempestivamente a investigação de causas e o planejamento terapêutico, mesmo que a avaliação quantitativa de massa muscular não esteja prontamente disponível ou resulte normal. Pacientes com redução de força e massa muscular são classificados na categoria diagnóstica "sarcopenia confirmada". O próximo passo é avaliar performance física, que pode ser por meio da aferição de um dos seguintes métodos: velocidade de marcha, *short physical performance battery* (SPPB) – testes de capacidade funcional; *timed-up-and-go test* (avaliação de risco de queda) ou caminhada de 400 metros. Pacientes com comprometimento de *performance* física são considerados com sarcopenia grave. Os critérios e as categorias

TABELA 1 Questionário SARC-F

Componente	Pergunta	Pontuação	Resposta
Força	Quanta dificuldade tem para levantar ou carregar 4,5 kg?	Nenhuma = 0 Alguma = 1 Muita ou não consegue = 2	
Auxílio para caminhar	Quanta dificuldade tem para andar por um quarto?	Nenhuma = 0 Alguma = 1 Muita ou não consegue = 2	
Levantar-se de uma cadeira	Quanta dificuldade tem para levantar de uma cadeira ou cama?	Nenhuma = 0 Alguma = 1 Muita ou não consegue = 2	
Subir escadas	Quanta dificuldade tem para subir 10 degraus de escada?	Nenhuma = 0 Alguma = 1 Muita ou não consegue = 2	
Quedas	Quantas vezes caiu no último ano?	Nenhuma = 0 Alguma = 1 Muita ou não consegue = 2	
Total: pontuam para sarcopenia idosos com ≥ 4 pontos			

diagnósticas de sarcopenia proposto pelo EWGSOP 2 se encontram esquematizados nas Tabela 2 e Tabela 3.

Como vimos, a sarcopenia é um termo relativamente recente na literatura médica. Trata-se, assim, de um problema marcado por divergências conceituais significativas na literatura. Além do consenso estabelecido pelo EWGSOP 2, destacam-se também as contribuições do Asian Working Group for Sarcopenia (AWGS) e do Sarcopenia Definition and Outcomes Consortium, ambos propondo diferentes algoritmos para a investigação e o diagnóstico da condição. Com os avanços contínuos da pesquisa clínica, é provável que novas atualizações tragam modificações nesses algoritmos nos próximos anos. Por outro lado, é provável que a avaliação da força muscular por meio do dinamômetro com a mensuração da massa muscular esquelética e da velocidade de marcha permaneçam como parâmetros fundamentais nesse contexto.

Em 2024, um grupo heterogêneo de eminentes pesquisadores representando diferentes continentes – incluindo membros do EWGSOP, AWGS e SDOC – se reuniu e constituiu o Global Leadership Initiative in Sarcopenia (GLIS), com o objetivo de propor uma definição conceitual global de sarcopenia. Do ponto de vista conceitual, chegou-se ao entendimento de que massa muscular, força muscular e força específica do músculo – que pode ser entendida como força padronizada em relação ao tamanho do músculo, por exemplo: força muscular/tamanho do músculo – devem integrar a definição conceitual de sarcopenia. Espera-se que o GLIS pavimente caminho para uma definição operacional de sarcopenia que tenha mais ampla aceitação em escala global nos próximos anos.

TABELA 2 Pontos de corte dos principais testes para sarcopenia recomendados pelo EWGSOP 2

Teste	Ponto de corte (homens)	Ponto de corte (mulheres)
Avaliação de força muscular		
Força de preensão muscular	≤ 27 kg	≤ 16 kg
Teste de sentar-se e levantar 5 vezes	> 15 segundos	> 15 segundos
Avaliação quantitativa de massa muscular		
ALM/Ht^2	< 7 kg/m^2	< 5,5 kg/m^2
Avaliação de *performance* física		
Velocidade de marcha	≤ 0,8 m/s	≤ 0,8 m/s
Short physical performance battery (SFPB)	≤ 8 pontos	≤ 8 pontos
Timed-up-and-go test (TUG)	≥ 20 segundos	≥ 20 segundos
Caminhada de 400 metros	≥ 6 minutos ou não consegue	≥ 6 minutos ou não consegue

TABELA 3 Critérios e categorias de diagnóstico de acordo com o EWGSOP 2

Critérios diagnósticos	Categorias diagnósticas
1 - Redução da força muscular	**Sarcopenia provável**: critério 1
2 - Redução da quantidade ou qualidade do tecido muscular	**Sarcopenia confirmada**: critério 1 + critério 2
3 - Baixa *performance* física	**Sarcopenia grave**: critério 1 + critério 2 + critério 3

SARCOPENIA E PROGNÓSTICO DESFAVORÁVEL EM PACIENTES COM DOENÇAS ONCO-HEMATOLÓGICAS

Sarcopenia está bem estabelecida como indicador de prognóstico desfavorável em pacientes portadores de diferentes condições clínicas, especialmente neoplasias hematológicas. Nesse contexto, dentre as variáveis de prognóstico desfavorável, destacam-se menor sobrevida, maior toxicidade e menor tolerância à quimioterapia e maiores taxas de complicações infecciosas. Por outro lado, os tratamentos para neoplasias frequentemente afetam gravemente a composição corporal, causando depleção do tecido muscular esquelético, bem como perda de tecido adiposo e massa óssea. Recente metanálise investigou a influência de sarcopenia, avaliada por meio de estimativa de massa muscular utilizando tomografia computadorizada, em pacientes portadores de doenças hematológicas malignas – entre elas, SMD. Estimou-se uma prevalência de 39,1% de sarcopenia na amostra, estando a condição significativamente associada à redução de sobrevida, inclusive em análise ajustada (regressão múltipla). Os dados sugerem, portanto, que a sarcopenia pode ser um preditor de menor sobrevida nesta população. Ademais, trata-se de condição potencialmente modificável, de modo que o diagnóstico tempestivo pode contribuir para a prevenção de eventos desfavoráveis, como quedas, fraturas, hospitalizações, interrupções no tratamento quimioterápico, infecções e óbito. Nesse contexto, uma maior integração entre hematologistas e radiologistas, permitindo que sejam avaliados e compartilhados não apenas aspectos relacionados ao estadiamento da doença de base, mas também à massa muscular esquelética, pode ser relevante para a adequação terapêutica dos pacientes.

AVANÇOS RECENTES NA FISIOLOGIA E SAÚDE DO TECIDO MUSCULAR: NOVAS ABORDAGENS TERAPÊUTICAS PARA PACIENTES COM NEOPLASIA MIELODISPLÁSICA E SARCOPENIA

Estudos recentes têm destacado o papel relevante de três proteínas conhecidas como sestrinas na manutenção da massa muscular. Essas proteínas são codificadas pelos genes SESN1, SESN2 e SESN3 e atuam como reguladores metabólicos induzidos por estresse, desempenhando funções antioxidantes e promovendo benefícios metabólicos por meio da inibição da sinalização do complexo 1 do alvo mecanicista da rapamicina (mTORC1). O mTORC1 é responsável por detectar e integrar sinais nutricionais e ambientais, impactando o crescimento celular, o metabolismo e a inflamação. As sestrinas desempenham um papel crucial na regulação do músculo esquelético, promovendo a ativação de vias anabólicas, como AMPK, PGC1α e Akt, enquanto inibem vias catabólicas, incluindo mTORC1, Foxo e atrogenes. Dessa forma, a regulação positiva das sestrinas imita, por exemplo, os benefícios do exercício físico, ao aumentar os sinais anabólicos e reduzir os sinais catabólicos no músculo.

A expressão de sestrina 1 é significativamente reduzida em modelos de atrofia muscular, como os associados ao desuso, à denervação ou ao envelhecimento. Essa redução está correlacionada com a ativação das proteínas Foxo e, consequentemente, com o aumento da atividade das ligases de ubiquitina E3 específicas do músculo e dos processos proteolíticos. Estudos adicionais revelaram que a deleção específica de sestrinas no músculo de camundongos exacerba a degradação de proteínas musculares, enquanto a superexpressão de sestrinas previne as alterações musculares observadas nesses modelos. Essa proteção foi associada à ativação de Akt, à fosforilação de proteínas FOXO e à diminuição da expressão de genes catabólicos mediados por Foxo. As sestrinas 1 e 2 são particularmente integradoras essenciais de vias anabólicas e catabólicas, protegendo o músculo contra a atrofia. Indivíduos idosos e frágeis têm baixa expressão de sestrinas em seu músculo esquelético, o que é congruente com a alta prevalência de sarcopenia observada nesse grupo.

Estudos em modelos animais demonstraram que as sestrinas atuam como transdutores moleculares dos efeitos benéficos do exercício, incluindo o aumento da resistência e a melhoria na sinalização da insulina. A inibição química das sestrinas impediu que os organismos experimentassem os benefícios do exercício em termos de tempo e intensidade do esforço, seja ele voluntário ou forçado. Por outro lado, a superexpressão de sestrina 1 ou sestrina 2 foi suficiente para reverter parcialmente os efeitos negativos da imobilização e do envelhecimento, como a perda de massa e força muscular.

Os exercícios de resistência têm demonstrado benefícios metabólicos significativos, como o aumento da sensibilidade à insulina, a redução da inflamação e a promoção da hipertrofia muscular. Esses efeitos são parcialmente mediados pela ativação da proteína quinase ativada por 5' adenosina monofosfato (AMPK) e pelo coativador transcricional PGC1α (coativador 1α do receptor gama ativado por proliferador de peroxissoma, também conhecido como PPARGC1A). O PGC1α é essencial para a função mitocondrial e a biogênese mitocondrial.

O exercício físico ativa tanto a AMPK quanto o PGC1α, enquanto simultaneamente inibe a inflamação e a secreção de miostatina, uma proteína que limita o crescimento muscular. Embora o PGC1α seja um fator central na indução da biogênese mitocondrial e na manutenção da função mitocondrial, o mecanismo exato pelo qual ele contribui para a preservação da massa muscular ainda não é completamente compreendido. Além disso, o exercício tende a atenuar a atividade de vias catabólicas, como as mediadas por citocinas – NFκB, glicocorticoides e activina A-miostatina-SMAD, favorecendo assim a manutenção da massa muscular. Diversos estudos já demonstram o efeito do NFκB como marcador de prognóstico desfavorável para a SMD.

Em pacientes com SMD, programas de atividade física regular podem promover melhora na capacidade física. No entanto, os exercícios de resistência convencionais, como o levantamento de pesos ou longas caminhadas, podem ser extenuantes. Uma alternativa para esses casos pode ser a eletroestimulação de corpo inteiro (WB-EMS).

O treinamento de WB-EMS é uma forma inovadora e eficiente de exercício de resistência que se destaca por ser menos extenuante, tornando-se uma alternativa viável para pacientes com limitações físicas. Trata-se de um método de exercício que utiliza impulsos elétricos de baixa frequência (< 100 Hz) e intensidade (< 100 mA) para ativar simultaneamente grandes grupos musculares, incluindo braços, peito, costas, abdômen, glúteos e coxas. A aplicação é realizada por meio de eletrodos integrados a uma veste, um cinto de quadril e braçadeiras nas coxas e braços. O método tem sido estudado por meio de protocolos bem estabelecidos, por exemplo, em sessões de 20 minutos, duas vezes por semana. A sessões de WB-EMS incluem exercícios leves e são classificadas como um tipo de exercício resistido. Essa abordagem permite treinar a musculatura de forma integrada, promovendo uma experiência de ativação muscular eficaz e segura, devendo ser supervisionada por profissionais experientes. Estudos recentes indicam que o exercício de resistência utilizando WB-EMS é bem tolerado, viável e eficaz, melhorando a composição corporal e a função muscular ao aumentar a massa muscular. Entretanto, embora esse método seja promissor, são necessários mais estudos clínicos, especialmente na população de pacientes com SMD, para avaliar a viabilidade de uma indicação formal.

ABORDAGEM NUTRICIONAL COMO PILAR DO TRATAMENTO DE PACIENTES COM SARCOPENIA

O processo de envelhecimento se associa à redução da ingestão alimentar, por diferentes motivos: piora da saúde bucal, comprometendo a mastigação; redução do olfato e paladar; retardo do esvaziamento gástrico, interferindo no apetite; alterações hormonais; e doenças crônicas; efeitos colaterais de medicamentos. Portanto, é essencial realizar uma avaliação nutricional abrangente e garantir, como parte do plano terapêutico, um aporte calórico e proteico adequado para atender às necessidades do paciente. A recomendação diária de consumo proteico para um idoso saudável, com o objetivo de prevenir a sarcopenia, varia entre 1,0 e 1,2 g/kg/dia. Para o tratamento da sarcopenia, é recomendado um consumo entre 1,2 e 1,5 g/kg/dia. Em pacientes com doença grave ou desnutrição acentuada, recomenda-se de 1,2 a 2 g/kg/dia. Salienta-se também a importância da distribuição das proteínas, de modo que, idealmente, propõe-se o consumo de 10 a 15 gramas de aminoácidos essenciais (com mais de 3 gramas de leucina), equivalente a aproximadamente 25 a 30 gramas de proteína de alto valor biológico em cada uma das três principais refeições. Quanto ao aporte calórico, a recomendação diária é de 30 kcal/kg/dia para idosos com peso adequado e 32-38 kcal/kg/dia para idosos com baixo peso.

O β-hidroxi-β-metilbutirato (HMB), metabólito ativo da leucina, pode ser um aliado interessante no manejo de pacientes sarcopênicos. Uma dose diária de 3 gramas de HMB ligado ao cálcio pode contribuir para aumento da síntese e redução da degradação proteica muscular. Ademais, a suplementação de vitamina D para pacientes com baixos níveis basais também devem ser considerados. Em adultos, os níveis séricos ótimos de vitamina D são considerados a partir de 30 ng/mL; em idosos, sugere-se manter ao menos 40 ng/mL.

RESUMO

- Sarcopenia é a perda progressiva de massa e força muscular associada ao envelhecimento. É um distúrbio que aumenta o risco de diversos desfechos adversos, como quedas e hospitalizações.
- Variáveis clínicas e epidemiológicas como idade, sexo e nível de atividade física e doenças crônicas se associam ao risco de sarcopenia.
- A avaliação da força muscular, especialmente por meio da mensuração da força de preensão

palmar, é a principal etapa para o diagnóstico de sarcopenia. Diferentes algoritmos têm sido propostos nos últimos anos, sendo o EWGSOP 2 o mais aceito atualmente.

- Sarcopenia está associada a prognósticos desfavoráveis em pacientes portadores de SMD, inclusive redução de sobrevida, destacando a necessidade de diagnóstico e intervenção precoce para melhorar a qualidade de vida e reduzir complicações.
- O envelhecimento está frequentemente associado à diminuição da ingestão alimentar, decorrente de fatores como problemas de saúde bucal e alterações sensoriais. Assim, uma avaliação nutricional abrangente é essencial para garantir a ingestão adequada de proteínas e calorias, visando prevenir e tratar a sarcopenia. A suplementação com HMB e vitamina D também deve ser considerada.

REFERÊNCIAS

1. Bauer J, Biolo G, Cederholm T, Cesari M, Cruz-Jentoft AJ, Morley JE, et al. Evidence-based recommendations for optimal dietary protein intake in older people: a position paper from the PROT-AGE Study Group. J Am Med Dir Assoc. 2013;14(8):542-59.
2. Bhasin S, Travison TG, Manini TM, Patel S, Pencina KM, Fielding RA, et al. Sarcopenia definition: the position statements of the sarcopenia definition and outcomes consortium. J Am Geriatr Soc. 2020;68(7):1410-8.
3. Brown JC, Gilmore LA. Physical activity reduces the risk of recurrence and mortality in cancer patients. Exerc Sport Sci Rev. 2020;48(2):67-73.
4. Cannataro R, Carbone L, Petro JL, Cione E, Vargas S, Ângulo H, et al. Sarcopenia: etiology, nutritional approaches, and miRNAs. Int J Mol Sci. 2021;22(18):9724.
5. Chen LK, Woo J, Assantachai P, Auyeung TW, Chou MY, Iijima K, et al. Asian Working Group for Sarcopenia: 2019 Consensus Update on Sarcopenia Diagnosis and Treatment. J Am Med Dir Assoc. 2020;21(3):300-307.e2.
6. Clark BC, Manini TM. Sarcopenia =/= dynapenia. J Gerontol A Biol Sci Med Sci. 2008;63(8):829-34.
7. Cruz-Jentoft AJ, Bahat G, Bauer J, Boirie Y, Bruyère O, Cederholm T, et al. Sarcopenia: revised European consensus on definition and diagnosis. Age Ageing. 2019;48(1):16-31.
8. Goulart FAA. Doenças crônicas não transmissíveis: estratégias de controle e desafios para os sistemas de saúde. Brasília: Organização Pan-Americana da Saúde; 2011.
9. Hojman P, Dethlefsen C, Brandt C, Hansen J, Pedersen L, Pedersen BK, et al. Exercise-induced muscle-derived cytokines inhibit mammary cancer cell growth. Am J Physiol Endocrinol Metab. 2011;301(3):E504-10.
10. Kwan P. Sarcopenia, a neurogenic syndrome? J Aging Res. 2013;2013:791679.
11. Kirk B, Cawthon PM, Arai H, Ávila-Funes JA, Barazzoni R, Bhasin S, et al. The conceptual definition of sarcopenia: delphi consensus from the global leadership initiative in sarcopenia (GLIS). Age Ageing. 2024;53(3):afae052.
12. Martyn JAJ, Kaneki M. Muscle atrophy and the sestrins. N Engl J Med. 2020;383(13):1279-82.
13. Martínez-Arnau FM, Fonfría-Vivas R, Cauli O. Beneficial effects of leucine supplementation on criteria for sarcopenia: a systematic review. Nutrients. 2019;11(10):2504.
14. Newman AB, Kupelian V, Visser M, Simonsick EM, Goodpaster BH, Kritchevsky SB, et al. Strength, but not muscle mass, is associated with mortality in the health, aging and body composition study cohort. J Gerontol A Biol Sci Med Sci. 2006;61(1):72-7.
15. Rees-Punia E, Patel AV, Fallon EA, Gapstur SM, Teras LR. Physical activity, sitting time, and risk of myelodysplastic syndromes, acute myeloid leukemia, and other myeloid malignancies. Cancer Epidemiol Biomarkers Prev. 2019;28(9):1489-1494.
16. Remelli F, Vitali A, Zurlo A, Volpato S. Vitamin D deficiency and sarcopenia in older persons. Nutrients. 2019;11(12):2861.
17. Schwappacher R, Dieterich W, Reljic D, Pilarsky C, Mukhopadhyay D, Chang DK, et al. Muscle-derived cytokines reduce growth, viability and migratory activity of pancreatic cancer cells. Cancers (Basel). 2021;13(15):3820.
18. Schink K, Herrmann HJ, Schwappacher R, Meyer J, Orlemann T, Waldmann E, et al. Effects of whole-body electromyostimulation combined with individualized nutritional support on body composition in patients with advanced cancer: a controlled pilot trial. BMC Cancer. 2018;18(1):886.
19. Schink K, Reljic D, Herrmann HJ, Meyer J, Mackensen A, Neurath MF, et al. Whole-body electromyostimulation combined with individualized nutritional support improves body composition in patients with hematological malignancies – a pilot study. Front Physiol. 2018;9:1808.

20. Schuler MK, Hentschel L, Göbel J, Balaian E, Hornemann B, Hoffmann J, et al. Effects of a home-based exercise program on physical capacity and fatigue in patients with low to intermediate risk myelodysplastic syndrome-a pilot study. Leuk Res. 2016;47:128-35.
21. Schwappacher R, Schink K, Sologub S, Dieterich W, Reljic D, Friedrich O, et al. Physical activity and advanced cancer: evidence of exercise-sensitive genes regulating prostate cancer cell proliferation and apoptosis. J Physiol. 2020;598(18):3871-89.
22. Segalés J, Perdiguero E, Serrano AL, Sousa-Victor, Ortet L, Jardí M, et al. Sestrin prevents atrophy of disused and aging muscles by integrating anabolic and catabolic signals. Nat Commun. 2020;11(1):189.
23. Shafiee G, Keshtkar A, Soltani A, Ahadi Z, Larijani B, Heshmat R. Prevalence of sarcopenia in the world: a systematic review and meta- analysis of general population studies. J Diabetes Metab Disord. 2017;16:21.
24. Surov A, Wienke A. Sarcopenia predicts overall survival in patients with malignant hematological diseases: A meta-analysis. Clin Nutr. 2021;40(3):1155-60.
25. Sweeney MR, Applebaum KM, Arem H, Braffett BH, Poynter JN, Robien K. Medical conditions and modifiable risk factors for myelodysplastic syndrome: a systematic review. Cancer Epidemiol Biomarkers Prev. 2019;28(9):1502-17.
26. Visser M, Goodpaster BH, Kritchevsky SB, Newman AB, Nevitt M, Rubin SM, et al. Muscle mass, muscle strength, and muscle fat infiltration as predictors of incident mobility limitations in well-functioning older persons. J Gerontol A Biol Sci Med Sci. 2005;60(3):324-33.
27. Volkert D, Beck AM, Cederholm T, Cruz-Jentoft A, Goisser S, Hooper L, et al. ESPEN guideline on clinical nutrition and hydration in geriatrics. Clin Nutr. 2019;38(1):10-47.
28. Wilkinson DJ, Hossain T, Limb MC, Phillips BE, Lund J, Williams JP, et al. Impact of the calcium form of β-hydroxy-β-methylbutyrate upon human skeletal muscle protein metabolism. Clin Nutr. 2018;37(6 Pt A):2068-75.

40

Escalas de avaliação geriátrica

Pedro Lucas de Souza Barroso
Juliana Bonfim de Souza
Wallena Cavalcante Brito

OBJETIVOS DO CAPÍTULO

- Descrever os princípios e a estrutura da avaliação geriátrica ampla (AGA) aplicada à neoplasia mielodispásica (SMD).
- Apresentar alguns dos principais instrumentos para avaliação do paciente idoso com câncer e para a tomada de decisão terapêutica.
- Apresentar escores de risco para toxicidade à quimioterapia.

CONCEITOS GERAIS

A neoplasia mielodisplásica (SMD) afeta predominantemente pacientes idosos com pico de incidência após os 80 anos de idade. A incidência de SMD em pacientes jovens é extremamente incomum, perfazendo menos de 5% dos casos. Os idosos costumam apresentar fragilidade e sarcopenia, sendo fundamental o conhecimento das escalas geriátricas para uma avaliação global dos pacientes idosos com SMD.

AVALIAÇÃO GERIÁTRICA AMPLA

É amplamente sabido que, em comparação com pacientes jovens, os pacientes idosos apresentam maior prevalência de múltiplas comorbidades, maior comprometimento físico, maior complexidade de problemas sociais, maior demanda por auxílio de terceiros para atividades básicas e instrumentais de vida diária e, por fim, menores reservas funcionais físicas e cognitivas. Nesse contexto, podemos concluir que a fração da população idosa já sabidamente acometida por câncer apresenta uma condição especialmente suscetível aos desfechos de saúde desfavoráveis pelas mais diversas causas.

A despeito de tudo isso, não se deve considerar de forma generalizada que a idade cronológica em si, fora de um contexto amplo, seja um preditor de piores desfechos para os casos específicos, dado a já mencionada heterogeneidade de condições dos indivíduos que compõem essa população de idosos. Diante de todas essas considerações, torna-se evidente que a base da oncogeriatria está na compreensão e caracterização detalhada do paciente idoso que será objeto das intervenções de saúde.

Para esse fim, a abordagem estruturada mais consagrada, abrangente e com maior nível de evidência para diversos tipos de benefício no contexto oncológico é a chamada avaliação geriátrica ampla (AGA).

A AGA representa uma abordagem multidimensional e interdisciplinar estruturada especificamente para o nível de complexidade demandado pelos pacientes idosos, amplamente validada praticamente em todos os contextos oncológicos e com grande capacidade de identificar vulnerabilidades, prognosticar desfechos e favorecer tomadas de decisão assertivas.

A organização da AGA envolve a análise sistemática de 7 domínios essenciais para os quais podemos lançar mão de uma série de instrumentos já validados. Esses instrumentos têm o objetivo de representar de forma mais objetiva o estado do paciente no que se refere àquele domínio específico.

Os domínios essenciais que compõem a AGA são:

1. Funcionalidade e mobilidade.
2. Comorbidades.
3. Suporte social.
4. Cognição.
5. Saúde emocional
6. Nutrição
7. Polifarmácia.

A identificação de comprometimento em um ou mais desses domínios pode apontar para alterações do estado de saúde e/ou vulnerabilidade social que permitem identificar ou mesmo antever problemas relacionados à condução do caso. Desse modo, podemos realizar intervenções preventivas e terapêuticas no momento oportuno.

A Tabela 1 apresenta a representação dos domínios essenciais da AGA, das principais ferramentas de avaliação por domínio e das possíveis intervenções aplicáveis.

Além da avaliação objetiva, a AGA também deve contemplar aspectos subjetivos relevantes, como a percepção do paciente sobre sua condição de saúde e sua resiliência e proatividade diante das intervenções propostas (particularmente importantes no contexto oncológico).

Um série de estudos evidenciam que a aplicação da AGA apresenta benefícios para a maior detecção de problemas geriátricos, para predição de risco de toxicidade relacionada à quimioterapia, para estimativa de sobrevida, para avaliação prognóstica do âmbito funcional, para uma maior compreensão do estado de saúde pelo próprio paciente, para a tomada assertiva de decisão, para uma melhor integração da equipe multiprofissional e, por fim, para um maior grau de satisfação com a assistência prestada.

É preciso lembrar que a despeito de todos os benefícios observados, a aplicação da AGA não demonstrou um aumento estatisticamente significativo da sobrevida global. Contudo, ainda apresenta um impacto substancialmente positivo em diferentes aspectos assistenciais, como melhora da qualidade de vida, a aderência ao tratamento e redução da toxicidade relacionada ao tratamento modificador da doença.

Infelizmente, a aplicação da AGA na abordagem de todos os pacientes com câncer que dela podem se beneficiar ainda não é uma realidade, seja no nosso cenário nacional ou no cenário global. Cabe aos profissionais de saúde que prestam assistência a idosos acometidos por câncer ter conhecimento sobre os benefícios de sua aplicação e orientar, se possível, a realização da AGA mediante encaminhamento para um médico

TABELA 1 Domínios geriátricos, ferramentas de avaliação e sugestões de intervenções direcionadas

Domínio	Ferramentas de avaliação	Possíveis intervenções
Funcionalidade e mobilidade	**Ferramentas autorreportadas** 1. Atividades instrumentais de vida diária (AIVD): Lawton-Brody Instrumental Activities of Daily Living Scale. Older Americans Resources and Services (OARS) 2. Atividades básicas de vida diária (ABVD): Katz Index of Independence in Activities of Daily Living e OARS 3. Número de quedas nos últimos seis meses. **Ferramentas objetivas** Timed-Up and Go Test (TUGT) Velocidade de marcha Short Physical Performance Battery (SPPB) Physical Performance Status (ECOG ou KPS).	a) Encaminhamento à terapia ocupacional e/ou fisioterapia b) Avaliação e promoção de segurança no domicílio c) Promover atividade física e exercício. d) Avaliar polifarmácia: investigar controle rigoroso de pressão (hipotensão) e diabetes (hipoglicemia).
Comorbidades	**Investigar a presença de comorbidades** 1. Charlson Comorbidity Index (CCI) 2. Cumulative Illness Rating Scale-Geriatric (CIRS-G) 3. Questionário OARS 4. Hematopoietic Cell Transplantation-Specific Comorbidity Index (para candidatos a transplante).	a) Otimizar cada condição previamente ao início da terapia oncológica b) Avaliar expectativa de vida (mortalidade concorrente) c) Considerar comorbidades para decisão da terapia oncológica
Suporte social	**Medir a disponibilidade de apoio, o envolvimento cm atividades sociais e a presença de isolamento social** 1. Medical Outcome Study (MOS) Social Support Survey 2. UCI.A-3 item Loneliness Scale 3. RAND-36 Healthcare Survey	a) Encaminhamento ao serviço social para auxílio nos déficits encontrados b) Avaliação da segurança doméstica e da possibilidade de adquirir dispositivos de alerta médico
Cognição	**Instrumentos de rastreio cognitivo** 1. Mini-COG 2. Miniexame do Estado Mental (MEEM) 3. Blessed Orientation Memory Concentration Test (BOMC) 4. Montreal Cognitive Assessment (MoCA)	a) Envolver familiar cuidador b) Acessar medicações potencialmente inapropriadas c) Prevenção de *delirium* d) Acessar a capacidade decisória e) Reabilitação cognitiva
Saúde emocional	**Avaliação do risco de depressão e de ansiedade** 1. Geriatric Depression Scale-4 (GDS-4) 2. Patient Health Questionnaire (PHQ-2 e PHQ-9) 3. Termômetro de estresse (NCCN) 4. Mental Health Inventory Survey (MHI)	a) Abordagens não farmacológicas: meditação, acupuntura etc. b) Encaminhar a psicoterapia ou psiquiatra c) Início de tratamento para transtornos diagnosticados d) Acessar o uso de álcool ou drogas

(continua)

TABELA 1 Domínios geriátricos, ferramentas de avaliação e sugestões de intervenções direcionadas (*continuação*)

Domínio	Ferramentas de avaliação	Possíveis intervenções
Nutrição	1. Índice de Massa Corpórea (IMC) 2. Perda de peso não intencional nos últimos seis meses 3. Miniavaliação Nutricional do Idoso (MAN)	a) Encaminhar ao nutricionista b) Cuidados orais e avaliação de protetização c) Indicar suplementação nutricional d) Avaliação da Fonoaudiologia e) Avaliação de estimulante de apetite e medicações para controle de náusea
Polifarmácia	1. Critérios de BEERS da Sociedade Americana de Geriatria 2. Critérios de STOPP/START 3. Medication Appropriateness Index.	a) Reconciliação medicamentosa b) Descontinuar medicações inapropriadas c) Avaliar interação droga-droga e droga- doença d) Avaliar aderência aos medicamentos e) Gerenciamento domiciliar para administração de medicamentos

geriatra, profissional que geralmente possui o maior domínio dos diversos instrumentos que compõem a AGA e que tem uma avaliação subjetiva mais acurada do paciente idoso, para sua aplicação e para auxílio na composição de uma equipe assistencial multiprofissional qualificada.

FRAGILIDADE E SARCOPENIA

A multimorbidade e a fragilidade são fortes modificadores do prognóstico que devem ser incorporados no planejamento do tratamento dos pacientes.

Fragilidade é uma síndrome decorrente da interação de múltiplos fatores ao longo do curso de vida e pode ser precocemente identificada. Representa um *continuum* resultante do impacto de déficits em múltiplos sistemas, principalmente nos sistemas neuroendócrino, imunológico e musculoesquelético, provocando alteração na homeostase e desencadeando efeitos adversos (declínio da capacidade funcional, maior uso de serviços de saúde, institucionalização, incapacidade e óbito). É considerada um fenômeno clínico com forte associação com a idade, mas não é um fenômeno uniforme no envelhecimento.

As ferramentas mais utilizadas na prática clínica da geriatria para a identificação de fragilidade são a escala de fragilidade de Fried e a escala clínica de fragilidade (*Clinical Frailty Scale* – CFS) de Rockwood.

De acordo com os critérios de Fried, a fragilidade é definida como uma síndrome clínica com três ou mais das seguintes condições:

1. Perda de peso não intencional.
2. Exaustão autorrelatada.
3. Fraqueza, lentidão e/ou baixa atividade física.

Caso o paciente apresente somente 1 ou 2 critérios, ele é considerado pré-frágil (que não se trata de estágio pré-mórbido, mas sim do estágio inicial da fragilidade em si).

A CFS é uma ferramenta que tem sido utilizada para avaliar a fragilidade especialmente no contexto geriátrico. Ao aplicar essa escala, é possível diagnosticar a fragilidade, além de avaliar sua gravidade e o impacto que pode ter na funcionalidade do paciente. Sua avaliação é importante, pois a fragilidade é um parâmetro extremamente relevante no contexto oncológico e pode impactar importantemente na tolerância ao tratamento e na qualidade de vida dos pacientes (independentemente da proposta terapêutica).

A sarcopenia, por sua vez, é uma síndrome complexa relacionada ao envelhecimento, que leva à perda de força, de massa e de *performance* muscular, independentemente do peso corporal. Ela pode ser tanto uma condição de base relacionada às diversas comorbidades, quanto desencadeada pela doença oncológica e/ou pelo seu tratamento. A presença de sarcopenia em idosos com câncer está associada a maiores riscos de toxicidade às terapias sistêmicas, complicações pós-operatórias e mortalidade global.

Os critérios diagnósticos da sarcopenia envolvem reduções da força muscular, da massa muscular e do desempenho físico (*ver Capítulo 39*).

Pacientes com diagnóstico de sarcopenia devem ser tratados (além da abordagem da causa precursora da condição) com aumento da ingestão proteica (1 a 1,5 g por quilo ao dia, se não houver disfunção renal grave) e treino físico resistido adaptado ao paciente, com acompanhamento multidisciplinar com nutricionista, fisioterapeuta e/ou educador físico, considerando as particularidades e as preferências de cada paciente.

INSTRUMENTOS DE TRIAGEM DE RISCO E AVALIAÇÃO DE IDOSOS COM CÂNCER

Importantes instituições/organizações nacionais (como o Instituto Nacional do Câncer e a Sociedade Brasileira de Geriatria e Gerontologia) e internacionais (como o US Natinal Comprehensive Câncer Network e o International Society of Geriatric Oncology) recomendam formalmente a aplicação de um ou mais instrumentos de triagem oncogeriátrica com a finalidade de auxiliar na discriminação entre pacientes frágeis e pacientes suficientemente robustos para a realização de terapias intensivas. Tais instrumentos não representam substitutos à aplicação plena da AGA, mas sim escalas que usam algumas das diversas dimensões por ela contempladas e ajudam a classificar quantitativamente o grau de fragilidade dos pacientes idosos com câncer. Duas dessas principais escalas serão demonstradas a seguir.

Escala GAH – Avaliação geriátrica hematológica

A Escala GAH se destaca entre os diversos instrumentos de avaliação oncogeriátrica por ter sua aplicabilidade validade no contexto de pacientes a partir de 65 anos acometidos por neoplasias hematológicas (juntamente ao escore Geriatric-8, que será abordado mais a frente), enquanto a maioria dos instrumentos dessa natureza são aplicáveis apenas para neoplasias sólidas.

As neoplasias hematológicas com maior validação e maior aplicabilidade do instrumento são: 1. Neoplasia mielodisplásica (incluindo suas possíveis manifestações agudas); 2. Mieloma múltiplo; e 3. Leucemia linfocítica crônica. Além disso, uma revisão sistemática aponta que tal instrumento tem o potencial de predizer problemas de saúde durante intervenções terapêuticas dos pacientes acometidos por essas três diferentes patologias, mesmo que eles se apresentem com uma boa *performance* aparente.

Essa escala foi elaborada com a finalidade de viabilizar uma avaliação sucinta e tempo efetivo por meio da avaliação de oito dimensões:

1. Número de medicamentos utilizados.
2. Velocidade de marcha.
3. Humor.
4. Atividades de vida diária.
5. Estado geral de saúde (variável subjetiva).
6. Nutrição.
7. Estado mental.
8. Comorbidades.

Diante de sua relativa simplicidade metodológica, o tempo médio de aplicação do instrumento é de 10 a 12 minutos para profissionais devidamente treinados (para médicos já habituados).

Qualquer paciente com uma pontuação final > 1 (ou seja, com alterações em pelo menos duas dimensões), deve receber avaliação geriátrica adicional, dado indícios de fragilidade e de maior suscetibilidade aos efeitos adversos relacionados ao tratamento do câncer, independentemente da modalidade.

Escala geriátrica-8 (G8)

Essa escala foi validada e é aplicável em pacientes de pelo menos 70 anos (diferente da maioria dos instrumentos, aplicáveis a partir dos 65 anos), acometidos por diferentes tipos de neoplasias sólidas e hematológicas, incluindo cânceres metastáticos de sítio primário indefinido (exceto aqueles com metástase em sistema nervoso central) e excluindo as neoplasias de pele não melanomas. Dentre as neoplasias hematológicas para as quais o escore foi validado, incluem-se os diversos tipos de linfoma não-Hodgkin (não contemplados no Escore GAH).

Como o próprio nome sugere, o instrumento avalia oito dimensões:

1. Alterações na ingestão alimentar.
2. Perda ponderal.
3. Mobilidade.
4. Transtornos neuropsicológicos.
5. IMC.
6. Polifarmácia.
7. Avaliação subjetiva e comparativa do paciente quanto ao seu estado de saúde.
8. Idade.

As dimensões e o sistema de pontuação estão especificados na Tabela 2.

Pontuações > 14, indicam que o paciente muito provavelmente terá benefício com a realização da AGA, dentro dos desfechos esperados para tal, com um grau significativo. Pontuações intermediárias (13 ou 14), também podem apresentar benefício em uma fração significativa dos quadros.

INSTRUMENTOS DE AVALIAÇÃO DE RISCO DE TOXICIDADE À QUIMIOTERAPIA

Cerca de metade dos novos casos de câncer diagnosticados no mundo acontecem em pacientes com 70 anos ou mais. Passaram a ser elaborados estudos e validados instrumentos de análise de risco capazes de predizer as chances de complicações relacionadas à quimioterapia. O tratamento do

TABELA 2 Questionário G8

Itens	Possíveis respostas (pontos)
Ingestão alimentar reduzida nos últimos 3 meses devido a perda de apetite, problemas digestivos, de mastigação ou deglutição.	0 = grave declínio de ingestão 1 = moderado declínio de digestão 2 = ausência de declínio de ingestão
Perda de peso nos últimos 3 meses?	0 = perda de > 3 kg 1 = não sabe 2 = perda entre 1-3 kg 3 = sem perda
Mobilidade?	0 = restrito à cadeira ou cama 1 = apto a sair da cadeira cama, mas não de casa 2 = apto a sair de casa
Problemas neuropsicológicos?	0 = demência ou depressão grave 1 = demência moderada 2 = sem problemas neuropsicomotores
IMC	0 = < 19 1 = 19 a > 12 2 = 21 a < 23 3 = 23 ou mais
Faz uso de mais de 3 medicações por dia?	0 = sim 1 = não
Como o paciente considera seu estado de saúde?	0 = ruim 0,5 = não sabe 1 = boa 2 = muito boa
Idade	0 = < 85 1 = 80-85 2 = < 80
Total de pontos	**0-17**

paciente idoso com SMD pode ser realizado com quimioterapia em se tratando de doença de alto risco com aumento do número de blastos. Nessas situações, os medicamentos mais utilizados são azacitidina e decitabina. Os instrumentos de análise de toxicidade costumam avaliar variáveis relevantes tanto sobre o paciente quanto sobre a neoplasia de base, além das opções quimioterápicas possíveis para o quadro específico, podendo inclusive orientar a tomada de decisão sobre as drogas e sobre a modalidade relacionada à quimioterapia.

Escore *Crash*

O escore *Chemotherapy Risk Assessment Scale for High-Age Patients Score* (escore *Crash*), é um instrumento simples e de fácil aplicação estudado na tentativa de elaboração de um escore objetivo de estratificação de risco de efeitos adversos graves à quimioterapia em pacientes idosos (acima de 70 anos), incluindo neoplasias sólidas e hematológicas. Esse instrumento resulta da combinação de preditores hematológicos e não hematológicos de risco de complicação, levando ainda em consideração o potencial tóxico global do agente quimioterápico utilizado.

Os preditores utilizados e o seu sistema de pontuação, com seus pontos de corte, são ilustrados na Tabela 3.

TABELA 3 Escore *CRASH*

Preditores	0	1	2
Pressão diastólica	< 72	> 72	
Atividades instrumentais diárias	26-29	10-25	
LDH	0-459		> 459
ECOG	0	1-2	3-4
MEEM – mini exame do estado mental	30		> 30
MAN – mini avaliação nutricional	28-30		> 28
Chemotox	0-0,44	0,45-0,57	> 0,57

A toxicidade do regime quimioterápico (o descrito *Chemotox*) foi calculada a partir da apuração dos registros de efeitos tóxicos relacionados à diferentes esquemas ajustados pelo índice *MAX2* para correção do risco individual de toxicidade a quimioterápicos. Esse recurso foi desenvolvido para permitir a comparação direta do potencial de toxicidade entre diferentes esquemas de quimioterapia aplicados a idosos (diminuindo a influência da condição de base dos pacientes na avaliação da toxicidade da droga).

O escore final (a soma dos pontos atribuíveis aos preditores, considerando apenas uma vez a pontuação do *Chemotox*) permite a categorização do paciente em quatro diferentes classificações de risco com seus respectivos riscos médios por categoria, a saber:

- Risco baixo (0 a 3 pontos): 50%.
- Risco intermediário-baixo (4 a 6 pontos): 58%.
- Risco intermediário-alto (7 a 9 pontos): 77%.
- Risco alto (> 9 pontos): 79%.

Diante disso, uma pontuação de pelo menos 4 pontos, implica em uma provável maior toxicidade da quimioterapia naquele paciente, tendo maiores chances de um efeito adverso classificável como de Grau 3 ou mais, conforme a 5ª versão do *Common Terminology Criteria for Adverse Events* (CTCAE), que normatiza a classificação de gravidade dos efeitos adversos nos diferentes órgãos e sistemas.

Vamos fazer um exemplo prático

Paciente do sexo feminino, 76 anos, diagnosticada recentemente com SMD de risco intermediário (IPSS-R), candidata a tratamento com azacitidina.

Resultado:

- Subscore hematológico: 0 (PA) + 1 (IADL) + 1 (LDH) + 1 (*Chemotox*) = 3 → risco médio-baixo (~23%).
- Subscore não hematológico: 1 (ECOG) + 2 (MEEM) + 2 (MAN) + 0 (*Chemotox*) = 6 pontos → risco alto de toxicidade não hematológica (~93%).
- Risco combinado: 8 pontos → toxicidade grave (qualquer tipo).

No cálculo combinado, o *Chemotox* é contado apenas uma vez.

O escore *Crash* pode ser realizado também pelo *site*: <https://www.moffitt.org/for-healthcare-professionals/clinical-programs-and-services/senior-adult-oncology-program/crash-score/>.

Vale salientar, contudo, que existem estudos recentes que levantam questionamentos sobre a validação externa do escore Crash, sendo recomendado que ele não seja utilizado como instrumento isolado para avaliação de risco de toxicidade à quimioterapia para neoplasias hematológicas, devendo ser usado preferencialmente como parâmetro auxiliar à avaliação geriátrica.

PROGNÓSTICO

São diversos os instrumentos que podem ser utilizados para a realização de cálculos de sobrevida média esperada de um paciente, devendo-se respeitar os critérios sob os quais cada um foi validado e suas características específicas, incluindo suas limitações metodológicas de predição da sobrevida. Alguns exemplos são o *Carey index* (preditor de risco relativo de mortalidade em 2 anos para pacientes com 70 anos ou mais), o *Lee index* ou mesmo o *Lee-Schonberg Combined index*. Os dois últimos instrumentos são recomendados pela Asco e estão disponíveis no *site* https://eprognosis.ucsf.edu, que conta com tradução para o português.

A abordagem de pacientes idosos acometidos por câncer é bastante complexa e desafiadora, sobretudo dentro das particularidades nacionais. Deve ficar cada vez mais frequente na prática de clínicos, geriatras, oncologistas e hematologistas. A oncogeriatria tem como objetivo melhorar os desfechos clínicos e reduzir os riscos inerentes ao tratamento. A condução de cada caso deve ser pautada em uma abordagem individualizada, devendo-se lançar mão dos diversos recursos e instrumentos no processo de avaliação do paciente e de tomada de decisão terapêutica.

Nesse contexto, a AGA, que faz uma abordagem multidimensional, se destaca como relevante recurso estruturado de abordagem e de planejamento terapêutico do paciente idoso acometido por câncer, podendo reduzir toxicidade, melhorar adesão ao tratamento e qualidade de vida. Configura, dessa forma, uma boa prática em saúde a aplicação da AGA pela equipe assistencial nos pacientes idosos oncológicos.

Essa avaliação deve focar na identificação e no tratamento de vulnerabilidades que podem ser potencialmente reversíveis ou atenuadas. Ao abordar essas vulnerabilidades, é possível melhorar a tolerância ao tratamento oncológico, além de promover um cuidado mais humanizado e eficiente.

RESUMO

- O Brasil vive um processo de transição demográfica recente, caracterizado pelo rápido envelhecimento da população e pelo aumento da incidência de neoplasias.
- Os indivíduos da população idosa é bastante heterogênea, apresentando uma grande miríade de diferentes condições de saúde e tornando a condução de casos oncológicos mais complexos nesse segmento populacional.
- Não há indicação de rastreios de neoplasias hematológicas para a população geral até o momento.
- A avaliação geriátrica ampla (AGA) é a principal e mais importante abordagem estruturada que deve ser aplicada ao paciente idoso com câncer.
- Diante da impossibilidade de aplicação plena da AGA em todos os

pacientes que dela se beneficiariam, pode-se lançar mão de instrumentos mais breves de rastreio de fragilidade validados para contexto oncológico (como as escalas GAH e G8).

- Diante da tomada de decisão terapêutica com uso de quimioterapia (em qualquer modalidade), deve-se aplicar instrumentos para predição de risco de toxicidade relacionados à terapia (*Crash*).
- Intervenções na população idosa devem levar em consideração a expectativa de vida e as perspectivas prognósticas individuais do paciente, junto às informações da AGA, ajudando na tomada de decisões e estimulando a participação de uma equipe multiprofissional no plano terapêutico.

REFERÊNCIAS

1. Balducci L, Extermann M. Management of cancer in the older person: a practical approach. Oncol. 2000;5(3):224-37.
2. Balducci L. ESH-SIOG International Conference on Haematological Malignancies in the Elderly. Expert Rev Hematol. 2010;3(6):675-7.
3. Bellera CA, Rainfray M, Mathoulin-Pelissier S, Mertens C, Delva F, Fonck M, et al. Screening older cancer patients: first evaluation of the G-8 geriatric screening tool. Ann Oncol. 2012;23(8):2166-72.
4. Bonanad S, Rubia J, Gironella M, Persona EP, González B, Lago CF, et al, Development and psychometric validation of a brief comprehensive health status assessment scale in older patients with hematologic malignancies: The GAH Scale, J Geriatr Oncol. 2015;6(5):353-61.
5. Carey CE, Walter LC, Lindquist K, Covinsky KE. Development and validation of a functional morbidity index to predict mortality in community-dwelling elders. J Gen Intern Med. 2004:19:1027-33.
6. Chapman AE, Elias R, Plotkin E, Lowenstein LM, Swartz K. Models of care in geriatric oncology. J Clin Oncol. 2021;39(19):2195-204.
7. Extermann M, Aapro M, Bernabei R, Cohen HJ, Droz JP, Lichtman S, et al. Use of comprehensive geriatric assessment in older cancer patients: recommendations from the task force on CGA of the International Society of Geriatric Oncology (SIOG). Crit Rev Oncol Hematol 2005;55(3):241-52.
8. Extermann M, Boler I, Reich RR, Lyman gh, Brown RH, DeFelice J, et al. Predicting the risk of chemotherapy toxicity in older patients: the chemotherapy risk assessment scale for high-age patients (CRASH) Score. Cancer. 2012;118(13):3377-86.
9. Foster JA, Salinas GD, Mansell D, Williamson JC, Casebeer LL. Howdoes older age influence oncologists' cancer management? Oncologist. 2010;15(6):584-92.
10. Frelaut M, Paillaud E, Beinse G, Scain AL, Culine S, Tournigand C, et al. External validity of two scores for predicting the risk of chemotherapy toxicity among older patients with cancer. Oncologist. 2023;28(6):e341-9.
11. Guillerme F, Clavier JB, Nehme-Schuster H, Leroy V, Heitz D, Schumacher C, et al. Age impacts the pattern of care for elderly patients with rectal cancer. Int J Colorectal Dis 2014;29(2):157-63.
12. Hamaker ME, Prins MC, Stauder R. The relevance of a geriatric assessment for elderly patients with a haematological malignancy – a systematic review. Leuk Res 2014;38(3):275-83.
13. Hurria A, Mohile S, Gajra A, Klepin H, Muss H, Chapman A, et al. Validation of a prediction tool for chemotherapy toxicity in older adults with cancer. J Clin Oncol. 2016;34:2366-71.
14. Hurria A, Wong FL, Villaluna D, Bhatia S, Chung CT, Mortimer J, et al. Role of age and health in treatment recommendations for older adults with breast cancer: the perspective of oncologists and primary care providers. J Clin Oncol. 2008;26: 5386-92.
15. Hurria A. Geriatric assessment in oncology practice. J Am Geriatr Soc. 2009;57(Suppl 2):S246-9.
16. Kapoor V, Arora SP. Geriatric assessments: tools for every oncologist to stage the aging when caring for older adults with cancer. Adv Oncol. 2022;2(1):81-97.
17. Krzyzanowska MK, Regan MM, Powell M, Earle CC, Weeks JC. Impact of patient age and comorbidity on surgeon versus oncologist preferences for adjuvant chemotherapy for stage III colon cancer. J Am Coll Surg. 2009;208(2):202-9.
18. Kumar AJ, Wildes TM, Klepin HD, Powell BL. Neoplasias hematológicas (leucemias/linfomas) e distúrbios das células plasmáticas. In. Halter JB. (Org.). Geriatria de Hazzard: medicina e gerontologia. 8 ed. New York: McGraw-Hill Education; 2022. p. 3211-65.
19. Lee SJ, Lindquist K, Segal MR, Covinsky KE. Development and validation of a prognostic index for 4-year mortality in older adults. JAMA. 2006;295(7):801-8.
20. Manual de Recomendações de Oncogeriatria/Sociedade Brasileira de Geriatria e Gerontologia (SBGG). Rio de Janeiro: DOC; 2025. 84 p.
21. Puts MT, Hardt J, Monette J, Girre V, Springall E, Alibhai SM. Use of geriatric assessment for older adults in the

oncologysetting: a systematic review. J Natl Cancer Inst 2012;104(15):1133-63.
22. Saliba D, Elliott M, Rubenstein LZ, Solomon DH, Young RT, Kamberg CJ, et al. The vulnerable elders survey: a tool for identifying vulnerable older people in the community. J Am Geriatr Soc. 2001;49(12):1691-9.
23. Schonberg MA, Davis RB, McCarthy EP, Marcantonio ER. Index to predict 5-year mortality of community dwelling adults aged 65 an older using data from the National Health Interview Survey. J Gen Intern Med. 2009;24(10):1115-1022.
24. Velghe A, Petrovic M, De BS Demuynck R, Noens L. Validation of the G8 screening tool in older patients with aggressive haematological malignancies. Eur J Oncol Nurs 2014;18(6):645-8.

41

Cuidados de enfermagem na SMD

Nathália Gonçalves

> **OBJETIVOS DO CAPÍTULO**
>
> - Descrever os cuidados de enfermagem relacionados às citopenias.
> - Relacionar os cuidados do neutropênico febril.
> - Orientar a prática segura de cuidados com transfusões de sangue e hemocomponentes.
> - Listar os cuidados na administração de medicamentos, com foco em aplicação subcutânea.

CONCEITOS GERAIS

A expectativa de vida de um paciente diagnosticado com neoplasia mielodisplásica (SMD) pode ser drasticamente reduzida pelo processo saúde-doença. Dessa forma, a qualidade de vida é altamente valorizada, sendo influenciada por diversos atributos, como: condições de vida, bem-estar físico, mental, social e emocional, além da percepção de satisfação geral.

Os cuidados de enfermagem a um indivíduo com SMD requerem competências específicas, de forma a maximizar a qualidade de vida na convivência com a doença. O gerenciamento dos sintomas de maneira eficaz é imperativo para que os pacientes alcancem bons resultados. O enfermeiro responsável por um paciente diagnosticado com SMD precisa dominar o conhecimento a respeito do desenvolvimento da doença, o tratamento utilizado e seus efeitos colaterais e o prognóstico, além de questões psicológicas, nutricionais e sociais. Outro aspecto crucial para o adequado controle da situação saúde-doença é a educação em saúde, que deve ser elaborada não só para o paciente, mas também para sua família e rede de apoio.

As habilidades de comunicação terapêutica utilizadas pelos enfermeiros permitem dinâmicas de apoio e mudanças comportamentais. Esses profissionais geralmente desempenham funções de aconselhamento e treinamento em várias circunstâncias relacionadas à saúde. Um estudo recente demonstrou que a compreensão dos pacientes sobre doenças hematológicas foi ampliada após os enfermeiros reexplicarem e reiterarem fatos definidos previamente por outros profissionais de saúde. O bem-estar psicológico e a saúde geral de pacientes idosos podem, ainda, ser melhorados com a educação em saúde e intervenções de enfermagem.

O enfermeiro é o profissional que desempenha o papel de gestor de cuidados e educador em saúde de forma a auxiliar pacientes e suas famílias a enfrentarem obstáculos biopsicossociais. Destaca-se também a importância de trabalhar de forma colaborativa com outros membros da equipe, garantindo que o paciente obtenha a educação necessária para o entendimento de sua doença e tratamento disponível. Portanto, o enfermeiro tem como foco de atuação a coordenação de cuidados centrados na pessoa, a superação de barreiras e a educação do paciente e da família.

CUIDADOS NAS CITOPENIAS

A gestão das citopenias no cuidado de pacientes com SMD afeta diretamente a morbidade e mortalidade, além da qualidade de vida. A anemia, a trombocitopenia e a neutropenia requerem atenção específica em seu manejo, considerando as particularidades de cada condição. Compete ao enfermeiro, como integrante da equipe multiprofissional, implementar medidas preventivas, manter vigilância rigorosa e adotar intervenções precoces, em consonância com as diretrizes internacionais. É fundamental assegurar a individualização do cuidado, o acompanhamento contínuo e a integração efetiva com os demais profissionais.

Cuidados na anemia

A anemia é o sintoma mais comum entre pacientes com SMD, estando presente em mais de 80% dos casos de risco baixo e intermediário e tornando-se quase universal em algum momento da evolução da doença. Esse quadro é decorrente de eritropoiese ineficaz, acompanhada por displasia das linhagens celulares. Os sinais clínicos incluem fadiga intensa, dispneia aos esforços, palidez, cefaleia, palpitações, tontura e redução da capacidade funcional. Tais sintomas, frequentemente subestimados ou atribuídos aos efeitos colaterais do tratamento oncológico, reforçam a importância da avaliação cuidadosa do enfermeiro para garantir intervenções individualizadas e eficazes.

Diante da anemia sintomática, é fundamental investigar as causas associadas, como hemólise, sangramentos ocultos, insuficiência renal ou deficiências nutricionais, uma vez que os tratamentos específicos só devem ser instituídos após a exclusão dessas possíveis etiologias. A hemotransfusão é uma conduta comum, especialmente em pacientes sintomáticos, pois eleva os níveis de hemoglobina e alivia os sintomas, embora não trate a causa subjacente da anemia.

Desde a identificação dos sinais e sintomas até a implementação de cuidados específicos, o acompanhamento da anemia é uma atribuição fundamental do enfermeiro, em colaboração com a equipe multidisciplinar. Entre as principais ações, destacam-se o monitoramento rigoroso de sinais vitais e exames laboratoriais, a orientação sobre como obter uma dieta rica em ferro e hidratação adequada, o acompanhamento das transfusões e a vigilância de possíveis reações adversas, além da avaliação contínua dos efeitos das terapias instituídas. Ademais, é papel da equipe oferecer suporte emocional ao paciente e seus familiares, promovendo educação em saúde para que compreendam o quadro anêmico, reconheçam seus sintomas e participem ativamente das decisões relacionadas ao tratamento.

Portanto, a anemia associada à SMD exige uma abordagem integrada, que vá além da simples reposição de glóbulos vermelhos, englobando investigação etiológica, suporte nutricional, educação continuada e vigilância especializada por profissionais de enfermagem. A atuação proativa do enfermeiro é decisiva para mitigar sintomas, prevenir complicações cardíacas e as de sobrecarga de ferro e contribuir para melhores desfechos clínicos e emocionais dos pacientes.

Cuidados na trombocitopenia

Esse quadro clínico manifesta-se principalmente por petéquias, equimoses, epistaxes, sangramento gengival e hematomas inexplicáveis. O sangramento espontâneo pode representar um risco significativo à vida; portanto, quando presente, requer avaliação imediata e, possivelmente, transfusão de plaquetas.

Alguns pacientes relatam episódios de sangramento menstrual intenso ou eventos hemorrágicos em procedimentos odontológicos, o que reforça a necessidade de protocolos claros para atuação rápida em situações críticas, dentro e fora do ambiente hospitalar. Tais protocolos devem incluir orientações escritas e verbais, bem como contatos de emergência acessíveis. Assim como na anemia, o manejo clínico da trombocitopenia baseia-se, essencialmente, na transfusão de plaquetas diante de sangramentos ativos ou iminente risco hemorrágico.

O papel do enfermeiro diante da trombocitopenia inclui monitoramento constante da contagem plaquetária e sinais vitais, e avaliação contínua de sangramentos e hematomas, bem como o preparo e a administração adequada de componentes plaquetários, quando necessário. Parte importante das orientações de enfermagem envolve a identificação e comunicação dos fatores de risco associados ao sangramento, como atividades de contato, jardinagem ou viagens aéreas, que devem ser evitadas ou adaptadas à realidade do paciente. Esse conjunto de cuidados fortalece a prevenção de sangramentos potencialmente fatais e promove conforto e segurança.

Além disso, a equipe de saúde deve atuar de forma integrada no planejamento de procedimentos invasivos ou odontológicos, garantindo o preparo prévio com transfusão de plaquetas, quando indicado, e fornecendo orientações específicas para o período pós-procedimento, com atenção à identificação precoce de sangramentos anormais. O suporte emocional e a educação em saúde são essenciais para ajudar o paciente e seus familiares a lidar com o medo e a ansiedade associados à trombocitopenia, fortalecendo a aderência ao tratamento e o engajamento no autocuidado.

Dessa forma, a trombocitopenia em SMD exige uma abordagem técnica e empática por parte do enfermeiro e sua equipe. A combinação de vigilância contínua, intervenções imediatas, educação em saúde e apoio emocional se configuram como pilares para reduzir riscos hemorrágicos e assegurar uma melhor qualidade de vida aos pacientes.

Cuidados na neutropenia

Os neutrófilos são essenciais para a primeira resposta imunológica a inflamação e infecção. Uma concentração baixa da contagem absoluta de neutrófilos (CAN), < 1.500/μL, é definida como neutropenia e é classificada de acordo com a contagem de neutrófilos circulantes:

- Leve: de 1.499 a 1.000/μL.
- Moderada: de 999 a 500/μL.
- Grave: < 500/μL.

Em pacientes recém-diagnosticados com SMD, a neutropenia ocorre em aproximadamente 50% dos casos, podendo variar de 15 a 80%, a depender da classificação de risco da SMD.

A principal causa do elevado risco de infecção dos pacientes na SMD é, provavelmente, decorrente da neutropenia, que pode ser espontânea ou temporariamente agravada pelas medicações aplicadas no tratamento da doença. A idade avançada e, frequentemente, a presença de múltiplas comorbidades, existentes na maioria dos pacientes, podem trazer uma maior susceptibilidade a infecções mais graves.

Cuidados na neutropenia febril

Clinicamente, a neutropenia muitas vezes se manifesta de maneira atípica. Febre isolada, taquicardia ou taquipneia podem ser os únicos sinais de infecção, pela resposta inflamatória depletada, o que exige atenção cuidadosa da equipe de enfermagem para identificar sinais precoces. Uma contagem absoluta de neutrófilos inferior a 500/mm^3 e uma temperatura igual ou superior a 38,3 °C são considerados indicadores de neutropenia febril.

Há muito reconhecida como um fator que contribui para morbidade e mortalidade na SMD, a infecção e suas complicações têm sido principalmente associadas a anomalias quantitativas e qualitativas dos neutrófilos, pois os distúrbios que envolvem uma mielopoiese deficiente dificultarão o desenvolvimento da imunidade. Portanto, o desenvolvimento de complicações infecciosas é mais provável em pacientes com SMD e neutropenia associada. O aumento da mortalidade da doença pode advir, ainda, de tratamento quimioterápico ou outros tratamentos modificadores da doença em virtude da vulnerabilidade e das complicações infecciosas.

Um amplo estudo de análise retrospectiva acompanhou pacientes diagnosticados com SMD clássica, identificando que patógenos bacterianos foram responsáveis por mais de 80% das infecções, fungos por 5,2% e infecções de origem viral ocorreram em apenas 2,6% dos casos. Pneumonia foi descrita como a complicação e o sítio infeccioso mais frequente, seguida de corrente sanguínea, trato urinário e sepse. Dessa forma, é aconselhável o rastreio de infecções por meio de hemo e urinocultura e, em casos de sintomas respiratórios, radiografia de tórax ou tomografia, se disponível.

Aqueles que possuem comorbidades que sabidamente aumentam o risco de infecção, como uma doença com foco crônico de infecção que possa ser reativado durante a neutropenia, e aqueles que sofreram uma infecção grave durante um tratamento anterior, são pacientes que requerem uma observação especial (principalmente antecedente de infecção fúngica). Os sintomas infecciosos podem se apresentar diferentemente do convencional em indivíduos idosos; dessa forma, quando os pacientes apresentam febre, hipotensão ou neutropenia, é necessária uma observação cuidadosa.

Pessoas com SMD devem sempre consultar profissionais de saúde sobre a vacinação. Em geral, elas podem receber vacinas "inativadas", que contêm uma forma morta do vírus. Normalmente, não devem receber vacinas "atenuadas vivas", que contêm cópias vivas, porém enfraquecidas, do vírus, pois essas, mesmo atenuadas, podem causar infecções graves aos pacientes imunodeprimidos.

A história clínica deve ser investigada, antes do início da nova terapia antimicrobiana, em relação a complicações infecciosas prévias, por meio de hemoculturas positivas, e quanto à possibilidade de resistência bacteriana. A otimização dos resultados do tratamento e a redução do risco de complicações podem ser alcançadas com o uso de antimicrobianos específicos para os microrganismos identificados.

Pacientes que apresentam comorbidades que podem aumentar o risco de infecções ou que sofreram uma infecção grave em tratamento anterior devem receber atenção especial.

Enfermeiros devem monitorar regularmente os pacientes com SMD quanto aos sinais e sintomas infecciosos, pois é de extrema relevância identificar e tratar focos infecciosos o mais rápido possível. O conhecimento a respeito da neutropenia, do risco de infecção e medidas de prevenção de infecções deve ser repassado para pacientes com SMD por meio de educação em saúde.

Os principais pontos de cuidado na neutropenia febril estão descritos a seguir.

Sinais vitais

Ao longo da internação hospitalar, os pacientes serão submetidos à verificação dos sinais vitais (SSVV) pela equipe de enfermagem com uma frequência regular de acordo com o protocolo institucional, sendo recomendado a adoção da estratificação do Modified Early Warning Score (MEWS). Os SSVV devem ser regularmente verificados para identificar alterações que possam indicar o início de um processo infeccioso. É recomendado anotar quaisquer modificações nos SSVV, pois hipotensão e taquicardia, além de febre, sugerem a possibilidade de sepse, que pode evoluir para choque séptico. Se houver possibilidade de recuperação em domicílio, o enfermeiro deve ensinar o paciente e familiares a realizarem a verificação dos SSVV com frequência, de modo a manter um registro de todas as aferições para que sejam reportadas à equipe de saúde posteriormente. Em caso de qualquer alteração, a família deve comunicar a equipe de imediato.

Antibioticoterapia

A conduta primordial em casos de neutropenia febril ou suspeita de infecção inclui notificação médica rápida, coleta de hemoculturas e início de antibioticoterapia empírica de amplo espectro já na primeira hora (*golden hour*), conforme prescrição médica. Idealmente, deve ser iniciada em até uma hora após a identificação do quadro, pois atrasos na administração de antibióticos foram correlacionados com internações hospitalares mais prolongadas e taxas de mortalidade mais altas. Ao instalar o antibiótico intravenoso, o enfermeiro deve se atentar para a dosagem dos medicamentos, pois a maioria deles são fracionados. A medicação deve ser colocada em equipo com câmara graduada e/ou uso da bomba de infusão que permitem a infusão na dosagem e no tempo adequado.

Higiene

É essencial que todos os profissionais de saúde, pacientes e acompanhantes lavem as mãos adequadamente, além de ajudar com medidas higiênicas adicionais, como higiene oral e cuidados com a pele do paciente. A lavagem das mãos ou assepsia com álcool gel 70% sob as técnicas adequadas da equipe de saúde, antes de entrar em contato com o paciente neutropênico, é o cuidado mais básico de precaução, devendo ser realizado constantemente. Caso o paciente possua condições clínicas de se manter em casa, o enfermeiro deve orientar sobre a higiene pessoal e domiciliar. É recomendado manter uma boa higiene corporal e oral, realizar lavagem das mãos com frequência, principalmente antes de comer e de tocar o próprio rosto. Além disso, deve-se manter o ambiente domiciliar limpo, evitando varrer para que não gere partículas em suspensão, dando preferência ao uso de panos ou *mop* úmidos.

Precaução de contato

Em um ambiente hospitalar, o paciente neutropênico deve ser mantido em um quarto privativo com a porta sempre fechada, contendo uma placa sobre a restrição para informar a todos. Alguns equipamentos, como o kit de SSVV (termômetro, esfigmomanômetro, estetoscópio, oxímetro), devem ser usados apenas no paciente neutropênico para impedir infecção cruzada entre os pacientes. É recomendado à equipe de saúde utilizar máscara, luvas e avental ao entrar no quarto para realizar isolamento de contato. Caso o paciente esteja em casa, é essencial resguardá-lo durante o período de neutropenia. Portanto, o neutropênico deve evitar sair de casa e, quando for necessário, deve utilizar máscara e portar um frasco de álcool gel para higienizar as mãos com frequência. Não é recomendado frequentar locais com aglomeração.

Restrição de visitas

Por serem mais propensos às infecções, os pacientes neutropênicos precisam ter visitas restritas. Durante a internação hospitalar, a equipe de saúde orienta o paciente e seus familiares sobre a restrição da visitação com o intuito de reduzir a transmissão de microrganismos e o trânsito de pessoas com algum quadro infeccioso. No domicílio, é de extrema importância manter a convivência apenas com os moradores da casa, evitando visitas, principalmente se houver qualquer suspeita de quadro infeccioso.

Cuidados com a alimentação/alimentos crus

Em decorrência da imunodepressão, os pacientes também podem contrair infecções gastrintestinais. Portanto, estas orientações de cuidados com a alimentação têm como objetivo prevenir essa forma de transmissão infecciosa:

- Lavar bem os alimentos antes de consumir.
- Evitar consumir alimentos crus ou malcozidos, como: produtos lácteos crus, ervas, mel, frutas e legumes frescos, carnes frias e queijos e água proveniente de poços.
- Ingerir frutas que tenham cascas grossas, que conferem maior proteção aos alimentos.
- Dar preferência para alimentos recém-preparados; evitar alimentos "dormidos".
- Evitar se alimentar fora de casa, como em barracas de rua. O risco de contaminação dos alimentos é grande.

Limpeza de dispositivos venosos

Quando internados, pacientes com SMD podem necessitar de acesso venoso, periférico ou central, a depender de seu estado de saúde. Tais dispositivos intravenosos são portas de entrada de microrganismos e, portanto, devem ser manipulados pela equipe de saúde com extremo cuidado e assepsia adequada. Antes da administração de medicamentos intravenosos, recomenda-se a fricção vigorosa da porção superior e lateral do *hub* e conectores por pelo menos 15 segundos com *swab* alcoólico descartável, além de aguardar pelo menos 15 segundos para a secagem do dispositivo antes da utilização. O acesso aos cateteres deve ser realizado somente com dispositivos estéreis. Ademais, deve-se realizar a troca de curativo do cateter totalmente implantável ou cateter venoso central a cada 7 dias em caso de filme transparente e realizar a substituição de curativos nos casos de sujidade, umidade ou perda da aderência.

Evitar procedimentos invasivos

Se possível devem ser evitados procedimentos que possam comprometer a barreira cutânea do paciente e aumentar o risco de entrada de microrganismos, como toque retal e vaginal.

G-CSF

O enfermeiro responsável deve se comunicar com a equipe multiprofissional e sugerir, quando oportuno, o início do tratamento com fatores estimuladores de colônias de granulócitos (G-CSF). Geralmente utilizados em quadros de neutropenia severa, os G-CSF estimulam a formação de granulócitos, aumentando a imunidade do paciente, o que pode reduzir a duração da neutropenia, além de melhorar a terapia de suporte de pacientes com SMD.

Orientação

O enfermeiro deve explicar de forma clara, evitando usar termos técnicos, para melhor compreensão do paciente e seus acompanhantes sobre o significado de neutropenia, tratamento e cuidados necessários. Além disso, deve ensinar sobre os sinais de alerta a serem identificados e imediatamente comunicados à equipe de saúde, como: hipotensão, taquicardia, febre, surgimento de novas feridas ou infecção de feridas preexistentes, faringite, dispneia e disúria, entre outros sintomas que indicam uma possível infecção. Um local de referência para atendimento em casos emergenciais, como um hospital, deve ser fornecido para o paciente e principalmente para os acompanhantes.

Uma abordagem de enfermagem integrada e proativa é uma demanda vital, combinando monitoramento meticuloso, intervenção precoce em casos de febre, administração segura de antimicrobianos, uso criterioso de G-CSF e orientações de autocuidado ao paciente, com o objetivo de prevenir infecções graves e melhorar os resultados clínicos.

CUIDADOS NAS TRANSFUSÕES SANGUÍNEAS

O suporte terapêutico por meio de transfusões de hemocomponentes é essencial no manejo de pacientes com SMD decorrente de anemia ou trombocitopenia. Cerca de 40% dos pacientes com SMD de baixo risco e entre 60 e 80% dos de alto risco necessitam de transfusões de hemácias ao longo do tratamento. As hemotransfusões devem ser realizadas em ambientes hospitalares ou clínicas devidamente equipadas, com recursos para monitoramento contínuo do paciente e manejo imediato de eventuais complicações. A presença de uma equipe treinada é imprescindível para garantir a segurança do paciente durante todo o processo. Nesse contexto, o enfermeiro, em conjunto com a equipe de enfermagem, desempenha um papel central na administração segura da transfusão, seguindo protocolos rigorosos para minimizar riscos e complicações associadas. Além dos cuidados técnicos, cabe à equipe oferecer suporte emocional ao paciente, contribuindo para o conforto e a adesão ao tratamento. A atuação atenta e qualificada do enfermeiro é determinante para a eficácia e segurança da terapia transfusional.

Antes da transfusão

Verificação da prescrição médica e consentimento informado

É essencial confirmar a prescrição médica e assegurar que todos os detalhes estejam corretos, incluindo o tipo de hemocomponente, o volume e a taxa de infusão. Além disso, garantir que o paciente ou seu representante legal tenha assinado o termo de consentimento informado autorizando o procedimento. Em caso de recusa do procedimento, esta deverá ser registrada em prontuário e comunicada ao médico solicitante.

Identificação do paciente

Utilizar pelo menos dois identificadores, como nome completo e data de nascimento, para assegurar a correta correspondência entre o paciente e o hemocomponente a ser transfundido. Realizar a dupla checagem dos dados com outro profissional de saúde reduz significativamente a chance de erros. É recomendado, ainda, conferir em voz alta à beira-leito, com o paciente e/ou acompanhante, os dados identificadores da bolsa de hemocomponente.

Inspeção da bolsa

A inspeção visual da bolsa sanguínea é crucial para garantir a segurança do paciente durante a transfusão. Antes de iniciar o procedimento, é importante verificar se não há coágulos visíveis, o que poderia indicar uma possível contaminação ou alteração. A coloração da bolsa deve estar conforme o esperado, refletindo o tipo de produto (p. ex., sangue, plaquetas, plasma), sem alterações que indiquem degradação. Os pontos de entrada devem estar íntegros, sem sinais de danos ou violação, garantindo a segurança do processo. Além disso, deve-se assegurar que o hemocomponente liberado para transfusão contenha na etiqueta todas as informações necessárias para segurança da transfusão, como: identificação da doação, resultados dos exames sorológicos, validade, identificação do receptor e resultado dos exames pré-transfusionais. Deve-se assegurar também que a embalagem e o selo estejam intactos. Essas inspeções são fundamentais para garantir a integridade do hemocomponente.

Avaliação pré-transfusional

Realizar uma avaliação completa do paciente, incluindo sinais vitais e estado clínico geral. Verificar o acesso venoso; se periférico, garantir que seja de calibre adequado para a infusão de hemocomponentes (preferencialmente 18 ou 20G), sem sinais de infiltração ou infecção. Testar a permeabilidade do acesso com solução fisiológica a 0,9% para assegurar seu funcionamento adequado durante a transfusão.

Deve-se manter a via de acesso exclusivamente destinada à transfusão, seja um acesso venoso periférico, seja central, evitando a administração concomitante de medicamentos ou soluções intravenosas que possam interferir na infusão dos hemocomponentes. Além disso, é imprescindível orientar o paciente e seus acompanhantes sobre todo o procedimento, explicando possíveis sinais e sintomas de reações transfusionais, como febre, calafrios, dispneia, prurido e hipotensão, assim como sobre a importância de comunicar imediatamente qualquer alteração. Sempre que possível, transfundir no período diurno, exceto em casos de emergência.

Higienização

A higiene adequada das mãos é a intervenção mais importante para reduzir o risco de infecções cruzadas e, ao lidar com a transfusão sanguínea, não seria diferente. Durante o manuseio dos hemocomponentes e do acesso venoso, a contaminação cruzada aumenta o risco de infecções graves em se tratando de um paciente imunodeprimido pela própria SMD e/ou pelo tratamento quimioterápico, comprometendo a eficácia da transfusão e prolongando o tempo de recuperação do paciente. Seguir as recomendações de higienização das mãos da Agência de Vigilância Sanitária (Anvisa) e da Organização Mundial da Saúde (OMS) reduz significativamente a transmissão de patógenos e promove um ambiente mais seguro dentro das unidades de saúde.

Durante a transfusão

Infusão

Seguir rigorosamente as técnicas assépticas de manuseio da bolsa de hemocomponente, equipo e acesso venoso. Utilizar exclusivamente o equipo fornecido pela agência transfusional responsável, removendo cuidadosamente possíveis bolhas de ar. Conectar o sistema preparado ao acesso venoso do paciente e iniciar a transfusão lentamente, com gotejamento de 15 gotas por minuto, conforme as diretrizes institucionais. Ajustar a taxa de infusão de acordo com a tolerância do paciente e o tipo de hemocomponente. Em média, o concentrado de plaquetas é transfundido entre 15 e 30 minutos, o plasma fresco congelado (PFC), de 30 minutos a 1 hora e concentrado de hemácias (CH) deve ser infundido entre 2 e 4 horas, e a duração total da transfusão que não deverá exceder 4 horas. Caso o tempo total de infusão ultrapasse 4 horas, o restante do conteúdo da bolsa deve ser descartado e comunicado ao médico assistente. A etiqueta de identificação do hemocomponente deve ser mantida afixada à bolsa durante todo o procedimento de transfusão, de forma a permitir a conferência imediata e a qualquer momento dos dados de identificação do paciente, do hemocomponente e resultados dos testes pré-transfusionais.

Monitoramento

Nos primeiros 15 minutos de infusão, é fundamental monitorar o paciente à beira-leito, observando atentamente qualquer sinal e sintoma, pois é o período em que é mais provável que ocorram reações adversas mais graves. Além disso, é necessário monitorar os sinais vitais de acordo com o intervalo definido em protocolo institucional e estar atento a quaisquer sinais de desconforto ou reações adversas.

Após a transfusão

Avaliação pós-transfusional

Verificar novamente os sinais vitais imediatamente após o término da infusão e monitorar o estado clínico do paciente, observando possíveis alterações significativas. Manter o paciente sob hemovigilância e, se possível, identificá-lo com uma pulseira de cor diferenciada, como a vermelha, para facilitar o reconhecimento por qualquer profissional de saúde. Essa medida auxilia na detecção precoce de possíveis reações tardias, permitindo uma intervenção rápida e adequada.

Documentação

Realizar a checagem da prescrição médica para a administração da transfusão. Registrar na evolução, de forma detalhada, todos os aspectos do procedimento transfusional, incluindo data, horário de início e término, sinais vitais do início, meio e término, tipo, volume e código de rastreio do hemocomponente administrado, com a avaliação do quadro clínico do paciente, além da identificação do profissional que realizou o procedimento. Anexar ao prontuário a etiqueta de identificação da bolsa de hemocomponente. Todas as atividades relacionadas à transfusão de sangue devem ser registradas e documentadas de forma a garantir a rastreabilidade dos processos e produtos, desde a obtenção até o destino.

Reações transfusionais

Em caso de suspeita de reação transfusional, deve-se agir rapidamente, executando as seguintes ações:

- **Interrupção:** ao identificar qualquer sinal de reação adversa, interromper imediatamente a infusão e manter o acesso venoso apenas com solução salina fisiológica.
- **Atendimento médico:** comunicar prontamente o evento ao médico responsável ou médico plantonista disponível para atender a intercorrência.
- **Manutenção e monitoramento:** manter o acesso venoso pérvio para administração de medicamentos ou fluidos conforme prescrição médica. Monitorar os sinais vitais e reavaliar o paciente de acordo com o quadro apresentado.
- **Documentação:** registrar minuciosamente os sinais e sintomas apresentados pelo paciente, as intervenções realizadas e as respostas observadas, contribuindo para a segurança do paciente e melhoria contínua dos processos transfusionais.
- **Notificação:** após estabilização do quadro do paciente, notificar qualquer suspeita de reação relacionada à transfusão, encaminhando a bolsa com o volume restante do hemocomponente e sua etiqueta afixada para análise no serviço transfusional responsável, com a ficha de notificação de reação transfusional preenchida.

CUIDADOS NA ADMINISTRAÇÃO DE MEDICAÇÃO SUBCUTÂNEA: AZACITIDINA, ERITROPOETINA, LUSPATERCEPTE

A administração subcutânea de medicamentos é uma prática comum no tratamento da SMD. A técnica correta de administração e o manejo adequado dos efeitos adversos são essenciais para a eficácia terapêutica e o conforto do paciente. Na rotina de pacientes com SMD, as aplicações subcutâneas mais comuns ocorrem com eritropoetina, luspatercepte e azacitidina.

Procedimento de administração

Prescrição

Revisar a prescrição médica, verificar o nome completo do paciente, o medicamento, a dose e a validade, além de se certificar da via de administração correta, que, no caso, é subcutânea. Averiguar ainda os outros aspectos da administração de medicação, como o horário, a orientação, o registro e a resposta certa ao medicamento.

Seleção do local de injeção

Escolher áreas com tecido subcutâneo adequado, como a região abdominal (exceto a área periumbilical), face anterior das coxas ou parte superior dos braços, evitando locais com aplicações recentes, cicatrizes, inflamações ou lipodistrofias (Figura 1). A escolha do local pode variar dependendo das preferências do paciente e da necessidade de rotacionar os pontos de aplicação para evitar lesões no tecido subcutâneo.

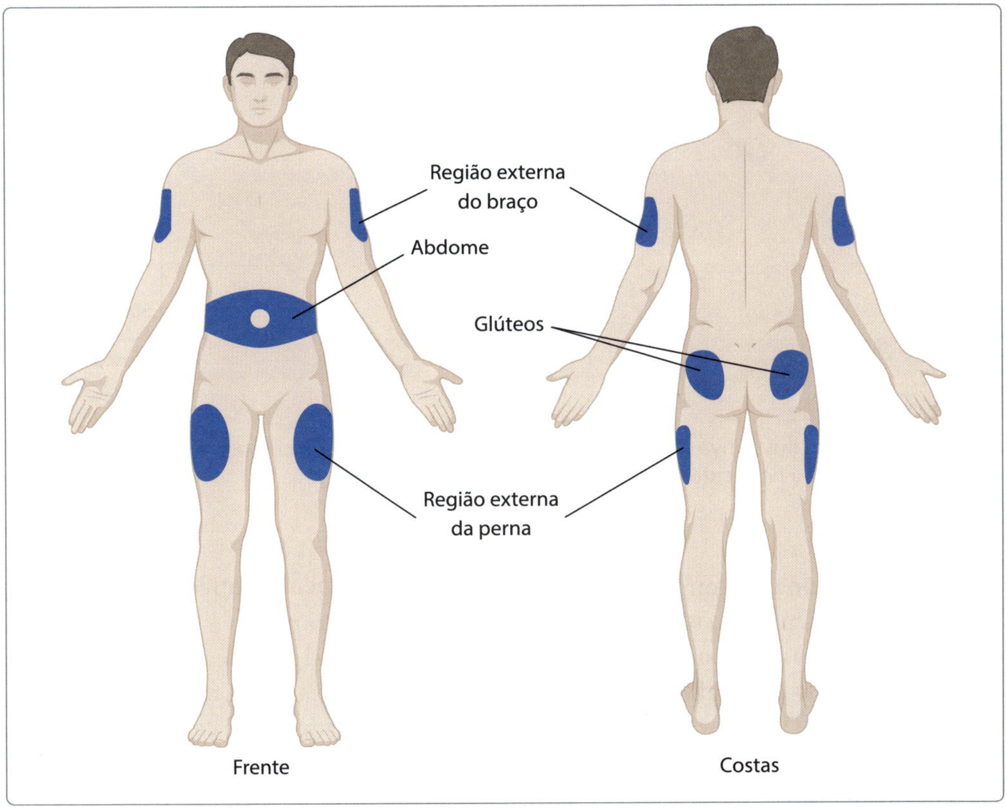

FIGURA 1 Os medicamentos eritropoetina, luspatercepte e azacitidina podem ser aplicados nos locais indicados na figura, de maneira rotativa.

Higienização

O local de aplicação deve ser limpo utilizando uma solução antisséptica apropriada, como algodão embebido em álcool 70%, realizando um movimento circular do centro para a periferia, aguardando a secagem completa antes da administração.

Aplicação

Após a higienização, é necessário prender a pele entre o polegar e o indicador para formar uma prega, facilitando a inserção da agulha (Figura 2). Inserir a agulha em um ângulo de aproximadamente 45 a 90 graus em relação à pele, dependendo da espessura da camada de gordura do paciente (Figura 2). O profissional deve aspirar para verificar se não há presença de sangue, o que indicaria que a agulha atingiu um vaso sanguíneo, o que impediria a infusão subcutânea e poderia causar complicações. Caso a aspiração seja negativa, o medicamento deve ser administrado lentamente para minimizar o desconforto, respeitando a dose prescrita.

Monitoramento e orientação

O paciente deve ser monitorado quanto a sinais de reação local, como dor, vermelhidão ou inchaço, que podem ocorrer logo após a aplicação. É importante ainda orientar o paciente quanto a possíveis efeitos adversos da quimioterapia, como reações

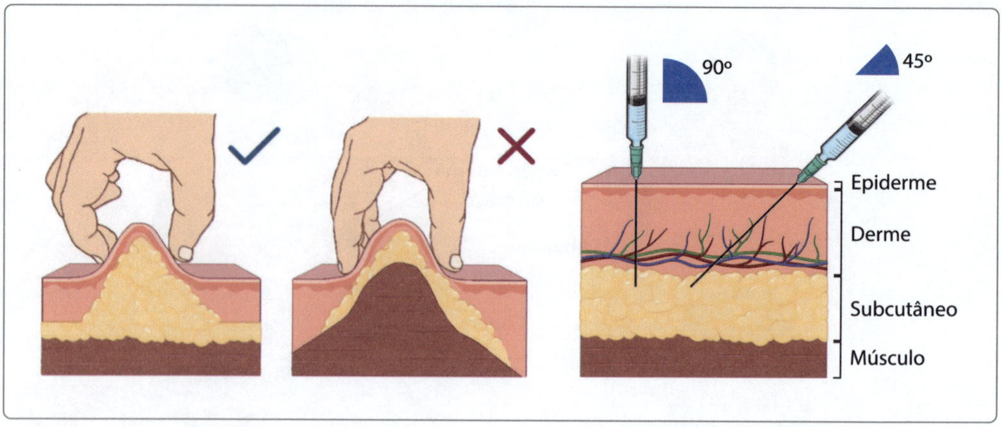

FIGURA 2 Imagem ilustrativa sobre a técnica de realização da prega cutânea e posição da agulha para a administração no tecido subcutâneo.

no local da injeção e sintomas sistêmicos, e instruí-lo a procurar assistência médica caso observe sinais de complicações. O cuidado contínuo e a vigilância durante e após a aplicação são essenciais para garantir a segurança do paciente e o sucesso do tratamento.

Cuidados na administração de azacitidina

O uso de agentes hipometilantes como a azacitidina é muito comum no tratamento de pacientes com SMD. Portanto, o enfermeiro deve se atentar aos cuidados desse medicamento, pois sua administração requer cuidados específicos para garantir a eficácia do tratamento e minimizar efeitos adversos.

Toxicidade gastrintestinal

Antes da aplicação, é recomendável administrar antieméticos ao paciente, conforme prescrição médica, pois a náusea e o vômito são efeitos adversos frequentes, além da diarreia ou constipação intestinal.

Reações no local da aplicação

O monitoramento e os cuidados com reações no local da aplicação da azacitidina são fundamentais para minimizar desconfortos e prevenir complicações mais graves, como necrose tecidual. Os principais sinais a serem observados são dor, eritema, edema e endurecimento no local da injeção, que podem surgir em decorrência da irritação tecidual causada pelo medicamento (Figura 3). Para reduzir esses efeitos, recomenda-se a rotação dos locais de aplicação entre abdome, coxas e braços, respeitando um intervalo mínimo de 2,5 cm entre cada injeção. Além disso, a aplicação deve ser realizada lentamente, utilizando técnica asséptica rigorosa para evitar infecções. Em casos de reação inflamatória local, podem ser aplicadas compressas frias para aliviar o desconforto. Se houver sinais de necrose ou ulceração, a administração deve ser interrompida no local afetado, e o paciente deve ser encaminhado para avaliação médica. O acompanhamento contínuo desses efeitos contribui para maior segurança e adesão ao tratamento.

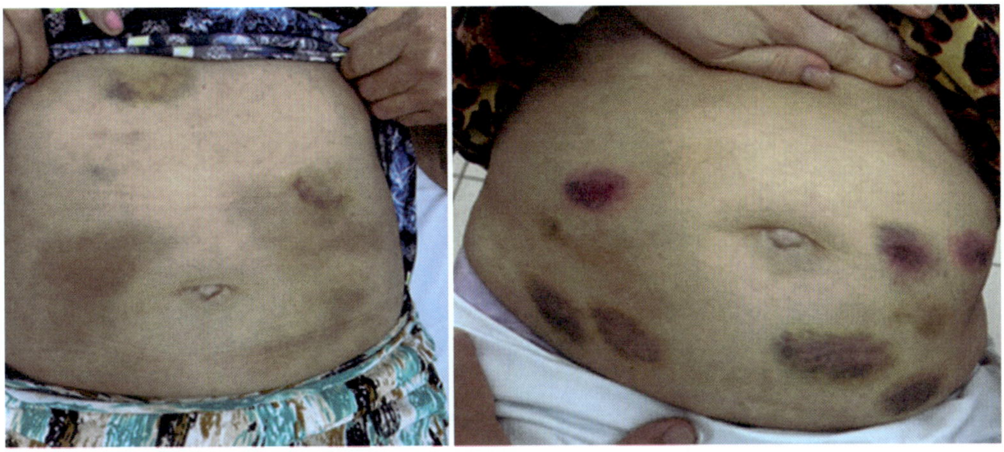

FIGURA 3 Reações no local da aplicação da azacitidina.

A administração da azacitidina requer vigilância constante, avaliação laboratorial frequente e atuação rápida diante de reações adversas. A atuação da equipe de enfermagem, em conjunto com a equipe médica, é essencial para garantir a segurança do paciente, a correta administração do medicamento e o manejo eficaz dos efeitos colaterais, contribuindo para um tratamento mais seguro e eficaz.

Cuidados na administração da eritropoetina

A administração da eritropoetina (EPO) é uma estratégia importante no manejo da anemia em pacientes com SMD, especialmente naqueles com risco baixo ou intermediário e que apresentam baixa dependência transfusional. A atuação do enfermeiro exige avaliação clínica rigorosa e contínua. Antes do início do tratamento, devem ser verificados os níveis de hemoglobina, além do *status* de ferro, uma vez que a deficiência funcional pode limitar a eficácia da terapia.

A eritropoetina deve ser mantida sob refrigeração (2-8 °C) e não deve ser congelada. Deve ser protegida da luz. Quando liofilizada, deve ser conservada em temperatura ambiente, ao abrigo da luz e do calor.

A aplicação da eritropoetina geralmente é realizada semanalmente, podendo ser ajustada conforme a resposta hematológica do paciente. O acompanhamento da resposta ao tratamento, geralmente avaliada após 8 a 12 semanas, também é papel do enfermeiro, incluindo o controle dos exames laboratoriais e o reconhecimento de possíveis sinais de falência terapêutica ou eventos adversos.

Cuidados na administração de luspatercepte

Luspatercepte é um medicamento utilizado por via subcutânea para o tratamento de SMD de baixo risco com dependência transfusional. Uma das vantagens desse medicamento é seu intervalo de aplicação a cada 21 dias, o que facilita a logística de muitos pacientes. As reações adversas grau 3 mais comumente relatadas são fadiga (4,6%), astenia (2,6%) e síncope (3,3%), as quais costumam regredir após o terceiro ciclo.

A medicação normalmente é segura, mas deve ser aplicada em ambiente hospitalar ou centros de infusão e alguns cuidados devem ser observados:

- **Reações no local da injeção:** podem ocorrer eritema, *rash*, inchaço ou prurido em 3% dos pacientes.
- **Pressão arterial:** os pacientes devem ter a pressão arterial verificada regularmente durante o tratamento.

RESUMO

- A enfermagem tem papel fundamental na identificação e condução da neutropenia febril, pois o uso de antibiótico durante a primeira hora da infecção é capaz de reduzir drasticamente a mortalidade de um paciente com SMD.
- Cabe ao enfermeiro e sua equipe, ao identificar qualquer sinal de reação adversa durante a transfusão de sangue, interromper imediatamente a infusão e manter o acesso venoso apenas com solução salina fisiológica. É fundamental comunicar prontamente o evento ao médico responsável ou médico plantonista disponível para atender a intercorrência.
- Para a aplicação de medicamento subcutâneo, escolher áreas com tecido subcutâneo adequado, como a região abdominal (exceto a área periumbilical), face anterior das coxas ou parte superior dos braços, evitando locais com aplicações recentes, cicatrizes ou inflamações.

REFERÊNCIAS

1. Amaral RAC, Oliveira PP, Fonseca DF, Schlosser TCM, Moraes JT, Silveira EAA. Bundle for the prevention and management of complications of neutropenia in cancer patients. Rev Bras Enferm. 2021;74(2):e20200195.
2. Berta D. Bloody easy: blood administration handbook. 3. ed. Ontario: [s.n.], 2021.
3. Brasil. Ministério da Saúde. Secretaria de Atenção à Saúde. Departamento de Atenção Especializada e Temática. Guia para uso de hemocomponentes. 2. ed., 1. reimpr. Brasília: Ministério da Saúde; 2015.
4. Brown M, Cutler TJ. Haematology nursing. Chichester, West Sussex: Wiley-Blackwell; 2012.
5. Bryan J, Jabbour E, Prescott H, Kantarjian H. Thrombocytopenia in patients with myelodysplastic syndromes. Semin Hematol. 2010;47(3):274-80.
6. Bush LM, Vazquez-Pertejo MT. Defenses against infection – infections – MSD manual consumer version. MSD Manual Consumer Version, 2 ago. 2022.
7. Connelly JA, Walkovich K. Diagnosis and therapeutic decision-making for the neutropenic patient. Hematology Am Soc Hematol Educ Program. 2021;2021(1):492-503.
8. Conselho Federal de Enfermagem (Cofen). Resolução Cofen n. 709, de 19 de agosto de 2022. Atualiza a norma técnica que dispõe sobre a atuação de enfermeiro e de técnico de enfermagem em hemoterapia [citado 02 set. 2025]. Disponível em: https://www.cofen.gov.br/resolucao-cofen-no-709-2022/.
9. Conselho Federal de Enfermagem (Cofen). Resolução Cofen n. 735, de 17 de janeiro de 2024. Normatiza a atuação do enfermeiro navegador e do enfermeiro clínico especialista [citado 02 set. 2025]. Disponível em: https://www.cofen.gov.br/resolucao-cofen-no-735-de-17-de-janeiro-de-2024/.
10. Cushing M, Poisson J, Bandarenko N. Blood transfusion therapy: a physician's handbook. 12. ed. Bethesda: AABB, 2023.
11. Dao KT. Myelodysplastic syndromes: updates and nuances. Med Clin North Am. 2017;101(2):333-50.
12. Eastmond DA, Keshava N, Sonawane B. Lymphohematopoietic cancers induced by chemicals and other agents and their implications for risk evaluation: an overview. Mutat Res Rev Mutat Res. 2014;761:40-64.
13. Elliott M, Liu Y. The nine rights of medication administration: an overview. Br J Nurs. 2010;19(5):300-5.
14. Fenaux P, Haase D, Santini V, Sanz GF, Platzbecker U, Mey U; ESMO Guidelines Committee. Electronic address: clinicalguidelines@esmo.org. Myelodysplastic syndromes: ESMO Clinical Practice Guidelines for diagnosis, treatment and follow-up†. Ann Oncol. 2021;32(2):142-56.

15. Fioredda F, Dufour C, Höglund P, Papadaki HA, Palmblad J. Autoimmune neutropenias: update on clinical and biological features in children and adults. Hemasphere. 2022;7(1):e814.
16. Garcia-Manero G. Myelodysplastic syndromes: 2023 update on diagnosis, risk-stratification, and management. Am J Hematol. 2023;98(8):1307-25.
17. Germing U, Oliva EN, Hiwase D, Almeida A. Treatment of anemia in transfusion-dependent and non-transfusion-dependent lower-risk MDS: current and emerging strategies. Hemasphere. 2019;3(6):e314.
18. Greenberg PL, Stone RM, Al-Kali A, Bennett JM, Borate U, Brunner AM, et al. NCCN Guidelines® Insights: Myelodysplastic Syndromes, Version 3.2022. J Natl Compr Canc Netw. 2022;20(2):106-17.
19. Hanson A, Haddad LM. Nursing rights of medication administration. 2023 Sep 4. In: StatPearls [Internet]. Treasure Island (FL): StatPearls Publishing; 2025 Jan–. PMID: 32809489.
20. Hong CW. Current understanding in neutrophil differentiation and heterogeneity. Immune Netw. 2017;17(5):298-306.
21. Kasprzak A, Andresen J, Nachtkamp K, Kündgen A, Schulz F, Strupp C, et al. Infectious complications in patients with myelodysplastic syndromes: a report from the Düsseldorf MDS Registry. Cancers (Basel). 2024;16(4):808.
22. Kasprzak A, Kaivers J, Nachtkamp K, Haas R, Kobbe G, Gattermann N, Germing U. Guidelines for myelodysplastic syndromes: converting evidence into action? Int J Environ Res Public Health. 2021;18(14):7629.
23. Kidney Disease: Improving Global Outcomes (KDIGO) CKD Work Group. KDIGO 2024 clinical practice guideline for the evaluation and management of chronic kidney disease. Kidney Int. 2024;105(4S):S117-S314.
24. Lucas AJ, Olin JL, Coleman MD. Management and preventive measures for febrile neutropenia. P T. 2018;43(4):228-32.
25. Mądry K, Lis K, Fenaux P, Bowen D, Symeonidis A, Mittelman M, et al.; EUMDS Registry Participants. Cause of death and excess mortality in patients with lower-risk myelodysplastic syndromes (MDS): A report from the European MDS registry. Br J Haematol. 2023;200(4):451-61.
26. Messa E, Gioia D, Masiera E, Castiglione A, Ceccarelli M, Salvi F, et al. Effects of erythropoiesis-stimulating agents on overall survival of International Prognostic Scoring System Low/Intermediate-1 risk, transfusion-independent myelodysplastic syndrome patients: a cohort study. Haematologica. 2019;104(1):e4-e8.
27. Morelli E, Mulas O, Caocci G. Patient-physician communication in acute myeloid leukemia and myelodysplastic syndrome. Clin Pract Epidemiol Ment Health. 2021;17(1):264-70.
28. Price L, Melone L, McLarnon N, Bunyan D, Kilpatrick C, Flowers P, Reilly J. A systematic review to evaluate the evidence base for the World Health Organization's adopted hand hygiene technique for reducing the microbial load on the hands of healthcare workers. Am J Infect Control. 2018;46(7):814-23.
29. Radsak M, Platzbecker U, Schmidt CS, Hofmann WK, Nolte F. Infectious complications in patients with myelodysplastic syndromes: A review of the literature with emphasis on patients treated with 5-azacitidine. Eur J Haematol. 2017;99(2):112-8.
30. Rao V, Linsky S, Knobf MT. Perspectives of patients with relapsed and refractory acute myeloid leukemia and high-risk myelodysplastic syndrome on patient-clinician communication about prognosis and the future. Palliat Med Rep. 2024;5(1):53-62.
31. Roney JK, Whitley BE, Johnston L, Deleon M, Robnett JC. Should adding pain, oxygen saturation and physical assessment to vital signs become the new standard of care for detecting blood transfusion reactions? Vox Sang. 2023;118(2):109-20.
32. Rout P, Reynolds SB, Zito PM. Neutropenia. 2024 Jun 7. In: StatPearls [Internet]. Treasure Island (FL): StatPearls Publishing; 2025 Jan–. PMID: 29939524.
33. Saiyin T, Christou G, Sabloff M, Crosbie T, Nguyen-Tham KM, Fulcher J. Incidence of tumour lysis syndrome in patients with acute myeloid leukemia during initiation of therapy with azacitidine and venetoclax: a retrospective chart review from a Canadian single-centre perspective. Curr Oncol. 2025;32(4):213.
34. Schafer AI. Effects of nonsteroidal anti-inflammatory therapy on platelets. Am J Med. 1999;106(5B):25S-36S.
35. Schiffer CA, Bohlke K, Delaney M, Hume H, Magdalinski AJ, McCullough JJ, et al. Platelet transfusion for patients with cancer: American Society of Clinical Oncology clinical practice guideline update. J Clin Oncol. 2018;36(3):283-99.
36. Sha W, Ning L, Li H, Fu Q, Chen M. The effects of health education and the Sunrise Model of nursing care on blood pressure control and psychological status in elderly patients with hypertension. Altern Ther Health Med. 2025;31(1):288-93.
37. Shelley DM, Thomas A, Strickland K. Nurse-led study on treatment delay and streamlining antibiotic therapy among haematology patients with febrile neutropenia post chemotherapy. Aust J Adv Nurs. 2023;40.
38. Soper J, Sadek I, Urniasz-Lippel A, Norton D, Ness M, Mesa R. Patient and caregiver insights into the disease burden of myelodysplastic syndrome. Patient Relat Outcome Meas. 2022;13:31-8.
39. Steensma DP. Myelodysplastic syndromes: diagnosis and treatment. Mayo Clin Proc. 2015;90(7):969-83.
40. Steinmann D, Babadağ Savaş B, Felber S, Joy S, Mertens I, Cramer H, et al. Nursing procedures for the prevention and treatment of mucositis induced by cancer therapies: clinical practice guideline based on an interdisciplinary consensus process and

a systematic literature search. Integr Cancer Ther. 2021;20:1534735420940412.
41. Thomas ML, Crisp N, Campbell K. The importance of quality of life for patients living with myelodysplastic syndromes. Clin J Oncol Nurs. 2012;16 Suppl:47-57.
42. Toma A, Fenaux P, Dreyfus F, Cordonnier C. Infections in myelodysplastic syndromes. Haematologica. 2012;97(10):1459-70.

Anticorpos clinicamente significantes após transfusão

Melca Maria Oliveira Barros

OBJETIVOS DO CAPÍTULO

- Definir e caracterizar os anticorpos irregulares contra hemácias, destacando a diferença entre aloanticorpos e autoanticorpos e suas respectivas relevâncias clínicas.
- Discutir o manejo transfusional em pacientes com neoplasia mielodisplásica (SMD), incluindo a avaliação do risco de aloimunização e a importância da individualização da terapia transfusional.
- Descrever os fatores que contribuem para aloimunização e o risco em pacientes com SMD.
- Descrever os fatores determinantes da significância clínica dos anticorpos detectados em pacientes, como especificidade, isotipo, afinidade, densidade do antígeno e amplitude térmica.

CONCEITOS GERAIS

Anticorpos irregulares contra hemácias são anticorpos encontrados no soro ou plasma humano dirigidos a antígenos de grupos sanguíneos de ocorrência não esperada, diferentes de anti-A e anti-B, únicos anticorpos regulares e de ocorrência esperada no soro e plasma humanos. Os anticorpos irregulares contra hemácias podem ser classificados em dois tipos: aloanticorpos e autoanticorpos. Aloanticorpos são produzidos quando uma pessoa desenvolve anticorpos contra antígenos que não possui em suas próprias hemácias. Já os autoanticorpos são gerados quando uma pessoa cria anticorpos contra antígenos presentes em suas próprias hemácias. Dessa forma, os aloanticorpos reagem exclusivamente com hemácias alogênicas que têm os antígenos correspondentes, enquanto autoanticorpos reagem com as hemácias do próprio indivíduo que os produziu. Após a detecção de um anticorpo, seu tipo e sua especificidade devem ser determinados, bem como sua relevância clínica avaliada.

Um anticorpo contra hemácias é considerado clinicamente significativo quando está relacionado à doença hemolítica do feto e recém-nascido (DHFRN), a reações hemolíticas durante transfusões (imediatas, tardias ou até mesmo hipermólise), ou a uma redução significativa na sobrevivência das hemácias transfundidas. Anticorpos antieritrocitários podem afetar a sobrevida das hemácias circulantes de duas maneiras principais:

1. **Ativação do sistema complemento (SC):** quando anticorpos antieritrocitários se ligam aos antígenos na superfície das hemácias, podem ativar o SC, o que pode levar à lise das hemácias (hemólise intravascular) ou à opsonização das hemácias, tornando-as mais suscetíveis à destruição pelos macrófagos (hemólise extravascular).
2. **Interação com receptores de imunoglobulina (Fc):** anticorpos ligados às hemácias podem ser reconhecidos por receptores Fc em macrófagos, que estão localizados principalmente no baço e no fígado. Essa interação pode levar à remoção e destruição das hemácias pelos macrófagos, resultando em hemólise extravascular.

A especificidade do anticorpo é a principal maneira de prever sua relevância clínica. Entretanto, anticorpos com a mesma especificidade podem ter graus variados de impacto clínico porque alguns fatores podem modificar sua eficácia em causar hemólise e as manifestações clínicas subsequentes, como: isotipo e afinidade do anticorpo, densidade do antígeno, ativação de SC e contexto clínico do paciente.

SUPORTE TRANSFUSIONAL NA NEOPLASIA MIELODISPLÁSICA

Pacientes com SMD frequentemente enfrentam problemas persistentes de anemia e trombocitopenia em virtude da produção inadequada de células sanguíneas. Para manejar esses sintomas, eles podem necessitar de transfusões de hemácias e plaquetas de forma regular. No contexto dessas citopenias, 50 a 90% dos pacientes com SMD precisarão de transfusões de hemácias, e muitos se tornam dependentes dessa transfusão; 30 a 50% dos pacientes precisarão de mais de uma transfusão de plaquetas. Muitos pacientes, especialmente aqueles com formas de baixo risco da doença, são tratados predominantemente com cuidados de suporte, incluindo transfusões de hemácias e plaquetas. Esse tratamento pode se estender por meses ou até anos, conforme necessário para controlar os sintomas e melhorar a qualidade de vida. Apesar dos avanços nas terapias para SMD, a transfusão continua sendo uma parte essencial do manejo da doença.

Os pacientes com SMD frequentemente enfrentam um curso crônico e recorrente da doença, e a transfusão oferece um alívio importante para os sintomas associados à anemia e trombocitopenia. Portanto, mesmo com o desenvolvimento de novas abordagens terapêuticas, a transfusão de sangue provavelmente permanecerá como um componente essencial no tratamento para muitos pacientes com SMD. A integração eficaz de terapias emergentes com o suporte transfusional pode ser útil. A principal razão para a transfusão de concentrados de hemácias (CH) é a prevenção de complicações sérias da anemia, tanto agudas quanto crônicas, como insuficiência cardíaca e infarto do miocárdio, além da redução dos sintomas.

Embora o tratamento transfusional seja uma parte crucial do manejo da SMD, a falta de dados sobre o momento ideal para iniciar transfusões torna a prática baseada em sintomas e contagens sanguíneas individuais. O início da transfusão geralmente é decidido com base na gravidade dos sintomas e nas contagens de hemácias e plaquetas, adaptando-se às necessidades de cada paciente para garantir a eficácia do tratamento. O momento ideal para iniciar as transfusões pode variar e é frequentemente ajustado conforme a resposta do paciente ao tratamento e a progressão da doença. Isso ressalta a importância de um acompanhamento cuidadoso e individualizado no manejo da SMD.

Germing et al. revisaram a definição de dependência de transfusão na SMD: os pacientes podem ser descritos como não dependentes de transfusão (NDT) ou com dependência de transfusão baixa, média ou alta. O conceito de dependente de transfusão (DT) continua sendo um tópico de debate acirrado. Pacientes que requerem 2 ou mais unidades de hemácias por 28 dias são comumente considerados DT. A dependência de transfusão é considerada um fator prognóstico negativo e a sobrevida global é menor para pacientes DT do que para pacientes NDT. A intensidade da transfusão pode ser descrita como baixa (3 a 7 hemácias por 16 semanas) ou alta (≥ 8 hemácias por 16 semanas). Além disso, a análise do grande registro europeu de SMD mostrou que uma densidade de dose de transfusão < 3 unidades/16 semanas foi associada a um risco aumentado de sobrevida livre de progressão. Isso indica que a dependência de transfusão, mesmo em densidades de dose relativamente baixas, pode ser considerada um indicador de sobrevida livre de progressão inferior.

A escolha entre uma abordagem restritiva ou liberal não é tão simples na SMD. A necessidade de dados de alta qualidade, especialmente em hematologia/oncologia e no contexto da SMD, foi destacada pela Conferência Internacional de Consenso sobre Gerenciamento de Sangue do Paciente (PBM, do inglês *patient blood management*). A conferência reconheceu a importância de uma abordagem baseada em evidências para melhorar os resultados dos pacientes. Essa preocupação é refletida nas diretrizes clínicas nacionais e internacionais mais recentes. Embora essas diretrizes recomendem a individualização da terapia, reconhecendo os pacientes podem ter necessidades únicas, elas muitas vezes fornecem orientações limitadas em termos de manejo prático. Isso inclui a falta de dados específicos sobre os limiares ideais para a transfusão de hemoglobina e plaquetas em pacientes com SMD.

A individualização da terapia é essencial na SMD pela variabilidade na apresentação e progressão da doença, bem como nas respostas dos pacientes ao tratamento. No entanto, sem dados robustos e diretrizes claras, os profissionais de saúde podem enfrentar desafios ao determinar a melhor estratégia de transfusão para cada paciente. Isso reforça a necessidade contínua de pesquisas de alta qualidade que possam fornecer uma base mais sólida para a tomada de decisões no manejo da SMD.

ALOIMUNIZAÇÃO NA NEOPLASIA MIELODISPLÁSICA

A aloimunização, ou formação de anticorpos contra antígenos de hemácias, é uma preocupação significativa em pacientes com SMD que dependem de transfusões regulares. As taxas de aloimunização nesses pacientes variam, sendo relatadas entre 10 e 23% na maioria dos estudos, embora taxas ainda mais altas tenham sido observadas. Comparadas a outros pacientes cronicamente transfundidos, indivíduos com SMD apresentam uma das mais altas taxas de aloimunização, demonstrando ser um risco adicional à transfusão nesses pacientes que não pode ser subestimado.

A aloimunização em pacientes com SMD provavelmente é multifatorial e não parece estar diretamente ligada à imunogenicidade inerente das unidades de hemácias ou à desregulação imunológica associada à SMD. Os principais fatores que contribuem para a aloimunização nesses pacientes são:

- **Exposição total a hemácias:** quanto mais transfusões um paciente recebe, maior o risco de desenvolver anticorpos contra antígenos presentes nas hemácias doadas.
- **Exposição a unidades de plaquetas não compatíveis:** a transfusão de plaquetas não pareadas para antígenos de hemácias também pode aumentar o risco de aloimunização.

Os anticorpos mais comuns em pacientes com SMD são dirigidos contra os antígenos K e do sistema Rh, especialmente o anti-E. Para minimizar o risco de aloimunização, a prática comum é fornecer hemácias negativas para esses antígenos. No entanto, uma correspondência mais extensa, incluindo genotipagem das unidades de hemácias, pode oferecer benefícios adicionais, sendo uma abordagem cada vez mais usada na prática de rotina, especialmente antes do início de programas de transfusão crônica.

Ortiz et al., em um estudo retrospectivo, sugerem que o uso de azacitidina pode reduzir as taxas de aloimunização contra antígenos de hemácias. Embora os mecanismos exatos não sejam completamente compreendidos, eles sugerem que a imunossupressão decorrente da terapia com azacitidina pode criar uma tolerância imunológica, de modo que os pacientes tenham uma resposta fraca a transfusões incompatíveis.

Outro risco importante nesses pacientes e que dificulta a disponibilidade de CH compatíveis é que uma proporção significativa de pacientes que se tornam aloimunizados também desenvolvem autoanticorpos, o que pode complicar ainda mais o manejo, aumentando o risco de complicações hemolíticas. Portanto, a aloimunização é um desafio importante no manejo de pacientes com SMD dependentes de transfusão, e as estratégias para estabelecer a significância clínica dos aloanticorpos permitem um suporte transfusional adequado, amenizando as complicações hemolíticas que podem variar entre uma reação hemolítica tardia, com sintomas mínimos, até reações hemolíticas agudas, bem como a tão temida reação de hiper-hemólise, bem conhecida em pacientes com doença falciforme, mas já descrita em pacientes com SMD.

DETERMINAÇÃO DE SIGNIFICÂNCIA CLÍNICA DO ANTICORPO

A seguir, serão descritos em detalhes os fatores determinantes de significância clínica de um anticorpo detectado em um paciente.

Especificidade do anticorpo

Determinar a especificidade de um anticorpo é uma das maneiras mais utilizadas para prever sua possível relevância clínica. Ao identificar o antígeno específico que um anticorpo ataca, os clínicos podem avaliar a probabilidade de esse anticorpo causar problemas clínicos, como reações hemolíticas ou outras complicações. A especificidade de um anticorpo fornece informações valiosas que podem orientar decisões clínicas e otimizar o cuidado ao paciente, especialmente em situações como transfusões ou no manejo de doenças hemolíticas. Certos anticorpos são conhecidos por serem mais propensos a causar hemólise (destruição das células vermelhas do sangue). Na maioria dos casos, essa capacidade já está bem estabelecida, sendo descrita em diretrizes e manuais técnicos, de modo que, quando se identifica o anticorpo, por exemplo, um anti-c, sabe-se que obrigatoriamente é preciso fornecer hemácias com antígeno negativo para não provocar uma reação hemolítica aguda. Nos casos raros, sempre se dispõe de banco de dados e relatos descritos.

Infelizmente, ainda não existe um consenso ou protocolo mundial ou nacional que sugira os passos a serem seguidos na identificação de um anticorpo irregular. Nos laboratórios de imuno-hematologia, é essencial estabelecer protocolos iniciais seguros e eficientes para a detecção e identificação de anticorpos que tenham importância clínica, ficando a cargo de cada serviço a forma de fazer essa identificação. Quando uma pesquisa de anticorpos irregulares (PAI) resulta positiva, diferentes caminhos podem ser seguidos. Cada laboratório deve ter políticas claras que descrevam seus procedimentos para lidar com esses casos. Embora o mesmo método usado para testes de detecção de anticorpos seja rotineiramente utilizado para a identificação básica de anticorpos, técnicas e métodos alternativos podem ser necessários para resolver problemas complexos de identificação de anticorpos. Uma abordagem sistemática é fundamental na atribuição das especificidades dos anticorpos e na exclusão da presença de anticorpos adicionais. A exclusão de aloanticorpos clinicamente significativos deve envolver, no mínimo, aqueles direcionados contra os seguintes antígenos: D, C, E, c, e, K, Fya, Fyb, Jka, Jkb, S e s. Anticorpos contra Lea, Leb, M, N, P1 e outros antígenos específicos de determinadas populações de pacientes também podem ser adicionados a essa lista; no Brasil, por exemplo, a presença de anti-Dia (parte do sistema de grupo sanguíneo Diego) é imprescindível.

As situações que mais frequentemente causam dificuldades no processo de identificação de anticorpos são:

- **Combinação complexa de anticorpos:** presença de múltiplos anticorpos de diferentes especificidades, o que pode complicar a identificação.
- **Anticorpo contra antígeno de alta incidência:** a presença de um anticorpo contra um antígeno comum, com ou sem outros anticorpos subjacentes, pode ser particularmente desafiadora para o processo de identificação.

Nessas situações, é necessária a análise por laboratórios de imuno-hematologia de referência, inclusive com análise genética (genotipagem de grupos sanguíneo) do receptor. A Figura 1 estabelece um fluxo de testes laboratoriais, utilizados como ferramentas em laboratórios de referência para identificação do aloanticorpo. Nos casos que seja definido um "sangue raro", a disponibilidade desse hemocomponente pode ser realizada pelo Ministério da Saúde por meio do Cadastro Nacional de Sangue Raro (CNSR).

Após a determinação de especificidade, a avaliação de certas características pode ajudar a determinar o significado clínico do anticorpo identificado. Entre essas características estão a classe de imunoglobulina, a afinidade do anticorpo, a densidade do antígeno, a capacidade de ativar o SC e a amplitude térmica. A intensidade da reação observada na triagem de anticorpos não influencia necessariamente sua significância clínica.

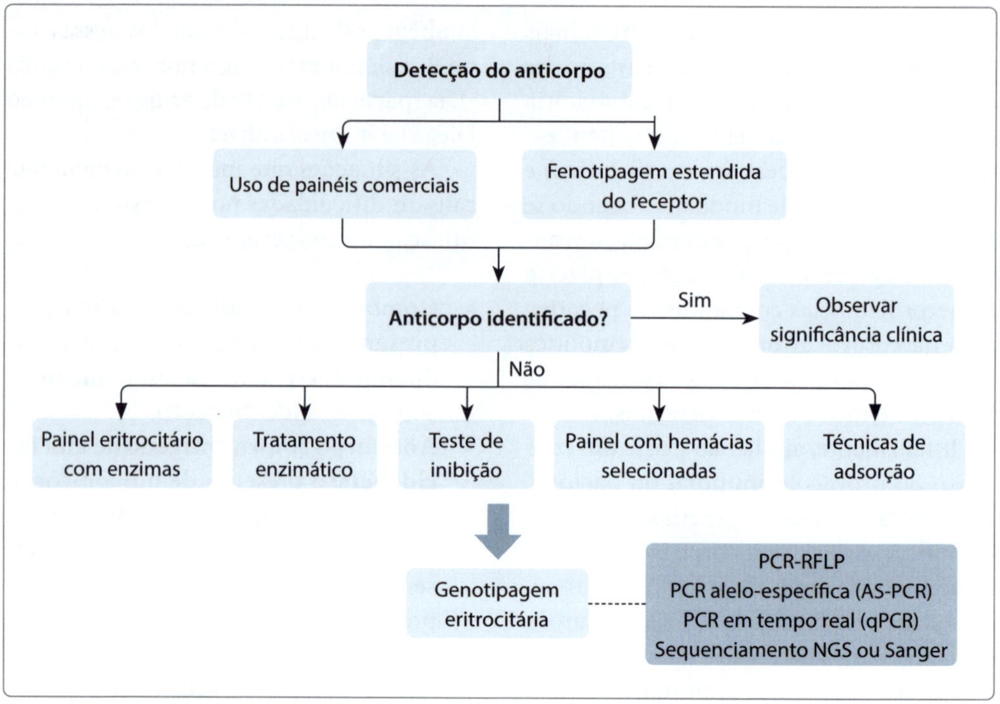

FIGURA 1 Fluxo de testes laboratoriais para determinação de especificidade de aloanticorpo.

Isotipo do anticorpo

As classes de imunoglobulinas diferem em sua capacidade de ativar o SC e se ligar aos receptores Fc dos fagócitos, desempenhando, assim, papéis distintos na redução da sobrevida das hemácias. A IgG está tipicamente associada à hemólise extravascular por sua capacidade de se ligar aos receptores Fc nos macrófagos, entretanto, dependendo da subclasse de IgG, teremos diferenças estruturais e funcionais que influenciam sua capacidade hemolítica.

- **IgG3 e IgG1:** estas subclasses são eficientes tanto na ativação do SC quanto na interação com receptores Fc nos fagócitos.
- **IgG2:** raramente ativa o complemento e apresenta variações na sua eficiência de interação com os macrófagos.
- **IgG4:** não ativa o SC e possui pouca interação com receptores nos macrófagos, resultando em uma ação hemolítica mínima.

Anticorpos da classe IgM não possuem sítios de ligação para receptores Fc nos fagócitos. Eles promovem a destruição dos glóbulos vermelhos principalmente por meio da ativação completa do SC, levando à formação do complexo de ataque à membrana (CAM), o que resulta em lise intravascular dos eritrócitos.

Afinidade do anticorpo

A força com a qual um anticorpo se liga ao seu antígeno pode afetar sua capacidade de causar hemólise. Anticorpos de alta afinidade podem ser mais eficazes em induzir a hemólise.

Densidade do antígeno

A densidade do antígeno-alvo na superfície dos eritrócitos pode influenciar a eficácia da ligação do anticorpo e se ele desencadeia a ativação do complemento ou é removido eficazmente pelos macrófagos.

Presença de complemento

A eficácia da ativação do complemento pode variar dependendo dos componentes do complemento presentes e sua capacidade de formar o complexo de ataque à membrana. Apesar de o IgM ter uma capacidade inata de ativar complemento, alguns anticorpos do tipo IgG, como os do sistema Kidd, possuem alta capacidade de ativar o SC.

Amplitude térmica

O SC exige uma temperatura mínima de 25 °C para ser ativado, sendo idealmente ativado a 37 °C. Por isso, os anticorpos que apresentam temperatura ótima de reação entre 4 e 22 °C, conhecidos como aglutininas frias, raramente têm importância clínica, pois são ineficazes na ativação do complemento. Em contraste, os anticorpos denominados "quentes", geralmente da classe IgG, têm uma temperatura ótima de reação a 37 °C e são identificados pelo teste indireto da antiglobulina humana (TIA). Esses anticorpos são considerados potencialmente perigosos por sua capacidade de ativar o complemento e interagir com fagócitos, resultando na lise e/ou fagocitose das hemácias circulantes. Assim, com base na avaliação da amplitude térmica, anticorpos que reagem *in vitro* a 37 °C são considerados de importância clínica, pois são capazes de causar destruição significativa de eritrócitos *in vivo*.

Embora um anticorpo considerado "clinicamente significativo" possa não produzir hemólise em todos os pacientes, não há um método prático para prever hemólise em um receptor específico no cenário agudo. Bioensaios celulares *in vitro* foram desenvolvidos para simular interações entre anticorpos e hemácias, permitindo a avaliação da capacidade hemolítica dos anticorpos antieritrocitários. Entre os principais ensaios utilizados para prever a relevância clínica dos anticorpos estão:

- **Ensaio de monocamada de monócitos (MMA):** avalia, por meio de leitura microscópica, a adesão e/ou fagocitose de hemácias sensibilizadas por monócitos. O MMA tem sido estudado por mais de 40 anos por seu uso potencial para diferenciar entre anticorpos de hemácias clinicamente significativos e insignificantes. O MMA tem sido usado recentemente para selecionar sangue de doadores para transfusão em pacientes com uma compatibilidade cruzada sorologicamente incompatível, sem nenhuma sequela óbvia. Pesquisadores têm demonstrado que, quando o índice for menor que 5%, as transfusões incompatíveis ocorrem sem efeitos deletérios.
- **Teste de citotoxicidade celular dependente de anticorpo (ADCC):** avalia a lise de eritrócitos marcados com cromo-51 (51Cr) por linfócitos e/ou monócitos, detectando a radiação emitida.
- **Ensaio de quimioluminescência (CLT):** analisa a resposta metabólica de monócitos durante a fagocitose de hemácias sensibilizadas, medindo a luminescência produzida pelo luminol na presença de radicais livres de oxigênio.

Apesar de sua utilidade, esses testes são complexos e demorados, limitando seu uso a casos de anticorpos raros sem informações clínicas disponíveis, ausência de doações compatíveis ou pacientes com histórico de episódios hemolíticos graves inexplicáveis após transfusões.

Além da investigação laboratorial, a avaliação do histórico clínico do paciente também é essencial. Informações como diagnóstico, uso de medicamentos, histórico transfusional e gestacional, além de resultados sorológicos anteriores, podem fornecer dados valiosos, auxiliando e orientando a análise imuno-hematológica especializada. Em caso de histórico transfusional positivo, é necessário entrar em contato com o serviço transfusional anterior para ter acesso à informação. O conhecimento sobre a origem étnica do paciente também desempenha um papel significativo, uma vez que alguns fenótipos raros de grupos sanguíneos são mais comuns em determinadas populações. Isso pode influenciar na abordagem adotada para a identificação de anticorpos.

RESUMO

- Um anticorpo contra hemácias é considerado clinicamente significativo quando está relacionado à doença hemolítica do feto e recém-nascido (DHFRN), a reações hemolíticas durante transfusões (imediatas, tardias ou até mesmo hiper-hemólise), ou a uma redução significativa na sobrevivência das hemácias transfundidas.
- A aloimunização, ou a formação de anticorpos contra antígenos de hemácias, é uma preocupação significativa em pacientes com SMD que dependem de transfusões regulares.
- A aloimunização em pacientes com SMD provavelmente é multifatorial e não parece estar diretamente ligada à imunogenicidade inerente das unidades de hemácias ou à desregulação imunológica associada à SMD. Os principais fatores contribuintes para aloimunização nesses pacientes são: exposição total a hemácias e exposição a unidades de plaquetas não compatíveis.
- Portanto, a aloinmunização é um desafio importante no manejo de pacientes com SMD dependentes de transfusão, e estratégias para estabelecer a significância clínica dos aloanticorpos permitem um suporte transfusional adequado e amenizam as complicações hemolíticas, que podem ir de uma reação hemolítica branda, com sintomas mínimos, até reações hemolíticas agudas, bem como a tão temida reação de hiper-hemólise, bem descrita em pacientes com doença falciforme, mas já relatada em pacientes com SMD.

REFERÊNCIAS

1. Brasil. Ministério da Saúde. Secretaria de Atenção Especializada à Saúde, Departamento de Atenção Especializada e Temática. Guia do Cadastro Nacional de Sangue Raro. Brasília: Ministério da Saúde; 2022.
2. Chhetri R, Wee LYA, Sinha R, Kutyna MM, Pham A, Stathopoulos H, et al. Red cell autoimmunization and alloimmunization in myelodysplastic syndromes: prevalence, characteristic and significance. Haematologica. 2019;104(10):e451-e454.
3. de Swart L, Crouch S, Hoeks M, Smith A, Langemeijer S, Fenaux P, et al.; EUMDS Registry Participants. Impact of red blood cell transfusion dose density

on progression-free survival in patients with lower--risk myelodysplastic syndromes. Haematologica. 2020;105:632-9.

4. Garraud O. The complexity of setting up clinical trials for the transfusion support of myelodysplastic syndromes: how to best serve the patients' interests? Transfus Apher Sci. 2020;59.
5. Germing U, Oliva EN, Hiwase D, Almeida A. Tratamento da anemia em SMD de baixo risco dependentes e não dependentes de transfusão: estratégias atuais e emergentes. HemaSphere. 2019;3(6):e314.
6. Guelsin GA, Rodrigues C, Visentainer JE, De Melo Campos P, Traina F, Gilli SC, et al. Molecular matching for Rh and K reduces red blood cell alloimmunisation in patients with myelodysplastic syndrome. Blood Transfus. 2015;13:53-8.
7. Lin Y, Saskin A, Wells RA, Lenis M, Mamedov A, Callum J, Buckstein R. Prophylactic RhCE and Kell antigen matching: impact on alloimmunization in transfusion--dependent patients with myelodysplastic syndromes. Vox Sang. 2017;112:79-86.
8. McQuilten ZK, Polizzotto MN, Wood EM, Sundararajan V. Myelodysplastic syndrome incidence, transfusion dependence, health care use, and complications: an Australian population-based study 1998 to 2008. Transfusion. 2013;53:1714-21.
9. Nance SJ. A review of in vitro methods to predict the clinical significance of red blood cell alloantibodies. Immunohematology. 2018;33:11-5.
10. Nance SJT. The monocyte monolayer assay, an in vitro method for prediction of in vivo survival of transfused incompatible red blood cells: a review. Immunohematology. 2023;39:61-9.
11. Ortiz S, Orero MT, Javier K, Villegas C, Luna I, Pérez P, et al. Impact of azacitidine on red blood cell alloimmunisation in myelodysplastic syndrome. Blood Transfus. 2017;15:472-7.
12. Peyrard T. Workshop on the clinical significance of red blood cell alloantibodies organized by the Working Party on Immunohaematology of the International Society of Blood Transfusion. Immunohematology. 2019;35:105-7.
13. Pinchon DJ, Stanworth SJ, Dorée C, Brunskill S, Norfolk DR. Quality of life and use of red cell transfusion in patients with myelodysplastic syndromes. A systematic review. Am J Hematol. 2009;84:671-7.
14. Sanz C, Nomdedeu M, Belkaid M, Martinez I, Nomdedeu B, Pereira A. Red blood cell alloimmunization in transfused patients with myelodysplastic syndrome or chronic myelomonocytic leukemia. Transfusion. 2013;53:710-5.
15. Singhal D, Kutyna MM, Chhetri R, Wee LYA, Hague S, Nath L, et al. Red cell alloimmunization is associated with development of autoantibodies and increased red cell transfusion requirements in myelodysplastic syndrome. Haematologica. 2017;102:2021-9.
16. Stanworth SJ, Killick S, McQuilten ZK, Karakantza M, Weinkove R, Smethurst H, et al.; REDDS Investigators. Red cell transfusion in outpatients with myelodysplastic syndromes: a feasibility and exploratory randomised trial. Br J Haematol. 2020;189:279-90.
17. Wilde L, Pan J. Restrictive versus liberal transfusion strategies in myelodysplastic syndrome and beyond. Clin Lymphoma Myeloma Leuk. 2019;19:758-62.
18. Wood EM, McQuilten ZK. Outpatient transfusions for myelodysplastic syndromes. Hematology Am Soc Hematol Educ Program. 2020;1:167-74.

UNIDADE VIII

Casos clínicos

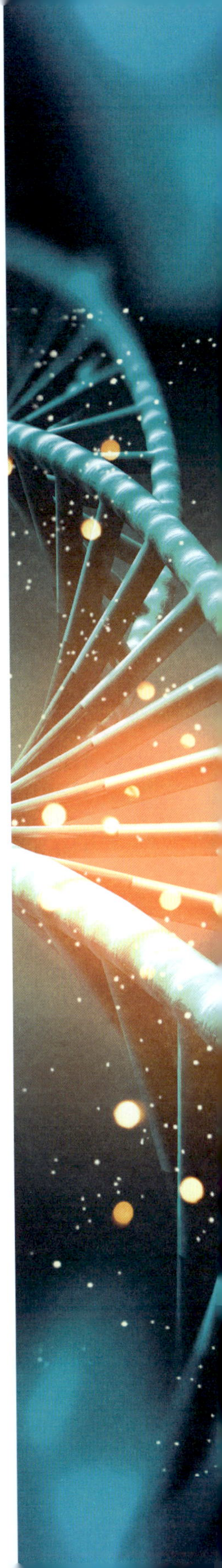

43

SMD com baixo percentual de blastos

Clarissa Brenda Alves Cavalcante
Ricardo Dyllan Barbosa Dias
Carlos Leonardo Araújo
Daniela de Paula Borges
Ronald Feitosa Pinheiro

IDENTIFICAÇÃO

Paciente do sexo feminino, 67 anos, natural e procedente de Fortaleza (CE), agente de saúde.
QP: anemia grave.
HPP: hipertensão há quatro anos.
HPS: morava em casa de alvenaria, com boas condições hidrossanitárias.
Hábitos: negava uso de bebidas alcoólicas, cigarro ou qualquer droga ilícita.
História familiar: referia avós saudáveis, pai e mãe hígidos, sem comorbidades.
Exame físico: palidez cutaneomucosa (4+/4), sopro sistólico pancardíaco (2+/4), sem irradiações.

HDA

A paciente relata que, há aproximadamente quatro meses, iniciou quadro de dispneia aos esforços físicos, notadamente durante as visitas domiciliares realizadas no âmbito do Programa Saúde da Família (caminhadas de cerca de 5 km por dia). A falta de ar progrediu e, ao procurar atendimento médico, foi detectada anemia severa. Foi internada e, durante os 45 dias de hospitalização, recebeu transfusão de oito unidades de concentrados de hemácias, sem elucidação diagnóstica. Após a alta, retomou suas atividades habituais, porém passou a apresentar fadiga progressiva. Procurou atendimento médico novamente, sendo identificada anemia grave, com necessidade de mais três transfusões de concentrado de hemácias. Foi, então, encaminhada para avaliação em serviço especializado de Hematologia. Nega episódios de sangramento intestinal ou urinário. Refere alimentação balanceada, com consumo de carnes vermelhas, frutas e vegetais.

QP: queixa principal; HPP: história patológica pregressa; HDA: história da doença atual; HPS: história psicossocial.

EXAMES LABORATORIAIS

Hemograma: Hb = 4,0 g/dL; VCM = 106 fL; HCM = 32 pg; leucócitos = 2.300/mm^3 (neutrófilos = 460/mm^3); plaquetas = 56.000/mm^3; reticulócitos = 32.000/mm^3.
Biópsia de medula óssea: medula hipercelular para a idade, 70%, com displasia nas três linhagens.
Cariótipo: 46,XX[20].
Mielograma: displasia em 30% do setor eritroide. Presença de eritroblastos binu-

cleados, intensa incompatibilidade de maturação, eritroblastos com cromatina em aspecto rendilhado. Displasia granulocítica em 30%, com hipogranulação e neutrófilos tipo pseudo-Pelger, displasia megacariocítica com micromegacariócitos em 30% da linhagem.

Pesquisa de mutações (NGS): não foram detectadas mutações no painel mieloide.

DISCUSSÃO

A neoplasia mielodisplásica (SMD) é caracterizada pela presença de uma ou mais citopenias associadas à displasia em duas ou mais linhagens hematopoéticas, definida pela identificação de alterações displásicas em ≥ 10% das células de determinada linhagem. A avaliação morfológica deve ser realizada preferencialmente por meio do mielograma, com contagem de, no mínimo, 500 células nucleadas e 30 megacariócitos, sempre que possível. A biópsia de medula óssea também desempenha papel fundamental na análise da displasia, especialmente na identificação do subtipo hipocelular (SMD-h).

No que se refere à displasia megacariocítica, a presença de micromegacariócitos representa um achado com alto valor preditivo, podendo ser confirmada por estudo imuno-histoquímico com anti-CD61 na biópsia de medula óssea. A análise molecular por sequenciamento de nova geração (NGS, do inglês *next generation sequencing*) pode contribuir para a confirmação da clonalidade da doença; contudo, neste caso não foram identificadas mutações relevantes. Ressalta-se, entretanto, a limitação imposta pelo número reduzido de genes incluídos no painel analisado. Assim, o diagnóstico atual de SMD deve ser estabelecido com base nos seguintes exames: hemograma, mielograma, biópsia de medula óssea, cariótipo e análise molecular por NGS.

SMD com sideroblastos em anel e mutação do *SF3B1*

Clarissa Brenda Alves Cavalcante
Lucas Oliveira Laurindo
Daniela de Paula Borges
Ronald Feitosa Pinheiro

IDENTIFICAÇÃO

Paciente do sexo feminino, 81 anos, parda, natural e procedente de Fortaleza (CE), viúva, atividade doméstica.

QP: cansaço fácil.

HPP: histerectomia há 40 anos.

HPS: relata uso de querosene diariamente por mais de 20 anos, para limpar o chão de casa e afastar pernilongos.

Hábitos: NDN.

História familiar: NDN.

Exame físico: palidez cutaneomucosa (4+/4), taquicardia, 132 bpm, com pulsos finos; à ausculta cardíaca apresentava sopro sistólico pancardíaco, sem irradiação.

HDA

A paciente relatava que há cerca de seis meses passou a apresentar dispneia ao realizar as atividades rotineiras de casa. Procurou atendimento médico e foi diagnosticada com anemia moderada. Iniciou tratamento com ferro oral por três meses, sem apresentar melhora clínica significativa. Há aproximadamente um mês, notou piora importante de fadiga, com limitação funcional progressiva, não conseguindo mais realizar suas atividades domésticas. Com a piora do quadro, procurou nova avaliação médica, sendo detectada anemia severa, com indicação e realização de transfusão de duas bolsas de sangue. Nega episódios de sangramento. Refere alimentação rica em carnes brancas, vermelhas e verduras.

QP: queixa principal; HPP: história patológica pregressa; HDA: história da doença atual; HPS: história psicossocial; NDN: nada digno de nota.

EXAMES LABORATORIAIS

Hemograma: Hb = 4,0 g/dL; VCM = 108 fL; HCM = 33 pg; leucócitos = 4.100/mm^3 (neutrófilos=2.200/mm^3); plaquetas=143.000/mm^3.

Mielograma: displasia eritroide em 80% das células, à custa de alterações megaloblastoides. Ferro medular com presença de 70% de sideroblastos em anel (Figura 1).

Biópsia de medula óssea: medula óssea hipercelular para idade e displasia moderada do setor eritroide.

Cariótipo: 46,XX,+8[10]/46,XX[10].

Pesquisa de mutações (NGS): mutação *SF3B1* - VAF = 45%

DISCUSSÃO

A presença de sideroblastos em anel em ≥ 15% dos eritroblastos poliortocromáticos de pacientes com SMD define, segundo a classificação da Organização Mundial da Saúde (OMS), subtipos específicos da SMD com sideroblastos em anel. Os sideroblastos em anel aparecem na morfologia como grânulos de ferro que circundam pelo menos um terço do núcleo do eritroblasto policromático ou ortocromático quando se estuda o ferro medular pela coloração de Perls (azul da Prússia). Esse subtipo está fortemente associado à mutação no gene *SF3B1* (em 95% dos casos), que afeta o *splicing*. A presença dessa mutação tem valor prognóstico favorável, com maior sobrevida em comparação aos casos sem a mutação. Clinicamente, em geral os pacientes são dependentes de transfusões, mas apresentam baixo risco pelo escore IPSS-R e pelo IPSS Molecular. Também se observa uma ligação com exposição a agentes tóxicos e carcinógenos, como benzeno, formol, cloreto de vinil e derivados de tintas e querosene (*ver Capítulos 1 e 8*).

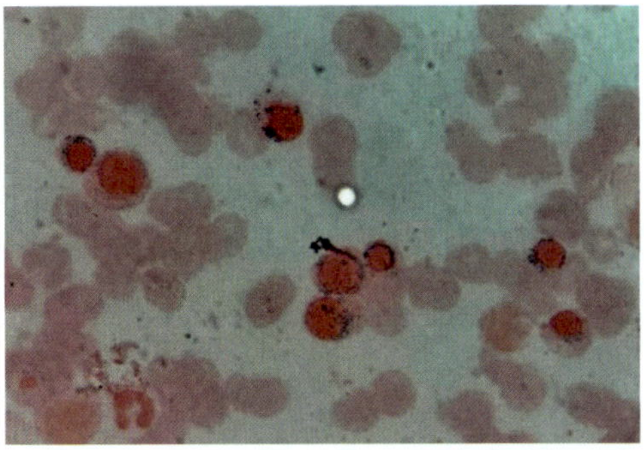

FIGURA 1 Mielograma apresentando sideroblastos em anel. Coloração de Perls (azul da Prússia).

45

SMD com del(5q)

Ana Carolina Giló Lavor
João Vitor Caetano Goes
Daniela de Paula Borges
Ronald Feitosa Pinheiro

IDENTIFICAÇÃO

Paciente do sexo feminino, 73 anos, parda, natural e procedente de Socorro (SP), casada, dona de casa.
QP: fadiga e falta de ar.
HPP: NDN.
HPS: relata uso de agrotóxicos em lavoura por aproximadamente 10 anos, com interrupção da prática há cinco anos.
Hábitos: nega tabagismo, refere etilismo (cerveja e vinho) apenas em grandes comemorações.
História familiar: pais falecidos de morte natural, irmãos e filhos saudáveis.
Exame físico: palidez cutaneomucosa (2+/4), taquicardia, 110 bpm, com pulsos finos e rítmicos. À ausculta cardíaca. apresentava sopro sistólico pancardíaco, sem irradiação.

HDA

A paciente relatava falta de disposição para realizar suas atividades cotidianas há aproximadamente um ano. Notou piora do quadro após alguns meses, passando a apresentar dispneia e taquicardia aos grandes esforços, como caminhar quatro quadras. Detectou anemia leve em atendimento médico, iniciando tratamento com ferro oral durante três meses, sem melhora do quadro. A dispneia progrediu para médios esforços, como subir um lance de escadas, fato que a levou a procurar atendimento médico novamente, detectando anemia em novo hemograma. Negava sangramentos e referia alimentação rica em carnes e verduras.

QP: queixa principal; HPP: história patológica pregressa; HDA: história da doença atual; HPS: história psicossocial; NDN: nada digno de nota.

EXAMES LABORATORIAIS

Hemograma: Hb = 8,2g/dL; VCM = 101 fL; HCM = 30 pg; leucócitos = 6.100/mm^3 (neutrófilos = 4.200/mm^3); plaquetas = 833.000/mm^3.
Mielograma: displasia eritroide em 30% das células e megacariocítica em 50% à custa de megacariócitos monolobulados.
Biópsia de medula óssea: displasia moderada do setor eritroide e presença de múltiplos megacariócitos com núcleo monolobulado (Figura 1).
Cariótipo: 46,XX,del(5q)(q15q33)[4]/46,XX[16] (Figura 2).
Pesquisa de mutações (NGS): não realizada.

DISCUSSÃO

A síndrome do 5q- representa uma entidade clínica e patológica bem definida e reconhecida pela Organização Mundial da Saúde (OMS), sendo a deleção 5q a única alteração cromossômica que define um subtipo de neoplasia mielodisplásica. Ocorre mais frequentemente em mulheres (razão de 2:1), com idade superior a 60 anos, altamente associada ao acúmulo de exposições ambientais por agentes genotóxicos, como álcool e agrotóxicos. É caracterizada por uma anemia macrocítica refratária, pode apresentar contagem de plaquetas normal ou aumentada, com presença de múltiplos megacariócitos monolobulados na biópsia de medula. Nesses casos, a neoplasia costuma apresentar um curso indolente, com prognóstico favorável e sobrevida média de 5 anos e baixo risco de transformação em leucemia mieloide aguda.

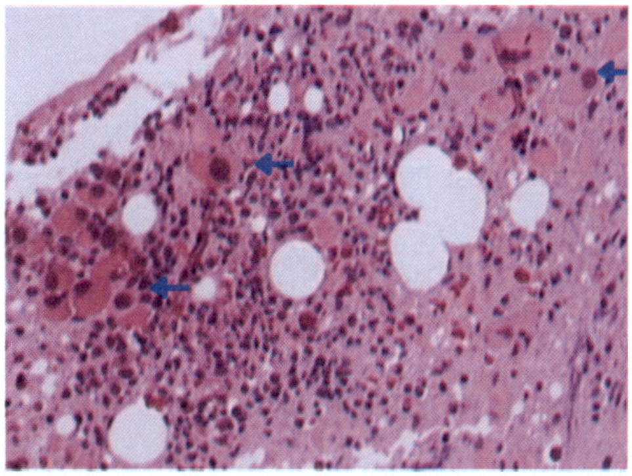

FIGURA 1 Biópsia de medula óssea revelando múltiplos megacariócitos monolobulados.

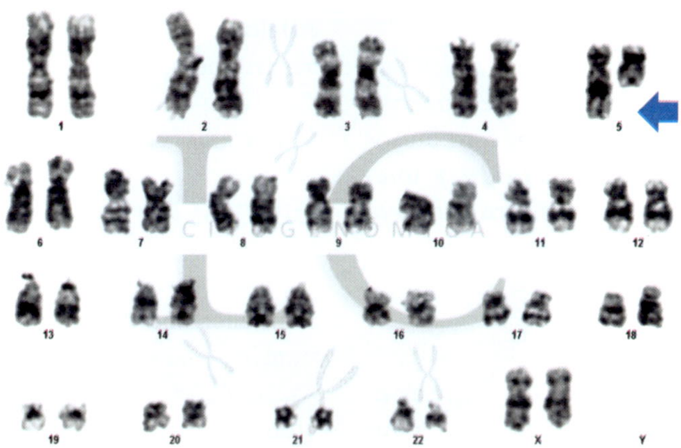

FIGURA 2 Cariótipo de medula óssea mostrando deleção do 5q.

SMD com inv(3)(q21q26.2): uma doença com trombocitose e prognóstico desfavorável

Sarah Cristina Costa Carneiro
Mayara Magna de Lima Melo
Daniela de Paula Borges
Ronald Feitosa Pinheiro

IDENTIFICAÇÃO

Paciente do sexo feminino, 72 anos.
QP: fadiga e fraqueza.
HPP: diabetes.
HPS: NDN.
Hábitos: tabagismo por 41 anos.
História familiar: NDN.
Exame físico: palidez cutaneomucosa (2+/4), taquicardia, 110 bpm, com pulsos finos e rítmicos. À ausculta cardíaca apresentava sopro sistólico pancardíaco, sem irradiação.

HDA

Paciente procurou ajuda médica relatando fadiga e fraqueza. Em exames laboratoriais, foram detectadas anemia e plaquetose. A paciente reportou histórico de tabagismo de 41 anos e negou qualquer exposição a outros agentes tóxicos.

QP: queixa principal; HPP: história patológica pregressa; HDA: história da doença atual; HPS: história psicossocial; NDN: nada digno de nota.

EXAMES LABORATORIAIS

Hemograma: Hb = 8,2 g/dL; VCM = 101 fL; HCM = 30 pg; leucócitos = 6.100/mm^3 (neutrófilos = 4.200/mm^3); plaquetas = 833.000/mm^3.
Mielograma: 6,5% de blastos e 30% de diseritropoese.
Cariótipo: 46,XX,inv(3)(q21q26.2)[16]/46,XX[4] (Figura 1).

DISCUSSÃO

A neoplasia mielodisplásica (SMD) apresenta alterações citogenéticas que podem ser numéricas ou estruturais. A SMD com inv(3)(q21q26.2) é uma doença rara e agressiva, com incidência em menos de 1% de todos os casos, e tem um grande risco de progressão para leucemia mieloide aguda. Dentre os achados de pacientes com SMD com inv(3), encontram-se plaquetose (no caso de 800 mil), megacariócitos atípicos, displasia em mais de uma linhagem da medula óssea, diagnóstico em idades mais jovens, prognóstico desfavorável e baixa resposta à terapia.

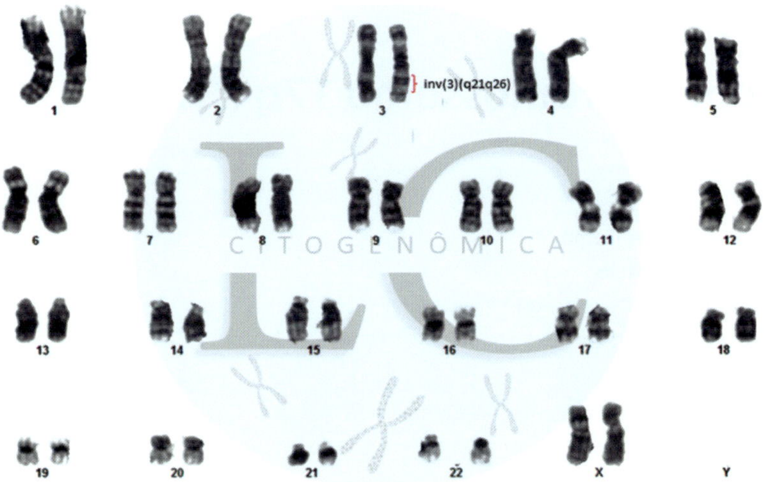

FIGURA 1 Cariótipo da paciente apresentando inv(3).

SMD com isocromossomo 17q (i17q)

Jamyle Victória Gonçalves Gama
Mayara Magna de Lima Melo
Carlos Leonardo Araújo
Daniela de Paula Borges
Ronald Feitosa Pinheiro

IDENTIFICAÇÃO

Paciente do sexo masculino, 81 anos, pardo, natural e procedente de Pernambuco, casado, aposentado.

QP: fadiga e dificuldade para respirar.

HPP: NDN.

HPS: boas condições hidrossanitárias.

Hábitos: nega tabagismo e consumo de bebidas alcoólicas.

História familiar: mãe e irmão faleceram por infarto aos 70 e 74 anos, respectivamente. Filhos saudáveis.

Exame físico: palidez cutaneomucosa (2+/4+) e taquicardia, 105 bpm, com pulsos finos e rítmicos, sopro sistólico pancardíaco.

HDA

O paciente, previamente hígido, relatava falta de disposição há aproximadamente seis meses para realizar suas atividades cotidianas e dificuldade para respirar associada a exercícios intensos. Relatou piora do quadro há dois meses, quando passou a apresentar dispneia e taquicardia aos médios esforços (caminhar duas quadras). Na ocasião, procurou atendimento médico, realizando tratamento com ferro oral durante seis semanas, sem melhora do quadro. Nas últimas duas semanas, a dispneia progrediu para pequenos esforços, fato que o levou a procurar atendimento médico novamente. Negava precordialgia.

QP: queixa principal; HPP: história patológica pregressa; HDA: história da doença atual; HPS: história psicossocial; NDN: nada digno de nota.

EXAMES LABORATORIAIS

Hemograma: Hb = 7,0 g/dL; VCM = 91 fL; HCM = 29 pg; leucócitos = 6.000/mm^3 (neutrófilos = 3.240 mm^3 – 5,4% blastos = 6%); plaquetas = 10.000/mm^3.

Mielograma: hiperplasia granulocítica, disgranulopoiese e pseudoanomalia de Pelger-Huet (50% dos neutrófilos), 11% de blastos, aumento do número de eosinófilos (20%) e hiperplasia megacariocítica com intensa displasia predominantemente à custa de micromegacariócitos.

Biópsia de medula óssea: hipercelularidade de 80% com hiperplasia granulocítica e localização anormal de precursores imaturos, eosinofilia e hiperplasia megacariocítica com predomínio de megacariócitos monolobulados, fibrose grau I.

Pesquisa de mutações (NGS): não disponível à época.

Cariótipo: 46,XY,i(17)(q10)[10] (Figura 1).
RT-PCR para BCR-ABL(p190,p210, p230): ausentes.

DISCUSSÃO

O isocromossomo 17q [i(17q)] é uma alteração citogenética que envolve a eliminação do braço curto do cromossomo 17 com a duplicação do braço longo. Essa alteração é frequentemente observada no contexto de um cariótipo complexo, muito prevalente em diversas neoplasias, como meduloblastoma e cânceres gástrico, de mama e de bexiga. Dentre as doenças hematológicas, o iso 17q é comumente encontrado na fase blástica da leucemia mieloide crônica (LMC), na leucemia mieloide aguda (LMA), em outras doenças mieloproliferativas e incomumente na neoplasia mielodisplásica (SMD). Como há duplicação do braço longo com perda do braço curto (onde se localiza o gene *TP53*), essa alteração vem associada a quadros desfavoráveis, apesar de ser definida como de prognóstico intermediário pelos modelos de estratificação IPSS-R e IPSS-M. A presença do iso 17q nas neoplasias mieloides é associada a alguns achados clinicopatológicos de idade avançada, anemia grave, sexo masculino, medula óssea hipercelular, disgranulopoiese, pseudoanomalia de Pelger-Huet, eosinofilia, basofilia e aumento do número de micromegacariócitos hipolobulados. Muitos desses achados apresentam características de uma doença mieloproliferativa crônica da medula óssea (eosinofilia, basofilia, medula hipercelular).

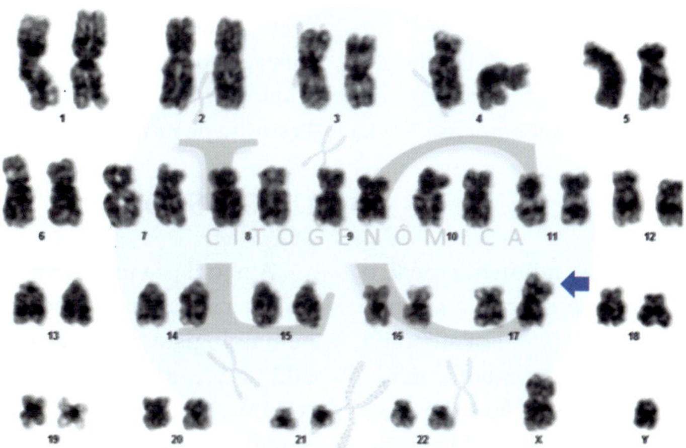

FIGURA 1 Cariótipo apresentando isocromossomo 17q.

48

SMD hipocelular

Renata Pinheiro Martins de Melo
Letícia Rodrigues Sampaio
Daniela de Paula Borges
Ronald Feitosa Pinheiro

IDENTIFICAÇÃO

Paciente do sexo feminino, 44 anos de idade, do lar.
QP: sangramento menstrual excessivo.
HPP: boas condições hidrossanitárias.
Hábitos: negava consumo de bebidas alcóolicas ou fumo. Nega contato com produtos químicos.
História familiar: NDN.
História medicamentosa: uso frequente de anti-inflamatórios.
Exame físico: palidez cutaneomucosa 3+/4.

HDA

Paciente procurou atendimento médico com queixas de cansaço intenso e sangramento menstrual abundante. Foi atendida na unidade de pronto atendimento, sendo prescrito tratamento com sulfato ferroso e terapia estrogênica para controle do sangramento menstrual. Evoluiu com piora da sintomatologia e foi internada para investigação.

QP: queixa principal; HPP: história patológica pregressa; HDA: história da doença atual; HPS: história psicossocial; NDN: nada digno de nota.

EXAMES LABORATORIAIS

Hemograma: Hb = 4,0 g/dL; VCM = 94 fL; HCM = 29 pg; leucócitos = 5.000/mm^3; plaquetas = 12.000/mm^3.
Mielograma: amostra intensamente hipocelular.
Biópsia de medula óssea: celularidade de 30%, distribuição algo heterogênea com áreas de celularidade de 20%, displasia de megacariócitos.
Cariótipo: 46,XX[12].
Pesquisa de mutações (NGS): não realizada.

DISCUSSÃO

A neoplasia mielodisplásica (SMD) hipoplásica é uma entidade conhecida pelos hematologistas há anos, porém apenas em 2022 a Organização Mundial da Saúde (OMS) a reconheceu como entidade única. Seu diagnóstico só pode ser realizado por meio da realização da biópsia de medula óssea que demonstra celularidade entre 20 e 30% com displasia. Normalmente os casos de SMD se apresentam com medula hipercelular ou normocelular. A SMD hipoplásica responde por até 10% dos casos de SMD e possui um tratamento direcionado para a supressão de linfócitos T CD8+, o qual pode ser realizado com ATGam + ciclosporina ou ciclosporina isoladamente.

49

SMD relacionada à artrite reumatoide

Renata Pinheiro Martins de Melo
João Vitor Caetano Goes
Daniela de Paula Borges
Ronald Feitosa Pinheiro

IDENTIFICAÇÃO

Paciente do sexo feminino, 86 anos, dona de casa.

HPP: artrite reumatoide diagnosticada em 2017 e hipertensão arterial sistêmica.

HPS: relata uso de agrotóxicos em lavoura por aproximadamente 10 anos, com interrupção da prática há cinco anos.

Hábitos: negava etilismo e tabagismo. Além disso, tinha exposição a querosene durante o uso de lamparina (residente do interior do Ceará).

História medicamentosa: atenolol, ciprofibrato, azatioprina, valsartana-HCT, Pressat® (besilato de anlodipino) e OsCal-D® (cálcio + vitamina D 400).

História familiar: sem histórico conhecido de câncer na família. Histórico familiar de artrite reumatoide (mãe).

Exame físico: palidez cutaneomucosa (2+/4). Manchas hipercômicas em face e membros superiores.

HDA

Paciente em acompanhamento com o serviço de Reumatologia, apresentou 2% de blastos em sangue periférico no exame de hemograma de rotina, em seguida evoluindo para 10%, associado ao aparecimento de manchas hipercrômicas em face e membros superiores. Negava febre, dispneia, palpitações e perda de peso.

QP: queixa principal; HPP: história patológica pregressa; HDA: história da doença atual; HPS: história psicossocial; NDN: nada digno de nota.

EXAMES LABORATORIAIS

Hemograma: Hb = 9,6 g/dL; VCM = 101 fL; HCM = 30 pg; leucócitos = 3.600/mm³ com 10% de blastos; plaquetas = 78.000/mm³.

Mielograma: presença de 19% de blastos, displasia significativa e muitos focos de eritrofagocitose.

Biópsia de medula óssea: displasia moderada do setor eritroide e presença de múltiplos megacariócitos com núcleo monolobulado.

Cariótipo: 46,XX[20].

Pesquisa de mutações (NGS): não disponível à época.

DISCUSSÃO

Diversos estudos demonstram que pacientes com artrite reumatoide (AR), uma doença autoimune inflamatória crônica, podem apresentar maior risco de desenvolver neoplasia mielodisplásica (SMD) e leucemia mieloide aguda (LMA), especialmente quando submetidos ao uso prolongado de imunossupressores como a azatioprina. Uma análise abrangente demonstrou que cerca de um terço dos pacientes que desenvolveram SMD após o uso de azatioprina tinham diagnóstico prévio de AR, com tempo médio de latência de oito anos entre o início do tratamento e o surgimento da neoplasia mieloide. Os mecanismos envolvidos incluem tanto a atividade inflamatória crônica da doença autoimune quanto o potencial genotóxico das medicações utilizadas. A azatioprina foi o único imunossupressor estatisticamente associado ao desenvolvimento de SMD e LMA. A presença de alterações cromossômicas como monossomia do cromossomo 7, deleção do 5q e cariótipos complexos foi comum nos pacientes com SMD associada à AR, sugerindo uma possível interação entre o dano ao DNA induzido pelas tiopurinas e a suscetibilidade genética desses indivíduos. Esses achados reforçam a importância do monitoramento hematológico prolongado em pacientes com AR em uso de imunossupressores.

50

Hipertensão portal simulando SMD

Breno Kelvin Dourado Lima
João Vitor Caetano Goes
Daniela de Paula Borges
Ronald Feitosa Pinheiro

IDENTIFICAÇÃO

Paciente do sexo feminino, 61 anos, dona de casa.
HPP: *diabetes mellitus* e hipertensão arterial sistêmica.
HPS: nega etilismo e tabagismo.
Hábitos: NDN.
História medicamentosa: Xigduo (metformina + dapaglifozina), propranolol, sulfato ferroso, sinvastatina, ácido fólico e pioglitazona.
História familiar: NDN.
Exame físico: NDN.

HDA

A paciente foi admitida em unidade de emergência apresentando quadro de hemorragia digestiva alta, sem evidências clínicas prévias sugestivas de hepatopatia crônica. Recebeu duas transfusões sanguíneas com estabilização do quadro. Exames laboratoriais evidenciaram anemia grave. Foi realizada endoscopia digestiva alta que revelou presença de três cordões varicosos esofágicos, sendo dois de médio e um de fino calibre, tortuosos e azulados, com sinais preditivos de sangramento (*red spots*). Foi realizada ligadura elástica profilática. O serviço de Clínica Médica solicitou mielograma, que mostrou displasia da medula. Foi encaminhada para o serviço de Hematologia por se tratar de um caso de neoplasia mielodisplásica (SMD).

QP: queixa principal; HPP: história patológica pregressa; HDA: história da doença atual; HPS: história psicossocial; NDN: nada digno de nota.

EXAMES LABORATORIAIS

Hemograma: Hb = 6,1 g/dL; VCM = 76,4 fL; HCM = 17 leucócitos = 2.300/mm3 (neutrófilos = 42%); plaquetas = 46.000/mm^3.
Mielograma: alterações displásicas compatíveis com SMD.

DISCUSSÃO

O caso clínico não se trata de uma SMD. Todos os achados de pancitopenia e a displasia da medula óssea são decorrentes da hipertensão portal, caracterizada pelo aumento da pressão na veia porta, responsável por drenar o sangue do trato gastrintestinal para o fígado. Essa condição pode levar a complicações graves, como sangramento gastrintestinal e ascite. As citopenias causadas por hipertensão portal são decorrentes do hiperesplenismo, assim como a displasia da medula. A SMD é sempre um diagnóstico de exclusão.

51

SMD secundária à azatioprina

Renata Pinheiro Martins de Melo
Letícia Rodrigues Sampaio
Daniela de Paula Borges
Ronald Feitosa Pinheiro

IDENTIFICAÇÃO

Paciente do sexo feminino, 26 anos, parda, natural de Mogi das Cruzes (SP) e procedente de São Paulo (SP), solteira, estudante.
QP: anemia grave.
HPP: miastenia *gravis* há 10 anos. Negava exposição a produtos tóxicos.
HPS: reside em casa de alvenaria com boas condições sanitárias e de moradia.
Hábitos: nega uso de álcool, tabaco ou drogas ilícitas.
História familiar: refere pais e avós vivos e hígidos. Não possui irmãos.
História medicamentosa: faz uso regular de azatioprina 50 mg/dia, com melhora significativa da frequência e intensidade das crises de miastenia *gravis*.
Exame físico: palidez cutaneomucosa (2+/4), sopro sistólico pancardíaco (2+/4), sem irradiações, frequência cardíaca 125 bpm.

HDA

Paciente com diagnóstico de miastenia *gravis* há 10 anos em seguimento com o serviço de Neurologia. Após detecção de anemia em exame de rotina, foi encaminhada para o serviço de Hematologia para avaliação. Nega sangramentos gastrintestinais, hematúria ou hipermenorreia. Referia dispneia aos mínimos esforços.

Diante de anemia refratária sem causa evidente, foram solicitados mielograma, biópsia de medula óssea e cariótipo de medula óssea por banda G, em virtude da suspeita de possível toxicidade medular induzida por azatioprina.

QP: queixa principal; HPP: história patológica pregressa; HDA: história da doença atual; HPS: história psicossocial; NDN: nada digno de nota.

EXAMES LABORATORIAIS

Hemograma: Hb = 5,4 g/dL; VCM = 82 fL; HCM = 28; leucócitos = 9.600 mm^3 (neutrófilos = 6.500 mm^3 – 76%); plaquetas = 321.000 mm^3 e reticulócitos = 42.500/mm^3.
Outros exames: perfil de ferro normal, Coombs direto e indireto negativos, dosagem de B12 e folato normais, sorologias não reagentes.
Mielograma: displasia eritroide em 30%, com presença de eritroblastos binucleados e displasia granulocítica em 40%, com significativa hipossegmentação de neutrófilos.

Biópsia de medula óssea: medula hipocelular (25%) com displasia eritroide e granulocítica.
Cariótipo: 46,XX,del(17)(p11.2)[7]/46,XX[13] (Figura 1).
Nota: à época, não existiam estudos com exames de perfil genético para neoplasia mielodisplásica (SMD).

DISCUSSÃO

A azatioprina (AZA), antimetabólito amplamente utilizado no manejo de doenças autoimunes e na prevenção da rejeição em transplantes de órgãos, tem sido associada ao desenvolvimento de neoplasias mieloides, como SMD e leucemia mieloide aguda (LMA). Estudos como o de Knipp e al. descreveram casos de SMD com anomalias cromossômicas típicas (p. ex., deleção do cromossomo 7) em pacientes que utilizavam azatioprina. Muitos desses casos evoluíram para LMA. A pesquisa de Archambault et al. reforçou essa associação, evidenciando risco significativamente elevado de SMD em pacientes com doenças autoimunes tratados com AZA, especialmente artrite reumatoide, lúpus e doença de Crohn. O tempo médio entre o início da exposição e o surgimento da neoplasia foi de cerca de 8 anos. No presente caso, a anemia grave, refratária, normocítica, associada à displasia hematopoética e à anormalidade citogenética 46,XX,del(17)(p11.2), caracterizam o diagnóstico de SMD secundária por uso prolongado de azatioprina.

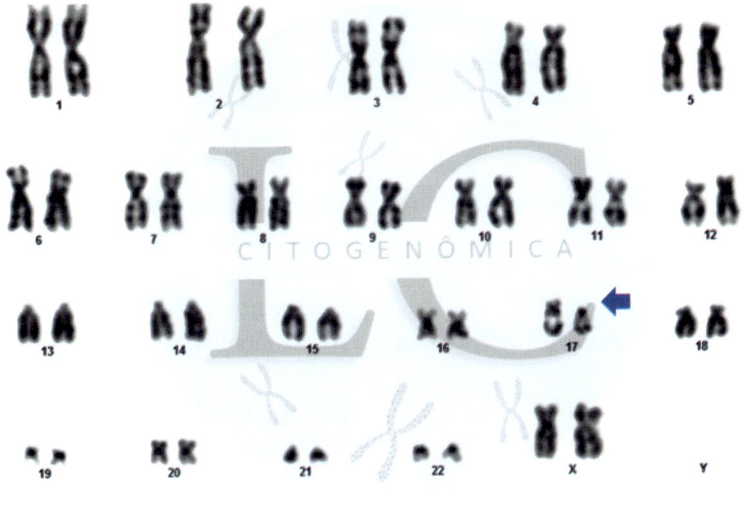

FIGURA 1 Deleção 17p em caso de paciente que fez uso de azatioprina por anos para tratamento de miastenia gravis.

SMD com resposta à eritropoetina

Laura Pinheiro Correia
Sônia Lavinia Angelo Maia
Abílio Alonso Colares Perez
João Vitor Caetano Goes
Ronald Feitosa Pinheiro

IDENTIFICAÇÃO

Paciente do sexo feminino, 59 anos, natural e procedente de Fortaleza (CE), administradora.
QP: cansaço.
HPP: NDN.
HPS: nega etilismo. Ex-tabagista, carga tabágica 15 maços/ano. Relata exposição a querosene por 13 anos na infância (uso de lamparina).
Hábitos: nega etilismo, tabagismo ou uso de drogas ilícitas.
História familiar: pai falecido aos 43 anos em decorrência de infarto.
Exame físico: palidez cutaneomucosa (2+/4).

HDA

Paciente com queixa de dispneia aos pequenos esforços, associada a fadiga progressiva e sonolência diurna acentuada. Foi avaliada para causas comuns de anemia, sendo realizados mielograma, cariótipo e biópsia de medula óssea, por suspeita de neoplasia mielodisplásica (SMD). O exame do ferro medular apresentou 37% de sideroblastos em anel, fechando diagnóstico de SMD subtipo ARSA (OMS 2008).

QP: queixa principal; HPP: história patológica pregressa; HDA: história da doença atual; HPS: história psicossocial; NDN: nada digno de nota.

EXAMES LABORATORIAIS

Mielograma: displasia setor eritroide em 30% dos precursores, coloração azul da Prússia com 37% de sideroblastos em anel.
Biópsia de medula óssea: diseritropoiese, disgranulopoiese, dismegacariopoiese e fibrose grau 1.
Cariótipo: 46,XX[20].
NGS: não disponível à época.

EVOLUÇÃO DA RESPOSTA AO TRATAMENTO

Início de eritropoetina (EPO) 30.000/semana em 2008, com hemoglobina (Hb) de 8,5 g/dL (volume corpuscular médio [VCM] = 117), permanecendo com quadro estável e Hb em torno de 9,5 g/dL. Após diminuição da Hb para 9,2 g/dL, ocorreu mudança, em 2017, para EPO 40.000/semana, permanecendo com boa resposta à medicação por dois anos. Hemograma em 2017: Hb = 9,6 g/dL; VCM = 109; leucócitos = 3.080 – segmentados = 42%; plaquetas = 326.000. Em 2019, o hemograma revelou: Hb = 7,8 g/dL; leucócitos = 3.130 (1.490 segmentados); plaquetas = 294.000, o que motivou a mudança de dose da EPO para 60.000/semana, associada ao filgrastim 300 mcg duas vezes por semana com melhora da Hb para 10,1 g/dL. A mediana de resposta ao tratamento com EPO é de dois anos, mas essa paciente permanece em resposta há 17 anos.

DISCUSSÃO

Para pacientes com SMD de baixo risco e anemia sintomática (Hb < 10 g/dL), o uso de agentes estimulantes da eritropoese, como a EPO, é indicado. Preditores de resposta incluem baixos níveis séricos de eritropoetina, independência transfusional e baixo percentual de blastos. A EPO é capaz de melhorar a anemia, aumentando os níveis de hemoglobina e, em alguns casos, transformar pacientes dependentes de suporte transfusional em independentes (30% dos casos). É crucial manter a hemoglobina entre 10 e 11 g/dL, sem exceder 12 g/dL, para garantir segurança e eficácia, minimizando riscos tromboembólicos. Os análogos de EPO podem prolongar a sobrevida para os pacientes respondedores, com efeitos colaterais geralmente de pouca significância clínica, ocorrendo em menos de 10% dos pacientes. A mediana de duração de resposta ao tratamento é de dois anos.

53

Luspatercepte em paciente com SMD de baixo risco e dependência transfusional

Lucas Oliveira Laurindo
Régis Ponte Conrado
João Vitor Caetano Goes
Daniela de Paula Borges
Ronald Feitosa Pinheiro

IDENTIFICAÇÃO

Paciente do sexo feminino, 74 anos, caucasiana, procedente de Itaiçaba (CE), aposentada (trabalhou como representante de gás butano).

QP: cansaço e tonturas.

HPP: infecção prévia por *Helicobater pylori* (tratada).

HPS: forte exposição ao gás butano, além do uso frequente de querosene para matar formigas.

Hábitos: nega etilismo e tabagismo. Sedentária.

Histórico medicamentoso: uso de captopril.

História familiar: sem histórico conhecido.

Exame físico: palidez cutaneomucosa (2+/4).

HDA

Paciente apresentou cansaço e dispneia aos esforços mínimos, iniciada há cerca de oito anos, sendo diagnosticada com neoplasia mielodisplásica (SMD). Refere episódios de picos hipertensivos (140 × 90 mmHg), diaforese e tontura.

QP: queixa principal; HPP: história patológica pregressa; HDA: história da doença atual; HPS: história psicossocial; NDN: nada digno de nota.

EXAMES LABORATORIAIS

Hemograma: Hb = 9,3 g/dL; VCM = 114 fL; leucócitos = 3.400/mm^3 (neutrófilos = 1.190/mm^3); plaquetas = 244.000/mm^3.

Mielograma: presença de 0,5% de blastos e displasia nas três linhagens (diseritropoese 50%; disgranulopoiese 60%; dismegacariócito 20%), com 52% de sideroblastos em anel no ferro medular.

Biópsia de medula óssea: hiperplasia eritroide com presença de micromegacariócitos.

Cariótipo: 46,XX[20].

NGS: mutação *SF3B1* – VAF 35%.

EVOLUÇÃO DA RESPOSTA AO TRATAMENTO

A paciente foi submetida a duas transfusões de concentrados de hemácias em razão de hemoglobina de 5 g/dL. A paciente foi inicialmente tratada com eritropoetina (EPO) e, após 1 ano e 10 meses, passou a depender de suporte transfusional. Foi iniciado luspatercepte na dose de 1 mg/kg, sendo administrados 75 mg. Pela ausência de resposta, foi administrada dose de 1,33 mg/kg com boa resposta (Hb 10,5 g/dL e independência transfusional). A paciente relatou melhora na disposição e na capacidade de realizar atividades diárias, além de se tornar independente de transfusão. A paciente segue há 28 meses com resposta clínica e sem necessidade transfusional (Figura 1).

DISCUSSÃO

O luspatercepte inibe a via de sinalização do TGF-β/SMAD, associada à hematopoese ineficaz na SMD. Essa via é ativada por ligantes como o GDF11, que atuam por meio de receptores que fosforilam SMAD2/3, bloqueando a eritropoese. Ao interferir nesse processo, o luspatercepte estimula a produção de glóbulos vermelhos, sendo eficaz em pacientes com SMD de baixo risco, especialmente aqueles com sideroblastos em anel e/ou mutação no gene *SF3B1* e casos de SMD de baixo risco, mesmo após falha com EPO. O luspatercepte é atualmente indicado para casos de SMD de baixo risco com dependência transfusional, apresentando boa aderência ao tratamento (aplicação subcutânea a cada 21 dias) e excelente perfil de segurança.

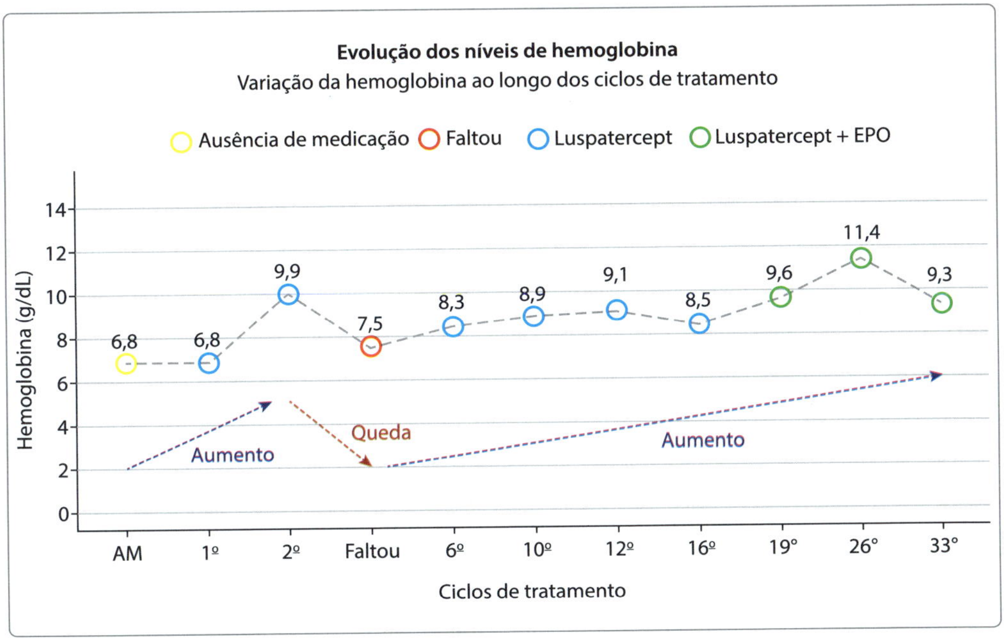

FIGURA 1 Níveis de hemoglobina ao longo da conduta terapêutica.

Tratamento da SMD de alto risco secundária ao iodo com resposta à decitabina

Sarah Cristina Costa Carneiro
Pedro Robson Costa Passos
João Vitor Caetano Goes
Mayara Magna de Lima Melo
Ronald Feitosa Pinheiro

IDENTIFICAÇÃO

Paciente do sexo feminino, 67 anos, funcionária pública, natural e procedente de Fortaleza (CE).
QP: leucopenia.
HPP: psoríase com uso de metotrexato há dois anos e câncer de tireoide.
HPS: exposição a iodo radioativo para tratamento de câncer de tireoide, exposição a venenos para matar cupim, relatou realização frequente de "escova inteligente" com formol e utilização de cera líquida (solvente) no chão de casa. Também relatou tabagismo por 10 anos na juventude.
Hábitos: NDN.
História familiar: NDN.
História medicamentosa: escitalopram, levotiroxina, Centrum®, pirodoxina, metotrexato por um ano.
Exame físico: NDN.

HDA

Paciente referia que há 10 anos teve câncer de tireoide, sendo realizado tratamento com iodo radioativo e, desde então, estava em acompanhamento regular no serviço de Endocrinologia, sem intercorrências. No entanto, durante um exame de rotina, foi detectada leucopenia grave, sendo prescritos sulfato ferroso e vitamina B12 injetável. Contudo, não houve melhora no hemograma e a paciente começou a ter gripes com maior frequência.

QP: queixa principal; HPP: história patológica pregressa; HDA: história da doença atual; HPS: história psicossocial; NDN: nada digno de nota.

EXAMES LABORATORIAIS

Hemograma: Hb = 11,6 g/dL; VCM = 99 fl; HCM = 35 pg; leucócitos = 1.610/mm³ (neutrófilos = 420/mm³); plaquetas = 256.000/mm³ e reticulócitos = 95.000/mm³.
Mielograma: displasia granulocítica em 50% dos precursores, 19% de blastos e displasia eritroide em 40% da linhagem.
Biópsia de medula óssea: não realizada.
Cariótipo: muito complexo, com monossomia do 7, marcadores, add(12p), add(6q).
NGS: não disponível à época.

DISCUSSÃO

A decitabina é uma molécula que leva à hipometilação do DNA, ou seja, desfaz a metilação do DNA. Ao ser incorporada ao DNA, a decitabina inibe a metilação no carbono 5' do anel de citosina, sendo esse processo reversível. Acredita-se que há dois mecanismos de ação antineoplásica da decitabina: citotoxicidade direta, levando à morte celular, e demetilação, que ativa genes de diferenciação celular outrora silenciados. O uso de decitabina é capaz de induzir remissão completa para pacientes com cariótipo complexo e mutação bialélica do gene *TP53*. Uma das possíveis explicações para esse efeito é a profunda hipometilação global do DNA nesses casos. A decitabina tem sido associada ao venetoclax para tratamento da leucemia mieloide aguda (LMA) evoluída da neoplasia mielodisplásica (SMD), assim como para casos de SMD com excesso de blastos-2 com percentuais de blastos próximos a 20% (OMS, 2022). A paciente realizou tratamento com decitabina com remissão completa por 13 meses. A paciente não aceitou a opção terapêutica de transplante alogênico, a única opção curativa. Este caso exemplifica a intensa exposição ambiental a tóxicos que lesionam o DNA, como formol, solventes e iodo. A soma dessas exposições está, indubitavelmente, associada à presença de cariótipo complexo.

55

Diagnóstico de SMD com excesso de blastos-1 e trissomia do cromossomo 8

Roberta Taiane Germano de Oliveira
Carlos Leonardo Araújo
Daniela de Paula Borges
Ronald Feitosa Pinheiro

IDENTIFICAÇÃO

Paciente do sexo masculino, 80 anos, natural e procedente de Fortaleza (CE), aposentado, ex-professor universitário de economia.
QP: episódios de cansaço moderado.
HPP: portador de *diabetes mellitus* tipo 2 há dois anos.
HPS: NDN.
Hábitos: o paciente tem um histórico de tabagismo (3-4 maços de cigarros por dia durante 20 anos), mas parou de fumar há 35 anos.
História medicamentosa: faz uso de metformina.
História familiar: NDN.
Exame físico: palidez cutaneomucosa (1+/4).

HDA

O paciente procurou serviço médico para investigação de fadiga e quadro de anemia, tendo realizado exames laboratoriais que constataram anemia leve, o que levou à solicitação de exames complementares. Foi realizada uma endoscopia digestiva alta e uma colonoscopia para avaliar a presença de possíveis sangramentos, contudo, ambos os exames não apresentaram alterações significativas. O paciente relatou que sua alimentação era rica em carne vermelha, frutas e verduras. O paciente afirma gostar de realizar pintura de quadros com tinta a óleo, bem como faz uso de verniz na casa de praia.

QP: queixa principal; HPP: história patológica pregressa; HDA: história da doença atual; HPS: história psicossocial; NDN: nada digno de nota.

EXAMES LABORATORIAIS

Hemograma: Hb = 10,5 g/dL; VCM = 90 fL; HCM = 29 pg; leucócitos = 3.300/mm^3 (neutrófilos 54%); plaquetas = 128.000/mm^3.
Mielograma: displasia eritroide em 30% da linhagem com contagem de blastos de 8%.
Biópsia de medula óssea: medula hipercelular para a idade, com 80% de células nucleadas e presença de formas imaturas no setor mieloide.
Cariótipo: 46,XY,+8[12]/46,XY[8] (Figura 1).
Nota: à época, não estava disponível exame de sequenciamento genético.

DISCUSSÃO

A neoplasia mielodisplásica com excesso de blastos-1 (SMD-EB-1) é definida pela presença de 5 a 9% de blastos na medula óssea, de acordo com a OMS (2022). A presença de blastos acima de 5% no mielograma facilita o diagnóstico desse tipo de SMD. A trissomia do cromossomo 8 é um marcador de clonalidade na SMD, sendo uma das alterações mais comumente presentes, assim como a del(5q) e –7/7q. Na SMD, as causas ambientais devem ser sempre consideradas, como a exposição a agentes tóxicos (fumo e verniz), pois evidências epidemiológicas associam fortemente a trissomia do 8 à exposição a fatores como pesticidas, derivados do petróleo, metais pesados e tabagismo e ao desenvolvimento de neoplasia mielodisplásica.

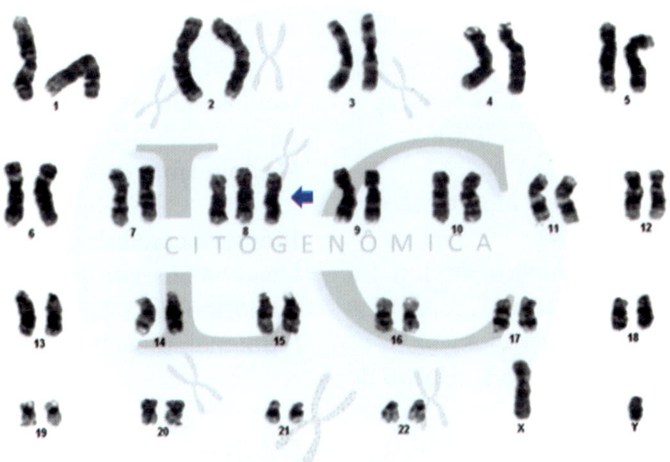

FIGURA 1 Cariótipo apresentando trissomia do cromossomo 8.

Azacitidina no tratamento da SMD com excesso de blastos-2

Luana Uiliane Paiva Cardoso
Jamyle Victória Gonçalves Gama
João Vitor Caetano Goes
Daniela de Paula Borges
Ronald Feitosa Pinheiro

IDENTIFICAÇÃO

Paciente do sexo feminino, 72 anos, aposentada, natural de Beberibe (CE).

QP: anemia.

HPP: artrite reumatoide e hipertensão arterial sistêmica.

HPS: relata uso de agrotóxicos em lavoura por aproximadamente 10 anos, com interrupção da prática há cinco anos.

Hábitos: nega tabagismo e consumo de bebidas alcoólicas.

História familiar: NDN.

Exame físico: palidez cutaneomucosa (2+/4).

HDA

Paciente relata quadro anêmico nos últimos seis meses. Realizou prova terapêutica com citoneurim durante seis meses, sem resposta. O quadro de anemia piorou progressivamente, com dispneia aos médios esforços.

QP: queixa principal; HPP: história patológica pregressa; HDA: história da doença atual; HPS: história psicossocial; NDN: nada digno de nota.

EXAMES LABORATORIAIS

Hemograma: Hb = 7,8 g/dL; VCM = 107 fL; HCM = 33 pg; leucócitos = 4.210/mm^3 (neutrófilos = 526/mm^3); plaquetas = 123.000/mm^3.

Mielograma: diseritropoiese 10%, blastos 15%.

Biópsia de medula óssea: medula hipercelular com diseritropoiese leve.

Cariótipo: 46,XX[20].

NGS: mutação *TET2* com VAF 23%.

DISCUSSÃO

A SMD-EB2 é definida pela presença de 10 a 19% de blastos na medula óssea ou 5 a 19% no sangue periférico, de acordo com a Organização Mundial da Saúde (OMS). A terapêutica padrão para a SMD de alto risco é o tratamento com azacitidina, sendo capaz de prolongar a sobrevida dos pacientes e postergar a transformação para leucemia mieloide aguda (LMA). A azacitidina age por inibição da DNA metiltransferase, enzima responsável por metilar a molécula de DNA nos mamíferos, ocasionando a hipometilação global do DNA. O estudo randomizado do grupo CALGB 9221 foi o primeiro trabalho a demonstrar, com bom nível de evidência, que um medicamento era capaz de alterar a história natural da SMD.

Tratamento da LMA evoluída de SMD com venetoclax + azacitidina

Luana Uiliane Paiva Cardoso
Letícia Rodrigues Sampaio
Daniela de Paula Borges
Ronald Feitosa Pinheiro

IDENTIFICAÇÃO

Paciente do sexo masculino, 53 anos, pardo, natural de Limoeiro do Norte (CE), casado, ex-bancário.
QP: suspeita de leucemia.
HPP: portador de *diabetes mellitus* tipo 2 há sete anos.
HPS: NDN.
Hábitos: nega etilismo, tabagismo ou uso de drogas ilícitas.
História familiar: pai falecido aos 43 anos em decorrência de infarto.
Exame físico: palidez cutaneomucosa acentuada (4+/4).

HDA

Há aproximadamente 12 meses, o paciente passou a apresentar fadiga aos esforços leves, especialmente durante caminhadas matinais. Procurou atendimento clínico e foi identificado quadro de anemia leve (Hb = 11 g/dL e VCM = 100 fL), sendo prescritos sulfato ferroso e ácido fólico. O paciente evoluiu com episódios de *angina pectoris*, procurando serviço de emergência cardiológica. Durante a avaliação emergencial, o hemograma revelou pancitopenia com hemoglobina de 5 g/dL e VCM de 107 fL. Diante da gravidade da anemia, foi internado para investigação, recebeu transfusão e realizou cateterismo, que identificou obstrução de coronárias a 80%.

QP: queixa principal; HPP: história patológica pregressa; HDA: história da doença atual; HPS: história psicossocial; NDN: nada digno de nota.

EXAMES LABORATORIAIS

Hemograma: Hb = 5 g/dL; VCM = 107 fL; HCM = 33 pg; leucócitos = 1.200/mm^3 (neutrófilos = 200 mm^3); plaquetas = 32.000/mm^3.
Mielograma: displasia eritroide em 50% da linhagem, displasia granulocítica em 60% da linhagem, 23% de blastos com aspecto mieloide e presença de bastonetes de Auer.
Biópsia de medula óssea: medula hipercelular com aumento de formas jovens no setor mieloide.
Citometria de fluxo: CD34+, DR+, CD13+.
Cariótipo: 46,XY[20].
Pesquisa de mutações (NGS): presença de mutação oncogênica no gene *DNMT3A* com VAF 5%.

DISCUSSÃO

A combinação de um inibidor de BCL2 (venetoclax) com agentes hipometilantes (azacitidina ou decitabina) é o tratamento com maior chance de remissão para pacientes com leucemia mieloide aguda (LMA) secundária à neoplasia mielodisplásica (SMD), especialmente aqueles considerados inelegíveis para a quimioterapia intensiva tradicional. De extrema importância, o uso combinado de VENEZA (venetoclax + azacitidina) prolonga a sobrevida de pacientes com LMA que apresentam comorbidades. Nas SMD com excesso de blastos, frequentemente se observa superexpressão da proteína antiapoptótica BCL2, que favorece a expansão clonal de blastos, culminando na transformação leucêmica. Nos casos de pacientes com SMD com blastos acima de 15%, tem sido uma prática rotineira o uso da associação de venetoclax com agentes hipometilantes como uma ponte para o transplante de medula óssea, principalmente para pacientes jovens com cariótipo complexo ou mutações genéticas desfavoráveis.

SMD secundária à quimioterapia

Clarissa Brenda Alves Cavalcante
Letícia Rodrigues Sampaio
Daniela de Paula Borges
Ronald Feitosa Pinheiro

IDENTIFICAÇÃO

Paciente do sexo feminino, 43 anos, casada, enfermeira, procedente de Canindé (CE).
QP: anemia.
HPP: neoplasia de mama (subtipo triplo-negativo), diagnosticada há cinco anos, tratada com quadrantectomia e quimioterapia adjuvante com seis ciclos de docetaxel, ciclofosfamida e doxorrubicina.
HPS: NDN.
Hábitos: nega tabagismo, etilismo ou uso de substâncias ilícitas.
Medicamentos: NDN.
História familiar: refere pais e avós vivos e hígidos, sem comorbidades.
Exame físico: palidez cutaneomucosa (1+/4).

HDA

Paciente refere que, há aproximadamente oito meses, foi identificada anemia (Hb = 10 g/dL) em exames de rotina, sem sintomas associados, como fadiga ou dispneia. Nega sangramentos gastrintestinais, urinários ou menstruação excessiva. Relata dieta balanceada, com consumo regular de carnes vermelhas, carnes brancas, frutas e vegetais.

QP: queixa principal; HPP: história patológica pregressa; HDA: história da doença atual; HPS: história psicossocial; NDN: nada digno de nota.

EXAMES LABORATORIAIS

Hemograma: Hb = 9,0 g/dL; VCM = 87 fL; HCM = 26; leucócitos = 1.300/mm^3 (neutrófilos = 360/mm^3); plaquetas = 86.000/mm^3, reticulócitos = 12.000/mm^3; perfil do ferro normal.
Mielograma: displasia em 50% do setor eritroide, com presença de eritroblastos binucleados e cromatina em aspecto rendilhado, displasia granulocítica em 40% da linhagem com hipogranulação e displasia megacariocítica em 40% da linhagem com micromegacariócitos.
Biópsia de medula óssea: normocelular para a idade com hiperplasia eritroide e micromegacariócitos.
Cariótipo: 45,XX,-7[20].
Pesquisa de mutações (NGS): presença de mutação oncogênica no éxon 4 do *TP53* com VAF 40%.

DISCUSSÃO

A neoplasia mielodisplásica secundária à quimioterapia (SMD-t) geralmente é decorrente do uso de antracíclicos, do uso de inibidores da topoisomerase (p. ex., etoposídeo) e após tratamento quimioterápico citotóxico ou radioterapia de doença neoplásica prévia. A SMD-t corresponde a 10% dos casos de SMD, cujo tempo de desenvolvimento é de 3 a 5 anos após o tratamento. A SMD-t é uma doença de prognóstico extremamente desfavorável, com elevada chance de transformação para leucemia mieloide aguda (LMA). Os pacientes costumam apresentar cariótipo alterado em até 80% dos casos. As alterações mais comuns em relação ao uso dos antracíclicos são -7, del(7q), -5, del(5q) e cariótipo complexo. As alterações mais comuns relacionadas ao uso de inibidores de topoisomerase são as que envolvem a região 11q23. A presença de mutação do *TP53* é considerada desfavorável nesses casos, principalmente quando há lesão nos dois alelos do gene (*TP53 multi-hit*) (VAF > 40%) (*ver Capítulo 25*).

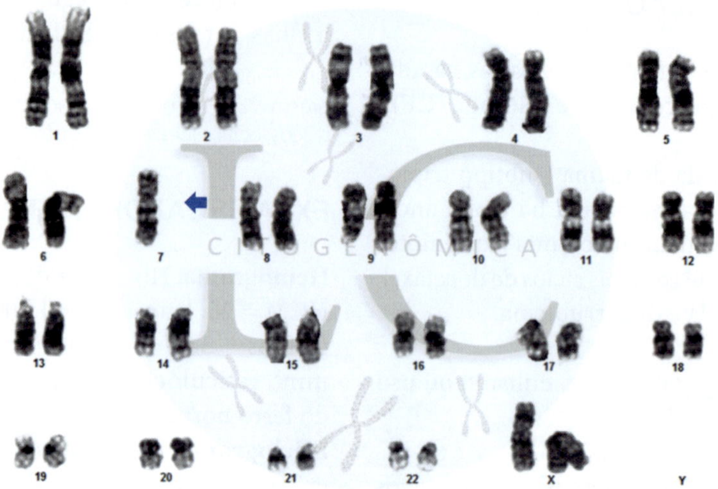

FIGURA 1 Cariótipo de medula óssea mostrando monossomia do cromossomo 7.

SMD com *TP53 multi-hit*

Renata Pinheiro Martins de Melo
Carlos Leonardo Araújo
Roberta Taiane Germano de Oliveira
Daniela de Paula Borges
Ronald Feitosa Pinheiro

IDENTIFICAÇÃO

Paciente do sexo masculino, 68 anos, aposentado.
QP: cansaço.
HPP: hipertensão há 20 anos.
HPS: o paciente vive em boas condições de hidrossanitárias. Nega criação de animais.
Hábitos: nega tabagismo.
História familiar: pais com hipertensão. Nega histórico de câncer na família.
Exame físico: palidez cutaneomucosa (2+/4), frequência cardíaca 123 bpm.

HDA

Paciente relata que há seis meses, durante acompanhamento no serviço de Psiquiatria por depressão, foi detectada anemia em exames laboratoriais, associada a dispneia aos pequenos esforços e fadiga. O paciente mencionou perda de peso de 9 kg nos últimos três meses, apesar de manter alimentação saudável, rica em vegetais e carnes (vermelhas e brancas).

QP: queixa principal; HPP: história patológica pregressa; HDA: história da doença atual; HPS: história psicossocial; NDN: nada digno de nota.

EXAMES LABORATORIAIS

Hemograma: Hb = 6,7 g/dL; VCM = 101 fL; HCM = 30 pg; leucócitos = 5.100/mm^3 (neutrófilos=1.836/mm^3); plaquetas = 38.000/ mm^3.
Mielograma: hipercelular com displasia em 100% da linhagem granulocítica; 3,6% de blastos; displasia em 95% da linhagem eritroide; displasia em 70% da linhagem mieloide com hipoplasia e 30% de sideroblastos em anel.
Cariótipo: 45,XY,del(3)(p22),del(4)(q11),-5,-6,-7,+add(16)(p13),add(20)(p13),+mar[20].
Pesquisa de mutações (NGS): mutações oncogênicas nos genes *REV3L* e *TP53*, caracterizando uma condição *multi-hit*. Três mutações *missense* foram detectadas em *TP53*: p.(Cys176Tyr), p.(Arg273Ser) e p.(Leu194Pro), classificando o paciente como de risco muito alto – fenômeno *multi-hit*.

DISCUSSÃO

As mutações no gene *TP53* são conhecidas por seu impacto prognóstico desfavorável nas neoplasias mielodisplásicas, especialmente quando ocorrem de forma bialélica, ou seja, com lesão em ambos os alelos. Cerca de dois terços dos pacientes com mutação nesse gene apresentam essa condição, que pode se manifestar como duas mutações distintas, uma mutação combinada com deleção ou mutação associada à perda de heterozigose. Esses casos mostram um padrão clínico agressivo, com maior número de alterações cromossômicas e uma forte associação com cariótipo complexo. O conceito de *multi-hit* não só indica gravidade, mas também reflete um estado de instabilidade genômica severa, contribuindo diretamente para um risco aumentado de transformação para leucemia mieloide aguda.

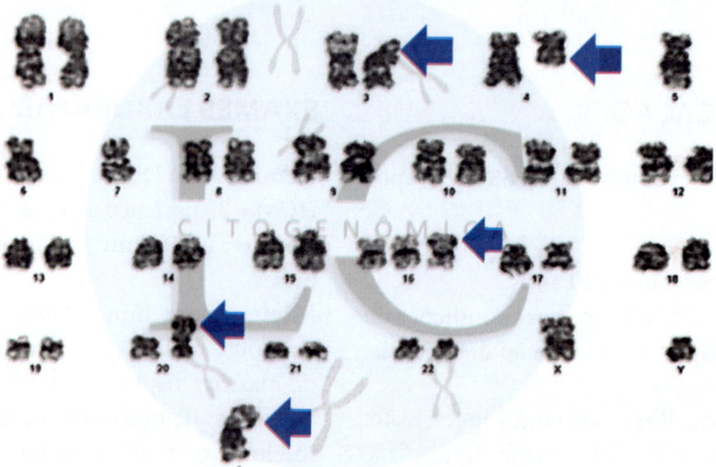

FIGURA 1 Cariótipo complexo 45,XY,del(3)(p22),del(4)(q11)-5,-6,-7,+16, +add(16)(p13),add(20)(p13),+mar[20].

CHIP associada à exposição ocupacional (pesticidas)

Renato Mendes Martins
Roberto Cavalcante Venâncio
Suellen Matias Peixoto
Daniela de Paula Borges
Ronald Feitosa Pinheiro

IDENTIFICAÇÃO

Paciente do sexo masculino, 40 anos, agricultor, pardo.
QP: alteração de exame de rotina.
HPP: NDN.
HPS: boas condições hidrossanitárias e exposição laboral ao glifosato.
Hábitos: NDN.
História familiar: NDN.
Exame físico: NDN.

HDA

Paciente encaminhado ao ambulatório de Hematologia por alteração em exame de rotina apresentando VCM = 104 fL e RDW 17%, sem outras alterações ao hemograma. Foi iniciada investigação para deficiência de vitamina B12 e folato, a qual não demonstrou alterações. Em virtude da exposição laboral, foi iniciada investigação para possível hematopoese clonal de potencial indeterminado (CHIP).

QP: queixa principal; HPP: história patológica pregressa; HDA: história da doença atual; HPS: história psicossocial; NDN: nada digno de nota.

EXAMES LABORATORIAIS

Pesquisa de mutações (NGS): mutações somáticas oncogênicas em *TP53* e *ASLX1*, com VAF de 27,5 e 26,6%, respectivamente.

DISCUSSÃO

Trabalhadores agrícolas expostos a produtos tóxicos, assim como pintores, carpinteiros, frentistas e profissionais de salão de beleza que apresentam, em hemograma de rotina, aumento de RDW acima de 15% e VCM acima de 100 fL, devem ser rigorosamente avaliados, caso seja detectada alguma mutação somática e oncogênica relacionada à CHIP, sua atividade ocupacional deve ser readequada com o objetivo de prevenção (*ver Capítulo 12*).

CHIP associada a bebidas alcoólicas destiladas

Ronald Feitosa Pinheiro Filho
Beatriz Barsi Cunha
Pedro Henrique Viana de Moura
Daniela de Paula Borges
Ronald Feitosa Pinheiro

IDENTIFICAÇÃO

Paciente do sexo masculino, 79 anos, branco, natural e procedente de Fortaleza (CE), casado, aposentado.
QP: plaquetopenia.
HPP: NDN.
HPS: boas condições hidrossanitárias.
Hábitos: etilismo (consumo de 3 litros de cachaça por semana durante 3 anos).
Histórico medicamentoso: NDN.
História familiar: NDN.
Exame físico: NDN.

HDA

Paciente previamente hígido comparece ao hematologista encaminhado pelo serviço de Geriatria por apresentar contagem de plaquetas de 150.000/mm³. Dentre os achados do hemograma, foram detectados VCM de 112 e RDW de 15%, sendo iniciada investigação para hematopoese clonal de potencial indeterminado (CHIP).

QP: queixa principal; HPP: história patológica pregressa; HDA: história da doença atual; HPS: história psicossocial; NDN: nada digno de nota.

EXAMES LABORATORIAIS

Hemograma: Hb = 15 g/dL; VCM = 112 fL; RDW = 15%; plaquetas = 150.000/mm³; leucócitos = 3.400 segmentados.

DISCUSSÃO

A CHIP é definida pela presença de uma mutação somática (adquirida) em pelo menos 2% do DNA sem qualquer citopenia ou alteração na medula óssea de um indivíduo. Na grande maioria dos casos, a CHIP apresenta chance de 1% ao ano de evoluir para uma neoplasia da medula óssea e esse percentual de transformação vai aumentando progressivamente após os 70 anos de idade, com chances significativamente elevadas após os 80 anos.

As mutações somáticas de CHIP estão fortemente associadas à presença de alterações na RDW e no VCM. Valores aumentados de RDW e VCM são preditores de CHIP, principalmente quando se encontram acima de 15% e VCM de 100 fl, respectivamente. Fatores como história ocupacional com exposição a produtos tóxicos (como pintores, carpinteiros, frentistas, agricultores, profissionais de salão de beleza), etilismo (com abuso de destilados) e obesidade presumivelmente elevam o risco de evolução de CHIP para neoplasia mielodisplásica.

SMD: um diagnóstico de exclusão – Calazar mimetizando SMD

Pedro Henrique Viana de Moura
Beatriz Barsi Cunha
Ronald Feitosa Pinheiro Filho
Daniela de Paula Borges
Ronald Feitosa Pinheiro

IDENTIFICAÇÃO

QP: fraqueza.
HPP: NDN.
HPS: Boas condições hidrossanitárias. Referia criação de dois gatos e um cão.
Hábitos: etilista leve (3 a 5 copos de cerveja por semana). Negava tabagismo ou uso de drogas ilícitas.
Histórico medicamentoso: NDN.
História familiar: o irmão mais velho (58 anos) realizava tratamento para linfoma.
Exame físico: palidez cutaneomucosa (2+/4), taquicárdico, 110 bpm, sopro sistólico pancardíaco (2+/4), sem irradiações.

HDA

Paciente previamente hígido procurou atendimento médico referindo intensa adinamia e dispneia aos médios esforços, como ao subir alguns lances de escadas, de caráter progressivo, com início há cerca de 30 dias. Referia palidez e quadro de fadiga, além de febre episódica com quadros gripais e perda de peso de 4 kg em 30 dias (5% de seu peso corpóreo). Nega história prévia de anemia, gengivorragia, epistaxe ou outras manifestações de sangramento, assim como transfusões sanguíneas prévias. Com este quadro, procurou posto de saúde, sendo detectadas anemia e alterações nos leucócitos.

QP: queixa principal; HPP: história patológica pregressa; HDA: história da doença atual; HPS: história psicossocial; NDN: nada digno de nota.

EXAMES LABORATORIAIS

Hemograma: Hb = 9,1 g/dL (VCM = 80 fL e HCM = 27 pg); leucócitos = 2.490/µL (neutrófilos = 971/µL); plaquetas = 76.000/mm^3. Reticulócitos = 40.000/mm^3; dosagem de vitamina B12, folato e perfil do ferro normais; bilirrubinas normais; LDH normal; sorologia negativa para hepatite B, hepatite C e HIV. Coombs direto positivo para IgG (3+), porém sem evidências clínicas ou outras evidências laboratoriais de hemólise. Pesquisa de k39 para calazar negativa. Diante da investigação de pancitopenia, foram solicitados: mielograma, biópsia de medula óssea e cariótipo.
Achados do mielograma: displasia eritroide e disgranulopoiese (hipogranularidade) em mais de 10% das células.

Biópsia de medula óssea: medula hipercelular com displasia em três linhagens. Ausência de fibrose.
Cariótipo: ausência de metáfases.
Análise de mutações (NGS): não disponível à época.

EVOLUÇÃO DO CASO

O diagnóstico de neoplasia mielodisplásica (SMD) com baixo percentual de blastos foi estabelecido de acordo com os critérios da Organização Mundial da Saúde (OMS). A presença de Coombs direto positivo foi interpretada como manifestação autoimune da SMD. Diante da ausência de metáfases na análise do cariótipo, não foi realizada estratificação de risco pelo IPSS-R (disponível à época).

O paciente evoluiu com dependência transfusional de dois concentrados de glóbulos vermelhos a cada 21 dias. Cerca de nove meses após o início da dependência transfusional, passou a apresentar febre quase diariamente. O exame físico revelou piora do estado geral, da palidez cutaneomucosa (4+/4) e surgiu esplenomegalia em nível do rebordo costal, de consistência amolecida (não presente nos outros exames físicos dos últimos 8 meses). Novos exames apresentaram: Hb = 4,73 g/dL; VCM = 87 fL; contagem de leucócitos = 1.300/μL; neutrófilos = 585/μL.

Foi então realizado novo mielograma, que apresentou amastigotas sugestivos de leishmaniose visceral (Figura 1). O paciente foi tratado com antimoniato de meglumina, com resolução completa das citopenias, não sendo mais necessárias as transfusões de concentrado de hemácias. Além disso, o Combs direto, outrora positivo, foi negativado. As alterações displásicas da medula óssea também desapareceram.

DISCUSSÃO

O caso reforça a necessidade de excluir uma variedade de doenças antes de estabelecer o diagnóstico de SMD. Mesmo quando associada a alterações medulares displásicas, a pancitopenia não constitui evidência inequívoca de doença clonal, o que torna necessário um diagnóstico de exclusão de causas reversíveis e não clonais e o diagnóstico diferencial com outras doenças das células-tronco hematopoéticas. A avaliação

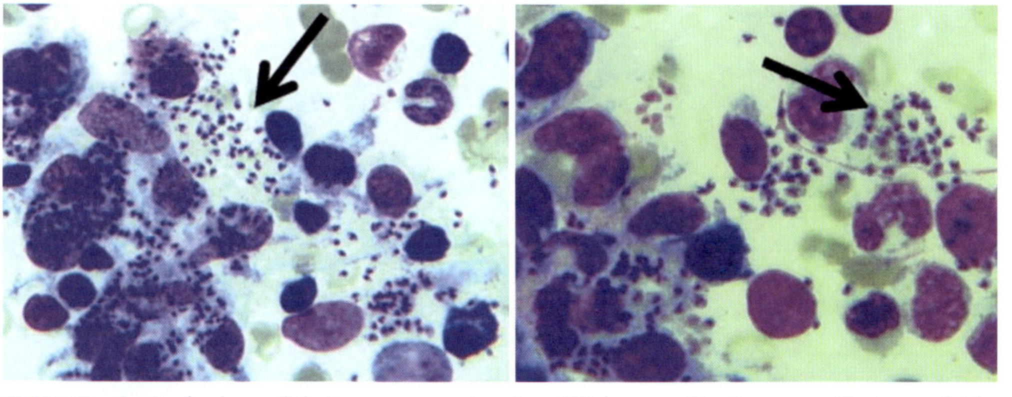

FIGURA 1 Aspirado de medula óssea apresentando múltiplos amastigotas compatíveis com leishmaniose (calazar).

sistemática inclui anamnese e exame físico bem-feitos, incluindo a pesquisa de exposição a agentes potencialmente mielotóxicos e/ou drogas citotóxicas, além dos exames para causas de citopenias e de displasias de células hematopoéticas, como deficiências de B12 e folato, e infecções virais como parvovírus B19, CMV, EBV, hepatite C e HIV, dentre outros. A pesquisa de mutações somáticas tem valor fundamental no diagnóstico de pacientes em que uma causa reacional foi excluída e há suspeição de SMD, além da realização de mielograma e cariótipo. A SMD é sempre um diagnóstico de exclusão.

Índice remissivo

A

Acetominofeno 32, 35, 36
Acetona 6
Ácido acetilsalicílico (AAS) 35, 36, 285, 288
Aconselhamento genético 176
Aférese 291, 292
Agência Internacional para Pesquisa do Câncer 5
Agência Nacional de Vigilância Sanitária (Anvisa) 12, 13, 18, 57, 85, 157, 279-281, 284, 285, 289, 345, 363, 367, 391, 400, 401, 404, 461
Agentes alquilantes 40
Agentes antifibrinolíticos 283, 290
Agentes carcinogênicos 8
Agonista do receptor de trombopoetina 283
Agrotóxicos 5, 15, 21, 22-26, 28-31, 484, 491, 492, 506
Álcool 5, 7, 8, 182, 209, 424, 428, 444, 457, 458, 463, 494, 496
Alemtuzumabe 354, 359
Alfaepoetina 307, 311-314, 317, 325, 327
Aloanticorpos 469, 472, 473, 476
Aloimunização 292, 293, 297, 299, 300, 302, 409, 469, 471, 472, 476
Alterações citogenéticas 16, 68, 70, 77, 81, 84, 85, 149, 150, 216, 219, 221, 243, 247, 249, 253, 255, 260, 263, 265, 267, 274, 321, 325, 330, 381, 383, 384, 388, 486
Alterações cromossômicas 4, 9, 10, 15, 16, 28-30, 33, 36, 38, 40-42, 44, 70, 77, 78, 80, 81, 84-86, 95, 101, 108-110, 119, 138, 139, 146, 148-150, 153, 156, 158, 176, 221, 222, 231-233, 248, 260, 268, 269, 272, 319, 321, 383, 390, 391, 493, 512
Alveolite neutrofílica 74
Aminoácidos 53, 71, 119, 128, 133, 266, 305, 307, 439
Amoníaco 7
Anáfase 78-81, 83-85
Anemia 4, 5, 7, 10, 14, 15, 19, 22, 32, 48, 55, 56, 60, 68, 90, 92, 94, 95, 98, 126, 147, 150, 157, 160, 168, 169, 171, 176, 182-186, 188, 193, 212, 213, 215-217, 222, 230, 234, 243, 259, 261, 274, 280, 285, 288, 296, 297, 307, 308, 314-320, 323, 325, 329, 332, 336, 338-341, 346-351, 353, 355, 363, 373, 375, 378, 383, 384, 408, 430, 454, 455, 459, 465, 467, 470, 477, 480, 482, 484-486, 489, 493, 494, 496-499, 504, 506, 507, 509, 511, 516
  de Fanconi 4, 168, 176
  no idoso 183
  Anemia — refratária (AR) 5, 14, 15, 22, 92, 94, 126, 147, 157, 242, 308, 314, 325, 349, 350, 353, 363, 378, 496
Anemia com sideroblastos em anel (ARSA) 5, 22, 126, 147, 308, 314, 325, 349, 350
Aneuploidia 79-81, 83-85, 87, 220, 227
Anexina V 55, 157
Angiofibroma facial 4
Angiogênese 108, 116, 320, 332
Anomalias congênitas 4
Antiapoptótico 51, 52, 56, 57
Antibioticoterapia 457
Anticorpos 71, 73-75, 183, 293, 294, 300, 301, 346, 354, 355, 357-359, 469, 470-473, 475, 476
Antígenos 49, 61, 62, 64, 73-75, 347-349, 355, 358, 386, 420, 469, 470, 472-475
Antígenos de histocompatibilidade (MHC) 60-62, 206, 347
Antígenos leucocitários 176
Apoptose 11, 17, 22, 26, 32, 48-58, 60, 61, 67, 69-70, 75, 85-86, 98, 100-101, 108, 116, 121, 129, 133, 146-147, 152, 156-158, 163, 171-172, 188, 195, 197-198, 213, 223, 231, 266, 320, 325, 332, 342, 349, 362, 371, 394, 402
Arsênico 7, 407
Artrite 33-36, 59-60, 74, 276, 434, 492, 497, 506
Ativação imune 11, 56, 62, 69-70, 72
Atividade translesão (TLS) 101
Aurora 81-84, 87
  quinase (AURK) 81
Autoanticorpos 469, 472
Autoimunidade 59-65, 72, 74-75, 215
Avaliação geriátrica ampla (AGA) 442, 443, 450
Avaliação geriátrica hematológica 446
Azacitidina 57, 67, 71, 73, 75, 95, 112, 117, 118, 264, 286, 313, 328, 355-358, 362-374, 376-377, 381, 385-388, 391-398, 401, 404, 406, 409-410, 419, 448-449, 462-465, 472, 506-508
Azatioprina 2, 32-34, 36, 40, 44, 184, 186, 492-493, 496-497

B

Baixa frequência alélica (VAF) 236
Baixo percentual de blastos 150, 222, 245, 246, 308, 351, 480, 499, 517
Bebidas alcoólicas 5, 7-8, 488, 504, 506, 514
Benzopireno 6
Biópsia de medula óssea 55, 60, 118, 157, 213, 246, 348, 396, 481, 490, 496, 498, 516
Bloqueio epigenético 66, 100, 112, 146-148, 157-158, 160, 376
Bomba atômica 15
Buffy coat 291, 292
Butano 6

C

Cádmio 7
Calazar 516, 517
Calreticulina 73, 74
Canakinumabe 69, 71, 354, 358
Câncer de endométrio 92
Câncer de laringe 5
Câncer de mama 16, 38, 40, 92, 107, 164, 291, 308
Câncer de ovário 107

Câncer de rim 92
Carcinogênese 8, 83, 227, 425, 426
Cariótipo 33, 41-42, 45, 53-54, 67, 106, 108, 134-135, 137, 149-151, 153, 158, 162, 175-176, 186, 213, 215, 219-226, 230-233, 245, 247-250, 252, 260-261, 265, 267-270, 272, 275, 319, 321, 323, 325, 331-332, 349, 353, 379, 381-384, 391, 393-395, 399-400, 403-404, 410, 481, 489, 496, 498, 503, 508, 510, 512, 516-518
  complexo 33, 41-42, 45, 53-54, 134, 137, 149, 153, 215, 222-223, 245, 248, 250, 261, 265, 267-270, 272, 321, 323, 381-383, 387-388, 391, 394, 396, 399, 403, 489, 493, 503, 508, 510, 512
Casos clínicos 479
Caspases 50-51, 53-54
Cedazuridina 386, 388
Celecoxib 35
Células cancerígenas 62-65, 123, 426
Células endócrinas 112, 376
Células neoplásicas 63, 65, 73-75, 81, 85-86, 168-169, 320, 332, 341, 356, 371
Células-tronco 7, 10, 17, 39, 53, 60-61, 67-68, 72, 75, 100, 107, 114, 118, 123, 135, 144, 158-159, 162-163, 165, 167, 173, 178, 182-183, 192, 206, 209, 231, 348, 367, 400, 412-414, 419-420, 425, 517
Centrômero 78, 83, 229, 233
Checkpoint imune 66, 67
Choque térmico 50
Ciclina 61, 79-80, 117, 120
Ciclo celular 22, 27, 32, 49, 53, 78-79, 83, 108, 114, 116-117, 120-121, 133, 223, 266, 362
Ciclo de Krebs 115, 404
Ciclosporina 55, 57-59, 294, 346-353, 358-359, 491
Cigarro 5
Cinetócoro 78, 82-84
Ciprofloxacina 57, 60, 157, 278, 397
Citocinese 78, 81-83
Citocromo-C 49-53
Citogenética 15, 38-39, 41, 43, 45, 49, 56, 97, 117, 126, 138, 148-150, 162, 170-171, 219, 221-226, 231-233, 242-243, 248-252, 254-255, 260, 265, 275, 319-322, 344-345, 355, 365, 373, 379, 391, 393, 395-396, 399, 402, 414-415, 417, 489, 497
  clássica 219
Citologia 191-193, 209, 213-216
Citometria de fluxo 55, 60, 157, 162, 175, 191, 348, 372, 391, 402, 415
Citopenia 7-8, 10, 48, 55-57, 59, 74, 80, 84, 90, 94, 138-144, 150, 152, 165, 167-168, 176-178, 182, 186, 188, 193, 206, 213, 215-216, 221, 226, 231-232, 244, 248-252, 259, 270, 279, 282, 284, 286, 289, 307-308, 328, 347, 349-355, 364, 371, 373, 392, 403, 412, 426, 453-454, 470, 481, 493, 495, 514, 517-518
Classificação prognóstica 247, 253
Cobertura horizontal 235
Cobertura vertical 235-236, 238
Cocaína 5
Complexo de ataque à membrana (CAM) 474
Complexo de controle mitótico (MCC) 78
Concentrado de hemácias 299
Condrite do nariz 74
Consanguinidade 4
Contagem de blastos 204
Contagem de células sanguíneas 169
Contagem de plaquetas 222, 248, 250, 260, 283-285, 287-289, 291, 294, 365, 414, 485, 514
Corpos apoptóticos 49-51, 54-55, 152, 199
Corticoide 283-285, 294, 313
Cosméticos 2, 8, 11-14
Critérios de oncogenicidade 235
Cromátides-irmãs 78-79, 81, 83
Cromatina 49-50, 54, 84, 94, 107, 112-114, 119-121, 126, 132, 151, 154, 159, 188, 195-196, 199-200, 206, 223, 376, 481, 509
Cromossomo X 74, 95, 98, 114, 129, 259, 377
Cuidados de enfermagem 453

D

Darbepoetina 305, 307, 309-313, 315-317, 325
Decadron 60
Decitabina 112, 117-118, 367-388, 391-395, 409-410, 448, 502-503, 508
Dependência transfusional 84, 160, 223, 250, 296-298, 301-302, 309, 311, 319, 323, 326, 329-332, 336, 339, 347-349, 351, 358, 366, 465, 500-501, 517
Derrame pleural 74, 405
Desintegração nuclear 49-50, 54
Desmetilação 109, 114-116, 118, 129-130, 159
Desnutrição 425-426
Desregulação imune crônica 59, 69
Diagnóstico diferencial 182, 184-185, 209, 213, 215-216, 274-275, 517
Diferenciação celular 10, 34, 71, 114, 116, 129, 132, 136, 147, 156, 158, 362, 377, 394, 406, 410, 503
Diferenciação eritroide terminal 146, 159, 161
Diseritropoese 75, 194, 486, 500
Disgranulação 188, 190
Disgranulocitopoese 195
Dismegacariocitopoese 205
Dismorfismos 165, 167, 169, 178
Displasia 185, 192, 481
Dispneia 12, 293, 298-301, 405, 454, 459-460, 480, 482, 484, 488, 492, 496, 498, 500, 506, 509, 511, 516
Dispoese 192
Distúrbios da apoptose 48
Distúrbios imunes 59, 70-71
Divisão celular 77-78, 80, 86-87, 219, 226, 232, 341
Doença residual mensurável (DRM) 397, 412, 414-416
Doenças hematológicas 9-10, 108, 116, 129-130, 413, 437, 453, 489
Dois passos de Gilliland 146-148
Driver mutation 3, 123, 126, 137, 151, 154, 158, 163, 239, 265
Duplicação parcial em *tandem* (DPT) 153
Durvalumabe 357

E

Eltrombopague olamina 283-288, 294
Emavusertibe 71, 354, 357
Enasidenib 131, 143, 404, 406-407, 410
Enfermagem 453-457, 459, 465-466
Envelhecimento 3, 13, 27, 87, 123, 182-183, 224, 227, 431-433, 437-440, 445-446, 450
Enzimas inflamatórias 72
Epidemiologia 105, 165
Epigenética 66, 112, 114, 119, 121, 123, 130, 132, 136, 157
Eritrócitos 48, 299, 474-475

Eritropoetina 95, 185, 297, 305-309, 312-314, 316, 327, 334, 343, 406, 462-463, 465, 498-500
Escala GAH 446
Escala geriátrica-8 447
Escore *Crash* 448
Esplenomegalia 97, 128, 164, 280, 384, 517
Esquema PCD 57
Estado nutricional 424, 426-428, 430
Estimulação antigênica crônica 17-18
Estresse oxidativo 15, 50, 52, 134, 160, 183, 297
Estroma medular 44, 206
Etanercepte 60, 347, 354, 359
Etiologia 1-2, 21, 32, 38
Evolução clonal 85, 127, 146, 150, 159-160, 162-163, 165, 169, 175-176, 230-231, 287, 330
Exame físico 4, 155, 169, 178, 186, 517-518
Exames de NGS 235
Exercício físico 437-438
Exoma 92, 139-140, 165, 168, 382, 394
Éxon 90, 227, 509
Expectativa de vida 5, 66, 262, 269, 303, 391, 399, 444, 451, 453
Exposição ocupacional 2-3, 8, 11, 13-14, 22, 513

F

Fagocitose 59, 73-75, 355, 475
Família RAS 135
Fas ligante 49, 51, 57, 349
Fatores étnicos 4, 275, 416
Fatores geográficos 4
Fenótipo 94, 121, 127, 132, 168, 176, 271
Ferro 69, 71, 90, 94-95, 98, 115, 126-127, 160, 169, 184-185, 188, 214, 217, 276, 296, 302-303, 330, 334, 336, 343, 366, 426, 454-455, 465, 482-484, 488, 496, 498, 500, 509, 516
Filgrastim 279, 281, 305, 307, 314, 317, 396, 408, 411, 499
Food and Drug Administration (FDA) 66, 71, 308, 329, 342, 356, 363, 367, 391, 399, 402, 404-406, 418
Força muscular 431-436, 438-439, 446
Formaldeído 5, 12
Formol 12-14, 18, 500, 502-503
Fosforilação 78-79, 84, 113, 119, 135, 159, 306, 335, 376, 433, 438
Fragilidade 4, 184, 278, 414, 424, 426, 442, 445-447, 451
Frequência da variante 236
Fuso mitótico 15, 77-78, 81-84, 87

G

Genes de impacto prognóstico 256
Genes de reparo 21, 25, 28-30, 36, 40, 105-110, 156, 164
Genótipo 94, 105-106
Gentuzumabe ozogamicina 386, 390, 402-404, 409-410
Gilteritinibe 259, 400-401
Glifosato 23-24, 513
Globulina antitimocítica 57, 59, 346-349, 354, 358, 419
Globulina antitimócitos 347, 349
Glóbulos vermelhos 48, 141, 296, 299-301, 303, 325, 455, 474, 501, 517
Granulócitos 60, 72, 92, 194, 199, 204, 206, 212, 276, 459
Granzima B 51-52
Grupo Franco-Americano--Britânico (FAB) 242, 247

H

Hemácias 73, 141, 144, 156, 188-190, 192, 286, 291, 296-304, 309, 317, 325, 330-331, 336-339, 343, 347, 350, 354, 364-365, 391, 396, 405, 408, 459, 461, 469-476, 480, 500, 517
Hematopoese 7, 17, 39, 42, 60-61, 67, 100, 132, 138-139, 148, 162, 169, 183-184, 209, 213-214, 216, 221, 226, 231, 236-237, 329, 334, 349, 425, 501, 513-514
clonal 39, 42, 138-139, 184, 221
Hematopoese clonal de potencial indeterminado (CHIP) 42-44, 138-144, 184, 236-237, 513-515
Hematopoese medular 39
Hemoglobina 10, 86, 95, 98, 182, 188-189, 248, 250, 260-261, 288, 297-303, 307-314, 316, 322, 327-328, 335, 337-339, 344-345, 352-354, 373, 384, 408, 454, 465, 471, 498-501, 507
Hemograma 139, 144, 169, 176, 183, 185, 188-190, 193, 213, 254, 260, 274, 288, 331-332, 354, 480-482, 484, 486, 488, 490, 492, 494, 496, 498-500, 502, 504, 506-507, 509, 511, 513-514, 516
Hemólise 454, 470, 472-476, 516
Hemotransfusões 459
Hepcidina hepática 69
Heredograma 169, 178
Heroína 5
Heterocromatinas 66
Hibridização *in situ* por fluorescência (FISH) 82, 150, 226-234, 321
Hidrólise 100
Higiene 457
Hiperexpressão de TRAF6 68
Hiperplasia das linhagens 48
Hipertensão portal 494
Hipogamoglobulinemia 59
Hipometilação 157, 362, 374, 376-377, 379, 386, 388, 394, 398, 503, 506
Hipometilante 57, 64, 66-67, 73, 95, 112, 117-118, 157, 224, 249, 263-264, 284, 291, 294, 296, 308, 327-328, 343, 356, 362, 367-374, 376-377, 379, 381-392, 394, 396, 398-401, 406, 408-410, 414, 417, 419-420, 425-426, 464, 508
Hipossegmentação 188, 190, 199, 496
Histologia 191-193, 205, 209, 213-215, 217
Histonas 84, 112-113, 119-121, 147-148, 157, 159, 171, 219, 269, 369, 371, 387, 404
História familiar 3-5, 35, 164-165, 169, 178
HLA-DR15 60, 75, 348-350, 358
Homeostase 49, 127, 445
Hot spots 92, 195

I

International Agency for Research on Cancer (Iarc) 5, 9, 12-13, 24
Ibuprofeno 35
Idoso 3, 182-186, 298, 391, 404, 408, 416, 439, 442, 445, 448, 450
Ilhas CpG 53, 114, 116, 121, 134, 157-158
Imetelstate 86, 341-345
Impriting 114
Imunoglobulinas 474
Imuno-histoquímica 79, 118, 213-215, 227
Imunossenescência 183-184
Imunossupressão 34, 36, 63-65, 75, 215-216, 320, 328, 347, 371, 412, 417, 472

Imunossupressores 33, 55, 59, 178, 346-353, 358, 417, 493
Imunoterapia 66, 412
Independência transfusional 86, 286, 288, 310, 312, 314, 320, 322-331, 334, 336-338, 343-345, 347, 352-354, 358, 366-368, 373-374, 385-386, 388, 395-396, 406, 499, 501
Inflamação crônica 68-69, 183-184
Inibidor de BCL-2 394, 398
Inibidor de telomerase 341
Inibidores de FLT-3 390, 392, 400, 406
Inibidores de IRAK4 71
Inibidores de topoisomerase 40
Instabilidade cromossômica 13, 77, 80, 83, 85
Instabilidade genômica 3-4, 64, 79, 82, 85, 98, 101, 105-110, 147, 154, 158, 268, 271, 391, 512
Instituto Nacional do Câncer (Inca) 7, 30, 429
Insuficiência medular 4, 172-173, 213, 284, 413
Interferon 60, 64, 66, 71, 75-76, 118, 122, 158, 163, 358
Íntron 90, 92, 127
Iodo 2, 32, 34-36, 502-503
Ipilimumabe 66-67, 354, 356, 360
IPSS – Sistema Internacional de Escore Prognóstico 3, 5, 16, 53, 56, 92, 94, 96-97, 107, 117, 124-126, 128-136, 148-153, 160, 215, 220, 223, 232-234, 247-265, 267, 270, 274-275, 283-285, 287, 307, 310, 314, 322, 325, 336, 349-351, 353, 358, 364-366, 372-373, 378-379, 390, 400, 413-414, 417, 421, 426, 449, 483, 489, 517
Isocromossomo 17q 268, 488-489
Ivosidenib 404-407, 410, 418

L

Laboratório de Citogenômica do Câncer da Universidade Federal do Ceará (LCC/UFC) 14-15, 18, 22-23, 25-26, 28, 40-41, 52, 54, 63, 66, 69-72, 79, 82, 84, 86, 105-109, 118, 124, 151, 155, 158, 254, 425
Leishmaniose 517
Lenalidomida 162, 178, 223, 225, 230, 233, 294, 296-297, 313, 316, 319-332, 338-339, 369-371
Lesões no DNA 25
Leucemia linfoide crônica (LLC) 10, 92, 354-355
Leucemia mieloide aguda (LMA) 7, 9-10, 12-14, 16-17, 23, 32-34, 39-43, 53, 55-57, 67, 71-75, 77, 84-85, 92, 94, 96-97, 106-107, 109, 112, 114, 116-118, 124, 128-129, 132, 134-137, 139-144, 146-166, 167-168, 170-174, 176, 178, 222, 224-225, 230-232, 242-243, 248-265, 267, 269-272, 274, 276, 282, 285-290, 296, 308-317, 319, 321-326, 329-332, 337-338, 346-348, 350, 352, 355, 357, 363-366, 368-369, 371-374, 378-383, 386-410, 411, 415-416, 418-420, 424, 485-486, 489, 492-493, 497, 503, 506-508, 510, 512
Leucemia mieloide crônica (LMC) 11, 16, 49, 92, 141, 222, 226, 418, 489
Leucemia mielomonocítica crônica (LMMC) 67, 92, 97, 121, 128-129, 132, 141, 159, 248, 255-256, 287, 314, 336, 354, 362-371, 374, 376, 378-379, 383-386, 388, 392, 399-400
Leucemogênese 121, 147, 157-158
Leucopenia 4, 7, 10, 12, 55, 275, 502
Ligantes de PD1 75
Linfadenopatia cervical 64
Linfadenopatia mediastinal 64
Linfedema 4, 167, 169
Linfócitos 43, 52, 59-66, 75, 183, 194, 206, 209, 215, 217, 276, 320, 332, 346, 349, 353-358, 412, 417, 475, 491
  autorreativos 59
  T 52, 57, 59-66, 75, 217, 276, 320, 332, 346, 348-349, 353, 355-358, 491
Linfodepletor 59
Linfoma de Hodgkin 39, 64
Linfoma não Hodgkin (LNH) 35, 49
Linhagem germinativa 4, 39, 41, 44, 155, 165, 168, 178, 413
Linhagens medulares 213
Luspatercepte 95, 98, 296-297, 313, 334-339, 344, 462-463, 465, 500-501

M

Macrocitose 141, 156, 182, 184, 186, 188-190
Macrófagos 17, 59-60, 63, 67, 73-74, 183, 214, 217, 355, 357, 470, 474-475
Magrolimabe 73, 355
Manchas café com leite 4, 169, 172, 175
Manifestação autoimune 72, 75, 346, 517
Marcadores prognósticos 253
Mecanismos de reparo do DNA 22, 100, 107
Mecanismos epigenéticos 112-113, 121, 376
Medula hipercelular 56, 152, 214-215, 480, 489-490, 504, 506-507, 517
Medula hipocelular 57, 60, 75, 84-85, 214-215, 286, 347, 351, 355, 396, 497
Megacariócitos 81, 118-119, 156, 173, 175, 192-194, 205, 212, 214-217, 222, 294, 481, 484-486, 488, 490, 492
Melanoma 25, 64, 66, 174, 356
Metanol 7
Metilação 26, 72, 94, 100, 107-114, 116-121, 126, 137, 147-148, 151, 154, 157-159, 174, 269, 362, 376-379, 382, 387, 394, 503
Midostaurina 151-152, 259, 400-401, 410
Mielofibrose 86, 92, 141, 216, 341-346
Mielograma 185, 191-194, 209-210, 213, 215, 221, 275, 287, 348, 396, 481, 494, 496, 498, 505, 516-518
Mieloma múltiplo 10, 25, 39, 92, 174, 447
Miocardite 74
Mitocôndria 49-53, 94, 115, 404
Mitose 77-84, 86, 341
Mitotic slippage 77, 79, 81, 85-88
Modificações das histonas 159
Monocitose 97, 128, 287, 367, 383
Monóxido de carbono 7
Morte celular programada 10-11, 17, 22, 48-49, 62, 67, 70-71, 85, 87, 147, 266
mRNA 78, 90-91, 123, 127
Multi-hit 39, 41, 54, 134, 153, 155, 162, 245, 255-269, 270-272, 322-323, 331-332, 382-383, 510-512
Mutações 3-6, 15, 25-26, 38-41, 43-44, 53-54, 64-65, 70-71, 73, 75, 85, 90, 92, 94-98, 100-101, 107-110, 114, 120-121, 123-146, 147-159, 160, 162, 164-165, 168, 176, 178, 183-186, 215-216, 223, 226, 235-237, 243-245, 254-269, 271-276, 284, 286-287, 290, 321-323, 336-337, 344, 356-357,

367, 373, 381-384, 387, 391-401, 404, 406, 409, 413, 416, 418-419, 481-482, 484, 489-490, 492, 507-514, 517-518
heterozigóticas 92
germinativas 39, 156
norteadoras 154

N

Naftalina 6
Naproxeno 35
Natural killers 52
Necrose celular 17, 67
Neoplasia de pulmão 66
Neoplasia hematológica 3, 35-36, 43, 130, 139-140, 167, 169, 176-177, 186
Neoplasias mieloides com predisposição germinativa (NMPG) 164
Neurofibromatose tipo I 4
Neutrófilos 11, 17, 48, 57, 67, 118-119, 169, 182-183, 188-190, 199, 248, 250, 254, 260, 274-276, 279, 286, 307, 325, 329, 332, 336-337, 354, 366, 396-397, 455-456, 480-482, 484, 486, 488, 494, 496, 500, 502, 504, 506-507, 509, 511, 516-517
Neutropenia 48, 56, 146, 150, 243, 260, 274-279, 282, 291, 301, 323, 325, 328-329, 332, 343-345, 351, 364-365, 372-373, 380, 384, 393, 396-400, 407, 454-459, 466-467
Neutropênico febril 453
Nicotina 5
Nivolumabe 64, 66-67, 358
Nucleossomas 119

O

Obesidade 182, 424-428, 432, 515
Organização Mundial da Saúde (OMS) 2, 5, 10, 12, 14-15, 22-23, 38, 41, 52, 55, 60, 65, 71, 86, 92, 94-95, 106-107, 118, 127-128, 147, 149-153, 157, 164-166, 182, 184, 195, 213, 215, 222, 242-243, 246-247, 249, 259, 261, 270, 272, 275, 287, 289, 314, 321, 348, 355, 364-365, 378, 381, 383, 386, 392, 394, 412, 461, 485, 490, 496, 498, 503, 505-506, 517
Oncogenicidade 153, 235, 238
Orquite 74

P

Pacientes jovens 3, 18, 64, 106, 167, 348, 387, 442, 508
Pancitopenia 59-60, 173, 494, 507, 516-517
Paracetamol 35
Passenger mutations 3
Patogênese 28, 41, 45, 48, 56, 58-60, 66-67, 69, 71-73, 75, 77, 84-85, 90, 94, 100, 105-108, 112, 121, 123-124, 126-127, 129, 132, 136, 138-139, 143, 146, 155, 215, 222-223, 246, 254, 285, 288, 348-349, 429
Pembrolizumabe 356
Pentoxifilina 57, 60, 157
Peptideoglicanos 17, 67
Perda de heterozigose 53-54, 64, 126, 134, 237, 267-268, 270, 272, 322, 383, 512
Peritransplante 419
Pesticidas 5, 15, 18, 21-22, 24, 29-30, 505, 513
Pioderma gangrenoso 59, 346
Plaquetas randômicas 291
Plaquetopenia 48, 55-56, 146, 150, 152-153, 156, 164, 169, 176-178, 243, 274, 283-294, 323, 325, 328-329, 332, 343-345, 351, 368, 373, 396, 400, 403, 514
Poiquilocitose 188-190
Polimorfismos 7, 39-40, 100, 105-106
Polineuropatias 59, 346
Poliploidização 81
Ponto de checagem 59, 66, 73, 77-82, 84-85, 87
imunológico 59
mitótico (PCM) 77-82, 84-85, 87
Ponto de verificação da montagem do fuso (SAC) 79
Precursores mieloides 72, 74, 118-119
Predisposição germinativa 164-167, 169, 176, 178
Pró-caspase-3 50-51
Pró-caspase-9 50-51
Prófase 83
Progenitores eritroides (CFU-E) 60, 71, 74, 98, 118-119, 127, 159-161, 173, 195, 198, 214, 336, 339
Progenitores granulocítico-macrofágico (CFU-GM) 60
Progenitores mieloides 71, 98
Prometáfase 80-81, 83
Proteína antiapoptótica 49, 52, 55-57, 394, 508
Proteína apoptótica 49
Proteína do tumor de Wilms (WT1) 61
Proteínas do SAC 79
Proteólise 79-80, 432-433

Q

Quelação de ferro 296, 302-303
Quimioterapia 2, 32, 38-40, 44, 57, 73, 85, 142, 209, 215, 221, 271, 321, 364-367, 369, 371, 379, 381-383, 385, 387, 391-395, 398, 400-402, 404-405, 407, 409, 414, 416, 418, 437, 442-443, 447-451, 464, 508-510
clássica 369, 371, 392, 401, 407
Quimioterápicos 2, 26, 32, 38-40, 44, 52, 184, 186, 248-249, 391, 410, 449
Quizartinibe 400-401

R

Radioterapia 2, 32, 38-40, 44-45, 52, 183, 209, 271, 287, 321, 510
Reações alérgicas 292, 299-300, 302
Reações transfusionais 462
Receptores da morte 49-51, 53-55
Receptores de reconhecimento de padrão (PRR) 17, 67
Receptor *Tool-like* (TLR) 17-18, 52, 56, 68-69, 72, 75
Regulação da mitose 77
Reguladores epigenéticos 123, 127, 129, 136
Relação granulócitos/eritroblastos (RGE) 194
Reparação de erros de emparelhamento de bases (MMR), 19, 26, 32, 101
Reparação por excisão de nucleotídeos (NER) 101
Reparo do DNA 15, 21-22, 25, 27-30, 36, 39-40, 85, 100-110, 116, 126, 151
Resistência tumoral adaptativa 64
Resposta hematológica 57, 59, 233, 336, 343, 351, 353, 465
Resposta imune adaptativa 59, 62, 118, 355, 358
Resposta imune antitumoral 64
Resposta imune crônica 67, 72, 75
Resposta imune inata 59, 67, 70-74, 118, 358
Retardo de crescimento 4
Retardo de desenvolvimento 4, 174
Retrovírus endógenos 18, 66-69, 114

Revisão de esfregaços 169
Rituximab 49
RNA 17, 26-27, 67, 70, 86, 89-90, 92, 97, 99, 107-108, 118, 120, 122-123, 126-128, 136, 151, 154, 341-342, 362
Rofecoxib 35
Romiplostim 288, 294
Romiplostim 285, 289-290

S

Sabatolimabe 357
Sangramento de mucosas 290
Sangue periférico 43, 48, 55-57, 73, 92, 124, 139, 143-144, 152, 154, 162, 167, 176, 188-193, 213-214, 221, 226, 231-233, 242, 244-246, 249, 262, 288-289, 320, 348, 365, 384, 392, 405, 414, 419, 492, 506
Sarcopenia 424, 426-427, 431-446
Segregação cromossômica 77, 80-81, 84-85, 87
Senescência 3, 26, 86, 118, 123, 160, 183-184, 224, 227, 341, 429, 431
Separase 79-80
Sequenciamento completo de éxons (WES) 166
Sequenciamento completo do genoma (WGS) 167
Sequenciamento de última geração (NGS) 4, 41, 43, 108-109, 118, 124, 134, 139, 147, 151, 186, 267, 271, 275
Sequências intrônicas 97, 128
Setor eritroide 194
Setor granulocítico 195
Setor imunoestromal 206
Setor megacariocítico 205
Sideroblastos em anel 5, 22, 55, 70, 86, 89-98, 106, 108, 118, 126-128, 137, 147, 157, 188-189, 195, 198, 216, 242-245, 308, 314, 325-326, 334, 336-339, 343-345, 349-350, 353, 367, 482-483, 498, 500-501, 511
Sinais vitais 457
Sinalização pró-inflamatória 63
Síndrome da ataxia telangiectasia 4
Síndrome de Bloom 4
Síndrome de Down 4, 173
Sistema de reparo 7, 25, 27, 85, 100-101, 107-108, 110
Sistema imune 9, 17, 65-72, 75, 98, 183, 346, 349, 356-359
Sistema Único de Saúde (SUS) 307
Sonda centromérica 227
Sonda de dupla fusão 227
Sonda telomérica 227
Splicing 70-71, 74, 89-92, 94-99, 107, 123, 126-129, 136-137, 141, 151, 154, 225, 483
Suporte nutricional 424
Suporte terapêutico 459
Suporte transfusional 86, 95, 117, 286-287, 296-297, 301-303, 307, 309, 314-315, 322-323, 325, 327, 329, 332, 334, 337-338, 342-344, 347, 350, 363-366, 370, 372, 374, 378-379, 381-382, 384, 390, 392-393, 406, 408, 410, 470, 472, 476, 499-500
Supressão medular 60, 75

T

Telangiectasia 4, 105, 110
Telomerases 77, 86-87, 341-342, 344
Telômeros 85-87, 165, 172, 227, 341-342
Temperatura 100, 227, 293, 299, 301, 456, 465, 475
Terapia hipometilante 66, 263-264, 356, 372, 374, 388
Terapia imunossupressora 34, 39-61, 225, 246, 285, 346-353, 358-359, 417
Terapias-alvo 342, 390, 412
Terapia transfusional 298, 459, 469
Teste indireto da antiglobulina humana (TIA) 475
Testes laboratoriais 473-474
Tirosina quinase 49, 123, 135, 151
Tolueno 7
Toluidina 7
Transcrição 26, 52, 71-72, 82, 94, 100-101, 107-108, 113-121, 123, 126, 129, 132-133, 136, 151, 157-158, 170-173, 288, 335, 339, 377, 387, 432-433
Transcriptoma 97
Transdução de sinal 107, 123, 126, 135-136
Transfusão 95, 98, 230, 283-294, 296-304, 307-308, 310-311, 313-315, 317, 319, 324-326, 330-331, 334, 336-339, 343, 345, 347, 349-355, 359, 364-367, 374, 378-379, 384, 391, 405, 408-409, 455, 459-462, 466, 469-477, 480, 482, 501, 507
  de hemácias 296-298, 300-301, 304, 317, 330, 337-339, 354, 364-365, 405, 408
  de plaquetas 291
  restritiva 297-298, 408
Transplante alogênico 165, 178, 313, 386, 401, 407, 412-413, 425, 503
  de células-tronco hematopoéticas (TCTH) 165, 176, 412-420, 425
Transplante de medula óssea (TMO) 409
Triptofano 71
Trissomia do cromossomo 8 41, 43, 55, 57-58, 60-61, 70, 75, 97, 221, 225, 233, 248, 313, 348-349, 359, 504-505
Trombocitemia essencial 92
Trombocitopenia 4, 7, 81, 132, 156, 169, 171, 177, 250, 271, 280-281, 283, 285, 310, 312, 326, 328-329, 383-384, 393, 454-455, 459, 470
Trombocitose 174, 214, 486

U

Ubiquitinação 67, 79-80, 104, 113, 119, 159, 223, 371

V

Variantes polimórficas de único nucleotídeo (SNP) 105-106
Variantes somáticas 236, 238
Vasculite 59, 74, 280
Venetoclax 57-58, 71, 73, 157, 356, 371-372, 387-388, 394-398, 409-411, 467, 503, 507-508
VEXAS 59, 74-75
Via da granzima 50
Via dos receptores da morte 50
Via mitocondrial 50
Vitamina B12 184-185, 502, 513, 516
Vitamina C 9, 26, 115, 143, 386-388
Volume corpuscular médio (VCM) 138-142, 144, 185, 188, 190, 480, 482, 484, 486, 488, 490, 492, 494, 496, 498-500, 502, 504, 506-507, 509, 511, 513-514, 516-517
Vorinostat 121, 313, 369-370, 375, 386-388

X

Xeroderma pigmentoso 105-106

Z

Zidovudina 184, 186